全国高等教育药学类规划教材

药 剂 学

Pharmaceutics

潘卫三　主　编

刘　伟　副主编

化学工业出版社

·北京·

内容简介

《药剂学》全书共分为十八章，首先阐述药剂学相关概念及生物药剂学与药物动力学基础；然后以药物剂型为主线，结合《中国药典》（2020年版），分别详细介绍了液体制剂、无菌制剂、固体制剂、膏剂、膜剂、凝胶剂、栓剂、气雾剂、喷雾剂、粉雾剂、中药制剂、固体分散体、包合物、微球与微囊、缓（控）释制剂、经皮吸收制剂、靶向制剂、生物技术药物制剂的处方设计基本原理、制备工艺以及所涉及的常用制剂生产设备，适当增加与实际工业生产密切相关的制剂技术、工艺设计、质量控制等内容，强化新剂型和新制剂的设计与研究等方面的介绍，内容由浅入深；最后简述药物制剂的稳定性，并强调药品的包装重要性与相关行业标准。

全书体系合理，精化基础理论，优化专业知识，强化实践能力，紧密结合行业最新标准，突出专业特色，可作为制药工程、药物制剂、药学等高等院校药学类本科各相关专业的教材，也可供从事药物制剂研发的科技人员和药物制剂生产的专业技术人员参考使用。

图书在版编目（CIP）数据

药剂学/潘卫三主编.—北京：化学工业出版社，2017.7（2024.1重印）
全国高等教育药学类规划教材
ISBN 978-7-122-29868-3

Ⅰ.①药…　Ⅱ.①潘…　Ⅲ.①药剂学　Ⅳ.①R94

中国版本图书馆 CIP 数据核字（2017）第 128296 号

责任编辑：褚红喜　宋林青　　　　　　　　　　装帧设计：关　飞
责任校对：宋　夏

出版发行：化学工业出版社（北京市东城区青年湖南街 13 号　邮政编码 100011）
印　　装：三河市双峰印刷装订有限公司
787mm×1092mm　1/16　印张 32　字数 813 千字　2024 年 1 月北京第 1 版第 5 次印刷

购书咨询：010-64518888　　　　　　　售后服务：010-64518899
网　　址：http://www.cip.com.cn
凡购买本书，如有缺损质量问题，本社销售中心负责调换。

定　　价：58.00 元　　　　　　　　　　　　　　　版权所有　违者必究

全国高等教育药学类规划教材

《药剂学》编写组

主　　编　潘卫三
副 主 编　刘　伟
编　　者　（以汉语拼音为序）
　　　　　陈立江（辽宁大学药学院）
　　　　　丁劲松（中南大学湘雅药学院）
　　　　　杜永忠（浙江大学药学院）
　　　　　纪宏宇（哈尔滨医科大学）
　　　　　李　翀（西南大学药学院）
　　　　　刘丹丹（辽宁科技学院）
　　　　　刘　伟（郑州大学药学院）
　　　　　李　颖（深圳大学药学院）
　　　　　欧阳德方（澳门大学中华医药研究院）
　　　　　潘卫三（沈阳药科大学药学院）
　　　　　钱　锋（清华大学药学院）
　　　　　任福正（华东理工大学药学院）
　　　　　沈　琦（上海交通大学药学院）
　　　　　魏　刚（复旦大学药学院）
　　　　　王秀敏（厦门大学药学院）
　　　　　熊素彬（浙江工业大学药学院）
　　　　　杨星钢（沈阳药科大学药学院）
　　　　　赵会英（北京化工大学生命学院）
　　　　　张　娜（山东大学药学院）

前　言

药剂学（Pharmaceutics）是以药物制剂为中心研究其基本理论、处方设计、制备工艺、质量控制和合理应用的综合性应用学科，其基本任务是研究和设计如何将药物制成适宜的剂型并能批量生产出品质优良、安全有效的药物制剂，以满足医疗与预防的需要，这正是本书的主体内容。

本书始终坚持以现代制药及制剂工业的发展要求为核心，以理论密切联系实际为指导思想，首先介绍了学习药剂学必备的生物药剂学与药物动力学的基础知识，然后以生产实践中和临床应用上常见的液体制剂、无菌制剂、固体制剂等各种剂型为主线，结合《中国药典》（2020 年版），由浅入深地具体介绍了各种剂型和制剂的特点与制备工艺、质量控制要点与处方设计的基本原理以及所涉及的经典的或最新的制剂设备；同时，本书也强化了缓（控）释制剂、经皮吸收制剂、靶向制剂和生物技术药物制剂等新剂型和新制剂的设计、开发与研究等方面的内容；此外，根据我国近年来陆续颁布的有关法规，简述了与药物制剂稳定性有关的基本理论、常用技术与研究方法以及药品的包装重要性与相关行业标准，以供读者参阅，从而使本书具有较强的可读性和实用性。

全书体系合理，精化基础理论，优化专业知识，强化实践能力，紧密结合行业最新标准，突出专业特色，不仅是制药工程专业、药物制剂专业和药学专业师生的必备教材，也是广大从事药物制剂生产、科研和管理技术人员的重要参考书。由于药剂学所涉及的基础知识、技术领域以及相关行业标准与法规非常广泛，专业性强，实践性强；且近年来我国药剂学发展非常迅速，先进技术与先进制剂设备不断更新，故本书的内容可能不够全面。在此，衷心期望有关专家学者提出批评和建议，以使本书再版时得到升华。

在本书的编写过程中，得到了清华大学、复旦大学、澳门大学、浙江大学、郑州大学、上海交通大学、厦门大学、山东大学、辽宁大学和浙江工业大学等多年从事药剂学教学与科研工作的专家学者的大力支持，他们为本书的编写付出了辛勤的努力与无闻的心血，在此表示深深的感谢！

为方便教学，本书配有电子课件和教学大纲，使用本书作教材的院校可向出版社索取，chxcip@126.com。

沈阳药科大学　潘卫三

2017 年 5 月

目　录

第一章　绪论 / 1

第一节　概述 …………………………………………………………………………… 1
一、剂型、制剂、药剂学和工业药剂学的概念 ………………………………… 1
二、药剂学的其他分支学科 ……………………………………………………… 2
第二节　药物制剂 ……………………………………………………………………… 3
一、剂型的分类 …………………………………………………………………… 3
二、药用辅料 ……………………………………………………………………… 4
第三节　药剂学的任务与发展 ………………………………………………………… 6
一、药剂学的任务 ………………………………………………………………… 6
二、药剂学的发展 ………………………………………………………………… 7
第四节　药物制剂的质量控制 ………………………………………………………… 8
一、国家药品标准 ………………………………………………………………… 8
二、药典 …………………………………………………………………………… 9
三、药品生产质量管理规范 ……………………………………………………… 10
四、仿制药质量和疗效一致性评价 ……………………………………………… 11
参考文献 ……………………………………………………………………………… 12

第二章　生物药剂学与药物动力学基础 / 13

第一节　概述 …………………………………………………………………………… 13
一、生物药剂学概念 ……………………………………………………………… 13
二、生物膜结构 …………………………………………………………………… 13
三、药物通过生物膜的转运途径与机理 ………………………………………… 14
四、药物的生物药剂学分类系统 ………………………………………………… 15
第二节　药物的吸收及其影响因素 …………………………………………………… 16
一、药物经胃肠道吸收的生理基础 ……………………………………………… 16
二、影响药物胃肠道吸收的生理因素 …………………………………………… 17
三、影响药物胃肠道吸收的理化因素 …………………………………………… 18
四、影响药物胃肠道吸收的剂型与制剂因素 …………………………………… 19
五、其他给药途径的药物吸收影响因素 ………………………………………… 21
第三节　药物的分布、代谢与排泄 …………………………………………………… 22
一、药物的分布 …………………………………………………………………… 22
二、药物的代谢 …………………………………………………………………… 24
三、药物的排泄 …………………………………………………………………… 25
第四节　药物动力学原理 ……………………………………………………………… 26
一、概述 …………………………………………………………………………… 26
二、药物动力学基本概念 ………………………………………………………… 27

三、生物利用度与生物等效性 ……………………………………………………………… 28
参考文献 ……………………………………………………………………………………… 28

第三章　液体制剂（一）　/ 30

第一节　概述 ……………………………………………………………………………… 30
一、液体制剂的概念与特点 ………………………………………………………………… 30
二、液体制剂的质量要求 …………………………………………………………………… 31
三、液体制剂的分类 ………………………………………………………………………… 31
第二节　药物的溶解度与溶解速度 ……………………………………………………… 32
一、溶解、溶解度及溶解速度 ……………………………………………………………… 32
二、药物溶解度的影响因素 ………………………………………………………………… 33
三、提高药物溶解度的方法 ………………………………………………………………… 35
四、药物溶解速度的影响因素及提高方法 ………………………………………………… 37
第三节　表面活性剂 ……………………………………………………………………… 37
一、表面活性剂概念及结构特征 …………………………………………………………… 37
二、表面活性剂的分类及常用表面活性剂 ………………………………………………… 38
三、表面活性剂的特征 ……………………………………………………………………… 41
四、表面活性剂的生物学性质 ……………………………………………………………… 46
五、表面活性剂在制剂中的应用 …………………………………………………………… 46
第四节　液体制剂的常用溶剂和附加剂 ………………………………………………… 49
一、液体制剂的常用溶剂 …………………………………………………………………… 49
二、液体制剂的常用附加剂 ………………………………………………………………… 51
参考文献 ……………………………………………………………………………………… 54

第四章　液体制剂（二）　/ 55

第一节　溶液型液体制剂 ………………………………………………………………… 55
一、溶液剂 …………………………………………………………………………………… 55
二、糖浆剂 …………………………………………………………………………………… 57
三、芳香水剂 ………………………………………………………………………………… 59
四、醑剂 ……………………………………………………………………………………… 60
五、酊剂 ……………………………………………………………………………………… 60
六、甘油剂 …………………………………………………………………………………… 61
七、高分子溶液剂 …………………………………………………………………………… 61
第二节　溶胶剂 …………………………………………………………………………… 63
一、概述 ……………………………………………………………………………………… 63
二、溶胶剂的构造和性质 …………………………………………………………………… 63
三、溶胶剂的制备 …………………………………………………………………………… 64
第三节　混悬剂 …………………………………………………………………………… 65
一、概述 ……………………………………………………………………………………… 65
二、混悬剂的物理稳定性 …………………………………………………………………… 66
三、混悬剂的稳定剂 ………………………………………………………………………… 68
四、混悬剂的制备 …………………………………………………………………………… 70

　　五、混悬剂的质量评价 ·· 70
　第四节　乳剂 ··· 71
　　一、概述 ·· 71
　　二、乳剂形成机理 ·· 72
　　三、乳化剂 ·· 73
　　四、决定乳剂类型的因素 ·· 75
　　五、乳剂的稳定性 ·· 76
　　六、乳剂的制备与设备 ·· 77
　　七、乳剂的质量评价 ·· 79
　第五节　不同给药途径用液体制剂 ·································· 80
　　一、合剂 ·· 80
　　二、洗剂 ·· 80
　　三、冲洗剂 ·· 80
　　四、搽剂 ·· 80
　　五、涂剂与涂膜剂 ·· 81
　　六、耳用液体制剂 ·· 81
　　七、滴鼻剂 ·· 81
　　八、灌肠剂 ·· 82
　　九、含漱剂 ·· 82
　第六节　液体制剂的包装与贮存 ···································· 82
　　一、液体制剂的包装 ·· 82
　　二、液体制剂的贮存 ·· 83
　参考文献 ·· 83

第五章　无菌制剂 / 84

　第一节　概述 ·· 84
　　一、无菌制剂 ·· 84
　　二、灭菌参数 ·· 85
　　三、物理灭菌法及设备 ·· 87
　　四、化学灭菌法 ·· 91
　　五、无菌操作法 ·· 92
　　六、无菌生产工艺验证 ·· 93
　第二节　注射剂概述 ·· 93
　　一、注射剂的概念与特点 ·· 93
　　二、注射剂的质量要求 ·· 94
　　三、注射剂的分类 ·· 95
　　四、注射剂的给药途径 ·· 95
　第三节　制药及注射用水的制备技术 ································ 96
　　一、热原 ·· 96
　　二、制药用水和注射用水的相关概念及质量要求 ······················ 98
　　三、制药用水及注射用水的制备 ······································ 99
　第四节　液体过滤技术 ·· 103
　　一、过滤机理 ·· 103
　　二、过滤速度的影响因素及提高方法 ·································· 104

　　三、过滤介质 104

　　四、过滤器及过滤装置 104

第五节　洁净室与空气净化技术 106

　　一、GMP 洁净室的净化标准 106

　　二、空气净化技术 108

　　三、洁净室的设计及要求 110

第六节　注射剂的处方组成 111

　　一、注射剂的原料 112

　　二、注射剂的溶剂 112

　　三、注射剂的附加剂 113

第七节　小体积注射剂的制备 117

　　一、注射剂的制备工艺流程图 117

　　二、注射剂的容器及处理方法 117

　　三、溶液型注射液的制备 119

　　四、混悬型注射剂的制备 124

　　五、乳剂型注射剂的制备 124

第八节　输液 125

　　一、概述 125

　　二、输液的制备 127

　　三、输液容易存在的问题及解决方法 131

第九节　注射用无菌粉末 132

　　一、注射用无菌分装产品 132

　　二、注射用冷冻干燥制品 133

第十节　眼用液体制剂 137

　　一、概述 137

　　二、滴眼剂吸收途径及影响吸收的因素 138

　　三、滴眼剂的常用附加剂 140

　　四、滴眼剂的制备方法 142

　　五、滴眼剂的举例 143

参考文献 145

第六章　固体制剂（一）　/ 146

第一节　固体制剂概述 146

　　一、固体制剂的特点 146

　　二、固体制剂的制备工艺 147

　　三、固体剂型的体内吸收途径 148

　　四、Noyes-Whitney 方程 148

第二节　固体制剂的常用辅料 149

　　一、填充剂和吸收剂 149

　　二、润湿剂和黏合剂 151

　　三、崩解剂 153

　　四、润滑剂 155

　　五、其他辅料 156

第三节　粉体学 156

一、粉体学概念及在制剂中的应用 ………………………………………………… 156
二、粉体粒子的性质 ……………………………………………………………… 157

第四节　粉碎、筛分与混合 ………………………………………………………… 168
一、粉碎 …………………………………………………………………………… 168
二、筛分 …………………………………………………………………………… 172
三、混合 …………………………………………………………………………… 174

第五节　制粒 ………………………………………………………………………… 177
一、概述 …………………………………………………………………………… 177
二、湿法制粒 ……………………………………………………………………… 178
三、干法制粒 ……………………………………………………………………… 182

第六节　干燥 ………………………………………………………………………… 182
一、概述 …………………………………………………………………………… 182
二、干燥的原理 …………………………………………………………………… 183
三、干燥速率及影响因素 ………………………………………………………… 184
四、干燥的方法与设备 …………………………………………………………… 185
参考文献 ……………………………………………………………………………… 188

第七章　固体制剂（二）　/ 189

第一节　散剂 ………………………………………………………………………… 189
一、概述 …………………………………………………………………………… 189
二、散剂的制备 …………………………………………………………………… 189
三、散剂举例 ……………………………………………………………………… 191
四、散剂的包装与贮存 …………………………………………………………… 191
五、散剂的质量评价 ……………………………………………………………… 192

第二节　颗粒剂 ……………………………………………………………………… 193
一、概述 …………………………………………………………………………… 193
二、颗粒剂的制备 ………………………………………………………………… 194
三、颗粒剂举例 …………………………………………………………………… 194
四、颗粒剂的包装与贮存 ………………………………………………………… 195
五、颗粒剂的质量评价 …………………………………………………………… 195

第三节　胶囊剂 ……………………………………………………………………… 196
一、概述 …………………………………………………………………………… 196
二、胶囊剂的制备与设备 ………………………………………………………… 197
三、胶囊剂举例 …………………………………………………………………… 203
四、胶囊剂的包装与贮存 ………………………………………………………… 204
五、胶囊剂的质量评价 …………………………………………………………… 204

第四节　滴丸剂 ……………………………………………………………………… 205
一、概述 …………………………………………………………………………… 205
二、滴丸剂常用基质和冷凝液 …………………………………………………… 205
三、滴丸剂制备方法 ……………………………………………………………… 206
四、滴丸剂举例 …………………………………………………………………… 208
五、滴丸的质量评价 ……………………………………………………………… 209

第五节　微丸剂 ……………………………………………………………………… 210
一、概述 …………………………………………………………………………… 210

二、微丸剂的辅料 ································· 210
三、微丸剂的制备 ································· 210
四、微丸剂举例 ··································· 213
五、微丸剂的包装与贮存 ······················· 213
六、微丸剂的质量评价 ························· 213
参考文献 ·· 214

第八章　固体制剂（三）　/ 215

第一节　片剂概述 ································· 215
一、片剂的概念与特点 ··························· 215
二、片剂的质量要求 ··························· 215
三、片剂的分类 ··································· 216
第二节　片剂的制备 ··························· 217
一、湿法制粒压片 ······························· 217
二、干法制粒压片 ······························· 221
三、直接压片 ··································· 221
四、片剂成型的机理及影响因素 ················· 222
五、片剂生产中可能出现的问题及解决方法 ······· 223
第三节　片剂的包衣 ··························· 227
一、概述 ·· 227
二、包衣的方法与设备 ························· 228
三、包衣的材料与工艺 ························· 230
四、包衣过程中可能出现的问题及解决方法 ······· 235
第四节　片剂的质量控制 ······················· 236
一、片剂质量控制的目的及意义 ················· 236
二、片剂的质量控制项目 ······················· 236
第五节　片剂的包装与贮存 ····················· 238
一、片剂的包装 ································· 238
二、片剂的贮存 ································· 239
第六节　片剂举例 ······························· 239
一、普通片 ······································ 239
二、包衣片 ······································ 240
三、泡腾片 ······································ 241
四、分散片 ······································ 242
五、口腔崩解片 ································· 242
参考文献 ·· 242

第九章　膏剂、膜剂、凝胶剂与栓剂　/ 244

第一节　流变学 ································· 244
一、概述 ·· 244
二、流变性质 ··································· 246
三、流体流变性质的测定 ······················· 250

四、流变学在药剂学中的应用 ·································· 252
第二节　软膏剂 ··· 252
　　一、概述 ·· 252
　　二、软膏基质 ·· 253
　　三、软膏剂的制备与设备 ·································· 256
　　四、软膏剂举例 ·· 257
　　五、软膏剂的包装、贮藏与质量评价 ······················ 257
第三节　乳膏剂 ··· 258
　　一、概述 ·· 258
　　二、乳膏基质 ·· 258
　　三、乳膏剂的制备与设备 ·································· 262
　　四、乳膏剂举例 ·· 263
　　五、乳膏剂的包装、贮藏与质量评价 ······················ 263
第四节　凝胶剂 ··· 264
　　一、概述 ·· 264
　　二、凝胶基质 ·· 264
　　三、凝胶剂的制备与设备 ·································· 266
　　四、凝胶剂举例 ·· 266
　　五、凝胶剂的包装、贮藏与质量评价 ······················ 266
第五节　贴膏剂 ··· 267
　　一、概述 ·· 267
　　二、橡胶贴膏 ·· 267
　　三、凝胶贴膏 ·· 269
第六节　膜剂 ·· 269
　　一、膜剂概述 ·· 269
　　二、膜剂的成膜材料 ······································ 270
　　三、膜剂的制备与设备 ···································· 270
　　四、膜剂举例 ·· 271
　　五、膜剂的质量评价 ······································ 271
第七节　糊剂与眼用半固体制剂 ······························ 272
　　一、糊剂 ·· 272
　　二、眼用半固体制剂 ······································ 272
第八节　栓剂 ·· 273
　　一、概述 ·· 273
　　二、栓剂基质 ·· 275
　　三、栓剂的制备 ·· 276
　　四、栓剂举例 ·· 278
　　五、栓剂的包装、贮藏与质量评价 ························ 278
参考文献 ·· 279

第十章　气雾剂、喷雾剂与粉雾剂　/ 280

第一节　概述 ·· 280
　　一、吸入制剂的肺部吸收特点 ······························ 280
　　二、影响药物在肺部吸收的因素 ·························· 280

第二节　气雾剂 ·· 281
　　一、概述 ··· 281
　　二、气雾剂的组成 ··· 283
　　三、气雾剂的制备及设备 ·· 285
　　四、气雾剂举例 ··· 287
　　五、气雾剂的质量评价 ··· 288
第三节　喷雾剂 ·· 289
　　一、概述 ··· 289
　　二、喷雾装置 ·· 289
　　三、喷雾剂的处方设计 ··· 291
　　四、喷雾剂举例 ··· 292
　　五、喷雾剂的质量评价 ··· 292
第四节　吸入粉雾剂 ·· 293
　　一、概述 ··· 293
　　二、吸入粉雾剂的装置 ··· 293
　　三、吸入粉雾剂的制备 ··· 295
　　四、吸入粉雾剂举例 ··· 296
　　五、吸入粉雾剂的质量评价 ·· 296
参考文献 ·· 296

第十一章　中药制剂 / 298

第一节　中药制剂概述 ··· 298
　　一、中药制剂的概念与特点 ·· 298
　　二、中药制剂的质量要求 ·· 299
　　三、中药制剂的分类 ··· 300
第二节　中药制剂前处理 ·· 301
　　一、浸出的原理 ··· 301
　　二、浸出的影响因素 ··· 302
第三节　浸出制剂的制备及设备 ·· 304
　　一、浸渍法 ··· 304
　　二、渗漉法 ··· 305
　　三、煎煮法 ··· 307
　　四、连续逆流法 ··· 308
　　五、其他方法 ·· 309
　　六、浸出液的蒸发及干燥 ·· 312
第四节　常用的中药制剂 ·· 314
　　一、汤剂 ··· 314
　　二、酒剂 ··· 315
　　三、酊剂 ··· 316
　　四、流浸膏剂与浸膏剂 ··· 316
　　五、煎膏剂 ··· 317
　　六、中药丸剂 ·· 318
　　七、膏药 ··· 321
参考文献 ·· 323

第十二章　固体分散体、包合物、微囊与微球 / 324

第一节　固体分散体 ……………………………………………………………………… 324
一、概述 …………………………………………………………………………………… 324
二、固体分散体的热力学特性 …………………………………………………………… 325
三、固体分散体的制备方法 ……………………………………………………………… 326
四、固体分散体的物理稳定性问题 ……………………………………………………… 328
五、固体分散体的物理表征 ……………………………………………………………… 330
六、固体分散体的体外溶出和体内评价 ………………………………………………… 331
第二节　包合物 …………………………………………………………………………… 332
一、概述 …………………………………………………………………………………… 332
二、包合材料 ……………………………………………………………………………… 333
三、药物-环糊精相互作用的机制 ……………………………………………………… 335
四、常用的包合技术 ……………………………………………………………………… 336
五、包合物的验证 ………………………………………………………………………… 337
第三节　微囊与微球 ……………………………………………………………………… 338
一、概述 …………………………………………………………………………………… 338
二、微囊与微球常用载体材料 …………………………………………………………… 339
三、微囊与微球的制备方法 ……………………………………………………………… 341
四、微囊与微球中药物的释放 …………………………………………………………… 345
五、微囊与微球的质量评价 ……………………………………………………………… 346
参考文献 …………………………………………………………………………………… 347

第十三章　缓（控）释制剂 / 348

第一节　概述 ……………………………………………………………………………… 348
一、缓（控）释制剂的概念 ……………………………………………………………… 348
二、缓（控）释制剂的特点 ……………………………………………………………… 348
三、缓（控）释制剂的分类 ……………………………………………………………… 349
第二节　缓（控）释制剂的释药原理和处方设计 ……………………………………… 349
一、释药原理 ……………………………………………………………………………… 349
二、处方设计 ……………………………………………………………………………… 353
第三节　缓（控）释制剂的处方和制备 ………………………………………………… 354
一、骨架型缓（控）释制剂 ……………………………………………………………… 354
二、膜控型缓（控）释制剂 ……………………………………………………………… 356
三、渗透泵型缓（控）释制剂 …………………………………………………………… 358
四、微丸型缓（控）释制剂 ……………………………………………………………… 360
五、其他类型缓（控）释制剂 …………………………………………………………… 363
第四节　缓（控）释制剂的体内外评价方法 …………………………………………… 364
一、体外释药行为评价 …………………………………………………………………… 364
二、体内过程评价 ………………………………………………………………………… 367
三、体内外相关性评价 …………………………………………………………………… 369
参考文献 …………………………………………………………………………………… 370

第十四章 经皮吸收制剂 / 371

第一节 概述 ………………………………………………………………………… 371
一、经皮给药制剂的概念与特点 …………………………………………… 371
二、经皮给药制剂的质量要求 ……………………………………………… 372
三、经皮给药制剂的分类 …………………………………………………… 372
第二节 药物经皮吸收机制及促进方法 ………………………………………… 374
一、药物经皮吸收机制 ……………………………………………………… 374
二、影响药物经皮吸收的因素 ……………………………………………… 375
三、药物经皮吸收的促进方法 ……………………………………………… 376
第三节 经皮吸收制剂的处方组成 ……………………………………………… 378
一、药物及附加剂 …………………………………………………………… 378
二、控释材料 ………………………………………………………………… 379
三、压敏胶 …………………………………………………………………… 379
四、背衬材料及保护层 ……………………………………………………… 380
第四节 经皮吸收制剂的制备 …………………………………………………… 380
一、膜材的加工 ……………………………………………………………… 380
二、制备工艺 ………………………………………………………………… 380
三、经皮给药贴剂的处方举例 ……………………………………………… 381
第五节 经皮吸收制剂的质量评价 ……………………………………………… 382
一、经皮制剂体外评价方法 ………………………………………………… 382
二、经皮制剂体内评价方法 ………………………………………………… 383
三、黏性的测定 ……………………………………………………………… 384
参考文献 …………………………………………………………………………… 385

第十五章 靶向制剂 / 386

第一节 概述 ………………………………………………………………………… 386
一、靶向制剂的概念与特点 ………………………………………………… 386
二、靶向制剂的分类 ………………………………………………………… 386
三、靶向性评价 ……………………………………………………………… 389
第二节 脂质体 …………………………………………………………………… 390
一、脂质体的概念与特点 …………………………………………………… 390
二、脂质体的组成与结构 …………………………………………………… 392
三、脂质体分类 ……………………………………………………………… 394
四、脂质体的理化性质 ……………………………………………………… 395
五、脂质体的制备方法 ……………………………………………………… 396
六、脂质体的修饰 …………………………………………………………… 398
七、脂质体的质量评价 ……………………………………………………… 399
第三节 纳米粒 …………………………………………………………………… 399
一、纳米粒的概念、特点和分类 …………………………………………… 399
二、固体脂质纳米粒 ………………………………………………………… 400
三、纳米粒的修饰 …………………………………………………………… 401
第四节 聚合物胶束 ……………………………………………………………… 402

一、聚合物胶束的概念和特点 402
二、聚合物胶束的分类及组成 402
三、聚合物胶束的制备方法（载药方法） 403
第五节　纳米乳 404
一、纳米乳的概念和特点 404
二、纳米乳的制备方法 405
三、纳米乳作为药物载体的应用 407
参考文献 408

第十六章　生物技术药物制剂 / 409

第一节　概述 409
一、生物技术药物的概念 409
二、生物技术药物的分类 410
三、生物技术药物的结构 411
四、生物技术药物的理化性质 412
五、生物技术药物与制剂设计相关的特性 415
第二节　生物技术药物注射给药系统 416
一、普通注射给药系统 416
二、新型注射给药系统 419
第三节　生物技术药物非注射给药系统 427
一、生物技术药物的经皮给药制剂 427
二、生物技术药物的黏膜给药制剂 428
三、生物技术药物的口服给药制剂 431
第四节　生物技术药物制剂的质量评价 434
一、生物技术药物的质量控制 434
二、生物技术药物的稳定性评价 435
参考文献 435

第十七章　药物制剂的稳定性 / 436

第一节　概述 436
一、研究药物制剂稳定性的意义及内容 436
二、药物制剂的主要化学降解途径 436
三、药物制剂稳定性研究的化学动力学基础 440
第二节　影响药物制剂降解的因素及稳定化方法 441
一、处方因素和稳定化方法 441
二、非处方因素和稳定化方法 445
三、药物制剂稳定化的其他方法 447
第三节　固体药物制剂的稳定性 447
一、固体制剂稳定性的一般特点 448
二、影响固体制剂稳定的因素及稳定化方法 448
第四节　药物制剂稳定性试验方法 450
一、稳定性试验的目的和基本要求 450

二、药物稳定性试验指导原则规定的试验内容 ·················· 450
三、药物制剂稳定性研究的其他方法 ························· 453
参考文献 ··· 455

第十八章　药品的包装 / 457

第一节　概述 ··· 457
一、药品包装的概念及重要性 ····························· 457
二、药品包装的基本功能 ······························· 458
三、药品包装的分类 ································· 459
四、药品包装的要求 ································· 460
第二节　药用包装材料 ····································· 461
一、玻璃药包材 ····································· 461
二、塑料药包材 ····································· 464
三、金属药包材 ····································· 466
四、复合包装材料药包材 ······························· 468
第三节　药包材的质量评价 ································· 471
一、药包材的生物学试验方法 ····························· 471
二、理化性质检查方法 ································· 472
三、药包材与药物的相容性 ····························· 474

参考文献 / 479

中文索引 / 480

英文索引 / 489

第一章 绪 论

第一节 概 述

一、剂型、制剂、药剂学和工业药剂学的概念

由于经化学合成、植物提取或生物技术所制得的各种药物一般都是粉末状态、结晶状态或浸膏状态，很多药物有不良嗅味，同时剂量一般较小，所以病人无法直接安全方便地使用。因此，有必要将这些粉末状的、结晶状的或浸膏状态的药物加工成适合于医疗用途、便于病人使用的给药形式（如丸剂、颗粒剂、片剂、膜剂、栓剂、软膏剂、胶囊剂、气雾剂、滴鼻剂、乳剂等），这些为适应治疗或预防的需要而制备的药物应用形式，称为药物剂型，简称剂型（Dosage Form），目前国内外药典中收载的剂型有几十种。同一种药物由于医疗用途的不同可以制成不同的剂型，例如双氯芬酸钠可制成片剂供口服给药，也可制成栓剂用于腔道给药，还可以制成滴眼剂用于眼部给药。

从另一个角度看，在同一种剂型中可以有多种不同的药物，如片剂中有对乙酰氨基酚泡腾片、对乙酰氨基酚咀嚼片、对氨基水杨酸钠肠溶片、尼莫地平分散片、左氧氟沙星片、吲哚美辛缓释片等，这些具体品种，常被称为药物制剂，即根据药典或药政管理部门批准的标准、为适应治疗或预防的需要而制备的药物应用形式的具体品种，简称制剂（Preparations）。应当说明的是，凡按医师处方专为某一病人调制的并确切指明具体用法、用量的药剂称为方剂（Prescription），方剂一般是在医院药房中调配制备的，研究方剂的调制理论、技术和应用的科学称为调剂学（Dispensing Pharmaceutics）。

药剂学的研究对象就是药物制剂。可以设想，当要研制一种药物的注射剂时，首先要研究或改善这种药物的水溶性、考察它在水中是否稳定等，这些都属于"基本理论"的研究范畴；下一步就要进行"处方设计"的有关工作，例如该注射剂中应该加入多少毫升注射用水、加入哪种有助于药物稳定性的抗氧化剂、pH和渗透压应如何调节等；进一步地就要开展有关"制备工艺"的研究，如药物的粉碎方法、药液的配制与过滤、怎样进行灭菌及其灌装等；最后，该注射剂的"合理应用"问题必须在有关研究的基础上，明确地写在使用说明书中，如肌肉注射或静脉注射、每次若干毫升、每日几次等。因此，药剂学的研究内容理所当然地包括药物制剂的基本理论、处方设计、制备工艺和合理应用四个方面的问题。

从以上的论述中我们还可以很清楚地看出：药剂学的研究涉及许多相关的学科，包括化学、化工、数学、物理学、材料学、生物化学、微生物学、药理学、病理学以及机械和电气等，因此药剂学是一门综合性技术科学。综上，药剂学（Pharmaceutics）是研究药物制剂的基本理论、处方设计、制备工艺和合理应用的综合性技术科学。

工业药剂学（Industrial Pharmacy）是药剂学的重要分支学科之一，是研究药物制剂在工业生产中的基本理论、技术工艺、生产设备和质量管理的科学。其基本任务是研究和设计如何将药物制成适宜的剂型，并能批量生产出安全、有效、稳定、顺应性好且经济的药物制剂，以满足疾病预防与治疗的需要。

中国是制药大国，原料药和中间体的产量和出口量位居世界前列，但不是制药强国，一个重要原因就是制剂技术水平有限。2016年，我国西药制剂出口总额为31.9亿美元，对应的制剂进口为141亿美元，也就是说我国绝大多数高端制剂依赖进口。中国制剂的基础研究已紧跟国际，发表了大量的高水平文章；但长期以来我国对工业药剂研究重视程度不够，在原辅料来源的选择、原料晶型控制、处方及工艺参数的筛选、试验稳定性等方面的研究深度不够，使我国大量的制剂和原研药存在较大的质量差异。随着国内药品审评审批制度的深入改革，创新药物研发体系逐渐与国际接轨，已上市仿制药质量和疗效一致性评价的快速推进，国内医药行业走出去步伐的加快，工业药剂学的重要性将会更加突出。

二、药剂学的其他分支学科

随着科学的进步，药剂学已从经验探索阶段逐渐进入了在系统理论指导下、应用科学技术开展剂型、制造工艺和应用研究的阶段，其标志就是药剂学各分支学科的形成。

1. 物理药剂学

物理药剂学（Physical Pharmacy，亦称物理药学）是运用物理化学原理、方法和手段，研究药剂学中有关处方设计、制备工艺、剂型特点、质量控制等内容的科学。它主要揭示了药物与制剂的共性，是剂型和制剂设计的理论基础。由于药物制剂的加工过程主要是物理过程或物理化学过程，所以从20世纪50年代开始，物理药剂学逐渐发展起来，它的出现和发展使药剂学由简单的剂型制备迈向了科学化和理论化。近年来，物理学的理论和方法在药剂学中的应用日渐增多，这对物理药剂学的发展起到了进一步地促进作用。国内外已有物理药剂学的专著和教科书出版，在国内的药剂学教材中也编入了许多物理药剂学的内容。

2. 生物药剂学和药物动力学

生物药剂学（Biopharmaceutics）是研究药物在体内的吸收、分布、代谢与排泄的机制及过程，阐明药物因素、剂型因素和生理因素与药效之间关系的科学。它从20世纪60年代迅速发展，着重于药物的体内过程，在药物的处方（剂型）设计、制剂工艺以及最大限度地发挥生物利用度等方面进行了大量的基础和应用研究，为各种药物制剂的有效性和安全性提供了科学保证，它与药物动力学具有密不可分的关系。

药物动力学（Pharmacokinetics）是采用数学方法，研究药物的吸收、分布、代谢与排泄的经时过程及与药效之间关系的科学。它在20世纪70年代发展为一门独立的学科，为指导制剂设计、剂型改革、安全合理用药等提供了量化的控制指标。

3. 药用高分子材料学

药用高分子材料学（Polymer Science in Pharmaceutics）是研究各种药用高分子材料的结构、制备和性能及其在药物制剂中应用一门学科。它对创制新剂型、新制剂和提高制剂质量起着重要的支撑和推动作用。

物理药剂学为药剂学提供了理论基础指导，生物药剂学和药物动力学为药剂学提供了质量评价和剂型设计生产的依据，药用高分子材料学则为药剂学提供了更多可选择的质量均一的功能性辅料。

此外，随着生命科学，特别是分子生物学、分子病理学、分子药理学的兴起和发展，药物分子与辅料、药物制剂与机体、药用辅料与机体之间相互作用的研究逐步受到了药剂学研究的重视，从而兴起了从分子水平和细胞水平研究剂型因素对药物疗效影响的分子药剂学。

第二节 药物制剂

一、剂型的分类

为了便于学习和掌握常用的 40 余种剂型，有必要将其按照适当方法进行分类。

1. 按给药途径分类

纵观人体，我们可以找到十余个给药途径，它们是：口腔、舌下、颊部、胃肠道、直肠、子宫、阴道、尿道、耳道、鼻腔、咽喉、支气管、肺部、皮内、皮下、肌肉、静脉、动脉、皮肤、眼等。不同给药途径对剂型的要求存在很大不同，如注射给药要求无菌，呼吸道给药要求特定的粒度。将给药途径相同的剂型分为一类，与临床使用密切结合，能反映出给药途径与应用方法对剂型制备的特殊要求。缺点是同一种制剂，由于给药途径和应用方法的不同，可能在不同给药途径的剂型中出现，例如溶液剂可以在口服、皮肤、黏膜、直肠等多种给药途径出现。

（1）经胃肠道给药剂型 这类剂型是指药物制剂经口服给药进入胃肠道，在胃肠道吸收而发挥药效的剂型，其给药方法比较简单，也比较安全，但吸收相对较慢，存在肝脏的首过效应。如常用的散剂、片剂、颗粒剂、胶囊剂、溶液剂、乳剂、混悬剂等。容易受胃肠道中的酸（或酶）破坏的药物一般不能简单地采用这类剂型。

（2）非经胃肠道给药剂型 这类剂型是指除经胃肠道口服给药途径以外的所有其他剂型：

① 注射给药剂型 如注射剂，包括静脉注射、肌内注射、皮下注射、皮内注射多种注射途径。

② 呼吸道给药剂型 如喷雾剂、气雾剂、粉雾剂等。

③ 皮肤给药剂型 如外用溶液剂、洗剂、搽剂、软膏剂、硬膏剂、糊剂、贴剂等，给药后在局部起作用或经皮吸收发挥全身作用。

④ 黏膜给药剂型 如滴眼剂、滴鼻剂、眼用软膏剂、含漱剂、舌下片剂等，黏膜给药可起局部作用或经黏膜吸收发挥全身作用。

⑤ 腔道给药剂型 如栓剂、气雾剂等，用于直肠、阴道、尿道、鼻腔、耳道等，腔道给药可起局部作用或吸收后发挥全身作用。

2. 按分散系统分类

这种分类方法，便于应用物理化学的原理来阐明各类制剂热力学和动力学等特征，但不能反映用药部位与用药方法对剂型的要求，甚至一种剂型由于分散介质和制法不同，可以分到几个分散体系中，如注射剂就可分为溶液型、混悬型、乳剂型等。

① 液体分散型 这类剂型的分散介质为液体，包括溶液型、胶体型、乳剂型和混悬型等。

② 气体分散型 这类剂型是液体或固体药物以微粒状态分散在气体分散介质中所形成的分散体系，如气雾剂。

③ 微粒分散型　这类剂型通常是药物以不同大小微粒呈液体或固体状态分散，如微球、微囊、纳米囊等。

④ 固体分散型　这类剂型是固体药物以聚集体状态存在的分散体系，如片剂、散剂、颗粒剂、丸剂等。

3. 按制法分类

根据特殊的原料药来源和制备过程进行分类，这种分类法不能包含全部剂型，故不常用。例如，浸出制剂是用浸出方法制成的剂型（流浸膏剂、酊剂等）；无菌制剂是用灭菌方法或无菌技术制成的剂型（注射剂）等。

4. 按形态分类

这种分类法是将药物剂型按物质形态分类，可分为：液体剂型（如芳香水剂、溶液剂、注射剂、合剂、洗剂、搽剂等），气体剂型（如气雾剂、喷雾剂等），固体剂型（如散剂、丸剂、片剂、膜剂等）和半固体剂型（如软膏剂、糊剂等）。形态相同的剂型，制备工艺比较相近，质量评价也比较相同，例如液体剂型制备时多采用溶解、分散等方法，质量评价包括装量差异等；固体剂型多采用粉碎、混合等方法，质量评价包括重量差异等；半固体剂型多采用熔化、研和等方法。这种分类法有利于生产和贮运，但没有考虑制剂的内在特性和使用方法。

以上的剂型分类方法各有特点，但均不完善，各有其优缺点。因此，本书根据医疗、生产实践、教学等方面的长期沿用习惯，采用综合分类的方法。

二、药用辅料

1. 药用辅料的概念

药用辅料系指生产药品和调配处方时使用的赋形剂和附加剂；是除活性成分或前体以外，在安全性方面已进行了合理的评估，并且包含在药物制剂中的物质。

药用辅料除了赋形、充当载体、提高稳定性外，还具有增溶、助溶、调节释放等重要功能，是可能会影响到制剂的质量、安全性和有效性的重要成分。在药物制剂制备过程中，药用辅料选用是否得当会影响整个制剂的安全性、有效性、稳定性、经济性和顺应性。药剂工作者应关注药用辅料本身的安全性、药物-辅料相互作用及其安全性。

2. 药用辅料的分类

药用辅料可从来源、化学结构、用途、剂型、给药途径进行分类。

按用途分类可分为溶媒、抛射剂、增溶剂、助溶剂、乳化剂、着色剂、黏合剂、崩解剂、填充剂、润滑剂、润湿剂、渗透压调节剂、稳定剂、助流剂、抗结块剂、助压剂、矫味剂、抑菌剂、助悬剂、包衣剂、成膜剂、芳香剂、增黏剂、抗黏着剂、抗氧剂、抗氧增效剂、螯合剂、皮肤渗透促进剂、空气置换剂、pH 调节剂、吸附剂、增塑剂、表面活性剂、发泡剂、消泡剂、增稠剂、包合剂、保护剂、保湿剂、柔软剂、吸收剂、稀释剂、絮凝剂与反絮凝剂、助滤剂、冷凝剂、基质、载体材料等。

按给药途径分类可分为口服、注射、黏膜、经皮或局部给药、经鼻或吸入给药和眼部给药等。

3. 药用辅料的要求

生产药品所用的辅料必须符合药用要求，其包装上应注明为"药用辅料"，且辅料的适用范围（给药途径）、包装规格及贮藏要求应在包装上予以明确；药品中使用到的辅料应写入药品说明书中。

药用辅料应在使用途径和使用量下经合理评估后，对人体无毒害作用；化学性质稳定，不易受温度、pH、光线、保存时间等影响；与主药无配伍禁忌，一般情况下不影响主药的剂量、疗效和制剂主成分的检验，尤其不影响安全性；且应选择功能性符合要求的辅料，经筛选尽可能用较小的用量发挥较大的作用。

同一药用辅料可用于不同给药途径，不同剂型，但有不同的用途，质量要求亦不同，需根据临床用药要求制定相应的质量控制项目。在制定辅料标准时既要考虑辅料自身的安全性，也要考虑其影响制剂生产、质量、安全性和有效性的性质。如《中国药典》（2015年版）收录的大豆磷脂（口服）、大豆磷脂（供注射用）对可能会引起溶血反应的溶血磷脂项目的质量控制要求就不同。

4. 药用辅料的现状及发展趋势

我国药用辅料研发起步相对较晚，在相当长的时期没有受到我国制药行业的重视，辅料品种较少、规格不齐全，不同企业生产的同一辅料质量和功能可能存在很大差异，这不仅限制了国内药用辅料生产企业的发展和我国创新药物制剂的科研发展水平，同样也极大影响了我国已上市制剂的质量和均一性，是造成我国仿制药和国外原研药质量和疗效不一致的重要原因。

随着现代化药物制剂的发展，药用辅料的应用已不仅仅是制剂成形以及帮助工艺过程顺利进行的需要，更是多功能化发展的需要。药用辅料正在被更多地视为一种功能性材料，而不是一种起到物理填充作用的材料，事实上，越来越多的药用辅料对主药的功效起到协同作用。

《中国药典》（2015年版）收录270个药用辅料品种，覆盖66个药用辅料的类别，其中新增137种、修订97种，删去了毒副作用较大的硫柳汞、邻苯二甲酸二乙酯两个辅料品种。注射用药用辅料是高风险的药用辅料品种，应单独设立标准。注射用药用辅料的标准显著增加，从《中国药典》（2010年版）的2种增加到了新药典的23种。广泛应用于注射用微球、微囊等创新剂型的注射用聚乙交酯丙交酯（PLGA）标准在国际上被首次载入药典，还根据乙交酯丙交酯的比例分为了三个型号，满足了不同制剂缓释时间的要求，为我国药物制剂的转型升级提供了有力支持。

《中国药典》（2020年版）继续扩大药用辅料品种标准的收载，新增65个，修订212个（有实质修订的116个，仅文字规范修订的96个）；新增药用辅料指导原则2个，修订药用辅料通则和指导原则各1个。药用辅料品种标准的修订贯彻原辅包关联审评审批制度质量控制理念，不断健全药用辅料国家标准体系，加强药用辅料自身安全性控制，基于辅料杂质或自身降解产物可能对制剂安全性和稳定性产生的影响，建立相应的控制项目和限度标准，完善辅料相关功能性控制项目的设置、评价方法的建立以及限度标准的制定，整体提升药用辅料的控制要求，进一步保证制剂质量。

为贯彻落实《国务院关于改革药品医疗器械审评审批制度的意见》（国发〔2015〕44号），简化药品审批程序，国家食品药品监督管理总局（CFDA）将直接接触药品的包装材料和容器（以下简称药包材）、药用辅料由单独审批改为在审批药品注册申请时一并审评审批。

为响应"十三五"期间医药工业发展规划，我们要大力发展基于"功能相关性指标"的系列化药用辅料，细分产品规格，提高质量水平，满足仿制药质量和疗效一致性评价的需要；重点发展纤维素及其衍生物、高质量淀粉及可溶性淀粉、聚山梨酯、聚乙二醇、磷脂、注射用吸附剂、新型材料胶囊等系列化产品；开发用于高端制剂、可提供特定功能的辅料和功能性材料，重点发展丙交酯乙交酯共聚物、聚乳酸等注射用控释材料，PEG化磷脂、抗体修饰用磷脂等功能性合成磷脂，玻璃酸钠靶向衍生物及壳聚糖靶向衍生物等。

第三节　药剂学的任务与发展

一、药剂学的任务

为贯彻落实国家"十三五"规划纲要和《中国制造2025》，工业和信息化部研究编制了《医药工业发展规划指南》（工信部联规〔2016〕350号，以下简称《指南》）。《指南》作为"十三五"时期指导医药工业发展的专项规划指南，将指导医药工业加快由大到强的转变。《指南》推进重点领域发展部分涉及制剂的主要有以下几个方面。

① 高端制剂。重点发展脂质体、脂微球、纳米制剂等新型注射给药系统；口服速释、缓控释、多颗粒系统等口服调释给药系统，经皮和黏膜给药系统；儿童等特殊人群适用剂型等，推动高端制剂达到国际先进质量标准。

② 产业化技术。发展高端制剂产业化技术，提高口服固体制剂工艺技术和质量控制水平。发展符合中药特点的缓控释、经皮和黏膜给药、物理改性和掩味等新型制剂技术，提升生产过程质量控制水平，提高检验检测技术与标准。

③ 高端设备。重点发展缓控释、透皮吸收、粉雾剂等新型制剂工艺设备，大规模生物反应器及附属系统，蛋白质高效分离和纯化设备，柔性化无菌制剂生产线，连续化固体制剂生产设备，先进粉体工程设备，异物光学检测设备，高速智能包装生产线，适用于特殊岗位的工业机器人等。

"重大新药创制"科技重大专项（以下简称专项）以实际应用和产业发展为导向，其主要目标为针对严重危害我国人民健康的10类（种）重大疾病，研制一批重大药物，完善国家药物创新体系，提升自主创新能力，加速我国由仿制向创制、由医药大国向强国的转变。《专项2017年度课题申报指南》涉及制剂的有以下几个方面。

① 高端制剂、新型辅料品种及共性关键技术研发。开展新型高端制剂研发及规模化发展的重大共性关键技术研究，重点开展新型注射液、缓控释、长效靶向释药关键技术，新型吸入给药制剂及其规模化发展的重大共性关键技术和药物制剂三维（3D）打印关键技术研究；研发新型药用辅料、新型包材及给药装置并获准生产，突破共性关键技术；完善新型辅料等质量评价和工业化生产技术体系的构建；开展我国具有优势的新药及制剂的国际化研究。

② 药物一致性评价关键技术与标准研究。开展药物一致性评价相关新技术、新方法及关键技术研究，开展制剂处方工艺、质量标准提高、人体生物等效性等研究，开展药品功能性辅料数据库和化学仿制药口服固体制剂溶出曲线数据库研究。

③ 儿童用药品种及关键技术研发：开展适宜于儿童的速释、缓控释、肺部给药及直肠给药等关键技术研究；开展适合儿童用药的矫、掩味技术和口感评价体系研究；开展临床亟需的儿童用药系列品种的制备及产业化关键技术研究；开展针对儿童常见病、多发病等亟需药物品种和口服液体制剂、吸入制剂、栓剂等儿童适宜的剂型研究。

从以上可总结出药剂学的主要任务包括：药剂学基本理论的研究；现有制剂品种质量的提高；新剂型的研究与开发；新辅料的研究与开发；制剂新机械和新设备的研究与开发；中药新剂型的研究与开发；生物技术药物制剂的研究与开发；医药新技术的研究与开发及药物功效的改善等。

二、药剂学的发展

1. 国外药剂学的发展

国外药剂学发展最早的是埃及与古巴比伦王国（今伊拉克地区），《伊伯氏纸草本》是约公元前 1552 年的著作，记载有散剂、硬膏剂、丸剂、软膏剂等许多剂型，并有药物的处方和制法等。被西方各国认为是药剂学鼻祖的格林（Galen，公元 131—201 年）是罗马籍希腊人（与我国汉代张仲景同期），在格林的著作中记述了散剂、丸剂、浸膏剂、溶液剂、酒剂等多种剂型，人们称之为"格林制剂"，至今还在一些国家应用。在格林制剂等基础之上发展起来的现代药剂学已有 150 余年的历史：1843 年 Brockedon 制备了模印片；1847 年 Murdock 发明了硬胶囊剂；1876 年 Remington 等发明了压片机，使压制片剂得到迅速发展；1886 年 Limousin 发明了安瓿，使注射剂也得到了迅速发展。1847 年德国药师莫尔（Mohr）出版了第一本药剂学教科书《药剂工艺学》，至此药剂学成为了一门独立学科。

进入 20 世纪以后，随着与医药科学相关的各种基础理论科学的发展，药剂学的发展首先表现在对基础理论方面的研究有了较大的提高。从 20 世纪 50 年代开始，把物理化学的基本原理与药剂学的剂型相结合，发展了药剂学的基本理论，如药物稳定性、溶解理论、流变学、粉体学等，促进了药剂学的发展。20 世纪 60 年代至 80 年代药剂学发展到一个新的阶段，即生物药剂学阶段。药物科学家们对药物制剂在体内的生物效应有了新的认识，改变了过去认为只有药物本身的化学结构才决定药效的片面看法，认识到在一定条件下剂型因素对药物的药效具有决定性影响，从而使药物制剂的生物利用度测定成为新药研究的不可缺少的重要内容。药物在体内的吸收、分布、代谢、排泄过程及影响因素等药物动力学的研究，也受到广泛的重视。

新辅料、新工艺和新设备的不断出现，也为药剂学的发展奠定了十分重要的基础。高速压片机的出现，使片剂的生产实现自动化，大幅度提高了片剂的生产效率和产品质量，同时也对片剂的辅料和制粒方法提出更高要求。经皮吸收制剂的发展也十分迅速，新型促渗剂的使用，大大提高了药物的透皮吸收效果，离子导入法经皮吸收的研究，已成为重点研究课题之一。可使药物按一定规律缓慢或恒速地释放、在体内较长时间保持有效药物浓度的缓控释制剂，于 20 世纪 70 年代以后应用于临床，近年来发展较快，并达到了提高药效、延长药物作用时间和减少副作用的目的。具有给药方便、吸收快、无首过效应、生物利用度高等特点的黏膜给药制剂近年来已引起高度重视，该类给药途径包括鼻黏膜、眼黏膜、口腔黏膜（舌下、口含）、阴道黏膜、子宫黏膜等。靶向给药制剂如静脉乳剂、复合乳剂、微球制剂、纳米粒制剂、脂质体制剂等都有很大发展。特别是近年来 3D 打印技术也被越来越多地应用于药剂学领域，3D 打印技术制备的左乙拉西坦速溶片已于 2015 年 8 月在美国上市。3D 打印片的上市再次表明，释药系统的创新实际上离不开制剂技术、药用辅料、给药装置、制剂设备、检测设备和包装材料等创新。智能新型给药系统将可实现药物在体内定时、定向、定位、定速与定量递送。

2. 国内药剂学的发展

我国历史悠久，对世界文明包括医药做出了伟大的贡献。早在夏禹时代就制成了至今仍为常用的剂型——药酒。公元前 1766 年已有汤剂这一剂型出现，是应用最早的中药剂型之一。在《黄帝内经》中已有汤剂、丸剂、散剂、膏剂及药酒等剂型的记载；在我国汉代张仲景的《伤寒论》（公元 142—219 年）和《金匮要略》中又增加了栓剂、洗剂、软膏剂、糖浆剂等剂型，并记载了可以用动物胶、炼制的蜂蜜和淀粉糊为黏合剂制成丸剂。公元 15 世纪，我国医药学家李时珍编著《本草纲目》，其中收载了药物 1892 种，剂型 40 余种，这更加充分体现了中华民族在药剂学的漫长发展过程中曾经做出了重大的贡献。

从 19 世纪初到 1949 年之前，国外医药技术对我国药剂学的发展产生了一定影响，如引进了一些先进技术并建立了一些药厂（主要是简单的合成和进口原料加工生产注射剂、片剂等制剂），但规模较小、水平较低、产品质量较差。

1949 年建国后，我国药剂学科的研究经历了从无到有、逐步强化的成长过程；制剂工业也经历了仿制为主、仿创结合的历史阶段。1950 年全国制药工业会议确定，在优先发展原料药以解决"无米之炊"的基础上发展制剂工业。为了适应医药工业的发展，1956 年上海医药工业研究院药物制剂研究室成立，多次召开过全国性的注射剂和片剂等生产经验交流会，促进了我国的医药制剂工业的迅速发展。1957 年，全国生产针剂 7.3 亿支，片剂 272 亿片。这一时期的药剂学研究侧重于物理药剂学和工业药剂学的早期研究，侧重于改善外观、掩盖不良嗅味和便于服用。

改革开放以来，我国药剂学科和制剂工业得到了快速发展，制剂生产类别和总量大幅度增加，新剂型和新技术不断出现。在药用辅料的研究方面，开发了若干新材料。例如，已先后开发出稀释剂微晶纤维素和可压性淀粉，黏合剂聚维酮，崩解剂羧甲基淀粉钠、低取代羟丙基纤维素，丙烯酸树脂系列薄膜包衣材料，优良的表面活性剂泊洛沙姆、蔗糖脂肪酸酯，栓剂基质半合成脂肪酸酯等。在生产技术和设备方面的进步也很大。例如，已成功研制微孔滤膜及与之配套的聚碳酸酯过滤器，用于控制注射剂中的微粒性异物，显著提高了注射液的质量；设计制造了多效蒸馏水生产设备，节约能源并提高了注射用水的质量；生产并应用了更先进的灭菌设备和灭菌技术，使灭菌效果更为可靠。在口服固体制剂的生产中，广泛推广应用新辅料，采用微粉化技术及其他提高药物溶出度的新技术，提高产品质量；在片剂等生产中采用流化喷雾制粒和高速搅拌制粒技术，使产品质量得以提高；采用薄膜包衣技术，既节约工时、材料，又提高产品质量。在缓控释制剂方面，已有一些品种获得新药证书和生产批文；透皮吸收给药系统已有一些产品被批准生产；靶向、定位给药系统的研究也取得很大进展，例如脂质体、微球、纳米粒等已先后有产品上市。据 2016 年我国国家知识产权局资料不完全统计，我国已有 6636 项纳米技术申请专利，其中纳米药物制剂 1005 项，约 20％具备产业化条件。

第四节　药物制剂的质量控制

一、国家药品标准

国家药品标准是国家对药品的质量、规格和检验方法所作的技术规定，是保证药品质量，进行药品生产、经营、使用、管理及监督检验的法定依据。《中华人民共和国药品管理法》第二十八条规定："药品应当符合国家药品标准。经国务院药品监督管理部门核准的药品质量标准高于国家药品标准的，按照经核准的药品质量标准执行；没有国家药品标准的，应当符合经核准的药品质量标准。国务院药品监督管理部门颁布的《中华人民共和国药典》和药品标准为国家药品标准。国务院药品监督管理部门会同国务院卫生健康主管部门组织药典委员会，负责国家药品标准的制定和修订。国务院药品监督管理部门设置或者指定的药品检验机构负责标定国家药品标准品、对照品。"

《中华人民共和国药品管理法》第四十四条规定："药品应当按照国家药品标准和经药品

监督管理部门核准的生产工艺进行生产。生产、检验记录应当完整准确，不得编造。中药饮片应当按照国家药品标准炮制；国家药品标准没有规定的，应当按照省、自治区、直辖市人民政府药品监督管理部门制定的炮制规范炮制。省、自治区、直辖市人民政府药品监督管理部门制定的炮制规范应当报国务院药品监督管理部门备案。不符合国家药品标准或者不按照省、自治区、直辖市人民政府药品监督管理部门制定的炮制规范炮制的，不得出厂、销售。"

药品标准的内容一般包括：名称、成分或处方的组成；含量及其检查、检验的方法；制剂的辅料；允许的杂质及其限量、限度；技术要求以及作用、用途、用法、用量；注意事项；贮藏方法；安装等。其目的就是在正常的原辅料与正常的生产条件下通过药品标准检查与检验，以证明该药品的质量是符合专用要求的。制定药品标准必须坚持质量第一，充分体现"安全有效，技术先进，经济合理"的原则，药品标准应起到促进提高质量、择优发展的作用。

国家药品标准提高行动计划于 2004 年由原国家食品药品监督管理局启动，计划分期分批提高原部颁标准、历版药典遗留品种的标准及部分新药转正标准，是旨在提高国家药品标准的一项系统规划。自 2008 年以来，该计划与《中华人民共和国药典》的编制、修订进行了有机结合。药品标准的提高，一方面可以进一步确保公众用药的安全、有效和质量可控，同时，也将促进我国医药产业健康发展，对合理引导产业集中、加快产品升值的步伐以及增强市场的竞争力具有重大意义。

《"十三五"国家药品安全规划》提出在"十三五"期间进一步实行药品标准提高行动计划。修订国家药品标准 3050 个，包括中药民族药标准 1100 个、化学药品标准 1500 个、生物制品标准 150 个、药用辅料标准 200 个、药包材标准 100 个。

二、药典

1. 概述

药典（Pharmacopoeia）是一个国家记载药品标准、规格的法典，其特点是：一般由权威医药专家组成的国家药典委员会编辑、出版，由国家政府颁布、执行，具有法律约束力；所收载的品种是那些疗效确切、副作用小、质量稳定的常用药品及其制剂；明确规定其质量标准，并在一定程度上反映出国家在药品生产和医药科技方面的水平。因此，药典在保证人民用药安全有效、促进药物研究和生产等方面上具有重大作用，只有严格实施药典的规定，才能保障药品的安全、有效。

药典标准直接反映了一个国家的药品先进水平和药品质量安全状况，而药典标准的提升和完善，是一个持续的过程。同时随着科学技术水平的不断提高，新的药物和新的制剂不断被开发出来，对药物及制剂的质量要求也更加严格，药品的检验方法也在不断更新，因此，各国的药典经常需要修订。例如，《中国药典》是每 5 年修订出版一次（在新版药典中，不仅增加新的品种，而且增设一些新的检验项目或方法）。

2.《中华人民共和国药典》

《中华人民共和国药典》，简称《中国药典》，是药品研制、生产（进口）、经营、使用和监督管理等相关单位均应遵循的法定技术标准。其是国家药品标准的重要组成部分，是国家药品标准体系的核心。其中收载的品种需满足：防病治病必需，疗效肯定，副作用较小，有一定的标准规定，能控制或检定质量的品种，以及确能反映我国医药科研成果的新药。

第一部《中国药典》于 1953 年出版，收载各类药品 531 种。《中国药典》1963 年版共收载品种 1310 种，分一、二两部，各有凡例和有关的附录；一部收载中药材和中药成方制剂种，二部收载化学药品。此后陆续出版发行了《中国药典》1977 年版、1985 年版、1990 年版、1995 年版、2000 年版、2005 年版、2010 年版、2015 年版，现行的是《中国药典》2020 年版，自 2020 年 12 月 30 日起实施。

《中国药典》（2020 年版）的编制工作以建立科学全面可检验能执行的标准体系为重点，构建并完善了以凡例为基本要求，通则为总体规定，指导原则为技术引导，品种正文为具体要求的药典架构，不断健全以《中国药典》为核心的国家药品标准体系。《中国药典》（2020 年版）新增 319 种，修订 3177 种，不再收载 10 种，品种调整合并 4 种，共收载品种 5911 种。四部收载通用技术要求 36 个，其中制剂通则 38 个（修订 35 个），检测方法及其他通则 281 个（新增 35 个、修订 51 个）指导原则 42 个（新增 12 个、修订 12 个）；药用辅料收载 335 种，其中新增 65 种，修订 212 种。

《中国药典》（2020 年版）制剂通则及其相关指导原则增修订工作，主要围绕 3 个重点开展：一是对制剂通则整体框架进行系统的增修订；二是体现制剂全过程控制；三是突出制剂个性化要求，重点保证制剂的稳定性和批间一致性。

国家药品监督管理局《关于实施 2020 年版〈中华人民共和国药典〉有关事宜的公告》（2020 年 第 80 号）明确规定：《中国药典》主要由凡例、品种正文和通用技术要求构成。自实施之日起，所有生产上市药品应当符合本版《中国药典》相关技术要求。自实施之日起，凡原收载于历版药典、局（部）颁标准的品种，本版《中国药典》收载的，相应历版药典、局（部）颁标准同时废止；本版《中国药典》未收载的，仍执行相应历版药典、局（部）颁标准，但应符合本版《中国药典》的相关通用技术要求，经上市后评价撤销或注销的品种，相应历版药典、局（部）颁标准废止。本版《中国药典》品种正文未收载的制剂规格、中药的制法，其质量标准按本版《中国药典》同品种相关要求执行，规格项、制法项分别按原批准证明文件执行。药品注册标准中收载检验项目多于或者异于药典规定的，或者质量指标严于药典要求的，应在执行药典要求的基础上，同时执行注册标准的相应项目和指标。药品注册标准收载检验项目少于药典规定或质量指标低于药典要求的，应执行药典规定。

3. 外国药典

美国药典-国家处方集（The United States Pharmacopeia and The National Formulary, USP-NF）由美国政府所属的美国药典委员会编辑出版。USP-NF 每年进行修订并以一年两次增补本的形式发布。第 39 版 USP40 NF35 于 2016 年 12 月份出版，2017 年 5 月 1 日生效。

欧洲药典（European Pharmacopoeia, Ph. Eur）由欧洲药典委员会编制，用英语和法语形式发行，包括每年 3 次增补的书籍形式和电子格式。2020 年 10 月，EP10.4 发布，2021 年 4 月 1 号生效。英国药典（British Pharmacopoeia, BP）由英国药品与医疗保健产品监管局（MHRA）英国药典委员会秘书处制定，最新版本为 2020 版，共 6 卷。日本药局方（Japanese Pharmacopoeia, JP）由日本药典委员会编写，由日本厚生劳动省发布，5 年 1 版，现行的为第 17 版。国际药典（International Pharmacopoeia, Ph Int），是世界卫生组织（WHO）为了统一世界各国药品的质量标准和质量控制的方法而编纂的，现行的为 2016 年发布的第 6 版，其对各国无法律约束力，仅作为各国编纂药典时的参考标准。

三、药品生产质量管理规范

1. 概述

《药品生产质量管理规范》（以下简称药品 GMP）是药品生产和质量管理的基本准则，

是在原辅料采购和检验、生产投料、制剂加工、质量检验、仓储保存及产品出厂放行等药品生产全过程中，用科学、合理、规范化的条件和方法确保持续稳定地生产出合格药品，是药品生产必须遵循的重要技术标准。世界卫生组织于1969年发布了世界卫生组织药品GMP，供各成员国参考使用，并建议各成员国实行药品GMP制度。目前，药品GMP已成为国际上评价药品质量保证体系和参与药品国际贸易的一项基本内容和标准。

我国1988年开始公布推行药品GMP，经过1992年和1998年两次修订和依法实施，截至2004年7月1日，实现了所有药品均在符合药品GMP条件下生产的目标，取得了良好的社会效益和经济效益。随着经济的发展和社会的进步，世界卫生组织及欧美等国家和地区药品GMP的技术标准得到很大的提升，新的理念和要求不断更新和涌现，我国现行药品GMP需要与时俱进，以适应国际药品GMP发展趋势，这也是药品安全自身的要求。

2.《药品生产质量管理规范（2010年修订）》

《药品生产质量管理规范（2010年修订）》（以下简称新版药品GMP）自2011年3月1日起施行。新版药品GMP共14章、313条，相对于1998年修订的药品GMP，篇幅大量增加。新版药品GMP吸收国际先进经验，结合我国国情，按照"软件硬件并重"的原则，贯彻质量风险管理和药品生产全过程管理的理念，更加注重科学性，强调指导性和可操作性，达到了与世界卫生组织药品GMP的一致性。实施新修订药品GMP，一方面可以全面提升药品生产质量管理水平，从源头上强化药品质量管理，确保药品质量安全；另一方面，可以提高医药行业的准入条件，淘汰落后生产力，有利于医药产业做大做强，从而推动医药产业升级结构调整。同时有利于推动我国药品生产企业转型和与国际接轨，加快医药产品进入国际主流市场。

新版药品GMP引入了10个新的概念和制度：质量授权人、质量风险管理、变更控制、偏差处理、纠正和预防措施、超标结果调查、供应商审计和批准、产品质量回顾分析、持续稳定性考察、计划设计确认。此外，新版药品GMP提高了无菌制剂生产环境标准，增加了生产环境在线监测要求，提高无菌药品的质量保证水平，主要表现在：在无菌药品附录中采用了WHO和欧盟最新的A、B、C、D分级标准，对无菌药品生产的洁净度级别提出了具体要求；增加了在线监测的要求，特别对生产环境中的悬浮微粒的静态、动态监测，对生产环境中的微生物和表面微生物的监测都做出了详细的规定。

关于实施《药品生产质量管理规范（2010年修订）》有关事宜的公告（国家食品药品监督管理局公告2011年第19号）明确要求：自2011年3月1日起，凡新建药品生产企业、药品生产企业新建（改、扩建）车间，均应符合《药品生产质量管理规范（2010年修订）》要求。现有药品生产企业血液制品、疫苗、注射剂等无菌药品的生产，应在2013年12月31日前达到《药品生产质量管理规范（2010年修订）》要求；其他类别药品的生产应在2015年12月31日前达到《药品生产质量管理规范（2010年修订）》要求。未达到《药品生产质量管理规范（2010年修订）》要求的企业（车间），在上述规定期限后不得继续生产药品。

四、仿制药质量和疗效一致性评价

《国家药品安全"十二五"规划》明确提出全面提高仿制药质量，对2007年修订的《药品注册管理办法》施行前批准的仿制药，分期分批与被仿制药进行质量一致性评价。2015年8月，国务院启动药品医疗器械审评审批制度改革，其中推进仿制药质量和疗效一致性评价（以下简称"仿制药一致性评价"）是改革的重点任务之一。2016年3月5日，国务院办公厅印发的《关于开展仿制药质量和疗效一致性评价的意见》（国办发〔2016〕8号）（以下简称《意见》）正式对外公布，标志着我国已上市仿制药质量和疗效一致性评价工作全面展开。随后，国家食品药品监督管理总局出台《关于发布仿制药质量和疗效一致性评价参比制剂备案与推荐程序的公告》（2016 年第 99 号）、《关于发布仿制药质量和疗效一致性评价工作程序的公告》（2016 年第 105 号）等一系列文件。2016 年 5 月 26 日，总局又发布了《关于落实〈国务院办公厅关于开展仿制药质量和疗效一致性评价的意见〉的公告》（2016 年第 106 号），对仿制药一致性评价工作进行了部署。

2017 年 1 月 24 日，国务院办公厅印发的《关于进一步改革完善药品生产流通使用政策的若干意见》（国办发〔2017〕13 号）强调加快推进已上市仿制药质量和疗效一致性评价。对通过一致性评价的药品，及时向社会公布相关信息，并将其纳入与原研药可相互替代药品目录。同品种药品通过一致性评价的生产企业达到 3 家以上的，在药品集中采购等方面不再选用未通过一致性评价的品种；未超过 3 家的，优先采购和使用已通过一致性评价的品种。加快按通用名制订医保药品支付标准，尽快形成有利于通过一致性评价仿制药使用的激励机制。2017 年 2 月 14 日，国务院印发的《"十三五"国家食品安全规划和"十三五"国家药品安全规划》（国发〔2017〕12 号）提出加快推进仿制药质量和疗效一致性评价，自首家品种通过一致性评价后，其他药品生产企业的相同品种原则上应在 3 年内完成一致性评价。

仿制药一致性评价有利于提高药品的有效性；有利于降低百姓用药支出，节约医疗费用；有利于提升医药行业发展质量，进一步推动医药产业国际化；有利于推进供给侧结构性改革。仿制药一致性评价重点在制剂。我国是制药大国，但并非制药强国。在国际医药市场，我国还是以原料药出口为主，制剂出口无论是品种还是金额，所占的比重都较小，而造成这一现象的根本原因在于制剂水平相对落后。仿制药一致性评价，将促进企业更多地进行生产工艺和辅料、包材的综合研究，从而持续提高我国的药用辅料、包材以及仿制药质量，加快我国医药产业的优胜劣汰、转型升级步伐，提升我国制剂生产水平，进一步推动我国制剂产品走向国际市场，提高国际竞争能力。

（沈阳药科大学药学院　潘卫三）

参考文献

[1] 潘卫三.工业药剂学.第 2 版.北京：中国医药科技出版社，2015.

[2] 国家药典委员会.中华人民共和国药典.2020 年版.北京：中国医药科技出版社，2020.

[3] 方亮.药剂学.第 8 版.北京：人民卫生出版社，2016.

[4] 吕万良.王坚成.张强.建国 60 年来我国药剂学科的发展与展望.中国药学杂志，2009，44（19）：1448～1450.

[5] 张志荣.药剂学新技术及其在改善药物功效中的作用.中国药学杂志，2009，44（20）：1525～1532.

[6] 孙会敏，杨锐，张朝阳，等.2015 年版《中国药典》提升药用辅料科学标准体系强化我国药品质量.中国药学杂志，2015，50（15）：1353～1358.

[7] 张伟，兰奋，洪小栩.2015 年版《中国药典》编制概况.中国药学杂志，2015，50（20）：1743～1746.

[8] 张志荣.基于纳米递药系统的创新药物制剂研究.药学进展，2016，40（4）：241～242.

[9] 张强.从 3D 打印片批准上市谈释药系统的创新.药学学报，2016，51（11）：1655～1658.

[10] 兰奋，宋宗华，洪小栩，等.2020 年版《中国药典》编制工作和主要内容概述.中国食品药品监管，2020（10）：10-17.

[11] 徐昕怡，许华玉，尚悦，等.《中国药典》2020 年版第四部通用技术要求增修订概况.中国药品标准，2020，21（04）：299-306.

[12] 陈蕾，康笑博，宋宗华，等.《中国药典》2020 年版第四部药用辅料和药包材标准体系概述.中国药品标准，2020，21（04）：307-312.

[13] 尚悦，宋宗华，周建平，等.2020 年版《中国药典》四部制剂通则增修订及主要特点概述与浅析.中国药学杂志，2020，55（14）：1167-1171.

[14] 陈蕾，宋宗华，胡淑君，等.2020 年版《中国药典》药用辅料标准体系及主要特点概述.中国药学杂志，2020，55（14）：1177-1183.

[15] 兰奋，洪小栩，宋宗华，等.《中国药典》2020 年版基本概况和主要特点.中国药品标准，2020，21（03）：185-188.

第二章 生物药剂学与药物动力学基础

20世纪60年代发生在澳大利亚的苯妥英钠胶囊中毒事件缘于厂家将赋形剂从原来的硫酸钙改成乳糖，导致药物吸收增加、血药浓度过高而引起中毒，这使人们开始意识到，药物的疗效和副作用绝不仅仅是由药物的化学结构决定，包括辅料、附加剂等在内的药物剂型因素与药物的最终效应之间也存在着密切联系。与此同时，药物制剂的研究和制备也绝非是一个孤立的过程，应充分考虑与用药相关的机体生理病理等因素，而通过对体内这些生物因素的了解也会促进药物制剂的合理设计与应用。因此，在进入药物制剂各具体章节学习之前，有必要了解药物制剂的体内行为（生物药剂学）及其定量研究（药物动力学）相关知识。

第一节 概　　述

一、生物药剂学概念

生物药剂学（Biopharmaceutics）起始于20世纪60年代，是药剂学的重要分支之一。生物药剂学是研究药物及其剂型在体内的吸收、分布、代谢与排泄过程，揭示药物的剂型因素、机体生物因素以及药物效应三者之间相互关系的一门科学，其研究目的主要包括正确评价制剂质量、设计合理的剂型及制备工艺并为临床合理用药提供科学依据，保证用药安全和有效。生物药剂学处于生命医学领域的学科交叉范畴，与药理学、生物化学等多个学科有密切联系且互为补充，以研究药物及其他生理有效物质与机体的关系。

生物药剂学主要研究给药后药物在体内的命运（Fate）。除向血管内直接给药以外，药物使用后都要经过吸收（Absorption）过程。吸收是指药物从用药部位进入体循环的过程。药物进入体循环后向各组织、器官或者体液转运的过程称为分布（Distribution）。药物在吸收过程或进入体循环后，受肠道菌丛或体内酶系统的作用，结构发生转变的过程称为代谢（Metabolism）。药物或其代谢产物排出体外的过程称为排泄（Excretion）。药物的吸收、分布和排泄过程统称为转运（Transport）；分布、代谢和排泄过程则称为配置或处置（Disposition）；代谢与排泄过程称为消除（Elimination）。

二、生物膜结构

细胞是生命的基本结构与功能单位。细胞的外周膜（质膜）与各种细胞器的亚细胞膜统称为生物膜。细胞膜是细胞与外界进行物质交换的门户，体内药物的转运均需通过细胞膜来实现。

细胞膜的主要组成成分包括类脂质（磷脂、胆固醇等）、蛋白质和多糖等。其结构（图2-1）具有以下特点：

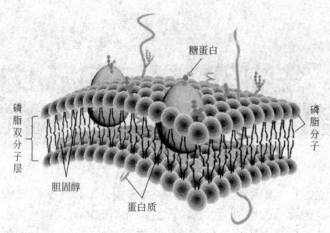

图 2-1　生物膜结构

(1) 流动性　核心结构——脂质双分子层是液态的，具有流动性。

(2) 不对称性　膜的蛋白质、脂类及糖类物质分布不对称。

(3) 半通透性　某些药物能顺利从膜一侧进入另一侧，另一些药物则无法通过。

三、药物通过生物膜的转运途径与机理

生物膜的复杂结构及特定性质对于物质转运有重要的影响和作用，不同药物由于其不同性质、特点，其跨膜转运方式往往多种多样。

药物的跨膜转运途径主要包括两种：细胞通道转运和细胞旁路通道转运。

(1) 细胞通道转运（Transcellular Pathway）　即直接跨细胞转运的途径，是指药物借助其脂溶性或膜内蛋白的载体作用，穿过细胞而被吸收的过程。这是脂溶性药物及一些经主动转运机制吸收药物的通道，是多数药物吸收的主要途径。

(2) 细胞旁路通道转运（Paracellular Pathway）　它是指一些小分子物质经过细胞-细胞间连接处的微孔进入体循环的过程。小分子水溶性药物可通过该通道吸收。

药物在具体转运中涉及的机制主要包括三类：被动转运、载体媒介转运和膜动转运，如图 2-2 所示。

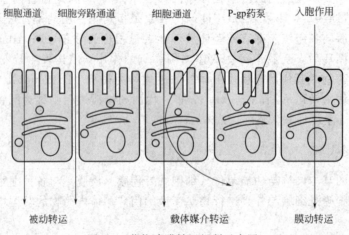

图 2-2　药物跨膜转运机制示意图

1. 被动转运

被动转运（Passive Transport）是指药物由高浓度侧通过生物膜扩散到低浓度侧的转运过程，分为单纯扩散和膜孔转运两种形式。

被动转运的特点是：① 药物顺浓度梯度转运；②无需载体，膜对药物无特殊选择性；③无能量消耗，不受细胞代谢抑制剂的影响；④不存在转运饱和现象和竞争抑制现象。

影响药物被动转运的主要因素是药物自身理化性质与解离状态。

（1）单纯扩散 单纯扩散（Simple Diffusion）是指脂溶性、分子型药物顺浓度梯度跨膜转运，属于一级速度过程。有机弱酸弱碱药物大多以此方式通过生物膜。

（2）膜孔转运 膜孔转运（Membrane Pore Transport）是指乙醇、尿素等水溶性小分子药物通过贯穿细胞膜的含水小孔转运的过程。

2. 载体媒介转运

借助生物膜上载体蛋白使药物透过生物膜而被吸收的过程称为载体媒介转运（Carrier-mediated Transport），分为主动转运和促进扩散两种形式。

（1）主动转运 借助载体或酶促系统的作用，药物从膜低浓度侧向高浓度侧的转运称为主动转运（Active Transport）。生命必需物质往往以主动转运方式被吸收。

主动转运包括以下特点：①逆浓度差转运；②需要消耗能量，能量来源主要是由 ATP 提供；③需要载体参与，载体与药物之间通常有高度的选择性；④主动转运的速率及转运量与载体的量及其活性有关，当药物浓度较高时，转运可出现饱和现象；⑤结构类似物能产生竞争性抑制作用，相似物能竞争同一载体结合位点；⑥受代谢抑制剂的影响；⑦有结构特异性和部位特异性。

（2）促进扩散 促进扩散（Facilitated Diffusion）又称为易化扩散，是指某些物质在细胞膜载体的帮助下，由膜高浓度侧向低浓度侧扩散的过程（不耗能）。因其转运需要载体参与，所以具有载体转运的各种特征，如对转运的药物有专属要求、有饱和现象等。

3. 膜动转运

膜动转运（Membrane Mobile Transport）是指细胞膜经主动形变后将药物摄入细胞内（胞饮和吞噬）或从细胞内释放到细胞外（胞吐）的转运过程，包括物质向内摄入的入胞（Endocytosis）和向外释放的胞吐（Exocytosis）。

（1）胞饮与吞噬 药物借助对细胞膜上某些蛋白质的特殊亲和力而附着于细胞膜上，通过细胞膜的凹陷进入胞内形成小囊泡，包裹药物的小囊泡逐渐与细胞膜表面分离而进入细胞内。摄取的药物为溶解物或液体时，称为胞饮（Pinocytosis）；摄取的物质为大分子或颗粒状物时则称为吞噬（Phagocytosis）。

（2）胞吐 某些大分子物质通过形成小囊泡从细胞内部移至细胞表面，小囊泡的膜与细胞膜融合，将物质排出细胞外的过程称为胞吐。

总之，药物的转运是一个非常复杂的过程。药物以何种机制转运吸收与药物性质、部位特征以及生物环境因素等密切相关。一种药物可以通过某种特定转运机制吸收，也可以通过多种机制吸收。由于机体独特的防御特性，而大多数药物为机体异物，往往以单纯扩散的被动吸收形式为主。

四、药物的生物药剂学分类系统

（一）BCS 分类系统

1. BCS 分类系统定义及分类

生物药剂学分类系统（Biopharmaceutics Classification System，BCS）是根据药物的渗

透性 (Permeability) 和溶解度 (Solubility)，将药物分成四大类，并可依据这两个特征参数预测药物在体内-体外的相关性；Ⅰ类为高溶解性/高渗透性药物；Ⅱ类为低溶解性/高渗透性药物；Ⅲ类为高溶解性/低渗透性药物；Ⅳ类为低溶解性/低渗透性药物。

2. 基于 BCS 的制剂设计基本策略

(1) Ⅰ类药物 (高溶解/高渗透性药物)　通常无生物利用度问题。一般的片剂或者胶囊剂即可。

(2) Ⅱ类药物 (低溶解/高渗透性药物)　限速过程为药物的溶出。通常采用下列策略来改善其溶出：制成盐类；选择适宜的晶型和溶媒化物；加入表面活性剂；制成水溶性包合物；增加药物的比表面积 (固体分散技术、自微乳化技术、纳米技术) 等。

(3) Ⅲ类药物 (高溶解/低渗透性药物)　限速过程为跨膜转运。通常采用下列策略来改善其膜通透性：加入透膜吸收促进剂；制成脂溶性前药；制成微粒给药系统等。

(4) Ⅳ类药物 (低溶解/低渗透性药物)　药物的溶出和透膜能力都是该类药物吸收限速过程，通常考虑采用非口服途径给药。

(二) BDDCS 分类系统

基于药物体内处置的生物药剂学分类系统 (Biopharmaceutics Drug Disposition Classification System，BDDCS)，依据药物的溶解度和代谢程度将药物分为四大类，并用作判断符合体内生物等效性试验豁免的一类药物 (≥90% 吸收) 的替代指标：第 1 类为高溶解性/强代谢药物；第 2 类为低溶解性/强代谢药物；第 3 类为高溶解性/弱代谢药物；第 4 类为低溶解性/弱代谢药物。

BDDCS 是在 BCS 分类系统的基础上加以改进，并引入药物代谢和转运体的内容，故该系统具有更加广泛的应用价值。

第二节　药物的吸收及其影响因素

一、药物经胃肠道吸收的生理基础

胃肠道是口服药物的必由通道，由胃、小肠和大肠组成，参见图 2-3。

1. 胃

胃由胃底、胃体和胃窦组成，前、后分别与食管和十二指肠相连，控制内容物向肠管转运。胃的主要功能是贮存和消化食物。成人每天分泌约 2L 胃液，胃液含有以胃蛋白酶为主的酶类和约 0.5% 的盐酸，具有稀释、消化食物的作用。胃部 pH 为 1~3，弱酸性药物在胃中呈分子型，有一定的吸收，但多数药物在胃内的吸收很少。

2. 小肠

小肠是消化道中最长的一部分，由十二指肠、空肠和回肠组成，全长约 2~3m。小肠黏膜面上分布有许多环状褶壁 (Kerckring)，并拥有大量指状突起的绒毛 (Villi)。绒毛是小肠黏膜表面的基本组成部分，内含丰富的血管、毛细血管以及乳糜淋巴管，是物质吸收的主要部位。小肠的 pH 大约为 5~7，较高的 pH 使弱碱性药物的分子型比例增大，有利于弱碱性药物的吸收。小肠黏膜固有层的疏松结缔组织中有淋巴小结的集合体——派伊尔氏结 (Payer's Patches，PPs)，与微粒吸收密切相关。

3. 大肠

大肠由盲肠、结肠和直肠组成。与胃一样，大肠表面没有绒毛，有效吸收面积比小肠小得多。结肠分为升结肠、横结肠、降结肠和乙状结肠，其中升结肠的吸收作用最好，结肠定位给药最好能使药物在升结肠段释放。直肠局部血流丰富，是栓剂给药的部位。大肠的 pH 范围在 7～8 之间，有利于弱碱性药物的吸收。

二、影响药物胃肠道吸收的生理因素

(一) 消化系统因素

1. 胃肠液的成分与性质

胃肠道各段 pH 分布范围很广，因此，弱酸、弱碱药物在不同部位的解离状态大不相同，其吸收情况也受到显著影响。例如，胃液有利于弱酸性药物的吸收，而弱碱性药物吸收甚少，小肠较高的 pH 环境则利于弱碱性

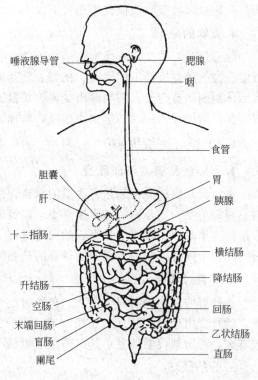

图 2-3　人体胃肠道解剖图

药物的吸收。胃肠液中含有的酶类、胆酸盐、黏蛋白等多种物质也对药物的吸收产生不同的影响。酶类能降解多肽及蛋白质，故多肽与蛋白质药物经口服大多无效。胆汁中含有的胆酸盐是一类表面活性剂，能增加难溶性药物的溶解度，从而提高其生物利用度。黏液中的黏蛋白有可能与药物结合而干扰药物的吸收。

2. 胃肠道生理运动

(1) 胃排空　胃内容物从胃底部（幽门）排入十二指肠的过程称为胃排空（Gastric Emptying），食物刺激胃壁是促进胃排空的动力。胃排空的快慢用胃空速率（Gastric Emptying Rate）来描述。胃排空按照一级速率过程进行，服从式（2-1）：

$$\lg V_t = \lg V_0 - K_{em} \cdot t/2.303 \quad \text{或} \quad V_t = V_0 \cdot e^{-K_{em} \cdot t} \tag{2-1}$$

式中，V_t 为 t 时间时胃内容物体积；V_0 为初始时胃内容物体积；K_{em} 为胃空速率常数。

影响胃排空速率的因素包括食物、药物以及精神因素等。由于小肠表面积大，大多数药物的主要吸收部位在小肠，故胃排空加快，到达小肠部位所需的时间缩短，有利于药物吸收。

(2) 肠内运行　小肠的运动分为节律性分节运动、蠕动运动和黏膜与绒毛的运动三种形式。分节运动以肠环型肌的舒张与收缩运动为主，使得小肠内容物不断分开又不断混合，并反复与吸收黏膜接触。该运动常在一段小肠内进行较长时间（约 20min），很少向前推进。蠕动运动则是使内容物分段向前推进，到达新的肠段。黏膜与绒毛的运动是由局部刺激而发生的黏膜肌层收缩造成的，有利于药物的充分吸收。肠内运行易受药物、生理、病理因素的影响。

3. 胃肠道代谢作用的影响

消化道黏膜内存在着多种消化酶和肠道菌丛产生的酶，它们既对食物有消化作用，又可

能使药物尚未被吸收就被代谢而失活。

4.食物的影响

除通过改变胃空速率而影响药物吸收，食物也可以通过其他多种因素对药物的吸收产生延缓、减少或促进等不同影响。例如，食物能消耗胃肠内的水分，使胃肠黏液减少，进而使得固体制剂崩解变慢、药物溶出变慢、扩散减慢，从而延缓药物的吸收。而由于进食后组织器官血流量增加，药物转运加快，吸收增加，有些药物的生物利用度因而增大。

（二）循环系统因素

1.胃肠血流速度与血流量

血流具有组织灌流和运送物质的双重作用，消化道周围的血流与药物的吸收、分布和代谢有密切关系。当药物的透膜速率小于血流速率时，透膜是吸收的限速过程；当透膜速率大于血流速率时，血流速率是吸收的限速过程。对于后者而言，血流速率下降，吸收部位运走药物的能力降低，胃肠道膜两侧较高的药物浓度差不能维持，药物吸收显著降低。

2.肝首过作用

在肝脏的药物代谢酶作用下，药物可产生生物转化而使药物进入体循环前即被降解或失活，这种作用称为"肝首过作用"或"肝首过效应（Liver First Pass Effect）"。肝首过效应越大，药物被代谢越多，其血药浓度也越小，药效会受到明显影响。

3.肝肠循环

肝肠循环（Enterohepatic Cycle）指经胆汁或部分经胆汁排入肠道的药物，在肠道中重新被吸收，经门静脉又返回肝脏的现象。此现象主要发生在经胆汁排泄的药物中。肝肠循环在药动学上表现为血药浓度-时间曲线（药-时曲线）出现双峰，而在药效学上表现为药物的作用时间明显延长。

4.淋巴循环

淋巴循环同样是药物吸收的重要途径之一。淋巴液的流速比血流慢得多，约为血流的1/500～1/1000。通常药物在消化道中的吸收主要通过毛细血管向循环系统转运，淋巴系统的转运几乎可以忽略，但是它对大分子和微粒药物的吸收起着重要作用。此外，经淋巴系统吸收的药物不经过肝脏，不受肝首过作用的影响。

（三）疾病因素

疾病常造成胃肠道生理功能紊乱从而影响药物吸收。例如：胃酸缺乏时，胃的 pH 变化影响药物从制剂中溶出及吸收；腹泻时，肠内容物快速通过小肠而降低药物的吸收，或改变肠绒毛生理功能干扰吸收；门脉高压症伴有小肠黏膜水肿或结肠异常，影响药物从消化道吸收；肝硬化病人由于肝细胞活性下降及合并门静脉旁路，肝首过效应减弱从而可引起药物口服生物利用度的增加。

三、影响药物胃肠道吸收的理化因素

（一）药物的理化性质

1.解离度和脂溶性

对于以单纯扩散跨膜吸收的大部分药物而言，在胃肠道特定的 pH 条件下，非解离型的物质和脂溶性高的物质吸收比较容易。这种以油/水分配系数和解离情况决定药物吸收的概念，叫做 pH-分配假说（pH-Partition Hypothesis）。溶液中未解离型和解离型药物浓度之比与药物解离常数 pK_a 以及消化道 pH 的关系可用 Hendreson-Hasselbalch 方程表示。

酸性药物： $$pK_a-pH=\lg(C_u/C_i) \tag{2-2}$$
碱性药物： $$pK_a-pH=\lg(C_i/C_u) \tag{2-3}$$

式中，C_u，C_i 分别为未解离型和解离型药物的浓度。由该方程可知，弱酸性药物在胃中主要以非离子形式存在，有利于吸收。而弱碱性药物在 pH 较高的小肠中吸收较好。

2. 药物的溶出

溶出速率（Dissolution Rate）是指在一定的溶出条件下，单位时间内药物溶解的量。口服固体制剂后，药物在胃肠道内经历崩解、分散、溶出过程后可通过上皮细胞膜被吸收（图 2-4）。对于水溶性药物而言，崩解是水溶性药物吸收的限速过程。对于难溶性药物而言，溶出是难溶性药物吸收的限速过程。

溶出速率可用 Noyes-Whitney 溶出方程描述：

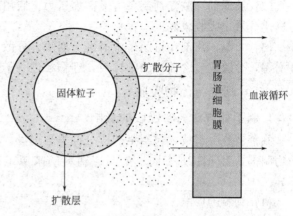

图 2-4 药物溶出原理示意图

$$\frac{\mathrm{d}C}{\mathrm{d}t}=\frac{DS}{Vh}\cdot(C_S-C) \tag{2-4}$$

式中，C 为时间 t 时的药物浓度；S 是固体药物表面积；D 为药物扩散系数；h 为扩散层厚度；V 为溶出介质体积；C_S 为药物饱和溶液浓度。

由式（2-4）可知，影响溶出速率的因素主要包括：①粒径，粒径越小，表面积越大，溶出越快，特别是对于难溶性药物，粒径的影响十分突出，可采用微粉化技术、固体分散技术等减小粒径；②药物溶解度，若 C_S 增加，则溶出增加，可采用成盐的方法来增加酸性和碱性药物的溶解度。

此外，黏度、温度、药物多晶型以及溶剂化物也是影响药物溶出速率的重要因素。

（二）药物在胃肠道的稳定性

胃肠道 pH 尤其是胃内较强酸性环境对某些药物影响较大，导致无法口服给药。例如，硝酸甘油口服后大量被水解而失效，只能采用舌下给药等其他方式。消化道内存在很多酶也能使药物被代谢而影响药物吸收，故可制成药物的衍生物和前体药物来提高药物的稳定性；也可通过在制剂表面包衣对药物进行有效保护。

四、影响药物胃肠道吸收的剂型与制剂因素

（一）剂型与药物吸收

剂型中药物的吸收情况取决于剂型释放药物的速率与数量。一般认为，口服剂型生物利用度的高低顺序为：溶液剂＞混悬剂＞颗粒剂＞胶囊剂＞片剂＞包衣片。

1. 液体制剂

（1）溶液剂 溶液型药物是以分子或离子状态分散在介质中，其吸收是口服剂型中最快且较完全的。

（2）乳剂 口服乳剂的吸收程度较高。乳剂具有较大的油相表面积，能提高油相中药物

在胃肠道中的分配速度,有利于药物的溶解吸收。乳剂中的乳化剂可以改变胃肠道黏膜的性能,亦可促进药物的吸收。乳剂中的油脂能促进胆汁分泌,有利于难溶性药物吸收,同时,油脂性药物在油相有利于经淋巴系统转运吸收。

(3)混悬剂 药物的溶解度和溶出速率是混悬剂口服吸收的重要影响因素。

2. 固体制剂

(1)散剂 散剂的比表面积大,易分散,服用后不经崩解和分散,吸收较快。

(2)胶囊剂 胶囊剂制备时无需加压力,服用后在胃中崩解快,囊壳破裂后,药物颗粒可迅速分散,吸收较好。

(3)片剂 片剂在胃肠道中需经历崩解、分散和溶出的全过程,吸收相对较慢。片剂充分崩解,分散成包含辅料的细颗粒,细颗粒进一步分散,药物溶解后才能被机体吸收。

(二)制剂与药物吸收

1. 制剂处方对药物吸收的影响

制剂的处方组成,包括主药成分种类与用量、辅料种类及加入量。不同厂家制备的同一药物制剂,由于组方不同、主药或辅料的来源不同,药物的口服吸收程度可能存在较大差异。

(1)辅料的影响

① 黏合剂 过量使用黏合剂会延缓片剂的崩解。

② 稀释剂 稀释剂若对药物吸附作用过强,则被吸附的药物很难释放出来,其吸收会受到显著影响;亲水性稀释剂加到疏水性药物中能够减少粉末与液体接触时的结块现象,提高药物的比表面积,有利于药物的吸收。

③ 崩解剂 品种和用量会对药物的溶出产生影响。

④ 润滑剂 疏水性润滑剂可使药物与溶媒接触效果欠佳,影响片剂的崩解与溶出;亲水性润滑剂能够促进药物与胃肠液的接触,分散集结颗粒,增加药物溶出。

⑤ 增稠剂 通常药物的溶出度和扩散速率与黏度呈反比关系。

⑥ 表面活性剂 增加药物粒子表面的湿润性,可增加药物的溶出和吸收。

(2)药物间及药物与辅料间的相互作用

① 胃酸调节 胃肠道的 pH 对药物的解离度有重要的影响。若同时服用酸性药物和碱性药物,则药物吸收会受到影响。

② 络合作用 药物在制剂中可能与辅料发生相互作用,例如形成药物络合物,其性质可能与药物本身有很大的差别。

③ 吸附作用 若吸附物的解离趋势大,可能只是影响药物吸收的快慢,而不影响药物吸收的总量;吸附解离趋势小的吸附剂如活性炭,可使药物的吸收程度减小。

2. 制剂制备工艺对药物吸收的影响

以固体制剂为例,在涉及的混合、制粒、压片和包衣等多个制备环节可能对药物的崩解、溶出产生影响,进而影响药物吸收。

混合方法不同可引起药物溶出速率的差异,尤其对于小剂量的药物影响更为明显。如用溶媒分散法将剂量小的药物先配成溶液再与辅料混合,其分散均匀度显著好于将药物直接与辅料混合的方式,且利于药物的溶出。制粒方法不同,不仅所得颗粒的形状、大小、密度和强度不同,而且其崩解性、溶解性也可能存在很大差别。压力的大小可通过影响片剂的孔隙率,进而影响片剂的崩解与药物的溶出。包衣材料和衣层的厚度会影响药物吸收的快慢。

五、其他给药途径的药物吸收影响因素

(一) 影响注射给药吸收的因素

除血管内给药没有吸收过程外，其他给药途径均有吸收，血管外注射的药物也存在吸收过程。血管外注射给药时，注射部位的血流状态是影响药物吸收快慢的主要生理因素，血流丰富部位药物吸收快。通常，三角肌的血流量明显大于臀大肌，股外侧的血流量介于两者之间，所以肌内注射的药物吸收速率一般为：上臂三角肌 > 大腿外侧肌 > 臀大肌。药物的理化性质同样影响注射给药的吸收，分子量很大的药物难以通过毛细血管的内皮细胞膜和毛细血管壁的细孔，只能以淋巴系统为主要吸收途径。药物的油/水分配系数对注射剂吸收速率影响不大，而难溶药物的溶解度能影响其吸收，如混悬型注射液中药物的溶解度可能是药物吸收的限速因素。

(二) 影响经皮给药吸收的因素

角质层在经皮给药吸收中扮演了屏障的角色。因种族、年龄、性别、人体因素及部位的差异，角质层的厚度、致密性等存在显著差异，因此对皮肤的渗透性产生明显的影响。例如，身体各部位皮肤渗透性大小为：阴囊 > 耳后 > 腋窝区 > 头皮 > 手臂 > 腿部 > 胸部。一些皮肤相关疾病使角质层受损而削弱其屏障功能，能导致药物渗透率增强。相反，某些皮肤病如硬皮病、老年角化病等使皮肤角质层致密，也能降低药物的渗透性。药物的理化性质也是影响药物经皮吸收的重要因素。脂溶性药物较水溶性药物易通过角质层屏障，但脂溶性太强的药物也难以透过亲水性的活性表皮和真皮层，主要在角质层中蓄积。分子型药物容易通过皮肤吸收，离子型药物一般不易透过角质层，这是因为其强亲水性而难以进入脂性细胞间隙。

在制备经皮制剂时，还需考虑：基质对药物的亲和力不应太大，否则将影响药物的释放；溶解与分散药物的介质不但会影响药物的释放，有些也会影响皮肤的渗透性；皮肤表面和给药系统内的 pH 能影响弱酸弱碱类药物的解离度，需根据药物的 pK_a 调节给药系统的 pH，提高分子型的比例，有利于提高渗透；选用适宜的透皮吸收促进剂有助于药物分子的扩散。此外，以超声导入技术、微针给药技术为代表的经皮给药新技术能突破传统给药方式中对药物理化性质的限制，具有广泛的应用前景。

(三) 影响黏膜给药吸收的因素

1. 影响口腔黏膜吸收的因素

药物经口腔黏膜吸收的一个重要特点是：吸收的药物经颈内静脉到达心脏，再随血循环流向全身，因此可以有效回避肝脏的首过效应实现全身给药。口腔黏膜作为全身给药途径主要指颊黏膜吸收和舌下黏膜吸收。舌下黏膜渗透能力强，药物吸收迅速，生物利用度高，但受唾液冲洗作用的影响较大；主要适用于溶出迅速、剂量小、作用强的药物。颊黏膜吸收较舌下慢，药物停留时间短，使用生物黏附制剂可提高其滞留与吸收。

2. 影响鼻黏膜吸收的因素

鼻黏膜极薄且毛细血管丰富，药物吸收后直接进入体循环，可避免肝脏的首过效应及药物在胃肠道中的降解。因此，鼻黏膜给药不仅可用于鼻腔局部疾病的治疗，也是全身疾病治疗的给药新途径之一。

鼻黏膜吸收存在经细胞的脂质通道和细胞间的水性孔道两种吸收途径。其中以脂质途径

为主。因此，脂溶性药物易吸收，生物利用度一般可接近静脉注射。影响鼻黏膜药物吸收的因素包括药物自身理化性质，也包括鼻腔 pH、鼻腔血液循环、鼻腔分泌物（含酶）等生理因素，其中尤为特别的是鼻黏膜纤毛运动。纤毛清除作用可能会缩短药物在鼻腔吸收部位滞留时间，影响吸收。因此，可针对性地采取相应制剂策略来提高药物经鼻黏膜的吸收。例如，采用生物黏附性高分子材料制备的微球制剂能够有效延长药物在鼻黏膜的滞留时间，特别是在促进多肽蛋白类药物吸收方面显示出良好的前景。

3. 影响肺部给药吸收的因素

肺部给药也能够产生局部或全身治疗作用，并且能够避免肝脏的首过效应。对于口服给药易在胃肠道被破坏或具有较强肝首过效应的药物，如多肽和蛋白类药物，肺部给药能够显著提高其吸收程度。

肺部给药主要通过口腔吸入，剂型主要为气雾剂或吸入粉雾剂。药物能否有效到达吸收或作用部位，主要取决于药物粒子的大小及其在呼吸道中的沉积情况。大于或等于 $7.5\mu m$ 的粒子主要在口咽部沉积，难以入肺，而小于 $0.5\mu m$ 的粒子易被重新呼出，而在肺泡中沉积率最大的粒子为 $2.5\mu m$ 左右。故控制粒径对提高肺部吸收率至关重要。与鼻黏膜吸收类似，呼吸道气管壁上的纤毛运动也可缩短药物粒子的停留时间。此外，呼吸道黏膜上的黏液层以及存在的多种代谢酶也构成药物的吸收屏障。

4. 影响直肠给药吸收的因素

直肠给药主要包括栓剂和灌肠剂两类，用于局部治疗或全身作用。直肠部位的血管分布有其特殊性，药物经直肠吸收主要有两条途径：一条是通过直肠上静脉，经门静脉而入肝脏，在肝脏代谢后再转运至全身；另一条是通过直肠中、下静脉和肛管静脉进入下腔静脉，绕过肝脏而直接进入血液循环。不难看出，前者面临肝脏首过作用，而后者可以有效规避。因此，药物的直肠吸收与给药部位有关，栓剂引入直肠的深度越小，栓剂中药物不经肝脏的量越多，吸收越好。

5. 影响眼部给药吸收的因素

药物溶液滴眼给药后主要通过角膜渗透和不经角膜渗透（即结膜渗透）两种途径吸收，但由于角膜表面积大，经角膜渗透是眼部吸收的最主要途径，因此，角膜相关因素与药物吸收密切相关。人眼正常泪液容量约 $7\mu L$，结膜囊最高容量为 $30\mu L$，而一般滴眼液每滴体积为 $50\sim70\mu L$，滴入后大部分药物溢出，只有小部分药物能透过角膜进入眼内部。为降低眼用制剂的角膜前流失，可以采用增加制剂黏度，减少给药体积，调节适宜的 pH、渗透压和表面张力，以及应用渗透促进剂等策略，同时也需要不断开发新的眼部给药剂型。

第三节　药物的分布、代谢与排泄

一、药物的分布

（一）表观分布容积

药物的分布（Distribution）是指药物经吸收进入血液后，由循环系统运送至体内各脏器、组织、体液和细胞的转运过程。表观分布容积（Apparent Volume of Distribution，V）是描述药物分布的特性参数，可评价药物的分布程度。其定义为：在假设药物充分分布的前提下，体内药物总量（X）按血中浓度（C）分布时所需体液总容积。

$$V = X/C \quad \text{(单位:L 或 L/kg)} \qquad (2\text{-}5)$$

人（按 60kg 计算体重）体内真实体液总量大约为 36L。当某药物的表观分布容积计算值接近真实体液总量时，表明该药物在各组织内均匀分布；当 V＜真实分布容积时，说明该药物的组织浓度比血药浓度低，这类药物主要指水溶性药物或血浆蛋白结合率高的药物；当 V＞真实分布容积时，说明药物的组织中浓度高于血药浓度，这类药物主要指一些脂溶性药物，易被细胞摄取或蓄积于脂肪组织。

（二）影响药物分布的因素

1. 组织血流速度

血液循环对分布的影响主要取决于组织的血流速度（表 2-1），又称灌注速率（Perfusion Rate）。对于易通过毛细血管壁的小分子脂溶性药物，组织灌流速率成为药物分布的主要限速因素。

表 2-1　具有不同循环速度的部分人体组织的血流量

组织	重量（占体重的%）	心脏每搏输出量/%	血流量（mL/100g 组织·min）
①循环快的脏器			
脑	2	15	55
肝	2	45	165
肾	0.4	24	450
②循环中等程度的组织			
肌肉	40	15	3
皮肤	7	5	5
③循环慢的组织			
脂肪组织	15	2	1
结缔组织	7	1	1

2. 毛细血管及组织细胞膜的通透性

药物要进入组织器官中，必须先通过血管壁进入组织液，再通过细胞膜进入组织细胞。药物从血液向组织液的转运过程主要是通过被动扩散进行的，扩散速率大小主要取决于毛细血管两侧的药物浓度差，同时也受毛细血管的通透性、扩散距离、温度及药物理化性质影响。

3. 药物与血浆蛋白结合率

药物和体内蛋白反应生成药物-蛋白质复合物的过程称为药物-蛋白结合（Drug-Protein Binding）。常见的结合蛋白有白蛋白、α1-酸性糖蛋白（AAG）和脂蛋白。药物-蛋白结合具有可逆性、饱和性和竞争性。药物与血浆蛋白结合的程度会影响药物的表观分布容积。这是由于药物分布主要取决于血液中游离型药物浓度，结合型的药物不易向细胞内扩散。蛋白结合率较高的药物的血浆药物浓度高，进入组织能力低。药物与血浆蛋白结合的程度会影响游离药物浓度，可能导致药物分布、代谢、排泄以及作用靶点结合的变化，进而影响药效。由于药物与血浆蛋白结合率的改变可引起游离药物浓度的变化，因此临床将药物的血浆蛋白结合率作为影响治疗或引起毒性反应的重要因素。

4. 药物与组织成分结合

除血浆蛋白外，药物还能与组织细胞内存在的蛋白质、脂肪、DNA 等多种成分发生非特异性结合，引起药物蓄积，维持药效，也可能引起中毒。

（三）淋巴系统转运

体内除了血液循环之外还存在着淋巴循环。由于血流速度比淋巴液流速快 200～500 倍，故药物在体内的分布主要由血液系统来完成。但淋巴系统对于药物转运也具有重要意义，有些物质如脂肪、蛋白质类大分子体内转运必须依赖淋巴系统，在存在特定疾病（如传染病、炎症、癌症转移等）的情况下，需要将药物输送至淋巴系统。药物经由淋巴转运还可避开肝首过作用。

（四）血脑屏障与胎盘屏障

1. 血脑屏障

从传统生理角度而言，血脑屏障（Blood-Brain Barrier，BBB）是指脑毛细血管壁与神经胶质细胞形成的血浆与脑细胞之间的屏障和由脉络丛形成的血浆和脑脊液之间的屏障，其功能在于保护中枢神经系统，使其具有稳定的化学环境。从功能角度而言，血脑屏障的含义则进一步丰富为由生理结构构成的被动物理屏障，以及由外排药泵蛋白形成的主动屏障两部分。这种严密的天然屏障，为脑组织提供了相对稳定的内环境，在维持大脑正常的生理功能的同时，也极大地限制药物分子进入脑部病灶发挥疗效。探索安全、高效的跨血脑屏障递药（脑靶向递药）方式已成为药剂学领域的前沿和热点研究方向之一。

2. 胎盘屏障

胎盘绒毛组织与子宫血窦之间的屏障称为胎盘屏障（Placental Barrier），其通透性与其他生物膜类似。它对母体与胎儿间的体内物质和药物交换，起着十分重要的作用。药物向胎盘的转运除了和药物本身的理化特性有关外，主要受胎盘屏障的影响。研究药物向胎内转运，对于防止药物引起胎儿致畸等毒副作用有着重要意义。

大部分药物仍以被动转运方式通过胎盘，非解离型药物脂溶性越大，越易透过。分子量600 以下的药物，容易透过胎盘。分子量 1000 以上的水溶性药物则难以透过。钾离子、钠离子、氨基酸和嘧啶等营养生理必需物质的转运可按主动转运方式通过胎盘。

二、药物的代谢

1. 定义

代谢也称为生物转化（Biotransformation），药物被机体吸收后，在体内各种酶以及体液环境作用下，可发生一系列化学反应，导致药物化学结构改变。经代谢后，药物的药理活性变化较为复杂，主要包括：代谢物活性或毒性降低；形成活性代谢物，其活性或小于母药，或大于母药，或与母药相当；形成毒性代谢物。

2. 药物代谢酶及其组织分布

（1）药物代谢酶系统

① 微粒体药物代谢酶系

微粒体药物代谢酶系主要存在于肝细胞或其他细胞（如小肠黏膜、肾、肾上腺皮质细胞等）的内质网的亲脂性膜上。肝微粒体混合功能氧化酶系是药物代谢中最重要的酶系。

② 非微粒体酶系

非微粒体酶系主要存在于肝、血浆、胎盘、肾、肠黏膜及其组织中。通常凡结构类似于体内内源性物质、脂溶性小、水溶性较大的药物由这组酶系代谢。

（2）药物代谢的部位　最重要的代谢器官为肝脏，其次是胃肠道。有些代谢反应也可在血浆、肺、皮肤、肾、鼻黏膜、脑和其他组织进行。

（3）药物代谢反应的类型　药物代谢反应通常分为两大类：① Ⅰ 相反应，包括氧化、还原和水解反应，通常是脂溶性药物通过 Ⅰ 相反应生成极性基团；② Ⅱ 相反应，即结合反应，通常是药物或 Ⅰ 相反应生成的代谢产物结构中的极性基团与体内内源性物质反应生成结合物。对于通过被动扩散或载体转运进入细胞的内源或外源亲脂性物质来说，Ⅰ 相代谢酶类是初次发挥作用并将其清除出体外的酶类，Ⅱ 相代谢是真正的"解毒"途径，所得产物通常具有更好的水溶性，更易经胆汁和尿液排出体外。

（4）首过效应与肝提取率　在吸收过程中，药物在消化道和肝脏中发生生物转化，使得部分药物被代谢，最终进入体循环的原形药物量减少的现象，称为首过效应。口服经肝脏代谢被称为肝首过效应，可通过下列参数进行评价：

① 肝提取率（Extraction Ratio，ER）　它是指在肝细胞内随胆汁排出和由药酶转化成代谢产物的药物比例。

② 肝清除率（Hepatic Clearance，CLH）　它是指单位时间内有多少体积血浆中所含的药物被肝脏清除掉。

3. 影响药物代谢的因素

影响药物代谢主要有生理因素和剂型因素。生理因素包括种属、种族、年龄、性别、妊娠、疾病等；剂型因素包括给药途径、剂量、剂型、药物相互作用等。此外，食物、环境等因素也会对药物的代谢产生一定影响。

三、药物的排泄

（一）肾脏排泄

药物排泄（Excretion）是指体内药物以原形或代谢物的形式通过排泄器官排出体外的过程。药物排泄过程关系到药物在体内的浓度和持续时间，因而与药效及药物毒副作用等密切相关。肾脏排泄是药物排泄最主要的途径。

肾的基本解剖单位是肾单位，由肾小体和肾小管组成。肾小体包括肾小球和肾小囊两部分。肾脏排泄药物及其代谢物涉及三个过程：肾小球的滤过、肾小管的主动分泌和肾小管的重吸收。

1. 肾小球的滤过

多数药物以膜孔扩散的方式经肾小球滤过，不同药物通过肾小球滤过膜的能力取决于被滤过药物的分子大小及其所带电荷。有效半径小于 1.8nm 的物质可以被完全滤过，而有效半径大于 3.6nm 的大分子药物则几乎完全不能滤过；滤过膜的通透性还取决于被滤过物质所带电荷，通常带正电荷的药物较易被滤过，而带负电荷的较难通过；另外，由于只有游离药物才能滤过，因此滤液中药物浓度与血浆中的游离药物浓度相等。若药物从肾小球滤过后，没有肾小管重吸收和主动分泌的过程，则其游离药物肾清除率等于肾小球滤过率。当游离药物肾清除率大于肾小球滤过率时，则提示存在其他排泄过程。

2. 肾小管的主动分泌

多数有机酸化合物（如丙磺舒）除肾小球滤过外，还有肾小管主动分泌的参与，其肾清除率可能大于肾小球滤过率。主动分泌过程可因药物竞争同一载体而发生相互作用（如丙磺舒阻断分泌青霉素），从而其疗效得到延长。

3. 肾小管的重吸收

一些药物到达肾小管后可被肾小管重吸收，肾小管的重吸收有主动和被动过程两种类型。主动重吸收主要发生在近曲小管，吸收的物质主要为一些营养物质。药物主要通过被动重吸收，属于被动扩散，其吸收程度取决于药物的脂溶性和解离度。

（二）胆汁排泄

药物及其代谢物除了主要由尿排泄外，胆汁排泄也是其主要的消除途径。机体中重要的物质如维生素 A、维生素 D、维生素 E、性激素、甲状腺素及这些物质的代谢产物均主要经由胆汁排泄。胆汁排泄对药物的血药浓度、药效及持续时间有着重要的影响。

1. 胆汁排泄过程

胆汁是由肝细胞不断生成的，生成后由肝管流出，经胆总管流至十二指肠，或由肝管转运入胆囊管而贮存于胆囊，当消化时再由胆囊排出至十二指肠上部。成年人一昼夜分泌的胆汁约 800~1000mL。药物从血液向胆汁排泄时，由血液进入肝细胞并继续向毛细胆管转运。

2. 胆汁排泄机制

药物向胆汁转运机制可分为被动扩散和主动转运。

（1）被动扩散 血液中药物向胆汁被动扩散转运有两种途径：①小分子药物通过细胞膜小孔进行扩散，即膜孔滤过；②油/水分配系数大和脂溶性高的药物通过细胞膜脂质部分扩散。被动转运在药物胆汁排泄中所占比重很小。

（2）主动转运 当胆汁中的药物浓度显著高于血浆中的浓度时，药物由血液向胆汁的转运存在着主动转运的分泌机制。这种机制的特点包括：存在饱和现象；能逆浓度梯度转运；与相同转运系统的药物共存时将出现竞争性抑制；受代谢抑制剂的抑制。

3. 影响胆汁排泄的因素

（1）排泄机制的影响 由于药物的胆汁排泄绝大多数情况下是主动转运机制，因此，药物主动转运的影响因素同样也是药物胆汁排泄的影响因素。

（2）药物水溶性的影响 当有极性强的基团存在时，经胆汁排泄量较多。

（3）药物分子量的影响 分子量小于 300 的化合物，一般以尿液排出；分子量大于 300 的化合物，易从胆汁排泄。

第四节　药物动力学原理

一、概述

药物动力学（Pharmacokinetics）是应用动力学原理与数学处理方法，定量地描述通过各种途径给药后药物在体内的变化过程（药物的吸收、分布、代谢、排泄）的一门学科。

药物动力学的主要研究内容包括模型的创建、实验验证与参数求算等基础研究，也包括应用药动学工具指导新药筛选与优化、指导制剂研究与质量评价和指导临床合理用药。与生物药剂学类似，药物动力学也是一门多领域交叉的学科，与数学、分析化学以及生物医学内多个学科如药理学、药物化学等关系密切，它们互相渗透、互相促进并共同发展。

二、药物动力学基本概念

（一）隔室模型

隔室模型（Compartment Model）又称为房室模型，是描述体内药物量复杂变化过程的常用药动学模型。把整个机体（人或其他动物）按动力学特征划分为若干个独立的隔室，将这些隔室串联起来构成的一种足以反映药物动力学特征的模型，称为隔室模型。隔室模型所指的隔室不是解剖学上分隔体液的隔室，它是由具有相近药物转运速率的器官、组织组合而成，同一隔室内各部分的药物处于动态平衡。

根据药物在体内的动力学特征，隔室模型可分为单室模型（Single Compartment Model）、双室模型（Two Compartment Model）和多室模型（Multicompartment Model）。

① 单室模型 药物进入机体后能迅速向各组织、器官、体液分布，很快达到全身分布上的动态平衡，成为动力学上的"均一"状态。

② 双室模型 药物进入机体后能很快进入机体的一部分组织、器官、体液，可近似地把这些组织、器官、体液一起构成一个隔室，称为"中央室"；但药物进入其他的组织、器官、体液的速度较慢，这些结构另外构成一室，称为"外周室"。

③ 多室模型 一般不超过三室。在双室模型的外室中又有一部分组织、器官或细胞内药物的分布更慢，则可以从外室中划分出第三隔室。分布稍快的为"浅外室"，分布慢的为"深外室"。

（二）生物半衰期

生物半衰期（Biological Half Life）是指药物在体内的量或血药浓度消除一半所需要的时间，以 $t_{1/2}$ 表示。生物半衰期是评价一种药物在体内消除快慢程度的指标。

（三）消除速度常数

1. 一级速度过程

一级速度过程（First Order Processes）是指药物在体内某部位的转运速度与该部位的药物量或血药浓度的一次方成正比。这种线性速度可以较好地反映通常剂量下药物体内的吸收、分布、代谢、排泄过程。

一级动力学过程具有以下特点：①药物的生物半衰期与剂量无关；②一次给药后的血药浓度-时间曲线下面积与剂量成正比；③一次给药情况下，尿排泄量与剂量成正比。

2. 零级速度过程

零级速度过程（Zero Order Processes）是指药物的转运速度保持恒定，与药物量或浓度无关。

零级动力学过程具有以下特点：①药物的生物半衰期随剂量的增加而延长；②药物从体内消除速度取决于剂量的大小；③在一定范围内，分布容积与剂量无关。

3. 非线性速度过程

当药物在体内动态变化过程不具有上述特征，其生物半衰期与剂量有关、血药浓度-时间曲线下面积与剂量不成正比时，其速度过程被称为非线性速度过程。此时，药物体内动态变化过程可以用 Michaelis-Menten 方程描述，因而也称 Michaelis-Menten 型速度过程或米氏动力学过程。

（四）清除率

清除率（Clearance，CL）是指机体或某些消除器官在单位时间内清除所流经血液中所含药物的能力，反映药物从体内清除的速度。从上述描述可以看出，清除率既可以定义为总体清除率，也可以定义为单个器官的清除率。

（五）统计矩

统计矩原理（Statistical Moment Theory）或称矩量分析或矩量法，源于概率统计理论。用统计矩分析药物的体内过程，是把药物在体内转运看成一个具有概率性的随机过程。该方法不受数学模型的限制，适用于任何隔室，是一种非房室分析法。

在统计矩分析中，血药浓度-时间曲线可看成是一种统计分布曲线。不论何种给药途径，从统计学上可以定义 3 个统计矩，即零阶矩、一阶矩与二阶矩。一般仅零阶矩和一阶矩用于药动学研究。

血药浓度-时间曲线下的面积（Area Under Curve，AUC）（时间从零到无限大）即药-时曲线的零阶矩。

一阶矩定义为时间与血药浓度的乘积与时间曲线下的面积（Area Under the Moment Curve，AUMC）。

统计矩分析中的生物半衰期用平均驻留时间 MRT（Mean Residence Time）来衡量，其代表给药剂量或药物消除 63.2% 所需的时间。

三、生物利用度与生物等效性

1. 生物利用度

生物利用度（Bioavailability，BA）是指药物被吸收进入体循环的速度（Rate of Bioavailability，RBA）与程度（Extent of Bioavailability，EBA）。它包括绝对生物利用度和相对生物利用度。

绝对生物利用度（Absolute Bioavailability）是药物吸收进入体循环的量与给药剂量的比值，是以静脉给药制剂（通常认为静脉给药制剂生物利用度为 100%）为参比制剂获得的药物吸收进入体循环的相对量。

相对生物利用度（Relative Bioavailability）是以其他非静脉途径给药的制剂（如片剂和口服溶液）为参比制剂获得的药物吸收进入体循环的相对量，是同一种药物不同制剂之间生物利用度的比值。

2. 生物等效性

生物等效性（Bioequivalency，BE）是指一种药物的不同制剂在相同实验条件下，给予相同的剂量，其吸收速率与程度的主要药物动力学参数无统计学差异。生物利用度和生物等效性是评价制剂质量的重要参数，反映了药物制剂的生物学标准，为临床疗效提供直接证明。

（西南大学药学院　李翀）

参考文献

[1] 方亮.药剂学.第 8 版.北京：人民卫生出版社，2016.
[2] 林宁.生物药剂学与药物动力学.北京：中国中医药出版社，2011.

［3］ 张志荣.药剂学.北京：高等教育出版社，2007.

［4］ 刘建平.生物药剂学与药物动力学.第 4 版.北京：人民卫生出版社，2011.

［5］ 魏树礼，张强.生物药剂学与药物动力学.第 2 版.北京：北京大学医学出版社，2004.

［6］ Wu CY，Benet LZ. Predicting Drug Disposition *via* Application of BCS：Transport/Absorption/Elimination Interplay and Development of a Biopharmaceutics Drug Disposition Classification System ［J］. *Pharm Res.* 2005，22（1）：11~23.

［7］ Benet LZ. The Role of BCS（Biopharmaceutics Classification System） and BDDCS（Biopharmaceutics Drug Disposition Classification System） in Drug Development ［J］. *J Pharm Sci.* 2013，102（1）：34~42.

［8］ 蒋新国.生物药剂学与药物动力学.北京：高等教育出版社，2009.

［9］ 杨一新.医学细胞生物学.北京：科学出版社，2000.

［10］ 陈西敬.药物代谢动力学研究.北京：化学工业出版社，2008.

［11］ 李逐波.体内药物分析及药物代谢动力学.北京：科学出版社，2015.

第三章　液体制剂（一）

液体制剂是指药物以一定形式分散于适宜的液体介质中所制成的供口服或外用的液体形态制剂。液体制剂包括溶液剂、乳剂、混悬剂等多种剂型，临床应用广泛，具有分散程度高、吸收快、给药途径多、服用方便、刺激性小等特点。同时液体制剂的性质、形成理论和制备工艺等也是其他多种制剂的基础，在药剂学中有重要的地位。本章作为液体制剂的第一部分，主要概述液体制剂的概念、分类及质量要求，阐述药物的溶解度和溶解速度及其影响因素，并介绍了药剂学中常用的表面活性剂及其性质、液体制剂的溶剂和附加剂等。

第一节　概　　述

一、液体制剂的概念与特点

1. 液体制剂的概念

液体制剂是指药物以一定形式分散在适宜的介质中制成的可供内服或外用的液体形态的制剂。

液体制剂的理化性质、稳定性和药效等均与药物的分散程度密切相关。当药物以分子或离子状态分散在介质中，可形成均相液体制剂，处于稳定状态，如溶液剂（含高分子溶液剂）等；当药物以微粒或液滴等状态分散在介质中，可形成非均相液体制剂，如溶胶剂、乳剂、混悬剂等。

2. 液体制剂的特点

液体制剂在临床上应用广泛，主要具有以下特点：

（1）起效快　相较于相应的固体制剂，液体制剂的药物以分子、离子、微粒或液滴状态分散在介质中，因此分散程度高，通常情况下吸收更快，能迅速发挥药效，且有较高的生物利用度。

（2）服用方便　液体制剂可以准确定量及控制剂量，适用于吞咽困难的婴幼儿、老年病患以及病情变化快而需随时调整剂量的患者。

（3）应用广泛　液体制剂具有流动性，因而给药途径广泛。可内服，也可用于皮肤、黏膜及腔道给药（如洗剂、滴鼻剂、灌肠剂等）等。

（4）减小刺激性　液体制剂可以根据需要改变药物浓度，以降低某些易溶药物经口服后，在胃肠道局部浓度太高而产生的刺激性，如溴化物、水合氯醛等药物。

液体制剂在实际应用中也有一定的局限性，概括如下：

① 液体制剂体积大，易泄露，储运携带不方便，对包装材料要求也较高；

② 水性溶剂容易发生霉变，需加入防腐剂；

③ 药物分散度大，易引起药物的化学降解而使得药效降低或失效。

二、液体制剂的质量要求

为了满足临床应用的需要，液体制剂的质量要求包括：

① 均相液体制剂应是澄清溶液，非均相液体制剂（如乳剂型或混悬型制剂）应分散均匀，或振摇后可重新均匀分散；

② 液体制剂的有效成分浓度应准确，长久贮存含量不发生变化；

③ 最佳分散介质为水，也可选用水与其他溶剂（如乙醇、丙二醇、甘油等）的混合液；

④ 可加入适宜的附加剂，如增稠剂、助溶剂、防腐剂、分散剂、缓冲剂、乳化剂、抗氧剂、矫味剂以及着色剂等，用以改善液体制剂的性质，且附加剂品种与用量应严格遵循国家标准的有关规定；

⑤ 口服液体制剂应口感适宜，便于吞咽，外用液体制剂应无刺激性；

⑥ 液体制剂应采用方便携带和便于用药的容器包装。

三、液体制剂的分类

液体制剂通常按分散系统和给药途径两种方式进行分类。

（一）按分散系统分类

按分散系统分类，液体制剂可分为均相液体制剂和非均相液体制剂。

1. 均相（单相）液体制剂

药物以分子或离子状态在分散介质中形成均匀分散的热力学稳定体系，其外观为澄明溶液，包括低分子溶液剂和高分子溶液剂。

（1）低分子溶液剂 是小分子药物以分子态或离子态分散在分散介质中形成的液体制剂。

（2）高分子溶液剂 是由高分子量化合物分散在分散介质中形成的液体制剂。亲水性高分子化合物溶解在水中后亦称亲水胶体溶液。

2. 非均相（多相）液体制剂

药物是以微粒或液滴状态分散在分散介质中形成的液体制剂，系多相分散系统，热力学不稳定体系。非均相液体制剂包括以下三种：

（1）溶胶剂 固体药物分子以微细粒子（<100nm）分散在介质中形成的非均匀态液体制剂。

（2）乳剂 在乳化剂作用下，两种互不相溶的液体混合后，其中一种液体以液滴态分散在另一液体中形成的分散体系。

（3）混悬剂 难溶性固体药物分散在液体介质中形成的液体制剂。

（二）按给药途径分类

液体制剂可应用于多种给药途径。由于制剂种类和用法不同，液体制剂按给药途径可分为：

1. 内服液体制剂

如用于口服的乳剂、糖浆剂、滴剂、混悬剂等。

2. 外用液体制剂

（1）皮肤用液体制剂 如洗剂、搽剂等。

（2）五官科用液体制剂　如洗耳剂、滴眼剂、含漱剂等。

（3）腔道用液体制剂　如直肠、阴道和尿道用的灌肠剂、灌洗剂等。

第二节　药物的溶解度与溶解速度

药物在液体介质中的溶解度、溶解速度及溶解过程是液体制剂处方前研究的必要内容，而且它们直接影响液体制剂的质量和性状，以及液体制剂在体内的吸收与疗效等。

一、溶解、溶解度及溶解速度

（一）药物溶解

溶液是由至少两种物质组成的均一、稳定的混合物，被分散的物质（溶质）以分子或离子分散于另一物质（溶剂）中。一般来说，含量相对较多的物质称为溶剂，而相对较少的物质称为溶质。溶质可以是固体、液体或气体，溶剂是可以溶解这些物质的液体。溶质相当于分散质，溶剂相当于分散剂。药物溶解是指药物作为溶质在溶剂中分散形成溶液的过程。

水是最常用的溶剂，理化性质稳定，生理相容性好，可用于不同的给药途径。非水溶剂包括醇与多元醇类、醚类、酰胺类、酯类、植物油类、烃类和亚砜类等。

（二）药物溶解度

溶解度（Solubility）系指在一定温度（气体在一定压力）下，药物在一定量溶剂中能溶解的最大量，即药物溶解达到饱和时所溶解的量。溶解度是反映药物溶解性的重要指标。一般情况下，溶解度为在一定的温度下，某物质在100g溶剂（或100mL溶剂）中达到饱和状态时能溶解的最大质量（单位为g）。溶解度也可以用物质的摩尔浓度表示，即mol/L。

《中国药典》2020年版中溶解度通常以溶质1g（mL）溶于若干毫升溶剂中表示。关于药物溶解度有以下描述术语：极易溶解、易溶、溶解、略溶、微溶、极微溶、几乎不溶或不溶（表3-1）。

表3-1　《中国药典》2020年版中关于溶解度的描述

溶解度术语	溶解状况
极易溶解	系指溶质1g(mL)能在溶剂不到1mL中溶解
易溶	系指溶质1g(mL)能在溶剂1～不到10mL中溶解
溶解	系指溶质1g(mL)能在溶剂10～不到30mL中溶解
略溶	系指溶质1g(mL)能在溶剂30～不到100mL中溶解
微溶	系指溶质1g(mL)能在溶剂100～不到1000mL中溶解
极微溶	系指溶质1g(mL)能在溶剂1000～不到10000mL中溶解
几乎不溶或不溶	系指溶质1g(mL)在溶剂10000mL中不能完全溶解

药物的溶解度数据可查阅默克索引、各国药典或专门的理化手册等得到。对一些无法查到溶解度数据的药物，可通过试验测定。《中国药典》2020年版凡例中列有对药物溶解度的测定方法。

根据药物的溶解度，可以选择适宜的药物剂型，并对处方、工艺、药物的晶型、粒子大小等进行优化。药物溶解度表示方法有特性溶解度（Intrinsic Solubility）和平衡溶解度

（Equilibrium Solubility）。

1. 特性溶解度

特性溶解度亦称固有溶解度，是指不含有任何杂质的药物，在溶剂中不发生解离或缔合，也不发生相互作用时的饱和溶解度。特性溶解度是药物重要的物理参数之一。当药物特性溶解度较小时，口服给药可能会出现吸收不佳的问题，可考虑将其制成溶解度更大的盐。若不能成盐，可从工艺和剂型方面入手，如降低粒径、改变晶型或制成软胶囊等，以提高生物利用度。

特性溶解度可以根据相溶原理图来进行测定。即测定多组不同程度过饱和溶液，将配制好的溶液在恒温条件下持续振荡，使溶解达到平衡。经离心过滤后，取上清液并稀释至一定浓度，测定药物饱和溶液的浓度。以测得药物溶液的浓度为纵坐标，药物质量与溶剂体积的比值为横坐标作图，所得直线外推至比值为零处，相对应的溶液浓度即为药物的特性溶解度。

在常用药物中有大量的弱酸性和弱碱性药物，在测定它们的特性溶解度时，为保证准确性，应将弱酸性药物溶解在弱酸性溶液（碱性药物同理）中测定，以排除溶剂对药物解离的影响。但由于完全排除其影响难以做到，通常测定的结果多为平衡溶解度。

2. 平衡溶解度

要准确测得现有药物的特性溶解度，需排除药物解离和溶剂成分的作用，同时药物必须不含杂质，而这很难达到。所以一般情况下，测定的溶解度往往是平衡溶解度或称表观溶解度。其测定方法是配制不同浓度的药物溶液（部分样品中药物过量），恒温条件下振荡使达到溶解平衡，经离心或滤膜过滤后，测定药物的浓度。以实际测得浓度为纵坐标，配制浓度为横坐标作图，所得曲线的转折点所对应的浓度即为平衡溶解度。如果药物不解离且与溶剂没有相互作用，转折点以前为直线，斜率为1，转折点后的线段与横轴平行。

特性溶解度和平衡溶解度的测定可以在低温和体温等条件下进行，可作为药物及其制剂开发、贮存等情况的参考。另外，还应测定药物在不同 pH 条件下的溶解度，通常在不同 pH 的缓冲体系中进行。

（三）药物的溶解速度

药物的溶解速度是指在溶剂中单位时间内溶解的药物量。具体可参见第二章第二节中药物溶出的相关内容。

二、药物溶解度的影响因素

1. 药物分子结构

药物在溶剂中的溶解过程是药物分子与溶剂分子相互作用的结果。若药物分子间的作用力比药物分子与溶剂分子间的作用力大，则药物溶解度小；反之则溶解度大。

药物在溶剂中的溶解性符合"相似相溶"原则，即极性相似者相溶。极性大的药物易溶于极性大的溶剂中；极性小的药物易溶于极性小的溶剂中；药物和溶剂的极性越相近，药物越易溶解。在极性溶剂中，如果药物分子与溶剂分子之间可以形成氢键，则药物的溶解度增大。如果药物分子内部形成氢键，则会导致药物在极性溶剂中的溶解度降低，在非极性溶剂中的溶解度会增加。如果药物与溶剂分子之间有 π 键效应，则药物的溶解度明显增加。

溶剂化作用也能影响溶解度。水分子有正负偶极，当离子型药物溶于水时，阳离子吸引水分子负极，阴离子吸引水分子正极。这种吸引使阴阳离子周围有一定数量的配位水分子，而难于重新结合，使沉淀-溶解平衡右移，溶解度增大。

2. 粒子大小

药物在一定溶剂中的饱和溶解度还与粒径大小有关。一般而言，当固体微粒粒径较大时，粒径的减小只能改变药物的溶解速度，对溶解度几乎没有影响，只有当粒径减小到100nm以下时，粒径的减小才会导致药物溶解度的增加。药物的饱和溶解度与药物粒径的关系可以用 Ostwald-Freundlich 方程描述，如式（3-1）：

$$\ln \frac{S}{S_0} = \frac{2\sigma M}{r\rho RT} \tag{3-1}$$

式中，S_0 为药物分子的饱和溶解度；S 为粒径为 r 时药物的溶解度；σ 为溶液的界面张力；M 为药物的分子量；ρ 为药物的密度；R 为气体常数；T 为热力学温度。

3. 温度

温度对药物溶解度的影响取决于溶解过程是吸热还是放热。若溶解过程是吸热的（$\Delta H > 0$），溶解度随温度升高而升高；反之，若溶解过程为放热的（$\Delta H < 0$），溶解度则随温度升高而降低。固体药物在溶解时，通常需要破坏晶格，因而必须吸收热量，所以大多数固体药物的溶解度随温度的升高而增加。对于热不稳定的药物，温度过高会使得药物分解，故溶解温度不宜太高。溶解度与温度的关系式（3-2）为：

$$\ln \frac{S_2}{S_1} = \frac{\Delta H}{R}\left(\frac{1}{T_1} - \frac{1}{T_2}\right) \tag{3-2}$$

式中，S_1 和 S_2 分别为在 T_1 和 T_2 温度下的药物溶解度；ΔH 为药物溶解焓，单位 J/mol；R 为气体常数。

4. 晶型

晶体是由原子（或离子、分子）在空间周期性排列构成的固体物质。晶体中最小的立体单元叫做晶胞，根据晶胞三边之长及夹角的不同，可将晶体分为立方（等轴）、三方、四方、六方、单斜、三斜、正交晶系等。

多晶型（Polymorphs）现象指同一化学结构的药物，由于结晶条件（如溶剂、温度、冷却速度等）不同，形成分子排列和晶格结构不同的多种晶型的现象，又称同质多象或同质异象。同一药物如果晶型不同，则其晶格能不同，进而会产生溶解度、溶解速度和熔点等差异，会导致药物疗效差异。药物多晶型现象是影响药品质量与临床疗效的重要因素之一，对存在多晶型的药物进行研发以及审评时，应对其晶型分析予以特别的关注。

药物晶型一般有稳定型、亚稳定型和不稳定型。在一定的温度和压力下，物质只有一种晶型在热力学上是稳定的，这种晶型被称为稳定型。稳定型药物晶体熵值最小、熔点高、溶解速度缓慢、溶解度小。而不稳定型药物晶体与之相反，熔点低、溶解度大、溶解速度快，但容易转变为稳定型。亚稳定型药物晶体则位于两者之间，熔点较低，有较高的溶解度和溶解速度。但亚稳定型是不稳定的，在一定条件下会趋向转变为稳定型，不过速度较慢。因此要注意重结晶、熔融状态下，不同的冷却条件和研磨等造成的多晶型转换问题。在进行药物制剂研究时，常选用亚稳定型结晶，这时需要采取适当措施防止晶型转化。

无定型药物无晶格束缚，自由能大，故溶解度和溶解速度一般都较其结晶型药物大，无定型与结晶型在一定条件下可以转换。

药物结晶中含有溶剂的称为溶剂化物，亦称为假多晶型。溶剂使用的不同可得到不同晶型、假多晶型。水、甲醇、乙醇、甲苯、丙酮、氯仿等多种溶剂都能导致假多晶型的出现。

假多晶型药物在受热时会因溶剂的汽化而出现气泡，晶型药物仅在熔融时成为液滴。溶剂化物与非溶剂化物的熔点、溶解度和溶解速度等物理性质不同。

药物共晶是由药物活性成分与其他酸、碱、非离子化合物，在同一晶格中以氢键等非共价键形式结合而成。共晶通常可以改善药物溶解性。如伊曲康唑在水中几乎不溶，但其与丙二酸、丁二酸和苹果酸形成共晶后，溶解度增加，分别为 0.90mg/L、1.40mg/L、2.61mg/L。

5. 同离子效应

两种含有相同离子的盐（或酸、碱）溶于水时，它们的溶解度或酸度系数都会降低，这种现象称为同离子效应。在弱电解质溶液中，如果加入含有相同离子的强电解质，就会产生使该弱电解质的电离度降低的效应。同理，在电解质饱和溶液中，加入含有与该电解质相同离子的强电解质，也会降低该电解质的溶解度。

若药物的解离型或盐是限制药物溶解的成分，则它在溶液中相同离子的浓度就会成为决定该药物溶解度大小的主要因素。在溶解过程中，常把处方中难溶性的药物先溶解于溶剂中以减小同离子效应的影响。

6. pH 的影响

临床应用的药物多数为有机弱酸、弱碱及其盐类，它们在水中溶解度会受到 pH 的影响。若已知 pK_a 和特性溶解度 S_0，即可根据 Henderson-Hasselbalch 方程求算药物在不同 pH 时的表观溶解度 S，对弱酸性药物和弱碱性药物的关系式分别见式（3-3）和式（3-4）：

$$pH - pK_a = \lg \frac{S - S_0}{S_0} \tag{3-3}$$

$$pK_a - pH = \lg \frac{S - S_0}{S_0} \tag{3-4}$$

三、提高药物溶解度的方法

有些药物溶解度较小，如氢化可的松、长春碱、呋喃西林等，即使制成饱和溶液也达不到治疗所需的有效浓度，导致治疗效果不明显且生物利用度差。因此，提高难溶性药物的溶解度成为剂型设计的关键。提高药物溶解度的方法主要有以下几种。

1. 制成可溶性盐

一些难溶的弱酸性和弱碱性药物，在水中溶解度很小或不溶，若制备成盐生成离子性极性化合物，可增加其在极性溶剂中的溶解度。

根据反离子的带电性，可将其分为阴离子和阳离子两种类型。常见的阴离子型反离子包括无机酸类、磺酸类、羧酸类、氨基酸类以及脂肪酸类等，阳离子型反离子主要包括有机胺类，钠离子以及精氨酸、赖氨酸等阳离子氨基酸类。其中盐酸盐和钠盐是两种最常见的盐。

在盐型的选择中，pK_a 值是选择反离子的关键参考因素。一般反离子与原形药物的 pK_a 值应相差 2~3 个单位，这样才能使成盐后的溶解度远大于游离酸或碱的溶解度。虽然反离子的选择主要取决于药物活性成分可电离基团的酸度或碱度，但还应考虑反离子的安全性、药物适应证、给药途径和剂型等因素。同时也应综合考虑药物成盐后的刺激性和吸湿性，选择最合适的反离子。

2. 应用混合溶剂

一些能与水任意比例混合的溶剂，如乙醇、丙二醇、聚乙二醇、甘油等，通过氢键与水分子结合，能增加难溶性药物的溶解度。混合溶剂中药物的溶解度与混合溶剂的种类和比例有关。药物分子在某一比例的混合溶剂中溶解度出现极大值，这一现象称为潜溶（Cosolvency）。潜溶剂（Cosolvents）不同于增溶剂和助溶剂，它主要是使用混合溶媒，根据不同的溶剂对不同的药物分子结构具有特殊亲和力的原理，使药物在某一比例时达到最大溶解度。如苯巴比妥在90%乙醇中的溶解度最大。

选用混合溶剂时，需要充分考虑其安全性，如生理活性、刺激性、溶血性等。常用混合溶剂的介电常数在25～80之间。如丙二醇与水的混合溶剂可用于提高复方新诺明的溶解度；外用的倍他米松戊酸酯溶解于异丙醇与水的混合溶剂系统使用。

3. 加入助溶剂

助溶剂（Hydrotropy Agents）为一种在溶剂中与难溶性药物形成可溶性络合物、复盐或分子缔合物等，从而提高药物溶解度的小分子化合物。如碘在水中的溶解度小于0.0003%，但加入适量的碘化钾可配制成5%的水溶液，碘化钾即为助溶剂，加入后与碘形成了分子间络合物KI_3。

常用的助溶剂有：有机酸及其钠盐，如苯甲酸钠、水杨酸钠、对氨基苯甲酸等；酰胺类化合物，如乌拉坦、尿素、烟酰胺、乙酰胺等。

助溶剂的浓度与难溶性药物的溶解度之间呈线性关系。由于一般助溶剂的用量都较大，故宜选用没有生理作用，且在低浓度下即能使难溶性药物的溶解度增大，无刺激性和毒性，价廉易得的物质。

4. 加入增溶剂

增溶（Solubilization）是指某些难溶性药物在表面活性剂的作用下，溶解度增大，形成澄清溶液的过程。增溶剂（Solubilizers）即具有增溶能力的表面活性剂，增溶质为被增溶的物质。每1g增溶剂能增溶药物的质量（以g计）称为增溶量。

在液体制剂的制备过程中，有些药物即使在溶剂中达到饱和浓度，仍满足不了临床治疗所需的药物浓度，可加入增溶剂提高药物的溶解度。如煤酚在水中的溶解度仅3%左右，而在肥皂溶液中，高达50%左右，即所谓的"煤酚皂"溶液。

5. 改变药物晶型

多晶型现象在有机药物中广泛存在，晶型不同导致晶格能不同，药物的熔点、溶解速度和溶解度也不同。例如头孢呋辛酯有α、β两种晶型，在35℃时，其在水中的溶解度分别为260.4μg/mL和110.5μg/mL。

无定型药物因为无结晶结构，没有晶格能的束缚，其自由能大，所以溶解度比结晶型大。利用这一规律，可以将药物转变为无定型状态以提高其溶解度。但无定型药物不稳定，在制剂生产过程中要注意避免晶型转化而导致药物溶解度下降的情况。

6. 其他方法

除以上方法外，还可以通过一些新技术提高药物的溶解度。

（1）制备包合物　包合物是指将一种药物分子包在另一种分子的空穴结构中而形成的复合物。液体制剂中制备包合物所选用的载体一般为β-环糊精或其衍生物，如羟丙基-β-环糊精。以环糊精制备包合物可增加药物的溶解度，并且能提高口服制剂的生物利用度，减少服药剂量。

（2）制备脂质体　脂质体指药物被类脂双分子层包封成的微小泡。脂质体将脂溶性药物包裹在囊泡疏水基团的夹层中，阻止药物颗粒间结合，可增加药物的溶解度。

（3）制备固体分散体　固体分散体是将药物以分子、胶态、亚稳定或无定型等状态分散在某一固态载体物质中所形成的分散体系。固体分散体制备方法有熔融法、溶剂法、研磨法等。

（4）纳米粒 难溶性药物粒径＜100nm 时，随粒径减小，药物的溶解度逐渐增大。因此，可以通过减小粒径的方式提高其溶解度。纳米化的方法有纳米粉碎法、纳米结晶法等。

四、药物溶解速度的影响因素及提高方法

根据 Noyes-Whitney 方程，主要有以下因素会影响药物的溶解速度，可通过相关方法提高药物的溶解速度。

（1）提高药物的溶解度 根据上述提高药物溶解度的方式，可以直接影响药物的溶解速度。

（2）固体的粒径和表面积 固体药物的粒径越小，则表面积越大，溶解速度越大。对于疏水性强的药物，为了避免在介质中聚结，可以加入润湿剂以增加其有效接触表面积。

（3）温度 对大多数药物而言，随着温度的增高，药物分子的溶解度增大，同时温度越高，溶液黏度降低，分子扩散速度越快，可加快药物的溶解速度。

（4）溶解介质 溶剂的性质直接影响药物的溶解度，因此改变溶剂的种类会影响药物的溶解速度。《中国药典》2020 年版规定，体外溶出实验的溶出介质应选用新鲜配制并经脱气的溶液。常用溶出介质有新鲜蒸馏水、不同浓度的盐酸、不同 pH 的缓冲液，或在其中加入一定量的有机溶剂或表面活性剂。

（5）溶出介质中药物的浓度 溶出时一般采用较大量的介质。因为在溶出时，如溶出介质体积较少，则随着药物溶解量增加，溶液浓度升高，溶出速率会逐渐降低。另外，也可以及时替换溶出介质，从而降低介质中药物的浓度，如透析或加入新鲜介质。

（6）扩散系数 在边界层的扩散系数越大，药物越容易进入溶液，即溶出速率越快。扩散系数的大小与温度、溶出介质黏度和药物分子大小有关。

（7）扩散层厚度 扩散层厚度越小，溶出速率越快。而搅拌程度决定扩散层的厚度。搅拌速度快，则扩散层薄，溶出速率快。

第三节 表面活性剂

一、表面活性剂概念及结构特征

表面活性剂用量一般较少，但对药物的性质改善、质量提高和药效增加等有显著作用。

（一）表面活性剂

1.表面和表面张力

物质的相和相之间的分界面称为界面，如气-液、气-固、液-液界面等。习惯上将气相与液相、固相的界面称为表面，如固体表面、液体表面；其他的称为界面。一般两者可以通用。

因表面分子所处环境与内部分子不同，会产生多种特殊现象，称为表面现象，如水中的油滴等。表面现象产生的原因是表面分子与内部分子存在能量差。表面现象与表面张力密切相关。表面张力是指液体表面任意两相邻部分之间垂直于它们的单位长度分界线相互作用的拉力（N/m）。表面张力使液体的表面积永远趋于最小。

任何纯液体在一定条件下都具有表面张力。20℃时，水的表面张力为 72.75mN/m。当水中溶入溶质时，溶液的表面张力因加入溶质而发生变化，如一些无机盐可以使水的表面张力略有增加；一些低级醇则使水的表面张力略有下降；而高级脂肪酸盐可使水的表面张力显著下降。

2. 表面活性剂

一般把具有很强表面活性的、加入少量就能使液体的表面张力显著降低的物质称为表面活性剂（Surfactants）。表面活性剂除了能改变物系界面状态，还能够产生润湿、乳化、起泡、增溶及分散等一系列作用。

（二）表面活性剂的结构特征

表面活性剂能在很低浓度下显著降低溶液的表面张力，这与其分子的结构特点密不可分。表面活性剂分子通常由两部分构成：一部分为亲油（疏水）基团，由非极性碳氢链、硅烷基、硅氧烷基或碳氟链构成；另一部分为亲水基团。它们分别处于表面活性剂分子的两端，形成不对称的结构。因此，表面活性剂分子是一种两亲性分子，具有既亲油、又亲水的双亲性质。

表面活性剂有两个基本功能：一是在表面上吸附，形成吸附膜（一般是单分子膜）；二是在溶液内部自聚，形成多种类型的分子有序组合体，如胶束。

二、表面活性剂的分类及常用表面活性剂

表面活性剂品种很多，可从不同角度进行分类，如按照离子类型、亲水基结构、疏水基种类、功能用途、溶解特性或分子量大小等进行分类。其中按照离子类型分类是最常用的分类方法。

根据表面活性剂在水溶液中的状态和离子类型，可将其分为非离子型表面活性剂和离子型表面活性剂。非离子型表面活性剂在水溶液中不能解离产生任何形式的离子，如脂肪醇聚氧乙烯醚；离子型表面活性剂在水溶液中能够发生解离，并产生带正电荷或负电荷的离子。根据离子类型又可分为阴离子型表面活性剂、阳离子型表面活性剂、两性离子型表面活性剂等。

（一）阴离子型表面活性剂

解离后活性部分为阴离子的表面活性剂称为阴离子型表面活性剂，如高级脂肪酸盐、硫酸化物、磺酸化物等。pH 大于 7 时阴离子型表面活性剂活性强，而 pH 降至 5 以下时活性较弱。常见阴离子型表面活性剂主要有以下几种。

（1）高级脂肪酸盐 高级脂肪酸盐表面活性剂的亲水基为羧基，通式为 $(RCOO)^{n-} M^{n+}$。脂肪酸烃链一般为 $C_{12} \sim C_{20}$，常用有硬脂酸和油酸；M 通常为钠、钾、钙、镁、铝、铵离子，或三乙醇胺等。根据 M 离子的不同，可将肥皂分为碱金属皂、碱土金属皂和有机胺皂等。碱金属皂常用作外用制剂 O/W 型（水包油）乳剂的乳化剂；碱土金属皂因其亲油性强，常用作外用制剂 W/O 型（油包水）乳剂的乳化剂；有机胺皂显弱碱性（pH=8），无刺激性，常用作乳化软膏或外用乳剂的基质，但储存过程中颜色会变深，应避免与金属接触，且避光保存。

（2）硫酸化物 硫酸化物表面活性剂通式为 $ROSO_3^- M^+$，式中 M 为钠、钾离子等，其脂肪烃链碳原子数为 8~18。硫酸酯类中常用的是十二烷基硫酸钠（SDS，也称月桂醇硫酸钠）、十六烷基硫酸钠、十八烷基硫酸钠等。它们的乳化性能强，且比高级脂肪酸盐类更稳

定，相对更耐酸及钙盐、镁盐，但仍会与一些高分子的阳离子药物发生作用并产生沉淀。因其对黏膜有一定的刺激性，主要用于外用制剂。

(3) 磺酸化物 磺酸化物类表面活性剂按亲油基可分为烷基芳基磺酸盐、烷基烯基磺酸盐、石油磺酸盐、聚氧乙烯醚磺酸盐等。通式为 $R\text{-}SO_3^- M^+$。与硫酸化物相比，其水溶性和耐酸、耐钙、耐镁盐性稍差，酸性介质中不易水解。目前使用的品种主要有二辛基琥珀酸磺酸钠（阿洛索-OT）、十二烷基苯磺酸钠（LAS）等。磺酸类表面活性剂黏度低，具有较强起泡性、去污力和油脂分散性。此外，牛磺胆酸钠、肝胆酸钠等胆酸盐常用作胃肠道脂肪的乳化剂以及单硬脂酸甘油酯的增溶剂。

(二) 阳离子型表面活性剂

阳离子型表面活性剂是疏水基与带正电的亲水基通过共价键相连的表面活性剂，它起作用的部分是阳离子。阳离子表面活性剂的疏水基由 8~18 个碳链组成，亲水基由可携带正电荷的含氮、磷、硫、碘原子的基团组成。

阳离子型表面活性剂主要有以下几类。第一类是铵盐类表面活性剂，铵盐是弱碱盐，酸性条件下有表面活性，可以做乳化剂、分散剂及润湿剂，碱性条件下铵会游离出来而失去作用。第二类是季铵盐类表面活性剂，季铵盐类表面活性剂通式为 $R—N^+(CH_3)_3 X^-$，具有很强杀菌能力，其作用不受 pH 变化的影响，常用于消毒杀菌。另外，还有杂环季铵盐阳离子表面活性剂，包括吡啶盐、吗啉盐、咪唑盐及胍衍生物盐等。

常用的品种有苯扎氯铵和苯扎溴铵等。苯扎氯铵为氯化二甲基苄基烃铵的混合物，为白色或黄白色的厚凝胶状或胶状薄片，温和芳香，味极苦，具吸湿性，溶液在室温长期稳定。稀溶液若置于聚氯乙烯及聚氨基甲酸酯材料的容器中，则可能失去抗菌效力。在药剂中，苯扎氯铵低浓度用作抑菌剂；高浓度作杀菌剂，用于皮肤和黏膜消毒杀菌，广泛用于眼科液体制剂，也用于外科器械和化妆品。苯扎氯铵在不同剂型中的使用浓度如表 3-2 所示。

表 3-2 苯扎氯胺在不同剂型中的使用浓度

剂型	浓度	注意事项
眼用制剂	0.01%~0.02%	与硫酸多黏菌素或与依地酸二钠合用可能对假单胞菌珠更为有效。
鼻耳用药品	0.002%~0.02%	有时与 0.002%~0.005%硫柳汞共用
小容量注射剂	0.01%	
阴道栓剂	0.05%	
水溶液制剂	0.5%	

苯扎溴铵为溴化二甲基苄基烃铵的混合物，为淡黄色胶状物，低温时可逐渐形成蜡状固体，极易潮解，具芳香味，极苦，易溶于水和乙醇，微溶于丙酮，不溶于乙醚和苯。常用浓度为 0.02%~0.2%。

(三) 两性离子型表面活性剂

两性离子型表面活性剂是分子结构中同时具有阳离子、阴离子两种离子的表面活性剂。两性离子型表面活性剂在酸性溶液中表现阳离子型表面活性剂的杀菌作用；而在碱性溶液中呈现阴离子型表面活性剂的起泡去污作用。两性离子表面活性剂包括咪唑啉型、甜菜碱型、氨基酸类和磷脂类等。

常用的磷脂类表面活性剂是卵磷脂，主要来源于大豆和蛋黄，也有合成的。卵磷脂组成成分复杂，不同来源和不同的制备工艺过程对其组成影响很大，主要为磷脂酰胆碱（PC），是天然的两性离子表面活性剂，其化学结构见图 3-1，其中 R_1 和 R_2 为饱和或不饱和脂肪链。

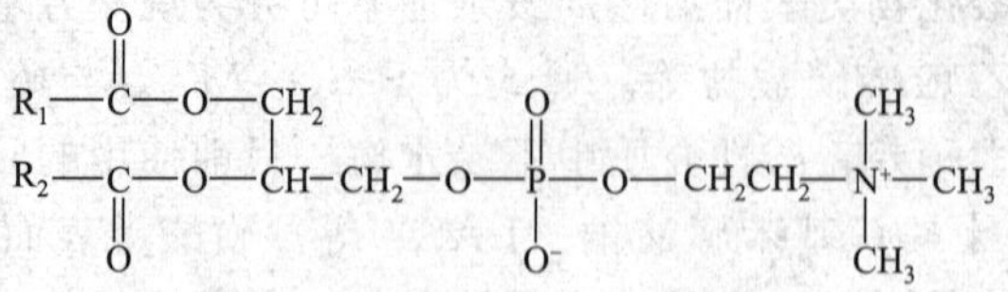

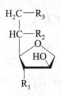

图 3-1 磷脂酰胆碱的化学结构

卵磷脂对热敏感，在酸、碱性条件以及酯酶作用下易水解，不溶于水，溶于氯仿、乙醚、石油醚等有机溶剂，是制备静脉注射用乳剂及脂质体等制剂的主要辅料。

甜菜碱型两性离子表面活性剂的分子结构由季铵盐型的阳离子和羧基或其他阴离子组成，可溶于酸性、中性和碱性水溶液，具有较好的渗透力、去污力及抗静电力。

咪唑啉型两性离子表面活性剂具有好的生物降解性能，对皮肤无过敏反应，有较好的发泡性和泡沫稳定性。

氨基酸型两性离子表面活性剂以 α-氨基乙酸型和 β-氨基丙酸型为主。在等电点时亲水性减弱，会产生沉淀。氨基酸型两性离子表面活性剂"Tego"的杀菌力很强而且毒性小于阳离子表面活性剂。

（四）非离子型表面活性剂

非离子型表面活性剂分子中亲水基团有聚氧乙烯基和多元醇（如甘油、山梨醇等）两类，亲油基团为烷基、芳基、长链脂肪醇或长链脂肪酸等。其主要特性是在水中不解离，稳定性高，不易受强电解质、无机盐类、酸、碱的影响。同时还具有毒性、刺激性和溶血作用均较小的优势。非离子型表面活性剂与其他类型表面活性剂相容性好，在水和有机溶剂中溶解性能较好，并能与大多数药物配伍，不但可用于外用、口服制剂，还可用于注射剂。常用的非离子型表面活性剂有以下几类。

失水山梨醇单酯：$R_1=R_2=OH$；$R_3=R$
失水山梨醇三酯：$R_1=R_2=R_3=R$

图 3-2 司盘类的化学结构式

（1）脂肪酸山梨坦类（司盘类） 又称脱水山梨醇脂肪酸酯，商品名为司盘（Span），是山梨醇分子内脱水，再与脂肪酸结合而成的酯，是一种混合物。根据反应的脂肪酸种类不同，有不同的产品，并附以不同商品牌号。图 3-2 为司盘类的化学结构式，表 3-3 为常用司盘种类及相应脂肪酸。

表 3-3 常用司盘品种及其相应脂肪酸

商品名	化学名称	R
司盘 20	脱水山梨醇单月桂酸酯	$C_{11}H_{23}COO-$
司盘 40	脱水山梨醇单棕榈酸酯	$C_{15}H_{31}COO-$
司盘 60	脱水山梨醇单硬脂酸酯	$C_{17}H_{35}COO-$
司盘 65	脱水山梨醇三硬脂酸酯	$C_{17}H_{35}COO-$
司盘 80	脱水山梨醇单油酸酯	$C_{17}H_{33}COO-$
司盘 85	脱水山梨醇三油酸酯	$C_{17}H_{33}COO-$

司盘亲油性较强，一般作为 W/O 型乳剂的乳化剂，O/W 型乳剂的辅助乳化剂，常用于搽剂和软膏剂。

(2) 聚山梨酯（吐温类）　又称为聚氧乙烯脱水山梨醇脂肪酸酯，商品名为吐温（Tween）。吐温由司盘改性得到，也有多个品种，如吐温 20、吐温 40、吐温 60、吐温 65、吐温 80 以及吐温 85 等。吐温为黏稠黄色液体，具热稳定性，在酸、碱、酶作用下可水解。因分子结构中有亲水性的聚氧乙烯基，相较于司盘更易溶于水、乙醇以及多种有机溶剂。吐温常用作润湿剂、分散剂、乳化剂和增溶剂。

(3) 聚氧乙烯脂肪酸酯　由聚乙二醇与长链脂肪酸缩合而成，商品名为卖泽（Myrij），其通式为 $R—COO—CH_2(CH_2OCH_2)_nCH_2—OH$。聚氧乙烯脂肪酸酯表面活性剂为水包油型乳化剂，有较强水溶性，且乳化能力强，常用有聚氧乙烯 40 硬脂酸酯（Myrij 52）等。聚氧乙烯 40 硬脂酸酯常作为水包油乳膏的乳化剂及栓剂的基质，如用于制备洗必泰和红霉素栓剂等。

(4) 聚氧乙烯脂肪醇醚　由聚乙二醇与长链脂肪醇缩合而成，商品名为苄泽（Brij），其通式为 $R—O—(CH_2OCH_2)_n—H$。不同分子量的聚氧乙烯基与月桂醇、鲸蜡醇、油醇缩合得到多种产品，如苄泽 30、苄泽 35、苄泽 56、苄泽 58、苄泽 98 等。聚乙二醇与鲸蜡醇的缩合物西土马哥（Cetomacrogol）为白色蜡状固体，其乳化能力较强。油醇与 15 分子的环氧乙烷聚合得到的平平加 O（Perogol O）为白色乳膏状体，为水包油型乳化剂，易溶于水，稳定性较高，可作增溶剂。

(5) 聚氧乙烯-聚氧丙烯共聚物　由环氧乙烷和环氧丙烷共聚生成的嵌段共聚物。其结构式为 $HO—(C_2H_4O)_a(C_3H_6O)_b(C_2H_4O)_a—H$。聚合方式有整嵌、杂嵌和全嵌三种。商品名为普朗尼克（Pluronic），也称泊洛沙姆（Poloxamer），是常用的非离子型表面活性剂。到目前为止，已上市品种 30 余种，其形态有液态、半固态和固态三种，易溶于水和部分极性溶剂中。泊洛沙姆水溶性好，毒性低，作为增溶剂、分散剂、乳化剂、稳定剂等广泛应用于多种剂型和给药系统中。泊洛沙姆 188 还可与磷脂合用，作为静脉注射用乳剂的乳化剂。另外，泊洛沙姆 407（或 F-127）和泊洛沙姆 188（或 F-68）具有可逆热胶凝性质，即低温（4~10℃）时为液体，当温度升高至室温或体温时形成水凝胶，温度降低时又转变成可流动液体状，故泊洛沙姆温敏水凝胶可用于黏膜给药、经皮给药或注射给药系统，具有给药方便，能实现缓释、提高药物生物利用度等作用。

三、表面活性剂的特征

(一) 水溶液中胶束的形成

表面活性剂产生增溶、乳化、去污和分散等作用的根本原因是形成了胶束。

表面活性剂分子的疏水基由于疏水作用在水中相互靠拢、缔合，形成疏水基向内，亲水基向外，在水中稳定分散的缔合体，即为胶束。当表面活性剂在溶液表面的吸附达到饱和后，再提高表面活性剂的浓度，就会形成更多的胶束。可将胶束化看作一种相分离行为。

随着表面活性剂浓度的增大，表面活性剂溶液的表面张力逐渐降低，当浓度增大到一定值后，溶液的表面张力达到最低值，此时表面活性剂进入溶液中，从离子或分子状态缔合成稳定的胶束，表面活性剂开始形成胶束的最低浓度称为临界胶束浓度（Critical Micelle Concentration，CMC）。临界胶束浓度越小，则表面活性剂形成胶束和达到表面吸附饱和所需的浓度越低。在一定范围内，单位体积内胶束数量与表面活性剂的总浓度成正比。表面活性剂的临界胶束浓度各不相同，通常与表面活性剂的结构、组成、温度及溶液 pH 等因素有关。表面活性剂的临界胶束浓度为溶液物理性质（如黏度、渗透压、密度、摩尔电导率、光散射等）发生急剧变化时的浓度，这可作为测定表面活性剂临界胶束浓度的依据。测定方法有表面张力法、电导法、染料法和光散射法。表 3-4 为一些常见的表面活性剂的临界胶束浓度。

表 3-4　常见表面活性剂的临界胶束浓度

名称	温度/℃	临界胶束浓度/(mol/L)	名称	温度/℃	临界胶束浓度/(mol/L)
硬脂酸钾	50	4.5×10^{-4}	吐温 40	25	3.1×10^{-2}
辛烷基硫酸钠	40	1.36×10^{-1}	吐温 60	25	2.8×10^{-2}
辛烷基磺酸钠	25	1.50×10^{-1}	吐温 65	25	5.0×10^{-2}
十二烷基磺酸钠	25	9.0×10^{-3}	吐温 80	25	1.4×10^{-2}
十二烷基硫酸钠	40	8.6×10^{-3}	吐温 85	25	2.3×10^{-2}
吐温 20	25	6.0×10^{-2}	氯化十六烷基三甲基铵	25	1.6×10^{-2}

　　一般认为，在表面活性剂浓度不大（略超过临界胶束浓度），且无其他添加剂的溶液中，胶束呈球状［图 3-3(a)］；在浓度为临界胶束浓度的 10 倍或更浓的溶液中，胶束一般形成非球状，如棒状［图 3-3(b)］；当浓度不断增加时，棒状胶束会聚集而形成束状［图 3-3(c)］；浓度更高时，则会形成层状［图 3-3(d)］或块状［图 3-3(e)］。

　　胶束的性状与胶束大小密切相关，也会受无机盐和有机添加剂的影响。胶束大小用胶束聚集数来度量。胶束聚集数指缔合成胶束的表面活性剂分子或离子的数量。

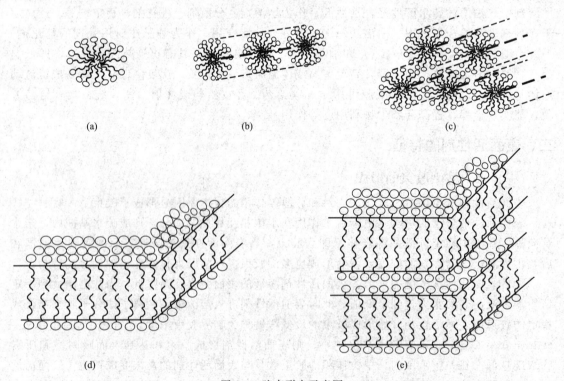

图 3-3　胶束形态示意图

一般来说，表面活性剂中亲油基的碳原子数增加，则其在水中的聚集数增大；若亲油基相同时，亲水基如聚氧乙烯基团的数量越大，则胶束聚集数越小。大多数离子型表面活性剂的胶束聚集数约 10～100，非离子型表面活性剂的胶束聚集数较大，如月桂醇聚氧乙烯醚 25℃时的胶束聚集数约为 5000。

表面活性剂胶束的形状从球形到层状转变过程中，其碳氢链也从分布混乱转变成排列规则，溶液变黏稠，形态从液态向液晶态转变。如有少量的非极性溶剂存在于高浓度的表面活性剂水溶液中，则可能形成反向胶束（即亲水基团向内，亲油基团朝向非极性液体）。在非极性溶剂中，如有油溶性表面活性剂（如钙皂、丁二酸二辛基磺酸钠）和司盘类表面活性剂存在，也能形成类似反向胶束。

（二）亲水亲油平衡值（HLB）

1949 年 Griffin（格里菲）提出用亲水亲油平衡值（Hydrophile-Lipophile Balance，HLB）来表示表面活性剂分子亲水和亲油基团对油或水综合亲和能力的大小。亲水亲油平衡值没有绝对值，是相对某种标准所得的值。规定完全由疏水性碳氢基团组成的石蜡分子 HLB 值为 0，完全由亲水性的聚氧乙烯基组成的聚氧乙烯的 HLB 值为 20。既具碳氢链又具有聚氧乙烯链的表面活性剂的 HLB 值介于两者之间。非离子型表面活性剂的 HLB 值范围为 0～20。亲水性表面活性剂有较高 HLB 值，亲油性表面活性剂有较低的 HLB 值。

表面活性剂的 HLB 值可估算或计算获得。

1. 经验估算法

常温下将表面活性剂溶解在水中，观察溶解情况，并根据分散或溶解的程度估计 HLB 的近似值。不分散，HLB 值为 1～4；分散较差，HLB 值为 3～6；激烈振荡后得乳状分散体，HLB 值为 6～8；稳定的乳白色分散体，HLB 值为 8～10；半透明至透明分散体，HLB 值为 10～13；透明溶液（完全溶解），HLB 值大于 13。

2. 计算法

（1）基团数法 阴离子型表面活性剂、吐温、司盘及多元醇类表面活性剂可采用基团数法计算 HLB 值。表 3-5 是用于计算 HLB 值的常用基团数。用式（3-5）计算时，代入基团数的绝对值。

$$HLB = \sum(亲水基基团数) - \sum(亲油基基团数) + 7 \tag{3-5}$$

表 3-5 用于计算 HLB 值的常用基团数

亲水基	基团数	亲油基	基团数
$-(CH_2CH_2O)-$	0.33	$-CH-$	-0.475
$-OH$(失水山梨醇环)	0.5	$-CH_2-$	-0.475
$-O-$	1.3	$-CH_3$	-0.475
$-OH$(自由)	1.9	$=CH-$	-0.475
$-COOH$	2.1	$-CF_2-$	-0.870
酯(自由)	2.4	$-CF_3$	-0.870
酯(失水山梨醇环)	6.8	苯环	-1.662
$-N$(叔胺)	9.4	$-CH_2CH_2CH_2O-$	-0.15
$-SO_3Na$	11.0	$-CH(CH_3)CH_2O-$	-0.15
$-COONa$	19.1	$-CH_2CH(CH_3)O-$	-0.15
$-COOK$	21.1		
$-SO_4Na$	38.7		

（2）格里菲法　可用式（3-6）计算聚氧乙烯型非离子型表面活性剂 HLB 值：

$$HLB = \frac{\text{亲水基质量}}{\text{亲水基质量} + \text{亲油基质量}} \times 20 \qquad (3\text{-}6)$$

（3）多元醇脂肪酸酯型非离子型表面活性剂 HLB 值计算公式为（3-7）：

$$HLB = (1 - M/m) \times 20 \qquad (3\text{-}7)$$

式中，M 为 1g 酯完全皂化所需要的氢氧化钾的质量，单位为 mg；m 为中和 1g 酸所需要的氢氧化钾的质量，单位为 mg。

（4）简单的二组分非离子型表面活性剂体系的 HLB 值可用式（3-8）求得：

$$HLB_{AB} = \frac{HLB_A \times w_A + HLB_B \times w_B}{w_A + w_B} \qquad (3\text{-}8)$$

式中，HLB_A 和 HLB_B 分别代表 A、B 两种表面活性剂的 HLB 值；HLB_{AB} 为混合表面活性剂的 HLB 值；w_A 和 w_B 分别为 A、B 两种表面活性剂的质量（或以百分比表示）。

一些常用表面活性剂的 HLB 值列于表 3-6。

表 3-6　常用表面活性剂的 HLB 值

表面活性剂	HLB 值	表面活性剂	HLB 值
二硬脂酸乙二酯	1.5	卖泽 45	11.1
卵磷脂	3.0	卖泽 49	15.0
单硬脂酸丙二酯	3.4	卖泽 51	16.0
单硬脂酸甘油酯	3.8	卖泽 52	16.9
单油酸二甘酯	6.1	司盘 20	8.6
阿拉伯胶	8.0	司盘 40	6.7
明胶	9.8	司盘 60	4.7
蔗糖酯	5～13	司盘 65	2.1
聚氧乙烯 400 单油酸酯	11.4	司盘 80	4.3
聚氧乙烯 400 单硬脂酸酯	11.6	司盘 83	3.7
油酸三乙醇胺	12.0	司盘 85	1.8
聚氧乙烯烷基酚	12.8	吐温 20	16.7
西黄蓍胶	13.0	吐温 21	13.3
聚氧乙烯 400 单月桂酸酯	13.1	吐温 40	15.6
聚氧乙烯氢化蓖麻油	12～18	吐温 60	14.9
聚氧乙烯壬烷基酚醚	15.0	吐温 61	9.6
泊洛沙姆 188	16.0	吐温 65	10.5
西土马哥	16.4	吐温 80	15.0
油酸钠	18.0	吐温 81	10.0
油酸钾	20.0	吐温 85	11.0
阿特拉斯 G-263	25～30	苄泽 30	9.5
十二烷基硫酸钠	40.0	苄泽 35	16.9

表面活性剂的 HLB 值与其应用性质有密切关系，但在实际应用中并无严格的界限。HLB 值为 3～8 的表面活性剂适宜于作 W/O 型乳化剂；HLB 值为 7～9 的表面活性剂适宜

于作润湿剂与铺展剂；HLB 值为 8~16 的表面活性剂适宜作 O/W 型乳化剂；HLB 值为 16~18 的表面活性剂适宜于作增溶剂。其应用范围如图 3-4 所示。

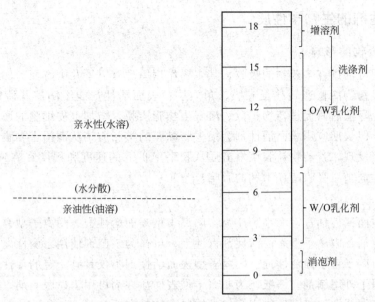

图 3-4 不同 HLB 值表面活性剂的应用范围

（三）起昙和昙点

大多数表面活性剂的溶解度随温度的升高而增大，但是加热一些非离子型表面活性剂的水溶液至某一温度时，溶液会出现由澄清变为混浊，冷却后恢复透明的现象，这一现象称为起浊或起昙。它是聚氧乙烯型非离子型表面活性剂特有的且可逆的现象。这是因为温度升高时，聚氧乙烯链与水分子之间的氢键断裂，表面活性剂的溶解度急剧下降并析出，溶液出现混浊；但温度降低后，聚氧乙烯链与水分子重新形成氢键而溶解成澄清溶液。

大部分聚氧乙烯醚型非离子型表面活性剂存在昙点，昙点是指 1% 的聚氧乙烯醚型非离子型表面活性剂溶液加热出现由澄明变混浊现象时的温度。温度高于昙点，溶液发生分相，多种性能和效能均下降。碳氢链相同时，聚氧乙烯链越长，昙点也越高；聚氧乙烯链相同时，碳氢链越长，昙点越低。但泊洛沙姆108、泊洛沙姆188等聚氧乙烯型非离子型表面活性剂，在常压下升温至沸点也不发生起昙现象。

起昙现象对药物制剂会产生影响。对于含有可产生起昙现象的表面活性剂溶液，当温度达到昙点时表面活性剂析出，增溶和乳化作用降低，会导致增溶质析出或乳剂被破坏，即使降低温度也不一定会恢复原状。因此对含这类表面活性剂的药物制剂，加热灭菌时需考虑其热稳定性问题。

（四）Krafft 点

Krafft 点是指 1% 的表面活性剂在加热时由混浊忽然变澄清时的温度。出现这种现象的原因是在此温度以下时，表面活性剂的溶解度比临界胶束浓度低，无法形成胶束；温度逐渐升高时，浓度增大至临界胶束浓度以上，体系中有胶束形成。Krafft 点越低，表明表面活性剂溶液的低温水溶性越好；Krafft 点越高，则其溶解度越低。当温度位于 Krafft 点时，溶液中表面活性剂分子与胶束处于平衡状态，表面活性剂浓度等于临界胶束浓度。

Krafft 点是离子型表面活性剂的特征值，其大小与结构、反离子种类有关。Krafft 点也是表面活性剂应用时需考虑的温度下限，即只有高于此温度，表面活性剂才能更大程度地发挥其作用。

四、表面活性剂的生物学性质

1. 对药物吸收的影响

表面活性剂可促进许多药物的吸收，其主要作用原理有以下几个方面：加快药物从基质中的释放，使得药物能快速转移至黏膜、角质层；表面活性剂能湿润皮肤使角质层吸水膨胀，组织紧密性降低后而促进药物扩散；溶解生物脂质膜，增加上皮细胞的通透性，从而改善药物的吸收。但长期应用表面活性剂会损失肠黏膜的类脂质，从而损害黏膜。

但也有研究发现，若药物被胶束增溶后从胶束中扩散的速度和程度影响到药物的吸收，则应用表面活性剂会对吸收造成不利的影响。

2. 毒性

一般地，表面活性剂毒性大小顺序为：阳离子型表面活性剂＞阴离子型表面活性剂＞非离子型表面活性剂。阳离子型表面活性剂毒性大，可作为杀菌剂使用。两性离子型表面活性剂的毒性小于阳离子型表面活性剂。阴离子型表面活性剂不仅具有一定的毒性，还有较强的溶血作用，常用于外用制剂。一般认为非离子型表面活性剂可用于口服制剂。

阴离子型表面活性剂有溶血作用，如月桂醇硫酸钠在低含量 0.001％时就有强烈的溶血作用，禁用于注射剂中。非离子型表面活性剂溶血作用较小，含聚氧乙烯基的非离子型表面活性剂中，以吐温类溶血作用最小，吐温类溶血作用大小顺序为：吐温 20＞吐温 60＞吐温40＞吐温 80。目前吐温类表面活性剂仍只用于某些肌肉注射液中。

表面活性剂经静脉途径给药的毒性大于口服，部分表面活性剂的半数致死量见表 3-7。其中非离子型表面活性剂毒性较低，静脉注射时，泊洛沙姆 188 的安全性较高。

表 3-7　一些表面活性剂的半数致死量（mg/kg，小鼠）

品名	口服	静脉注射	品名	口服	静脉注射
苯扎氯铵	350	30	泊洛沙姆 188	15000	7700
蔗糖单脂肪酸酯	2000	56～78	聚氧乙烯甲基蓖麻油醚		6640
吐温 80	＞25000	5800			

3. 刺激性

虽然各类表面活性剂都可用于外用制剂，但长期使用，有可能对皮肤或黏膜造成损害。各类表面活性剂对皮肤黏膜的刺激性大小顺序与表面活性剂的毒性一致。如季铵盐类化合物浓度高于 1％即可对皮肤产生损害；十二烷基硫酸钠产生损害的浓度为 20％以上；吐温类对皮肤和黏膜的刺激性很低，但同样一些聚氧乙烯醚类表面活性剂在 5％以上浓度即产生损害作用。表面活性剂对皮肤和黏膜的刺激性，随温度和湿度的增加而加重。

五、表面活性剂在制剂中的应用

在药剂中表面活性剂有着广泛的应用，是制剂中常用的附加剂，如难溶性药物的增溶、油的乳化、混悬液的润湿作用等，在片剂、软膏剂、胶囊剂、膜剂、气雾剂等均有应用。阳离子型表面活性剂还可用于消毒、防腐和杀菌等。下面主要介绍表面活性剂在液体制剂中的应用。

（一）增溶剂

1. 增溶作用

增溶作用是指由于表面活性剂胶束的存在，使得溶剂中难溶甚至不溶的物质溶解度显著增加，且形成热力学稳定溶液的作用。有增溶作用的表面活性剂称为增溶剂，被增溶的物质称为增溶质。

增溶作用的基础是胶束，表面活性剂浓度越大，则形成的胶束越多，难溶物溶解得越多，增溶效果就越明显。胶束是微小的胶体粒子，它的分散体系为胶体溶液，可使难溶或不溶性物质被包藏、吸附，从而增大溶解量。

增溶作用可使增溶质的化学势及自由能降低，使体系更加稳定。通过对增溶后对溶液的沸点、凝固点和渗透压等进行测定，可以发现它们没有明显改变，这说明增溶质并非以分子或离子形式存在，而是以分子团分散在表面活性剂的溶液中，这与使用混合溶剂提高溶解度不同。并且表面活性剂的用量很少，对溶剂性质几乎没有影响。增溶后溶液呈透明状，这与乳化作用有很大差别。

增溶作用已广泛用于提高各种难溶性药物的溶解度，如甾体药物、抗生素药物、脂溶性维生素、生物碱及挥发油等。难溶性药物经增溶后，在溶液中的溶解度可达到临床治疗所需浓度。表面活性剂用作增溶剂时，最适宜 HLB 值为 $16\sim18$，常用的增溶剂有聚山梨酯类和聚氧乙烯脂肪酸酯类等。增溶剂不仅可以增加难溶性药物溶解度，而且能防止药物的氧化、水解，提高药物的稳定性。如维生素 A 和维生素 D 加入非离子型表面活性剂后，能增溶并能防止其氧化。

测定表面活性剂的增溶量，可以向已标定浓度的一定体积表面活性剂溶液中加入增溶质，当增溶质析出时达到饱和，溶液变混浊。此时，已加入溶液中的增溶质的量即为增溶量。增溶质与表面活性剂的量的比值即为增溶力。表面活性剂的增溶力是对难溶或不溶物增溶能力衡量的尺度。

在恒定的温度、压力下，表面活性剂的浓度保持一定时，最大增溶量是恒定的。如果继续加入增溶质，若增溶质为液体，体系会转变成乳状液；若增溶质为固体，则溶液中将有沉淀析出。

2. 增溶方式

在增溶作用的过程中，增溶质在胶束内的状态及位置基本固定，但胶束大小会发生改变，不同的表面活性剂对不同增溶质的作用发生在胶束内的不同区域。增溶作用主要有四种方式。

（1）胶束内核的增溶 这种方式增溶的主要是非极性分子，如饱和脂肪烃、环烷烃等。这类增溶质进入胶束内核中形成热力学稳定状态。其特点为增溶量与表面活性剂浓度呈正比，增溶后胶束体积会增大。

（2）表面活性剂分子间的增溶 这种方式增溶的主要是与表面活性剂分子结构相似的有机化合物，如长链的醇、胺、脂肪酸等两亲性分子。增溶质的非极性基团进入胶束内部，极性基团则处于表面活性剂极性基团之间，形成"栅栏"结构，因此也称为栅栏性增溶。增溶质分子的极性与非极性结构数量的比率决定其在栅栏中渗透的深度，但增溶后胶束体积不会增大。

（3）胶束表面的吸附增溶 这种方式增溶的主要是一些既不溶于水、也不溶于油的小分子极性化合物。这类增溶质被吸附在胶束表面的区域内，或者靠近胶束表面的区域。因为只能吸附在表面，故其增溶量较表面活性剂分子间增溶小，且增溶量与表面活性剂质量的比率为定值。

(4) 聚氧乙烯链间的增溶 这种方式增溶的主要是碳氢化合物，如苯酚等短链芳香烃类化合物。通常将增溶质包藏在胶束外层的聚氧乙烯链之间，随着链的增长，增溶量会变大。

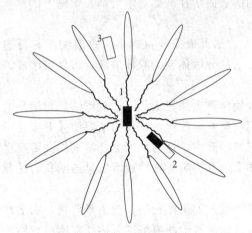

图 3-5 不同极性分子增溶位置

图 3-5 为不同极性药物在胶束中的结合位置。1 位置结合非极性分子，3 位置结合极性分子，半极性分子在 2 处结合。

3. 影响增溶作用的因素

(1) 表面活性剂的化学结构 不同化学结构的表面活性剂具有不同的增溶力。表面活性剂同系物中，碳原子数越多，临界胶束浓度越低，增溶力越大；亲油基部分含有支链的表面活性剂增溶力比直链的表面活性剂小；非离子型表面活性剂对脂肪烃的增溶力随聚氧乙烯链的增加而降低。

(2) 增溶质的化学结构 增溶质的分子量越大，增溶量越小。脂肪烃和烷基芳烃的增溶力随链长增加而降低，随不饱和度和环化程度增大而增大。增溶质的极性越弱，烃链长度越长，则增溶量越小。

(3) 温度 温度对增溶的影响因表面活性剂种类及增溶质的不同而异，表现在两个方面：温度变化导致胶束本身性质变化；温度变化引起增溶质的溶解度发生变化。对绝大多数增溶质来说，随着温度升高，增溶作用增大。

(4) 有机添加剂 有机添加剂种类多，对增溶作用的影响比较复杂。一些非极性有机化合物，如脂肪醇类加入表面活性剂溶液后会增大胶束体积，使得对碳氢化合物的增溶量增加。但 $C_1 \sim C_6$ 的短链醇可能会起到相反作用。极性有机物多会升高表面活性剂的临界胶束浓度。水溶性高分子会吸附表面活性剂，减少溶液中游离的表面活性剂，会增大临界胶束浓度。

(5) 增溶质加入的顺序 增溶时增溶质的添加顺序有时也对增溶量有很大影响。如部分药物以吐温 80 为增溶剂增溶时，如将增溶剂先溶于水再加入药物，药物几乎不溶；但如将药物与表面活性剂混合后再加入水则有较高溶解度。

(6) 电解质 表面活性剂溶液中加入水溶性电解质，主要是受反离子的影响。随着反离子浓度和结合率增加，临界胶束浓度会显著降低，胶束体积增大，有利于非极性药物的增溶。但同时盐离子可以压缩胶束表面双电层作用，使极性有机物的增溶量降低。

(二) 乳化剂

阳离子型表面活性剂由于具有毒性及刺激性，一般不作为内服乳剂的乳化剂。两性离子型表面活性剂中，高纯度的磷脂可作为静脉注射用乳剂的乳化剂使用。阴离子型表面活性剂通常作为外用制剂的乳化剂使用。非离子型表面活性剂一般对 pH 的改变以及电解质均不敏感，相容性好，另外也由于其毒性低，广泛应用于外用或内服制剂。

一般来说，*HLB* 值在 8~16 的表面活性剂可用作 O/W 型乳化剂，而 *HLB* 值在 3~8 的表面活性剂适用于 W/O 型乳化剂。实际工作中，针对特定的油相，常应用复合乳化剂。

若已知待乳化油相所需的 *HLB* 值，则可用式（3-8）计算得到复合乳化剂的配比。

（三）润湿剂

润湿剂是能促进液体在固体表面铺展或渗透作用的物质。在药物制剂中，根据需要改变液体对固体表面的润湿性质十分重要。如制备混悬剂时，由于固体粉末表面被一层气膜包围，或因为表面的疏水性阻碍液体对固体的润湿，会导致粉末漂浮于液体表面或下沉。加入表面活性剂后，表面活性剂分子定向地吸附在固-液界面，使自由能较高的固体表面转化为低能表面，降低固-液界面的界面张力和接触角，使固体易被润湿，进而制得分散均匀或易于再分散的液体制剂。

润湿剂所需的 *HLB* 值通常为 7～9，并需要适宜的溶解度才可起润湿作用。

（四）起泡剂和消泡剂

因气体的密度比液体密度小很多，液体中气泡会上升至液面，形成少量液体构成的液膜分隔的气泡聚集物，即为泡沫。泡沫由一层很薄的液膜包围着气体，是气体分子分散在液体中的分散体系。

具有产生和稳定泡沫作用的物质称为起泡剂和稳泡剂。表面活性剂可以降低液体的表面张力，提高液膜的表面黏度，增加泡沫的稳定性。起泡剂和稳泡剂通常具有较高的 *HLB* 值和较强的亲水性，主要应用于腔道给药和皮肤用药。

用来消除泡沫的物质称为消泡剂。一些含有表面活性剂或具有表面活性物质的溶液，如中药的浸出液，因含有蛋白质、树胶及其他高分子化合物，在蒸发浓缩时会产生大量泡沫，使得工艺处理困难。加入消泡剂，即可消除其影响。消泡剂的 *HLB* 值通常为 1～3，水溶性较小，加入后可吸附于泡沫表面，但又因本身碳链短不能形成坚固的液膜，从而使泡沫破坏。

（五）消毒剂和杀菌剂

消毒剂大多数为阳离子型和两性离子型表面活性剂，少数阴离子型表面活性剂也有杀菌消毒作用。根据需要使用不同浓度的表面活性剂，可分别用于伤口或黏膜消毒、手术前的皮肤消毒、器械和环境消毒等。

第四节 液体制剂的常用溶剂和附加剂

除了溶液剂中的溶剂外，这里的溶剂也包括溶胶剂、混悬剂、乳剂等液体制剂中的分散介质。

溶剂对液体制剂的性质、制备、质量及疗效有很大影响，在制备液体制剂时必须选择适当的溶剂。此外，制备液体制剂时，可根据需要加入助溶剂、抗氧剂、矫味剂、着色剂、防腐剂等多种附加剂以改善液体制剂的性质。这些附加剂具有辅助制剂成型、稳定、增溶、助溶、乳化、润湿、矫味（嗅）、着色等功能。下面将对液体制剂的常用溶剂和附加剂进行具体介绍。

一、液体制剂的常用溶剂

液体制剂的溶剂对药物起溶解或分散作用。液体制剂的制备方法、理化性质、稳定性及所产生的药效等，都与溶剂有密切关系。制备液体制剂时应选用适宜的溶剂。优良溶剂的条件是：①对药物应具有较好的溶解性或分散性；②溶剂的化学性质稳定，不与药物或附加剂发生反应；③不影响主药药效的发挥和含量测定；④毒性小、无刺激性、无不适的臭味；⑤成本低，获取方便。同时具有所有优点的溶剂较少，因此选择溶剂时要考虑实际情况，并注意混合溶剂的使用。

药物溶解与溶剂的种类和极性有密切关系。溶剂的极性可用介电常数表示。按极性大小，即介电常数的大小，溶剂通常可分为极性溶剂、半极性溶剂和非极性溶剂。

1. 极性溶剂

（1）水　水是最常用的溶剂，本身无药理作用。大多数无机盐、极性大的有机物、糖类、生物碱及其盐、苷类、鞣质及某些色素均可溶于水中。但有很多药物在水中易发生水解和氧化，水性液体制剂易霉变，不宜长久贮存。配制制剂时应使用纯化水。根据《中国药典》2020 年版，纯化水为饮用水经蒸馏法、离子交换法、反渗透法或其他适宜的方法制备的制药用水，不含任何附加剂，其质量应符合纯化水项下的规定。纯化水有多种制备方法，应严格监测各生产环节，防止微生物污染。

（2）甘油　甘油即 1,2,3-丙三醇，为无色、澄明的黏稠液体，味甜，有引湿性，毒性小，可内服，也可外用。甘油比水黏度大，当浓度达 30% 以上时有防腐性，多作为黏膜用药的溶剂。有保湿作用。无水甘油有吸水性，对皮肤黏膜有刺激性。10% 甘油水溶液无刺激性，对一些刺激性药物可起到缓和作用。口服溶液中含甘油 12% 以上时，有甜味，能防止溶质的析出。大剂量口服可引起头痛、口渴及恶心等不良反应。

（3）二甲基亚砜　无色、微有苦味的透明油状液体，吸湿性强，热稳定性好。能与水、乙醇等任意比例混合。溶解范围广，可以溶解许多难溶于水、甘油、乙醇、丙二醇的药物。

2. 半极性溶剂

（1）乙醇　在常温、常压下是一种易燃、易挥发的无色透明液体，其水溶液具有酒香的气味，并略带刺激。乙醇与水、甘油、丙二醇能任意比例混溶。乙醇易挥发，故含乙醇的液体制剂应密闭贮存。

乙醇的溶解范围广，能溶解大部分有机物和植物中的成分，如生物碱及其盐类、苷类、挥发油、树脂、鞣质及某些有机酸和色素等。乙醇毒性比其他有机溶剂小，20% 以上的乙醇水溶液即具有防腐作用，40% 以上乙醇水溶液能延缓某些药物（如苯巴比妥钠等）的水解。但乙醇可引起呕吐、恶心、颜面潮红、精神兴奋或抑制等生理作用。

（2）丙二醇　药用为 1,2-丙二醇。丙二醇的性质与甘油相近，黏度较甘油小。毒性小、无刺激性，能与水、乙醇、甘油等任意比例混合。可作为内服及肌内注射剂的溶剂。一定比例的丙二醇和水的混合溶剂能延缓一些药物的水解速度，增加稳定性。丙二醇对药物透过皮肤和黏膜有一定的促进作用。

（3）聚乙二醇（Polyethylene Glycol，PEG）　聚乙二醇系列产品无毒，味微苦。聚乙二醇广泛应用于各种药物制剂中，液体制剂中常用聚乙二醇的分子量为 300～600，为无色透明液体，理化性质稳定，能与水、乙醇、丙二醇、甘油等溶剂任意比例混合。聚乙二醇的水溶液能溶解许多水溶性无机盐和水不溶性的有机药物。聚乙二醇对一些易水解的药物有一定的稳定作用。局部应用聚乙二醇特别是黏膜给药可导致刺激性疼痛。在外用洗剂中具有与甘油类似的保湿作用。

3. 非极性溶剂

（1）脂肪油　脂肪油大多数为甘油和脂肪酸所形成的酯。脂肪油多指麻油、豆油、花生油、橄榄油、棉籽油等植物油，为常用的非极性溶剂。脂肪油不能与极性溶剂混合，而能与其他非极性溶剂混合。脂肪油能溶解油溶性药物如激素、挥发油、游离生物碱和许多芳香族药物。脂肪油容易酸败，易与碱性药物发生皂化反应，影响制剂的质量。脂肪油多作为外用制剂的溶剂，如洗剂、搽剂、滴耳剂、滴鼻剂等。

（2）液状石蜡　液状石蜡是从石油产品中精炼分离得到的液状烃混合物，为饱和的环烷烃与链烷烃混合物。液状石蜡为澄明状液体，无色无臭，能与其他非极性溶剂混合，化学性质稳定。液状石蜡能溶解挥发油及一些非极性药物等。在肠道中不分解也不吸收，能使粪便变软，有润肠通便作用。可作口服制剂和搽剂的溶剂。

（3）乙酸乙酯　乙酸乙酯为无色透明液体，有特殊气味，低毒性，黏度低。具有挥发性和可燃性，在空气中容易氧化、变色，需加入抗氧剂。乙酸乙酯能溶解挥发油、甾体药物等油溶性药物，常用作搽剂的溶剂。

二、液体制剂的常用附加剂

1. 防腐剂

防腐剂（Preservatives）是指在药剂中起到防止或抑制病原微生物生长的添加剂。在外用和口服制剂中，通常称为防腐剂，在滴眼剂和注射剂中一般称为抑菌剂。防腐剂对微生物繁殖体有杀灭作用，对芽孢也有抑制其发育为繁殖体而逐渐杀灭的作用。

防腐剂的作用有多种机理，如醇类可使微生物蛋白质凝固和变性，干扰其生存和代谢；苯甲酸、尼泊金等能与病原微生物酶系统结合，竞争其辅酶而抑制酶活性，破坏微生物正常的新陈代谢；阳离子型表面活性剂等可增加菌体细胞膜的通透性，使细胞膜破裂、溶解。

液体制剂特别是以水为溶剂的液体制剂，易被微生物污染。若液体制剂富含营养物质如糖类、蛋白质等，微生物更易在其中滋生与繁殖。即使是抗生素和消毒防腐药液体制剂，因为它们对其抗菌谱以外的其他微生物不发挥作用，也会染菌霉变。液体制剂一旦被微生物污染就会引起理化性质的变化，严重影响制剂质量，甚至还会产生细菌毒素，对人体有害。微生物（包括霉菌、真菌和细菌等）在 pH=3 以下或 pH=9 以上的环境中难以生长。绝大多数水性制剂的 pH 属于微生物容易生长的 pH 范围，所以必须防止微生物生长。

在《中国药典》2020 年版关于药品的卫生标准中，对液体制剂规定了染菌数的限量要求。非无菌化学药品制剂、生物制品制剂、不含药材原粉的中药制剂的微生物限度也有规定，具体可参考药典标准。

严格按照 GMP 生产是防止细菌污染的根本措施，包括加强生产环境的管理，清除周围环境的污染源和加强操作人员的卫生管理等。但即使是严格灭菌后的制剂在储存或使用过程中，会与外界环境接触而滋生微生物，因此需要在液体制剂以及一些半固体乳膏剂、凝胶剂中添加防腐剂。为了提高防腐剂的杀菌和抑菌能力，可采用复合防腐剂，多种防腐剂之间产生协同作用，扩大杀菌和抑菌谱范围，防腐作用强而迅速。

优良防腐剂本身应无毒、无刺激性；能溶解达到有效抑菌浓度；用量小；性质稳定，与主药、辅料配伍时，不改变药物的作用，也不受药物的影响降低防腐作用；对 pH 和温度的变化适应性强，长期贮存时不分解、不沉淀；抑菌谱广，对大部分微生物有较强的防腐力；不影响药剂的色、香、味等。

各种防腐剂有不同的性质和应用范围。防腐剂的选择首先要考虑在处方和制备过程中最可能污染的微生物的种类，应注意同一种防腐剂在不同溶液中（或不同防腐剂在同一种溶液中）防腐作用强弱和有效防腐浓度的差别。根据制剂的品种和性质来选择不同的防腐剂和不同的浓度。在使用防腐剂时，应考虑制剂的 pH。一般来说，只有防腐剂的非解离部分或分子形式才具有防腐能力。为了保证药物有效性，防腐剂应在水性制剂中溶解并达到足够的浓度。但同时应考虑药剂的安全性，在规定使用的浓度范围内添加防腐剂。

防腐剂根据化学结构和性质可分为醇类、酸类、醛类、酯类、酚类、芳香油类、有机汞类、季铵类化合物、复合碘类、盐类等。下面介绍液体制剂中几种常见的防腐剂。

(1) 羟苯酯类 也称为对羟基苯甲酸酯类或尼泊金类，包括羟苯甲酯、乙酯、丙酯及丁酯。用量小，对霉菌抑制能力强，对细菌抑制能力较差。在偏酸性及中性溶液中，氢离子浓度增大，抑菌力相对较强；在弱碱性溶液中，因酚羟基解离而抑菌力减弱。对羟基苯甲酸酯类的抑菌作用随烃基的碳原子数增多而逐渐增大，而溶解度则随碳原子数增加而降低。两种以上对羟基苯甲酸酯混合使用具有协同防腐作用，常用配比为乙酯和丙酯（1:1）或甲酯与乙酯（1:3）或丁酯和乙酯（1:4），浓度范围为 0.01%～0.25%。对含有聚山梨酯类的药液，防腐能力下降，不宜选用对羟基苯甲酸酯类防腐剂。因对羟基苯甲酸酯类在水中较难溶解，故可采用加热或溶于少量乙醇溶液的方式加入制剂中。

(2) 苯甲酸和苯甲酸钠 苯甲酸亦称安息香酸，无臭或微有安息香或苯甲醛气味。苯甲酸有吸湿性，易溶于乙醇，100℃左右升华，酸性条件下能与水蒸气同时挥发。

苯甲酸有较好的抑制霉菌作用，在药剂中用作内服和外用制剂的防腐剂。pH 较低时抑菌能力强，最适 pH 为 4.0，一般用量为 0.03%～0.1%。苯甲酸防霉作用较尼泊金弱，但防发酵能力比尼泊金强。0.25%苯甲酸和 0.05%～0.1%尼泊金联合应用具有比较好的防止发霉和发酵效果，适用于中药液体制剂。

苯甲酸在水中溶解度较小，因此在多数液体制剂中，使用在水中溶解度较大的苯甲酸钠。苯甲酸钠作防腐剂适用于微酸性或中性制剂，也用于食品和化妆品的抑菌防腐。苯甲酸钠在酸性溶液中具有与苯甲酸相当的防腐作用。

(3) 山梨酸及山梨酸钾 山梨酸为白色或微黄白色结晶性粉末。能与微生物酶系统中的巯基结合，破坏酶系统的作用，干扰传递机能，起到防腐作用。山梨酸稳定性较差，常与其他抑菌防腐剂或乙二醇类联合使用，可产生协同作用。山梨酸对霉菌和细菌有较强的抑制作用，对细菌最低抑菌浓度为 0.02%～0.04%（pH<6.0），对酵母、真菌最低抑菌浓度为 0.8%～1.2%。未解离的山梨酸分子才发挥抑菌作用，因此酸性溶液防腐效果较好，最适 pH 为 4.0。

山梨酸钾为白色或浅黄色鳞片状结晶、结晶颗粒或结晶性粉末。山梨酸钾溶解度大，有很强的抑制真菌和霉菌的作用，但也需要在酸性条件下才能充分发挥防腐作用，中性时作用很低。

(4) 苯扎溴铵 别名溴苄烷铵、新洁尔灭，为季铵盐类的阳离子型表面活性剂。溶于水和乙醇，在溶液中稳定，作防腐剂时用量为 0.02%～0.2%，多外用。

(5) 醋酸氯己定 又称醋酸洗必泰，微溶于水，溶于乙醇。主要用作消毒剂和防腐剂，除对嗜酸杆菌、芽孢、霉菌和病毒无效外，对其他革兰氏阴性和阳性细菌都有效，为广谱杀菌剂。手消毒用 0.02%溶液，制药器械、包装消毒用 0.1%溶液，创面消毒用 0.05%溶液，皮肤消毒用 0.5%乙醇（70%）溶液，以 0.01%的浓度作为滴眼剂的防腐剂。

(6) 其他防腐剂 天然的一些挥发油也可作为防腐剂使用，如肉桂油、紫苏油、茶树油、桉叶油、薰衣草油、芥子油等。

2. 矫味剂

多数药物（特别是中药）都存在异味和苦味，常常让病人难以下咽。为改善口感，常在制剂时添加矫味剂（Flavours）。矫味剂是指可掩蔽药物的不良臭味或改善药物臭味的一类添加剂。

在选用矫味剂时，苦味的药物可考虑使用甜味剂，辅以气味浓烈的芳香剂，如复方薄荷的制剂；咸味的药物可采用含芳香成分的糖浆剂，如桂皮、橙皮等；而涩味、酸味的药物可选用黏度适宜的胶浆剂等。在选用矫味剂时应符合国家相关规定，必须与制剂处方中的其他药物及辅料无配伍禁忌，保证药物安全与稳定。

矫味剂主要有甜味剂、芳香剂、胶浆剂以及泡腾剂等类型，可根据不同制剂的要求选择一种或多种矫味剂。

(1) 甜味剂（Sweetening Agents） 甜味剂可分为天然和合成两类。天然甜味剂主要包括蔗糖、单糖浆、甜菊苷等，其中蔗糖及其单糖浆应用最广泛。在制剂中为防止蔗糖析出，可与甘油、山梨醇等多元醇合用。具有芳香味的果汁糖浆如橙皮糖浆、柠檬糖浆以及桂皮糖浆等不但能矫味，也能矫臭。蜂蜜常作为中药制剂的滋补性甜味剂。

人工合成甜味剂为无热量或低热量甜味剂，包括糖精钠、阿司帕坦、三氯蔗糖等，其甜度比蔗糖大数十至数百倍。

糖尿病患者不能服用蔗糖，为满足部分患者减少蔗糖摄取及预防龋齿的要求，可以选用麦芽糖、木糖醇等，也可使用糖精、甜菊苷、甘草酸二钠等。

《中国药典》2020 年版中收载部分甜味剂见表 3-8。

表 3-8 矫味剂常见品种

名称	分子式及分子量	用途	注意事项
蔗糖	$C_{12}H_{22}O_{11}$ 342.30	矫味剂和黏合剂等	糖尿病、肥胖病等患者控制使用；摄入高糖饮食易造成龋齿
阿司帕坦	$C_{14}H_{18}N_2O_5$ 294.31	几乎不产生热量，适用糖尿病、肥胖病患者，用量为 0.01%～0.6%	每人每天允许摄入量为 40mg/kg；本品遇氧化剂、碱性药物发生氧化分解反应
果糖	$C_6H_{12}O_6$ 180.16	药剂中作甜味剂、渗透压调节剂、致孔剂、黏合剂等，适用于糖尿病患者	为天然食品，无毒；具还原性，不宜与氧化性药物使用；置于密封容器中，贮存阴凉干燥处，尤应注意防潮

(2) 芳香剂（Fragrant Agents） 在制剂中可能需要添加少量香料和香精，改善制剂的气味，这类香料与香精统称为芳香剂。主要分为天然芳香剂和人造香料两大类。天然香料包括从植物中提取的芳香性挥发油及其制剂，如柠檬、樱桃、薄荷、薄荷水、橙皮酊等。天然香料还包括动物来源的芳香物质，一般要经过提取、浓缩、纯化和鉴定四个步骤才可使用。人造香料是由人工香料添加一定量的溶剂调和而成的混合香料，包括醇、酯、醛、酮、萜等香料组成的香精，如苹果香精、香蕉香精等。

(3) 胶浆剂（Mucilage） 胶浆剂具有黏稠缓和的性质。它既能降低药物刺激性，又能干扰味蕾的味觉，因而达到矫味效果。常用胶浆剂有阿拉伯胶、琼脂、明胶、羧甲基纤维素钠、甲基纤维素、海藻酸钠等。为增强矫味作用，可在胶浆剂中加入适量的糖精钠或甜菊苷等甜味剂。

(4) 泡腾剂（Effervescent Agents） 有机酸如柠檬酸等与碳酸氢钠混合，遇水后反应产生大量二氧化碳。二氧化碳能麻痹味蕾，降低人对盐类的苦味、涩味、咸味的感受。

3. 着色剂

着色剂（Colours）可以改善制剂的外观颜色，能用来识别制剂品种、区分应用和改善患者的顺应性。

着色剂包括天然色素和合成色素。色素在制剂中的用量通常在 0.0005%～0.001%。常用的天然色素分为植物性和矿物性色素。植物性色素包括苏木、甜菜红、胭脂虫红等红色色素；姜黄、胡萝卜素等黄色色素；松叶兰、乌饭树叶等蓝色色素；叶绿酸铜钠盐等绿色色素；焦糖等棕色色素。矿物性色素有棕红色色素氧化铁等。人工合成的色素色泽鲜艳，着色力强，色调多样，价格低廉，但多数具有毒性。色素使用时应注意务必使用经国家批准的食用色素，使用量、使用范围也应符合《食品安全国家标准食品添加剂使用标准》（GB2760-2014）中有关规定。我国批准的内服合成色素有苋菜红、柠檬黄、胭脂红、胭脂蓝和日落黄，通常配成 1% 贮备液使用，用量不得超过万分之一。外用色素有伊红、品红、美蓝、苏丹黄 G 等。

选用着色剂时，色、味、嗅应与天然物或习惯相协调，如用薄荷作芳香剂时选用绿色，而橙皮味矫味剂应选用橙黄色，樱桃味矫味剂选用红色等；着色剂直接使用会使粉末会出现分布不均匀的问题，因此通常配制为一定浓度的溶液使用。

4. 其他

在液体制剂中，通常需要加入增溶剂、助溶剂及潜溶剂等以增加难溶性药物的溶解度。有时也需要根据药物的性质选择其他附加剂，如抗氧剂、pH 调节剂、金属离子络合剂等，起到提高药物的稳定性或减少刺激性等作用。

（华东理工大学药学院　任福正）

参考文献

[1] 方亮. 药剂学. 第 8 版. 北京：人民卫生出版社，2016.
[2] 国家药典委员会. 中华人民共和国药典. 2020 年版. 北京：中国医药科技出版社，2020.
[3] 潘卫三. 工业药剂学. 北京：中国医药科技出版社，2015.
[4] Florence A T. Modern Pharmaceutics. Fifth Edition Volume 1. New York：Informa Healthcare，2009.
[5] Kim C J. Advanced pharmaceutics：physicochemical principles. USA：CRC Press，2004.
[6] 秦雪等. 新药研发中药物盐型的筛选策略. 现代药物与临床. 2012，27（4）：414～417.
[7] 周波. 表面活性剂. 第 2 版. 北京：化学工业出版社，2012.
[8] Saal C，Becker A. Pharmaceutical Salts：A Summary on Doses of salt Formers From the Orange Book [J]. *European Journal of Pharmaceutical Sciences*：2013，49，614～623.
[9] 杨明，李小芳. 药剂学. 北京：中国医药科技出版社，2014.

第四章 液体制剂（二）

液体制剂包括溶液剂、糖浆剂、芳香水剂、甘油剂、醑剂、酊剂、甘油剂等小分子溶液剂和高分子溶液剂在内的溶液型液体制剂、溶胶剂、混悬剂、乳剂等多种液体形态的制剂，本章重点介绍各种液体制剂的概念、特点、制备方法、混悬剂与乳剂的稳定性等，也涉及不同给药途径用液体制剂、液体制剂的包装与贮存等内容。

第一节 溶液型液体制剂

溶液型液体制剂是指药物均匀分散在溶剂中形成的，供口服、腔道使用以及外用的均相液体制剂，包括小分子溶液剂（Low Molecular Solution）和高分子溶液剂（Polymer Solution）等。

小分子溶液剂系指小分子药物以分子或离子分散在溶剂中制成的均匀分散的液体制剂，可口服或外用。包括溶液剂、糖浆剂、芳香水剂、甘油剂、醑剂、酊剂等。

一、溶液剂

溶液剂（Solutions）系指原料药物溶解于适宜溶剂中制成的澄清液体制剂。其溶剂多为水，少数则以乙醇或油为溶剂，如硝酸甘油乙醇溶液、维生素 AD 油溶液等，必要时溶液剂中可加入助溶剂、抗氧剂、矫味剂、防腐剂、着色剂等附加剂。如《中国药典》2020 年版规定稀葡萄糖酸氯己定溶液要加入适量矫味剂和防腐剂；碘（^{131}I）化钠口服溶液要加入适量的亚硫酸钠作稳定剂。

溶液剂的制法有溶解法、稀释法和化学反应法三种方法。

1. 溶解法

溶解法是将固体药物直接溶于溶剂中的制备方法，适用于较稳定的化学药物。制备过程是：①将药物用处方总量 1/2～3/4 量的溶剂溶解，处方中的附加剂或溶解度较小、溶解较慢的药物应先行溶解于溶剂中，再加入其他药物溶解，必要时应将固体药物先行粉碎、溶解过程中加热、搅拌或添加适当的助溶剂助溶；易氧化的药物溶解时，宜将溶剂加热放冷后再加入药物溶解，同时应加适量抗氧剂，以减少药物氧化损失；易挥发性药物应在最后加入，以免在制备过程中损失；②过滤，再通过滤器加溶剂至全量，搅匀。过滤可用普通滤器、垂熔玻璃滤器、砂滤棒等；③对滤过后的药液进行质量检查，若处方中含有甘油、糖浆等，可加少量水稀释，若使用非水溶剂，容器应干燥；④将制得的药物溶液分装、密封、贴标签及进行外包装。

例 4-1 复方碘溶液

【处方】 碘 50g 碘化钾 100g

纯化水 加至 1000mL

【制法】 取碘化钾，加纯化水 100mL 溶解后，加碘搅拌使溶，再加适量纯化水至 1000mL 即得。

【注解】 ①处方中碘化钾为助溶剂，先将碘化钾配成浓溶液后加入碘，有利于碘的溶解。②碘是生物碱沉淀剂，不宜与生物碱配伍应用。③碘具有氧化性，应保存于玻璃磨口塞密封的瓶中。④本品口服用于补充碘，调节甲状腺功能。

2. 稀释法

稀释法系先将药物制成高浓度溶液或将易溶性药物制成贮备液，再用溶剂稀释至需要浓度。如稀甲醛溶液的制备就是将浓甲醛溶液用水稀释即得。用稀释法制备溶液剂时应注意浓度换算，挥发性药物浓溶液稀释过程中应注意挥发损失，以免影响浓度的准确性。例如过氧化氢溶液市售品浓度一般为 30% (g/mL)，其临床用溶液的浓度为 2.5%~3.5% (g/mL)，可用稀释法制备。

例 4-2 过氧乙酸溶液

【处方】 过氧乙酸 (20%)　　50mL　　　　纯化水　　　加至 1000mL

【制法】 将少量纯化水加入容器内，逐渐加入过氧乙酸溶液 (20%)，搅拌使混合均匀，补加纯化水至 1000mL，搅匀，即得。

【注解】 本品为消毒剂。

3. 化学反应法

化学反应法系指通过化学反应制备溶液剂的方法。

例 4-3 复方硼砂溶液

【处方】
硼砂	15g	碳酸氢钠	15g
液化苯酚	3mL	甘油	35mL
纯化水	加至 1000mL		

【制法】 取硼砂及碳酸氢钠溶于约 700mL 纯化水中，另取液化苯酚加入甘油中，搅拌均匀，倾入上述溶液中，随加随搅拌，静置半小时或待气泡不再发生后，过滤，自滤器上添加纯化水至 1000mL，搅拌均匀，加曙红着色成粉红色，即得。

【注解】 ①本品是经化学反应制备而成，硼砂与甘油反应生成甘油硼酸钠和硼酸甘油，后者又与碳酸氢钠反应生成甘油硼酸钠，同时放出二氧化碳气体（有气泡，当无气泡发生时即反应完成）。②甘油硼酸钠，呈碱性，具有去除酸性分泌物的作用。③苯酚具有抑菌和轻微局麻作用。④用食用色素着色成红色，以示外用。⑤本品为含漱剂。用于扁桃体炎、口腔炎、齿龈炎、咽喉炎等。

例 4-4 甲酚皂溶液的制备

【处方】
甲酚	500mL	植物油	173g
氢氧化钠	适量（约 27g）	纯化水	加至 1000mL

【制法】 取氢氧化钠加纯化水 100mL 溶解后，放冷；不断搅拌下加入植物油中，使均匀乳化，放置 30min，慢慢加热（水浴或蒸汽浴），当皂体颜色加深呈透明状后，再进行搅拌；检查是否皂化完全，若皂化完全，趁热加甲酚搅拌，混合均匀，使皂块全部溶解，放冷；最后补加纯化水至全量，摇匀即得。

【注解】 ①处方中的植物油可用低、中碳链脂肪酸代替。②该溶液是肥皂的缔合胶体。③甲酚在水中溶解度小 (1:50)，制备甲酚皂溶液时利用钠肥皂增溶作用，制成 50%（体积分数）甲酚皂溶液。④本品为消毒防腐药。用于消毒时，浓度为 1%~2%（体积分数）

的水溶液；消毒敷料、器械和处理排泄物时，常用 5%～10%（体积分数）的水溶液。

二、糖浆剂

糖浆剂（Syrups）系指含有原料药物的浓蔗糖水溶液。糖浆中的药物可以是化学药物，也可以是药材的提取物。如布洛芬糖浆、川贝枇杷糖浆等。蔗糖和芳香剂能掩盖某些药物的苦味、咸味及其他不适臭味，容易服用，尤其受儿童欢迎。如《中国药典》2020 年版一部收载有小儿止咳糖浆、小儿百部止咳糖浆、小儿感冒宁糖浆等。

纯蔗糖的近饱和水溶液称为单糖浆或糖浆，其含糖量为 85%（g/mL）或 64.7%（g/g）。

糖浆剂根据用途不同可分为：①单糖浆，不含任何药物，除供制备含药糖浆外，一般用作矫味剂、助悬剂等；②矫味糖浆，如姜糖浆、橙皮糖浆等，主要用于矫味，有时也作助悬剂；③药物糖浆，如《中国药典》2015 年版收载有五味子糖浆、清热银花糖浆、枸橼酸哌嗪糖浆、盐酸氨溴索糖浆、盐酸金刚烷胺糖浆、磷酸可待因糖浆、葡萄糖酸亚铁糖浆等，主要用于疾病的治疗。

1. 制备方法

糖浆剂的制备方法主要有溶解法和混合法。

（1）溶解法　溶解法分为热溶法和冷溶法。

① 热溶法　热溶法是将蔗糖溶于沸腾的纯化水中，加热使之溶解，在适宜温度下加入其他药物，溶解、滤过，再通过滤器加纯化水至全量，分装，即得。不加药物可制成单糖浆。本法适用于对热稳定的药物和有色糖浆的制备。热溶法的特点是：溶解速度快，可以杀死微生物，趁热易滤过；但加热过久或超过 100℃时，使转化糖的含量增加，糖浆剂颜色容易变深。

② 冷溶法　将蔗糖溶于冷纯化水或含药的溶液中制成糖浆剂，适用于热不稳定或挥发性药物。冷溶法的特点是：制备的糖浆剂颜色较浅；但生产周期较长，容易被微生物污染。

例 4-5　单糖浆

【处方】　蔗糖　　　　　850g　　　　纯化水　　　　加至 1000mL

【制法】　取纯化水 450mL，煮沸，加蔗糖，搅拌，溶解后，继续加热至 100℃，用脱脂棉滤过，自滤器上加适量的热纯化水洗净，放冷，加适量的纯化水，使全量成 1000mL，搅匀，即得。

【注解】　①制备过程中，加热溶解、过滤、灌装和密封包装等操作要尽快完成。②本品为无色至淡黄色的浓厚液体，味甜。③用于液体药剂中作矫味剂，或用作丸剂、片剂的赋形剂。本品应密封，在 30℃ 以下避光保存。④本品亦可用渗漉法制备：置蔗糖于渗漉器中，加入沸腾的纯化水 450mL，待蔗糖全部溶解，收集渗漉液于 1000mL 容器中，再自渗漉器加入适量热纯化水，至全量成 1000mL，搅拌均匀，即得。

（2）混合法　混合法系将药物与糖浆均匀混合制备而成的。这种方法适合于制备含药糖浆。含药糖浆含糖量较低，要特别注意防腐。混合法药物的加入方法如下：水溶性固体药物，可先用少量纯化水溶解再与单糖浆混合；水中溶解度小的药物可酌加少量其他适宜的溶剂使药物溶解，然后加入单糖浆中，搅匀；药物为可溶性液体或药物的液体制剂时，可将其直接加入单糖浆中，必要时滤过；药物为含乙醇的液体制剂时，与单糖浆混合常产生混浊，可加入适量甘油助溶或加滑石粉助滤；药物为水性浸出制剂时，需加热使蛋白质凝固除去，再将滤液加入单糖浆中。

制备糖浆剂应在避菌环境中进行，各种用具、容器应进行洁净或灭菌处理，并及时灌装。

例4-6 小儿百部止咳糖浆

【处方】

百部（蜜制）	100g	黄芩	100g
陈皮	100g	桑白皮	50g
桔梗	50g	苦杏仁	50g
枳壳（炒）	50g	知母	25g
麦冬	25g	甘草	25g
天南星（制）	25g		

【制法】 以上十一味，加水煎煮2次，第一次3小时，第二次2小时，合并煎煮液，过滤，滤液静置6小时以上，取上清液，浓缩至适量。取蔗糖650g加水适量，煮沸溶解制成糖浆，与上述浓缩液混合均匀，煮沸，放冷，加入苯甲酸钠2.5g，香精适量，加纯化水至1000mL，搅匀，静置，过滤。

【注解】 ①本品为棕褐色的黏稠液体；味甜。②本品为清热化痰剂，主治小儿痰热蕴肺所致的咳嗽，顿咳，症见咳嗽、痰多、痰黄黏稠、咯吐不爽或痰咳不已、痰稠难出及见上述证候百日咳。

例4-7 枸橼酸哌嗪糖浆

【处方】

枸橼酸哌嗪	160g	蔗糖	650g
羟苯乙酯	0.5g	矫味剂	适量
纯化水	加至1000mL		

【制法】 取纯化水500mL煮沸，加入蔗糖与羟苯乙酯，搅拌溶解，过滤，滤液中加入枸橼酸哌嗪，搅拌溶解，放冷，加矫味剂与适量纯化水，使全量为1000mL，搅匀即得。

【注解】 ①本品为澄明带有芳香气味的糖浆状溶液，矫味剂常用柠檬香精（0.72%）、桑椹汁香精（0.22%）的乙醇（0.37%）溶液。②本品为驱肠虫类药品，用于蛔虫和蛲虫感染。

例4-8 氯雷他定糖浆

【处方】

氯雷他定	1.0g	丙二醇	100g
甘油	80g	苯甲酸钠	1.0g
柠檬酸	8.0g	蔗糖	550g
香精	1.0g	纯化水	加至1000mL

【制法】 取氯雷他定，加入到丙二醇中，搅拌，超声溶解。再加入甘油搅匀。去蔗糖，加纯化水加热煮沸，放冷，加入苯甲酸钠、柠檬酸搅拌溶解，控制pH在2.5～3.1。在不断搅拌下，加入药物溶液，过滤，放冷，加香精与适量纯化水，使全量为1000mL，搅匀即得。

【注解】 ①氯雷他定难溶于水，溶于丙二醇。甘油有助溶作用，并且与丙二醇合用能增加糖浆的稳定性。②本品为无色至淡黄色澄清黏稠液体，味香甜。③用于缓解过敏性鼻炎有关的症状，如喷嚏、流涕鼻塞以及眼部痒及烧灼感；亦适用于减轻慢性荨麻疹、瘙痒性皮肤病及其他过敏性皮肤病的症状及体征。

2. 生产与贮藏期间应注意的问题及有关规定

(1) 糖浆剂生产与贮藏期间应注意的问题

① 霉败：糖浆剂特别是低浓度的糖浆易被真菌、酵母菌和其他微生物污染，使糖浆剂混浊或变质。糖浆剂中含蔗糖浓度高时，渗透压大，微生物的生长繁殖受到抑制，而低浓度

的糖浆剂应添加防腐剂。

② 沉淀：糖浆剂在工业生产和贮存过程中常因糖的质量不好、含浸出制剂或配伍不当等容易出现浑浊或沉淀。低质量糖中含有较多量的蛋白质等高分子杂质，容易在储存过程中逐渐聚集而呈现浑浊或沉淀。故应选择药用白砂糖，必要时在糖浆制备过程中的加热或过滤前加入少量澄清剂，充分搅拌混合，使高分子或多价离子杂质吸附到澄清剂上，过滤除去。常用的澄清剂有滑石粉、硅藻土、蛋清、蛋白粉、骨炭等。

③ 变色：蔗糖为双糖，在加热或酸性条件下易水解生成转化糖，转化糖的甜度比蔗糖高，并具有还原性，可防止某些药物氧化，但也加速糖浆本身的发酵变质。糖浆加热过度可使蔗糖焦糖化，颜色变深呈琥珀色。生产中宜用蒸汽夹层锅加热，温度和时间应严格控制，不能用高压锅灭菌。一些用色素着色的糖浆容易出现变色现象，色素遇到还原性物质或在光线作用下会逐渐褪色。

（2）糖浆剂生产与贮藏期间应符合的相关规定

① 糖浆剂含蔗糖量应不低于 45％（g/mL）。

② 除另有规定外，一般将药物用新煮沸的水溶解后，加入单糖浆；若直接加入蔗糖配制，则需加水煮沸，必要时过滤，并自滤器上添加适量新煮沸的水，使成处方规定量，搅匀，即得。

③ 应在避菌的环境中配制，及时灌装于灭菌的洁净干燥容器。

④ 糖浆剂应密封，避光置干燥处贮存。在贮存期间不得有酸败、发霉、产生气体或其他变质现象，应符合微生物限度检查要求。

⑤ 除另有规定外，糖浆剂应澄清；可加入适宜附加剂，必要时可添加适量乙醇、甘油或其他多元醇。如需加入防腐剂，羟苯酯类用量不得超过 0.05％，山梨酸和苯甲酸（其钾盐、钠盐的量分别按酸计）的用量不得超过 0.3％；如需加入色素，其品种及用量应符合国家标准的有关规定，并注意对检验产生干扰。

三、芳香水剂

芳香水剂（Aromatic Waters）系指芳香挥发性药物（多半为挥发油）的饱和或近饱和水溶液。用乙醇和水混合溶剂制成的含大量挥发油的溶液，称为浓芳香水剂。芳香水剂应澄明，具有与原有药物相同的气味，不得有异臭、沉淀和杂质。主要用于矫味、矫臭，有的也有祛痰止咳、平喘和解热镇痛等治疗作用。

纯挥发油和化学药物多用溶解法和稀释法制备，原料为含挥发性成分的植物药材时多采用蒸馏法制备，也可制成浓芳香水剂，临用时加以稀释。用溶解法制备时可加入适量非离子型表面活性剂如聚山梨酯 80，与挥发油混溶后，再加水摇匀。芳香水剂中挥发性成分多半容易分解或变质，且易霉败，故不宜大量配制和久贮。

例 4-9　浓薄荷水

【处方】

薄荷油	20mL	乙醇（90％）	600mL
滑石粉	50g	纯化水	加至 1000mL

【制法】 取薄荷油，加乙醇使溶解，分次加纯化水，随加随振摇，使成 1000mL，加入滑石粉，再振摇，放置 4 小时后，过滤，分装。

【注解】①本品为浓芳香水剂，含醇量 50％～53％。②乙醇起增溶的作用。③滑石粉起助滤和分散的作用，可增加挥发物质的分散度，加速其溶解，并吸附杂质和剩余的挥发性物质，使溶液澄明。④滑石粉不宜过细，以免通过滤材使溶液浑浊。⑤本品为祛风、芳香矫味剂，用于矫味和供稀释配制薄荷水用，可缓解胃肠胀气与绞痛。

四、醑剂

醑剂（Spirits）系指挥发性药物的浓乙醇溶液，供外用或内服。凡用于制备芳香水剂的药物一般都可以制成醑剂。醑剂的浓度一般为5%～10%，醑剂中乙醇的浓度一般为60%～90%。醑剂可作为芳香矫味剂，如复方橙皮醑、薄荷醑等。也可用于治疗，如亚硝酸乙酯醑、樟脑醑、芳香氨醑等。由于醑剂中的挥发油易氧化、酯化或聚合，长期储存会变色，甚至出现黏性树脂物沉淀，故应贮存于密闭容器中，但不宜长期储存。

醑剂的制备方法有溶解法和蒸馏法。醑剂是高浓度醇溶液，所用器械应干燥，滤器和滤纸应先用乙醇润湿，以防遇水药物析出、成品浑浊。

例 4-10　复方薄荷脑醑

【处方】　薄荷脑　　　3g　　　　苯酚　　　　5g
　　　　　乙醇　　　　630mL　　纯化水　　　加至1000mL

【制法】　取薄荷脑、苯酚溶于乙醇中，搅拌中缓缓加入纯化水使成1000mL，搅匀即得。

【注解】　本品有清凉、止痒、消毒作用。用于小儿皮肤止痒。

五、酊剂

酊剂（Tinctures）系指将原料药物用规定浓度的乙醇提取或溶解而制成的澄清液体制剂，也可用流浸膏稀释制成，供口服或外用。

除另有规定外，每100mL酊剂相当于原饮片20g。含有毒剧药品的中药酊剂，每100mL应相当于原饮片10g；其有效成分明确者，应根据其半成品的含量加以调整，使符合各酊剂项下的规定。酊剂应澄清，久置允许有少量摇之易散的沉淀。

制备酊剂时，应根据有效成分的溶解性选择适宜浓度的乙醇，以减少酊剂中杂质含量。酊剂中一般乙醇的最低浓度为30%（体积分数）。酊剂久放产生沉淀时，可滤除，并调整乙醇和有效成分含量至规定标准。酊剂应密封于遮光容器中，置阴凉处储存。

酊剂的制备方法有溶解法、稀释法、浸渍法和渗漉法。

(1) 溶解法　取原料药物的粉末或流浸膏，加规定浓度的乙醇溶液适量，使溶解，过滤，分装。

(2) 稀释法　取浓酊剂或流浸膏，加规定浓度的乙醇溶液适量，混合后静置，必要时过滤。所用乙醇溶液浓度一般与流浸膏制备时的相同，以免或减少因乙醇溶度改变而出现浑浊或沉淀。

(3) 浸渍法　取适当粉碎的饮片，置于有盖容器中，加入溶剂适量，密盖，搅拌或振摇，使在常温或温热条件下浸泡而浸出有效成分，一般常温放置3～5天。取上清液，再加入溶剂适量，浸渍至有效成分充分浸出，合并浸出液，加溶剂至规定量后，静置，滤过，即得。

(4) 渗漉法　取适当粉碎的药材，加60%～70%药材量溶剂润湿，密闭15min至数小时；将经润湿的药粉分次装入渗漉器内均匀压平，以滤纸或纱布覆盖；打开下部活塞，从上部缓缓加入溶剂，排除药粉间隙中的空气，待溶液流出时，关闭出口；加溶剂高出药材数厘米，加盖浸渍24～48h；打开出口进行渗漉，收集药材量85%的初漉液另器保存，续漉液经低温浓缩后与初漉液合并，调整至规定量，静置，取上清液分装。

例 4-11　碘酊

【处方】　碘　　　　　　20g　　　　　碘化钾　　　　　　15g

　　　　　乙醇　　　　　500mL　　　　纯化水　　　　　　加至 1000mL

【制法】　取碘化钾，加纯化水 20mL 溶解，加碘及乙醇，搅拌使溶解，加水至全量，即得。

【注解】　①本品为红棕色液体，有特臭。②碘化钾与碘生成可溶性配合物，增加碘的溶解度，起助溶作用，并防止碘与乙醇的氧化和挥发，起稳定作用。③碘为氧化剂，在长期储存过程中，受光线作用，与乙醇发生反应，生成碘乙烷、三碘乙醛、乙醛、乙酸等杂质。④本品应置于棕色磨口玻璃瓶内，在冷暗处保存，不可用木塞、胶塞和金属塞。⑤本品为消毒防腐剂，用于皮肤感染和消毒。

六、甘油剂

甘油剂（Glyceritums）系指药物溶于甘油中制成的专供外用的溶液剂。甘油具有黏稠性和吸湿性，对皮肤、黏膜有滋润作用，能使药物滞留于患处而延长药物局部疗效，缓和药物的刺激性。甘油剂用于口腔、耳鼻喉科疾病。甘油的吸湿性较大，应密闭保存。

甘油剂可用溶解法和化学反应法制备。

(1) 溶解法　系将药物直接溶于甘油中制成，如碘甘油。

例 4-12　碘甘油

【处方】　碘　　　　　　10g　　　　　碘化钾　　　　　　10g

　　　　　纯化水　　　　10mL　　　　甘油　　　　　　　加至 1000mL

【制法】　取碘化钾加纯化水溶解后，加入碘，搅拌使之溶解，再加甘油成 1000mL，搅匀即得。

【注解】　本品为消毒防腐剂，用于口腔黏膜感染、牙龈炎、牙周炎等。

(2) 化学反应法　系甘油与药物混合后发生化学反应而制成的甘油剂，如硼酸甘油等。

七、高分子溶液剂

高分子溶液剂系指高分子化合物溶解于溶剂中制成的均匀分散的液体制剂。高分子溶液剂以水为溶剂时，称为亲水性高分子溶液剂，或称胶浆剂，如蛋白质、酶类、纤维素类的溶液、胶浆等；以非水溶剂制备的高分子溶液剂，称为非水性高分子溶液剂。虽然高分子溶液中分子的直径可达胶粒大小，但不同于溶胶剂的是，高分子溶液是处在热力学平衡状态的真溶液，能用热力学函数进行描述，高分子溶液剂属于热力学稳定体系。与溶胶剂相比，高分子溶液剂还具有较高的渗透压和黏度。

(一) 高分子溶液剂的特性

1. 高分子的荷电性

高分子化合物结构的某些基团在溶液中会发生解离而使分子带电，如壳聚糖、血红素、聚乙酰胺等带正电；而羧甲纤维素钠、阿拉伯胶、西黄蓍胶等带负电；蛋白质可以带正电、负电，在等电点时不带电，等电点时蛋白质溶液的性质会发生显著的改变，其黏度、渗透压、溶解度、导电性均变为最小值。高分子溶液的这种性质，在药剂学中有重要意义。

2. 高分子溶液的摩尔质量与黏度

高分子的摩尔质量通常大于 $10^4 g/mol$，而且是不同长短的分子链的混合物，其分子大小不是单一的，具有多分散性，因此其摩尔质量是一个平均值。摩尔质量越大的高分子溶液，其溶液的黏度越高。高分子溶液的特性黏度与黏均摩尔质量之间的关系可用经验公式 (4-1) 表示。

$$[\eta] = KM^a \tag{4-1}$$

式中，K、a 分别是与溶剂、高分子化合物和温度有关的经验常数；M 为黏均摩尔质量。

3. 高分子溶液的渗透压

与溶胶不同，亲水性高分子溶液有较高的渗透压，渗透压的大小与高分子溶液的浓度有关。高分子溶液的渗透压可用式 (4-2) 表示。

$$\Pi/C_g = RT/M = BC_g \tag{4-2}$$

式中，Π 为渗透压；C_g 为高分子溶液的浓度，g/L；R 为气体常数；T 为绝对温度；M 为分子量；B 为特定常数，其数值由溶质和溶剂相互作用的大小来决定。由此可见，Π/C_g 对 C_g 呈直线关系。

4. 胶凝性

有些高分子溶液，如琼脂、明胶的水溶液，在温热条件为黏稠性流动液体，温度降低时，原本呈链状分散的高分子间相互连接，形成网状结构，分散介质水被全部包含在网状结构中，形成不流动的半固体状物，称为凝胶，如软胶囊的囊壳就是这种凝胶。形成凝胶的过程称为胶凝。影响胶凝的因素有：浓度、温度和电解质。

5. 高分子溶液的稳定性与聚结特性

高分子化合物含有大量的亲水基，能与水形成牢固的水化膜，可阻止高分子化合物分子之间的相互凝聚；同时，高分子的荷电性使高分子之间具有相互排斥作用。这些特性使高分子溶液处于稳定状态。

高分子的水化膜和荷电性发生变化时容易出现聚结沉淀。如下列情况：

① 水化膜被大量的电解质破坏　由于电解质本身具有强烈的水化作用，向溶液中加入大量的电解质可以破坏高分子的水化膜，使高分子凝结而沉淀，这一过程称为盐析。但少量电解质，对水化膜影响不大，不会影响溶液的稳定性。

② 水化膜被脱水剂破坏　向溶液中加入脱水剂，如乙醇、丙酮等也能破坏水化膜而发生聚结。

③ 荷电性发生变化　带相反电荷的两种高分子溶液混合时，由于相反电荷中和而产生凝结沉淀。

④ 其他原因，如光线、射线、空气的影响，使高分子溶液在放置过程中发生聚集沉淀，这一现象称为陈化。

(二) 高分子溶液剂的制备

制备高分子溶液通常采用溶解法。高分子的溶解过程分为溶胀和溶解两个阶段。在溶胀阶段，水分子渗入到高分子化合物分子间的空隙中，与高分子中的亲水基团发生水化作用而使体积膨胀，高分子链之间的作用力降低，这一过程称为有限溶胀。随着溶胀过程继续进行，进入到溶解阶段，高分子链逐渐扩散到溶剂中，直至高分子完全溶解，形成分子分散的均相体系，这一过程也称为无限溶胀。在溶解阶段，常需搅拌或加热，以加速高分子溶液的形成。形成高分子溶液的这一过程称为胶溶。与制备小分子溶液相比，高分子溶液的制备所需时间较长。

如制备明胶溶液时，先将明胶置于水中泡浸 3～4h，明胶吸水经有限溶胀后，加热并搅拌使其形成明胶溶液。琼脂、阿拉伯胶、西黄蓍胶等在水中均属于这一过程。甲基纤维素则需溶于冷水中完成这一制备过程，淀粉遇水立即膨胀，但无限溶胀过程必须加热至 60～70℃才能完成。

例 4-13　胃蛋白酶合剂

【处方】　含糖胃蛋白酶（1：1200）　20g　　　　　单糖浆　　　　　100mL
　　　　　稀盐酸　　　　　　　　　　20mL　　　　　橙皮酊　　　　　20mL
　　　　　5％羟苯乙酯溶液　　　　　10mL　　　　　纯化水　　　　　加至 1000mL

【制法】　将单糖浆和稀盐酸加入约 750mL 纯化水中，搅匀，缓缓加入橙皮酊、羟苯乙酯溶液，随加随搅拌，再将含糖胃蛋白酶撒在液面上，待其自然溶胀、溶解后，再加纯化水至全量，搅匀，即得。

【注解】　①胃蛋白酶活性受溶液 pH 影响，一般应在 pH＝1.5～2.5。②盐酸浓度超过0.5％将影响胃蛋白酶的活性，配制时应先将稀盐酸用适量水稀释。③胃蛋白酶须撒在液面上，待其溶胀，再搅匀，不可猛烈振摇或搅拌，不得加热以免失去活性。④胃蛋白酶等电点在 pH 2.75～3.00，该溶液 pH 小于等电点，胃蛋白酶带正电，在用带负电的滤纸、脱脂棉等滤材过滤时，产生吸附作用。故本品一般不宜过滤。必要时可用稀盐酸冲洗滤材，以中和其表面电荷，消除吸附现象。⑤本品不宜与胰酶、碱、氯化钠、鞣酸、浓乙醇、碘以及重金属配伍，会降低胃蛋白酶的活性。

例 4-14　心电图导电胶

【处方】　氯化钠　　　　　180g　　　　　淀粉　　　　　　　100g
　　　　　甘油　　　　　　200g　　　　　5％羟苯乙酯溶液　6mL
　　　　　纯化水　　　　　加至 1000mL

【制法】　取氯化钠溶于适量纯化水中，加入羟苯乙酯溶液加热至沸；另取淀粉用冷纯化水调匀，将上述氯化钠溶液趁热缓缓加入制成糊状，加入甘油，再加纯化水至全量，搅匀，即得。

【注解】　①本品为具流动性的无色黏稠液体。②供心电图及脑电图检查时电极导电用。

第二节　溶　胶　剂

一、概述

溶胶剂（Sols）系指固体药物微粒分散在水中形成的非均匀分散的液体制剂，又称疏水胶体溶液。溶胶剂中分散的微粒大小在 1～100nm 之间，是多分子或离子的聚集体，一般称为胶粒。溶胶剂的分散度很大，而胶粒的水化作用又较弱，胶粒间易合并，属热力学不稳定系统。目前在临床上很少使用溶胶剂，但溶胶剂的性质对药剂学却十分重要。

二、溶胶剂的构造和性质

1. 溶胶的双电层构造

溶胶剂中固体微粒由于本身的解离或吸附溶液中某种离子而带有电荷，带电的微粒表面必然吸引带相反电荷的离子，称为反离子。吸附的带电离子和反离子构成了吸附层。少部分反离子扩散到溶液中，形成扩散层。吸附层和扩散层分别是带相反电荷的带电层称为双电层，也称扩散双电层。双电层之间的电位差称为 ζ 电位，也称为电动电位。在电场的作用下，胶粒向与其自身电荷相反方向移动。ζ 电位的高低决定于反离子在吸附层和溶液中分布量的多少，吸附层中反离子越多则溶液中的反离子越少，ζ 电位就越低。相反，进入吸附层的反离子越少，ζ 电位就越高。由于胶粒电荷之间排斥作用和在胶粒周围形成的水化膜，可防止胶粒碰撞时发生聚结。ζ 电位越高，斥力越大，溶胶也就越稳定。ζ 电位降至 25mV 以下时，溶胶产生聚结不稳定性。

2. 溶胶的性质

(1) **光学性质** 当一束光线通过溶胶剂时，从侧面（入射光的垂直方向）可看到一条发亮的光束，这一现象称为丁铎尔效应。丁铎尔效应是由英国物理学家丁铎尔（John Tyndall，1820～1893）发现而得名，这种效应在溶胶中表现特别显著，常用来鉴别分散系统是胶体还是溶液。丁铎尔效应是由于胶粒粒度小于自然光波长引起光散射所产生的。溶胶剂的混浊程度用浊度表示，浊度越大表明散射光越强。

(2) **电学性质** 由于胶粒表面带某种电荷以及其双电层结构，在电场的作用下胶粒或分散介质产生定向移动，在移动过程中产生电位差，这种现象称为界面动电现象。溶胶的电泳现象就是界面动电现象所引起的。

(3) **动力学性质** 胶粒在分散介质中有不规则的运动，这种运动称为布朗运动。这种运动是由于胶粒受溶剂水分子不规则地撞击产生的。胶粒越小，布朗运动越激烈，其运动的激烈程度不随时间而改变，随温度升高而增加。胶粒同真溶液中的溶质一样，会从高浓度向低浓度区域扩散，但胶粒尺寸较大，其热运动相较小分子要弱，扩散也比小分子慢。另外，胶粒受到重力作用会发生沉降，但由于布朗运动又有促使浓度均一的趋势，当两种效应相反的作用相等时，胶粒的分布达到平衡。溶胶粒子的扩散速度、沉降速度及分散介质的黏度等都与溶胶的动力学性质有关。

(4) **稳定性** 溶胶剂是热力学不稳定体系，粒子间有相互聚结而降低其表面能的趋势，因此具有聚结不稳定性。但由于胶粒表面电荷产生静电斥力，以及胶粒荷电所形成的水化膜，都增加了溶胶剂的聚结稳定性。溶胶剂中的胶粒受到重力作用，具有沉降的动力不稳定性。但由于胶粒的布朗运动又使其在重力场中不易沉降，增加了溶胶剂的动力稳定性。布朗运动也会促使胶粒间的相互碰撞，增加粒子间聚结的机会，一旦粒子聚结变大，布朗运动就会减弱，则溶胶剂的动力学稳定性降低，发生聚沉。

溶胶剂对带相反电荷的溶胶以及电解质极其敏感，将带相反电荷的溶胶或电解质加入到溶胶剂中，由于电荷被中和使 ζ 电位降低，同时又减少了水化层，使溶胶剂发生聚结而产生沉降。

高分子对溶胶的稳定性的影响具有两重性。当向溶胶剂中加入天然的或合成的亲水性高分子溶液时，高分子吸附在胶粒表面，使其水化作用增强，防止胶粒之间或胶粒与电解质之间的直接接触，起到稳定和保护溶胶的作用，可显著提高溶胶剂的稳定性，这种胶体称为保护胶体。但如果加入的高分子的量过少，则可能起到架桥作用，使胶粒之间相互连接在一起，更容易发生聚结，从而降低溶胶剂的稳定性，这种现象称为敏化作用。

三、溶胶剂的制备

溶胶剂的制备分为分散法和凝聚法两种。

1. 分散法

分散法就是把药物的粗大粒子变小，使其分散达到胶粒的尺寸范围。

(1) 机械分散法　生产上常采用胶体磨进行制备，适用于脆而易碎的药物。将分散相、分散介质及稳定剂由投入口处加入到胶体磨中，此时物料处于旋转体与固定体之间的狭小而可调节的细缝研磨面中间，旋转体以接近 10000r/min 的转速高速旋转，分散相受到强大的剪切力而被研磨粉碎成胶体粒子大小，可制成质量很好的溶胶剂。

(2) 胶溶法　胶溶法是通过使新生的粗分散粒子重新分散而获得溶胶的方法，也称解胶法。如新生成的 AgCl 粗分散粒子加稳定剂 $AgNO_3$（起作用的是 Ag^+），经再分散可制得 AgCl 溶胶剂。

(3) 超声分散法　超声分散法是用 20000Hz 以上超声波所产生的能量使粗分散粒子分散成溶胶剂的方法。

2. 凝聚法

凝聚法制备溶胶剂的过程一般是先制成难溶性药物的过饱和溶液，再使之相互结合成胶粒而得到溶胶。凝聚法又分为物理凝聚法和化学凝聚法。

(1) 物理凝聚法　物理凝聚法是通过改变分散介质的性质使溶解的药物溶解度降低而发生凝聚成为溶胶的方法。

(2) 化学凝聚法　化学凝聚法是利用氧化、还原、水解、复分解等化学反应，制备溶胶的方法。

制备溶胶时，常利用溶胶不能透过半透膜的性质，采用渗析法和超滤法对溶胶进行纯化。

第三节　混　悬　剂

一、概述

混悬剂（Suspensions）是指难溶性固体原料药物以微粒状态分散于液体介质中制成的混悬液体制剂。它属于非均相液体制剂。也包括干混悬剂或浓混悬液。混悬剂的分散相（Disperse Phase）为难溶性固体微粒，粒径一般在 0.5～10μm 之间，也有的小于 0.5μm 或大于 10μm，甚至可达 50μm 或更大，属于热力学和动力学均不稳定的粗分散体系。

混悬剂的分散介质即连续相（Continuous Phase），大多情况下是水，有时也可用植物油等。混悬剂还可制成干粉或颗粒，即干混悬剂，临用时加入分散介质迅速振摇分散，可制成高含量的混悬剂，这有利于解决混悬剂在贮存过程中出现的稳定性问题。《中国药典》2020 年版第二部收载有阿奇霉素、阿莫西林、富马酸氯马斯汀、罗红霉素、头孢克洛等干混悬剂。

混悬剂在药剂学方面的应用有口服、外用、非胃肠给药及吸入治疗等，具有以下特点。

① 难溶性药物可制成混悬剂，以液体剂型应用于临床。

② 两种溶液混合时，药物的溶解度降低或产生难溶性化合物，可制成混悬剂。

③ 长效作用，控制药物释放和吸收速率。如混悬型注射剂可通过调节药物粒子大小或选用适合载体来控制药物的释放与吸收速率，例如右美沙芬和可待因药物树脂型控释混悬剂。

④ 提高药物在水溶液中的稳定性。如普鲁卡因青霉素的混悬剂中加入盐酸普鲁卡因，由于其同离子效应，而使药物溶解度从 5.45mg/mL 降低至 0.655mg/mL，混悬液的稳定性也得以提高，放置两个月后药物含量稳定，而未加盐酸普鲁卡因的混悬剂含量降低了 22%。

⑤ 改善药物不良味道。大多数药物溶解状态的味道更明显些（与不溶状态相比较而言），如对乙酰氨基酚的口服混悬剂比其溶液制剂具有较好的口感，也更适用于儿童患者。同样，氯霉素以其不溶形式即棕榈氯霉素制成口服混悬剂，该品种在《中国药典》2020 年版第二部有收载，其性状为白色乳状，味甜。其他还有阿奇霉素树脂混悬液等。

由于混悬剂是热力学和动力学均不稳定的粗分散体系，药物剂量不易精准控制，为了安全起见，毒剧药或剂量小的药物不适宜制成混悬剂。

混悬剂的质量要求除应符合一般液体制剂的要求外，药物本身的化学性质应稳定，在使用或贮存期间含量应符合要求；药物微粒应小而均匀，其大小应符合不同用途的要求，长时间放置后其混悬粒子大小保持不变；应具有一定黏度，粒子的沉降速度应很慢，沉降后不应有结块现象，轻摇后应迅速均匀分散；易于从容器中均匀倒出；外用混悬剂应容易涂布。

二、混悬剂的物理稳定性

物理稳定性是混悬剂在制备、贮存和使用过程中面临的主要问题，原因有二：一是混悬的微粒在重力作用下容易发生沉降，可能会在容器底部形成结块而不能再分散，即具有动力学不稳定性；二是混悬剂中药物微粒粒径小，分散度高，相界面能高，粒子间有相互聚结以降低体系表面自由能的趋势，即具有热力学不稳定性。

由于疏水性药物混悬剂的微粒水化作用很弱，更容易受到外界因素（如电解质）的影响，因此疏水性药物的混悬剂较亲水性药物混悬剂存在更大的稳定性问题。

1. 混悬粒子的沉降

混悬剂中药物微粒与分散介质之间存在密度差，如药物微粒的密度较大，由于重力作用，静止后会发生沉降，其沉降速度服从 Stoke's 定律：

$$V = 2r^2(\rho_1 - \rho_2)g/9\eta \tag{4-3}$$

式中，V 为沉降速度（cm/s）；r 为微粒半径（cm）；ρ_1、ρ_2 为微粒和介质的密度（g/mL）；g 为重力加速度（cm/s^2）；η 为分散介质的黏度（Pa·s）。

Stoke's 公式是根据理想状态推导出来的，假设粒子为球形，大小均匀，粒子沉降不受湍流影响，粒子间无相互碰撞，且与分散介质无化学或物理吸附或亲和力，不受器壁影响。实际上多数混悬剂不能符合这些条件，不能用 Stoke's 公式来精确定量计算粒子的沉降速度，但可以用来定性分析影响沉降速度的因素。

由 Stoke's 公式可见，微粒沉降速度与微粒半径平方、微粒与分散介质的密度差成正比，与分散介质的黏度成反比。为了减小混悬微粒的沉降速度，可采取以下措施：减小混悬微粒的半径，降低微粒与分散介质之间的密度差，增大分散介质的黏度等。在混悬剂中加入助悬剂，不仅增加介质的黏度，还可减小微粒与分散介质之间的密度差，同时微粒吸附助悬剂分子又增加了药物微粒的亲水性，这些都有助于提高混悬液的稳定性。但更有效的方法是减小混悬微粒的半径，如密度为 1.3g/mL 的粉末，平均粒径为 2.5μm 时，在水中沉降速度为 1.02×10^{-4} cm/s；平均粒径为 0.25μm 时，沉降速度为 1.02×10^{-6} cm/s。当混悬液中的粒子半径足够小时，其布朗运动足以对抗其重力作用，此时称为"不沉降直径"（No Sedimentation Diameter，NSD）。药物粒径减小、沉降缓慢的意义在于可以使给药剂量更加均匀，外形更加细腻美观，药物吸收更加快速。但在药物化学不稳定或刺激性较强的情况下，其粒子不宜过分细微，以免增加不稳定性及刺激性。

2. 絮凝与反絮凝

混悬剂中微粒的分散度较大，具有较大的表面自由能，体系处于热力学不稳定状态。表面自由能与表面积的关系如下：

$$\Delta F = \sigma_{S\text{-}L} \cdot \Delta A \tag{4-4}$$

式中，ΔF 为粒子总表面自由能的改变值；$\sigma_{S\text{-}L}$ 为固-液间的界面张力；ΔA 为粒子总表面积的改变值。由式（4-4）可见，ΔF 的降低，决定于 $\sigma_{S\text{-}L}$ 和 ΔA 的降低。加入表面活性剂或润湿剂等可降低界面张力 $\sigma_{S\text{-}L}$，有利于混悬剂的稳定。加入适当电解质，使 ζ 电位降低到一定程度，混悬微粒就会变成疏松的絮状聚集体而沉降，使 ΔA 降低，这个过程称为絮凝（Flocculation），加入的电解质称为絮凝剂。絮凝状态具有如下特点：沉降速度快，有明显的沉降面；沉降体积大；振摇后能迅速再分散成均匀的混悬状态。为了得到稳定的混悬剂，一般应控制 ζ 电位在 $20\sim25\,mV$ 范围内，使其恰好能产生絮凝作用。

向絮凝状态的混悬剂中加入电解质，使 ζ 电位增大，阻碍粒子间的碰撞聚集，混悬剂由絮凝状态变为非絮凝状态，这个过程称为反絮凝（Deflocculation），加入的电解质称为反絮凝剂。同一电解质可因用量不同，在混悬剂起絮凝作用或反絮凝作用。

3. 微粒间相互作用

混悬剂中的微粒间相互作用可以用 DLVO 理论来描述。DLVO 理论是有关胶体稳定性的理论，由四位科学家（Derjguin，Landau，Verwey，Overbeek）的名字首字母命名，该理论提出了不同情况下胶粒之间双电层排斥位能与相互间吸引位能的计算方法，并据此对疏液胶体的稳定性进行了定量描述。混悬的微粒与胶粒一样，可因本身电离或吸附溶液中的离子而带电荷。微粒表面的电荷与介质中相反离子之间可构成双电层，产生 ζ 电位。因此微粒间存在静电斥力，构成斥力位能 V_R；同时微粒间还存在 Van der Waal 力，构成引力位能 V_A。两个微粒相互作用的总位能为 $V_T = V_R + V_A$。以位能 V 为纵坐标，以两粒子间距离 H 为横坐标作图，可得到位能曲线，如图 4-1 所示。

粒子间距离较远时，它们之间的相互作用力（斥力和引力）较小，总位能趋于 0；达到一定距离，而双电层之间仍未重叠时，引力作用相对较大，总位能为负值，直到达到一个相对低点（第二最低值 S）；继续接近到它们的双电层之间有重叠时，静电斥力开始起作用并逐渐增大，于是总位能曲线明显回升，随着距离接近和双电层重叠程度的不断增加，斥力位能的主导作用越加明显，总位能也相应上升，直到粒子间达到一定距离时，总位能将达到最高值（第一最大值 B）。再进一步靠近，粒子间引力又将占主导地位，于是总位能曲线开始下降，并迅速由正值转变为负值，直到达到最低值（第一最低值 P）。总位能曲线上这三个关键点的数值大小与混悬剂稳定性密切相关。在第二最低值 S 点处，粒子处于絮凝状态，形成疏松的聚集体，振摇后容易重新分散，适量絮凝剂的加入可以加大 S 的绝对值，此时混悬液相对比较稳定。在第一最大值 B 点处，粒子处于非絮凝状态即分散状态，这是理论上最稳定的状态，而且此点的高度和位能越大，混悬剂越稳

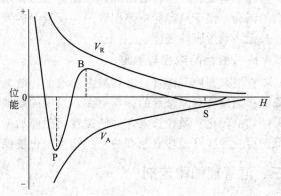

图 4-1　粒子间引力与斥力位能曲线

定。但这种稳定性通常难以保持长久，一旦受到外界某种因素的影响而使粒子间距离继续缩小时，引力位能将迅速增加，直到达到第一最低值 P 点，此时粒子间相互强烈吸引而结成硬块，即使振摇也无法再分散，混悬剂遭到彻底破坏。

4. 微粒增长与晶型转化

混悬剂中的大小粒子是共存的，当粒子很小（小到纳米级别）时，由于半径小的微粒具有较大的溶解度，小粒子会逐渐溶解变得越来越小，大粒子变得越来越大，结果大粒子的数目不断增加，使微粒的沉降速度加快，混悬剂的稳定性降低。

微粒半径和溶解度的关系如下：

$$\ln \frac{S_2}{S_1} = \frac{2\sigma M}{\rho RT}\left(\frac{1}{r_2} - \frac{1}{r_1}\right) \tag{4-5}$$

式中，S_1、S_2 分别为半径为 r_1、r_2 的药物溶解度；σ 为表面张力；ρ 为固体药物的密度；M 为分子量；R 为气体常数；T 为绝对温度。

由式（4-5）可知，若 $r_2 < r_1$，则 $S_2 > S_1$。由于混悬剂溶液是饱和溶液，在饱和溶液中小微粒因溶解度大而不断溶解，大微粒因过饱和而不断变大，使微粒的沉降速度加快，微粒沉降到底部后，小粒子填充到大粒子的空隙之间，底层微粒受上层微粒的压力而逐渐被压紧，形成结饼的硬块，振摇时难以再分散。因此，在制备混悬剂时，不仅要考虑粒子大小，还应考虑粒子大小的一致性，另外还可添加亲水性聚合物，使其吸附在微粒表面，抑制结晶长大。

许多结晶性药物如氯霉素、巴比妥、可的松等，都有几种晶型存在。但在同一药物的多晶型中，只有一种晶型是最稳定的，其他亚稳定型都不稳定，在一定时间内会转变为稳定型。由于亚稳定晶型常有较大的溶解度和较高的溶解速度，在体内吸收也较快，所以在药物制剂中常选用亚稳定晶型，如棕榈氯霉素混悬液中，选用亚稳定的 B 晶型作为原料药，A 晶型无效。如果混悬剂中多晶型药物的亚稳定型转变成稳定型，则药物混悬剂的稳定性及疗效均会降低。在混悬剂中加入亲水性聚合物如聚维酮、甲基纤维素、阿拉伯胶等，以及表面活性剂如聚山梨酯等物质，使其吸附或结合在结晶表面，可减少微粒的表面自由能，有效延缓晶型的转化。另外，药物的晶癖（结晶外部形态）对混悬剂的稳定性也有影响，如使用对称圆柱状碳酸钙微粒制成的混悬剂，放置后不结块，而用不对称的针状微粒制成的混悬剂，静置沉降后结成硬块。

5. 流变性

絮凝的混悬剂一般为非牛顿流体。根据所用的助悬剂不同，可表现为塑性流体、假塑性流体或触变性流体。塑性、假塑性或触变性的混悬剂在低剪切力或静置时其表观黏度较高，这有利于防止药物微粒的沉降；在高剪切力作用下或振摇时其表观黏度降低，这有利于混悬剂的流动，便于从容器中倾倒取用。反絮凝的混悬剂通常表现为牛顿流体，分散相浓度较高时甚至表现为胀性流体。

6. 分散相的浓度与温度

在混悬剂中，随着分散相浓度的增加，微粒相互接触凝聚的机会增多，混悬剂的稳定性降低。而温度对混悬剂的影响更大，温度的增加不仅改变药物的溶解度和溶解速度，还可能促使结晶转化、微粒长大，并使微粒间碰撞加剧，促进凝聚，同时还降低介质黏度，加快沉降速度。冷冻可破坏混悬剂的网状结构，也使稳定性降低。

三、混悬剂的稳定剂

为了提高混悬剂的物理稳定性，在制备时常需加入一些稳定剂。混悬剂的稳定剂包括助悬剂、润湿剂、絮凝剂与反絮凝剂等。稳定剂可单独使用，也可合并使用，几种稳定剂合并使用常常能够取得更好的稳定效果。

（一）助悬剂

助悬剂（Suspending Agents）系指能增加分散介质的黏度以降低微粒的沉降速度或增加微粒亲水性的附加剂。常用助悬剂有以下几种。

1. 低分子助悬剂

常见低分子助悬剂有甘油、糖浆剂和山梨醇等。甘油除具有助悬作用，还有润湿作用，在外用混悬剂中常用。糖浆剂和山梨醇多用于内服制剂，兼作助悬剂和矫味剂。

2. 高分子助悬剂

（1）天然的高分子助悬剂　如阿拉伯胶、西黄蓍胶、海藻酸钠、琼脂、淀粉浆等。阿拉伯胶的常用量为 5%～15%，西黄蓍胶为 0.5%～1%，琼脂为 0.2%～0.5%，淀粉浆为 2%。

（2）合成或半合成高分子助悬剂　如甲基纤维素、羧甲纤维素钠、羟丙纤维素、羟丙甲纤维素、羟乙纤维素、卡波姆、聚维酮、葡聚糖、丙烯酸钠等，它们的常用量为 0.1%～1%。

（3）硅酸类助悬剂　常用的硅酸类助悬剂有胶体二氧化硅、硅酸铝、硅皂土等。硅皂土为胶体水合硅酸铝，能吸附大量水形成高黏度的糊状物而防止微粒聚集。常用量为 2%，当溶液中含有 5% 以上时触变性明显，在 pH-7 以上，其膨胀性更大，黏度更高，所制成的混悬剂也更稳定。

（4）触变胶　利用触变胶的触变性，即凝胶与溶胶恒温转变的性质，静置时可形成凝胶，振摇后又变为溶胶，这样有利于混悬剂的使用。如单硬脂酸铝溶解于植物油中所形成的触变胶，常作为混悬型注射液、滴眼剂的助悬剂。

使用聚合物和亲水胶体作为助悬剂时，需进行预实验证明它们不干扰混悬剂中药物的疗效，因为这些物质可能与某些药物结合，使药物疗效降低或作用减慢。

（二）润湿剂

润湿剂（Wetting Agents）系指能使疏水性药物微粒被水湿润的附加剂。制备疏水性药物的混悬剂时，必须加入润湿剂，使药物能够被水润湿和分散。例如疏水性药物硫黄、甾醇类等其表面可吸附空气，此时由于固-气两相的界面张力小于固-液两相的界面张力，不易被水润湿，难以制成混悬剂，这时可加入润湿剂，以增加疏水性药物的亲水性。常用的润湿剂为 HLB 值在 7～9 之间的表面活性剂，如聚山梨酯类、聚氧乙烯脂肪醇醚类、聚氧乙烯蓖麻油类、泊洛沙姆等。需要注意的是，在使用离子型表面活性剂时应控制好表面活性剂的浓度，避免静电斥力完全消失。表面活性剂的加入还可以减少混悬液在容器壁上留下吸附的印迹线。其他具有润湿作用的还有亲水胶（如阿拉伯胶、西黄蓍胶、海藻酸钠、黄原胶等）、能与水混溶的溶剂（如乙醇、甘油、乙二醇等）。

（三）絮凝剂与反絮凝剂

絮凝剂和反絮凝剂是混悬剂中常用的稳定剂。絮凝剂（Flocculating Agents）是指能使混悬剂的 ζ 电位降低，使微粒絮凝形成疏松絮状聚集体的电解质。反絮凝剂（Deflocculating Agents）是使混悬剂的 ζ 电位升高，防止其絮凝的电解质。制备混悬剂时，常需加入絮凝剂，将 ζ 电位调整在适当范围内，使微粒形成适当的絮凝，以增加混悬剂的稳定性。同一电解质可因用量以及混悬粒子表面所带电荷不同，在混悬剂中起絮凝作用或反絮凝作用。不同

的电解质对 ζ 电位的改变程度不同，阴离子絮凝作用大于阳离子，高价离子的絮凝和反絮凝效果大于低价离子，三价离子的絮凝能力分别是一价和二价离子的 1000 倍和 100 倍。因三价离子的毒性较大，并能沉淀荷负电荷的亲水胶，应用不如一价或二价电解质广泛。常用絮凝剂有枸橼酸盐、酒石酸盐、磷酸盐、氯化物等。一些亲水胶和阴离子型高分子化合物，在低浓度时也是有效的絮凝剂。

四、混悬剂的制备

混悬剂的制备可分为分散法和凝聚法，以分散法为主。

分散法系将粗颗粒的药物粉碎成符合混悬剂微粒要求的分散程度，再分散于分散介质中制成混悬剂的方法。小量制备可用乳钵，大量生产可用均质机、胶体磨等机械。

采用分散法制备时可根据药物的硬度、亲水性等不同情况来选用相应的方法。

对于质重、硬度大的药物，可采用中药制剂的"水飞法"，即在加水研磨后，加入大量水（或分散介质）搅拌，静置，使细粉漂浮于液面或混悬于水中，倾出上层液体，将残留于底部的粗粒再研磨，如此反复直到粒子细度符合要求为止。

对于亲水性药物如氧化锌、炉甘石、次硝酸铋、碳酸钙、碳酸镁等，一般可先干研磨到一定程度，再加水或与水极性相近的液体进行加液研磨，直至适宜的分散度，然后加入其余的液体至全量。加液研磨时，通常 1 份药物加 0.4～0.6 份液体研磨，可使药物粉碎得更细，研磨效果较好。

对于疏水性药物如硫等，制备时可先将其加润湿剂研磨，再加其他液体研磨，最后加水性液体稀释。

例 4-15　复方硫洗剂（二硫洗剂，Compound Sulfur Lotion）

【处方】

沉降硫	30g	硫酸锌	30g
樟脑醑	250mL	甘油	100mL
甲基纤维素	5g	纯化水	加至1000mL

【制法】　取甲基纤维素，加于适量纯化水中，不断搅拌，使成胶浆状；另取沉降硫加甘油研磨至细腻糊状后，与前者混合。取硫酸锌溶于 200mL 纯化水中，滤过，将滤液缓缓加入上述混合物中，在搅拌下以细流加入樟脑醑，边加边研直至混悬状，最后加纯化水至全量，搅匀，即得。

【注解】　①本品为黄色混悬液体，有硫、樟脑的特臭。②用于干性皮脂溢出症、痤疮等。③硫为强疏水性物质，颗粒表面易吸附空气形成气膜，故而常聚集漂浮于液面。应先将硫与甘油混合研磨，使之润湿而易于分散。④甲基纤维素可增加分散介质的黏度，并能吸附在微粒表面形成保护膜，使本品趋于稳定。

五、混悬剂的质量评价

1. 微粒大小的测定

混悬剂中微粒大小及其分布情况关系到混悬剂的质量和稳定性，也会影响药效和生物利用度，所以测定混悬剂中微粒大小、分布以及它们随时间变化的情况，是评价混悬剂质量的重要指标。《中国药典》2020 年版四部通则 0982 规定用显微镜法和筛分法测定制剂的粒子大小，混悬剂中微粒大小的测定常用显微镜法。用光学显微镜可测混悬剂中微粒大小和粒径分布；用显微照相法拍摄照片，方法更直观、简单、可靠；电子显微镜可以测定纳米级的微粒。例如，《中国药典》2020 年版规定硫酸钡（Ⅰ型）干混悬剂的检查除沉降体积比外，还要检查颗粒粒度。方法是：取干混悬剂 0.5g，加水至 50mL，充分振摇，放置 10min 后，倾去上清液，保留约 1mL，立即取 1 滴于载玻片上，在 400 倍显微镜下检视 3 个视野，绝大部分颗粒的粒径应在 $2\mu m$ 以下，并不得有大于 $10\mu m$ 的。

其他还有库尔特计数法、沉降法、光散射法和漫反射法等，都可用于测定混悬剂微粒的大小。

2. 沉降体积比的测定

混悬剂的沉降体积比（F）是指沉降物的体积与沉降前混悬剂的体积之比。具体测定方法为：用具塞量筒量取供试品 50mL，密塞，用力振摇 1 分钟，记下混悬物的开始高度 H_0，静置 3 小时，记下混悬物的最终高度 H，按式（4-6）计算沉降体积比：

$$F = H/H_0 \tag{4-6}$$

F 值在 0~1 之间，F 值越大混悬剂越稳定。《中国药典》2020 年版四部通则 0123 规定口服混悬剂（包括干混悬剂）的沉降体积比应不低于 0.90。

测定沉降体积比，可以用来评价混悬剂的稳定性，以及对助悬剂、絮凝剂的效果以及处方设计中的有关问题进行评价。药典中对口服混悬剂的质量检查主要体现在沉降体积比的测定上。

3. 絮凝度的测定

絮凝度是比较混悬剂絮凝程度的重要参数，可用式（4-7）表示：

$$\beta = F/F_\infty \tag{4-7}$$

式中，F 为絮凝混悬剂的沉降体积比；F_∞ 为反絮凝混悬剂的沉降体积比，β 为絮凝度，表示由絮凝所引起的沉降物体积增加的倍数。β 值越大，絮凝效果越好，混悬剂越稳定。

4. 重新分散试验

混悬剂经贮存后再振摇，沉降物应能很快重新分散，以保证服用时的均匀性和分剂量的准确性。试验方法为：将混悬剂置于试管或量筒内，静置沉降。然后用人工或机械的方法振摇，量筒底部的沉降物应能重新分散均匀。振摇次数越少或振摇时间越短，表明混悬剂体系的再分散性越好。

5. 流变学测定

药用混悬剂大多是非牛顿流体。流变学测定主要由流动曲线图确定混悬液的流动类型、求出各种流变参数。而流变参数与混悬剂的稳定性有关，如触变指数、塑性黏度、塑变值等可用来说明混悬剂的稳定性、黏稠性、流动性等。测定方法是用旋转黏度计测定 25℃ 时在不同切变速度下的黏度。计算切应力，并对切变速度作图，得到流变曲线。

6. ζ 电位

当 ζ 电位处于 20~25mV 时，混悬剂呈絮凝状态，振摇后能迅速再分散均匀；ζ 电位在 50~60mV 时，混悬剂呈反絮凝状态。ζ 电位的测定常采用电泳法，其计算公式如下：

$$\zeta = 4\pi\eta V/\varepsilon E \tag{4-8}$$

式中，η 为混悬剂的黏度；V 为微粒的电泳速度；ε 为介电常数；E 为外加电场强度。

第四节 乳 剂

一、概述

乳剂（Emulsions）也称乳浊液，系指互不相溶的两相液体，其中一相液体（分散相、内相、不连续相)以液滴状态分散于另一相液体(分散介质、外相、连续相)中形成的非均相的液体制剂。第三种组分是乳化剂,对于形成稳定的乳剂不可缺少。

乳剂中的一种液体往往是水或水溶液,称为水相,用"W"表示,另一种液体则是与水不相溶的有机液体,称为油相,用"O"表示。乳剂主要有两种类型,当油相(分散相)以液滴状态分散于水相(分散介质)时,称为水包油(油/水,O/W)型乳剂;若水为分散相,油为分散介质则称为油包水(水/油,W/O)型乳剂。此外还有复合乳剂或简称复乳(Multiple Emulsion),用"W/O/W"或"O/W/O"表示。

普通乳剂分散相液滴的直径一般在 $0.1 \sim 100 \mu m$ 之间,属于微粒分散体系。亚微乳系指将药物溶于脂肪油/植物油中经磷脂乳化分散于水相中形成 $100 \sim 600nm$ 粒径的 O/W 型微粒载体分散体系,粒径在 $50 \sim 100nm$ 之间的称纳米乳。干乳剂系指亚微乳或纳米乳经冷冻干燥技术制得的固态冻干制剂,该类产品经适宜稀释剂水化分散后可得到均匀的亚微乳或纳米乳。

由于乳剂分散相液滴的分散度大,表面自由能也大,因此乳剂属热力学不稳定体系。为了得到稳定的乳剂,还必须加入乳化剂。

乳剂临床应用广泛,可内服、外用,也可注射。乳剂具有以下特点:

① 乳剂中液滴的分散度大,药物吸收迅速,药效发挥快,生物利用度高;

② 油性药物制成乳剂后,其分剂量准确,使用方便;

③ 水包油型乳剂可掩盖油的不良臭味,外面的矫味水相可使乳剂变得更加适口;

④ 外用乳剂能改善对皮肤、黏膜的渗透性,减少刺激性;

⑤ 静脉注射乳剂注射后作用快、药效高,且具有一定的靶向性。

二、乳剂形成机理

要制成符合要求的稳定的乳剂,前提是要使分散相能够分散成微小的液滴,同时要提供能使液滴稳定存在即乳剂稳定的必要条件。

1. 降低界面张力

两种液体形成乳剂的过程,是两相液体间新界面形成的过程,分散相液滴(乳滴)越小,新增加的界面就越大。如边长为 1cm 的立方体总表面积是 $6cm^2$,当保持总体积不变,但边长缩小为 $1 \mu m$ 时,总表面积增大到 $60000cm^2$,是原来的 1 万倍,这时体系的表面自由能也将增加,乳滴有自发地缩小表面积的强烈倾向,促使液滴合并以降低自由能,因此乳剂属于热力学不稳定分散体系。

在乳剂形成过程中,即分散相从大液滴分散成小液滴时,需对体系做功以克服表面自由能,所消耗的功 W 与表面积的增加 ΔA 及液-液界面张力 σ_{L-L} 成正比:

$$W = \sigma_{L-L} \cdot \Delta A \qquad (4-9)$$

从式(4-9)可以看出,乳滴越小,系统增加的总表面积越大,需要消耗的功也就越大。在没有第三种物质存在时,采用搅拌等机械方法对体系做功,可以制备乳剂,但当机械能消失后,由于两种液体间界面张力的作用,得到的乳剂很不稳定,分散相液滴很快聚结变大产生相分离。如果降低两相间的界面张力 σ_{L-L},就可以使机械功明显减小,这有利于乳剂的形成;如果能够长时间保持较低的界面张力,乳剂就能维持较长时间,这有利于乳剂的稳定。降低体系表面张力的方法是加入乳化剂,常用的乳化剂多为表面活性剂。这些表面活性剂因具有两亲性可定向吸附在液-液界面,降低 σ_{L-L},可使机械功明显减小并使乳剂稳定。例如在橄榄油-水体系中,加入油酸钠和氯化钠,液体界面张力从 41mN/m 降低至 0.002mN/m,

体系可自动乳化。

2. 形成牢固的界面吸附膜

乳剂中的乳化剂吸附于乳滴表面，不仅能够降低两相液体间的界面张力，而且由于乳化剂在乳滴表面是有规律的定向排列，可形成稳定的界面吸附膜（乳化膜），在乳滴之间也就构成了一个屏障，可阻止乳滴的合并。乳化剂在乳滴表面上附着性越强，排列越整齐、紧密、厚实，乳化膜就越牢固，乳剂也就越稳定。乳化膜的两面分别是油和水，因此存在油-膜、水-膜两个界面张力，界面吸附膜是向界面张力较大的内相一侧弯曲，对乳滴的稳定存在起到保护作用。

乳化剂有不同的种类，故在乳剂中可形成以下几种不同类型的界面吸附膜。

(1) 单分子膜 表面活性剂类的乳化剂，吸附在乳滴表面时，有规律的定向排列成单分子乳化膜，一方面可明显降低界面张力，另一方面可起到机械保护作用，阻止乳滴合并。离子型表面活性剂所形成的单分子膜可以离子化，其本身带有电荷，产生静电斥力，可进一步阻止乳滴合并，使乳剂更加稳定。非离子型表面活性剂也可吸附离子而带电荷，如聚山梨酯 80 可吸附溶液中月桂酸钾的负离子，使乳滴带有电荷而稳定。另外，非离子型表面活性剂在安全性以及应对电解质和 pH 变化方面，与离子型表面活性剂相比更有优势。

(2) 多分子膜 亲水性高分子化合物类的乳化剂吸附在乳滴表面时，形成多分子乳化膜。虽然亲水性高分子化合物在降低界面张力方面，其作用不及表面活性剂显著，但其形成的多分子膜的厚度大，具有较高的界面黏弹性、较强的空间位阻作用和耐压缩能力，在界面膜受损时还具有修复作用，同时还能增加分散介质的黏度，可有效阻止乳滴的合并，使乳剂更加稳定。另外，高分子的荷电性也可使乳滴间产生斥力，有助于提高乳剂的稳定性。如阿拉伯胶作为乳化剂时，形成厚度为 $0.2\mu m$ 的多分子乳化膜，带负电荷。

(3) 固体微粒膜 固体微粒作为乳化剂使用时，能够同时被水和油润湿（亲和力有所不同），因而可以吸附在油水界面，在乳滴的表面上排列成固体微粒膜，起到阻止乳滴合并的作用，有利于乳剂的稳定。如硅皂土、氢氧化镁等可作为固体微粒乳化剂使用。

(4) 复合膜 两种或两种以上的乳化剂同时使用时，可在乳滴表面形成更加紧密、牢固的复合膜。多种乳化剂混合使用可以调节乳化剂的 HLB 值，能进一步降低界面张力，增加吸附量，界面膜的强度也增大。如亲油性的胆固醇与亲水性的十六烷基硫酸钠作为混合乳化剂使用时，在乳滴表面形成复合膜，具有较高黏度和柔韧性，可变形又不破裂，其界面张力比单独应用两者之中任何一个乳化剂时都要低。

界面膜的强度决定了乳剂稳定的程度，一般多分子膜和复合凝聚膜的作用要强于单分子膜。

三、乳化剂

制备乳剂时，除油、水两相外，还需加入使乳剂稳定的物质，称为乳化剂（Emulsifying Agents）。乳化剂是乳剂的重要组成部分，其作用是降低界面张力，增加乳剂的黏度，并在分散相液滴的周围形成坚固的界面膜或形成双电层。乳化剂在乳剂的形成、稳定性以及药效发挥等方面起重要作用。

(一) 乳化剂的基本要求

优良的乳化剂应符合以下条件：①乳化剂应有较强的乳化能力，并能在乳滴周围形成牢固的乳化膜；②所制得的乳剂受外界因素影响小；③具有适宜的 ζ 电位，产生电屏障；④增加乳剂的黏度；⑤用量较少，无毒性、无刺激性。此外，乳化剂本身应化学性质稳定，不与乳剂中的药物及其他成分发生作用，不影响药物的吸收和含量测定，不易受 pH 及乳剂贮存时温度变化的影响。目前，没有一种乳化剂能完全符合以上条件，可根据实际情况来选择适宜的乳化剂。

（二）乳化剂的种类

乳化剂一般可以分为天然乳化剂、表面活性剂类乳化剂、固体粉末乳化剂等。

1. 天然乳化剂

天然乳化剂主要是一些亲水性较强的高分子化合物，能形成 O/W 型乳剂，吸附在乳滴表面形成具有黏弹性质的、不易破裂的多分子乳化膜，能增加乳剂的稳定性。但这类乳化剂容易霉败而失去乳化作用，使用时注意要新鲜配制并加入防腐剂。

（1）阿拉伯胶　阿拉伯胶是阿拉伯酸的钠、钙、镁盐的混合物，为 O/W 型乳化剂，使用浓度为 10%～15%，在 pH 4～10 范围内乳剂稳定，适用于乳化植物油和挥发油，主要用作口服乳剂的乳化剂。由于阿拉伯胶含有氧化酶，容易导致胶的腐败，因此，在使用前应在 80℃加热破坏氧化酶。另外，阿拉伯胶的黏度低，制得的乳剂容易分层，故常与西黄蓍胶、果胶、琼脂等混合使用。

（2）西黄蓍胶　西黄蓍胶为 O/W 型乳化剂，其水溶液黏度较高，在 pH＝5 时溶液黏度最大，0.1% 的溶液为稀胶浆，浓度为 0.2%～2% 时呈凝胶状。西黄蓍胶乳化能力较差，常与阿拉伯胶合用。

（3）明胶　明胶为 O/W 型乳化剂，用量为油的 1%～2%，易腐败，应加防腐剂。在水溶液中随 pH 不同而带有正电荷或负电荷，容易受电解质和溶液 pH 的影响产生凝聚作用。通常在溶液 pH 高于其等电点的条件下与阿拉伯胶合用，在乳滴表面可形成较稳定的复合凝聚膜。

（4）磷脂　它由卵黄和大豆中提取，为 O/W 型乳化剂。一般用量为 1%～3%，乳化能力较强，可作为口服乳剂的乳化剂，经精制后可用于注射用乳剂。

（5）胆固醇　主要含羊毛醇，是由羊毛脂皂化后分离制得，具有羊毛脂的吸水性，可形成 W/O 型乳剂。

（6）其他　果胶、杏胶、桃胶、白芨胶、海藻酸钠、琼脂、皂苷、酪蛋白、胆酸钠、羊毛脂、蜂蜡、鲸蜡等均可用作乳化剂。

2. 表面活性剂类乳化剂

这类乳化剂大部分为合成的表面活性剂，少数为半合成的高分子化合物，如纤维素衍生物等。表面活性剂类乳化剂又分为阴离子型乳化剂、非离子型乳化剂和两性离子型表面活性剂，此类乳化剂乳化能力强，性质稳定，在乳剂中单独应用时，容易在乳滴表面形成单分子乳化膜，但不够稳定，通常与另外的乳化剂混合应用，形成复合凝聚膜，有利于乳剂的稳定。详细内容可参考本书第三章第三节相关内容。

3. 固体粉末乳化剂

一些颗粒细微、溶解度小的固体粉末可用作乳化剂。乳化时固体粉末被吸附于油水界面，形成固体粉末乳化膜，其特点是不受电解质影响。如氢氧化镁、氢氧化铝、二氧化硅、皂土等，接触角 $\theta < 90°$，为亲水性粉末，形成 O/W 型乳剂；氢氧化钙、氢氧化锌、硬脂酸镁等，接触角 $\theta > 90°$，可作为 W/O 型乳化剂使用。

（三）乳化剂的选择

选择乳化剂时应根据乳剂使用的目的、要求、油的类型、药物的性质、欲制备乳剂的类型、乳化方法、乳剂的稳定性等综合考虑。

1. 根据乳剂的类型选择

O/W 型乳剂应选择 O/W 型乳化剂，W/O 型乳剂应选择 W/O 型乳化剂。可根据乳化剂的 HLB 值进行选择。

2. 根据乳剂给药途径选择

口服乳剂应选择无毒无刺激性的天然乳化剂，如阿拉伯胶、西黄蓍胶、白芨胶、琼脂、果胶等，也可选用毒性小的非离子型表面活性剂类乳化剂，如聚山梨酯、泊洛沙姆、司盘等；外用乳剂应选择无局部刺激性、长期使用无毒性的乳化剂，如有机胺皂、软皂类及各种非离子型表面活性剂，一般不用高分子溶液作乳化剂，因其易干燥结膜；注射用乳剂应选择磷脂、泊洛沙姆等乳化剂；肌肉注射用乳剂可选用非离子型表面活性剂类乳化剂，如聚山梨酯等。

3. 混合乳化剂的选择

乳化剂混合使用往往比单独使用效果更好，其可按要求改变 HLB 值，使其具有更大的适应性，还可增加乳化膜的牢固性。如磷脂与胆固醇以 10∶1 的比例混合使用时，形成 O/W 型乳剂；在 6∶1 的比例时，形成 W/O 型乳剂。O/W 型的乳化剂油酸钠可以与亲油性乳化剂如胆固醇、鲸蜡醇等合用，可在油水界面形成复合物，增加乳化膜的牢固性，同时还能增加乳剂的黏度和稳定性。非离子型表面活性剂如聚山梨酯和脂肪酸山梨坦也可以混合使用，有利于乳剂的形成及其稳定性。乳化剂混合使用时，乳化剂的 HLB 值应符合乳剂中的油相对 HLB 值的要求，这样制得的乳剂才能稳定。混合乳化剂 HLB 值的计算公式可参考第三章第三节。

四、决定乳剂类型的因素

决定乳剂类型的因素主要有乳化剂的性质及其 HLB 值、相体积分数等。

1. 乳化剂

水相、油相和乳化剂在一起振摇时，乳化剂在油水界面会形成界面吸附膜，并且会向表面张力较高的一相弯曲。乳化剂亲水性较强时，其界面吸附膜会向表面张力较高的油相弯曲，其亲水性的聚合物链段或极性基团也会构成立体屏障或电屏障，阻止油相液滴的合并，而此时水相液滴更容易合并在一起进而形成连续相，继而形成 O/W 型乳剂。而乳化剂疏水性较强时，其界面吸附膜会向表面张力较高的水相弯曲，其疏水性的聚合物链段也会在水相液滴之间构成屏障，阻止其合并，此时形成 W/O 型乳剂。对于表面活性剂类乳化剂，HLB 值较高时，其亲水性较强，制成的乳剂为 O/W 型；HLB 值较低时，其疏水性较强，制成的乳剂为 W/O 型。以亲水性高分子化合物作为乳化剂时，其亲水性较强，制成的乳剂为 O/W 型。以固体粉末作为乳化剂时，依其亲水或疏水性可制成 O/W 型或 O/W 型的乳剂。

2. 相体积分数

相体积分数（Phase Volume Fraction）是指分散相体积占整个乳剂体积的百分数。油水两相混合振摇时最初都会形成液滴，而体积占比较大的相所形成的液滴数量也较多，发生碰撞的概率也较高，最后合并成为连续相。如果不考虑乳化剂的作用，通常是相体积大的作为外相，但不总是如此。由于 O/W 型乳化剂的极性基团能够形成更强的阻止液滴合并的电屏障，因此 O/W 型乳剂比 W/O 型乳剂更容易形成，也比较稳定，其内相体积可以大于外相体积，最高可达 74％。而 W/O 型乳剂中不存在电屏障，其内相体积一般不能高于 40％，否则会发生转相。

五、乳剂的稳定性

乳剂属热力学不稳定的非均匀相分散体系，其不稳定性常表现在以下几个方面。

1. 分层

分层是指乳剂在放置过程中出现的分散相液滴集中上浮或下沉的现象，又称乳析（Creaming）。分层主要是由于分散相与分散介质的密度差造成的。乳剂的分层速度受多种因素影响，可用 Stoke's 定律进行分析：减小乳滴的直径、增加分散介质的黏度、降低分散相与分散介质之间的密度差等均能降低分层速度。乳剂分层也与分散相的相体积有关，通常分层速度与相体积分数 Φ 成反比，Φ 低于 25％时乳剂很快分层，Φ 达 50％时就能明显减小分层速度。分层现象一般是可逆的，因乳剂的液滴仍保持完整，并未完全破坏，经振摇后，还可以恢复成乳剂原来的状态。增加连续相的黏度是减少分层最常用的方法。

2. 絮凝

絮凝是指乳剂中分散相液滴发生可逆的凝聚现象。发生絮凝的主要原因是乳剂中存在电解质或离子型乳化剂时，中和乳滴的电荷，使其 ζ 电位降低，促使乳滴之间发生聚集而絮凝。另外，乳剂的黏度、流变性及相容积比等因素也与絮凝有关。絮凝时由于乳滴界面电荷和界面膜的存在，阻止了聚集的液滴发生合并，仍保持乳滴的完整性，所以，絮凝时乳剂的聚集和分散是可逆的。但絮凝状态进一步变化也会引起乳滴的合并。

3. 转相

转相（Phase Inversion）是指乳剂由一种类型（如 W/O 或 O/W）转变成另一种类型（如 O/W 或 W/O）的现象。造成转相的主要原因是乳化剂性质的改变，如油酸钠是 O/W 型乳化剂，但加入一定量的氯化钙溶液后生成油酸钙，油酸钙为 W/O 型乳化剂，乳剂由 O/W 型转变为 W/O 型。乳剂中加入相反类型的乳化剂的量与原乳化剂接近或相等时，容易发生转相，在转相的临界点处，乳剂处于不稳定状态，可随时向某种类型的乳剂转变。此外，相体积分数 Φ 的变化也可引起转相，通常 W/O 型乳剂的 Φ 值达到 50％～60％时，容易发生转相，O/W 型乳剂的 Φ 值则需更高才容易发生转相。

4. 合并和破裂

合并（Coalescence）是指乳剂中的乳滴周围的乳化膜破坏而导致乳滴变大的现象。合并进一步发展可使乳剂分为油、水两层，称为破裂（Cracking or Breaking）。乳剂破裂的原因是多方面的，主要有以下几个方面。

① 向乳剂中加入能与界面膜发生反应的物质，使界面膜的稳定性降低。如在以油酸钠（带负电）为乳化剂的乳剂中加入溴化十六烷基三甲铵（带正电）。

② 加入油水两相均能溶解的溶剂（如丙酮）。

③ 添加大量电解质，使乳化剂脱水沉淀。

④ 高温可引起乳化剂水解、凝聚；温度过低（冷冻）可破坏乳化膜，导致乳剂破裂。

⑤ 微生物的污染等均可使乳剂破裂。而蛋白质和非离子表面活性剂是细菌生长的良好媒介。

乳剂的破裂是不可逆的，即使经过振摇也不能恢复到原来的分散状态。

5. 酸败

酸败是指乳剂因受外界因素（如光、热、空气等）及微生物等的影响，使乳剂中的油、乳化剂等发生变质的现象。如油相的酸败，水相的发霉，乳化剂及药物的水解、氧化等均可引起酸败。可通过加入抗氧剂、防腐剂及采用适宜的包装等方法等来延缓酸败。

六、乳剂的制备与设备

在进行乳剂制备时，首先要设计合理的处方。要根据乳剂的临床用途、药物的性质确定乳剂的类型，选择合适的乳化剂，确定油水两相的体积比（一般分散相的 Φ 应在 $25\% \sim 75\%$），选用适宜的增稠剂来调节乳剂的黏度，根据需要选择防腐剂、抗氧剂、矫味剂等其他附加剂。再通过实验对处方和工艺进行筛选和优化。

（一）乳剂的制备方法

1. 油中乳化剂法（Emulsifier in Oil Method）

又称干胶法，特点是先将乳化剂（胶粉）分散于油相中研匀，再加水相研磨制成初乳，再逐渐加水稀释至全量。初乳中油、水、胶的比例为：植物油为 $4:2:1$，挥发油为 $2:2:1$，液状石蜡为 $3:2:1$。所用胶粉常为阿拉伯胶或阿拉伯胶与西黄蓍胶的混合物。一些固体物质如稳定剂、防腐剂、着色剂、矫味剂等通常先溶于适量水中（外相），再以溶液形式加入初乳中。

例 4-16　鱼肝油乳（Cod Liver Oil Emulsion）

【处方】　鱼肝油　　　500mL　　　阿拉伯胶　　　125g
　　　　　西黄蓍胶　　7g　　　　　挥发杏仁油　　1mL
　　　　　糖精钠　　　0.1g　　　　羟苯乙酯　　　0.5g
　　　　　纯化水　　　共 1000mL

【制法】　将阿拉伯胶与鱼肝油研匀，一次加入纯化水 250mL，研磨制成初乳，加糖精钠水溶液、挥发杏仁油、羟苯乙酯醇溶液，再缓缓加入西黄蓍胶胶浆，加纯化水至 1000mL，搅匀即得。

【注解】　干胶法制备 O/W 型乳剂，初乳油、水、胶的比例为 $4:2:1$；大量生产时可采用湿胶法。

2. 水中乳化剂法（Emulsifier in Water Method）

又称湿胶法，特点是先将乳化剂（胶）溶于水中，制成胶浆作为水相，再将油相分次加于水相中，研磨成初乳，再逐渐加水稀释至全量。初乳中油、水、胶的比例与干胶法相同。

3. 两相交替加入法（Alternate Addition Method）

向乳化剂中交替加入少量水和少量油，边加边搅拌，即可形成乳剂。适用于乳化剂用量较大时（天然胶类、固体微粒乳化剂）。

4. 新生皂法（Nascent Soap Method）

乳化剂是在乳剂制备过程中的油水界面发生反应而即时生成，其制备过程是将植物油（含油酸、硬脂酸等有机酸）与含有碱（三乙醇胺、氢氧化钠、氢氧化钙等）的水相分别加热到 70℃以上，混合搅拌使其发生皂化反应，生成的新生皂作为乳化剂，所制得的乳剂品质优良，好于直接用肥皂作为乳化剂制得的乳剂。生成的一价皂为 O/W 型乳化剂，二价皂为 W/O 型乳化剂。新生皂法适用于乳膏剂的制备。

5. 机械法（Mechanical Method）

大量配制乳剂可用机械法，特点是可以不考虑加入顺序，将油相、水相、乳化剂混合后，借助乳化机械提供的强大能量，而制得乳剂。

（二）乳化机械

常用的乳化机械主要有以下几种。

（1）**搅拌器**　利用高速搅拌产生的剪切力和破碎力使液体分散，控制搅拌速度可调节乳化粒子的大小。一般转速越高，搅拌时间越长，乳滴越小。搅拌器的种类较多，如螺旋桨搅拌器、涡轮搅拌器、组织捣碎机等。工业上生产乳剂时，先用搅拌器制成粗乳（初产品），然后再利用乳匀机或胶体磨进行处理。

（2）**高压均质机**　高压均质机主要由高压均质腔和增压机构构成。高压均质腔是设备的核心部件，其内部的特有的几何结构是决定均质效果的主要因素。分为第一代碰撞型 [图 4-2（a）和（b）] 和第二代对射型 [图 4-2（c）]。在增压机构的作用下，高压溶液快速通过均质腔，物料会受到高速剪切、高频震荡、空穴现象和对流撞击等机械力作用和相应的热效应，使粗乳变成乳滴更加细小均匀的乳剂。制备静脉乳剂时，常用高压均质机。

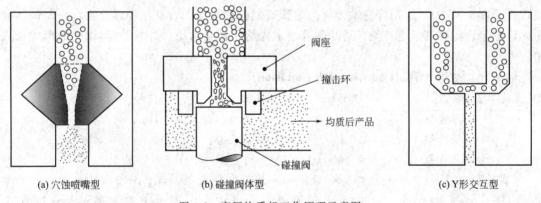

图 4-2　高压均质机工作原理示意图

（3）**胶体磨**　利用高速旋转的转子和定子之间的缝隙产生强大剪切力而使液体乳化（见图 4-3），但制备的乳剂质量不及高压均质机或超声波乳化器，一些黏稠的和对质量要求不高的乳剂可用此法制备。

（4）**超声波乳化器**　将物料在高压喷射下，撞击在金属薄片的刀刃上，使刀刃激发产生共振，当此超声频率足够高时，液体受到剧烈振荡而乳化成细的乳剂。

（三）乳剂中药物的加入方法

（1）若药物溶解于油相，可先将药物溶于油相再制成乳剂；若药物溶于水相，可先将药物溶解于水相后再制成乳剂；

（2）若需制成初乳，可将溶于外相的药物溶解后再用以稀释初乳；

（3）若药物既不溶于油相也不溶于水相，可用亲和性大的液相研磨药物，再制成乳剂，也可将药物先用少量已制成的乳剂研磨，再与大量乳剂混合均匀。

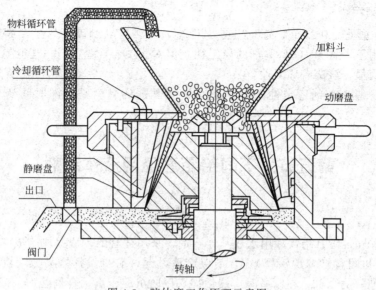

物料循环管

冷却循环管

加料斗

动磨盘

静磨盘

出口

阀门

转轴

图 4-3　胶体磨工作原理示意图

七、乳剂的质量评价

由于乳剂的种类很多，其作用和给药途径各不相同，因此很难制定统一的质量标准。乳剂质量的评价方法有以下几种。

1. 测定乳剂粒径的大小

乳剂粒径大小是衡量乳剂质量的重要指标，不同给药途径的乳剂对粒径大小有不同的要求。如静脉注射乳剂要求 90% 的乳滴粒径应在 $1\mu m$ 以下，不得有大于 $5\mu m$ 的乳滴。乳剂粒径的测定方法主要有显微镜测定法、库尔特计数法等，在乳剂贮存期间于不同的时间内取样测定，若乳滴的平均粒径逐渐增大或粒径分布发生改变，则说明乳剂不稳定。

2. 分层现象的观察

经长时间放置后，乳剂粒径可能变大并产生分层现象，这种变化过程的快慢程度是衡量乳剂稳定性的重要指标。为在短时间内考察乳剂的稳定性，通常用离心法或高-低温循环法来加速乳剂分层的形成。《中国药典》2020 年版四部通则 0123 规定，口服乳剂在半径为 10cm 的离心机中以 4000r/min（约 $1800\times g$）的转速离心 15min，不应有分层现象。乳剂可能会出现相分离的现象，但经振摇应易再分散。

3. 乳滴合并速度的测定

乳滴合并速度符合一级动力学规律，其直线方程为：

$$\lg N = \lg N_0 - k_t/2.303 \tag{4-10}$$

$$t_{1/2} = 0.693/k \tag{4-11}$$

式中，N 为 t 时间的乳滴数；N_0 为 t_0 时的乳滴数；k 为合并速度常数；t 为时间；$t_{1/2}$ 为半衰期。测定 t 时间乳滴数 N；可求出合并速度常数 k 及 $t_{1/2}$。若 k 值大，$t_{1/2}$ 小，说明乳剂中的乳滴合并速度快，则乳剂不稳定。

4. 稳定常数测定

将乳剂在一定速度下离心一定时间，测定乳剂离心前后吸光度变化百分率，其变化越小乳剂越稳定。

5. 电导率测定

由于 W/O 型乳剂在稳定状态下电导率很小，一旦有乳滴破坏发生，其电导率明显变大，故该法可用于考察 W/O 型乳剂的稳定性。但对于 O/W 型乳剂，其电导率在乳滴破坏前后变化并不明显，该法有局限性。

其他可用于考察乳剂稳定性的方法还有考察乳剂的黏度是否随时间变化的黏度测定法等。

第五节　不同给药途径用液体制剂

一、合剂

合剂（Mixtures）系指饮片用水或其他溶剂，采用适宜的方法提取制成的口服液体制剂（单剂量灌装者也可称"口服液"）。合剂应澄清，允许有少量摇之易散的沉淀。含有流浸膏、醑剂、酊剂等的合剂，在制备时应缓慢加入以防沉淀析出。合剂若加蔗糖，除另有规定外，含蔗糖量一般不高于 20%（g/mL）。以水为溶剂的合剂需加入防腐剂，必要时可加入稳定剂。除另有规定外，在制剂确定处方时，该处方的抑菌效力应符合抑菌效力检查法（《中国药典》2020 年版四部通则 1121）的规定。山梨酸和苯甲酸的用量不得超过 0.3%（其钾盐、钠盐的用量分别按酸计），羟苯酯类的用量不得超过 0.05%，如加入其他附加剂，其品种与用量应符合国家标准的有关规定，不影响成品的稳定性，并应避免对检验产生干扰。必要时可加入适量的乙醇。

制备合剂或口服液时应根据药材品种，采用适宜方法提取有效成分，精制、浓缩至规定的相对密度，加入添加剂，分装。口服液加入添加剂后需过滤至澄清，分装于单剂量容器（易拉盖瓶）中灭菌。《中国药典》2020 年版收载了多种合剂和口服液，如小儿清热止咳合剂、栀芩清热合剂、咳喘宁口服液、元胡止痛口服液、双黄连口服液等。

二、洗剂

洗剂（Lotions）系指原料药物的溶液、乳状液或混悬液，供清洗无破损皮肤或腔道用的液体制剂。洗剂一般具有清洁、消毒、止痒、收敛和保护等局部作用。如苯甲酸苄酯洗剂、炉甘石薄荷脑洗剂等。洗剂多以水和乙醇为分散介质。乳剂型洗剂储藏时可能会有油相和水相分离，但经振摇应易重新分散；混悬液型洗剂放置后的沉淀物，经振摇应易分散，并具有足够稳定性；易变质的洗剂应于临用前配置。《中国药典》2020 年版收载了酮康唑洗剂、二硫化硒洗剂等。

三、冲洗剂

冲洗剂（Irrigation）系指用于冲洗开放性伤口或腔体的无菌溶液。冲洗剂可由原料药物、电解质或等渗调节剂溶解在注射用水中制成。冲洗剂也可以是注射用水，但在标签中应注明供冲洗用。通常冲洗剂应调节至等渗。冲洗剂应无菌、无毒、无局部刺激性，在适宜条件下目测应澄清。冲洗剂的容器应符合注射剂容器的规定。冲洗剂开启后应立即使用，未用完的应弃去。

四、搽剂

搽剂（Liniments）系指药物用乙醇、油或适当的溶剂制成的溶液、乳状液或混悬液，供无破损皮肤揉擦用的液体制剂。其中以油为溶剂的又称油剂。搽剂一般具有收敛、保护、镇痛、消炎和杀菌等作用。搽剂常用的溶剂有水、乙醇、液状石蜡、甘油或植物油等。起镇痛和抗炎作用的搽剂，常使用乙醇作为分散剂，可增加药物的渗透性。起保护作用和滋润皮肤的搽剂，多用液状石蜡、油为分散剂，无刺激性，且有润滑作用。《中国药典》2020 年版收载了骨质宁搽剂、姜黄消痤搽剂、克伤痛搽剂、双氯芬酸钠搽剂、硝酸咪康唑搽剂、酮洛芬搽剂等。

五、涂剂与涂膜剂

涂剂（Paints）系指含药物的水性或油性溶液、乳状液或混悬液，供临用前用消毒纱布或棉球等蘸取或涂于皮肤或口腔与喉部黏膜的液体制剂。也可为临用前用无菌溶剂制成溶液的无菌冻干制剂，供创伤面涂抹治疗用。《中国药典》2020 年版收载有复方黄柏液涂剂。涂剂的常用溶剂大多为消毒或消炎药物的甘油溶液，也可用乙醇、植物油等作溶剂。根据需要可加入防腐剂或抗氧剂。

涂膜剂系指原料药物溶解或分散于含成膜材料的溶剂中，涂搽患处后形成薄膜的外用液体制剂。涂膜剂用时涂布于患处，有机溶剂迅速挥发，形成薄膜保护患处，并缓慢释放药物起治疗作用，如伤湿涂膜剂、冻疮涂膜剂、烫伤涂膜剂等。涂膜剂一般用于无渗出液的损害性皮肤病等。涂膜剂常用的成膜材料有聚乙烯醇、聚维酮、乙基纤维素、聚乙烯醇缩甲乙醛和聚乙烯缩丁醛等；增塑剂有甘油、丙二醇、邻苯二甲酸二丁酯等；溶剂为乙醇等。必要时可加其他附加剂，所加附加剂对皮肤或黏膜应无刺激性。《中国药典》2020 年版收载有疏痛安涂膜剂，为棕红色的黏稠状液体，具有舒筋活血、消肿止痛作用。

除另有规定外，涂剂和涂膜剂在启用后最多可使用 4 周。用于烧伤治疗如为非无菌制剂的，应在标签上标明"非无菌制剂"；产品说明书中应注明"本品为非无菌制剂"，同时在适应证下应明确"用于程度较轻的烧伤（Ⅰ°或浅Ⅱ°）"；注意事项下规定"应遵医嘱使用"。

六、耳用液体制剂

耳用液体制剂包括滴耳剂、洗耳剂和耳用喷雾剂等。滴耳剂（Ear Drops）系指由原料药物与适宜辅料制成的水溶液，或由甘油或其他适宜溶剂制成的澄明溶液、混悬液或乳状液，供滴入外耳道用的液体制剂。洗耳剂系指由原料药物与适宜辅料制成的澄明水溶液，用于清洁外耳道的液体制剂，用于伤口或手术前使用者应无菌。耳用喷雾剂系指由原料药物与适宜辅料制成的澄明溶液、混悬液或乳状液，借喷雾器雾化的耳用液体制剂。

滴耳剂一般以水、乙醇、甘油、丙二醇、聚乙二醇等为溶剂，对耳道起清洁、消炎、收敛、止痒、润滑等作用。水作用缓和，但渗透性差；乙醇虽然有渗透性和杀菌作用，但有刺激性；甘油作用缓和、药效持久，有吸湿性，但渗透性较差。因此滴耳剂常用混合溶剂。滴耳剂主要用于耳道感染或疾患，如氯霉素滴耳液。如果耳聋或耳道不通，不宜应用。耳膜穿孔者也不要使用滴耳剂。外耳道有炎症时，pH 为 7.1～7.8，故外耳道用的滴耳剂最好为弱酸性。对于慢性中耳炎患者，黏稠分泌物的存在使药物很难到达中耳部。滴耳剂中加入透明质酸酶、溶菌酶等，能淡化分泌物，促进药物分散，加速肉芽组织再生。《中国药典》2020年版收载有氧氟沙星滴耳液、盐酸林可霉素滴耳液、氯霉素滴耳液等。

七、滴鼻剂

滴鼻剂（Nasal Drops）系指由药物与适宜辅料制成的澄明溶液、混悬液或乳状液，供滴入鼻腔用的鼻用液体制剂。滴鼻剂常用的溶剂有水、丙二醇、液状石蜡、植物油等。鼻用油溶液刺激性小，作用持久，但不易与鼻腔黏液混合。水溶液易于与鼻腔分泌物混合，可分布于鼻腔黏膜表面，但维持时间短。为促进药物吸收、防止对鼻黏膜和纤毛的副作用，应适当调节黏度、渗透压和 pH。正常人的鼻腔液 pH 为 5.5～6.5，有炎症病变时，pH 升高，呈碱性，有时可高达 9，有利于细菌繁殖，影响鼻腔内分泌物的溶菌作用和纤毛的正常运动；故碱性滴鼻剂不宜经常使用。滴鼻剂一般配成与鼻腔黏液等渗或略为高渗，调节 pH 至5.5～7.5，滴鼻剂应不改变鼻黏液的正常黏度和分泌液的离子组成，不影响纤毛运动。滴鼻剂应在清洁避菌的环境中配制，及时灌装于无菌的洁净干燥容器中。滴鼻剂中常用的药物有血管收缩剂、抗过敏、抗病毒、消炎抗菌类药物、润滑剂等，如《中国药典》2020 年版收载的盐酸萘甲唑啉滴鼻液、盐酸赛洛唑啉滴鼻液、富马酸酮替芬滴鼻液、利巴韦林滴鼻液等。

八、灌肠剂

灌肠剂（Clysters）系指灌注于直肠的水性、油性溶液、乳状液或混悬液，以治疗、诊断或营养为目的的液体制剂。含药灌肠剂可在直肠起局部作用或经吸收发挥全身作用。为了避免药物在胃中破坏或因对胃黏膜有刺激不宜服用，或避免药物的肝首过作用，或由于病人处于不能口服给药状态时，可采用灌肠给药。此类灌肠剂需较长时间保留在肠中，故又称保留灌肠剂。可加入适量附加剂以增加其黏度。微型灌肠剂是一种直肠给药的新剂型，用量通常在 5mL 以下。一般制成溶液或使用凝胶辅料制成凝胶状制剂。药物以分子或微小粒子状态分散，没有栓剂的熔融、释放于体液的过程，有利于药物的吸收。泻下灌肠剂是以排便或灌洗为目的，又称清除灌肠剂。其主要作用是清除粪便，减低肠压，使肠恢复正常功能，使用后必须排出。常用的清除灌肠剂有生理盐水、5％软肥皂溶液、1％碳酸氢钠溶液等。营养灌肠剂含有葡萄糖、鱼肝油、蛋白质等营养成分，是在患者不能经口摄取营养时而应用，也属于保留灌肠剂。

九、含漱剂

含漱剂（Gargles）系指用于咽喉、口腔清洗的液体制剂，起到清洗、去臭、防腐、收敛和消炎的作用。一般用药物的水溶液，也可含少量乙醇和甘油。溶液中常加适量着色剂，以示外用漱口，不可咽下。含漱剂要求微碱性，有利于除去口腔中的微酸性分泌物，溶解黏液蛋白。有时发药量较大，可制成浓溶液分发，用时稀释；或制成固体粉末，用时溶解即得。《中国药典》2020 年版收载有葡萄糖酸氯己定含漱液、复方硼砂含漱液等。

第六节　液体制剂的包装与贮存

一、液体制剂的包装

液体制剂包装必须考虑包装材料的成分、药品的特性以及使用方式，其根本要求就是能长时间地保证药品的安全性、有效性和稳定性，并能方便患者取用。如为口服液配备剂量准确、使用方便的量杯；为老人和儿童的用药安全而设计安全盖等。这样，在带给患者安全信息的同时，还具备了消费者心理认可的效能。液体制剂体积大，稳定性较其他制剂差，如果包装不当，在贮存和运输过程中会发生变质。液体制剂的包装关系到产品的质量、运输和贮存，因此包装容器的材料选择，容器的种类、形状以及封闭的严密性等都非常重要。

液体制剂的包装容器有玻璃瓶、塑料瓶等。药用玻璃包装以其良好的化学稳定性、气密性、易消毒、耐高温和光洁透明等优良的特性，成为液体制剂内包装的首选材料，但易破碎。由于塑料容器体轻、不易碎裂等特点，近年来塑料瓶的使用越来越多。另外，塑料容器常有较宽的瓶颈，容易灌装，在灌装线上的生产过程也较快。但塑料瓶包装与玻璃瓶相比，有时会缩短药品的保质期。采用复合塑料容器包装比单层容器具有更好的阻隔性能，但价格较高。欧洲目前也有采用在玻璃瓶外加上塑料收缩套管的包装，结合了玻璃稳定和塑料不易破碎的优点。液体制剂的包装材料还包括瓶塞（软木塞、橡胶塞、塑料塞）、瓶盖（塑料盖、金属盖）、说明书、标签、纸盒、纸箱、木箱等。对于家庭用包装容器应选用儿童不易开启的盖子。除非药剂处于气相，盖子不能与药剂经常直接接触。盖子的衬里应与药剂的性质相适宜，并且保证与瓶口严密封合。液体制剂包装瓶上应贴有标签，便于区分。医院液体制剂的投药瓶上应贴不同颜色的标签，习惯上外用液体制剂的标签为白底红字或黄字，内服液体制剂的标签为白底蓝字或黑字。

二、液体制剂的贮存

所有的液体制剂均应密封或密闭贮存。对热敏感的品种，应在 $2\sim8^{\circ}\text{C}$ 保存和运输。溶液剂、混悬剂、乳剂、搽剂、涂剂、涂膜剂等还应避光贮存。糖浆剂应避光，置干燥处贮存。酊剂应遮光，置阴凉处贮存。冲洗剂应严封贮存。

（北京化工大学生命学院　赵会英）

参考文献

[1]　潘卫三. 工业药剂学. 第2版. 北京：高等教育出版社，2013.
[2]　方亮. 药剂学. 第8版. 北京：人民卫生出版社，2016.
[3]　屠锡德，等. 药剂学. 第3版. 北京：人民卫生出版社，2007.
[4]　国家药典委员会. 中华人民共和国药典. 2020年版. 北京：中国医药科技出版社，2020.
[5]　Aulton M E. Pharmaceutics：the science of dosage form design. 2nd Edition. New York：Churchill. Livingstone，2002.

第五章　无菌制剂

无菌制剂即指法定药品标准中列有无菌检查项目的制剂。本章内容旨在介绍无菌制剂的相关概念、工艺技术及几种常见的无菌制剂。首先对无菌制剂进行概述，明确灭菌的重要意义，并进一步介绍常用的灭菌方法及无菌操作法；以无菌制剂中应用最广泛的注射剂为例，对其概念及质量要求做简单介绍；再概述无菌制剂制备过程中几种基本工艺（包括注射用水制备、液体过滤技术、空气净化技术以及洁净室相关 GMP 规定）；随后对小体积注射剂、输液、注射用无菌粉末及眼用液体制剂这四种应用较为广泛的无菌制剂的处方组成、制备工艺及质量要求、临床常用产品进行举例分析，从而能够更为形象具体地体会无菌制剂及工艺的概念及意义。

第一节　概　　述

一、无菌制剂

在临床治疗实践中，由于医疗以及制药工业的发展，研究和开发了许多需要直接注入人体血液系统和特定器官组织，或直接用于黏膜和创口等特定部位的药剂，如注射剂、眼用制剂等。因为这类制剂直接作用于人体血液系统，所以这类制剂除了要做到制备工艺稳定、质量可控外，还应该使产品在使用前始终处于无菌状态，以保证药物的安全使用。这类制剂通常称为无菌制剂。其中灭菌和无菌技术是注射剂、滴眼剂等灭菌与无菌制剂质量控制的重要保证，也是制备这些制剂必不可少的一个重要的操作过程。根据各种制剂或生产环境对微生物的限定要求不同，可采取不同措施，如灭菌、无菌操作、消毒、防腐等。

消毒（Disinfection）系指用物理或化学方法杀灭物体上或介质中的除芽孢以外的病原微生物。对病原微生物具有杀灭或除去作用的物质称为消毒剂。

防腐（Antisepsis）系指用物理或化学方法防止和抑制微生物生长繁殖的手段，亦称抑菌。对微生物的生长或繁殖具有抑制作用的物质称为防腐剂或抑菌剂。

灭菌（Sterilization）系指用适当的物理或化学等方法杀灭或除去所有微生物的繁殖体和芽孢的过程。所应用的方法或技术称为灭菌法。采用灭菌法杀灭或除去所有活的微生物繁殖体和芽孢的一类药物制剂称为灭菌制剂。

无菌（Sterility）系指在给定的物体、介质或环境中，不存在任何活的微生物。

无菌操作（Aseptic Processing）系指整个操作过程在无菌环境中制备无菌制剂的方法或技术。

无菌操作法（Aseptic Technique）系指在整个操作过程中利用和控制一定条件，使产品避免微生物污染的一种操作方法或技术。

无菌制剂（Sterile Preparation）系指在无菌环境中采用无菌操作法或无菌技术制备不含任何活的微生物的一类药物制剂。对于那些热稳定性差的药物，蛋白质、核酸和多肽类等生物大分子药物经常采用无菌操作法制备无菌制剂。

对于无菌制剂，可根据给药方式、给药部位、临床应用等特点进行分类：

① 注射剂：用针头注入人体的制剂，如小容量注射剂、静脉输液、冻干粉针等；

② 眼用制剂：用于眼部疾病的制剂，如滴眼液、眼用膜剂、眼膏和眼用凝胶等；

③ 植入型制剂：用埋植方式给药的制剂，如植入片、植入棒、原位凝胶等；

④ 局部用外用制剂：用于外伤、烧伤以及溃疡等创面用制剂，如溶液、凝胶、软膏和气雾剂等；

⑤ 手术用制剂：手术时使用的制剂，如止血海绵剂和骨蜡等。

无菌制剂需进行无菌检查，是由于该类制剂的药品是直接作用于人体内部的，它通常直接穿透人体的防御，因此对药物无菌的保证是非常重要的。药剂学中采用灭菌与无菌技术以杀死或除去药剂中的微生物繁殖体和芽孢，最大限度地提高药物制剂的安全性，保护制剂的稳定性。因此，应根据药物的性质及临床治疗要求，选择适当的灭菌方法，或将几种方法配合应用。

灭菌的方法可分为物理灭菌法和化学灭菌法。微生物的种类不同，灭菌方法不同，灭菌效果也不同。细菌的芽孢具有较强的抗热能力，因此灭菌效果常以杀灭芽孢为准。灭菌过程只是一个统计意义的现象，并不能使物料绝对无菌，在实际生产中，以最终无菌产品的微生物存活概率，即无菌保证水平（Sterility Assurance Level，SAL）作为评价灭菌效果的一个质控指标，要求 $SAL \leqslant 10^{-6}$。

二、灭菌参数

近来研究发现在一般灭菌条件下，产品中还可能存在极微量微生物，往往难以用现行的无菌检验法检出。因此，为了保证最终产品的无菌效果，需要对灭菌方法的可靠性进行验证，目前多采用 F 与 F_0 值作为验证灭菌可靠性的参数。

（一）D 值

研究表明，灭菌时在一定温度范围内其微生物的杀灭速度符合一级过程，即：

$$\frac{dN}{dt} = -kN \tag{5-1}$$

或

$$\lg N_t = \lg N_0 - \frac{kt}{2.303} \tag{5-2}$$

式中，N_0 为原有微生物数；N_t 为灭菌时间为 t 时残存的微生物数；k 为灭菌速率常数。

以 $\lg N_t$ 对 t 作图得一直线，斜率 $= -k/2.303 = -k/\ln 10 = (\lg N_t - \lg N_0)/t$，令斜率的负倒数为 D 值，即：

$$D = \frac{2.303}{k} = \frac{t}{\lg N_t - \lg N_0} \tag{5-3}$$

则 D 的物理意义是指在一定温度下杀灭微生物 90% 或残存率为 10%（即 lg100 降低至 lg10）时所需的灭菌时间（min），即 $\lg N_0 - \lg N_t = \lg 100 - \lg 10 = 1$ 时的 t 值。

在一定灭菌条件下，不同微生物具有不同的 D 值；同一微生物在不同灭菌条件下，D

值亦不相同（如含嗜热脂肪芽孢杆菌的 5% 葡萄糖水溶液，121℃ 热压蒸汽灭菌的 D 值为 2.4min，105℃ 的 D 值为 87.8min）。因此，D 值随微生物的种类、环境和灭菌温度的变化而异。

（二）Z 值

当灭菌温度升高时，速率常数 k 增大，D 值（灭菌时间）随之下降。在一定温度范围内，$\lg D$ 与温度 T 呈直线关系，斜率 $=(\lg D_2 - \lg D_1)/(T_2 - T_1)$，令

$$Z = \frac{T_2 - T_1}{\lg D_1 - \lg D_2} \tag{5-4}$$

由式（5-4）可知，Z 值为降低一个 $\lg D$ 值所需升高的温度数，即灭菌时间减少到原来的 1/10 所需升高的温度，或在相同灭菌时间内，杀灭 90% 的微生物所需提高的温度。即：

$$\frac{D_2}{D_1} = 10^{\frac{T_1 - T_2}{Z}} \tag{5-5}$$

设 $Z = 10℃$，$T_1 = 110℃$，$T_2 = 121℃$。按式（5-5）计算可得 $D_2 = 0.079D_1$，即 110℃ 灭菌 1min 与 121℃ 灭菌 0.079min 的灭菌效果相当。

（三）F 与 F_0 值

F 与 F_0 值为验证灭菌方法的灭菌效果的重要参数。

1. F 值

F 值系指在一定灭菌温度（T）下给定的 Z 值所产生的灭菌效果与在参比温度（T_0）下给定的 Z 值所产生的灭菌效果相同时，其灭菌效果相当于在参比温度下的灭菌时间。其数学表达式为：

$$F = \Delta t \sum 10^{\frac{T - T_0}{Z}} \tag{5-6}$$

式中，Δt 为被灭菌物在某温度下的灭菌时间间隔（min），一般为 0.5～1.0min 或更小。F 值常用于干热灭菌，干热灭菌 $Z = 20℃$，参比温度用 170℃。

评价干热灭菌的相对能力时，必须要保证 F 值大于 60min（170℃）、30min（180℃）。

2. F_0 值

在湿热灭菌时，常用参比温度定为 121℃，以嗜热脂肪芽孢杆菌作为微生物指示菌，该菌在 121℃ 时，Z 值为 10℃。则：

$$F_0 = \Delta t \sum 10^{\frac{T - 121}{10}} \tag{5-7}$$

F_0 值为在一定灭菌温度（T）、Z 值为 10℃ 时灭菌 t 时间所产生的灭菌效果与 121℃ 时、Z 值为 10℃ 所产生的灭菌效果相同时，其灭菌效果相当于在 121℃ 下灭菌 F_0 时间的效果。也就是说，无论温度如何变化，t 分钟内的灭菌效果相当于温度在 121℃ 下灭菌 F_0 分钟的效果，即它把所有温度下灭菌时间转化成 121℃ 下等效的灭菌时间。因此称 F_0 为标准灭菌时间（min）。按式（5-7）定义的 F_0 又叫物理 F_0，目前 F_0 仅限用于热压灭菌。

F_0 值还可以看作 $D_{121℃}$ 与微生物数目的对数降低值的乘积。按此定义的 F_0 叫生物 F_0，其数学表达式为：

$$F_0 = D_{121℃} \times (\lg N_0 - \lg N_t) \tag{5-8}$$

式中，N_t 为灭菌后预计达到的微生物残存数，即染菌度概率（Probability of Nonsterility）。一般当 N_t 为 10^{-6} 时（原有菌数的百万分之一）即认为达到可靠灭菌效果。因此，

生物 F_0 值（N_t 为 10^{-6}）可认为是相当于 121℃热压灭菌时，杀灭容器中全部微生物所需要的时间。

F_0 值的计算对灭菌过程的设计及验证灭菌效果极为有用，它将温度与时间对灭菌的效果统一在 F_0 值中，而且更为精确。由于 F_0 值是将不同灭菌温度计算到相当于 121℃热压灭菌时的灭菌效力，故 F_0 值也可作为灭菌过程的比较参数。

为了准确测定 F_0 值，需要研究影响 F_0 值的因素，主要包括以下几个影响因素。

① 温度。由于温度的微小差别将使 F_0 值发生显著的变化，因此首先应保证温度测定的准确性。应该选择灵敏度高、重现性好、精密度为 0.1℃的热电偶，并对其进行校验；灭菌时电偶的探针置于被测样品的内部，经灭菌器通向灭菌柜外的温度记录仪。

② 容器大小、形状及热穿透系数。

③ 灭菌产品溶液黏度及容器充填量。

④ 容器在灭菌器内的数量及分布。该项因素在生产过程中影响最大，故必须注意灭菌器内的各层、四角、中间位置热分布是否均匀，并根据实际测定数据，进行合理排布，使测得的 F_0 可靠。

⑤ 灭菌工艺和灭菌器的验证。要求灭菌器内热分布均匀，重现性好。

为了确保灭菌效果，生产过程应尽量减少微生物的污染，采取各种有效措施使每个容器的含菌数控制在一定水平以下（一般含菌数为 10 以下，即 $\lg N_t < 1$）。计算、设置 F_0 值时，应适当考虑增加安全系数，一般增加理论值的 50%，即规定 F_0 值为 8min，则实际操作应控制在 12min。

三、物理灭菌法及设备

物理因素对微生物的化学成分和新陈代谢影响极大，故可用许多物理方法来达到灭菌的目的。利用蛋白质与核酸具有遇热、对射线不稳定的特性，可以对应采用加热、射线和滤过方法来杀灭或除去微生物的技术称为物理灭菌法（Physical Sterilization）或物理灭菌技术。常用的物理灭菌法有干热灭菌法、湿热灭菌法、射线灭菌法和过滤除菌法。

（一）干热灭菌法

干热灭菌法系指在干燥环境（如火焰或干热空气）中进行灭菌的技术，其原理为通过高温加热破坏蛋白质与核酸的氢键，导致蛋白质变性或凝固，破坏核酸或使酶失活，从而使微生物死亡。细菌芽孢比繁殖体耐热，因此灭菌应以杀灭芽孢为标准。

干热灭菌法包括火焰灭菌法和干热空气灭菌法。

1. 火焰灭菌法

火焰灭菌法系指将需灭菌物品直接在火焰中灼烧灭菌的方法，将灭菌物品通过火焰 3～4 次，每次时间 20s 以上。该法灭菌迅速、可靠、简便，适用于耐火焰材质（如金属、玻璃及瓷器等）的物品与用具的灭菌，如金属制的药勺、镊子等在火焰中反复灼烧灭菌，瓷桶、乳钵等可在其中加入少量乙醇，点火燃烧进行灭菌；但此法不适合药品的灭菌。

2. 干热空气灭菌法

该法系指将待灭菌物品放置于高温干热空气中灭菌的方法。由于干热空气穿透力弱，比热容小，各处温度的均匀性差，且干燥条件下微生物的耐热性强，必须长时间受高热作用才能达到灭菌的目的。因此，干热空气灭菌法采用的温度一般比湿热灭菌法高。为了确保灭菌效果，一般使用干热灭菌的条件为：160～170℃灭菌 120min 以上，170～180℃灭菌 60min

以上，250℃灭菌 45min 以上，也可采用其他温度和时间参数。无论采用何种灭菌条件，均应保证灭菌后的物品的 SAL≤10^{-6}。该法用于耐高温的玻璃和金属制品以及不允许湿气穿透的油脂类（如油性软膏基质、注射用油等）和耐高温的粉末化学药品的灭菌，不适用于橡胶、塑料及大部分药品的灭菌。干热空气灭菌常用设备是烘箱，一般烘箱内装有鼓风机，可使热空气在灭菌物品周围循环从而减少烘箱内各部位的温度差。

（二）湿热灭菌法

湿热灭菌法系指用饱和蒸汽、沸水或流通蒸汽进行灭菌的方法。此法以高温高压水蒸气为介质，由于蒸汽潜热大，穿透力强，使微生物的蛋白质及核酸变形导致其死亡，因此灭菌效率比干热灭菌法高，是应用最广泛的一种灭菌方法，具有可靠、操作简便，易于控制和经济等优点，但不适用于对湿热敏感的药物。湿热灭菌法包括热压灭菌法、流通蒸汽灭菌法、煮沸灭菌法和低温间歇灭菌法。

1. 热压灭菌法

该法系指用高压饱和蒸汽加热杀灭微生物的方法，该法为热力灭菌中最有效、用途最广的方法，高压饱和蒸汽的潜热大，穿透力强，具有很强的灭菌效果，能杀灭所有细菌繁殖体和芽孢，灭菌效果可靠，适用于耐高温和耐高压蒸汽的药物制剂、玻璃容器、金属容器、瓷器、橡胶塞、滤膜过滤器等。

热压灭菌法通常采用的程序的温度与时间为：121℃灭菌 15min；121℃灭菌 30min；116℃灭菌 40min。热压灭菌是在热压灭菌器内进行。热压灭菌的设备种类较多，如卧式热压灭菌柜、立式热压灭菌柜和手提式热压灭菌器等，生产中以卧式热压灭菌柜最为常用。热压灭菌柜的基本结构大同小异，主要由柜体、柜门、夹套、压力表、温度计、各种气阀、水阀、安全阀等组成。主要通蒸汽加热，也用电或煤气等加热。

卧式热压灭菌柜（图 5-1）是一种大型灭菌器，用坚固的合金制成，带有夹套，柜内备有带轨道的灭菌格车，可分为若干层，用于放置灭菌的药品。灭菌柜顶部装有两只压力表，一只用于指示蒸汽夹套内的压力，另一只用于指示灭菌柜内的压力。两压力表中间为温度表。灭菌柜的一侧是进气阀、夹套放气阀和放水阀等，柜的上方安装有排气阀和安全阀等。

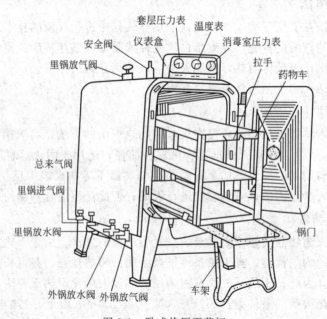

图 5-1 卧式热压灭菌柜

卧式热压灭菌柜的操作方法一般可分为三个阶段。

① 准备阶段：先将柜内清洗干净，然后打开夹层蒸汽阀和回汽阀，使蒸汽通入夹套加热 10min，使夹套中蒸汽压力上升至灭菌所需压力。

② 灭菌阶段：将待灭菌的物品置于铁丝篮中，排列于格架上，推入柜内，关闭柜门，并将柜门闩紧。将热蒸汽通入柜内，当温度上升至规定温度（如 116℃）时，开始记录灭菌时间，灭菌过程中柜内压力应比较稳定。

③ 后处理阶段：到达灭菌时间后，先将蒸汽关闭，排气，待蒸汽压力降至"0"点，开启柜门，冷却后将灭菌物品取出。

使用热压灭菌柜时的注意事项包括：①必须使用饱和蒸汽；②使用前必须将灭菌器内的空气排尽，若灭菌器内有空气存在，则压力表上所显示的压力是蒸汽和空气两者的总压而非单纯的蒸汽压力，温度达不到规定值，且由于水蒸气被空气稀释，妨碍了水蒸气与灭菌物品的充分接触，因此空气的存在降低了水蒸气的灭菌效果；③灭菌时间必须由全部被灭菌物品温度真正达到所要求的温度时算起；④灭菌完毕后应避免灭菌柜内压力骤然下降，内外压力差太大使物品冲出或使玻璃瓶炸裂，应等待蒸汽压力降至"0"点，开启柜门冷却后将灭菌物品取出。

2. 流通蒸汽灭菌法

该法系指在常压下，采用 100℃流通蒸汽加热杀灭微生物的方法。灭菌时间通常为 30～60min，但不能保证杀灭所有的芽孢，是非可靠的灭菌法，所以必要时需要加入适当的抑菌剂。流通蒸汽不能有效杀灭细菌孢子，一般可作为不耐热无菌产品的辅助灭菌手段。

3. 煮沸灭菌法

该法系指将待灭菌物置沸水中加热灭菌的方法。煮沸时间通常为 30～60min。该法灭菌效果较差，不能确保杀灭所有的芽孢。常用于注射器、注射针等器皿的消毒。必要时可加入适量的抑菌剂，如三氯叔丁醇（0.2%～0.5%）、甲酚（0.1%～0.3%）、氯甲酚（0.05%～0.1%）等，可杀死芽孢以提高灭菌效果。

4. 低温间歇灭菌法

该法系指将待灭菌物品用 60～80℃的水或流通蒸汽加热 1h 后，杀灭微生物繁殖体，然后在室温条件下放置 24h，让待灭菌物中的芽孢发育成繁殖体，再次加热灭菌，如此加热和放置反复操作 3～5 次，直至杀灭所有芽孢。该法适合于不耐高温、热敏感物料和制剂的灭菌。其缺点是费时、工效低，且对芽孢的杀灭效果不理想，必要时可加入适量抑菌剂以提高灭菌效率。

（三）射线灭菌法

射线灭菌法（Ray Sterilization）系指采用辐射、微波和紫外线杀灭微生物和芽孢的方法。

1. 紫外线灭菌法（Ultraviolet Sterilization）

该法系指用紫外线照射杀灭微生物和芽孢的方法，常用于空气灭菌、液体灭菌、物料表面灭菌。紫外线的灭菌机理是紫外线作用于核酸、蛋白质促使其变性而起到杀菌作用，此外，空气中氧气受紫外线照射后产生微量臭氧可达到共同杀菌作用。用于灭菌的紫外线波长一般为 200～300nm，灭菌力最强的波长为 254nm。

该方法属于表面灭菌。由于紫外线是以直线传播，较易穿透清洁空气及纯净的水，若水中悬浮物或盐类增多，则穿透程度显著下降，故其适合于照射物表面灭菌、无菌室空气及蒸馏水的灭菌,但不适合于药液的灭菌及固体物料深部的灭菌。紫外线可被不同的表面反射或吸收,穿透力微弱,普通玻璃即可吸收紫外线,因此装于容器中的药物不能用紫外线灭菌。紫外线的灭菌效果与照射强度、时间以及环境温度、湿度、含尘量等有关,一般随着辐射强度的增加,对微生物产生致死作用所需要的时间相应减少,反之则增多。紫外线灭菌时适宜的温度在 $10\sim55℃$,相对湿度为 $45\%\sim60\%$。

紫外线对人体有害,照射过久可产生结膜炎、红斑及皮肤烧灼等伤害,故一般在操作前开启 $1\sim2h$,关闭后进行操作。若必须在操作过程中照射,对操作者的皮肤和眼睛应采取适当的防护措施。

2. 辐射灭菌法(Radiation Sterilization)

该法系指将灭菌物品置于适宜放射源(^{60}Co 和 ^{137}Cs)辐射的 γ 射线、电子加速器产生的电子束和 X 射线装置产生的 X 射线中进行电离辐射而达到杀灭微生物的方法,辐射灭菌剂量一般为 $2.5\times10^4\,Gy$。该方法的原理为射线可使微生物的分子直接发生电离而产生能破坏微生物正常代谢的自由基,最终使微生物遭到破坏。采用辐射灭菌法的优点是:不升高产品温度,灭菌效率高,特别适合于不耐热物料如抗生素类、激素类、巴比妥类等药物以及淀粉、滑石粉等制剂辅料的灭菌,可杀灭微生物繁殖体和芽孢;且穿透力强,可用于密封安瓿、固体、液体药物的灭菌,尤其对已包装的产品(如中药制剂)也可灭菌,因而大大减少了污染机会。但该法不适用于蛋白质、多肽、核酸等生物大分子的灭菌,且设备费用较高,对操作人员存在潜在的危险性,对某些药物(特别是溶液型)可能引起药效降低或产生毒性物质和发热物质等。辐射灭菌法用于食品、药品的消毒灭菌已逐渐引起重视,其研究利用受到了联合国有关组织的积极推动。

3. 微波灭菌法(Microwave Sterilization)

微波灭菌法是通过微波照射产生的热能杀灭微生物和芽孢的方法。微波是指频率为 $300MHz\sim300GHz$ 的电磁波。微波能穿透到介质和物料的深部,可使介质和物料均匀地加热,具有低温、常压、高效、省时(一般为 $2\sim3min$)、低能耗、无污染、易操作、易维护、产品保质期长(不破坏药物原有成分,灭菌后的药品存放期可增加 1/3 以上)等特点。在微波照射下,电场方向每秒钟改变几亿至几十亿次,按电场方向排列的极性分子将随之发生剧烈的位置变化,分子在急速旋转中相互撞击、摩擦而产生热能。微波灭菌同时利用了微波的热效应和非热效应(生物效应),热效应可使细菌蛋白质变性,非热效应可干扰细菌正常的新陈代谢,破坏微生物生长条件。微波的生物效应使得该技术在低温($70\sim80℃$)时即可杀灭微生物,而不影响药物的稳定性。

该法适合液态和固体物料的灭菌,且对固体物料具有干燥作用。水具有强烈的微波吸收能力,微波灭菌法可高效省时地穿透到介质的深部,使介质表里如一的加热,可用于水性注射剂的灭菌。我国生产的 MMM-6 型微波灭菌机,经检验,开机 60s,能完全杀灭安瓿内大肠杆菌;开机 90s,对安瓿内枯草杆菌黑色变种芽孢灭菌率达 99.99%。

(四)过滤除菌法

过滤除菌法系利用细菌不能通过致密具孔滤材的原理,采用物理截留除去气体或液体中微生物的方法,属于机械除菌方法。过滤除菌并非可靠的灭菌方法,一般常用于气体、热不稳定的药品溶液或原料的除菌。

除菌过滤器采用孔径分布均匀的微孔滤膜作过滤材料,滤膜材质依过滤物品的性质及过滤目的而定。药品生产中采用的除菌滤膜孔径选用 $0.22\mu m$(或更小孔径或相同过滤效力)。

过滤器的孔径定义来自过滤器对微生物的截留，而非平均孔径的分布系数。所以，用于最终除菌的过滤器必须选择具有截留实验证明的除菌级过滤器。过滤器对滤液的吸附不得影响药品质量，不得有纤维脱落，禁用含石棉的过滤器。滤器和滤膜在使用前应进行洁净处理，并用高压蒸汽进行灭菌或做在线灭菌。

滤过灭菌应在无菌条件下进行操作，为了保证产品的无菌，必须对过滤过程进行无菌检测。过滤过程中无菌保证与过滤液体的初始生物负荷及过滤器的微生物对数下降值 LRV（Log Reduction Value）有关，LRV 系指规定条件下，被过滤液体过滤前的微生物数量与过滤后的微生物数量比的常用对数值。即：

$$LRV = \lg N_0 - \lg N \tag{5-9}$$

式中，N_0 为产品除菌前的微生物数量；N 为产品除菌后微生物数量。对孔径为 $0.22\mu m$ 的过滤器而言，每 $1cm^2$ 的有效面积的 LRV 应不小于 7。

非最终灭菌产品的过滤除菌应当符合以下要求：

① 可最终灭菌的产品不得以过滤除菌工艺替代最终灭菌工艺。如果药品不能在其最终包装容器中灭菌，可用 $0.22\mu m$（更小或相同过滤效力）的除菌过滤器将药液滤入预先灭菌的容器内。由于除菌过滤器不能将病毒或支原体全部滤除，可采用热处理方法来弥补除菌过滤的不足。

② 应当采取措施降低过滤除菌的风险。宜安装第二支已灭菌的除菌过滤器再次过滤药液，最终的除菌过滤器应当尽可能接近灌装点。

③ 除菌过滤器使用后，必须采用适当的方法立即对其完整性进行检查并记录。常用的方法有起泡点试验、扩散流试验或压力保持试验。

④ 过滤除菌工艺应当经过验证，验证中应当确定过滤一定量药液所需时间及过滤器两侧的压力。任何明显偏离正常时间或压力的情况应当有记录并进行调查，调查结果应当归入批记录。

⑤ 同一规格和型号的除菌过滤器使用时限应当经过验证，一般不得超过一个工作日。

四、化学灭菌法

化学灭菌法系指用化学药品直接作用于微生物而将其杀灭的方法。该法仅对微生物繁殖体有效，不能杀灭芽孢。故化学灭菌的目的在于减少微生物的数目，以控制一定的无菌状态。化学杀菌剂的杀灭效果主要取决于微生物的种类与数量、物体表面光洁度或多孔性以及杀菌剂的性质等。使用化学杀菌剂不应损害药物制剂的质量。

1. 化学气体灭菌法

化学气体灭菌法（Chemical Sterilization）系指采用化学品的气体或蒸气（如环氧乙烷、甲醇、丙二醇、甘油和过氧乙酸蒸气等）直接作用于微生物进行灭菌的方法。常用的化学消毒剂有环氧乙烷、甲醛、气态过氧化氢、臭氧等。该法特别适合环境消毒以及不耐加热灭菌的医用器具、设备和设施等的消毒，亦用于粉末注射剂，可用于减少微生物的数目，以控制一定的无菌状态，不适合对产品质量有损害的场合。

用于药物灭菌的气体应具备下列条件：①在室温时能形成气体或蒸气；②穿透力强，并易被移去；③灭菌快，毒性低，低浓度即具有杀菌作用；④无腐蚀性、爆炸性及刺激性；⑤灭菌工艺验证应能证明该气体对产品不会造成破坏性影响，且针对不同产品或物料所设定的排气条件和时间应能保证所有残留气体及反应产物降至设定的合格限度。

(1) 环氧乙烷　环氧乙烷在室温下为无色有醚样臭味的气体，在水中溶解度很大。其杀菌机理是：环氧乙烷属氧化剂，可与菌体蛋白质分子、酶及核酸不可逆结合，破坏菌体细胞的代谢而杀灭微生物。环氧乙烷有较强的扩散和穿透能力，作用快，对细菌芽孢、真菌、病毒等均有作用，属于广谱杀菌剂。环氧乙烷具有可燃性，易爆炸，一般与80％～90％的惰性气体混合使用，在充有灭菌气体的高压腔室内进行，采用环氧乙烷灭菌时，应进行泄漏试验，以确认灭菌腔室的密闭性。本法适用于对热敏感的固体药物及不耐加热的医用器具、设施、设备等的灭菌。含氯的物品及能吸附环氧乙烷的物品则不宜使用本法灭菌。

（2）甲醛　甲醛杀菌力强，可使菌体蛋白质产生不可逆变性，也属于广谱抑菌剂，常用于无菌操作室的灭菌。用甲醛溶液加热熏蒸时，一般每立方米空间用40％甲醛溶液30mL，室内相对湿度较高可增强甲醛的灭菌效果。甲醛对黏膜有强烈的刺激性，灭菌后应注意排尽甲醛。

2. 药液灭菌法

药液灭菌法系指采用杀菌剂溶液进行灭菌的方法。该法主要作为其他灭菌法的辅助措施，用于物体表面，如皮肤、无菌器具和设备、无菌室的地面和台面等的消毒。常用消毒液有75％乙醇、1％聚维酮碘溶液、0.1％～0.2％苯扎溴铵（新洁尔灭）溶液、约2％的酚或煤酚皂溶液等。

五、无菌操作法

无菌操作法（Aseptic Technique）系指在整个操作过程中利用和控制一定条件，使产品避免微生物污染的一种操作方法或技术。它不是一个灭菌过程，而是保持无菌原料的无菌度。该法适合一些不耐热药物注射剂、眼用制剂、皮试液、海绵剂和创伤制剂的制备。无菌操作室或无菌操作所用的一切用具、材料及环境，均需按照前述的灭菌法灭菌，操作须在无菌操作室或无菌柜内进行。

1. 无菌操作室的灭菌

无菌室的灭菌往往需要几种灭菌法同时应用。首先采用空气灭菌法对无菌室进行灭菌，可采用甲酸溶液加热熏蒸法、丙二醇蒸气熏蒸法、过氧乙酸熏蒸法等气体灭菌法并结合紫外线灭菌的方法对无菌室进行灭菌。

（1）甲醛溶液加热熏蒸法　该方法为常用的气体灭菌法之一，灭菌较彻底。气体发生装置是采用蒸气加热夹层锅。使用时，液态甲醛在蒸气加热夹层锅中汽化成甲醛蒸气，经蒸气出口送入总进风道，由鼓风口吹入无菌室，连续3h后，甲醛蒸气弥散在洁净室中，密闭熏蒸12～24h，并应保持室内湿度>60％，温度>25℃，以免低温致甲醛蒸气聚合而附着于冷表面，从而降低空气中甲醛浓度，影响灭菌效率。密熏完毕后，将25％的氨水经加热，按一定流量送入无菌室内，以清除甲醛蒸气，然后开启排风设备，并通入无菌空气直至室内排尽甲醛。

（2）紫外线灭菌法　它是无菌室灭菌的常用方法，该方法应用于间歇和连续操作过程中。每天在操作前开启紫外灯照射1～2h，中途休息时再灭菌0.5～1h，以保证室内的无菌状态，必要时可在操作过程中开启（应注意操作人员眼、皮肤等的保护）。

（3）液体灭菌法　它是无菌室较常用的辅助灭菌方法，主要采用3％酚溶液、2％煤酚皂溶液、0.2％苯扎溴铵或75％乙醇在室内喷洒或擦拭室内墙壁、地面、用具等。

（4）臭氧灭菌法　该法将臭氧发生器安装在中央空调净化系统送、回风总管道中与被控制的洁净区采用循环形式灭菌。其特点是：①不需增加室内消毒设备；②可以使臭氧迅速扩散到洁净室的每个角落，臭氧浓度分布均匀；③对空气净化过滤系统滋生的霉菌和杂菌起杀灭作用；④灭菌时间短（一般只需1小时）、操作简便、效果好。

除上述方法定期进行较彻底的灭菌外，还有对室内的空间、用具（桌椅）、地面、墙壁等用外用灭菌剂（如3%酚溶液等）喷洒或擦拭。其他用具尽量用热压灭菌法或干热灭菌法灭菌。

2. 无菌操作

无菌操作室、层流洁净工作台和无菌操作柜是无菌操作的主要场所。操作人员进入无菌操作室前要严格按照操作规程，经过不同的洁净区，经洗澡、更换灭菌工作服和清洁的鞋子等净化处理，不得外露头发和内衣，以免污染。无菌操作所用的一切物品、器具及环境，均需按前述灭菌法灭菌。物料通过适当方式在无菌状态下送入室内。人流和物流要严格分离，以避免交叉感染。

小量无菌制剂的制备普遍采用层流洁净工作台进行无菌操作，该设备具有良好的无菌环境，使用方便，效果可靠。

六、无菌生产工艺验证

药剂或药品经灭菌或无菌操作法处理后，需经无菌检验，以证实所采用的整个无菌操作工艺过程能保证 SAL$\leq 10^{-6}$，《中国药典》2020年版四部通则1101对无菌检查的操作方法有明确规定。

无菌检查法（Test for Sterility）系指检查药品、原料、辅料等是否无菌的一种方法。无菌检查应在无菌条件下进行，试验环境必须达到无菌检查的要求，检验全过程应严格遵守无菌操作，防止微生物污染，防止污染的措施不得影响供试品中微生物的检出。

无菌检查法包括直接接种法和薄膜过滤法。只要供试品允许，应采用薄膜过滤法。

1. 直接接种法

直接接种法适用于无法用薄膜过滤法进行无菌检查的供试品，即取规定量供试品分别等量接种至硫乙醇酸盐流体培养基和胰酪大豆胨液体培养基中，培养数日后观察培养基上是否出现混浊或沉淀，并与阳性及阴性对照品比较。

2. 薄膜过滤法

一般应采用封闭式薄膜过滤器。无菌检查所用滤膜孔径应不大于0.45μm，直径约为50mm。根据供试品及其溶剂的特性选择滤膜材质。使用时应保证滤膜在过滤前后的完整性。将滤过后的薄膜接种于培养基上或直接用显微镜观察，进行阴性与阳性对照。此法灵敏度高，不易产生假阴性结果，操作也较简便。

第二节　注射剂概述

一、注射剂的概念与特点

注射剂（Injections）系指药物与适宜的溶剂或分散介质制成的供注入体内的灭菌溶液、乳状液、混悬液制剂以及供临用前配成溶液或混悬液的无菌粉末或浓溶液的无菌制剂。近年来，注射剂制备技术的研究取得了较大的突破，脂质体、微球、微囊等新型注射给药系统已实现商品化。

注射剂是应用最广泛的剂型之一，是一种不可替代的临床给药剂型，在危重患者抢救时尤为重要，具备以下优点。

① 药效迅速。注射剂临床应用时均以液体状态直接注射入人体组织、血液或器官内，所以吸收快，作用迅速。与其他剂型相比，注射剂起效最快，可用于抢救危重患者。

② 剂量准确，作用可靠。注射剂不经胃肠道，故不受消化系统及食物的影响，因此剂量准确，作用可靠。

③ 适用于不能口服给药的患者。在临床上常遇到昏迷、抽搐、惊厥等状态的患者，或患消化系统障碍的患者均不能口服给药，均可注射给药。

④ 适用于不能口服的药物。某些药物口服后在胃肠道内被分解、转化成形成不能吸收的复合物，或具有刺激性，这些药物都可制成注射剂而发挥疗效。

⑤ 可产生定位、靶向及长效作用。局部麻醉药注射剂可以产生局部定位作用，如盐酸普鲁卡因注射液可用于局部麻醉；也可在穴位注射发挥特有的疗效，如当归注射液等。脂质体、微球等微粒系统静脉注射具有靶向作用，而混悬型注射剂（特别是油性混悬剂）及皮下注射微球等均具有长效作用，可在注射部位形成药物贮库，缓慢释放药物达数天、数周或数月之久。

⑥ 较其他液体制剂耐贮存。注射剂是将药液或粉末密封于特制容器之中与外界空气隔绝，且在制造时经过灭菌处理或无菌操作，故较其他液体制剂耐贮存。

注射剂也存在一些缺点：①使用不便，除少数情况外，注射剂一般不能自己使用，需由经过训练的医护人员注射，以保证安全；②注射疼痛，依从性较差，在婴幼儿中尤其显著，一种新型的无针型喷射式注射器（Jet Injector）正在国外逐步推广应用，使用压力代替针头进行注射，特点是消除患者对针头的恐惧感、减少针头注射疼痛及注射部位损伤；③生产过程复杂，为保证注射剂的安全与有效需经过较为复杂的生产过程且对生产设备有一定要求。

二、注射剂的质量要求

注射剂的质量要求根据其不同给药途径有不同的具体要求，可见本章第二节第四部分，而一般的质量要求如下。

① 无菌。注射剂成品须达到药典无菌检查的要求。

② 无致热原。无致热原是注射剂的重要质量指标，特别是输液、供静脉注射及脊髓腔注射的注射剂，均需进行致热原检查，合格后方能使用。

③ 澄明度。注射剂要在规定条件下检查，不得有肉眼可见的混浊或异物。

④ 安全性。注射剂不能引起对组织刺激或发生毒性反应，特别是非水溶剂及一些附加剂，必须经过必要的动物实验，以确保使用安全。

⑤ 渗透压。注射剂的渗透压要求与血浆的渗透压相等或接近。

⑥ pH。注射剂的 pH 要求与血液（pH＝7.4）相等或接近，一般小体积注射剂应控制在 pH＝4～9 范围内，大体积注射剂对 pH 要求更严格。

⑦ 稳定性。注射剂多系水溶液，而且从制备到使用需要经过一段时间，所以稳定性问题比其他剂型突出，故要求注射剂具有必要的物理稳定性和化学稳定性，以确保产品在贮存期间安全有效。

⑧ 降压物质。有些注射液，如复方氨基酸注射液，其降压物质必须符合规定，以保证用药安全。

三、注射剂的分类

(一) 按分散系统分类

(1) 溶液型注射剂　原则上，易溶于水而且在水溶液中稳定的药物，或溶于可注射油性介质的都可以制备溶液型注射剂 (Injectable Solution)。溶剂大部分为水，如维生素 C 注射液及葡萄糖注射液。药物在水中难溶或为了长效目的，也可以油为溶剂，如维生素 D 注射液及己烯雌酚注射液。

(2) 混悬型注射剂　水难溶性药物或为了增加稳定性、产生长效作用，均可制成混悬型注射剂 (Injectable Suspension)。这类注射剂一般仅供肌内注射。

(3) 乳剂型注射剂　水中难溶性液体药物，可以制成乳剂型注射液 (Injectable Emulsion)。供注射用的一般为 O/W 型，如静脉脂肪乳剂。

(4) 注射用无菌粉末　水溶液中不稳定的药物可制成注射用无菌粉末 (Injectable Powder)，亦称粉针。用时用适当溶剂溶解或分散成混悬液后使用。遇水不稳定的青霉素、阿奇霉素、蛋白质、多肽以及生物大分子药物等，通常制备成粉针剂。

(二) 按注射体积分类

(1) 小体积注射剂　小体积注射剂 (Small Volume Injections) 每次注射体积在 1～50mL 之间。

(2) 大体积注射剂　大体积注射剂 (Large Volume Injections) 即输液 (Infusions)，每次注射体积在 100mL 至数千毫升之间。

四、注射剂的给药途径

注射剂可注射入机体的任何器官及部位，包括关节、脊椎、动脉，在紧急情况下甚至可直接注射到心脏。但最常见的注射途径是静脉注射 (Intravenous Injection，iv)、肌内注射 (Intramuscular Injection，im)、皮下注射 (Subcutaneous Injection，sc) 和皮内注射 (Intracutaneous Injection，ic) 等，如图 5-2 所示。

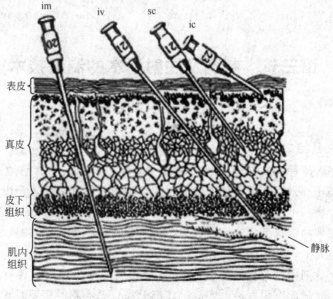

图 5-2　注射剂的给药途径

(1) 皮内注射 (Intracutaneous Injection) 注射于表皮与真皮之间，一般注射部位在前臂。一次注射剂量在 0.2mL 以下，常用于过敏性试验或疾病诊断，如青霉素皮试液、破伤风抗毒素皮试液等。

(2) 皮下注射 (Subcutaneous Injection) 注射于真皮与肌肉之间的松软组织内，注射部位多在上臂外侧，一般用量为 1～2mL。皮下注射剂主要是水溶液。但药物吸收速度稍慢，胰岛素注射液即为皮下注射，目的是防止吸收过快造成血糖过度降低。由于人体皮下感觉比肌肉敏感，所以皮下注射主要是水溶液，也有混悬液，但可能导致硬结或脓肿。

(3) 肌内注射 (Intramuscular Injection) 注射于肌肉组织中，注射部位大多在臀肌或上臂三角肌。肌内注射较皮下注射刺激小，注射剂量一般为 1～5mL。由于存在吸收过程，起效比静脉注射慢，但持续时间却较长。除水溶液外，油溶液、混悬液及乳状液均可肌内注射。油性注射液在肌肉中吸收缓慢而均匀，可起延效作用，且乳状液有一定的淋巴靶向性。

(4) 静脉注射 (Intravenous Injection) 药物直接注入静脉，发挥药效最快，常常用于急救、补充体液和供营养之用。根据临床药物治疗的需要，静脉注射又可分为直接静脉推注和静脉滴注两种类型，推注用量一般为 5～50mL，常用于需要立即发挥作用的治疗；而静脉滴注用量则可多达数千毫升，通常用于常规性治疗，又可称为"大输液"。但是凡能导致红细胞溶解或使蛋白质沉淀的药物均不宜静脉注射。并且静脉注射的药物溶液必须调节至与血浆等渗或微高渗，并不得加抑菌剂。

(5) 脊椎腔注射 (Intraspinal Injection) 注入脊椎四周蜘蛛膜下腔内。由于神经组织敏感，且脊椎液循环较慢，故脊椎腔注射剂必须等渗，注入时应缓慢，注入一次剂量不得超过 10mL，脊髓腔注射液只能使用药物水溶液，其 pH 应控制在 5.0～8.0 之间，且不能添加任何附加剂。

(6) 动脉内注射 (Intra-arterial Injection) 注入靶区动脉末端，如诊断用动脉造影剂、肝动脉栓塞剂等。

(7) 其他 包括心内注射 (Intracardiac Injection)、关节内注射 (Intraarticular Injection)、滑膜腔内注射 (Intrasynovial Injection) 及穴位注射 (Acupoint Injection) 等。

第三节 制药及注射用水的制备技术

一、热原

1. 热原的含义及组成

注射后能引起人体特殊致热反应的物质称为热原 (Pyrogen)。热原是微生物代谢产生的一种内毒素 (Endotoxin)，它存在于细菌的细胞膜和固体膜之间，是由磷脂、脂多糖和蛋白质所组成的复合物，也称内毒素，其中脂多糖 (Lipopolysaccharide, LPS) 是内毒素的主要成分，具有特别强的致热活性，因而通常认为热原＝内毒素＝脂多糖。热原的分子量一般为 10^6 左右，大小为 1～5nm。

注入人体的注射剂中含有热原量达 $1\mu g/kg$ 就可引起不良反应，含有热原的注射液注入体内后，大约半小时就能产生发冷、寒战、体温升高、恶心呕吐等不良反应，严重者出现昏迷、虚脱，甚至有生命危险。而大多数细菌都能产生热原，因此热原去除技术在注射剂生产中尤为重要。

2. 热原的性质

(1) 耐热性 一般说来，热原在 60℃ 加热 1 小时不受影响，100℃ 也不会分解，120℃ 加热 4 小时能破坏 98% 左右，在 180~200℃ 干热 2 小时或 250℃ 干热 45 分钟，650℃ 干热 1 分钟可彻底破坏。

(2) 过滤性 热原体积小，在 1~5nm 之间，故一般滤器，甚至微孔滤膜也不能截留，但超滤膜可截留。

(3) 吸附性 多孔性活性炭可吸附热原，而后可用常规滤器除去热原。

(4) 水溶性 由于磷脂结构上连接有多糖，所以热原能溶于水，这是水可受到热原污染的原因。

(5) 不挥发性 热原的本质是脂多糖，因此没有挥发性，可溶于水但不随水蒸气挥发，因此可用蒸馏法制备注射用水。

(6) 其他 热原能被强酸、强碱所破坏，也能被强氧化剂，如高锰酸钾或过氧化氢所氧化，超声波及某些表面活性剂（如去氧胆酸钠）也能使之失活。

3. 热原的污染途径

(1) 注射用水 这是注射剂被热原污染的主要途径。如果蒸馏水器结构不合理，或操作不当，或注射用水贮藏时间过长都会被细菌污染。故使用新鲜注射用水是防止污染的有效措施，最好随蒸随用。

(2) 原辅料 用生物技术制备的药物，如葡萄糖因存放时间长或包装不严而致引入热原，右旋糖酐、水解蛋白或抗生素，葡萄糖、乳糖等辅料易在贮藏过程中因包装破损而被污染，滋生微生物。

(3) 生产过程 室内卫生条件差，操作时间长，装置不密闭，均增加被细菌污染的机会。

(4) 容器、用具、管道和装置等 严格按 GMP 要求认真清洗处理，合格后方能使用以防止热原污染。

(5) 注射器具 输液瓶，乳胶管、针头与针筒等也是不可忽视的污染源，因此目前都采用一次性输液器具。

4. 去除热原的方法

(1) 高温法 由于热原具有高热不稳定性，因此可用高温法除去热原。主要用于玻璃器皿的处理，如注射用的针筒、玻璃容器等在洗涤干燥后，于 180℃ 加热 2 小时或 250℃ 加热 30 分钟以上，可以破坏热原。

(2) 酸碱法 因热原能被强酸、强碱所破坏，所以玻璃容器等用具可用重铬酸钾硫酸清洁液或稀氢氧化钠处理，能有效破坏热原。

(3) 吸附法 活性炭对热原有较强的吸附作用，同时有助滤脱色作用。此外，还可用活性炭与白陶土合用除去热原。

(4) 蒸馏法 利用热原的不挥发性，在多效蒸馏水器中制备蒸馏水时，热原仍留在浓缩水中。为了防止热原随水蒸气中的雾滴带入蒸馏水，在蒸发室的上部设有隔沫装置，避免热原进入蒸馏水中，或采用旋风分离法进行水汽分离，确保去除热原。蒸馏法一般可使热原的污染水平降低 2.5~3 个对数单位。

(5) 离子交换法 热原所含带负电荷的磷酸根及羧酸根可被强碱性阴离子树脂交换，国内有用 10% 的 ♯301 弱碱性阴离子交换树脂与 8% 的 ♯122 弱酸性阳离子交换树脂成功地除去丙种胎盘球蛋白注射液中的热原，但树脂易饱和，需经常再生。

(6) 凝胶过滤法 凝胶可作为分子筛，利用热原与药物分子量的差异，将两者分开。但当两者分子量相差不大时，不宜使用。国内有用二乙氨基乙基葡聚糖凝胶（分子筛）制备无热原去离子水。

(7) 反渗透法 用醋酸纤维素膜和聚酰胺膜制备注射用水时可除去热原，这是较新发展起来的有使用价值的方法，与蒸馏法相比，具有节约热能和冷却水的优点。

(8) 超滤法 一般用 3～15nm 的超滤膜可有效去除药液中的细菌与热原。如超滤膜过滤 10%～15% 的葡萄糖注射液可除去热原。

5. 热原检查的方法

(1) 家兔法 家兔法为各国药典收载的方法，属于体内检查法。该法检查致热原的原理是基于家兔对热原的反应与人是相同的，先将一定剂量的供试品静脉注入家兔体内，然后在规定时间内测定家兔体温升高情况，以判断供试品所含热原限度是否符合规定。试验结果的准确性与家兔的选择、动物饲养条件及规范的操作等有关，具体方法及结果判断标准参看《中国药典》2020 年版四部通则 1142。

家兔法检测内毒素的灵敏度为 $0.001\mu g/mL$，试验结果接近人体真实情况，但操作繁琐费时，不能用于注射剂生产过程中的质量监控，且不适用于放射性药物、肿瘤抑制剂等细胞毒性药物制剂。

(2) 细菌内毒素检查法 即鲎试验法。该法系利用鲎试剂来检测或量化由革兰阴性菌产生的细菌内毒素，以判断供试品中细菌内毒素的限量是否符合规定的一种方法。细菌内毒素的量用内毒素单位（EU）表示。细菌内毒素检查包括凝胶法和光度测定法两种方法，前者利用鲎试剂与细菌内毒素产生凝集反应的原理来检测或半定量内毒素，后者包括浊度法和显色基质法，系分别利用鲎试剂与内毒素反应过程中的浊度变化及产生的凝固酶使特定底物释放出呈色团的多少来测定内毒素，具体方法及结果判断标准参见《中国药典》2020 年版四部通则 1143。鲎试剂来源于美洲鲎（*Limulus Polyphemus*）血液的变形细胞溶解物（Amebocyte Lysate），此溶解物含有凝固酶原、凝固蛋白原及钙离子。

与家兔法比较，鲎试验法的灵敏度高 10 倍。此外，鲎试验法操作简单、迅速，实验费用少，因而特别适于生产过程中热原的控制和家兔法不能检测的某些细胞毒性药物制剂。但其对革兰阴性菌以外的内毒素不够灵敏，尚不能完全取代家兔法，主要用于某些不能用家兔法检测的品种，如化学药注射剂、放射性制剂及肿瘤抑制剂。

二、制药用水和注射用水的相关概念及质量要求

1. 制药用水和注射用水的相关概念

水是药物生产中用量大、使用广的一种辅料，用于生产过程和药物制剂的制备。《中国药典》2015 年版四部通则 0261 收载的制药用水包括饮用水（Drinking Water）、纯化水（Pure Water）、注射用水（Water for Injection）及灭菌注射用水（Sterile Water for Injection）。一般根据生产工序或使用目的与要求选用适宜的制药用水。

(1) 饮用水 制药用水的原水通常为饮用水，为天然水经净化处理所得的水，其质量必须符合现行中华人民共和国国家标准《生活饮用水卫生标准》。可用于药材净制时的漂洗、

制药用具粗洗。除另有规定外，也可作为饮片的提取溶剂。

（2）**纯化水**　纯化水为饮用水经蒸馏法、离子交换法、反渗透法或其他适宜的方法制得的制药用水。其不含任何附加剂，质量应符合纯化水项下的规定。纯化水可作为配制普通制剂的溶剂或试验用水，可作为中药注射剂、滴眼剂等灭菌制剂所用饮片的提取溶剂，口服制剂、外用制剂的配制溶剂或稀释剂以及非灭菌制剂用具的精洗用水，也用作非灭菌制剂所用饮片的提取溶剂，但不能用于注射剂的配制或稀释。

（3）**注射用水**　注射用水为纯化水经蒸馏所得的水，应符合细菌内毒素试验要求，其质量必须符合国家药典的要求。注射用水最常用于配制注射剂用的溶剂或稀释剂及注射用容器的精洗，也可用于配制滴眼剂。

（4）**灭菌注射用水**　灭菌注射用水为注射用水依照注射剂生产工艺制备所得的水。其不含任何添加剂，主要用于注射用无菌粉末的溶剂或注射液的稀释剂。

2. 制药用水和注射用水的相关质量要求

（1）**饮用水质量要求**　饮用水的质量必须符合国家饮用水的标准（GB 5749—1985，生活饮用水卫生标准）。经预处理的原水一般质量检查包括色度、浊度、臭气、pH 值、氨、易氧化物、比电阻、细菌总数、大肠菌群指数等。

（2）**纯化水质量要求**　纯化水的质量符合《中国药典》2020 版二部中纯化水的要求，纯化水的检查项目包括酸碱度、硝酸盐与亚硝酸盐、氨与总有机碳、电导率、易氧化物、不挥发物、重金属及微生物限度。

（3）**注射用水质量要求**　一般应使用新鲜的注射用水，如需贮存可采用 70℃ 以上保温循环，一般不超过 12h。注射用水的制备、贮存和分配应能防止微生物的滋生和污染。贮罐和输送管道所用材料应无毒、耐腐蚀。管道的设计和安装应避免死角、盲管。贮罐和管道要规定清洗、灭菌周期。注射用水贮罐的通气口应安装不脱落纤维的疏水性除菌滤器。

注射用水规定 pH 为 5.0～7.0，氨浓度不大于 0.00002%，内毒素小于 0.25EU/mL，其他检查项目与纯化水相同。按照国家药典要求，注射用水除应符合一般蒸馏水的检查项目外，还必须通过热原检查。

（4）**灭菌注射用水质量要求**　灭菌注射用水应符合注射用水项下各项检查的规定，并应符合注射剂项下有关规定。

三、制药用水及注射用水的制备

制备符合注射剂使用的注射用水一般需采用综合法，工艺流程如下：

原水（经过滤、电渗析或反渗透）→一级纯化水（经阳离子树脂、脱气塔、阴离子树脂、混合树脂）→二级纯化水（经蒸馏）→注射用水。

（一）原水处理技术

1. 过滤法

过滤是除去原水中悬浮固体杂质的有效方法。通常采用石英砂滤器、活性炭滤器及细过滤器组合而成的过滤器。也可用明矾、硫酸铝、三氧化铁等为絮凝剂，使原水中的杂质等污物絮凝沉淀，也有吸附热原的作用。

2. 电渗析法（Electrodialysis Method，EM）

电渗析净化是一种制备初级纯水的技术，供离子交换法水处理用，以减轻离子交换树脂的负担。电渗析法较离子交换法经济，特别是当原水中含盐量较高（>3000mg/L）时，离子交换法已不适用，而电渗析法仍然有效。但制得的水比电阻低，因此常与离子交换法联用，以提高净化处理原水的效率。

电渗析法是依据在电场作用下离子定向迁移及交换膜的选择性透过原理设计的。其中离子交换膜是一种功能性膜，分为阴离子交换膜和阳离子交换膜，简称阴膜和阳膜。阳膜只允许阳离子通过，阴膜只允许阴离子通过，这就是离子交换膜的选择透过性。在外加电场的作用下，水溶液中的阴、阳离子会分别向阳极和阴极移动，如果中间再加上一种交换膜，就可达到分离浓缩的目的。图 5-3 是电渗析原理示意图。当电极接通直流电源后，原水中的离子在电场作用下迁移，若阳离子交换膜选用磺酸型，则膜中 $R\text{-}SO_3^-$ 基团构成足够强的负电场，排斥阴离子，只允许阳离子透过，并使其向阴极运动。同理季铵型阴离子膜带正电 $[R\text{-}N^+(CH_3)_3$ 基团]，排斥阳离子而只允许阴离子透过，并使其向阳极运动。这样隔室 1、3、5 中阳、阴离子逐渐减少为淡水室，将它们并联起来，就得一股淡水，这就是电渗析脱盐的基本原理。

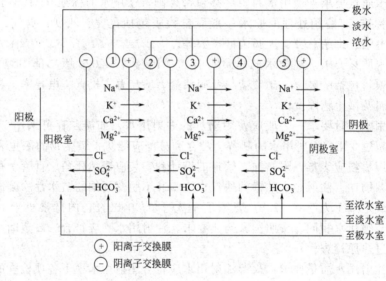

图 5-3 电渗析原理图

3. 离子交换法 (Ion-exchange Method)

这是采用离子交换树脂柱，除去水中存在的阴、阳离子的方法，该法制得的水称为去离子水。该法的优点是：水质化学纯度高，一般比电阻在 $10^6\,\Omega\cdot cm$ 以上，所需设备简单，成本低，对热原、细菌也有一定的去除作用。缺点是：除热原效果不可靠，离子交换树脂需经常再生或定期更换树脂，耗费酸碱及人力，且离子交换水可能溶有离子交换树脂的裂解物，对人体有害，不得用于配制注射液。

其原理为：当饮用水通过阳离子交换树脂时，阳离子被树脂所吸附，树脂上的阳离子 H^+ 被置换到水中，如包含磺酸根的苯乙烯和二乙烯苯制成的阳离子交换树脂会以氢离子交换碰到的各种阳离子（例如 Na^+、Ca^{2+}、Al^{3+}）；经阳离子交换树脂处理的水再通过阴离子交换树脂时，水中的阴离子被树脂吸附，树脂上的阴离子 OH^- 被置换到水中，并和水中的 H^+ 结合成水，如包含季铵盐的苯乙烯制成的阴离子交换树脂会以氢氧根离子交换碰到的各种阴离子（如 Cl^-）；从阳离子交换树脂释出的氢离子与从阴离子交换树脂释出的氢氧根离子相结合后生成纯水。

离子交换法处理水的生产工艺，一般可采用阳床→阴床→混合床的串联组合形式。在各种组合中，除组合床外，阳树脂床需排在首位，不可颠倒，因为水中含有碱土金属阳离子（Ca^{2+}、Mg^{2+}），如先经过阴离子床，阴树脂与水中阴离子进行交换，交换下来的 OH^- 就会与碱土金属离子生成沉淀包在阴树脂外面，进而影响树脂交换能力。在生产中，通常测定比电阻来控制去离子水的质量，一般要求比电阻值在 $10^6\,\Omega\cdot cm$ 以上。

离子交换树脂使用一段时间后，吸附的杂质接近饱和状态，就要进行再生处理。树脂经长期使用或使用不当已经不能再生的称为树脂的毒化，树脂毒化后必须及时更换新的树脂。

（二）注射用水的制备技术

1. 蒸馏法（Distillation Method）

用蒸馏法制备注射用水是在纯化水的基础上进行的。它可除去水中所有不挥发性微粒（包括悬浮物、胶体、细菌、病毒、热原等杂质）、可溶性小分子无机盐、有机盐等，是最经典、最可靠的制备注射用水的方法，在医院和药厂中应用广泛。

蒸馏法利用专门的蒸馏水器，如塔式和亭式蒸馏水器、多效蒸馏水器及气压式蒸馏水器，其中塔式蒸馏水器的结构如图 5-4 所示。前两种生产量小，耗能大，已很少应用。这里重点介绍后两种。

（1）多效蒸馏水器（Multi-effect Distillatory） 它是近年来发展起来用于制备注射用水的主要设备。其主要特点是：热效率高、耗能低、出水快、纯度高、水质稳定并有自动控制系统。多效蒸馏水器的组成和工作原理如图 5-5 所示。

在前四组塔内的上半部装有盘管，互相串联，蒸馏时，进料水（去离子水）预热后依次进入各效塔内，在一效塔内经预热的去离子水通过塔顶分水装置形成均匀的薄膜状水流，受热而蒸发后，水蒸气被部分冷凝后，蒸汽部分经隔沫装置进入二效塔作为加热蒸汽加热塔内

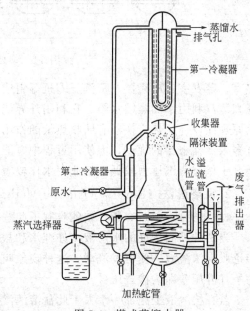

图 5-4 塔式蒸馏水器

的水，二效塔内的水是在一效塔内冷凝的水通过塔底管路泵入，作为二效塔内的水源，二效塔的水再次被加热产生蒸汽，并进入三效塔作为加热蒸汽，没有汽化的水再次泵入三效塔作为水源，依次进行，最终在四效塔内，产生的蒸汽冷凝后成为蒸馏水，作为浓缩水被排放。另外在一效塔内产生的纯蒸汽在二效塔放热量后冷凝成蒸馏水，依次在各效塔产生的二次蒸汽被冷凝、冷却后汇集于蒸馏水收集器。此种蒸馏水机出水温度在 80℃ 以上，有利于蒸馏水的保存，产量 6t/h。

多效蒸馏水器的性能取决于加热蒸汽的压力和效数，蒸汽压力越大，热交换越快，蒸馏水器效数越多，热能利用率越高，从设备投资、能源消耗、占地面积、维修能力等因素考虑，选用四效以上蒸馏水器较为合理。

（2）气压式蒸馏水器（Vapor Compression Still） 它主要由自动进水器、热交换器、加

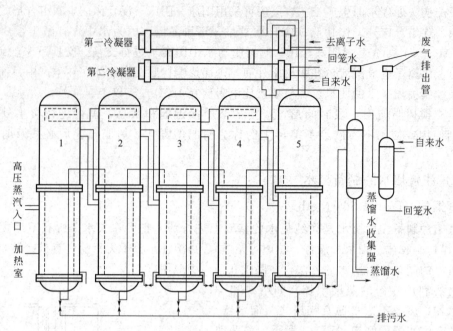

图 5-5　多效蒸馏水器示意图

热室、蒸发室、冷凝器及蒸汽压缩机等组成。气压式蒸馏水器是利用离心泵将蒸汽加压，以提高蒸汽利用率的蒸馏水器。它利用外界能量（机械能、电能）将低温热能转化为高温热能的原理而设计。热交换器有回收热量的作用，整个生产过程无需冷却水，自动化程度高，具有多效蒸馏水器的优点，但使用过程中电能消耗较大，不如多效蒸馏水器节约能源。故本法适合于供应蒸汽压力较低，工业用水比较短缺的厂家使用。

2. 反渗透法（Reverse Osmotic Method）

《美国药典》从 19 版开始就收载了此法为制备注射用水的法定方法之一。

当两种不同浓度的水溶液（如纯水和盐溶液）用半透膜隔开时，稀溶液中的水分子通过半透膜向浓溶液一侧自发流动，这种现象叫渗透。渗透达到动态平衡时浓溶液与稀溶液之间的水柱静压差即为渗透压。

若在盐溶液上施加一个大于此盐溶液渗透压的压力，则盐溶液中的水将会向纯水一侧渗透，这一过程为反（逆）渗透（Reverse Osmosis），反渗透的结果能使水分子从浓溶液中分离出来。反渗透膜的透过机理因膜的类型不同而异。例如醋酸纤维素膜，其处理盐水是利用了选择性吸附毛细管流动机理。

由此可见，反渗透法纯化水的机理与蒸馏法不同，它是利用压力差使原溶液中溶剂的纯水组分通过半透膜而阻留其溶质（杂质，包括无机盐、热原等）组分进而达到制备注射用水的目的。

3. 综合法

采用综合法制备注射用水，是将前述各种水处理技术按照各自的特点进行有效组合，可以提高注射用水的质量。具体组合方式有多种，主要根据原水质量、设备环境和工艺要求进行。

实践经验表明，综合法制备注射用水的质量最好，因此目前国内普遍采用该法制备注射用水，而且已有系列成套设备的生产。

4. 注射用水的收集保存

我国 2010 年 GMP 修订版中规定纯化水、注射用水的制备、贮存和分配应当能够防止微生物的滋生。注射用水可采用 70℃以上保温循环。

注射用水的贮罐和输送系统会滋生和繁殖细菌，因此应在系统中设置在线清洗、灭菌设施。目前，在高纯水系统中能连续去除细菌和病毒的最好方法是用臭氧。此外还可以设置在线紫外线消毒装置。

第四节　液体过滤技术

一、过滤机理

（一）概述

过滤（Filtration）是利用过滤介质截留液体中混悬的固体颗粒而达到固液分离的操作。通常，将过滤介质称为滤材；待过滤的液体称为滤浆；被截留于过滤介质的固体称滤饼或滤渣；通过过滤的液体称为滤液。过滤是制备注射液、滴眼液等灭菌制剂工艺中必不可少的重要单元操作。

（二）过滤机制

根据固体粒子在滤材中被截留的方式不同，将过滤过程分为介质过滤（Medium Filtration）和滤饼过滤（Cake Filtration）。介质过滤又可分为表面过滤和深层过滤。

1. 介质过滤

介质过滤是指靠介质的拦截作用进行固液分离的操作。根据截留方式不同介质过滤可分为表面过滤和深层过滤。

（1）表面过滤　过滤时将粒子截留在介质表面的过滤。此时，液体中混悬的固体粒子大于过滤介质的孔径，过滤介质起了一种筛网的筛析作用。这种方法分离度高，常用于分离溶液中含有少量固体粒子的杂质，以及分离要求很高的液体制剂的制备中。常用的过滤介质有微孔滤膜、超滤膜和反渗透膜等。

（2）深层过滤　粒子的截留发生在介质"内部"的过滤方式，此时固体粒子小于过滤介质孔径。其过滤机制是：粒子在过滤过程中沉积在孔隙内部形成"架桥"或由于静电力或范德华力而被吸附于孔隙内部。深层过滤必须保证介质层的足够深度，从而使小于介质孔径的粒子通过介质层的概率足够小。砂滤棒、垂熔玻璃漏斗、多孔陶瓷、石棉过滤板等遵循深层截留的作用机制。

介质过滤的过滤速度与阻力主要由过滤介质所控制。药液中固体粒子含量少于 0.1% 时属于介质过滤，多数是以收集澄清的滤液为主要目的而进行的过滤，如注射液的过滤、除菌过滤等。

2. 滤饼过滤

过滤时被截留的固体粒子聚集在过滤介质表面上形成的滤饼，从而使过滤的拦截作用主要由滤饼产生，过滤介质只起着支撑滤饼的作用。若药液中固体粒子含量在 3%～20% 时易产生滤饼过滤。在过滤初期部分粒子进入介质层形成深层过滤，部分粒子在介质表面形成初始滤饼层，随着过滤过程的进行，滤饼逐渐增厚，滤饼的拦截作用更加明显。

滤饼过滤的过滤速度和阻力主要受滤饼的影响,如药物的重结晶、药材浸出液的过滤等属于滤饼过滤。过滤的目标物是滤饼层或滤液,也可能两者都是。

二、过滤速度的影响因素及提高方法

过滤速度系指单位时间通过单位面积的滤液量。假定滤液流过致密滤渣层的间隙为均匀的毛细管管束,此时液体的流动遵循 Poiseuille 公式:

$$V = \frac{p\pi r^4 t}{8\eta L} \tag{5-10}$$

式中,V 为单位面积上的过滤容量;p 为操作压力;r 为介质层中毛细管半径;L 为毛细管长度;η 为液体黏度。V/t 即为过滤速度,由此可知影响过滤速度的因素有:①过滤的操作压力越大,滤速越快(假设滤渣层在一定压力范围内不可压实);②孔隙越窄,阻力越大,滤速越慢;③滤液黏度越大,滤速越慢;④滤速与毛细管长度成反比,沉积的滤饼量越多,滤速越慢。

因此,增加滤速的方法有:①介质上方加压或介质下方减压以提高压力差;②升高滤液温度以降低黏度;③先进行预滤,以减少滤饼厚度;④设法使颗粒变粗以减少滤饼阻力等,此外,为提高单位时间通过量,可增加过滤的截面积;⑤加入助滤剂,以防止孔眼被堵塞,从而保持一定空隙率与减少阻力。

常用助滤剂有:纸浆、硅藻土、滑石粉、活性炭等。

三、过滤介质

过滤介质是过滤操作中用以拦截流体所含固体颗粒并对滤饼起支撑作用的各种多孔性材料。工业上常用的过滤介质有以下几种。

(1) 编织材料 由天然或合成纤维、金属丝等编织而成的滤布和滤网,是工业生产中最常用的过滤介质。此类材料价格便宜,清洗和更换方便,可截留的最小粒径为 $5\sim65\mu m$。

(2) 多孔性固体 包括素瓷、烧结金属或玻璃,或由塑料细粉黏结而成的多孔性塑料管等。此类材料可截留的最小粒径为 $1\sim3\mu m$,常用于处理含有少量微小颗粒的悬浮液。

(3) 堆积介质 如砂、砾石、木炭和硅藻土等颗粒状物料,或玻璃棉等非编织纤维的堆积层。一般用于处理固体含量很少的悬浮液,如城市给水和待净化的糖液等。

(4) 其他 工业滤纸也可与上述过滤介质合用,以拦截悬浮液中少量微细颗粒。高分子多孔膜的制造与应用有很大发展,已应用于更微小的颗粒的过滤,以获得高度澄清的液体。适用于滤去 $0.1\sim1\mu m$ 颗粒的膜称为微孔滤膜;适用于滤去 $0.01\sim0.1\mu m$ 颗粒的膜称为超滤膜。微孔滤膜和超滤膜广泛应用于医药、食品和生物化学等工业。

选择过滤介质时,要考虑悬浮液中固体颗粒的含量,颗粒大小的分布范围,过滤介质对滤液澄清程度的影响和过滤速度。此外,还要涉及过滤设备的选型、滤液的腐蚀性及过滤操作的温度、压力等因素。

四、过滤器及过滤装置

根据过滤时所施加的外加力,过滤器(Filters)分为重力过滤器、真空过滤器、压力过滤器;根据操作方式,可分为间歇过滤器和连续过滤器;根据过滤介质,又可分为砂滤棒过滤器、垂熔玻璃过滤器、微孔滤膜过滤器、板框过滤器等。常用的过滤器主要有以下几种。

1. 砂滤棒过滤器

国产砂滤棒过滤器主要有两种。一种是苏州产的以硅藻土为主要原料，由白黏土、白陶土、糠灰等在高温下烧结而成，主要成分为 SiO_2、Al_2O_3，这种滤棒质地疏松，易脱砂，一般适用于黏度高、大量滤液的过滤。根据自然滤速分为粗号（500mL/min 以上）、中号（500～300mL/min）、细号（300mL/min 以下）。另一种是多孔素瓷滤棒，系白陶土烧结而成。这种滤棒质地致密，滤速比硅藻土滤棒慢，特别适用于低黏度液体的过滤。

砂滤棒价廉易得，滤速快，适用于大生产中粗滤。但砂滤棒易于脱砂（尤其是硅藻土滤棒），对药液吸附性强，难清洗，且有改变药液 pH 现象，滤器吸留滤液多，使用后要进行处理。

2. 垂熔玻璃过滤器

这种过滤器系用硬质玻璃细粉烧结而成的孔隙均匀的多孔性滤板。根据过滤器的形状不同而命名为垂熔玻璃漏斗、垂熔玻璃滤球和垂熔玻璃滤棒三种。按过滤介质的孔径大小，分为 6 种规格，详见表 5-1。

表 5-1　垂熔玻璃过滤器规格表

滤板号	1	2	3	4	5	6
滤板孔径/μm	80～120	40～80	15～40	5～15	2～5	2 以下

垂熔玻璃过滤器在注射剂生产中常作精滤或膜滤前的预滤。3 号多用于常压过滤，4 号常用于减压或加压过滤。

垂熔玻璃过滤器的优点是：①化学性质稳定，除强碱与氢氟酸外几乎不受化学药品的腐蚀；②过滤时无渣脱落，对药物无吸附作用，对药液的 pH 一般无影响；③易于清洗，不易出现裂漏、碎屑脱落等现象。缺点是：价格较贵，脆而易破。使用时可在垂熔漏斗内垫上一绸布或滤纸，可防污物堵塞滤孔，也有利于清洗，可提高滤液的质量。

3. 微孔滤膜过滤器

以微孔滤膜作过滤介质的过滤装置称为微孔滤膜过滤器。微孔滤膜是用高分子材料制成的薄膜过滤介质。在薄膜上分布有大量的穿透性微孔，孔径从 $0.25\mu m$ 到 $14\mu m$ 分成多种规格。

微孔滤膜过滤器的优点：①微孔孔径小、均匀、截留能力强，不受流体流速和压力的影响；②质地轻而薄（0.1～0.15mm），而且孔隙率大（80% 左右），因此药液通过薄膜时阻力小、滤速快；③过滤时无介质脱落，不会影响药液的 pH；④滤膜吸附性小，不滞留药液；⑤滤膜用后弃去，不会造成产品之间的交叉污染。主要缺点：易堵塞，有些纤维素类滤膜稳定性不理想。

微孔滤膜的常用材料有：①醋酸纤维素膜，适用于无菌过滤；②硝酸纤维素膜，适用于水溶液、空气、油类、酒类除去微粒和细菌；③醋酸纤维与硝酸纤维混合酯膜，其性质与硝酸纤维素膜类同；④聚酰胺（尼龙）膜，适用于过滤弱酸、稀酸、碱类和普通溶剂，如丙酮、二氯甲烷、乙酸乙酯的过滤；⑤聚四氟乙烯膜，用于过滤酸性、碱性、有机溶剂的液体，过滤精度为 $0.22～5.0\mu m$，具有耐氧化性和耐热的性能，适用 pH 为 1～12；⑥其他还有聚砜膜、聚氯乙烯膜、聚乙烯醇缩醛膜、聚丙烯膜等多种滤膜。

微孔滤膜过滤器有两种安装方式，即圆盘形膜滤器（单层板式压滤器）和圆筒形膜滤器。圆盘形微孔滤膜过滤器，如图 5-6，由底板、底板垫圈、多孔筛板（支撑板）、微孔滤膜、盖板垫圈及盖板等部件所组成。单层板式微孔薄膜的大小有Φ90、Φ142、Φ293mm等多种。安放滤膜时，反面朝向待滤液体，有利于防止膜的堵塞。安装前，滤膜应放在注射用水中浸渍润湿12小时（70℃）以上。安装时，滤膜上还可以加2~3层滤纸，以提高过滤效果。

4. 其他过滤器

其他过滤装置有板框压滤机、钛滤器、核径迹微孔滤膜和超滤等。板框压滤机是一种在加压下间歇操作的过滤设备，在注射剂生产中，多用于预滤。核径迹微孔滤膜又称为核径迹蚀刻膜，简称核孔膜。这是利用重粒子辐照和径迹蚀刻技术制备而成的，是一种新型精密过滤和筛分粒子的理想滤膜。而超滤是一个压力驱动的膜分离过程，超滤膜的典型孔径在0.01~0.1μm之间，可用于除去水中的微粒、胶体、细菌、病毒、热原、蛋白质及高分子有机物。

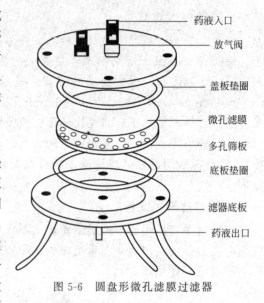

药液入口
放气阀
盖板垫圈
微孔滤膜
多孔筛板
底板垫圈
滤器底板
药液出口

图5-6 圆盘形微孔滤膜过滤器

第五节 洁净室与空气净化技术

一、 GMP洁净室的净化标准

制剂生产车间需要采取空气净化技术，去除车间空气中的粉尘、烟、雾、蒸汽、不良气体、微生物等，保证制剂生产的洁净环境。生产人员的技能、所接受的培训及其工作态度是完成无菌制剂生产的关键因素，产品的无菌或其他质量特性绝不能只依赖于任何形式的最终处理或成品检验（包括无菌检查），每一步生产操作的环境都应当达到适当的动态洁净度标准，尽可能降低产品或所处理的物料被微粒或微生物污染的风险。

（一）药品生产质量管理规范（Good Manufacturing Practice，GMP）

GMP是国际上对《药品生产质量管理规范》的通称，是药品生产与质量全面管理监控的通用准则，适用于药品制剂生产的全过程和原料生产中影响成品质量的关键工序。1967年WHO制定的GMP对药品生产环境提出了要求，空气洁净技术已经成为各国制药工业推行的GMP的主要内容之一。我国于1999年3月18日经国家药品监督管理局局务会审议通过GMP，并从1999年8月1日起开始正式实施。根据原中华人民共和国卫生部部长签署的2011年第79号令，《药品生产质量管理规范（2010年修订）》已于2010年10月19日经卫生部部务会议审议通过，自2011年3月1日起施行。中国新版GMP与98版相比从管理和技术要求上有相当大的进步。特别是对无菌制剂和原料药的生产方面提出了很高的要求，新版GMP以欧盟GMP为基础，考虑到国内差距，以WHO 2003版为底线。

（二）洁净室的净化标准

洁净室系指应用空气净化技术，使室内达到不同的洁净级别，供不同目的使用的操作室。洁净室的净化标准主要涉及尘埃和微生物两方面，目前国际上尚无统一的标准。美、英、德、日等及我国都各有本国的等级标准。

为防止低级洁净室的空气逆流到高级洁净室中，洁净室必须保持正压，即按洁净度等级的高低依次相连，并有相应的压差。洁净区与非洁净区之间、不同级别洁净区之间的压差应当大于10Pa，必要时相同洁净度级别的不同功能区域（操作间）之间也应当保持适当的压差梯度。洁净室的温度与湿度应与药品的生产工艺要求相适应，如无特殊要求，温度应控制在18～26℃，相对湿度应控制在45%～65%。

我国《药品生产质量管理规范（2010年修订）》附录中规定，洁净区的设计必须符合相应洁净度要求，包括达到"静态"和"动态"的标准。将无菌药品生产所需洁净区分为A、B、C、D四个级别。

A级：高风险操作区，如灌装区、放置胶塞桶和与无菌制剂直接接触的敞口包装容器的区域及无菌装配或连接操作的区域，应当用单向流操作台（罩）维持该区的环境状态。单向流系统在其工作区域必须均匀送风，风速为0.36～0.54m/s（指导值）。应当有数据证明单向流的状态并经过验证。在密闭的隔离操作器或手套箱内，可使用较低的风速。

B级：指无菌配制和灌装等高风险操作A级洁净区所处的背景区域。

C级和D级：指无菌药品生产过程中重要程度较低操作步骤的洁净区。

以上各级别空气悬浮粒子的标准规定和洁净区微生物监控的动态标准如表5-2和表5-3所示。

表5-2 洁净室（区）各级别洁净度空气悬浮粒子的标准规定

洁净度级别	悬浮粒子最大允许数/立方米			
	静态		动态[3]	
	$\geqslant 0.5\mu m$	$\geqslant 5.0\mu m$[2]	$\geqslant 0.5\mu m$	$\geqslant 5.0\mu m$
A级[1]	3520	20	3520	20
B级	3520	29	352000	2900
C级	352000	2900	3520000	29000
D级	3520000	29000	不作规定	不作规定

[1]为确认A级洁净区的级别，每个采样点的采样量不得少于1m³。A级洁净区空气悬浮粒子的级别为ISO 4.8，以$\geqslant 5.0\mu m$的悬浮粒子为限度标准。B级洁净区（静态）的空气悬浮粒子的级别为ISO 5，同时包括表中两种粒径的悬浮粒子。对于C级洁净区（静态和动态）而言，空气悬浮粒子的级别分别为ISO 7和ISO 8。对于D级洁净区（静态）空气悬浮粒子的级别为ISO 8。测试方法可参照ISO14644-1。

[2] 在确认级别时，应当使用采样管较短的便携式尘埃粒子计数器，避免$\geqslant 5.0\mu m$悬浮粒子在远程采样系统的长采样管中沉降。在单向流系统中，应当采用等动力学的取样头。

[3] 动态测试可在常规操作、培养基模拟灌装过程中进行，证明达到动态的洁净度级别，但培养基模拟灌装试验要求在"最差状况"下进行动态测试。

表5-3 洁净区微生物监控的动态标准[1]

洁净度级别	浮游菌 cfu/m³	沉降菌(Φ90mm) /(cfu/4h)[2]	表面微生物	
			接触(Φ55mm)/(cfu/碟)	5指手套/(cfu/手套)
A级	<1	<1	<1	<1
B级	10	5	5	5
C级	100	50	25	—
D级	200	100	50	—

[1]表中各数据均为平均值；[2]单个沉降碟的时间可以少于4h，同一位置可使用多个沉降碟连续进行检测并累积计数。

为降低污染和交叉污染的风险，厂房、生产设施和设备应当根据所生产药品的特性、工艺流程及相应洁净度级别要求合理设计、布局和使用，无菌制剂及原料药配制对生产操作环境的洁净度要求不同。

1. 无菌制剂

无菌药品按生产工艺可分为两类：采用最终灭菌工艺的为最终灭菌产品；部分或全部工序采用无菌生产工艺的为非最终灭菌产品。无菌药品生产环境的空气洁净度级别要求包括以下两种情况。

(1) 最终灭菌药品

C 级背景下的局部 A 级：高污染风险的产品灌装（或灌封），即指容易长菌、灌装速度慢、灌装用容器为广口瓶、容器需暴露数秒后方可密封等的产品。

C 级：①产品灌装（或灌封）；②高污染风险产品的配制和过滤，即指容易长菌、配制后需等待较长时间方可灭菌或不在密闭系统中配制等的产品；③眼用制剂、无菌软膏剂、无菌混悬剂等的配制、灌装（或灌封）；④直接接触药品的包装材料和器具最终清洗后的处理。

D 级：①轧盖；②灌装前物料的准备；③产品配制（指浓配或采用密闭系统的配制）和过滤直接接触药品的包装材料和器具的最终清洗。

(2) 非最终灭菌药品

B 级背景下的 A 级：①处于未完全密封状态下产品（轧盖前产品）的操作和转运，如产品灌装（或灌封）、分装、压塞、轧盖等，根据已压塞产品的密封性、轧盖设备的设计、铝盖的特性等因素，轧盖操作可选择在 C 级或 D 级背景下的 A 级送风环境中进行，A 级送风环境应当至少符合 A 级区的静态要求；②灌装前无法除菌过滤的药液或产品的配制；③直接接触药品的包装材料、器具灭菌后的装配以及处于未完全密封状态下的转运和存放；④无菌原料药的粉碎、过筛、混合、分装。

B 级：①处于未完全密封状态下的产品置于完全密封容器内的转运；②直接接触药品的包装材料、器具灭菌后处于密闭容器内的转运和存放。

C 级：①灌装前可除菌过滤的药液或产品的配制；②产品的过滤。

D 级：直接接触药品的包装材料、器具的最终清洗、装配或包装、灭菌。

2. 原料药

非无菌原料药精制、干燥、粉碎、包装等生产操作的暴露环境应当按照 D 级洁净区的要求设置。质量标准中有热原或细菌内毒素等检验项目的，厂房的设计应当特别注意防止微生物污染，根据产品的预定用途、工艺要求采取相应的控制措施。

二、空气净化技术

为提高产品质量，保证用药安全，不仅要采用有效的灭菌方法，还应当根据药品品种、生产操作要求及外部环境状况等配置空调净化系统，使生产区有效通风，并有温度、湿度控制和空气净化过滤，尽量减小或防止微生物的污染，保证药品的生产环境符合要求。空气中的灰尘、粒子、微生物往往是药品污染的重要因素，因此，纯化生产环境的空气洁净技术已在各国制药企业中得到广泛应用。

(一) 空气净化技术

空气净化系指以创造洁净空气环境（洁净空气室、洁净工作台）为目的的空气调节措施，可分为工业净化和生物净化两种。工业净化系指除去空气中悬浮的尘埃粒子以创造洁净的空气环境，如电子工业等。在某些特殊环境中，可能还有除臭、增加空气负离子等要求。生物净化系指不仅除去空气中悬浮的尘埃粒子，而且要求除去微生物等以创造洁净的空气环境。如制药工业、生物学实验室、医院手术室等均需要生物洁净。

空气净化技术是一项综合性技术，该技术不仅着重采用合理的空气净化方法，而且必须对建筑、设备、工艺等采用相应的措施和严格的维护管理。空气净化主要针对异物污染引起的各种不良影响，对药品质量的提高具有重要意义。

（二）空气的过滤

洁净室的空气净化技术一般采用空气滤过法，当含尘空气通过多孔滤过介质时，粉尘被微孔截留或孔壁吸附，达到与空气分离的目的。该方法是空气净化中经济有效的关键措施之一。

1. 空气滤过机制

常用的空气滤过介质为纤维，其滤过的机制主要包括以下几种作用类型。

（1）惯性作用　当尘粒随空气通过纤维的弯曲通道时，由于尘粒的惯性与纤维碰撞而被附着，且作用效果随气流速度及尘粒粒径的增加而增大。

（2）扩散作用　当尘粒随空气围绕纤维表面做布朗运动时，因扩散作用与纤维接触而被附着，这一作用在尘粒较小、空气流速较低时更为明显。

（3）拦截作用　当随空气通过纤维的尘粒粒径大于纤维间的间隙时被纤维截留。

（4）静电作用　当尘粒随空气通过纤维时，由于摩擦产生的静电作用使尘粒被附着。

（5）分子间范德华力　尘粒与纤维之间的分子间范德华力也能使其被附着于纤维之间。

2. 影响空气滤过的主要因素

（1）尘粒粒径　粒径越大，拦截、惯性、重力沉降作用越大；粒径越小，扩散作用越明显；中间粒径的滤过效率较低，因此常以中间粒径的粒子来检查高效滤过器的效率。

（2）滤过风速　风速越大，惯性作用越强，但风速过大可将已附着的尘粒重新吹出，且滤过阻力增大；风速小，扩散作用强，能捕捉小尘粒，且滤过阻力小。

（3）纤维直径与密实性　纤维越细、越密实，则接触面积越大，惯性作用与拦截作用越强，但纤维过于密实则滤过阻力增大，扩散作用减弱。

（4）附尘作用　随滤过的进行，纤维表面上沉积的尘粒可增加拦截效果，但到一定程度后可能再次飞散，因此必须定期清洗。

3. 空气过滤器

目前主要采用空气过滤器对空气进行净化。过滤器按过滤效率可分为初效过滤器（Lower Effect Particulate Air Filter）、中效过滤器（Medium Effect Particulate Air Filter）、亚高效过滤器［Sub-high Efficiency Particulate Air（SHEPA）Filter］、高效过滤器［High Efficiency Particulate Air（HEPA）Filter］四类。

（1）初效过滤器　主要用于滤除粒径大于 $5\mu m$ 的悬浮粉尘，过滤效率可达到 $20\%\sim 80\%$，通常用于上风侧的新风过滤，除了捕集大粒子外，还防止中、高效过滤器被大粒子堵塞，以延长中、高效过滤器的寿命。因此也叫预过滤器（Pre-filter）。

（2）中效过滤器　主要用于滤除大于 $1\mu m$ 的尘粒，过滤效率达到 $20\%\sim 70\%$，一般置于高效过滤器之前，用以保护高效过滤器。中效过滤器的外形结构大体与初效过滤器相似，主要区别是滤材。

（3）亚高效过滤器　主要滤除小于 $1\mu m$ 的尘埃，过滤效率在 $95\%\sim 99.9\%$ 之间，置于高效过滤器之前以保护高效过滤器，常采用叠式过滤器。

（4）高效过滤器 主要滤除小于 $1\mu m$ 的尘埃，对粒径 $0.3\mu m$ 尘粒的过滤效率在 99.97% 以上。一般装在通风系统的末端，必须在中效过滤器或在亚高效过滤器的保护下使用。其特点是效率高、阻力大、不能再生。

（5）过滤器的组合 在高效空气净化系统中通常采用三级过滤装置：初效过滤→中效过滤→高效过滤。使空气由初效到高效通过，逐步净化。组合的过滤器级别不同，得到不同的净化效果。洁净度为 100 级的空气净化系统称高效空气净化系统，此时末级过滤器必须是高效过滤器；洁净度为 10000 级的空气净化处理，末级可采用高效或亚高效过滤器；对 300000 级的空气净化处理，末级过滤器应采用中效过滤器。组合式净化空调系统的基本流程如图 5-7 所示。中效过滤器安装在风机的出口处，以保证中效过滤器以后的净化系统处于正压。

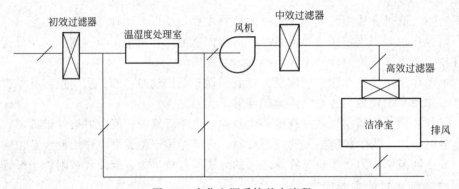

图 5-7 净化空调系统基本流程

（三）层流空气洁净技术

层流指空气流线方向单一，呈平行状态。无菌室内空气的流动有两种情况：一种是层流的（即室内一切悬浮粒子都保持在层流层中运动）；另一种是非层流的（即室内空气的流动是紊流的）。层流洁净室的优点表现为：①空气呈层流形式运动，使得室内悬浮粒子均在层流层中做直线运动，则可避免悬浮粒子聚结成大粒子而沉降，室内空气也不会出现滞留状态；②室内新产生的污染物能很快被层流空气带走，排到室外，即有自行除尘作用；③空气流速相对提高，使粒子在空气中浮动，可避免不同粒径大小或不同药物粉末的交叉污染，降低废品率；④进入室内的层流空气已经过高效过滤器滤过，达到无菌要求；⑤洁净空气没有涡流，灰尘或附着在灰尘上的细菌都不易向别处扩散转移，只能就地被排除掉。

层流洁净室和层流洁净工作台的层流空气都有两种形式：水平层流和垂直层流。水平层流洁净是以送风口布满一侧壁面，对应壁面为回风墙，气流以水平方向流动以净化空气的方式；垂直层流洁净是以送风口布满顶棚，地板全部做成回风口，使气流自上而下地流动以净化空气的方式。

（四）非层流空气洁净技术

非层流空气洁净是送风口和回风口只占洁净室断面的很小一部分，送入的洁净空气扩散到全室，使含尘空气被洁净空气稀释而降低粉尘浓度以达到净化空气的目的。

三、洁净室的设计及要求

制药企业为降低污染和交叉污染的风险，厂房、生产设施和设备应当根据所生产药品的特性、工艺流程及相应洁净度级别要求合理设计、布局和使用。通常可分为一般生产区、控制区、洁净区和无菌区。根据 GMP 设计要求，一般生产区无洁净度要求；控制区的洁净度要求为 10 万级（D 级）；洁净区的洁净度要求为 1 万级（C 级），属一般无菌工作区；无菌区的洁净要求为 100 级（A 级或 B 级）。

1. 洁净室的设计和要求

洁净区一般由洁净室、风淋、缓冲室、更衣室、洗澡间和厕所等区域构成；各区域的连接必须在符合生产工艺的前提下，明确人流、物流和空气流的流向（洁净度从高→低），确保洁净室内的洁净度要求。

洁净室设计的基本原则是：①洁净室内设计布局尽量紧凑，以减少洁净室的面积；②洁净室内一般不设窗户；③同级别洁净室尽可能相邻；④不同级别的洁净室由低级向高级安排各级洁净室之间的正压差应不低于 10Pa；⑤相连的房间之间应设隔门，门的开启方向朝向洁净度高的房间；⑥洁净室的门要求密闭，人、物进出口处装有气闸，气锁间两侧的门不得同时打开；⑦无菌区的紫外灯一般安装在无菌工作区的上侧或入口处。

洁净室对内部结构的要求包括：洁净室的内表面应平整光滑，无裂缝，接口严密，无颗粒物脱落并能耐受清洗和消毒。洁净区内货架、柜子、设备及墙壁顶棚设计和安装时应避免出现不易清洁的部位，使其减少积尘和便于清洁。技术夹层及进入室内的管道、封口、灯具与墙壁或顶棚的连接部位均应密封。洁净室内安装的水池、地漏的位置应适宜，不得对制剂造成污染。无菌生产的 A/B 级洁净区内禁止设置水池和地漏。在其他洁净区内，水池或地漏应当有适当的设计、布局和维护，并安装易于清洁且带有空气阻断功能的装置以防倒灌。同时外部排水系统的连接方式应当能够防止微生物的侵入。

2. 洁净室的管理

(1) 人源性污染物　在洁净室内的人是粉尘和细菌的主要污染源。人源性污染物包括皮屑、唾液和纤维等。人的动作增加可明显加剧污染，因此洁净区内的人数应当严加控制，检查和监督应当尽可能在无菌生产的洁净区外进行。

(2) 物料　使用的原料、仪器、设备等在进入洁净室前均需清洁处理。应当尽可能减少物料的微生物污染程度。必要时，物料的质量标准中应当包括微生物限度、细菌内毒素或热原检查项目。

要特别注意人流与物流的严格分离，避免交叉污染。

(3) 设备　生产设备及辅助装置的设计和安装，应当尽可能便于在洁净区外进行操作、保养和维修。需灭菌的设备应当尽可能在完全装配后进行灭菌。

(4) 清洁消毒　洁净室要定期按照操作规程进行清洁和消毒。一般情况下，所采用消毒剂的种类应当多于一种。不得用紫外线消毒替代化学消毒。应当定期进行环境监测，及时发现耐受菌株及污染情况。

(5) 工艺操作　生产的每个阶段（包括灭菌前的各阶段）应当采取措施降低污染。每种产品必须制定完善的工艺规程，内容包括该产品处方、工艺操作、生产条件、质量标准、注意事项等，并定期进行修订和完善。

第六节　注射剂的处方组成

注射剂的处方主要由主药、溶剂和 pH 调节剂、抗氧剂、络合剂等附加剂组成。由于注射剂的特殊要求，处方中所有组分，包括原料药都应采用注射用规格，应符合药典或相应的国家药品质量标准。

一、注射剂的原料

由于注射剂是直接注射入人体组织、血管或器官内的制剂，因此对注射剂的处方组成质量和安全性要求更高，所以注射用原料药与口服制剂的原料相比，其质量标准更高，除了对杂质和重金属的限量更严格外，还对微生物以及热原等有严格的规定。注射剂配制中用到的原料药必须使用注射用规格，且必须符合《中国药典》或相应的国家药品质量标准的要求，一般化学试剂不应作注射剂的原辅料。在大生产前，应做小样试制，检测合格后方可配料。必要时可对原料药进行精制并制定内控标准，使其达到注射用质量要求，并经有关部门批准后方可使用。

二、注射剂的溶剂

1. 注射用水

注射用水是最常用的溶剂，配制注射剂时必须用注射用水，其 pH 应为 5.0～7.0，氨、氯化物、硫酸盐与钙盐、细菌内毒素及微生物检查等均应符合《中国药典》2020 年版二部规定。配制注射液通常采用新鲜制备的注射用水。有关注射用水的制备和质量要求请参见第五章第三节。

2. 注射用油

常用的注射用油（Oil for Injection）为大豆油、麻油、茶油等植物油。花生油、玉米油、橄榄油、棉籽油、蓖麻油及桃仁油等其他植物油经精制后也可供注射用。

根据《中国药典》2020 版第四部大豆油（供注射用）项下，注射用大豆油的质量要求为：淡黄色澄清液体；酸值应不大于 0.1；皂化值应为 188～195；碘值应为 126～140。碘值、皂化值、酸值是评价注射用油质量的重要指标，酸值高表明油脂酸败严重，不仅影响药物稳定性，且有刺激作用；碘值反映油脂中不饱和键的多寡，碘值过高，则含不饱和键多，油易氧化酸败；皂化值表示游离脂肪酸和结合成酯的脂肪酸总量，过低表明油脂中脂肪酸分子量较大或含不皂化物（如胆固醇等）杂质较多，过高则脂肪酸分子量较小，亲水性较强，失去油脂的性质。

以油为溶剂的注射液中还可加入其他辅助溶剂，如苯甲酸苄酯，借助其使某些不溶于油的药物在油中溶解。

3. 其他注射用溶剂

在注射剂制备时，有时为了增加药物溶解度或稳定性，常在以水为主要溶剂的注射剂中加入一种或一种以上非水有机溶剂。选用的这些溶剂应具有低毒性、低刺激性、高稳定性、高沸点（以便进行加热灭菌），同时在较宽的温度范围内具有较低黏度并容易纯化。

（1）乙醇（Alcohol） 本品与水、甘油、挥发油等可任意比例混溶，可供静脉或肌内注射。采用乙醇为注射溶剂浓度可达 50%。但乙醇浓度超过 10% 时可能会有溶血作用，肌注或皮下注射时刺激性大，有疼痛感。如氢化可的松注射液、乙酰毛花苷 C 注射液中均含一定量的乙醇。

（2）丙二醇（Propylene Glycol，PG） 本品与水、乙醇、甘油可混溶，能溶解多种挥发油。复合注射用溶剂中常用含量为 10%～60%，作皮下或肌注时有局部刺激性。其对药物的溶解范围广，已广泛用于注射溶剂，供静注或肌注。如苯妥英钠注射液中含 40％丙二醇。

(3) 聚乙二醇（Polyethylene Glycol，PEG）　PEG 300、PEG 400 均可用作注射用溶剂，可与水、乙醇相混溶，化学性质稳定，可作为注射剂溶剂。有报道 PEG 300 的降解产物可能会导致肾病变，因此 PEG 400 更常用。

(4) 甘油（Glycerin）　本品与水或醇可任意比例混溶，但在挥发油和脂肪油中不溶，由于黏度和刺激性较大，不单独作注射溶剂用。常用浓度 1％～50％，但大剂量注射会导致惊厥、麻痹、溶血。常与乙醇、丙二醇、水等组成复合溶剂，如普鲁卡因注射液的溶剂为 95％乙醇（20％）、甘油（20％）与注射用水（60％）。

(5) 二甲基乙酰胺（Dimethylacetamide，DMA）　本品为强极性非质子化溶剂，能溶解多种化合物，与水、醚、酮、酯等完全互溶，具有热稳定性高、不易水解、腐蚀性低、毒性小等特点，对药物的溶解范围大，为澄明中性溶液。如氯霉素常用 50％ DMA 作溶剂，利血平注射液用 10％ DMA、50％ PEG 作溶剂。

三、注射剂的附加剂

(一) 注射剂的主要附加剂

注射剂中除主药外，还可根据制备及医疗的需要添加其他物质，以增加注射剂的有效性、安全性与稳定性，这类物质统称为注射剂的附加剂（Additives for Injection）。选用附加剂的原则是：选择品种在有效浓度时对机体无毒，与主药无配伍禁忌，不影响主药疗效，对产品含量测定不产生干扰。附加剂主要应用于以下几个方面。

(1) 增加主药溶解度的附加剂　注射剂常用的增溶剂有吐温 80、聚氧乙烯蓖麻油等。但使用吐温 80 时，可能使含酸性的药物、苯甲醇、三氯叔丁醇等的作用减弱。

(2) 帮助主药混悬或乳化的附加剂　注射剂中使用的混悬剂或乳化剂与一般液体制剂基本相同，但注射剂中的附加剂如供静脉注射用的助悬剂、乳化剂必须严格控制其粒径大小，一般应小于 1nm，个别粒径不大于 5nm。

(3) 防止主药氧化的附加剂　防止主药氧化产生的不稳定现象除采用降低温度、避免光照、驱尽氧气、调节 pH 及控制微量金属离子等措施外，在处方中加入抗氧剂也起重要作用。

(4) 调节 pH 的附加剂　为增加药物的溶解度，减少对机体造成的局部刺激，增加药液的稳定性及加快药液的吸收，常需要调节注射剂的 pH。

(5) 抑制微生物繁殖的附加剂　为了防止注射剂在制造和使用过程中污染微生物，特别是采用低温灭菌、滤过除菌或无菌操作法制备的注射液，以及多剂量的注射液，应加入适宜抑菌剂。静脉给药与脑池内、硬膜外、椎管内用的注射液均不得加抑菌剂；剂量超过 5mL 的注射剂加抑菌剂时应特别慎重。

抑菌剂应性质稳定，不易受温度、pH 等因素而影响抑菌效果，具有可靠的抑菌效能且对人体无毒害；与主药无配伍禁忌，不影响药效与质量检查。

(6) 减轻疼痛的附加剂　注射剂用于皮下或肌内注射时会对组织产生刺激而引起疼痛，为减轻注入注射剂时人体产生疼痛，应酌加局部止痛剂。

(7) 调节渗透压的附加剂　维持血浆的渗透压，不仅是细胞生存所必需，而且与保持体内水分平衡有关，故注射剂的渗透压应尽量与血浆相等。注入高渗溶液，红细胞因水分渗出而发生细胞萎缩，然而机体对渗透压具有一定的调节功能，只要输入量不太大，速度不太快，不致产生不良影响。故临床上静脉注入 10%、50% 葡萄糖等高渗溶液是无害的。但是大量注入低渗溶液，有可能导致溶血现象。脊椎腔内注射，必须用等渗溶液。

注射剂常用的附加剂见表 5-4。

表 5-4　注射剂常用的附加剂

附加剂种类	附加剂名称	含量范围/%
抗氧剂	焦亚硫酸钠	0.1~0.2
	亚硫酸氢钠	0.1~0.2
	亚硫酸钠	0.1~0.2
	硫代硫酸钠	0.1
金属螯合剂	EDTA·2Na	0.01~0.05
缓冲剂	醋酸/醋酸钠	0.22,0.8
	枸橼酸/枸橼酸钠	0.5,4.0
	乳酸	0.1
	酒石酸/酒石酸钠	0.65,1.2
	磷酸氢二钠/磷酸二氢钠	1,7,0.71
	碳酸氢钠/碳酸钠	0.005,0.06
助悬剂	羧甲基纤维素	0.05~0.75
	明胶	2
	果胶	0.2
稳定剂	肌酐	0.5~0.8
	甘氨酸	1.5~2.25
	烟酰胺	1.25~2.5
	辛酸钠	0.4
增溶剂、润湿剂或乳化剂	聚氧乙烯蓖麻油	1~65
	聚山梨酯 20(吐温 20)	0.01
	聚山梨酯 40(吐温 40)	0.05
	聚山梨酯 80(吐温 80)	0.04~4.0
	聚维酮	0.2~1.0
	聚乙二醇-40 蓖麻油	7.0~11.5
	卵磷脂	0.5~2.3
	脱氧胆酸钠	0.21
	普朗尼克 F-68	0.21
抑菌剂	苯酚	0.25~0.5
	甲酚	0.25~0.3
	氯甲酚	0.05~0.2
	苯甲醇	1~3
	三氯叔丁醇	0.25~0.5
	硝酸苯汞	0.001~0.002
	尼泊金类	0.01~0.25

续表

附加剂种类	附加剂名称	含量范围/%
局麻剂（止痛剂）	盐酸普鲁卡因	0.5～2
	利多卡因	0.5～1.0
等渗调节剂	氯化钠	0.5～0.9
	葡萄糖	4～5
	甘油	2.25
填充剂	乳糖	1～8
	甘露醇	1～10
	甘氨酸	1～10
保护剂	乳糖	2～5
	蔗糖	2～5
	麦芽糖	2～5
	人血白蛋白	0.2-2

（二）等渗调节

附加剂的主要作用之一为调节渗透压。生物膜（如人体的细胞膜）一般具有半透膜的性质，制备注射剂、滴眼剂等药物制剂时必须考虑渗透压，特别是避免低渗溶液，以防止溶血现象的发生。

常用的调节等渗的方法有以下几种。

1. 临床方法

渗透压摩尔浓度以每升（药典以公斤计）溶剂中溶质的毫渗透压摩尔（mOsmol/L，1mOsmol/L＝1mmol/L）来表示。正常人体血液中阳离子 Na^+（140mOsmol/L）、Ca^{2+}（2.5mOsmol/L）、K^+（5mOsmol/L）、Mg^{2+}（1.5mOsmol/L）共产生 149mOsmol/L 的渗透压摩尔浓度。如果单位体积中阳离子的毫渗透压摩尔浓度与阴离子的毫渗透压摩尔浓度相等（NaCl、KCl 与 $MgSO_4$ 等确实如此，$CaCl_2$ 与 $MgCl_2$ 等则不然，但后者的量在血液中较少），阳离子产生的毫渗透压摩尔浓度再加上阴离子产生的大约等量的毫渗透压摩尔浓度，总毫渗透压摩尔浓度约为 298mOsmol/L，而实测值与该理想值存在偏差，其正常范围为 280～310mOsmol/L。从临床的观点看，凡输液的毫渗透压摩尔浓度为 298mOsmol/L，则认为与血液等渗。所以制备等渗输液，需要基本上符合上述要求。现举例说明一般计算方法。

例 1　0.278mol/L 葡萄糖溶液和 0.154mol/L NaCl 氯化钠溶液是否与血浆等渗？

解：0.278mol/L 葡萄糖溶液的毫渗透压摩尔浓度为：0.278×1000＝278（mOsmol/L），近似于 280mOsmol/L，它与血浆等渗。

0.154mol/L NaCl 氯化钠溶液的毫渗透压摩尔浓度为：0.154×2×1000＝308（mOsmol/L），在 280～310mOsmol/L 正常范围内，所以它也是血浆的等渗溶液。

例 2　临床上要求制备含 Na^+ 142mOsmol/L、K^+ 5mOsmol/L、Ca^{2+} 2.5mOsmol/L、Cl^- 152mOsmol/L 的注射液 1000mL，问用 NaCl、KCl 和 $CaCl_2$ 来配制，各应称取多少克？

解：氯化钠的毫渗透压摩尔浓度＝142×2＝284（mOsmol/L），氯化钾的毫渗透压摩尔浓度＝5×2＝10（mOsmol/L），氯化钙的毫渗透压摩尔浓度＝2.5×3＝7.5（mOsmol/L）。

故所需 NaCl、KCl 和 CaCl$_2$ 的克数为：

氯化钠的质量（单位为 g）＝284×58.8÷2000＝8.35g，氯化钾的质量（单位为 g）＝10×74.5÷2000＝0.37g，氯化钙的质量（单位为 g）＝7.5×111÷3000＝0.28g。

2. 冰点降低法

血浆的冰点为－0.52℃，因此任何溶液，只要其冰点降低值为 0.52℃，即与血浆等渗。根据已知药物的 1% 水溶液的冰点降低数据（表 5-5）则可以计算该药物配成等渗溶液的浓度。

表 5-5　一些药物水溶液的冰点降低值与氯化钠等渗当量表

药物名称	1%(g/mL)水溶液的冰点下降度/℃	1g 药物的氯化钠等渗当量/g	等渗浓度溶液的溶血情况		
			浓度/%	溶血/%	pH
硼酸	0.28	0.47	1.9	100	4.6
盐酸乙基吗啡	0.19	0.15	6.18	38	4.7
硫酸阿托品	0.08	0.10	8.85	0	5.0
盐酸可卡因	0.09	0.14	6.33	47	4.4
氯霉素	0.06				
依地酸钙钠	0.12	0.21	4.5	0	6.1
盐酸麻黄碱	0.16	0.28	3.2	96	5.9
无水葡萄糖	0.10	0.18	5.05	0	6.0
含水葡萄糖	0.091		5.51	0	5.9
氢溴酸后马托品	0.097	0.17	5.67	92	5.0
盐酸吗啡	0.086	0.15			
碳酸氢钠	0.381	0.65	1.39	0	6.3
氯化钠	0.58		0.9		6.7
青霉素钾		0.16	5.48	0	6.2
硝酸毛果芸香碱	0.133	0.22			
吐温 80	0.01	0.02			
盐酸普鲁卡因	0.12	0.18	5.05	91	5.6
盐酸丁卡因	0.109	0.18			

例 3　用氯化钠配制 1000mL 等渗溶液，问需要多少氯化钠？

解：已知 1% 氯化钠溶液的冰点降低为 0.58℃，设氯化钠在溶液中的浓度为 X%，则 1%：X%＝0.58：0.52。可得 X 为 0.9%，即配制 1000mL 的等渗氯化钠溶液需 9g 氯化钠。

例 4　配制 100mL 1% 盐酸普鲁卡因溶液，需要加多少氯化钠使其成等渗溶液？

解：
$$W=(0.52-a)/b$$

式中，W 为配成等渗溶液所需要加入药物的量（%，g/mL）；a 为未经调整的药物溶液的冰点降低度数；b 为用以调整等渗的药物 1%（g/mL）溶液的冰点降低度数。

查阅相关药物冰点降低数据（表 5-5），得 a＝0.12℃，b＝0.58℃，代入可得 W＝(0.52－0.12)/0.58＝0.69（g/100mL），即 100mL 需增加 0.69g 氯化钠，可使 1% 的盐酸普鲁卡因溶液成为等渗溶液。

对于成分不明或查不到的冰点降低数据的注射液，可通过实验测定冰点降低数据，再依上法计算。

3. 氯化钠等渗当量法

药物的氯化钠等渗当量即与1g药物呈等渗效应的氯化钠量。例如，盐酸吗啡的氯化钠等渗当量为0.15，即1g的盐酸吗啡于溶液中，产生与0.15g氯化钠相同的渗透压。

例5　盐酸麻黄碱的氯化钠等渗当量为0.28，若配制2%的盐酸麻黄碱溶液1000mL，欲使其等渗，应加入氯化钠多少克？

解：

$$W = 0.9 - EX$$

式中，W 为配成等渗溶液所需加入氯化钠的量（%，g/mL）；E 为1g药物的氯化钠等渗当量；X 为100mL溶液中药物的质量（单位为g）。

配制2%的盐酸麻黄碱溶液100mL应加入氯化钠的量为：

$$W = 0.9 - 0.28 \times 2 = 0.34 (g/100mL)$$

则配制1000mL应加入3.4g氯化钠。

第七节　小体积注射剂的制备

一、注射剂的制备工艺流程图

根据图5-8可将注射剂制备的工艺流程分为原辅料的准备（水处理）、容器的处理、药液配制、过滤、灌装和封口、消毒灭菌以及灯检包装等。

有关水处理的详细技术原理和工艺路线，参见本章第三节。

二、注射剂的容器及处理方法

1. 注射剂容器种类和样式

注射剂容器（Container for Injection）一般是指由硬质中性玻璃制成的安瓿、玻璃小瓶、输液瓶等，亦有塑料容器。

（1）安瓿　小体积注射剂容器的材料为玻璃或塑料，有单剂量及多剂量两种。

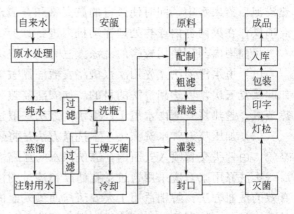

图5-8　注射剂工艺流程

安瓿的式样分有颈安瓿与粉末安瓿。有颈安瓿的容积通常为1mL、2mL、5mL、10mL、20mL等几种规格。为避免折断安瓿瓶颈时造成玻璃屑、微粒进入安瓿污染药液，国家食品药品监督管理总局（CFDA）已强制推行曲颈易折安瓿。GB 2637—1995规定水针剂使用的安瓿一律为曲颈易折安瓿。粉末安瓿可供分装注射用粉末或结晶性药物，其瓶身与颈同粗，可便于装入药物，在颈与身的连接处吹有沟槽，用时锯开，灌入溶剂溶解后注射。

（2）安瓿的材料　玻璃的基本组成为二氧化硅。普通玻璃质地较脆，且熔化温度高，因此不能满足安瓿的基本要求。为此，常在玻璃基本组成中加入钠、钾、钙、镁、铝、铁、硼、钡、锆等元素的氧化物，从而改变其理化性能。目前常用于注射剂的安瓿的玻璃材质主要有中性玻璃、含钡玻璃与含锆玻璃：①中性玻璃是低硼酸硅盐玻璃，化学稳定性好，适合于近中性或弱酸性注射剂，如各种输液、葡萄糖注射液、注射用水等；②含钡玻璃的耐碱性好，可作碱性较强的注射液的容器，如磺胺嘧啶钠注射液（pH＝10～10.5）；③含锆玻璃系含少量锆的中性玻璃，具有更高的化学稳定性，耐酸、碱性能好，可用于乳酸钠、碘化钠、磺胺嘧啶钠、酒石酸锑钠等。

2. 安瓿的质量检查

安瓿是直接接触注射液的包装容器，在生产过程中要经过高压灭菌，且应适合在各种不同环境下长期贮藏，所以为了保证注射剂的质量，安瓿必须按药包材标准 YBB 00332002—2015 和 YBB 00322005-2—2015 检验标准进行一系列的检查，检查内容主要包括：安瓿外观；鉴别；耐水性；耐酸性；耐碱性；内应力；圆跳动；折断力；砷、锑、铅、镉浸出量等。

安瓿应满足以下要求：①无色透明，以利于检查药液的澄清度、杂质以及变质情况；②应具有低的膨胀系数、优良的耐热性，使之不易冷爆破裂；③熔点低，易于熔封；④不得有气泡、麻点及砂粒；⑤应有足够的物理强度，能耐受热压灭菌时产生的较高压力差，并避免在生产、装运和保存过程中所造成的破损；⑥应具有高度的化学稳定性，不与注射液发生物质交换；⑦对需要遮光的药物，可采用琥珀色玻璃安瓿，琥珀色安瓿含氧化铁，痕量的氧化铁有可能被浸取而进入药液中，如果药液中含有的成分能被铁离子催化，则不能使用琥珀色玻璃容器。

3. 安瓿的洗涤

安瓿洗涤之前，须进行热处理，将安瓿灌装去离子水（质量较差的安瓿须用 0.5％的醋酸水溶液）后，以 100℃，30min 蒸煮。蒸瓶的目的是使瓶内灰尘和附着的砂粒等杂质经加热浸泡后落入水中，同时使微量的游离碱和金属离子溶解于水中，提高安瓿的化学稳定性。此项操作在灭菌器内或热处理连动机内进行。

目前国内药厂使用较多的洗涤方法有甩水洗涤法和加压喷射气水洗涤法。

(1) 甩水洗涤法 先用灌水机将安瓿灌满去离子水或蒸馏水，然后用甩水机将水甩出，如此反复三次，以达到清洗的目的。如安瓿需热处理，在安瓿灌满水后，送入灭菌柜中，加热蒸煮，趁热将安瓿内水甩干。甩水洗涤法一般适用 5mL 以下的安瓿。

(2) 加压喷射气水洗涤法 本洗涤方法是将经过加压的去离子水或蒸馏水与洁净的压缩空气，由针头交替喷入安瓿内，靠洗涤水与压缩空气交替数次强烈冲洗，一般 4～8 次。最后一次洗涤用水，应采用通过微孔滤膜精滤过的注射用水。加压喷射气水洗涤法是目前认为有效的洗瓶方法，特别适用于大安瓿与曲颈安瓿的洗涤。对此种方法，洗涤水和空气的滤过是关键问题，特别是空气的滤过。因为压缩空气中有润滑油、雾及尘埃不易除去，滤的不净反而污染安瓿，以致出现所谓"油瓶"。因此，压缩空气先经过焦炭（或木炭）、泡沫塑料、瓷圈、砂棒等滤过净化后才能使用。已有洗涤机采用加压喷射气水洗涤与超声波洗涤相结合的方法。

在实际生产中，也有厂家对安瓿的洗涤只采用洁净空气吹洗的方法。安瓿在玻璃厂生产出来后就严密包装，避免污染。使用时用清洁空气吹洗即可。此法免去水洗操作，而且为注射剂高速度自动化生产创造了有利条件。

4. 安瓿的干燥与灭菌

安瓿洗涤后，一般置于 120～140℃烘箱内干燥 2h。需无菌操作或低温灭菌的安瓿在 180℃干热灭菌 1.5h。大生产中多采用附有局部层流装置的隧道式烘箱，主要由红外线发射装置和安瓿传送装置组成，温度为 200℃左右，安瓿的干燥时间也缩短为 20min 左右，有利于安瓿的烘干、灭菌连续化。

近年来，安瓿干燥已广泛采用远红外线加热技术，温度可达 $250\sim300℃$，具有效率高、质量好、干燥速度快和节约能源等特点。采用碳化硅电热板辐射源表面涂上远红外涂料（如氧化钛、氧化锆等氧化物）的远红外线隧道式自动干燥灭菌机，温度可达 $250\sim350℃$，一般 $350℃$、5min 即能达到安瓿干燥灭菌的目的。为了防止污染，可在红外线隧道式干燥灭菌机附带局部层流装置，安瓿在连续的层流洁净空气的保护下极为洁净。灭菌好的空安瓿存放柜应有净化空气保护，安瓿存放时间不应超过 24h。

三、溶液型注射液的制备

（一）配液与过滤

1. 溶液型注射液的配液

（1）投料计算　配制前，应正确计算原辅料的用量，若在制备过程中（如灭菌后）或在贮存过程中药物含量易发生下降，应酌情增加投料量。含结晶水的药物应注意其换算。然后分别准确称量，在经另一人核对后投料。投料量可按下式计算：

原料实际用量＝原料理论含量×成品标示量（％）/原料实际含量

原料（附加剂）用量＝实际配液量×成品含量％

实际配液量＝实际灌注量＋实际灌注时损耗量

（2）配液用具的选择与处理　药物的配液操作一般在带有搅拌器的夹层锅中进行，以便加热或冷却。配制用具在用前要用硫酸清洁液或其他洗涤剂洗净，并用新鲜注射用水荡洗或灭菌后备用。大量生产时使用夹层配液锅，并装配轻便式搅拌器。每次配液后，一定要立即刷洗干净，玻璃容器可加入少量硫酸清洁液或 75％乙醇放置，以免长菌，用时再依法洗净。橡胶管应充分搓揉，以除去管内附着物。

（3）配液方法　药物溶液的配制有浓配法和稀配法两种：①浓配法系指将全部药物用部分处方量溶剂配成浓溶液，加热或冷藏后过滤，然后稀释至所需浓度的方法，此法优点是可滤除溶解度小的一些杂质，一般情况下用浓配法；②稀配法系指将全部药物用处方量的全部溶剂一次性加入，配成所需浓度后过滤的方法，如果原料药质量好，可采用稀配法。

注意事项：①配制注射液时应在洁净的环境中进行，所用器具、原料和附加剂尽可能无菌，配制毒剧药注射液时，严格称量与校核，并谨防交叉污染；②对不稳定的药物应注意调配顺序，有时要控制温度与避光操作；③对于不易滤清的药液可加 0.1％～0.3％活性炭处理，小量注射液可用纸浆混炭处理，但使用活性炭时要注意其对药物的吸附作用；④药液配好后要进行半成品的检查，一般主要包括 pH、含量等项，合格后才能滤过灌封；⑤配制油性注射液，常将注射用油先经 150℃干热灭菌 1～2h，冷却至适宜温度（一般在主药熔点以下 20～30℃），趁热配制、过滤（一般在 60℃以下），温度不宜过低，否则黏度增大，不易过滤。

（4）影响配液的因素

① 原辅料的质量　供注射用的原料药，必须使用"注射用规格"，符合《中国药典》2020 年版所规定的各项杂质检查与含量限度要求。不同批号的原辅料，生产前必须做小样试制，并经严格检验合格后方能使用。不易获得注射用规格的辅料，必须将其精制，使之符合注射用辅料标准，并经有关部门批准后方可使用。活性炭要使用针用规格的活性炭。

② 原辅料的投料　按处方规定计算其用量，如果注射剂在灭菌后含量有下降，应酌情

增加投料量。在称量计算时，如含有结晶水应注意换算。

2. 溶液型注射液的过滤

配制好的注射液在灌装前需要过滤，以除去各种不溶性微粒，在注射剂生产中，一般采用二级过滤，分为初滤和精滤，生产中有时将初滤和精滤结合起来同时使用。

各种过滤器的材质、类型、过滤的方式以及过滤的原理等均会明显影响过滤的效果，详细内容参见本章第四节。

注射液常用的过滤装置有自然滤过、减压滤过、加压滤过三种。

（1）高位静压滤过装置　适用于生产量不大、缺乏加压或减压设备的情况，可在楼上配液，由管道通到楼下进行过滤、灌封。此法压力稳定、质量好，但滤速慢。

（2）减压滤过装置　即将整个滤过系统抽真空形成负压将药液抽滤的方法。这种方法设备简单，适用于各种滤器，但生产中压力不够稳定。

（3）加压滤过装置　这是利用离心泵将药液压过滤器的一种方法。这种方法压力大而稳定，滤速快，质量好。适用于药厂大量生产，但设备复杂。

（二）灌封

滤过的注射液经半成品检查合格后应立即进行灌封。灌封包括灌装注射液和封口两步，灌封应在同一室内进行，灌注后立即封口，以免污染。药液的灌封要求做到剂量准确，药液不沾瓶口。注入容器的量要比标示量稍多，以补偿在给药时由于瓶壁黏附和注射器及针头的吸留而造成的损失，保证用药剂量。为使灌注体积准确，易流动液体可增加少些，黏稠性药液宜增加多些，在每次灌注以前，必须用精确的小量筒校正注射器的吸取量，符合规定后再行灌注。《中国药典》2020年版四部通则0102规定的注射剂的增加装量见表5-6。

表 5-6　注射液的增加装量通例表

标示装量/mL	0.5	1	2	5	10	20	50
易流动液/mL	0.10	0.10	0.15	0.30	0.50	0.60	1.0
黏稠液/mL	0.12	0.15	0.25	0.50	0.70	0.90	1.5

灌封操作可分手工灌封和机械灌封，手工灌封常用于小试。封口方法有拉封和顶封两种。拉封封口比较严密，是目前常用的封口方法。

1. 手工灌封

手工灌注可采用单针、双针或多针灌注器，单针竖式灌注器的单向活塞控制药液向一个方向流动，唧筒上提，筒内压力下降，活塞开放，将注射液吸入，同时上面活塞关闭，唧筒下压，压力增大，上面活塞开放，将注射液注入，而下面活塞关闭。一吸一往，反复操作进行灌注。体积调节螺丝可上下移动，以控制唧筒拉出的距离，决定抽取药液的体积。

灌注针头一般是用拉尖的玻璃管或不锈钢针头。由于玻璃管的毛细管作用而呈缩水现象，故可防止药液沾瓶，但若灌注不当，药液仍可沾瓶，在安瓿熔封时，会造成焦头，影响澄明度。

近来有采用软针头灌注。手工封口亦采用拉封法。按火焰多少，又可分为单火焰和双火焰法，后者速度快，操作易掌握，封口安瓿长短一致，质量较高。火焰可用煤气或汽化汽油产生，同时吹以压缩空气或氧气助燃。熔封时火焰要调节好，防止鼓泡、封口不严现象。

2. 机械灌封

大生产采用机械灌封，主要由灌封机来完成。

工业化生产多采用全自动灌封机，灌封机上的灌注药液由五个动作协调进行：①移动齿档送安瓿；②灌注针头下降；③灌注药液入安瓿；④灌注针头上升后安瓿离开灌注工位，进入封口工位，同时灌注器吸入药液；⑤灌好药液的安瓿在封口工位进行熔封。上述五个动作必须按顺序协调进行。我国已有割瓶、洗涤、灌装、封口联动机，生产效率高。

灌装药液时应注意：①剂量准确，可按药典要求适当增加药液量，以保证注射用量不少于标示量；②药液不沾瓶口以防止灌注器针头挂的水滴缩回，并调节灌装速度，灌装速度过快时药液易溅至瓶壁；③通惰性气体时既不使药液溅至瓶颈，又使安瓿空间的空气除尽；一般采用空安瓿先充惰性气体，灌装药液后再充一次效果更好。

在安瓿灌封过程中可能出现的问题有：剂量不准，封口不严（毛细孔）、出现大头、焦头、瘪头、爆头等。灌装时给药太急，溅起药液；针头安装不正等，都会导致颈部黏药，以致焦头产生。充 CO_2 时容易发生瘪头、爆头。对于出现的各种问题，应逐一分析原因，予以解决。

3. 惰性气体的应用

某些易氧化药物的注射液，安瓿内要通入惰性气体以置换安瓿中的空气。常用的惰性气体有氮气和二氧化碳。二氧化碳可用装有浓硫酸、硫酸铜溶液，1％的高锰酸钾溶液与50％甘油溶液的洗气瓶处理。惰性气体的选择要根据品种决定，例如一些碱性药液或钙制剂，不能使用二氧化碳。

（三）灭菌

1. 灭菌

一般注射剂在灌封后都需要进行灭菌，且注射剂从配制到灭菌，必须尽快完成，通常不超过12小时，以减少细菌繁殖。目前大都采用湿热灭菌法，常用的灭菌条件为121℃ 15min、或116℃ 40min。对热稳定的药物，宜采用热压灭菌。灭菌效果以 F_0 值大于8进行验证。灭菌方法和时间应根据药物性质来选择，既要保证成品有效，又要不影响注射剂的稳定性和疗效。有关灭菌的详细理论和原理，请参见第本章第一节。无菌操作生产的注射剂可以不灭菌。

2. 检漏

灭菌后应立即进行安瓿的漏气检查，安瓿如果有毛细孔或微小的裂缝存在，则微生物或污物可以进入安瓿，影响注射剂质量及使用安全性。常见有下列几种检查方法：

① 灭菌后稍开锅门，放进冷水淋洗使安瓿降温，然后关紧锅门抽气（抽出漏气安瓿内气体），然后开启色水阀，使有色液体（0.05％曙红或亚甲蓝）进入锅内直至淹没安瓿时止，开启气阀使锅内压力回复常压，此时色液被吸入漏气空瓶中，再将色液抽回贮器，开启锅门、用水淋洗安瓿后，清晰可见带色的漏气安瓿，便可将其剔除。

② 在灭菌后，趁热立即将颜色水放于灭菌锅内，安瓿遇冷内部压力收缩，颜色水即从漏气的毛细孔进入而被检出。

③ 深色注射液的检漏则可将安瓿倒置进行热压灭菌，灭菌时安瓿内气体膨胀，将药液从漏气的细孔挤出，使药液减少或成空安瓿而被剔除。

（四）举例

例5-1 布洛芬氯化钠注射液

【处方】

布洛芬	40g	活性炭	0.2g
精氨酸	34g	注射用水	加至10000mL
氯化钠	85g		
制成	1000 瓶		

【制法】 按处方称取精氨酸、布洛芬、氯化钠及活性炭，备用；按处方量先取全量的 80% 注射用水倒入配料罐中，水浴加热至 50℃，搅拌精氨酸、布洛芬、氯化钠使溶解；添加注射用水至全量，升温至 60~70℃，按配制总量加入针用活性炭，缓慢搅拌，恒温吸附 20min；先用滤纸或滤棒过滤脱炭，后用微孔滤膜精滤，得灌装前溶液；取已洗净 100mL 玻璃输液瓶，将灌装前溶液灌封于输液瓶中；将灌装好的输液于 121℃、15min 条件下热压灭菌；对灭菌后的样品进行全检，即得布洛芬氯化钠注射液。

【注解】 ①处方各原辅料作用为：布洛芬，为主药；精氨酸，为助溶剂；氯化钠，为渗透压调节剂；活性炭为吸附剂；注射用水为溶剂。②由于布洛芬不溶于水，国外上市品采用精氨酸作为布洛芬水溶液的助溶剂，故布洛芬氯化钠注射液的助溶剂也采用精氨酸。

例 5-2 依达拉奉氯化钠注射液

【处方】

依达拉奉	0.3g	氯化钠	9g
焦亚硫酸钠	0.5g	注射用水	加至 1000mL

【制法】 称取处方量的依达拉奉，加入稀盐酸中搅拌使溶解，得溶液1；另称取处方量的氯化钠、焦亚硫酸钠加入 80% 处方量注射用水中搅拌使溶解，得溶液2；将溶液1和溶液2混合，用 50g/L NaOH 溶液调节 pH 至 4.0 左右，加入注射用水至处方量，搅拌均匀。经滤纸或滤棒过滤脱炭后，再经 0.22μm 滤膜过滤，测定含量、pH 合格后灌装，于 121℃ 灭菌 15min。

【注解】 ①依达拉奉能改善急性脑梗死患者的神经功能缺失评分和日常生活能力。②依达拉奉是吡唑酮类药物，要制成稳定的注射剂，解决的主要问题是依达拉奉在水中的溶解度和易氧化的问题，而 pH 和抗氧剂浓度为影响质量的主要因素。pH 定为 3.5~4.5；抗氧剂亚硫酸氢钠在温度高于 65℃ 时分解出二氧化硫，制剂灭菌后 pH 下降较明显，不利于产品质量稳定，故抗氧剂选择适用于 pH 较低的焦亚硫酸钠。

例 5-3 维生素 C 注射液

【处方】

维生素 C	104g	依地酸二钠	0.05g
碳酸氢钠	49g	亚硫酸氢钠	2g
注射用水	加至 1000mL		

【制法】 在配制容器中，加处方量 80% 的注射用水，通二氧化碳饱和，加维生素 C 溶解后，分次缓缓加入碳酸氢钠，搅拌使完全溶解，加入预先配制好的依地酸二钠溶液和亚硫酸氢钠溶液，搅拌均匀，调节药液 pH 为 6.0~6.2，添加二氧化碳饱和的注射用水至足量。用垂熔玻璃漏斗与膜滤器过滤，溶液中通二氧化碳，并在二氧化碳或氮气流下灌封，最后通 100℃ 蒸汽 15min 灭菌。

【注解】 ①维生素 C 分子中有烯二醇式结构，显强酸性。注射时刺激性大，产生疼痛，故加入碳酸氢钠（或碳酸钠），使部分维生素 C 中和成钠盐，以避免疼痛，同时碳酸氢钠起调节 pH 的作用，可增强本品的稳定性。②维生素 C 易氧化水解而失效，原辅料的量特别是维生素 C 原料和碳酸氢钠，是影响制剂质量的关键。③影响本品稳定性的因素还有空气中的氧、溶液的 pH 和金属离子，特别是铜离子。因此生产上采取充填惰性气体、调节药液 pH、加抗氧剂及金属络合剂等措施。但实验表明抗氧化剂只能改善本品色泽，对稳定制剂的含量没有作用，亚硫酸盐和半胱氨酸对改善本品色泽作用较显著。④本品维生素 C 的稳定性与温度有关。实验证明，用 100℃ 流通蒸汽 30min 灭菌，含量减少 3%，而 100℃ 流通蒸汽灭菌 15min 含量只减少 2%，故以 100℃ 流通蒸汽 15min 灭菌为宜。但目前认为 100℃ 流通蒸汽 15min 或 30min 均难以杀灭芽孢，不能保证灭菌效果，因此操作过程应尽量在无菌条件下进行，或先进行除菌过滤，以防污染。

（五）注射剂的印字与包装

1. 灯检

注射液中有无微粒、小白点、纤维、玻屑等异物等项目应通过灯检检查，应符合规定。可用目力检查（灯检），也可用光散射全自动可见异物检测仪检查。目力检测法是在一定光照度（1000～4000lx）和不反光的黑色或白色背景下进行。

2. 印字

需在注射剂瓶的侧面印上注射剂的名称、规格、批号、厂名等。

3. 包装

包装对保证注射剂在运输和贮存过程中的质量具有重要作用。经印字后的安瓿即可放入纸盒内，一般用内衬瓦楞纸的纸盒分隔成行盛装，盒外应贴标签，标明注射剂名称、内装支数、每支装量及主药含量、批号、制造日期与失效日期、制造厂家名称及商标、药品批准文号、应用范围、用量、禁忌、贮藏方法等。盒内应附详细说明书，以方便使用者及时参考。目前不少生产单位已制成了印字、装盒、贴签及包装等联成一体的印包装联动机，大大提高了安瓿的印包效率。

（六）质量评价

1. 可见异物检查

即原澄明度检查法。可见异物是指存在于注射剂、滴眼剂中，在规定条件下目视可以观测到的不溶性物质，其粒径或长度通常大于 $50\mu m$。注射液中（特别是输液中）微粒可造成循环障碍引起血管栓塞，微粒过多造成血管堵塞，而产生静脉炎，或由于巨噬细胞的吞噬，引起组织肉芽肿。可见异物检查不但可以保证用药安全，而且可以发现生产中的问题。

可见异物检查法有灯检法和光散射法。一般常用灯检法，也可采用光散射法。灯检法不适用的品种，如用深色透明容器包装或液体色泽较深（一般深于各标准比色液 7 号）的品种可选用光散射法；混悬型、乳状液型注射剂和滴眼剂不能使用光散射法。具体检查方法见《中国药典》2020 年版四部通则 0904。

国内生产的 BY-1 型澄明度检测仪可以用于可见异物检查，并可调节照度，使用方便。可见异物全自动检测仪，采用的是光散射法检测原理，机械化的控制降低了灯检法人为因素的影响。

2. 细菌内毒素或热原检查

《中国药典》规定静脉用注射剂需进行细菌内毒素或热原检查。热原检查采用家兔法，细菌内毒素检查采用鲎试剂法。

（1）热原检查 由于家兔对热原的反应与人体相同，目前各国药典法定的方法仍为家兔法，详见《中国药典》2020 年版四部通则 1142。

（2）细菌内毒素检查 鉴于家兔法费时，操作繁琐，近年来发展了鲎试剂法，其原理是利用鲎的变形细胞溶解物与内毒素之间的胶凝反应。详见《中国药典》2020 年版四部通则 1143。

3. 无菌检查

注射剂在灭菌结束后，除在灭菌过程中对有关参数进行控制外，都必须抽出一定数量的样品进行无菌试验，以确保产品的灭菌质量。通过无菌操作制备的成品更应注意无菌检查的结果。具体检查方法参照《中国药典》2020 年版四部通则 1101 无菌检查法检查，应符合规定。

4. 降压物质检查

有些注射剂（如生物制品）要求检查降压物质。具体方法参看《中国药典》2020 年版四部通则 1145。

5. 稳定性评价

注射剂的稳定性除上述无菌检查进行生物学稳定性评价外，还需要根据药物的性质及注射剂的类型进行物理及化学稳定性评价。

四、混悬型注射剂的制备

1. 混悬型注射剂的质量要求

颗粒大小应适宜，一般应小于 $15\mu m$，$15\sim20\mu m$ 者不应超过 10%；颗粒大小要均匀；要具有良好的通针性和再分散性；不能沉降太快，储存过程中不结块。因此，混悬型注射剂试制时主要考虑把原料微粉化成微粒，再把微粒分散在介质中使之稳定这两个问题。混悬型注射剂不得用于静脉注射或椎管内注射。

2. 混悬型注射剂的制备方法

（1）分散法　以无菌操作技术将无菌药物粉末分散在灭菌溶液中。采用球磨机、流能磨及喷雾干燥、冷冻干燥等方法制得符合注射混悬液要求的无菌原料，然后将其分散于含附加剂的灭菌溶液中，如普鲁卡因青霉素混悬液。

（2）灭菌溶液微粒结晶法　该法将药物溶液在一定条件下（温度、搅拌速度、溶剂加入速度）通过溶剂转换作用，使之析出微细结晶，然后再经去除有机溶剂、滤过、灭菌等工序制得混悬型注射液。如睾酮混悬液，先将睾酮溶解在丙酮中，然后经灭菌滤过，此睾酮溶液以无菌操作加入到灭菌溶剂中，使结晶沉降，倾出上清液，如此重复若干次，直到丙酮全部除去，加灭菌注射溶剂至足量灌封。

3. 混悬型注射剂的制备注意事项

（1）颗粒大小　颗粒大小应适宜，一般应小于 $15\mu m$，$15\sim20\mu m$ 者不应超过 10%；颗粒大小要均匀；要具有良好的通针性和再分散性；不能沉降太快，储存过程中不结块。

（2）晶型　除颗粒大小外，选用适合的晶型也很重要。晶型不仅与稳定性有关，而且影响药物的生物利用度。例如醋酸可的松有 5 种晶型，晶型Ⅰ、Ⅱ在干燥状态下都是稳定的，但在水中（特别是在温热的混悬液中）能迅速转变为含结晶水的晶型Ⅴ，如果静止不动，则可结成饼块。

在混悬液生产过程中，常常出现晶型的转变，需加以防止。其方法是选用适宜的高分子助悬剂与表面活性剂可阻碍药物分子的扩散进而影响晶核的生成和成长。这类高分子物质有羧甲基纤维素钠、聚维酮、海藻酸钠、聚乙二醇等，常用表面活性剂为聚山梨酯 80。

（3）聚集　混悬液还存在聚集的问题，疏松的聚集（絮凝）比单个颗粒沉降快，但沉淀较疏松，容易分散，比单个粒子（反絮凝）的混悬液更为有利。制备这种絮凝体系，可通过控制润湿剂的用量或加入絮凝剂达到。

五、乳剂型注射剂的制备

1. 乳剂型注射剂的质量要求

理想的乳剂型注射剂乳滴应为 $1\sim10\mu m$，静脉用注射乳剂分散微粒大小绝大多数（90%）应在 $1\mu m$ 以下，不得有大于 $5\mu m$ 的球粒，不得有相分离现象，应能耐热压灭菌，贮存期间稳定，不得用于椎管注射。处方拟定过程主要是乳化剂及稳定剂的选择。选择乳化剂要注意其毒性。此外，可加入亲水胶体，以防止乳滴分层、聚集和粒径改变。

2. 乳剂型注射剂的制备方法

注射乳剂常用的制备方法为转相乳化法。制乳过程中，连续相从油相（水相）转变为水相（油相）的方法称为转相乳化法，用此方法可得比较理想的乳剂。

同时在注射乳剂的处方设计和制备过程中，各类附加剂以及油相的选择和添加尤为重要，如乳化剂和稳定剂等的选择。

(1) 油相的选择　目前在注射脂肪乳剂产品中所用的注射用油有豆油、芝麻油、棉籽油、红花油、玉米油、橄榄油等。国内常用的注射用油为精制豆油，其为浅黄绿色，碘价、酸价、皂化价、密度、折射率、过氧化值等符合规定要求，冷藏保存于无菌、密闭、充氮的容器中。

(2) 乳化剂的选择　在注射乳剂中，乳化剂的选择是个关键问题。乳化剂应高效、无毒、稳定、能耐受高压灭菌及长时间贮存不分解等。已知的合成乳化剂大多数均有溶血作用，在注射乳剂中常用的乳化剂有蛋黄卵磷脂、合成卵磷脂、氢化豆磷脂和泊洛沙姆等。

(3) 稳定剂的选择　乳剂的界面膜常因加入脂溶性药物而改变，故需要加入能定位在界面膜内的稳定剂，它们的分子通常是半亲水半亲油的，表面活性不高，但因能增大分子间力和乳滴的表面静电电荷，故可提高膜的稳定性。油酸或其钠盐即是常用的稳定剂，PVP、胆酸、脱氧胆酸及其钠盐也能明显提高含药乳剂的稳定性。

(4) 等渗调节剂的选择　静脉注射剂若不等渗易导致局部的渗透压改变，破坏血细胞，造成细胞萎缩或水肿，因此静脉注射的乳剂中应加等渗调节剂以保证用药的安全性。因为调整注射剂渗透压的氯化钠、葡萄糖均影响乳剂的分散度和外观，故在注射乳剂处方中多选用山梨醇、木糖醇等作为等渗调节剂。

第八节　输　　液

一、概述

输液（Infusions）又称为大体积注射液（Large Volume Injections），是指由静脉滴注输入体内的大剂量注射液，一次给药在 100mL 至数千毫升。它是注射剂的一个分支，通常包装在玻璃或塑料的输液瓶或袋中，不含防腐剂或抑菌剂。使用时通过输液器调整滴速，持续而稳定地进入静脉，以补充体液、电解质或提供营养物质。在现代医疗中，它占有十分重要的地位，临床上已形成了独立的输液疗法。由于其用量大而且是直接进入血液，故质量要求高，生产工艺等亦与小针注射剂有一定差异。

1. 输液的种类

输液主要用于补充体液、电解质及营养物质，或作为血浆代用液维持血压。同时输液通过静脉迅速进入体内，在抢救危重及急症患者中发挥重要作用。输液可分为电解质输液、营养输液和胶体输液等。

(1) 电解质输液（Electrolyte Infusions）　用以补充体内水分、电解质，纠正体内酸碱平衡等。如氯化钠注射液、复方氯化钠注射液、乳酸钠注射液等。

(2) 营养输液（Nutrition Infusions）　用于不能口服吸收营养的患者。该类主要有糖类输液、氨基酸输液、维生素输液、脂肪乳输液等。糖类输液中最常用的为葡萄糖注射液。此外，还有果糖、木糖醇等，这些糖类糖尿病患者也能使用；因其在无胰岛素存在的情况下也可进行正常代谢，不致引起血糖升高。

（3）胶体输液（Colloid Infusions）　胶体输液主要成分是水和天然或合成高分子物质，主要用于补充血容量、调节体内渗透压等。胶体输液有多糖类、明胶类、高分子聚合物等，如右旋糖酐、淀粉衍生物、明胶、聚维酮等。

（4）含药输液（Drug-containing Infusions）　含有治疗药物的输液，如替硝唑输液、苦参碱输液等。

2. 输液的质量要求

输液的质量要求与注射剂基本一致，但由于这类产品注射量大，且直接进入血液循环，故对无菌、无热原及可见异物这三项要求更加严格，也是当前输液生产中存在的主要质量问题。此外，还应注意以下质量要求：①输液的 pH 应在保证疗效和制品稳定的基础上力求接近人体血液的 pH，过高或过低都会引起酸碱中毒；②输液的渗透压应为等渗或偏高渗，不能引起血象的任何异常变化；③输液中不得添加任何抑菌剂，并在储存过程中质量稳定；④应无毒副作用，要求不能有引起过敏反应的异性蛋白及降压物质，输入人体后不会引起血象的异常变化，不损害肝、肾功能等；⑤代血浆应不妨碍血型试验，不妨碍红细胞的携氧功能，在血液循环系统内可保留较长时间，易被机体吸收，不得在脏器组织中蓄积。

除另有规定外，注入机体内的液体一般要求和体液等渗或等张，因此在注射液的处方设计时，需要调节溶液的渗透压，以保证注射液和体液等渗或等张。等渗的概念前已述及，详见本章第六节（注射剂的附加剂）。等张溶液（Isotonic Solution）系指与红细胞膜张力相等的溶液，在等张溶液中既不会发生红细胞体积改变，更不会发生溶血。

许多药物的等渗浓度与等张浓度相同或相近。如 0.9% 氯化钠溶液，既是等渗溶液又是等张溶液。对于理想的半透膜，它只允许溶剂分子出入，不让溶质分子通过，因此对于真正的半透膜，只要药物溶液的渗透压和细胞内渗透压相等（等渗），就不会引起溶血。但红细胞膜与理想的半透膜并不完全相同，盐酸普鲁卡因、甘油、尿素等药物在等渗条件下，仍能迅速自由地通过细胞膜，导致细胞膜外水分进入细胞，使红细胞胀大破裂，引起溶血。这时需要加入适量氯化钠或葡萄糖，将药物浓度调节至等张浓度，即可避免溶血。例如 2.6% 甘油溶液，它与 0.9% 氯化钠溶液具有相同的渗透压，但是 2.6% 甘油 100% 溶血，所以是等渗不等张的溶液。所以要避免溶血现象的发生，则可以制成含 10% 甘油、4.6% 木糖醇、0.9% 氯化钠的复方甘油注射液，可避免红细胞的胀大变形。

一个药物的等张浓度，可用溶血法进行测定。如将人的红细胞放入各种不同浓度的氯化钠溶液（从 0.6% 到 0.45%）中，则出现不同程度的溶血。同样，将人的红细胞放入某种药物不同浓度的溶液中，也将出现不同程度的溶血。将两种溶液的溶血情况进行比较，可得到该药物相当于氯化钠溶液浓度的等张浓度，溶血情况相同者认为它们的渗透压也相同。

根据渗透压的大小与物质的量浓度成正比的原理，可列出下式：

$$\Pi_{NaCl}:i_{NaCl}\cdot C_{NaCl}=\Pi_D:i_D\cdot C_D \qquad (5\text{-}11)$$

式中，Π 为渗透压；C 为物质的量浓度；D 为药物；i 为渗透系数。如果等渗，即 $\Pi_{NaCl}=\Pi_D$，则下式成立：

$$\frac{1.86\times100mL\ 溶液中\ NaCl\ 质量(g)}{58.48}=\frac{i_D\times100mL\ 溶液中药物的质量(g)}{药物分子量} \qquad (5\text{-}12)$$

式中，1.86 为氯化钠的渗透系数；58.48 为氯化钠的分子量。根据式（5-12）可以算出 i_D 值，则不难算出药物的等张浓度。例如，用上述溶血法测得无水氯化钙的 i_D 值为 2.76，则可求出相当于 0.9% 氯化钠的氯化钙百分含量（g/mL）：

$$\frac{1.86\times0.9}{58.48}=\frac{2.76X}{110.99}$$

$$X=1.15(\%)$$

计算结果表明，1.15%（g/mL）即为无水氯化钙的等张浓度。

在新产品试制中，即使所配溶液为等渗溶液，为了用药安全，亦应进行溶血试验，必要时加入等张调节剂以防止溶血。所以明确等张的概念并测定等张浓度，对于指导合理安全用药具有一定的实际意义。

二、输液的制备

输液有玻璃容器与塑料容器两种包装，制备工艺流程见图 5-9、图 5-10。

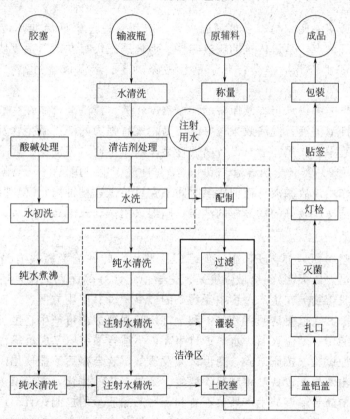

图 5-9　玻璃瓶装输液生产工艺流程

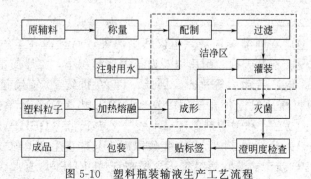

图 5-10　塑料瓶装输液生产工艺流程

输液的不同制备工艺过程对环境的洁净度有不同的要求。如输液容器的洗涤、输液的配制要求在洁净度 D 级条件下进行；过滤、灌封以及盖胶塞等关键操作，应在 C 级条件下进行。洁净区与非洁净区之间、不同级别洁净区之间的压差应当大于 10Pa，以防止污染和保证输液质量。有关洁净技术和要求详见本章第五节。

(一) 包装容器及处理

传统的输液瓶材料采用玻璃瓶。随着材料工业和制药装备的发展，塑料瓶装输液和软袋输液生产得到快速发展，20 世纪 60 年代 PP 及 PE 塑料瓶、PVC 袋装输液相继投入使用。到 20 世纪 90 年代初欧美国家又成功开发非 PVC 复合膜软袋装输液，同时成功开发印刷、制袋、灌装、封口等四道工序合一的生产设备。

1. 玻璃瓶

玻璃瓶具有透明、便于检查、可高温灭菌、水和氧透过率低而使药液不氧化变质、耐压、瓶体不变形等优点，是最传统的输液容器。但玻璃瓶仍存在旧瓶重复使用而易形成交叉污染，且洗瓶造成水资源的浪费；瓶子重且易碎，造成运输成本过高；口部密封性差等缺点。

玻璃瓶洗涤工艺的设计与容器原来的洁净程度相关。清洗玻璃瓶在一般情况下，用酸洗法即硫酸重铬酸钾清洁液，洗涤效果较好。因为它既有强力的消灭微生物及热原的作用，还能对瓶壁游离碱起中和作用，但对设备腐蚀性大，操作不便，劳动保护要求高。另一种清洗方法即碱洗法是用 2%氢氧化钠溶液（50~60℃）冲洗，也可用 1%~3%碳酸钠溶液，由于碱对玻璃有腐蚀作用，故碱液与玻璃接触时间不宜过长（数秒钟内），但其作用比酸洗法弱，故适用于新瓶及洁净度较好的输液瓶的洗涤，国内采用滚动式洗瓶机可大大提高洗涤效率。

2. 塑料瓶

医用聚丙烯塑料瓶，亦称 PP 瓶，现已广泛使用。此种输液瓶具有耐腐蚀、无毒、质轻、耐热性好（可热压灭菌）、机械强度高、化学稳定性好等优点。而且还有装入药液后口部密封性好、无脱落物、在生产过程中受污染的概率减少、使用方便、一次性使用、可避免交叉污染等优点。其缺点是透明度差，不利于灯检；强烈振荡可产生轻度乳光；高温灭菌时瓶子会变形，只能用中低温灭菌，水氧透过率高，不适合灌装氨基酸类输液药品。塑料瓶应经热原检查、毒性试验、抗原试验、变形试验及透气试验合格后才能使用。

目前，新型输液生产设备已将制瓶、灌装、密封三位一体化，在无菌条件下完成大输液的自动化生产，精简了输液的生产环节，有利于对产品质量的控制；且厂房占地面积小，运行费用低，自动化程度高，能够在线清洗灭菌，但设备自动化程度较高则须配备高水平的维修人员，设备一次性投资较大。

3. 塑料袋

软塑料袋吹塑成型后立即灌装药液，不仅减少污染，而且提高工效。它具有柔软、透明、重量轻、运输方便、不易破损、耐压以及设备占地面积小，工序简单，包装材料不用刷洗，可省省大量的水、电、劳动力等优点。因此，自 20 世纪 70 年代起，欧美国家开始用 PVC 软塑料袋替代塑料瓶。但近年在使用中发现，PVC 由聚氯乙烯单体（VCM）聚合而成，而其中未经聚合的 VCM 和增塑剂邻苯二甲酸-2-乙基己酯（DEHP）会逐渐迁移进入输液，对人体产生毒害。为此，在 20 世纪 90 年代以后，又禁止生产 PVC 输液软塑料袋。

目前上市的非 PVC 新型输液软塑料袋不含增塑剂（DEHP），透水性、透气性极低，稳定性好、药物相容性好，吸附性低，在自然界可以降解，不会对环境、人体造成极大的危害，是当今输液体系中较理想的输液形式。同时，非 PVC 在空气压力下可通过自身的收缩在不引进空气的情况下完成药液的人体输入，形成了完全封闭的输液系统，避免了外界空气对药液的污染。使用这种包装后可在户外及不洁净的环境中安全输液，因此受到医护人员的普遍欢迎，代表国际最新发展趋势。

4. 橡胶塞

由于天然橡胶成分不纯，稳定性差，密封性差，并对人体健康存在隐患。目前，在国内外丁基橡胶（Butyl Rubber）取代了天然橡胶作为生产药用瓶塞的材料，丁基橡胶是由异丁烯和少量异戊二烯共聚而成的，具有优良的气密性和良好的耐热、耐老化、耐酸碱、减震及低吸水等性能。日本在 1965 年就实现了药用瓶塞丁基化，欧美各经济发达国家也均于 20 世纪 70 年代初实现了药用瓶塞丁基化。我国丁基橡胶的研发始于 20 世纪 60 年代，1999 年开始批量生产药用丁基橡胶瓶塞。所有药品（包括输液、口服液等各剂型用胶塞）于 2004 年底前一律停止使用普通天然胶塞。

输液瓶所用橡胶塞对输液的质量影响很大，因此对橡胶塞有严格的质量要求。目前我国对直接与注射液接触的氯化或溴化丁基橡胶塞的质量标准可参照注射液用卤化丁基橡胶塞 YBB00042005—2015，质量标准内容包括：外观；鉴别；穿刺落屑；穿刺力；密封性与穿刺器保持性；灰分；挥发性硫化物；不溶性微粒；化学性能；生物试验。

（二）配液与过滤

1. 输液的配制

配液必须用新鲜注射用水（12h 以内），原料应选用优质注射用原料。输液的配制，可根据原料质量好坏，分别采用稀配法和浓配法，并且采用 0.1%～0.5% 的活性炭吸附致热原、杂质及色素。其操作方法与注射液的配制相同。

（1）稀配法　配液量不太大时，原料质量较好，药液浓度不高，可采用稀配法。配成所需浓度后再调节 pH 即可，配制好后要检查半成品质量。

（2）浓配法　药液的配制多用浓配法，方法同注射剂。大量生产时，加热溶解可缩短操作时间，减少污染机会。

配制输液时，常使用活性炭，具体用量视品种而异。活性炭有吸附热原、杂质和色素的作用，并可作助滤剂。根据经验，活性炭分次吸附较一次吸附好。

2. 输液的过滤

输液的过滤与小体积注射剂基本相同，先预滤，然后用微孔滤膜精滤，生产时常用加压滤过装置。预滤时，滤棒上应吸附一层活性炭，开始过滤后，当澄明度不合要求时可进行回滤，反复进行过滤至滤液澄明合格为止。再用微孔滤膜精滤，滤膜孔径为 0.65μm 或 0.8μm。可用加压三级（砂滤棒→G3 滤球→微孔滤膜）过滤装置，也可用双层微孔滤膜过滤，上层为 3μm 微孔膜，下层为 0.8μm 微孔膜，这些装置可大大提高过滤效率和产品质量。

（三）灌封

输液灌封是输液关键操作，由药液灌注、盖胶塞和轧铝盖三步连续完成。药液维持50℃为好。目前药厂生产多用旋转式自动灌封机、自动翻塞机、自动落盖轧口机完成整个灌封过程，实现联动化机械化生产。灌封后应立即进行检查，剔除轧口松动的产品。

（四）灭菌

灌封后应立即进行热压灭菌，尽量使整个生产过程连贯进行，以减少微生物污染繁殖的机会。灭菌输液从配制到灭菌的时间间隔应尽量缩短，不应超过 4h。输液通常采用热压灭菌，灭菌条件为 121℃、15min 或 116℃、40min。

（五）输液举例

例 5-4 复方氯化钠输液

【处方】 氯化钠　　　　8.6g　　　　　　氯化钾　　　　0.3g
　　　　　氯化钙　　　　0.33g　　　　　注射用水　　　1000mL

【制法】 称取氯化钠、氯化钾溶于适量注射用水（约所需总量10%）中，加入 0.1%（g/mL）活性炭，以浓盐酸调 pH 至 3.5～6.5，煮沸 5～10min，加入氯化钙溶解，停止加热，过滤除炭，加新鲜注射用水至全量，再加入少量活性炭，粗滤、精滤，经含量及 pH 测定合格后灌封，116℃热压灭菌 40min 即得。

【注解】 由上述方法配制的复方氯化钠，由于氯化钙最后加入，可避免与水中的碳酸根离子生成碳酸钙沉淀，因为加入氯化钙以前已煮沸母液，从而充分驱逐了溶在水中的二氧化碳，减少生成沉淀的机会；同时制备过程中采用加大活性炭用量，并分 2 次加炭的方法，可使杂质吸附更完全，从而提高液体澄明度。

例 5-5 葡萄糖输液

【处方】

	5%	10%	25%	50%
注射用葡萄糖	50g	100g	250g	500g
1%盐酸	适量	适量	适量	适量
注射用水	加至 1000mL	加至 1000mL	加至 1000mL	加至 1000mL

【制法】 按处方量将葡萄糖投入煮沸的注射用水内，使成 50%～60% 的浓溶液，加盐酸适量，同时加浓溶液量的 0.1%（g/mL）的活性炭，混匀加热煮沸约 15min，趁热过滤脱炭，滤液加注射用水稀释至所需量，测定 pH 及含量合格后，反复过滤至澄清，即可灌装，封口，115℃、30min 热压灭菌。

【注解】 ①葡萄糖注射液有时产生云雾状沉淀，一般是由于原料不纯或过滤时漏炭等原因造成。解决办法一般采用浓配法，滤膜过滤，并加入适量盐酸，中和胶粒上的电荷，加热煮沸使糊精水解，蛋白质凝聚，同时加入活性炭吸附过滤除去。②该注射液另一个不稳定的表现为颜色变黄和 pH 下降。有可能为葡萄糖在酸性溶液中，首先脱水形成 5-羟甲基呋喃甲醛，再分解为乙酰丙酸和甲酸，同时形成一种有色物质。虽然 5-羟甲基呋喃甲醛本身无色，但有色物质一般认为是 5-羟甲基呋喃甲醛的聚合物，由于酸性物质的生成，所以灭菌后 pH 下降。③影响稳定性的主要因素是灭菌温度和溶液的 pH。因此，为避免溶液变色，一方面要严格控制灭菌温度与时间，同时调节溶液的 pH 在 3.8～4.0 较为稳定。

例 5-6 静脉注射用脂肪乳

【处方】 精制大豆油（油相）　　　150g　　精制大豆磷脂（乳化剂）　　15g
　　　　　注射用甘油（等渗调节剂）　25g　　注射用水　　　　　加至 1000mL

【制法】 称取精制大豆磷脂 15g、注射用甘油 25g 及注射用水 400mL 加至高速组织捣碎机后，在氮气流下搅拌至形成半透明状的磷脂分散体系；将磷脂分散体放入高压匀化机，加入精制大豆油及剩余的注射用水至全量，在氮气流下匀化多次后，经出口流入乳剂收集器内。乳剂冷却后，于氮气流下经垂熔滤器过滤，分装于玻璃瓶内，充氮气，橡胶塞密封后，加轧铝盖；水浴预热 90℃左右，于 121℃旋转灭菌 15min，浸入热水中，缓慢冲入冷水，逐渐冷却，置于 4～10℃下贮存。

【注解】 ①制备此乳剂的关键是选用高纯度的原料及毒性低、乳化能力强的乳化剂。原料一般选用植物油，如麻油、棉籽油、豆油等，所用油必须精制，提高纯度，减少副作用，并应有质量控制标准。静脉用脂肪乳常用的乳化剂有蛋黄磷脂、豆磷脂、普朗尼克 F-68 等。国内多选用豆磷脂，它比其他磷脂稳定而且毒性小，但易被氧化。②静脉注射脂肪乳是一种浓缩的高能量肠外营养液，具有体积小、能量高、对静脉无刺激等优点，适用于手术前后（特别是消化道手术后）不能进食或进食有困难者、大面积烧伤患者、各种消耗性疾病及不能从胃肠道获得营养者，临床使用可能出现发热、寒战、胸背痛、心悸、呼吸急促、恶心等，因此使用过程中应注意观察，发现上述症状应调低输入速度，症状仍不能缓解者应立即停止输入。

例 5-7　右旋糖酐输液

【处方】　右旋糖酐 40　　　　　　60g　　　　　　　　　氯化钠　　　　　　9g
　　　　　注射用水　　　　　加至 1000mL

【制法】　将注射用水适量加热至沸，加入计算量的右旋糖酐，搅拌使溶解，加入 1.5% 活性炭，保持微沸 1～2h，加压过滤脱炭，浓溶液加注射用水稀释成 6% 的溶液，然后加入氯化钠，搅拌使溶解，冷却至室温，取样，测定含量和 pH，pH 应控制在 4.4～4.9，再加活性炭 0.5%，搅拌，加热至 70～80℃，过滤至药液澄清后灌装，112℃、30min 灭菌即得。

【注解】　①右旋糖酐经生物合成，易夹杂热原，故活性炭用量较大。②本品黏度较大，需在高温下过滤本品灭菌一次，分子量会下降 3000～5000，受热时间不能过长，以免变黄。③本品在贮存过程中易析出片状结晶，主要与贮存温度和分子量有关。

（六）质量评价

输液和小体积注射液质量要求相同，但是输液对澄明度、热原、无菌的检查更为严格。

1. 可见异物与不溶性微粒检查

可见异物按《中国药典》2020 年版四部通则 0904 规定方法检查，应符合规定，如发现崩盖、歪盖、松盖、漏气、隔膜脱落的成品，应剔除。

由于肉眼只能检出 50μm 以上的粒子，因此输液除应符合有关可见异物检查的规定外，还需进行不溶性微粒检查。检查方法参看《中国药典》2020 年版四部通则 0903。

2. 热原与无菌检查

对于输液，热原和无菌检查都非常重要，必须按《中国药典》2020 年版四部相关项下规定方法进行检查。

3. 含量、pH 及渗透压检查

根据品种按《中国药典》2020 年版中该项下的各项规定进行。

三、输液容易存在的问题及解决方法

1. 染菌

有些输液染菌后出现霉团、云雾状、浑浊、产气等现象，也有些即使含菌数很多，但外观上没有任何变化。如果使用这种输液，将引起脓毒症、败血病、内毒素中毒甚至死亡。

输液染菌的主要原因：生产过程受到严重污染，灭菌不彻底，瓶塞不严、松动、漏气等。在输液的制备过程中染菌越严重，耐热芽孢菌类污染的机会就越多，则容易对灭菌造成很大压力，且输液多为营养物质，易于细菌滋长繁殖，即使经过了灭菌，大量的细菌尸体存在也能引起发热反应。因此，最根本办法是尽量减少生产过程中的污染，同时还要严格灭菌，严密包装。

2. 热原反应

关于热原污染的途径及防止办法，参阅本章第三节"热原"项下内容。但使用过程中的污染必须引起注意，据统计，在 25 例热原反应中有 84% 属于输液器和输液管道引起。因此，一方面要加强生产过程的控制，同时更应重视使用过程中的污染。

3. 澄明度与微粒的问题

注射液中常出现的微粒有炭黑、碳酸钙、氧化锌、纤维素、纸屑、黏土、玻璃屑、细菌和结晶等。

产生微粒的原因及解决办法如下。

(1) 原辅料质量　常用于渗透压调节剂的葡萄糖有时含有少量蛋白质、水解不完全糊精、钙盐等杂质；氯化钠中含有较高的钙盐、镁盐和硫酸盐等杂质；其他附加剂中含有的杂质或脱色用活性炭等可使输液出现乳光、小白点、发浑等现象。因此，原辅料的质量必须严格控制，国内已制订了输液用的原辅料质量标准。

(2) 输液容器与附件质量　输液中发现的小白点主要是钙、镁、铁、硅酸盐等物质，这些物质主要来自橡胶塞和玻璃输液容器。

(3) 生产工艺以及操作　车间洁净度差、容器及附件洗涤不净、滤器的选择不恰当、过滤与灌封操作不合要求、工序安排不合理等都会增加澄清度的不合格率。解决的办法为加强工艺过程管理、采用层流净化空气、微孔薄膜过滤和联动化等措施，效果显著。

(4) 医院输液操作及静脉滴注装置的问题　无菌操作不严、静脉滴注装置不净或不恰当的输液配伍都可引起输液的污染。安置终端过滤器（0.8μm 孔径的薄膜）是解决微粒污染的重要措施。

第九节　注射用无菌粉末

一、注射用无菌分装产品

注射用无菌粉末（Sterile Powder for Injection）又称粉针，临用前用灭菌注射用水、生理盐水等溶解后注射。凡是在水溶液中不稳定的药物，如某些抗生素（青霉素 G、头孢霉素类等）及一些酶制剂（胰蛋白、辅酶 A）及血浆等生物制剂，均需制成注射用无菌粉末。近年也有将中药注射剂研制成粉针以提高其稳定性，如双黄连粉针、茵栀黄粉针等。注射用无菌粉末通常在临用前加入灭菌注射用水或 0.9% 氯化钠注射液溶解后使用。

根据生产工艺条件，可将注射用无菌粉末分为注射用无菌分装产品和注射用冷冻干燥产品两大类。注射用无菌分装产品系采用灭菌溶剂结晶法或喷雾干燥法制得的无菌原料药直接分装密封后得到的产品。注射用冷冻干燥产品是将药物配制成无菌水溶液，经冷冻干燥法制得的粉末密封后得到的产品，常见于生物制品，如辅酶类。

1. 注射用无菌分装产品物理化学性质的测定

为了制订合理的生产工艺，首先对药物的物理化学性质进行研究，主要测定物料的热稳定性、临界相对湿度、粉末的晶形和粉末松密度（比容）。

(1) 物料热稳定性的测定　测定物料稳定性的目的，是确定产品最后能否进行灭菌处理。

（2）临界相对湿度的测定 生产上分装室的相对湿度必须控制在分装产品的临界相对湿度以下，以免吸潮变质。

（3）粉末晶形检查 粉末晶形与制备工艺有密切关系，如喷雾干燥法制得的多为球形，机械分装易于控制。而溶剂结晶有针形、片状或各种性状的多面体等，针形粉末分装时最难掌握。此外还应测定粉末的松密度（比容），即单位体积内药物的质量。

2. 注射用无菌分装产品的生产工艺

（1）原材料及容器的处理准备 无菌原料可用无菌结晶法、喷雾干燥法制备，必要时可进行粉碎、过筛等操作，在无菌条件下制得符合注射用的灭菌粉末。

安瓿或玻璃瓶以及胶塞的处理均可按注射剂的要求进行灭菌处理。安瓿或玻璃瓶先用自来水及毛刷刷洗瓶子的外壁和内壁，然后用纯化水及注射用水冲洗干净，最后180℃干热灭菌1.5h；胶塞可先用酸碱处理，用水冲洗干净，然后加硅油进行硅化，再用125℃干热灭菌2.5h，灭菌后空瓶应在净化空气下存放不超过24h；铝盖应先用清洁液洗涤，然后用纯化水洗，最后180℃灭菌。

（2）无菌粉末的分装 无菌粉末的分装需在高度洁净的无菌室中进行。分装可用人工法或机器分装法进行。分装后的小瓶立即加塞并用铝盖密封，安瓿用火焰熔封。目前使用的分装机械有插管分装机、螺旋自动分装机、真空吸粉分装机等，分装机宜设有局部层流装置。

（3）灭菌和异物检查 对于在干燥状态下耐热品种，可选用适宜灭菌方法进行补充灭菌，以确保安全。对于不耐热品种，必须严格无菌操作，产品不再灭菌。异物检查一般在传送带上目检。

（4）印字包装 目前生产上均已实现机械化、自动化。参见本章第七节注射剂的印字与包装。此外青霉素分装区间应与其他车间严格分隔并专用，以防止交叉污染。

3. 注射用无菌分装产品容易存在的问题及解决方法

（1）装量差异 物料流动性差是其主要原因。物料含水量和吸潮以及药物的晶态、粒度、比容以及机械设备性能等均会影响流动性，以致影响装量。因此，应预先测定无菌粉末的临界相对湿度，并使分装室的相对湿度保持在灭菌粉末的临界相对湿度以下。此外，药粉的物理性质如晶形、粒度、堆密度等因素也能影响装量差异。对于造成装量差异的结晶应适当处理，如青霉素钾盐系针状结晶，生产上将湿晶体通过螺旋挤压机使针状结晶断裂后，再通过颗粒机制得粉末状结晶，然后真空干燥，可增加其流动，使分装容易，并降低装量差异。

（2）可见异物问题 药物粉末经过一系列处理，采用无菌分装工艺，由于未经配液及滤过，污染机会增加，往往使无菌粉末溶解后出现毛毛、小点等，致使可见异物检查不合格。因此应严格控制原料质量及其处理方法和环境，防止污染。

（3）无菌度问题 在无菌操作过程中稍有不慎就有可能受到污染，除影响产品的澄明度外还会污染微生物，而且微生物在固体粉末中繁殖慢，不易被肉眼所见，危险性更大。为解决此问题，一般都在较高级别净化条件下分装，严格控制生产的各个环节。

（4）吸潮变质 一般认为是由于胶塞透气性和铝盖松动所致。因此，要进行橡胶塞密封性检测，另外铝盖压紧后瓶口应烫蜡，以防水气透入。

二、注射用冷冻干燥制品

（一）冷冻干燥的原理及特点

冷冻干燥又称升华干燥。该技术是把含有大量水分的物料预先进行降温，冻结成冰点以下的固体，使水转变为冰，在真空条件下使冰直接升华，从而去除水分得到干燥产品的一种干燥方法。物料可先在冷冻装置内冷冻，再进行干燥。但也可直接在干燥室内经迅速抽成真空而冷冻。由于冷冻干燥是利用升华达到除水分的目的，所以也可称作升华干燥。凡是对热敏感，而且在水溶液中不稳定的药物，都可采用冻干法制备干燥粉末。

1. 基本原理

冷冻干燥的基本原理可用纯水在大气压力的三相图加以说明（图 5-11）。由物理学可知，图中 OA 线是冰水的平衡曲线，在此线上冰、水共存；OB 线是水和水蒸气的平衡曲线，在此线上水、气共存；OC 线是冰和水蒸气的平衡曲线，在此曲线上冰、气共存；O 点是冰、水、气的三相平衡点，温度为 0.0098℃（图上 0.01℃），压力为 610.38Pa（4.58mmHg）。从图 5-11 可以看出当压力低于 610.38Pa 时，不管温度如何变化，只有水的固态或（和）气态存在，此时固相（冰）受热时不经过液相直接变为气相；而气相遇冷时放热直接变为冰。

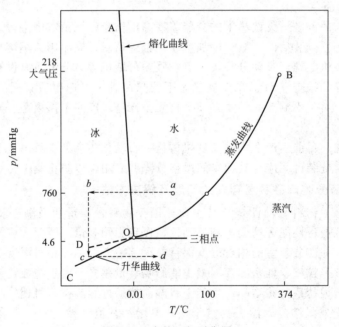

图 5-11　水的三相平衡图

如果处于 a 点的水经过恒压降温过程，将沿 ab 线移动并在 OA 的交叉点上结冰，最后到达 b；再经恒温减压，到达 c；再经恒压升温操作，水分（冰）将沿 cd 方向移动，在 OC 线的交叉点上开始汽化（升华）成水蒸气，并到达 d 处，汽化的水蒸气被减压抽去，使物品本身得到干燥。

2. 特点

注射用冷冻干燥产品具有以下优点：①可避免药品因高热灭菌而分解变质；②所得产品质地疏松，加水后迅速溶解恢复药液原有的特性；③含水量低，一般在 1%～3% 范围内，同时在真空中进行干燥，故不易氧化，有利于产品长期储存；④产品中的微粒物质比直接分装生产者少；⑤干燥后的物料保持原来的化学组成和物理性质（如多孔结构、胶体性质等）；⑥产品剂量准确，外观优良。

冷冻干燥产品不足之处在于溶剂不能随意选择，有时某些产品重新溶解时会出现混浊。

此外，本法需特殊设备，成本较高。

3. 冷冻干燥曲线及其分析

在冷冻干燥时，制品温度与板温随着时间的变化所绘的曲线称为冷冻干燥曲线，如图5-12。先将冻干箱空箱降温到－50～－40℃，然后将制品放入冻干箱内进行预冻（降温阶段），制品中冰的升华是在高真空下进行的。冷冻干燥时可分为升华和再干燥阶段，升华阶段进行第一步加热，使冰大量升华，此时制品温度不宜超过共熔点。干燥阶段进行第二步加热，以提高干燥程度，此时板温一般控制在30℃左右，直到制品温度与板温重合即达终点。不同产品应采用不同干燥曲线，同一产品采用不同曲线时，产品质量也不同。冻干曲线还与冻干设备的性能有关。因此产品、冻干设备不同时，冻干曲线亦不相同。

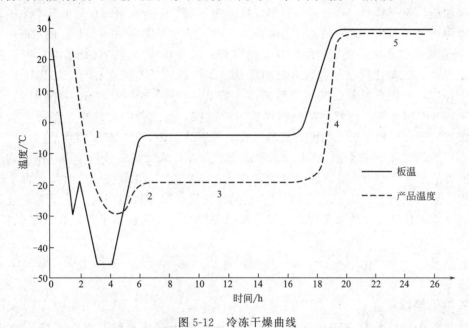

图 5-12　冷冻干燥曲线

1—降温阶段；2—第一阶段升温；3—维持阶段；4—第二阶段升温；5—最后维持阶段

（二）冷冻干燥的生产工艺及设备

冷冻干燥产品在冻干之前的操作，基本上与水溶液注射剂相同，即配液、滤过、分装。但分装时厚度要薄。由冷冻干燥原理可知，冻干粉末的制备工艺可以分为预冻、减压、升华、干燥等几个过程。此外，药液在冻干前需经过滤、灌装等处理过程。

1. 制备工艺流程

无菌配液→过滤→分装（安瓿或小瓶）→装入冻干箱→预冻→减压（升华干燥）→加温→再干燥。

2. 冻干工艺

（1）预冻　预冻是恒压降温过程。药液随温度的下降冻结成固体，温度一般应降至产品低共熔点（Eutectic Point）以下 10～20℃ 以保证冷冻完全，从而克服溶液的过冷现象，使制品完全冻结，即可进行升华。若预冻不完全，当压力降低到一定程度时，溶于溶液中的气体迅速逸出而引起类似"沸腾"现象，部分药液可能冒出瓶外，使制品表面凹凸不平。

预冻方法可采用在产品进箱之前，先把冻干箱温度降到－45℃以下，再将产品装入箱内速冻，形成细微冰晶，制得产品疏松易溶，而且对于生物产品，引起蛋白质变性的几率很小，故对于酶类或活菌、活病毒的保存有利。预冻也可采用将产品放入冷冻箱后再降低温度的慢冻法，该法形成结晶粗，但有利于提高冻干效率，实际工作中应根据情况选用。预冻时间一般2～3h，有些品种需要更长时间。

新产品冻干时，应先测出其低共熔点。低共熔点是冷却过程中冰和药物析出结晶混合物（低共熔混合物）时的温度。测定低共熔点的方法有热分析法和电阻法。

（2）升华干燥 升华干燥首先是恒温减压，然后是在抽气条件下，恒压升温，使固态水升华逸去。升华干燥法有以下两种。

① 一次升华法：首先将制品预冻至低共熔点以下10～20℃，同时将冷凝器温度下降至−45℃以下，启动真空泵，当干燥箱内真空度达13.33Pa以下时，关闭冷冻机，启动加热系统缓缓加热，使制品中的冰升华，升华温度约为−20℃，药液中的水分可基本除尽。适用于共熔点为−10～−20℃的制品，且溶液黏度不大，装量厚度在10～15mm的情况。

② 反复冷冻升华法：减压和加热升华过程与一次升华法相同，只是预冻过程须在共熔点与共熔点以下20℃之间反复进行升温和降温。如产品的低共熔点在−25℃以下，可将温度降至−45℃，然后升温到低共熔点附近（−27℃），维持30～40min，再降温至−40℃，通过反复的升降温处理，使制品的晶体结构发生改变，由致密变为疏松，有利于水分的升华。本法常用于结构较复杂、稠度大及熔点较低的制品，如蜂蜜、蜂王浆等。

（3）再干燥 升华完成后，为尽可能除去残余的水，需要进一步再干燥，制品的再干燥阶段所除去的水分为结合水分，温度继续升高至0℃或室温，并保持一段时间，再干燥的温度应根据产品性质确定，如0℃、25℃等。制品在保温干燥一段时间后，整个冻干过程即告结束。再干燥可使已升华的水蒸气或残留的水分被除尽，可保证冻干制品含水量<1%，并有防止吸潮作用。

（4）密封 冷冻干燥结束后应立即密封。如用安瓿则熔封；如用小瓶，则加胶塞及轧铝盖。

3.冷冻干燥设备

冷冻真空干燥机简称冻干机。冻干机按系统分，由制冷系统、真空系统、加热系统和控制系统四个主要部分组成；按结构分，由冻干箱、冷凝器、冷冻机、真空泵和阀门、电器控制元件组成。冻干箱是能抽成真空的密闭容器，箱内设有若干层隔板，隔板内置冷冻管和加热管。冷凝器内装有螺旋冷冻管数组，其操作温度应低于冻干箱内的温度，工作温度可达−60～−45℃，其作用是将来自干燥箱中升华的水分进行冷凝，以保证冻干过程顺利进行。

（三）冷冻干燥制品举例

例5-8 注射用辅酶A的无菌冻干制剂

【处方】 辅酶A　　　　56.1单位　　　水解明胶（填充剂）　　　5mg
　　　　甘露醇（填充剂）　10mg　　　葡萄糖酸钙（填充剂）　　1mg
　　　　半胱氨酸（稳定剂）0.5mg

【制法】 将上述各成分用适量注射用水溶解后，无菌过滤，分装于安瓿中，每支0.5mL，冷冻干燥后封口，漏气检查即得。

【注解】 ①辅酶A在冻干工艺中易丢失效价，故投料量应酌情增加。②辅酶A易被空气、过氧化氢、碘、高锰酸盐等氧化成无活性二硫化物，故需在制剂中加入半胱氨酸等。③甘露醇、水解明胶等作为赋形剂。

（四）冷冻干燥制品容易存在的问题及解决方法

1. 含水量偏高

装入容器的药液过厚（超过 10～15mm），升华干燥过程中供热不足，冷凝器温度偏高或真空度不够，均可能导致含水量偏高。可采用旋转冷冻机及其他相应的措施去解决。

2. 喷瓶

预冻温度过高产品冻结不实，或如果供热太快，受热不匀或预冻不完全，则易在升华过程中使制品部分液化，在真空减压条件下产生喷瓶。为防止喷瓶，必须控制预冻温度在共熔点以下 10～20℃，同时加热升华，温度不宜超过共熔点。

3. 产品外形不饱满或萎缩

一些黏稠药液由于结构过于致密，在冻干过程中内部水蒸气逸出不完全，冻干结束后，制品因潮解而萎缩。也可能在冻干开始时形成的已干外壳结构致密，升华的水蒸气穿过阻力很大，水蒸气在已干层停滞时间较长，使部分药品逐渐潮解，以致体积收缩，外形不饱满或成团粒，黏度较大的样品更易出现这类现象。可在处方中加入适量甘露醇、氯化钠等填充剂，并采取反复预冻法，以改善制品的通气性，使水蒸气顺利逸出，产品外观即可得到改善。

第十节 眼用液体制剂

一、概述

（一）眼用液体制剂概述

1. 眼用制剂

眼用制剂（Ophthalmic Preparations）系指直接用于眼部发挥局部治疗作用或经眼部吸收进入体循环，发挥全身治疗作用的无菌制剂。眼用制剂主要用于消炎、杀菌、散瞳、麻醉、治疗青光眼、降低眼压等。用于制备眼用制剂的药物主要有抗生素类、甾体激素类、非甾体消炎药、胆碱能神经类、肾上腺素能神经类、麻醉类及降压类药物等。

眼用制剂可分为眼用液体制剂、眼用半固体制剂、眼用固体制剂。眼用液体制剂也可以固态形式包装，另备溶剂，在临用前配成溶液或混悬液。

2. 眼用液体制剂

眼用液体制剂包括滴眼剂、洗眼剂、眼内注射溶液等。

滴眼剂系指由原料药物与适宜辅料制成的供滴入眼内的无菌液体制剂。它可分为溶液、混悬液或乳状液。

洗眼剂系指由原料药物制成的无菌澄明水溶液，供冲洗眼部异物或分泌液、中和外来化学物质的眼用液体制剂。

眼内注射溶液系指由原料药物与适宜辅料制成的无菌液体，供眼周围组织（包括球结膜下、筋膜下及球后）或眼内注射（包括前房注射、前房冲洗、玻璃体内注射、玻璃体内灌注等）的无菌眼用液体制剂。

（二）眼用液体制剂的质量要求

根据《中国药典》2020 年版四部通则 0105，眼用液体制剂在生产和贮藏期间应符合下列规定。

① 滴眼剂中可加入调节渗透压、pH、黏度以及增加原料药物溶解度和制剂稳定的辅料，所用辅料不应降低药效或产生局部刺激。

② 除另有规定外，滴眼剂应与泪液等渗。混悬型滴眼剂的沉降物不应结块或聚集，经振摇应易再分散，并应检查沉降体积比。除另有规定外，每个容器的装量应不超过 10mL。

③ 洗眼剂属用量较大的眼用制剂，应尽可能与泪液等渗并具有相近的 pH。除另有规定外，每个容器的装量应不超过 200mL。

④ 多剂量眼用制剂一般应加适当抑菌剂，尽量选用安全风险小的抑菌剂，产品标签应标明抑菌剂种类和标示量。除另有规定外，在制剂确定处方时，该处方的抑菌效力应符合抑菌效力检查法（《中国药典》2015 年版四部通则 1121）的规定。

⑤ 眼内注射溶液、眼内插入剂、供外科手术用和急救用的眼用制剂，均不得加抑菌剂或抗氧剂或不适当的附加剂，且应采用一次性使用包装。

⑥ 包装容器应无菌、不易破裂，其透明度应不影响可见异物检查。

⑦ 除另有规定外，眼用制剂还应符合相应剂型通则项下有关规定。

⑧ 除另有规定外，眼用制剂应遮光密封贮存。

⑨ 眼用制剂在启用后最多可使用 4 周。

（三）滴眼剂概述

滴眼剂（Eye Drops）系指由原料药物与适宜辅料制成的供滴入眼内的无菌液体制剂。所用溶剂的质量应符合注射用溶剂的规定。常用于杀菌、消炎、收敛、缩瞳、麻醉、降低眼内压、保护及诊断等，有的还有滑润或代替泪液之用。按分散系统分有真溶液、胶体溶液、混悬液、乳浊液等。

二、滴眼剂吸收途径及影响吸收的因素

（一）滴眼剂吸收途径

用于眼部的药物，多数情况下以局部作用为主。当滴入给药吸收太慢时，可将其注射入结膜下或眼角后的眼球囊（特农囊）内，药物可通过巩膜进入眼内，对睫状体、脉络膜和视网膜发挥作用。若将药物注射于眼球后，则药物进入眼后段，对球后神经及其他结构发挥作用。药物在结膜囊内主要通过经角膜渗透和不经角膜渗透两种途经吸收。

1. 角膜吸收

角膜吸收是眼局部用药的有效吸收途径。药物滴眼给药后，使大部分药物在结膜的下穹隆中，借助毛细血管、扩散或眨眼等进入角膜前的薄膜层，药物与角膜表面接触并渗入角膜，进一步进入房水，经前房到达虹膜和睫状肌，药物主要被局部血管网摄取，发挥局部作用。由于角膜表面积较大，经角膜是眼部吸收的主要途径，有些药物经角膜转运至眼后部发挥治疗作用。

2. 不经角膜吸收

这种途径是药物经眼进入体循环的主要途径，即经结膜吸收。药物可经结膜，并经巩膜转运至眼球后部。结膜内血管丰富，结膜和巩膜的渗透性能比角膜强，但药物在吸收过程中可经结膜血管网进入体循环，不利于药物进入房水，同时也有可能引起药物全身吸收后的副作用，应引起注意。

脂溶性药物一般经角膜渗透吸收，亲水性药物及多肽蛋白质类药物不易通过角膜，主要

通过结膜、巩膜途径吸收。亲水性药物的渗透系数与其分子量相关，分子量增大，渗透系数降低。药物经何种途径吸收进入眼内，很大程度上依赖于药物本身的理化性质、给药剂量及剂型。

(二) 影响滴眼剂吸收的主要因素

1. 角膜的通透性

角膜上皮层对微生物的侵袭是一个有效保护屏障。上皮层受损则易受感染且使药物的角膜通透性增大。

角膜厚达 0.5～1mm，主要由脂质结构的上皮、内皮及两层之间的亲水基质层组成脂质-水-脂质结构。角膜上皮对大多数亲水性药物构成扩散限速屏障，亲脂性很强的药物则难以透过角膜亲水基质层。因此，药物必须具有适宜的亲水亲脂性才能透过角膜吸收。分配系数对数范围在 1～3 者可获得最佳渗透。

2. 给药剂型及剂量

对眼用制剂的生物利用度影响较大。液体剂型的黏度、pH、渗透压及给药体积大小等因素均可造成药物角膜前流失而影响吸收。

3. 药物从眼睑缝隙的损失

人正常泪液容量约 $7\mu L$，若不眨眼，可容纳 $30\mu L$ 左右的液体。通常一滴滴眼液约 50～$70\mu L$，约 70% 的药液从眼部溢出而造成损失。若眨眼则有 90% 的药液损失，加之泪液对药液的稀释损失更大，因而应增加滴药次数，有利于提高主药的利用率。

4. 全身吸收

药物在进入眼睑和眼结膜的同时，也通过外周血管从眼组织消除。眼结膜的血以很大比例进入血液，并有可能引起全身性副作用。

5. 药物的水溶性与 pH

角膜上皮层和内皮层均有丰富的类脂物，因而脂溶性药物易渗入，水溶性药物则较易渗入角膜的水性基质层，两相都能溶解的药物容易通过角膜，完全解离的药物难以透过完整的角膜。适当调高弱碱性药物滴眼剂的 pH，可增加药物的分子型浓度，增加角膜吸收。而调高弱酸性药物滴眼剂的 pH，则减少药物的分子型浓度，降低角膜吸收。根据 pH 对流泪而引起的药物流失的研究，在中性时流泪最少，所以不论解离型或分子型药物，在 pH 中性附近范围内吸收都增加。如 pH 7.0 的毛果芸香碱滴眼剂缩瞳作用比 pH 4.5 的滴眼剂强。

6. 刺激性

眼用制剂的刺激性较大时，使结膜的血管和淋巴管扩张，不仅增加药物从外周血管的消除，而且能使泪腺分泌增多。泪液过多将稀释药物浓度，并溢出眼睛或进入鼻腔和口腔，从而影响药物的吸收利用，降低药效。

7. 表面张力

滴眼剂表面张力越小，越有利于泪液与滴眼剂的充分混合，也有利于药物与角膜上皮接触，使药物容易渗入。适量的表面活性剂可促进吸收。

8. 黏度

增加黏度可使药物与角膜接触时间延长，有利于药物的吸收。泪液分泌增加使药物流失，增加制剂黏度可减少药物流失；眼用凝胶剂、眼膏剂、眼用膜剂、眼用脂质体等，可延长药物与角膜接触时间而有利于药物吸收。

9. 吸收促进剂

聚氧乙烯-20-硬脂酰醚（Brij-78）、聚氧乙烯-9-月桂基醚（BL-9）等聚氧乙烯醚非离子表面活性剂及烷基多糖在0.5%或低于0.5%时能促进肽类药物的眼黏膜吸收，且没有刺激性。为提高眼黏膜给药的生物利用度，常需要使用适宜的吸收促进剂。目前对蛋白质多肽类药物眼黏膜给药研究较多，吸收促进剂的使用使蛋白质多肽类药物眼黏膜给药成为可能。

三、滴眼剂的常用附加剂

滴眼剂常用附加剂主要包括pH调节剂、等渗调节剂、抗氧剂、助悬剂与增黏剂、防腐剂等。

1. pH 调节剂

滴眼剂的pH对主药的溶解性、稳定性及眼黏膜的刺激性均有很大影响。正常人眼可耐受pH为5～9，滴眼液较适合的pH在6～8之间。滴眼液在不影响主药稳定性的情况下，应用缓冲溶液调整适宜的pH，以增加药效，减少刺激性。许多药物在适宜的pH范围，有利于离子型盐的水解形成游离的盐基，尤其是生物碱的盐，在pH≥7时易形成游离的盐基，具脂溶性，易于透过膜的上皮及内皮层。

常用的缓冲溶液有以下几种。

(1) 巴氏硼酸盐缓冲液（Palitzsch's Buffer Solutions） 巴氏硼酸盐缓冲液为硼酸与硼砂分别配成酸性和碱性两种储备液：①酸性溶液，含硼酸1.24%；②碱性溶液，含硼砂1.19%。临用时将两液按不同比例配合（加氯化钠调成等渗），得各种pH范围较大（6.77～9.11）的缓冲液。作为滴眼液溶媒，可使盐酸肾上腺素、可卡因、丁卡因、水杨酸毒扁豆碱、硫酸锌保持稳定。另外，1.9%硼酸水溶液（含抑菌剂）pH为5，可直接作眼用溶媒，既有缓冲作用，又可增加主药溶解度，还有可微弱地抑制细菌和真菌作用，增加抗菌药物的疗效。例如，0.3%诺氟沙星滴眼液，即用1.9%硼酸作溶媒配制而成，临床疗效甚佳。

(2) 沙氏磷酸盐缓冲液（Sorensen's Phosphate Buffer Solutions） 沙氏磷酸盐缓冲液有两种缓冲液：①酸性溶液，含无水磷酸二氢钠0.8%；②碱性溶液，含无水磷酸氢二钠0.9438%。临用时两液按不同比例混合后可得到pH为5.19～8.04之间的各种缓冲液，加适量的氯化钠调节等渗，并加适量的防腐剂。适用于抗生素（特别是青霉素）、阿托品、麻黄碱、后马托品、毛果芸香碱等滴眼液，与硫酸锌有配伍禁忌。

(3) 吉斐缓冲液（Gifford's Buffer Solutions） 吉斐缓冲液有酸性与碱性两种储备液：①酸性溶液，含硼酸1.24%，氯化钾0.74%；②碱性溶液，含无水碳酸钠2.12%。临用时按比例配制，pH在4.66～8.47范围内，渗透压与1.16%～1.20%氯化钠溶液相当，适用于盐酸丁卡因、盐酸可卡因、阿托品、水杨酸毒扁豆碱、东莨菪碱等滴眼液。

(4) 醋酸钠-硼酸缓冲液 这种缓冲液有两种储备液，即2%醋酸钠溶液和9%硼酸溶液，两液均与0.9%氯化钠溶液等渗。临用时按比例混合后，可得pH为5～7.6的缓冲液。有报道，该缓冲溶液的缓冲容量比磷酸缓冲液大10%，适用于硝酸银及含生物碱的滴眼液。

实验表明，滴眼液的缓冲力过强，滴眼时往往有一定的刺激性，舒适感降低。在实际工作中，应充分考虑缓冲液的优点与缺点，做到合理配伍使用。

2. 等渗调节剂

凡与血浆和泪液具有相同渗透压的溶液称为等渗溶液。等渗溶液的冰点为−0.52℃；泪液渗透压相当于 0.9% 氯化钠溶液。而眼睛能耐受的渗透压范围一般相当于 0.6%～2% 氯化钠浓度的溶液,实际工作中常将滴眼剂配成相当于 0.8%～1.2% 氯化钠浓度的溶液,对眼无刺激性。一般认为,高渗的滴眼液可使外眼组织失去水分,使组织干燥而产生不适之感,但临床上也用高渗滴眼液(如 5% 氯化钠)消除角膜水肿;低渗的滴眼液能使外眼组织细胞胀大而产生刺激感。因此,滴眼液应配成等渗溶液。眼用溶液最常用的等渗调节剂为氯化钠、硼酸、葡萄糖、硼砂、氯化钾、甘油等;这些等渗调节剂可以单独或合并使用,计算使用量时,应将处方中其他成分的渗透压计算在内,计算方法参见本章第六节。

3. 抗氧剂

有些滴眼剂在配制后、使用或储存期间,由于氧化作用逐渐变色、分解或析出沉淀,使药效减弱、消失或毒性增强,这是由于易氧化药物的一些基团(如酚羟基、苯胺类等易氧化基团)在空气中的氧、金属离子、光线、温度作用下氧化变质。为了避免氧化,可加入适当的抗氧剂。以下是滴眼剂中常用的抗氧剂。

(1) 焦亚硫酸钠 本品为无色柱状结晶或黄色结晶粉末,嗅似二氧化硫,有吸湿性,易溶于水和甘油,水溶液呈酸性。适用于偏酸性滴眼液的抗氧剂,常用浓度为 0.1%～0.2%,用于毒扁豆碱滴眼液、复方新福林滴眼液等。

(2) 亚硫酸氢钠 本品为白色结晶或结晶性粉末,有二氧化硫气味,易溶于水,难溶于酸,水溶液呈酸性,具有强还原性,与强酸反应放出二氧化硫。适用于偏酸性滴眼液,常用浓度为 0.1%～0.2%。

(3) 亚硫酸钠 本品为白色结晶性粉末,几无臭味,易溶于水、甘油,微溶于乙醇,水溶液偏碱性。与强酸作用生成相应的盐并放出二氧化硫。本品适用于偏碱性滴眼液,常用浓度为 0.1%～0.2%。

(4) 硫代硫酸钠 本品为无色透明结晶性细粒,无臭,味咸。极易溶于水,不溶于醇,水溶液呈中性或微碱性。用于偏酸性药液,常用浓度为 0.1%～0.2%。

(5) 维生素 C 本品为白色结晶性粉末,无臭,味酸,不潮解,久置渐变微黄。易溶于水。作为抗氧剂,适用于偏酸性或微碱性药液,常用浓度为 0.05%～0.2%,常与乙二胺四乙酸二钠合用,以增强抗氧化作用(尤其是铜、铁)。

(6) 硫脲 本品为白色结晶性粉末,味苦,可燃。溶于水和乙醇。水溶液呈中性。可作为液体药剂的抗氧剂、络合剂和抗光解剂。常用浓度为 0.05%～0.1%,尤其适用于在无机盐类抗氧剂中不稳定的药物,如维生素 B_1 等。

4. 助悬剂与增黏剂

助悬剂与增黏剂是一类具有黏性的亲水胶体物质。一方面它在水不溶性滴眼液中作为助悬剂以增加分散媒的黏度,减慢微粒的沉降速度,并可吸附在微粒表面成为阻止微粒聚集结块的屏障,从而制备混悬剂滴眼液,如可的松滴眼液及咪康唑滴眼液;另一方面它又可作为增黏剂用于滴眼剂中,起到保湿作用,以及减低表面张力,增加药物在结膜囊内的滞留时间,延长药液与眼组织的接触时间,增强角膜透性,提高生物利用度,减轻药物对眼的刺激性。常用的助悬剂与增黏剂有 MC、CMC-Na、PVA、PVP 等。

5. 防腐剂

能抑制微生物的生长、繁殖的附加剂称为抑菌剂或防腐剂。眼科常用的滴眼剂为多剂量包装(5mL/支或 8mL/支),在使用和保存过程中有可能被泪液及空气中的微生物污染,严重影响治疗效果。有报道,回收门诊患者的滴眼瓶,含防腐剂的细菌检出率为 12%,不含防腐剂的细菌检出率为 64%。因此，为了使滴眼液在其使用过程中保持无菌，加入适量的防腐剂是十分必要的。

医用防腐剂种类繁多，适于滴眼剂应用者，需要具备下述条件。

① 抑菌谱广，作用迅速。能广泛地抑制及杀死细菌及真菌，特别是能迅速杀灭对眼组织损害严重的铜绿假单胞菌。

② 无毒，无刺激，无过敏。在常用浓度范围内，应对眼组织无毒，无刺激性，不损伤角膜上皮，不引起过敏反应。

③ 性质稳定，可与主药伍用，对容器无反应。

基本符合上述条件，适用于各种眼用制剂的防腐剂见表 5-7。

表 5-7　眼用制剂的防腐剂

防腐剂	常用浓度	防腐剂	常用浓度
对羟基苯甲酸酯类		三氯叔丁醇	0.50%
对羟基苯甲酸甲酯	0.015%~0.03%	苯乙醇	0.25%~0.5%
对羟基苯甲酸乙酯	0.015%~0.03%	有机汞类	
对羟基苯甲酸丙酯	0.015%~0.03%	硫柳汞	0.01%~0.02%
对羟基苯甲酸丁酯	0.015%~0.03%	硝酸苯汞	0.002%
季铵盐类		氧氰化汞	0.01%~0.02%
苯扎氯铵	0.01%	其他类	
苯扎溴铵	0.01%	山梨酸	0.15%~0.2%
醇类		氯己定	0.01%

两种以上的防腐剂联合应用，发挥协同作用，可达到强效、速效的抑菌作用，特别是迅速杀灭对人眼危害甚大的铜绿假单胞菌，克服了单一防腐剂抑菌效果不理想的缺点。

总之，各种眼科常用防腐剂能有效地抑制细菌和真菌，尤其是迅速杀灭对眼损害严重的铜绿假单胞菌，在保护眼用制剂不受污染、保证用药安全有效方而起着十分重要的作用。经研究证明，它对眼组织有一定的刺激性，甚至损害眼组织，因此，寻找理想的防腐剂，开发并使用一次性滴眼剂或改善滴眼剂包装，除去其中的防腐剂，尽量减少防腐剂所带来的不良反应，是眼用制剂研究的方向之一。

四、滴眼剂的制备方法

(一) 容器的处理

目前用于滴眼液灌装的容器有玻璃瓶和塑料瓶两种。

塑料瓶有软塑料瓶与硬塑料瓶两种，后者常配有带滴管的密封瓶盖，使用方便。塑料瓶包装价廉、不碎、轻便，亦常应用，应选用无毒塑料瓶。但应注意塑料会吸附主药和抑菌剂，使抑菌剂浓度降低，也会使药物含量降低；塑料瓶具有一定的透气性，不适宜盛装对氧敏感的药物溶液；塑料中的增塑剂或其他成分也会溶入药液使药液不纯。所以，塑料瓶应通过试验后才能确定是否选用。其洗涤方法与注射剂容器相同，玻璃瓶可用干热灭菌，塑料瓶可用气体灭菌。

与输液不同的是，橡胶帽、橡胶塞无隔离膜相隔，直接与药液接触，所以，亦有吸附药物和抑菌剂问题，常采用吸附饱和的办法解决。处理方法：先用 0.5%~1.0% 碳酸钠煮沸 15min，放冷，刷搓后再用纯化水冲洗干净，继用 0.3% 盐酸煮沸 15min，纯化水冲洗干净，最后用过滤的蒸馏水洗净，煮沸灭菌后备用。

（二）制备工艺

1. 制备工艺流程图

眼用液体制剂的制备一般有下列三种生产工艺。

（1）药物性质稳定者工艺流程

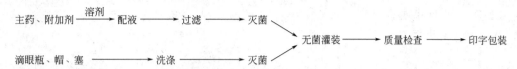

（2）主药不耐热品种的工艺流程 主药不耐热的品种应该全部用无菌操作法制备。

（3）对用于眼部手术或眼外伤的制剂的工艺流程 必须制成单剂量剂型，如安瓿瓶，按安瓿生产工艺进行，以保证完全无菌。洗眼液用输液瓶包装，按输液工艺处理。

2. 配液、过滤

滴眼剂要求无菌，小量配制可在无菌操作柜中进行，若投入大量生产则需按照注射剂生产工艺要求进行。药物、附加剂用适量溶媒溶解，必要时可加活性炭（0.05%～0.3%）处理，经滤棒、垂熔玻璃滤球或微孔滤膜过滤至澄明，加溶媒至足量，灭菌后做半成品检查。对热不稳定的药物可用已灭菌的溶剂和用具在无菌操作柜中配制，操作中应避免细菌的污染。眼用混悬液的配制，先将微粉化药物灭菌，另取表面活性剂（吐温80）、助悬剂（如甲基纤维素、羧甲基纤维素钠等）加适量灭菌蒸馏水配成黏稠液，再与主药用乳匀机搅匀，添加无菌蒸馏水至全量。

所用器具洗净后干热灭菌，或用杀菌剂（用75%乙醇配制的0.5%度米芬溶液）浸泡灭菌，用前再用新鲜蒸馏水洗净。操作者的手宜用75%乙醇消毒或戴灭菌手套，以避免细菌污染。

3. 无菌灌装

目前，生产上均采用减压灌装，灌装方法应依瓶的类型和生产量的大小而确定，其中间歇式减压灌装工艺的方法如下：将已洗净灭菌的滴眼瓶空瓶塞上大橡胶塞小口向下，排列在平底盘中，将盘放入真空箱内，由管道将药液从储液瓶放入盘中，稍多于实际灌装量后放入盘中并密闭箱门，抽气减压使形成负压，瓶中空气从液面下的小口逸出，然后通入滤净的空气，恢复常压，药液即灌入滴眼瓶中，取出盘子，立即封口并塞上小橡胶帽即可。

4. 质量检查

检查澄明度、主药含量，抽样检查铜绿假单胞菌及金黄色葡萄球菌。

5. 印字包装

同注射剂。眼用溶液包装形式很多，应按具体条件选用。

五、滴眼剂的举例

例 5-9 氯霉素滴眼液

【处方】

氯霉素（主药）	0.25g	氯化钠（渗透压调节剂）	0.9g
尼泊金甲酯（抑菌剂）	0.023g	尼泊金丙酯（抑菌剂）	0.011g
蒸馏水	加至100mL		

【制法】取尼泊金甲酯、尼泊金丙酯，加沸蒸馏水溶解，于60℃时溶入氯霉素和氯化钠，过滤，加蒸馏水至足量，灌装，100℃流通蒸汽灭菌30min。

【注解】 ①处方中可加硼砂、硼酸作缓冲剂，亦可调节渗透压，同时还可增加氯霉素的溶解度，但生理盐水用作溶剂时性质更稳定且刺激性小。②氯霉素对热稳定，配液时加热以加快溶解速度。

例 5-10 硝酸毛果芸香碱滴眼液

【处方】

	处方1	处方2	处方3
硝酸毛果芸香碱	5.0g	10.0g	20.0g
氯化钠	8.0g	6.8g	4.6g
羟苯乙酯	0.3g	0.3g	0.3g
注射用水	加至1000mL	加至1000mL	加至1000mL

【制法】 取适量注射用水加热后，加入羟苯乙酯溶解，加硝酸毛果芸香碱、氯化钠使溶解，过滤并添加注射用水至1000mL，混匀后100℃流通蒸汽灭菌30min，经无菌分装即得。

【注解】 ①本品在碱性溶液中不稳定，易生成异毛果芸香碱或降解生成毛果芸香酸而失效。②本品对光、高温均不稳定，遇碱、盐类、硼砂或鞣酸等均能析出沉淀。③本品有毒性，故而在操作中应小心注意。

例 5-11 醋酸可的松滴眼液（混悬液）

【处方】

醋酸可的松（微晶）	5.0g	吐温80	0.8g
硝酸苯汞	0.02g	硼酸	20.0g
羧甲基纤维素钠	2.0g	蒸馏水	加至1000mL

【制法】 取硝酸苯汞溶于处方量50%的蒸馏水中，加热至40～50℃，加入硼酸及吐温80使溶解，用3号垂熔漏斗过滤待用；另将羧甲基纤维素钠溶于处方量30%的蒸馏水中，用垫有200目尼龙布的布氏漏斗过滤，加热至80～90℃，加醋酸可的松微晶搅匀，保温30min，冷至40～50℃，再与硝酸苯汞等溶液合并后加蒸馏水至全量，200目尼龙筛过滤两次，分装，封口，100℃流通蒸汽灭菌30min。

【注解】 ①羧甲基纤维素钠为助悬剂，配液前需精制。②硼酸为pH与等渗调节剂，因氯化钠能使羧甲基纤维素钠黏度显著下降，促使结块沉降，改用2%硼酸后，不仅可以改善降低黏度的缺点，且能减轻药液对眼黏膜的刺激性。③本滴眼液中不能加入阳离子型表面活性剂，因与羧甲基纤维素钠有配伍禁忌。④为防止结块，灭菌过程中应振摇，或采用旋转无菌设备，灭菌前后均应检查有无结块。⑤醋酸可的松微晶的粒径应在5～20μm之间，过粗易产生刺激性，降低疗效，甚至会损伤角膜。⑥本品pH为4.5～7.0。

例 5-12 人工泪液

本品为人工泪液，能代替或补充泪液、湿润眼球。

【处方】

羟丙甲纤维素（4500）	3.0g	氯化钾	3.7g
苯扎氯铵溶液	0.2mL	氯化钠	4.5g
硼酸	1.9g	硼砂	1.9g
蒸馏水	加至1000mL		

【制法】 称取HPMC溶于适量蒸馏水中，依次加入硼砂、硼酸、氯化钾、氯化钠、苯扎氯铵溶液，再添加蒸馏水至全量，搅匀，过滤后将滤液灌装于滴眼瓶中，密封，于100℃流通蒸汽灭菌30min即得。

【注解】 ①处方中的苯扎氯铵溶液为苯扎氯铵的50%水溶液。②羟丙甲纤维素宜用2%溶液最宜，该溶液在20℃时黏度为3750～5250mPa·s。

（浙江大学药学院 杜永忠）

参考文献

[1]　崔福德.药剂学.第 2 版.北京：中国医药科技出版社，2011.
[2]　张志荣.药剂学.北京：高等教育出版社，2012.
[3]　朱盛山.药物制剂工程.第 2 版.北京：化学工业出版社，2008.
[4]　柯学.药物制剂工程.北京：人民卫生出版社，2014.
[5]　国家药品监督管理局.药品生产质量管理规范（2010 修订）.北京，2011.
[6]　国家药典委员会.中华人民共和国药典.2020 年版.北京：中国医药科技出版社，2020.
[7]　邹立家.药剂学.北京：中国医药科技出版社，2005.
[8]　林朝晖.布洛芬氯化钠注射液的研制 [J].海峡药学，2012，24（12）：12～14.
[9]　刘伟芬，李禄辉，陈运来，等.依达拉奉氯化钠注射液处方及工艺研究 [J].河南大学学报：医学版，2015，34（3）：175～176.

第六章　固体制剂 (一)

固体制剂是以固体形态存在的各种剂型，包括散剂、颗粒剂、片剂、胶囊剂、滴丸剂和微丸剂等。固体制剂具有如下共同特征：①制备过程相似，需要共同的单元操作，如粉碎、过筛、混合、制粒和干燥等；②吸收过程相似，固体药物口服后必须先溶出，才能被吸收。本章针对固体制剂的共同特征，对其基本理论进行详细介绍，主要包括固体制剂的概念、胃肠道吸收特点、常用辅料、粉体学性质、单元操作与设备等。

第一节　固体制剂概述

一、固体制剂的特点

1.定义与特点

固体制剂 (Solid Preparations) 是以固体状态存在的剂型总称。与液体制剂相比，固体制剂具有如下优点：①物理、化学稳定性好；②生产成本低，便于包装与运输；③服用与携带方便。

常见的固体制剂包括散剂、颗粒剂、胶囊剂、片剂、滴丸剂和微丸剂等。

(1) 散剂 (Powders)　系指原料药物或与适宜的辅料经粉碎、均匀混合制成的干燥粉末状制剂，分为口服散剂和局部散剂。散剂比表面积大、易分散，服用后可不经崩解过程，所以吸收较其他固体口服制剂快，生物利用度较高。散剂的粒子大小、溶出速率、药物和其他成分间发生的相互作用等都可能影响散剂中药物吸收。如稀释剂能够帮助药物分散，但有些可能会吸附药物使药物不能很快溶解吸收。散剂的贮存条件也会对药物的吸收产生影响。由于散剂的比表面积大，其吸湿性、风化性也较显著，散剂吸湿后会发生物理化学变化，如结块、流动性变差、药物降解、变色等。

(2) 颗粒剂 (Granules)　系指原料药物与适宜的辅料混合制成具有一定粒度的干燥粒状制剂。颗粒剂常分为：可溶颗粒剂、混悬颗粒剂、泡腾颗粒剂、肠溶颗粒剂、缓释颗粒剂、控释颗粒剂等。颗粒剂的飞散性、附着性、团聚性、吸湿性等均较少，故而贮存运输方便；多种成分混合后用黏合剂制成粒，可防止各种成分的离析；必要时还可对颗粒剂进行包衣，不同的包衣材料可达到不同的目的，如缓释、控释、防潮等。

(3) 胶囊剂 (Capsules)　系指原料药物或与适宜辅料充填于空心胶囊或密封于软质囊材中制成的固体制剂，可分为硬胶囊、软胶囊（胶丸）、缓释胶囊、控释胶囊和肠溶胶囊等，主要供口服用。胶囊剂能掩盖药物的不良气味及味道，提高顺应性；能够提高生物利用度及稳定性；油性药物制成胶囊剂，服用方便且剂量准确；对囊材进行处理可达到如控释、缓释、靶向等不同的目的。由于胶囊剂制备时不需加压，服用后在胃中崩解快，囊壳破裂后，药物颗粒可迅速分散，故药物的释放快，吸收较好。药物颗粒大小、晶型、湿润性、分散状态、附加剂的选择、药物与附加剂间相互作用等剂型因素都会影响胶囊剂的吸收。

（4）片剂（Tablets）　系指原料药物与适宜辅料制成的圆形或异形的片状固体制剂。片剂密度较高、体积较小、化学稳定性较好，受外界空气、光线、水分等因素的影响较少，必要时可通过包衣加以保护；携带、运输、服用均较方便；生产的机械化、自动化程度较高，产量大、成本及售价较低；以片数作为剂量单位，含量均匀，剂量准确；可以制成不同形状的各种片剂。片剂在胃肠道中经历着崩解、分散和溶出的全过程，药物溶解后才能被机体吸收。影响片剂中药物吸收的因素很多，除了生物因素外，还有药物的颗粒大小、晶型、pK_a、脂溶性，及片剂的崩解度、溶出度、处方组成、制备工艺等。

2.分类

（1）按照形态分类
固体制剂按照形态可分为片剂、胶囊剂、颗粒剂、散剂、滴丸剂、微丸剂、膜剂等。

（2）按照给药方式分类
① 口服固体制剂：如片剂、胶囊剂、颗粒剂、散剂、微丸剂、膜剂等。
② 口腔用固体制剂：如口含片、舌下片、颊额片、膜剂等。
③ 皮下给药固体制剂：如植入片、植入棒等。
④ 外用固体制剂：如膜剂、溶液片、阴道片等。

二、固体制剂的制备工艺

固体制剂的制备过程实际上是粉体的处理过程，由于粉体的运动单元是粒子，为了确保各种成分的混合均匀度和药物剂量的准确性，必须对物料进行粒子加工，使物料具有良好的流动性和充填性。粉体制粒的目的在于：①改善物料的流动性；②改善物料的可压性；③防止各组分间的离析；④减少原料粉末飞扬及损失。固体制剂的第一道工序是将药物进行粉碎、过筛，获得小而均匀的粒子，以便与各种辅料的混合尽可能均匀。如果把粉状物料混合后，直接分装，即得散剂；如果把粉状混合物料进行制粒后分装，即得颗粒剂；如果把制备的颗粒装入胶囊，即得胶囊剂；如果把混合好的粉状物料或者制得的颗粒进行压片，即得片剂。图 6-1 是各种固体剂型的制备流程示意图。

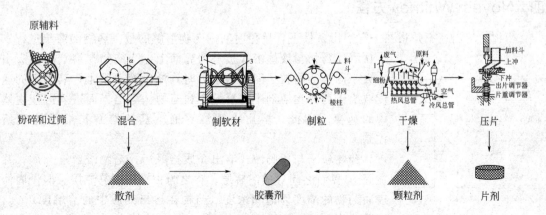

图 6-1　各种固体剂型的制备流程示意图

三、固体剂型的体内吸收途径

药物的剂型对药物的吸收与生物利用度有很大的影响。因为不同药物的剂型，给药部位及吸收途径各异，药物被吸收的速度与量亦可能不同。固体制剂口服后，经崩解和溶出透过胃肠道上皮细胞膜进入血液循环而发挥疗效。大量研究表明，影响药物口服吸收的主要因素为药物的透膜能力和胃肠道环境下的溶解度或溶出度。据此，美国密西根大学的 Amidon 等在 1995 年首次提出了生物药剂学分类系统（Biopharmaceutics Classification System，BCS）的概念（详见第二章第一节）。对于 BCS Ⅱ 类药物来说，溶出速率直接影响着药物的起效时间、作用强度和实际疗效，是影响药物口服吸收的限速步骤。

在固体制剂中，药物的吸收和生物利用度还取决于剂型释放药物的速度与数量。一般情况下，胶囊剂和片剂在口服后首先在胃肠道中崩解成颗粒，然后将药物分子溶出，通过胃肠黏膜吸收进入血液循环；颗粒剂和散剂没有崩解过程，口服后迅速分散而溶出，吸收较快；混悬剂的颗粒较小，溶出和吸收更快；溶液剂口服后没有崩解和溶出过程，药物直接被吸收，药物的起效速度最快。因此，口服制剂吸收的快慢顺序一般是：溶液剂 > 混悬剂 > 散剂 > 颗粒剂 > 胶囊剂 > 片剂。与溶液剂相比，图 6-2 表示了一些固体剂型在胃肠道的行为。

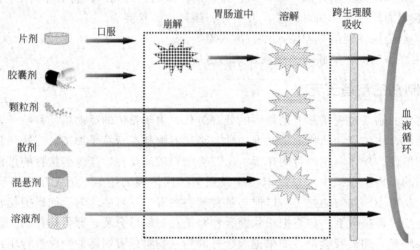

图 6-2　固体剂型在胃肠道中的行为特征

四、Noyes-Whitney 方程

药物的溶出速率是指在一定溶出条件下，单位时间内药物溶解的量。药物的溶出过程发生在固体药物与液体溶媒接触的界面上，当药物与溶剂间的吸引力大于固体药物粒子间的内聚力时，溶出就会发生，其溶出的速度取决于药物在溶剂中的溶解度和药物从溶出界面进入溶液主体中的速度。因此，溶出由固液界面上药物溶解扩散的速度所控制。

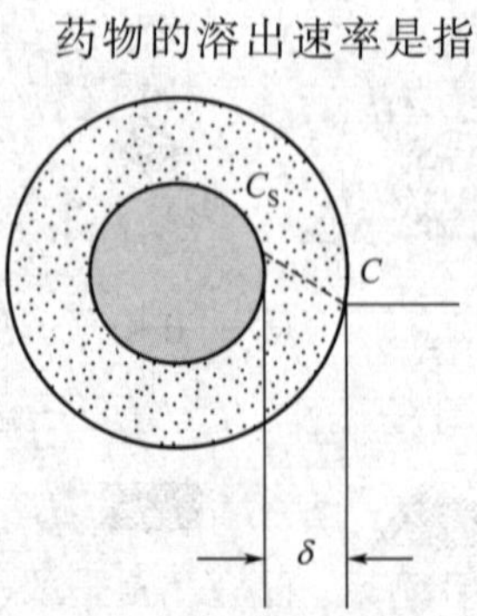

药物粒子与胃肠液或溶出介质接触后，药物溶解于介质，并在固-液界面之间形成溶解层，称之为扩散层或静流层。假设固体表面药物的浓度为饱和浓度（药物在溶出介质中的溶解度）C_S，溶液主体中药物的浓度为 C，药物从固体表面通过边界层（Boundary Layer）扩散进入溶液主体（图 6-3），浓度差（$C_S - C$）表

图 6-3　固体表面
边界层示意图

示边界层内药物的扩散推动力，浓度差越大药物的溶解速度越快。药物的溶出速率（dC/dt）可用 Noyes-Whitney 方程表示：

$$\frac{\mathrm{d}C}{\mathrm{d}t}=KS(C_S-C)$$ (6-1)

式中，K 为溶出速率常数；S 为溶出面积；在漏槽条件下，$C_S \gg C$，忽略 C，即可简化为：

$$\frac{\mathrm{d}C}{\mathrm{d}t}=KSC_S$$ (6-2)

溶出速率常数 K 可用下式表示：

$$K=\frac{D}{V\delta}$$ (6-3)

式中，D 为药物的扩散系数；δ 为扩散边界层厚度；V 为溶出介质的体积。

Noyes-Whitney 方程论述了药物的溶出速率与各因素的定量关系，即药物的溶出速率与溶出速率常数 K、药物的溶出面积 S、药物的溶解度 C_S 成正比。药物的溶出速率常数 K 与药物的扩散系数成正比，与扩散距离成反比。因此改善药物溶出速率的有效措施为：增大药物的溶出面积，比如将药物粉碎成小粒径，加快崩解等；增大溶出速率常数，比如提高搅拌速度，以减少药物扩散边界层厚度或提高药物的扩散系数；提高药物的溶解度，比如改变晶型、制成固体分散体、包合物、加入增溶剂等。

第二节　固体制剂的常用辅料

固体制剂通常由主药和辅料（Excipients）两大类物质组成。辅料亦称赋形剂（Vehicle），系指固体制剂内除主药以外一切附加物料的总称。根据辅料的性质和功能不同，常将固体制剂的辅料分成如下四大类：填充剂（Fillers）、黏合剂（Adhesives）、崩解剂（Disintegrants）和润滑剂（Lubricants），有时可根据需要加入着色剂（Coloring Agents）和矫味剂（Flavoring Agents）等，以改善制剂的外观和口味。

固体制剂的辅料应当符合药用要求，并具备如下特点：①较高的化学稳定性，不与主药发生任何物理化学反应；②对人体无毒、无害、无不良反应；③不影响主药的疗效和含量测定。

一、填充剂和吸收剂

填充剂（Fillers），又称为稀释剂（Diluents），其主要作用是增加固体制剂的质量和体积，改善药物的压缩成形性，提高制剂的含量均匀度。为了应用和生产方便，片剂的直径一般不小于 6mm，片剂总重一般不小于 100mg，而有些药物剂量较小，如一些维生素、激素等药物的剂量只有几十毫克甚至几毫克，因此在压片时需要加入填充剂。如果固体制剂中含有挥发油或其他液体成分时，需要加入适当的辅料将其吸收后再加入其他成分进行制备，此种辅料亦称为吸收剂（Absorbents）。

1. 淀粉（Starch）

淀粉是固体制剂中最常用的辅料之一。按照其来源不同，可分为玉米淀粉（Maize Starch）、马铃薯淀粉（Potato Starch）、木薯淀粉（Tapioca Starch）和小麦淀粉（Wheat Starch）等，其中玉米淀粉较为常用。淀粉为白色或类白色粉末，无臭、无味，不溶于冷水和乙醇。淀粉颗粒为多角形或球形，大小在 $2\sim45\mu m$，在水中加热到 $62\sim72℃$ 时可糊化。淀粉的压缩成型性与含水量有关，含水量在 $10\%\sim14\%$ 范围具有较好的压缩成型性。淀粉性质较稳定，能与多种药物配伍，外观色泽好，价格低廉。淀粉单独使用黏性较差，生产中常与糖粉、糊精混合使用。

2. 预胶化淀粉（Pregelatinized Starch）

预胶化淀粉又称为可压性淀粉，系淀粉通过物理或化学改性，将淀粉粒全部或部分破坏的产物。与淀粉相比，本品的流动性和可压性更佳。预胶化淀粉为白色或类白色粉末，无臭、略有特殊口感，在冷水中部分可溶（$10\%\sim20\%$），不溶于有机溶剂。具有良好的流动性、可压性、润滑性和干黏合性，并有较好的崩解作用，是一种多功能辅料。若用于粉末直接压片时，为避免产生软化效应，硬脂酸镁的用量不得超过 0.5%。

3. 糊精（Dextrin）

糊精系玉米淀粉或马铃薯淀粉不完全水解的产物。本品为白色、淡黄色或棕色无定形粉末，无臭，味微甜。本品极易溶于沸水并形成胶浆状溶液，缓慢溶解于冷水，不溶于乙醇。本品具有较强的聚集和结块趋势，以本品作为稀释剂时，应控制其用量，若使用不当，会使片剂表面出现麻点、水印，甚至影响片剂的崩解及药物的溶出度。当片剂需要加入较多的稀释剂时，不宜单独使用糊精，常用适宜比例的糊精、淀粉及蔗糖混合物。

4. 蔗糖（Sucrose）

蔗糖从甘蔗和甜菜的根茎中提取而得。本品为无色结晶或白色结晶性的松散粉末，无臭、有味甜。本品易溶于水，几乎不溶于无水乙醇。蔗糖在室温和中等湿度条件下稳定，温度从 $110℃$ 升高到 $145℃$ 能引起糖转化。经粉碎后的蔗糖粉可作为填充剂使用，由于其黏合力较强，可用来增加片剂的硬度，使片剂的表面光洁美观。因为蔗糖吸湿性较强，长期贮存会使片剂的硬度过大，影响崩解和溶出。除口含片或可溶性片剂外，一般不单独使用，常与糊精和淀粉配合使用。对于糖尿病人或其他对糖代谢不良症患者，应控制其使用。

5. 乳糖（Lactose）

乳糖系从牛乳清中提取制得。乳糖分为无水 α-乳糖、一水 α-乳糖和 β-乳糖，其中一水 α-乳糖较为常用。本品为白色的结晶性颗粒或粉末，无臭、味微甜，易溶于水，不溶于乙醇，性质稳定，无吸湿性，是一种优良的片剂填充剂，可与大多数药物配伍，且压缩成型性较好。添加乳糖的片剂外观光洁，硬度较大，稳定性好。以喷雾干燥法制得的乳糖为球形，流动性和可压性更佳，可用于粉末直接压片。

6. 微晶纤维素（Microcrystalline Cellulose，MCC）

微晶纤维素系由含纤维素植物的纤维浆制得的 α-纤维素，在稀无机酸的作用下部分解聚，纯化，经喷雾干燥而得到的高度多孔性颗粒或粉末。本品呈白色，无臭、无味，在水和乙醇中几乎不溶，在稀碱液中少部分溶解，性质稳定，有一定吸湿性，其安全性很好，在体内不吸收。微晶纤维素具有良好的可压性，广泛用于口服片剂和胶囊剂的黏合剂、稀释剂、吸附剂等，常用浓度为 $20\%\sim90\%$，适用于湿法制粒和粉末直接压片；用作崩解剂的浓度为 $5\%\sim15\%$，用作抗黏剂的浓度为 $5\%\sim20\%$，此外也可以用作倍散的稀释剂和丸剂的赋形剂。微晶纤维素的上市产品 Avicel 有多种规格，根据粒度和含水量等的不同分为 PH 101、PH 102、PH 201、PH 202、PH 301 和 PH 302 等。其中大粒径品种的流动性较好，低水分的品种可以和湿敏感物质配伍使用，高密度品种改善了流动性。

7. 甘露醇（Mannitol）

甘露醇为山梨醇（Sorbitol）的同分异构体，两种醇类物质的二号碳原子上羟基朝向不同。本品为白色、无臭的结晶性粉末或颗粒，味甜，其甜度约为蔗糖的一半，与葡萄糖相当。本品在水中易溶，在乙醇中略溶。甘露醇的市售颗粒和喷雾干燥颗粒可用于直接压片工艺或者湿法制粒压片。含有甘露醇的颗粒具有易干燥的优点。本品溶解时吸热，口服时有凉爽感并有甜味，可作为咀嚼片、含片等的赋形剂。用本品制粒压片时，润滑剂的用量需适当增加。

8. 无机盐类

常用一些钙的无机盐，如磷酸氢钙、硫酸钙、碳酸钙等。

(1) 磷酸氢钙（Calcium Hydrogen Phosphate） 通常以二水合物（其化学式为 $CaHPO_4 \cdot 2H_2O$）的形式存在。本品为白色粉末或结晶，无臭、无味，几乎不溶于水或乙醇。本品性质稳定，可与多种药物配伍使用。但是由于磷酸氢钙二水合物表面呈碱性，因而不宜与对碱敏感的药物合用。

(2) 硫酸钙（Calcium Sulfate） 常用其二水物，分子式为 $CaSO_4 \cdot 2H_2O$。本品为白色结晶性粉末，无臭、无味，微溶于水，不溶于乙醇和多数有机溶剂。无水硫酸钙有吸湿性，贮存时容易结块。有水分存在时，钙盐可能与有机胺、氨基酸类、多肽和蛋白质等形成复合物。本品如因受热而失去1分子以上的结晶水后，遇水将固化，所以应用本品为稀释剂时，应控制湿颗粒的干燥温度在70℃以下。本品适于作大多数口服片剂和胶囊剂的稀释剂和挥发油的吸收剂，一般认为是无毒的，然而大量摄入吸水后，可能导致上消化道梗阻。此外，本品对四环素类药物的胃肠道吸收有干扰。

二、润湿剂和黏合剂

润湿剂（Moistening Agents）系指本身没有黏性，但是可以润湿片剂的原辅料并诱发待制粒物料的黏性以利于制粒的液体。某些药物粉末本身不具有黏性或黏性较小，为了在制粒时使其黏合起来，需要加入淀粉浆等黏性物质，所加入的黏性物质称为黏合剂（Adhesives）。因为润湿剂和黏合剂所起的主要作用和目的相同，所以也可将它们统称为结合剂（Binders）。

1. 润湿剂

(1) 蒸馏水（Distilled Water） 蒸馏水是最常用的润湿剂，一般应用于在水中不易溶解，对水稳定的药物。当原辅料有一定黏性时，加入水即可制成性能符合要求的颗粒。但是当处方中水溶性成分较多时，由于物料对水的吸收较快，易发生润湿不均匀、结块、干燥后颗粒发硬等现象，此时可选择低浓度的淀粉浆或乙醇代替，以克服上述不足。

(2) 乙醇（Ethanol） 遇水易分解或遇水黏性太大的药物可选择乙醇作为润湿剂，物料润湿后的黏性随着乙醇浓度的增大而降低，因此乙醇的浓度应根据原辅料的性质和天气冷热而定，一般为30%～70%（体积分数）。

2. 黏合剂

(1) 淀粉浆（Starch Paste） 淀粉浆的制备常选用玉米淀粉，常用浓度为8%～15%，并以10%淀粉浆最为常用。若物料的可压性较差，可再适当提高淀粉浆的浓度到20%，有时也可适当降低淀粉浆的浓度，如氢氧化铝片即用5%淀粉浆作黏合剂。

糊化（Gelatinization）是指淀粉受热后形成均匀糊状物的现象（玉米淀粉完全糊化的温

度是 77℃，马铃薯淀粉的糊化温度是 72℃）。糊化后，淀粉的黏度急剧增大，从而可以作为黏合剂使用。淀粉浆的制法主要有煮浆法和冲浆法，这两种方法都是利用淀粉能够糊化的性质。具体来说，冲浆法是将淀粉混悬于少量（1～1.5 倍）水中，然后根据浓度要求冲入一定量的沸水，不断搅拌糊化而成；煮浆法是将淀粉混悬于全部量的水中，在夹层容器中加热并不断搅拌（不宜用直火加热，以免焦化），直至糊化。由于淀粉浆价廉易得且黏合性良好，因此是制粒中广泛选用的黏合剂。

(2) 糖浆（Syrup） 糖浆系指蔗糖的水溶液，为无色或浅黄色液体，常用浓度为 50%～70%（g/g）。本品主要适用于植物性药物，有时亦与淀粉浆合用，以增强黏结力。

(3) 聚维酮（Povidone，PVP） 它是由 N-乙烯基-2-吡咯烷酮单体聚合而成的水溶性聚合物，本品为白色至乳白色粉末，无臭或稍有特臭，无味，具吸湿性。PVP 包括多种规格，如 K30、K60、K90 等；其中最常用的规格为 K30 型（平均分子量为 3.8×10^4），其多种规格的主要区别在于它们的分子量和黏度。本品既溶于水，又溶于乙醇，因此可用作水溶性或水不溶性物料以及对水敏感药物的黏合剂，还可用作直接压片的干黏合剂。制备黏合剂时，根据药物的性质选用水溶液或乙醇溶液。对于疏水性药物，适宜用 PVP 的水溶液为黏合剂，可改善药物的润湿性而有利于药物溶出。对于湿热敏感的药物，可用 PVP 的无水乙醇溶液制粒，如用 5% PVP 无水乙醇溶液作为含维生素 C 泡腾片的黏合剂。PVP 常用量为片剂总重的 0.5%～2%。本品常用于可溶片、泡腾片、咀嚼片等的制粒中，其 5%～10% 的溶液也可用于流化床制粒法（一步制粒法）。其最大缺点是吸湿性强。

(4) 纤维素衍生物（Cellulose Derivatives）

它是指天然的纤维素经处理后制成的各种纤维素衍生物。选用这类辅料时应控制其型号（取代度）和规格（黏度）等，否则易引起产品质量波动。

① 甲基纤维素（Methyl Cellulose，MC） 含甲氧基（—OCH$_3$）27.0%～32.0%，为甲基醚纤维素。本品无臭，无味，为白色或类白色纤维状或颗粒状粉末，在无水乙醇、三氯甲烷中不溶，在水中溶胀成澄清或微浑浊的胶状溶液。本品在水中形成的黏稠性胶浆作为黏合剂，应用于水溶性及水不溶性物料的制粒中。

② 羟丙甲纤维素（Hydroxypropyl Methylcellulose，HPMC） 为 2-羟丙基醚甲基纤维素，根据甲氧基与羟丙基含量的不同，在通用名后附四位数字来表示其型号，如 HPMC1828、2208、2906、2910 型。前两位数字代表甲氧基的百分数，后两位数字代表羟丙基的百分数。本品为白色或类白色纤维状或颗粒状粉末，无臭、无味。不溶于热水与乙醇，在冷水中溶胀成澄清或微浑浊的胶体溶液。常用其 2%～5% 的水溶液作为黏合剂，制粒后压成的片剂外观、硬度好，不影响药物的溶出。HPMC 亦是一种常用的薄膜包衣材料。

③ 羟丙纤维素（Hydroxypropyl Cellulose，HPC） 为 2-羟丙基醚纤维素，为白色或类白色粉末，无臭、无味。本品可溶于甲醇、乙醇、异丙醇和丙二醇；易溶于冷水，加热至 45～50℃ 发生胶化或溶胀现象。HPC 的吸水性比其他纤维素小而且黏度规格较多，是优良的黏合剂，也可作粉末直接压片的干黏合剂。高黏度的 HPC 可作为缓释片剂的凝胶骨架材料。

④ 羧甲基纤维素钠（Carboxymethylcellulose Sodium，CMC-Na） 为纤维素在碱性条件下与一氯醋酸钠作用生成的羧甲基纤维素钠盐。本品为无臭，白色至微黄色纤维状或颗粒状粉末，有引湿性。本品不溶于乙醇或三氯甲烷，可在水中溶胀成胶状溶液。其水溶液对热不稳定，黏度随温度的升高而降低。本品用作黏合剂常用于可压性较差的药物，浓度一般为 1%～2%，其黏性较强，应注意是否造成片剂硬度过大或崩解超限。

⑤ 乙基纤维素（Ethyl Cellulose，EC） 为乙基醚纤维素，含乙氧基（—OC$_2$H$_5$）44.0%～51.0%。本品为白色颗粒或粉末，无臭、无味，溶于乙醇、乙醚等有机溶剂，不溶于水。乙基纤维素的乙醇溶液可作对水敏感性药物的黏合剂。常利用本品黏性较强且在胃肠液中不溶解，会对片剂的崩解及药物的释放产生阻滞作用的性质，将其作为缓（控）释制剂中的包衣材料。

(5) 聚乙二醇（Polyethylene Glycol，PEG） 它为环氧乙烷与水缩合而成的混合物，分子式为 HO(CH$_2$CH$_2$O)$_n$，n 代表氧乙基的平均数。根据分子量不同划分为多种规格，其中 PEG4000 和 PEG6000 常用作黏合剂。二者均为白色蜡状固体薄片或颗粒状粉末，能溶于水，形成透明的溶液，制得的颗粒压缩成型性好，片剂不变硬，适用于水溶性与水不溶性物料的制粒。

(6) 其他黏合剂 如 5%～20%明胶、10%～25%阿拉伯胶、3%～5%海藻酸钠溶液等。

制粒时需要根据物料的性质以及实践经验选择适宜的黏合剂、浓度及用量等，以确保颗粒与制剂的质量。常见黏合剂的参考用量见表 6-1。

表 6-1 常用于湿法制粒的黏合剂及参考浓度

黏合剂	参考浓度（%，W/V）	制粒用溶剂
淀粉	8～15	水
蔗糖	50～70	水
聚维酮（PVP）	2～20	水或乙醇
甲基纤维素（MC）	1～5	水
羟丙纤维素（HPC）	3～5	水
羟丙甲纤维素（HPMC）	2～10	水
羧甲基纤维素钠（CMC-Na）	1～6	水
乙基纤维素（EC）	1～3	乙醇
聚乙二醇（PEG4000，6000）	10～50	水或乙醇
明胶	5～20	水或乙醇溶液
阿拉伯胶	10～25	水

三、崩解剂

片剂经过压缩，如果其中不含有可以促进崩解作用的辅料，则片剂在胃肠道中崩解很慢，影响疗效。崩解剂（Disintegrants）是促使片剂在胃肠液中迅速碎裂成细小颗粒的辅料。除了缓（控）释片、含片、咀嚼片、舌下片等特殊要求的片剂以外，一般片剂中都应加入崩解剂。崩解剂多为亲水性物质，具有良好的吸水膨胀性，能够瓦解片剂的结合力，使片剂从一个整体的片状物裂碎成许多细小的颗粒，实现片剂的崩解，所以非常有利于片剂中主药的溶解和吸收。

1. 常用崩解剂

(1) 干淀粉（Dry Stach） 干淀粉吸水性较强且有一定的膨胀性，崩解作用较好，是一种经典的崩解剂。将淀粉在 100～105℃下干燥 1 h 即可制得，含水量在 8%以下。适用于水不溶性或微溶性药物的片剂，而对易溶性药物的崩解作用较差。因其压缩成型性不好，因此用量不宜太多，一般为处方总量的 5%～20%。

(2) 羧甲淀粉钠（Sodium Carboxymethyl Starch，CMS-Na） 本品为白色或类白色粉末，无臭，有引湿性，是淀粉在碱性条件下与氯乙酸作用生成的淀粉羧甲基醚的钠盐。具有良好的流动性及压缩成型性，且吸水膨胀作用非常显著，吸水后可膨胀至原体积的 300 倍，是一种性能优良的崩解剂，有超级崩解剂之称。其用量一般为 1%～6%，最常用量为 2%。作为崩解剂，本品既适用于不溶性药物，也适用于水溶性药物的片剂。

(3) 低取代羟丙纤维素（Low-substituted Hydroxypropyl Cellulose, L-HPC） 本品在水中不溶但可吸水溶胀，由于本品具有很大的表面积和孔隙度，从而有很好的吸水速度和吸水量，其吸水膨胀率在 500%～700%（取代基占 10%～15% 时），是国内近年来应用较多的一种崩解剂，亦有超级崩解剂之称。崩解后的颗粒较细小，很利于药物的溶出。在片剂中可用于湿法制粒，也可加入干颗粒中应用，一般用量为 2%～5%。

(4) 交联羧甲基纤维素钠（Croscarmellose Sodium, CCNa） 本品为白色或类白色粉末，有引湿性，是交联的、部分羧甲基化的纤维素钠盐。本品虽为钠盐，但因有交联键的存在，故不溶于水，能吸收数倍于本身质量的水而膨胀，膨胀体积为原体积的 4～8 倍，所以具有较好的崩解作用，亦具有超级崩解剂之称。当本品与羧甲基淀粉钠合用时，崩解效果更好，但与干淀粉合用时崩解作用会降低。

(5) 交联聚维酮（Crospovidone, PVPP） 又称交联 PVP、交联聚乙烯吡咯烷酮，是乙烯基吡咯烷酮的高分子量交联物。本品是流动性良好的白色粉末，在水、有机溶剂及强酸强碱溶液中均不溶解，但在水中可以迅速溶胀，且不会产生高黏度的凝胶层，因而其崩解性能十分优越。

(6) 泡腾崩解剂（Effervescent Disintegrants） 它是专用于泡腾片的特殊崩解剂，最常用的是由碳酸氢钠与枸橼酸组成的混合物。一般在压片时临时加入或将两种成分分别加于两部分颗粒中，临压片时混匀。泡腾崩解剂的作用很强，在生产和贮存过程中，要严格控制水分，因其遇水时能产生二氧化碳气体。含有这种崩解剂的片剂，应妥善包装，避免受潮造成崩解剂失效。

(7) 其他崩解剂 当微晶纤维素用量较多时，有较好的崩解作用。海藻酸钠及海藻酸的其他盐类都有较强的吸水性，也有崩解作用。可压性淀粉为多功能辅料，处方中含量较多时，制成的片剂可快速崩解。黏土类如皂土、胶体硅酸镁铝，其亲水作用较强，用于疏水性药片中崩解作用较好。

表面活性剂能增加片剂的润湿性，使水易于渗入片剂，起到加速某些片剂崩解的作用。一般疏水性或不溶性药物对水缺乏亲和力，其孔隙中不易为水所渗入，加入适量表面活性剂则能较好地解决。但表面活性剂选择不当或用量不当时，亦可能影响片剂的崩解。常用的表面活性剂有泊洛沙姆、聚山梨酯 80、月桂醇硫酸钠以及蔗糖脂肪酸酯等。

常见的崩解剂及其参考用量见表 6-2。

表 6-2 常用崩解剂及其参考用量

崩解剂	参考用量（%，W/W）	崩解剂	参考用量（%，W/W）
干淀粉	5～20	交联聚维酮	0.5～5
羧甲淀粉钠	1～8	泡腾崩解剂	3～20
低取代羟丙纤维素	2～5	海藻酸	5～10
交联羧甲基纤维素钠	5～10	海藻酸钠	2～5

2. 崩解机制

片剂的崩解机制因所用原辅料的性质不同而异，一般要经历润湿、吸水膨胀、瓦解片剂结合力等过程。主要有如下几种崩解机制。

（1）毛细管作用　当片剂置于水中时，水能迅速地进入片剂内部，使整个片剂润湿而促使崩解。这是由于此类崩解剂在片剂中能保持压制片的孔隙结构，并在水性介质中呈现较低的界面张力，故而形成易于润湿的毛细管通道。淀粉及其衍生物和纤维素类衍生物等属于此类崩解剂。

（2）膨胀作用　崩解剂遇水膨胀而促使片剂崩解。这种膨胀作用还包括由润湿热所致的片剂内部残存空气的膨胀。如羧甲淀粉钠，在冷水中能膨胀，其颗粒的膨胀作用十分显著，而使片剂迅速崩解。

（3）产气作用　借助化学反应而产生气体，使片剂膨胀、崩解。例如，泡腾片中常用枸橼酸或酒石酸加碳酸钠或碳酸氢钠，遇水产生二氧化碳气体，从而使片剂膨胀、崩解。

（4）酶解作用　有些酶对片剂中某些辅料有作用，当联合应用时，遇水即能使片剂迅速崩解。如以淀粉浆作黏合剂时，可将淀粉酶加入到干颗粒中，由此压制的片剂遇水即能崩解。但目前以酶作为崩解剂的应用并不广泛。

3. 崩解剂的加入方法

在生产中，崩解剂一般采用"外加法"、"内加法"或"内外加法"加入。外加法系将崩解剂在压片之前加入到干颗粒中，片剂的崩解将发生在颗粒之间。内加法系将崩解剂加入到制粒前的物料中一同制粒，片剂的崩解将发生在颗粒内部。内外加法系将崩解剂内加一部分，外加一部分，可以使片剂的崩解既发生在颗粒内部又发生在颗粒之间，从而达到良好的崩解效果，通常内加崩解剂量占崩解剂总量的 $50\%\sim75\%$，外加崩解剂量占崩解剂总量的 $25\%\sim50\%$（崩解剂总量一般为片重的 $5\%\sim20\%$）。

在崩解剂用量相同时，片剂崩解的速度一般为：外加法＞内外加法＞内加法，溶出速率为：内外加法＞内加法＞外加法。

四、润滑剂

广义的润滑剂（Lubricants）是指包括助流剂（Glidants）、抗黏剂（Antiadherent）和润滑剂（Lubricants）（狭义）在内的广义的概念。其中，助流剂可降低颗粒之间摩擦力，从而改善粉末流动性；抗黏剂可防止原辅料黏着于冲头表面，作用是保证压片操作的顺利进行以及片剂表面光洁；润滑剂（狭义）可降低药片与冲模孔壁之间摩擦力。一种理想的润滑剂应该兼具上述助流、抗黏和润滑三种作用，但在目前现有的润滑剂中，还没有这种理想的润滑剂。按照习惯的分类方法，一般将具有上述任何一种作用的辅料都统称为润滑剂。

1. 常用的润滑剂

（1）硬脂酸镁（Magnesium Stearate）　系以硬脂酸镁（$C_{36}H_{70}MgO_4$）与棕榈酸镁（$C_{32}H_{62}MgO_4$）为主要成分的混合物，Mg 含量为 $4.0\%\sim5.0\%$。本品为白色轻质松软无砂性的细粉，与皮肤触摸有滑腻感，在水、乙醇或乙醚中均不溶。易与颗粒混匀并附着于颗粒表面，减少颗粒与冲模之间的摩擦力，可显著改善片剂的外观，是最常用的疏水性润滑剂。其用量一般为 $0.1\%\sim1\%$，用量过大会造成片剂的崩解（或溶出）迟缓。因本品的镁离子会影响乙酰水杨酸、某些抗生素药物及多数有机碱盐类药物的稳定性，因此不宜用于这些药物的片剂。

（2）滑石粉（Talc Powder）　主要成分为 $Mg_3Si_4O_{10}(OH)_2$，含镁（Mg）为 $17.0\%\sim19.5\%$。本品为白色或类白色、无砂性的细微粉末，有滑腻感。本品不溶于水，但有亲水性。可将颗粒表面的凹陷处填满补平，降低颗粒表面的粗糙度，从而达到降低颗粒间的摩擦力、改善颗粒流动性的作用，常用量一般为 0.1%～3%，最多不要超过 5%。其助流作用大于润滑作用，常与硬脂酸镁合用以改善硬脂酸镁对片剂崩解的不良影响。

（3）氢化植物油（Hydrogenated Vegetable Oil）　《中国药典》2020 年版收载的是氢化大豆油，本品系豆科植物大豆的种子提炼得到的油，经精炼、脱色、氢化和除臭而成。本品为白色至淡黄色块状物或粉末。在二氯甲烷或甲苯中易溶，在水或乙醇中不溶。应用时，将其溶于轻质液状石蜡或己烷中，然后将此溶液喷于干颗粒上，以便于均匀分布（若以己烷为溶剂，可在喷雾后采用减压的方法除去己烷）。用量一般为 1%～6%（W/W），常与滑石粉合用。

（4）聚乙二醇类（PEG4000，PEG6000）　与十二烷基硫酸钠（Sodium Lauryl Sulfate）二者均为水溶性润滑剂，润滑性能良好。PEG4000 和 PEG6000 不影响片剂的崩解与溶出。十二烷基硫酸钠不仅能增强片剂的强度，且能促进片剂崩解和药物溶出。十二烷基硫酸镁（Magnesium Lauryl Sulfate）也有相同的效果。

（5）微粉硅胶（Aerosil）　本品为轻质无水硅酸，是无臭无味的白色粉末，触摸有细腻感，比表面积大，是优良的助流剂和润滑剂。可用作粉末直接压片，常用量为 0.1%～0.3%。

常用润滑剂及其参考用量见表 6-3。

表 6-3　常用润滑剂及其参考用量

润滑剂	参考用量(%,W/W)	润滑剂	参考用量(%,W/W)
硬脂酸镁	0.1～1	淀粉	5～10
硬脂酸	1～2	硼酸	1
十二烷基硫酸钠	1～5	微粉硅胶	0.1～0.3
十二烷基硫酸镁	1～3	滑石粉	0.1～5
PEG4000 或 PEG6000	1～5	蜡类	1～5

2. 作用机制

润滑剂的作用机制主要包括：①可附着于粒子表面，减少摩擦力；②改善粒子表面的粗糙度，使片剂表面光亮、平整；③气体的选择性吸附；④减弱粒子间的范德华力；⑤改善粒子表面的静电分布等。

五、其他辅料

除以上辅料外，固体制剂中还可加入一些着色剂、矫味剂（芳香剂和甜味剂）等辅料，以改善口味和外观。口服制剂所用色素必须为药用级，色素的最大用量一般不超过 0.05%，色素不应与药物发生反应以及在干燥过程中不能发生颜色迁移。

第三节　粉 体 学

一、粉体学概念及在制剂中的应用

粉体（Powder）是无数个细小固体粒子集合体的总称。研究粉体的基本性质及其应用的科学称为粉体学（Micromeritics）。粒子（Particles）是粉体中不能再分离的运动单元，也是组成粉体的基础。制剂中常用的粉体粒度范围在几微米到十几毫米之间。通常将粒径小于 $100\mu m$ 的粒子称为"粉"，大于 $100\mu m$ 的粒子称为"粒"。粒子不一定都是单一结晶体，也可能是多个粒子聚结在一起的集合体，如制粒后的颗粒。为了便于区别，将单一结晶粒子叫做一级粒子（Primary Particles），将多个单一粒子的聚结体叫做二级粒子（Secondary Particle），见图 6-4。

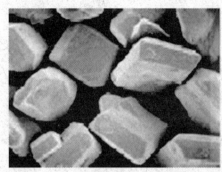
一级粒子

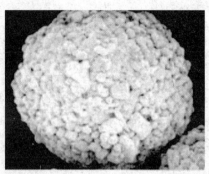
二级粒子

图 6-4　一级粒子和二级粒子的扫描电镜照片

在固体剂型的制备过程中，无论是经过粉碎的粉末，还是经制粒的颗粒、小丸，甚至是片剂等的集合体都属于粉体的范畴。块状原料加工成粉体后，其粒径、形态、比表面积和表面状态改变，理化特性将发生很大的变化，故而影响原料在生产中的粉碎、过筛、混合、结晶、沉降、过滤、干燥等工艺过程及各种剂型（如散剂、颗粒剂、胶囊剂、片剂、混悬剂等）的成型。此外，粉体的基本特性（如粒径、表面积等）还将直接影响药物的稳定性、溶出速率与疗效。因此，粉体学已成为药剂学的基础理论之一。阐明粉体固有的物理性质，将为固体制剂的处方设计、生产工艺、质量控制以及产品包装等提供重要的理论依据。

二、粉体粒子的性质

（一）粒子径与粒度分布

粒子大小（Particle Size）是指粉体在空间所占据的线性尺寸，是粉体的最基本性质，可用粒径表示。通常组成粉体的各个粒子的大小、形态不同，而且不规则，无法用某一个轴的长度来准确表示其大小，因此常利用几何学和物理性概念定义粒子径。对于一个不规则粒子，其粒径的测定方法不同，所测得的粒径值及其物理意义也不同。

1. 粒子径的表示方法

(1) 几何学粒子径（Geometric Diameter）　即观察投影下粒子几何学尺寸，确定的粒子径，见图 6-5。

① 三轴径　反映粒子的三维尺寸。在粒子的投影平面图上测定长径 l 与短径 b，在投影平面的垂直方向测定粒子的高度 h，以此表示粒子的长径、短径和高度，见图 6-5（a）。

② 定方向径（投影径 Projected Diameter）　在粒子的投影平面上，某定方向特征径，常见的有以下几种：

定方向接线径（Feret 径）：在一定方向上粒子的投影面外接平行线之间的距离，见图 6-5（b）。

定方向最大径（Krummbein 径）：在一定方向上切割粒子投影面的最大长度，见图 6-5（c）。

定方向等分径（Martin 径）：在一定方向上将粒子的投影面积两等份分割时的长度，见

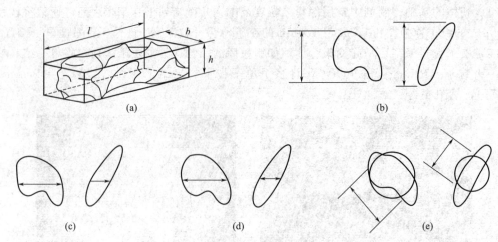

图 6-5 粒径的表示方法

(a) 三轴径；(b) Feret 径；(c) Krummbein 径；(d) Martin 径；(e) Heywood 径

图 6-5 (d)。

③ 投影面积圆相当径（Heywood Diameter）：与粒子投影面积相等的圆的直径，见图 6-5 (e)。

④ 球相当径（Equivalent Diameter） 用与形态不规则的粒子具有相同体积或相同投影面积的球体径代表被测粒子的粒径，使用此法测得的粒径称为球相当径。通常球相当径分为以下 3 种。

等体积球相当径（Equivalent Volume Diameter）：与被测粒子等体积的球体直径，记作

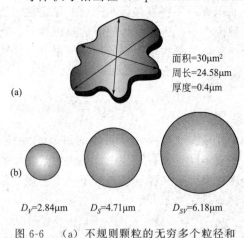

面积=30μm²
周长=24.58μm
厚度=0.4μm

$D_V = 2.84μm$ $D_S = 4.71μm$ $D_{SV} = 6.18μm$

图 6-6 (a) 不规则颗粒的无穷多个粒径和
(b) 三种相当径比较

D_V，即 $D_V = (6V/\pi)^{\frac{1}{3}}$。常采用库尔特计数器测定。

等表面积球相当径（Equivalent Surface Diameter）：与被测粒子等表面积的球体直径，记作 D_S，即 $D_S = (S/\pi)^{\frac{1}{2}}$。常采用透过法、吸附法测得比表面积后计算求得。

等比表面积相当径（Equivalent Specific Surface Diameter）：与被测粒子等比表面积的球体直径，记作 D_{SV}，即 $D_{SV} = \dfrac{D_V^3}{D_S^2}$。

图 6-6 比较了不规则颗粒几种相当径的大小。

(2) 沉降速度相当径（Settling Velocity Diameter） 在液相中与粒子沉降速度相等的球形粒子的直径。该粒径根据 Stock's 方程计算，又称 Stock's 径或有效径（Effective Diameter）。记作 D_{Stk}。

$$D_{Stk} = \sqrt{\frac{18\eta}{(\rho_1 - \rho_2) \cdot g} \cdot \frac{h}{t}} \tag{6-4}$$

式中，ρ_1、ρ_2 分别表示被测粒子与液相的密度；η 为液相的黏度；h 为等速沉降距离；t 为沉降时间。

(3) 筛分径（Sieving Diameter） 又称细孔通过相当径。指粒子通过粗筛网且被截留在

细筛网时，粗细筛孔直径的算术或几何平均值，记作 d。见式（6-5）、式（6-6）。

算术平均径
$$d=\frac{a+b}{2}$$
(6-5)

几何平均径
$$d=\sqrt{a \cdot b}$$
(6-6)

式中，a 为粒子通过的粗筛网直径；b 为粒子被截留的细筛网直径。

2. 粒度分布

粉体多由不同粒径的粒子群组成，粒度分布（Particle Size Distribution）表示不同粒子群在粉体中粒径的分布情况。粒度分布是反映粒子大小均匀程度的重要参数。此外，粒度分布对粉体的相对密度、流动性等性质也有很大的影响，甚至会影响到药物的溶出和生物利用度。

粒度分布常用频率分布与累积分布表示。

频率分布（Frequency Size Distribution）表示各个粒径的粒子群在总粒子群中所占的百分数（微分型）；累积分布（Cumulative Size Distribution）表示大于或小于某一粒径的粒子群在总粒子群中所占的百分数（积分型）。频率分布和累积分布可用表格法、柱状图或曲线表示，见图 6-7。由于粒度分布基准有个数基准、质量基准、面积基准、体积基准等，测定基准不同，粒度分布曲线也不同，因此，表示粒度分布时必须注明测定基准。在制药工业的粉体处理过程中，质量和个数基准分布应用较多。

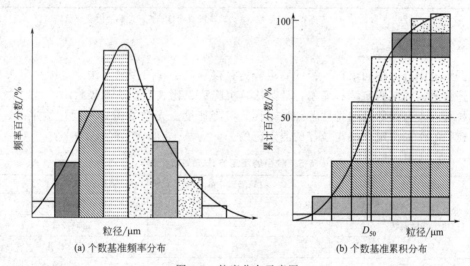

(a) 个数基准频率分布　　　　(b) 个数基准累积分布

图 6-7　粒度分布示意图

3. 平均粒子径

由于组成粉体的粒子大小不一，所以无法用某一个粒子的粒径代表粉体中所有粒子的大小。通常平均粒径的表示方法有多种，见表 6-4。在制药行业中，中位径（或称中值径）是最常用的平均径表示方法，即在累积分布中累积值正好为 50% 所对应的粒子径，常用 D_{50} 表示。

表 6-4　常用平均粒径与计算方法

名　称	个数基准平均径
算术平均径（Arithmetic Mean Diameter）	$\dfrac{\sum nd}{\sum n}$
长度平均径（Surface Length Mean Diameter）	$\dfrac{\sum nd^2}{\sum nd}$

续表

名　　称	个数基准平均径
面积平均径(Surface Mean Diameter)	$\sqrt[2]{\dfrac{\sum nd^2}{\sum n}}$
体积平均径(Volume Mean Diameter)	$\sqrt[3]{\dfrac{\sum nd^2}{\sum n}}$
众数径(Mode Diameter)	频数最多的粒子直径
中位径(Medium Diameter)	累积中间值(D_{50})
几何平均径(Geometric Mean Diameter)	$\sqrt[n]{(d_1^{n_1} \cdot d_2^{n_2} \cdots\cdots d_n^{n_n})}$
调和平均径(Harmonic Mean Diameter)	$\dfrac{\sum n}{\sum(n/d)}$
体面积平均径(Volume Surface Mean Diameter)	$\dfrac{\sum nd^3}{\sum nd^2}$
重量平均径(Weight Mean Diameter)	$\dfrac{\sum nd^4}{\sum nd^3}$
比表面积径(Specific Surface Diameter)	$\phi/\rho S_W$

注：d 为粒径；n 为粒子数；ϕ 为比表面积形状系数；ρ 为粒子的真密度；S_W 为重量比表面积。

4. 粒子径的测定方法

根据测定原理的不同，粒子径的测定分为直接测定法和间接测定法。直接测定法有显微镜法和筛分法；间接测定法有库尔特计数法、沉降法、比表面积法和吸附法等，这些方法是利用与粒子大小有关的某些特性，如渗透性、沉降速度、光学性质等来间接测定的。表 6-5 列出了粒径的不同测定方法与粒径的测定范围。

表 6-5　粒径的测定方法与测定范围

测定方法	粒径范围/μm	粒子的粒径
光学显微镜法	0.5～	定向径或等圆径
电子显微镜法	0.01～	定向径或等圆径
筛分法	45～	筛孔
库尔特计数法	1～600	体积等价径
重力沉降法	0.5～100	Stock's 径
离心沉降法	0.01～10	等价径
气体渗透法	1～100	比表面积径
气体吸附法	0.03～1	比表面积径
激光衍射法	0.01～2000	体积等价径

(二) 粒子形态

粒子形态是指一个粒子的轮廓或表面上各点所构成的图像。粉体中粒子的形态具多样性，可以定性地描述为球形、立方形、片状、纤维状、针状、鳞状、棒状、柱状等。粒子形态不仅与粉体的流动性、比表面积、堆密度、吸附性及溶出度等密切相关，还直接影响粉体在操作中的行为。表 6-6 阐述了粒子形态对粉体流动性的影响。

表 6-6　**粒子形态对粉体流动性的影响**

粉体中粒子的形态	粉体流动性
（a）球形	通常形成的粉体流动性良好
（b）边缘光滑的椭圆形	通常形成的粉体流动性良好
（c）具有尖锐边缘的立方体	不如（a）和（b）形成粉体的流动性好
（d）形状不规则的咬合粒子	由于粒子间形成架桥而流动性差
（e）片状不规则形粒子	通常比（d）的流动性好，但是由于粒子间的架桥作用，流动性比（a）、（b）、（c）差
（f）纤维状粒子	容易架桥，流动性很差

　　为了用数学方式定量地描述粒子的几何形状，将粒子的某些性质与球或圆的理论值比较形成的无因次组合称为形状指数（Shape Index），将测得的粒子各种大小和粒子的体积或面积之间的关系称为形状系数（Shape Factor）。

1. 形状指数

(1) 球形度 (Degree of Sphericility) 表示粒子投影面接近于球体的程度。

$$\varphi = \frac{粒子投影面相当径}{粒子投影面最小外接圆直径} \tag{6-7}$$

(2) 圆形度 (Degree of Circularity) 表示粒子投影面接近于圆的程度。

$$\varphi_c = \frac{\pi D_H}{L} \tag{6-8}$$

式中，D_H 为投影面积圆相当径；L 为粒子的投影周长。

2. 形状系数

粒径为 D，实际体积为 V，实际面积为 S 的粒子的各形状系数表示如下：

(1) 表面积形状系数 φ_S (Surface Shape Factor)

$$\varphi_S = \frac{S}{D^2} \tag{6-9}$$

(2) 体积形状系数 φ_V (Volume Shape Factor)

$$\varphi_V = \frac{V}{D^3} \tag{6-10}$$

(3) 比表面积形状系数 φ (Specific Surface Volume Factor)

$$\varphi = \frac{\varphi_S}{\varphi_V} \tag{6-11}$$

(三) 粒子的比表面积

粒子的比表面积 (Specific Surface Area) 是单位重量（或体积）粒子所具有的表面积，常以体积比表面积和重量比表面积表示。比表面积不仅对粉体性质，而且对制剂性质和药物作用都有重要的意义。

(1) 体积比表面积 指单位体积粉体的表面积（S_V，cm^2/cm^3）

$$S_V = \frac{6}{d} \tag{6-12}$$

(2) 重量比表面积 指单位重量粉体的表面积（S_W，cm^2/g）

$$S_W = \frac{6}{d\rho} \tag{6-13}$$

式中，d 为粒径；ρ 为粉体的粒密度。

由于粒子表面粗糙，又多有裂缝或孔隙，因此，粉体的真正比表面积既应包括其外表面积，也应包括粒子裂缝及孔隙中的内表面积。常用的测定法有气体吸附法（Gas Adsorption Method）和气体透过法（Gas Permeability Method）。

(四) 粉体的密度与孔隙率

1. 粉体的密度 (Density)

密度是指单位体积的质量。由于粉体粒子间及粒子内部存在空隙、裂缝或孔隙，不同方法测得的粉体体积含义不同（见图 6-8），因此粉体的密度常分为真密度、粒密度和堆密度。

(1) 真密度 (True Density, ρ_t) 系指粉体质量（W）除以真实体积（V_t，不包括粒子内外空隙）所得的值。

$$\rho_t = \frac{W}{V_t} \tag{6-14}$$

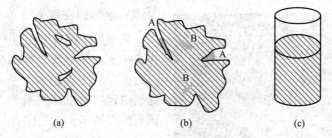

图 6-8　粉体体积（斜线部分为物料，空隙为空气）

（a）真体积（除去所有内外空隙的斜线部位）；（b）颗粒体积（包含开口细孔 A 与封闭细孔 B）；

（c）粉体的堆体积（装有粉体的容器体积，包括颗粒间和颗粒内空隙）

（2）粒密度（Granule Density，ρ_g）　系指粉体质量（W）除以包括开口与封闭细孔在内的粒子体积（V_g）所得的值。

$$\rho_g = \frac{W}{V_g} \tag{6-15}$$

（3）堆密度（Bulk Density，ρ_b）　系指粉体质量（W）除以该粉体所占容积的体积（V）所得的值。

$$\rho_b = \frac{W}{V} \tag{6-16}$$

一些药物与辅料的真密度见表 6-7。粉体的密度常用液浸法、压力比较法或量筒法等方法测定，图 6-9 为堆密度测定仪。

表 6-7　一些药物与常用辅料的真密度

物质名称	真密度/(g/cm³)	物质名称	真密度/(g/cm³)
维生素 C	1.688	交联 CMC-Na	1.543
磺胺嘧啶	1.5	枸橼酸	1.542
磺胺噻唑	1.5	糊精	1.542
苯巴比妥	1.3	葡萄糖	1.54
碱式碳酸铋	6.86	木糖醇	1.52
氧化铝	4.0	预胶化淀粉	1.516
氧化镁	3.581	甘露醇	1.514
氧化钙	3.3	山梨醇	1.507
碳酸镁	3.04	玉米淀粉	1.478
滑石粉	2.75	L-HPC	1.46
碳酸钙	2.72	羧甲淀粉钠	1.443
白陶土	2.6	阿拉伯胶	1.42
碳酸氢钙二水化物	2.389	甲基纤维素	1.341
氯化钠	2.16	羟丙甲纤维素	1.326
酒石酸	1.76	西黄蓍胶	1.318
硼酸钠	1.73	苯甲酸	1.3
硫酸镁	1.65	明胶	1.27
海藻酸	1.601	羟丙纤维素	1.222
白蜡	0.955	交联聚维酮	1.22
黄蜡	0.955	乳酸	1.21
蔗糖	1.6	硬脂酸镁	1.092
MCC	1.59	月桂醇硫酸钠	1.07
果糖	1.58	硬脂酸	0.98
一水 α-乳糖	1.552	硬脂醇	0.895

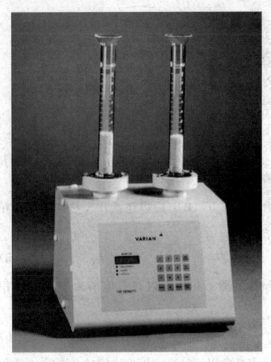

图 6-9 堆密度测定仪（Courtesy of Varian Inc.）

2. 粉体的空隙率（Porosity, ε）

常指总空隙率 $\varepsilon_{总}$，即粉体粒子间的空隙和粒子本身孔隙所占的总体积与粉体总体积之比值。由于颗粒内、颗粒间均有空隙，因此相应地将其空隙率分为颗粒内空隙率 $\varepsilon_{内}$、颗粒间空隙率 $\varepsilon_{间}$。

$$\varepsilon_{总}=\frac{V-V_t}{V}=1-\frac{V_t}{V}=1-\frac{\rho_b}{\rho_t} \quad (6-17)$$

$$\varepsilon_{内}=\frac{V_g-V_t}{V_g}=1-\frac{V_t}{V_g}=1-\frac{\rho_g}{\rho_t} \quad (6-18)$$

$$\varepsilon_{间}=\frac{V-V_g}{V}=1-\frac{V_g}{V}=1-\frac{\rho_b}{\rho_g} \quad (6-19)$$

粉体的空隙率与粒子形态、大小及排列等相关，对粉体的加工性质及其制剂质量有重要的影响。

（五）粉体的流动性与填充性

1. 粉体的流动性

流动性（Flowability）是粉体的重要性质之一，与粒子的大小、形状、表面状态、空隙率、含湿量以及粒子间摩擦力和黏附力等因素有关。粉体的流动性对散剂的分装，颗粒剂、胶囊剂与片剂等的重量差异，以及正常的生产操作影响较大。粉体的流动性常用休止角、流出速度和压缩度来表示。

（1）休止角（Angle of Repose, θ） 粒子在粉体堆积层的自由斜面上滑动时，当所受重力和粒子间摩擦力达到平衡时处于静止状态，此时粉体堆积层的斜面与水平面的夹角即休止角。休止角可直接测定，也可根据粉体层的高度和圆盘半径计算而得：

$$\tan\theta=\frac{h}{r} \quad (6-20)$$

式中，h 为粉体堆高；r 为堆底半径。

休止角是检验粉体流动性好坏的最简便方法。一般认为 $\theta\leqslant30°$ 时，粉体流动性好；$\theta\leqslant40°$ 时可以满足生产过程中流动性的需求。常用的测定方法有注入法、排出法和倾斜角法等，如图 6-10 所示。不同测量方法所得数据有所不同，重现性较差，因此不能把休止角看作粉

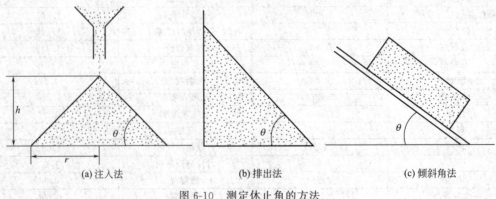

(a)注入法　　(b)排出法　　(c)倾斜角法

图 6-10 测定休止角的方法

体的一个物理常数。

（2）流出速度（Flow Velocity）　系指单位时间内粉体通过一定孔径流出的量称为流出速度。流出速度快，流动性好，反之流动性差。流出速度也可将物料加入漏斗中，用全部物料流出所需的时间来描述。如果粉体的流动性很差而不能流出时，可加入 $100\mu m$ 的玻璃球助流，测定粉体开始流动所需玻璃球的最少量（$w\%$），以表示流动性，加入量越多流动性越差。

（3）压缩度（Compressibility）　将一定量的粉体在无振动的状况下装入量筒后测量最初松体积；通过振动使粉体处于最紧状态，测量最终的体积；计算最松密度 ρ_0 与最紧密度 ρ_f，根据公式（6-21）计算压缩度 C。

$$C = \frac{\rho_f - \rho_0}{\rho_f} \times 100\% \tag{6-21}$$

通常压缩度小于 20% 时流动性较好，$20\% \sim 40\%$ 时流动性差，大于 40% 时流动性极差。

粉体的流动性受其粒子大小、形状、表面结构、空隙率、密度和粒子间相互作用力等因素影响，可通过适当增大粒径、改善粒子形态及表面粗糙度、控制粉体含湿量或加入润滑剂等方法提高粉体流动性。

2. 粉体的填充性

粉体的填充性（Packability）是粉体集合体的基本性质，在颗粒剂、胶囊剂、片剂等生产和质量控制过程中（重量差异、含量均匀度等）具有重要意义。填充性的常用表示方法有：①松比容（Specific Volume）是单位质量粉体所占的体积；②堆密度（Bulk Density）也称松密度，是单位体积粉体的质量；③空隙率（Porosity）是粉体的松体积中孔隙所占体积比；④空隙比（Void Ratio）是粉体空隙体积与真体积之比；⑤填充率（Packing Fraction）是粉体真体积与松体积之比；⑥配位数（Coordination Number）是一个粒子周围相邻的其他粒子个数。其中堆密度与空隙率反映粉体的填充状态，紧密填充时堆密度大，空隙率小。

由于粉体颗粒形态多样并非都是球形，而且其填充受多种因素影响，具有随机性，影响因素主要有以下几个方面。

① 壁效应　即粉体在容器壁附近形成特殊的排列结构。靠近容器壁面处的颗粒比主体区的颗粒装填得疏松，相应地靠近壁面处的空隙率比主体区的大。

② 物料的含水量　因颗粒表面吸附的水分在颗粒间形成液桥力，从而导致粒间附着力的增大，形成二级、三级粒子，即团粒。由于团粒较一级粒子大，同时，团粒内部保持松散的结构，致使整个物料堆积率下降。

③ 粉体颗粒形状　一般地说，空隙率随颗粒圆形度的降低而增高。在松散堆积时，与紧密堆积时正相反，有棱角的颗粒空隙率较大。表面粗糙度越高的颗粒，空隙率越大。

④ 粒度大小　在一定临界值以下时，粒度越小，由于粒子间的团聚作用，空隙率越小。随粒径增大，粒子自重增大，与之相比，凝聚力的作用可以忽略，粒径变化对空隙率的影响大大减小。因此，当粒度超过某一定位时（即临界值），粒度大小对空隙率无影响。

此外，物料的填充速度也很重要。对于粗颗粒，较高的填充速度会使物料有较小的堆密度，但对于黏聚力大的细粉，降低填充速度可得到松散的堆积。

（六）粉体的吸湿性与润湿性

1. 粉体的吸湿性（Moisture Absorption）

粉体的吸湿性是指固体表面吸附水分的现象。药物粉体的吸湿性与空气状态有关。当空气中的水蒸气分压 p 大于药粉表面水分产生的水蒸气压 p_w 时发生吸湿；反之，当 p 小于 p_w 物料发生风干；而当 p 等于 p_w 时，吸湿与干燥达到动态平衡，此时药粉的含水量称为

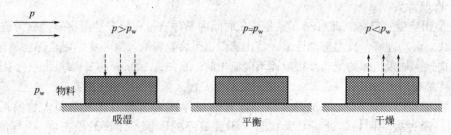

图 6-11 物料的吸湿、平衡、干燥示意图

吸湿平衡量，见图 6-11。

粉体吸湿后，可产生聚集、结块，流动性降低，甚至发生变色、分解等变化而使药物稳定性降低。故而，粉体的吸湿性问题，成为了药剂学领域的一个重要课题。药粉的吸湿性可

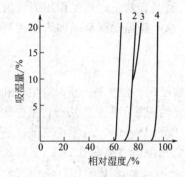

图 6-12 水溶性药物的
吸湿平衡曲线

1—尿素；2—枸橼酸；

3—酒石酸；4—对氨基水杨酸钠

用吸湿平衡曲线表示，即在不同湿度下测定平衡吸湿量，再以吸湿量对相对湿度作图即得吸湿平衡曲线。

(1) 水溶性药物的吸湿性 在相对湿度较低的环境下，水溶性药物几乎不吸湿，而当相对湿度增加到一定值时，吸湿量迅速增加（图 6-12），此时的相对湿度称为临界相对湿度（Critical Relative Humidity，CRH）。CRH 为水溶性药物的特征参数，用来衡量药物吸湿的难易程度。一些药物的 CRH 值见表 6-8。

在药物制剂中，当两种或两种以上水溶性药物或辅料混合后，混合物吸湿性更强。根据 Elder 假说，水溶性药物或辅料混合物的 CRH 约等于各成分 CRH 的乘积，而与各成分的量无关，即

$$CRH_{AB} = CRH_A \cdot CRH_B \tag{6-22}$$

式中，CRH_{AB} 为 A 和 B 物质混合后的临界相对湿度；CRH_A、CRH_B 分别表示 A 物质与 B 物质的临界相对湿度。由式（6-22）可知水溶性药物混合物的 CRH 低于其中任何一个成分的 CRH，因此更易吸湿。

表 6-8 某些水溶性药物的临界相对湿度（37℃）

药物名称	CRH 值/%	药物名称	CRH 值/%
果糖	53.5	枸橼酸钠	84
溴化物（二分子结晶水）	53.7	氯化钾	82.3
盐酸毛果芸香碱	59	蔗糖	84.5
硫代硫酸钠	65	米格来宁	86
重酒石酸胆碱	63	硫酸镁	86.6
尿素	69	安乃近	87
枸橼酸	70	苯甲酸钠	88
苯甲酸钠咖啡因	71	对氨基水杨酸钠	88
抗坏血酸钠	71	盐酸硫胺	88
酒石酸	74	氨茶碱	92
氯化钠	75.1	安替比林	94.8
盐酸苯海拉明	77	葡萄糖醛酸内酯	95
水杨酸钠	78	半乳糖	95.5
乌洛托品	78	维生素C	96
葡萄糖	82	烟酸	99.5

（2）水不溶性药物的吸湿　水不溶性药物的吸湿性随相对湿度的变化而缓慢发生变化（见图 6-13），无临界值。水不溶性药物混合物的吸湿性具有加和性。

2. 润湿性（Wetting）

润湿性是指固体界面由固-气界面变成固-液界面的现象。粉体的润湿性对颗粒剂、片剂等固体制剂的崩解和溶出等具有重要意义。粉体的润湿性用接触角 θ（Contact Angle）表示，即液滴在固液接触边缘的切线与固体平面间的夹角。当液滴滴在固体表面时，根据润湿性的不同会出现几种不同形态。当 $\theta = 0°$，为完全润湿［图 6-14（a）］；当 $0° < \theta \leqslant 90°$，为可以润湿［图 6-14（b）］；当 $90° < \theta < 180°$，为不能润湿［图 6-14（c）］；当 $\theta = 180°$，为完全不润湿［图 6-14（d）］。接触角与固、液、气三相的界面张力有如下关系（Young's 方程）：

$$\gamma_S = \gamma_{SL} + \gamma_L \cdot \cos\theta \tag{6-23}$$

式中，γ_S、γ_L、γ_{SL} 分别为固-气、液-气、固-液间的界面张力。

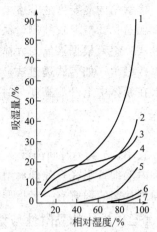

图 6-13　水不溶性药物的吸湿平衡曲线

1—合成硅酸铝；2—淀粉；3—硅酸镁；4—天然硅酸铝；5—氧化镁；6—白陶土；7—滑石粉

粉体的润湿性在制剂生产中有着十分重要的意义。如湿法制粒、制剂包衣、混悬液制备等都要求原辅料具有良好的润湿性。片剂、胶囊剂、颗粒剂的崩解与药物溶出，都与润湿性有关。一些常用药物粉末的接触角如表 6-9 所示。

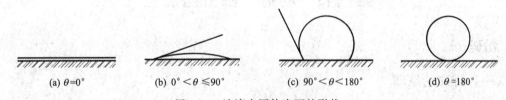

| (a) $\theta = 0°$ | (b) $0° < \theta \leqslant 90°$ | (c) $90° < \theta < 180°$ | (d) $\theta = 180°$ |

图 6-14　液滴在固体表面的形状

表 6-9　一些常用药物粉末的接触角

药物名称	接触角/°	药物名称	接触角/°
水杨酸	103	地高辛	49
乙酰水杨酸	74	消炎痛	90
氨基比林	60	异烟肼	49
对氨基水杨酸	57	非那西汀	78
氨苄青霉素(无水物)	35	保泰松	109
氨苄青霉素三水化物	21	强的松	63
巴比妥	70	强的松龙	43
异戊巴比妥	102	磺胺嘧啶	71
苯巴比妥	70	磺胺甲基嘧啶	58
咖啡因	43	茶碱	48
安定	83	甲磺丁脲	72

接触角的测定方法基本上可分三类：①直接测量法，即用量角器直接测量固液接触界面的接触角；②液滴尺寸测量法，即通过测定在固体表面上的液滴尺寸来计算接触角；③高度测量法，它是根据液体与固体表面的润湿程度，测定在垂直的固体表面上液体升高的高度来计算接触角。如管式透过法，在一玻璃管中精密充填粉体，下端用滤纸封口后浸入水中，测定水在粉体中上升的高度与时间，由式（6-24）计算接触角。

$$h^2 = \frac{r\gamma_L \cos\theta}{2\eta} \cdot t \tag{6-24}$$

式中，h 为 t 时间内液体上升的高度；γ_L、η 分别表示液体的表面张力与黏度；r 为粉体层内毛细管半径。片剂崩解时，水首先浸入片剂内部的毛细管中后浸润片剂，式（6-24）对预测片剂的崩解有一定指导意义。

（七）粉体的黏附性与黏着性

粉体颗粒的黏附性（Adhesion）和黏着性（Cohesion）对粉体的摩擦特性、流动性、分散性能和压制性能起着重要作用。黏附性是指不同分子间产生的引力，如粉体粒子与器壁间的黏附。黏着性是指同分子间产生的引力，如粒子间发生黏附而形成聚集体。其产生的主要原因：①干燥状态下由粉体颗粒所带电荷产生的静电力与范德华力发挥作用；②湿润状态下由粒子表面附着水分形成液体桥；③粒子表面不平滑引起的机械咬合力。通常粒度越小的粉体越易发生黏附与凝聚，因而影响其流动性、填充性等，采用造粒方法增大粒径或加入助流剂等可有效防止粉体的黏附或团聚。

第四节　粉碎、筛分与混合

一、粉碎

（一）粉碎的原理

1. 粉碎（Crushing）

粉碎是借助机械力将大块物料破碎成适宜大小的颗粒或细粉的操作过程。其主要目的在于减小粒径，增加比表面积，为制剂提供所需粒径的物料。通常把粉碎前的粒度 D_1 与粉碎后的粒度 D_2 之比称为粉碎度或粉碎比（n），即式（6-25）。粉碎后颗粒的总数是 n^3 倍，总表面积是原来的 n 倍。如把 1mm 的 1 个立方体颗粒，粉碎为边长为 $10\mu m$ 的小方块，则粉碎比 $n=100$。粉碎后的颗粒数为 100^3 个，总表面积由原来的 $6mm^2$ 增加到 $6\times100mm^2$。

$$n = \frac{D_1}{D_2} \tag{6-25}$$

粉碎的药剂学意义在于：①增加表面积，有利于提高难溶性药物的溶出速率以及生物利用度；②有利于制剂各成分混合均匀；③有利于提高固体药物在液体、半固体、气体中的分散度；④有利于天然药物中有效成分的提取等。因此，粉碎对药品质量有很大影响，但也应注意粉碎过程可能带来的不良影响，如粉尘飞扬、爆炸、热分解、晶型转变、黏附与团聚性的增大、流动性变差、在粉末表面吸附的空气对润湿性的影响等。

2. 粉碎的机理

粉碎过程主要是利用外加机械力的作用破坏物质分子间的内聚力来实现的。粉碎过程常用的外加力有冲击力、压缩力、剪切力、弯曲力、研磨力等（见图 6-15）。当物料受到外力的作用后在局部产生很大应力，开始表现为弹性变形；当施加的应力超过物质的屈服应力时物料发生塑性变形；当应力超过物料本身的分子间的内聚力时即可产生裂隙，并发展成为裂缝直至破碎。

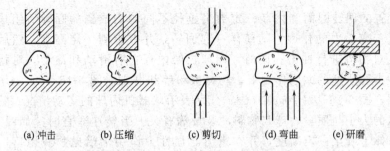

| (a) 冲击 | (b) 压缩 | (c) 剪切 | (d) 弯曲 | (e) 研磨 |

图 6-15　粉碎用各种外加力示意图

被粉碎物料的性质、粉碎程度不同，所需施加的外力也有所不同。冲击、压碎和研磨作用对脆性物质有效，纤维状物料用剪切方法更有效；粗碎以冲击力和压缩力为主，细碎以剪切力、研磨力为主；要求粉碎产物能产生自由流动时，用研磨法较好。实际上多数粉碎过程是上述的几种力综合作用的结果。

（二）粉碎的方法

根据物料的性质、产品粒度的要求以及粉碎设备的形式等不同条件，可采用不同的粉碎方法。

1. 闭塞粉碎与自由粉碎

闭塞粉碎是指在粉碎过程中，已达到粒度要求的粉末不能及时排出而继续和粗粒一起重复粉碎的操作。操作中，粉末成了粉碎过程的缓冲物，降低了粉碎效果，能量消耗大，常用于小规模的间歇操作。自由粉碎是指在粉碎过程中已达到粉碎粒度要求的粉末能及时排出的操作，该法操作效率高，常用于连续操作。

2. 开路粉碎与循环粉碎

开路粉碎是把粉碎物料连续地供给粉碎机的同时不断地从粉碎机中把已经粉碎的细物料取出的操作，即只通过一次粉碎机就完成物料粉碎的操作。该法操作简单，粒度分布宽，适于粒度要求不高的粉碎。循环粉碎是经粉碎机粉碎的物料通过筛网或分级设备使粗粒重新返回到粉碎机再粉碎的操作。本法消耗能量低，粒度分布窄，适于粒度要求较高的粉碎。

3. 干法粉碎与湿法粉碎

干法粉碎是使物料处于干燥状态下进行粉碎的操作，在制剂生产中多采用此法。湿法粉碎是指在药物中加入适量的水或其他液体进行研磨的操作。湿法操作由于液体对物料有一定渗透力和劈裂作用而利于提高粉碎效率，降低能耗，并可避免操作时粉尘飞扬，减轻某些有毒药物或刺激性药物对人体的危害。

4. 低温粉碎

低温粉碎是利用物料在低温时脆性增加、韧性与延伸性降低的性质以提高粉碎效率的方法。对温度敏感的药物、软化温度低而容易形成"饼"的药物、极细粉的粉碎常采用低温粉碎。

5. 混合粉碎

将两种以上的物料一起粉碎的操作称为混合粉碎。该法可避免一些黏性物料或热塑性物料在单独粉碎时黏壁以及物料间的聚结等现象，可将粉碎与混合操作同时进行。

（三）粉碎的设备

1. 球磨机（Ball Mill）

由水平放置的回转圆筒和内装一定数量直径不同的钢或瓷的圆球所组成。当圆筒转动时，圆球由于离心力的作用，随筒体一起回转，并被带到一定高度，然后在重力作用下抛落下来，对物料进行冲击；同时，圆球在磨内存在有滑动和滚动，对物料起研磨作用；在圆球冲击和研磨的共同作用下，物料被粉碎和磨细。图 6-16（a）表示水平放置球磨机的示意图，图 6-16（b）、（c）、（d）分别表示球磨机内球的运动情况。粉碎效果与圆筒的转速、球的大小与质量、球与物料的装量等有关。当转速适宜时［如图 6-16（b）］，大部分球随筒体上升至一定高度，并在重力与惯性力作用下沿抛物线抛落，此时对物料的粉碎是冲击和研磨的联合作用，粉碎效果最好。圆筒转速过低时［如图 6-16（c）］，球随筒体上升至一定高度后往下滑落，此时对物料有较强研磨作用，但无冲击作用，对大块物料粉碎效果差。转速过高时［如图 6-16（d）］，球与物料受到的离心力超过其重力而随筒体旋转，失去物料与球体的相对运动。可见圆筒的转速对药物的粉碎影响较大。临界转速是使球体在离心力的作用下开始随圆筒做旋转运动的速度。临界速度 v_C（Critical Velocity）可用式（6-26）表示。

$$v_C = (gr)^{\frac{1}{2}} \tag{6-26}$$

式中，r 为离心半径，g 为重力加速度。一般适宜转速为（0.5～0.8）v_C。

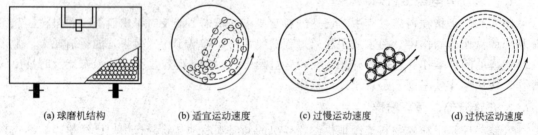

(a) 球磨机结构　　(b) 适宜运动速度　　(c) 过慢运动速度　　(d) 过快运动速度

图 6-16　球磨机与球的运动状况示意图

球磨机粉碎效率较低，粉碎时间较长，但由于密闭操作，适合于贵重物料的粉碎、无菌粉碎、干法粉碎、湿法粉碎、间歇粉碎，必要时可充入惰性气体，所以适用范围很广。一般来说球体的直径越小、密度越大，物料粉碎的粒径越小，适合于物料的微粉碎，甚至可达纳米级粉碎，根据物料的粉碎程度选择适宜大小的球体。一般球和粉碎物料的总装量为罐体总容积的 50%～60%。

2. 冲击式粉碎机（Impact Mill）

冲击式粉碎机对物料的粉碎以冲击力为主，适用于脆性、韧性物料以及中碎、细碎、超细碎等，应用广泛，因此有"万能粉碎机"之称。其典型的粉碎结构有锤击式（图 6-17）和冲击柱式（图 6-18）。

锤击式粉碎机，在高速旋转的旋转轴上安装有数个锤头，机壳上装有衬板，下部装有筛板。当物料进入粉碎室时，由于高速旋转锤头的冲击和剪切作用以及被抛向衬板的撞击等作用而被粉碎，细粒通过筛板出料，粗粒继续在粉碎室内被粉碎。粉碎粒度可通过锤头的形状、大小、转速以及筛网的目数来调节。

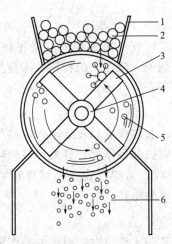

图 6-17 锤击式粉碎机示意图

1—料斗；2—原料；3—锤头；

4—旋转轴；5—未过筛颗粒；6—过筛颗粒

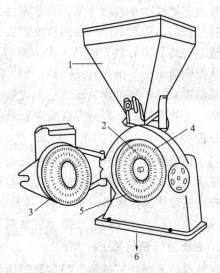

图 6-18 冲击柱式粉碎机示意图

1—料斗；2—转盘；3—固定盘；

4—冲击柱；5—筛圈；6—出料

冲击柱式粉碎机（或转盘式粉碎机），在高速旋转的转盘上固定有若干圈冲击柱，与转盘相对应的固定盖上也固定有若干圈冲击柱。物料由固定板中心轴向进入粉碎机，受离心力作用从中心部位被甩向外壁的过程中受到冲击柱的冲击，而且冲击力越来越大（因为转盘外圈线速大于内圈线速），最后物料达到转盘外壁环状空间，细粒由底部的筛孔出料，粗粒在机内重复粉碎。粉碎程度与盘上固定的冲击柱的排列方式有关。

3. 流能磨（Fluid-energy Mills）

流能磨又称气流粉碎机，系利用高速气流使物料颗粒之间以及颗粒与器壁之间碰撞而产生粉碎作用的粉碎机。目前工业上常用的有循环管式气流粉碎机、扁平式气流粉碎机等，其结构如图 6-19 所示。物料被高速气流引射进入粉碎室，700～1000kPa 的压缩空气通过喷嘴沿切线进入粉碎室时产生超音速气流，物料被气流分散、加速，并在粒子之间、粒子与器壁间发生强烈撞击、冲击、研磨而得到粉碎。压缩空气夹带的细粉由出料口进入旋风分离器或袋滤器进行分离，较大颗粒由于离心力的作用沿器壁外侧重新带入粉碎室，重复粉碎过程。

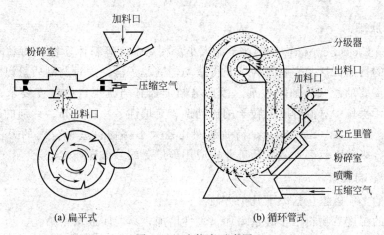

图 6-19 流能磨示意图

粉碎程度与喷嘴的个数和角度、粉碎室的几何形状、气流的压缩压力以及进料量等有关。一般进料量越多，所获得粉碎物的粒度越大。

流能磨的粉碎有如下特点：①能进行超微粉碎，粒度可控制在 $3\sim20\mu m$；②由于高压空气从喷嘴喷出时产生焦耳-汤姆逊冷却效应，故适用于热敏性物料和低熔点物料的粉碎；③设备简单，易于对机器及压缩空气进行无菌处理，适用于无菌粉末的粉碎；④与其他粉碎机相比，粉碎费用高，但对粒度要求较高的药物粉碎时还是值得的。

4. 胶体磨（Colloid Mill）

其工作原理是流体或半流体物料在离心力的作用下，通过高速相对运动的定齿与动齿之间，使通过齿面之间的物料受到强大的剪切、研磨及高频振动等作用，有效地被粉碎成胶体状。典型的胶体磨由定子（Stator）和转子（Rotor）组成，粉碎产物在旋转转子的离心作用下从缝隙中排出。胶体磨常用于混悬剂与乳剂等分散系的粉碎。

5. 滚压粉碎机（Roller Mill）

物料通过滚压粉碎机两个相对旋转的压轮之间的缝隙，受压缩力与剪切力的作用而被粉碎。常用于半固体分散体系如软膏、栓剂等基质中物料的粉碎等。物料为稀糊状时，滚压粉碎机的粉碎与胶体磨相同。

6. 几种粉碎机的比较

粉碎时可根据物料的性质与粉碎产品的要求选择适宜粉碎机。一些常用粉碎机的粉碎机理、应用范围如表 6-10 所示。

表 6-10　各种粉碎机的性能比较

粉碎机类型	粉碎作用力	粉碎后粒度/μm	适应物料
球磨机	磨碎、冲击	20~200	可研磨性物料
滚压机	压缩、剪切	20~200	软性粉体物料
冲击式粉碎机	冲击	4~325	大部分医药品物料
胶体磨	磨碎	20~200	软性纤维状物料
气流粉碎机	撞击、研磨	1~30	中硬度物料

二、筛分

1. 筛分的原理

筛分（Size Classification）是按粒子的大小、相对密度等粉体学性质将粒子群进行分离的操作。筛分的目的概括起来就是为了获得较均匀的粒子群，这对药品质量以及制剂生产的顺利进行都有重要的意义。如颗粒剂、散剂等制剂都有药典规定的粒度要求；在混合、制粒、压片等单元操作中对混合度、粒子的流动性、充填性、片重差异、片剂的硬度、裂片等具有显著影响。筛分法（Sieving）是借助筛网孔径大小将物料进行分离的方法，其操作简单、经济，且分级精度较高，是医药工业中应用最广泛的分级操作之一。

2. 筛分的影响因素

过筛操作的影响因素包括以下几个方面。

（1）物料的湿度　物料中含湿量增加，黏性增加，易成团或堵塞筛孔。

（2）粒子的形状　粒子表面状态不规则，密度小等不易过筛。

（3）物料粒径的分布　粒径越小，由于表面能、静电等影响容易使粒子聚结成块或堵塞筛孔无法操作，一般筛分粒径不小于 $70 \sim 80 \mu m$，聚结现象严重时可根据情况采用湿法筛分。物料的粒度越接近于分界直径（即筛孔直径）时越不易分离。

（4）筛面运动性质及其装置参数　筛分装置的参数，如筛面的倾斜角度、振动方式、运动速度、筛网面积、物料层厚度以及过筛时间等，应保证物料与筛面充分接触，给小粒径的物料通过筛孔的机会。

3. 筛分设备

筛分用的药筛分为冲眼筛和编织筛。冲眼筛系在金属板上冲出圆形的筛孔而成，其筛孔坚固，不易变形，多用于高速旋转粉碎机的筛板及药丸等粗颗粒的筛分。编织筛是由具有一定机械强度的金属丝（如不锈钢、铜丝、铁丝等），或非金属丝（如丝、尼龙丝、绢丝等）编织而成，其优点是单位面积上的筛孔多、筛分效率高，可用于细粉的筛选。用非金属丝制成的筛网耐用且具有一定弹性。尼龙丝对一般药物较稳定，在制剂生产中应用较多，但编织筛线易于移位致使筛孔变形，导致分离效率下降。

药筛的孔径大小用筛号表示，《中国药典》2020 年版规定的药筛为国家标准的 R40/3 系列（表 6-11）。标准筛用"目"来表示筛孔的大小，"目"是指每英寸（2.54cm）长度内所编织筛孔的数目。

表 6-11　《中国药典》2020 年版所用标准药筛

筛号	筛孔内径(平均值)/μm	目数
一号筛	2000 ± 70	10
二号筛	850 ± 29	24
三号筛	355 ± 13	50
四号筛	250 ± 9.9	65
五号筛	180 ± 7.6	80
六号筛	150 ± 6.6	100
七号筛	125 ± 5.8	120
八号筛	90 ± 4.6	150
九号筛	75 ± 4.1	200

为了便于区别固体粒子的大小，《中国药典》2020 年版规定把固体粉末分为六级，还规定了各个剂型所需要的粒度。粉末分等如下：

最粗粉——能全部通过一号筛，但混有能通过三号筛不超过 20% 的粉末；

粗　粉——能全部通过二号筛，但混有能通过四号筛不超过 40% 的粉末；

中　粉——能全部通过四号筛，但混有能通过五号筛不超过 60% 的粉末；

细　粉——能全部通过五号筛，并含能通过六号筛不少于 95% 的粉末；

最细粉——能全部通过六号筛，并含能通过七号筛不少于 95% 的粉末；

极细粉——能全部通过八号筛，并含能通过九号筛不少于 95% 的粉末。

医药工业中常用筛分设备的操作要点是将欲分离的物料放在筛网面上，采用几种方法使粒子运动，并与筛网面接触，使小于筛孔的粒子漏到筛下。制剂工程中常采用筛网运动方式，且根据筛面的运动方式分为旋转筛、摇动筛、旋动筛及振荡筛等。为了使物料充分运动常采用几种运动方式。

(1) 旋动筛 常用于测定粒度分布或少量毒剧药、刺激性药物的筛分，如图 6-20（a）所示。把物料放入最上部的筛上，盖上盖，固定在摇动台进行摇动和振荡数分钟，即可完成对物料的分级。此种筛可用电机带动，水平旋转的同时定时地在上部锤子的敲打下进行上下振荡运动。处理量少时可用手摇动。

(2) 振荡筛 振荡筛具有分离效率高，单位筛面处理能力大，占地面积小，维修费用低，重量轻等优点，被广泛应用，如图 6-20（b）所示。在电机的上轴及下轴各装有不平衡重锤，上轴穿过筛网与其相连，筛框以弹簧支撑于底座上，上部重锤使筛网产生水平圆周运动，下部重锤使筛网发生垂直方向运动，故筛网的振荡方向有三维性，物料加在筛网中心部位，筛网上的粗料由上部排出口排出，筛分的细料由下部的排出口排出。

此外，还有其他筛分设备，如滚筒筛、多用振动筛等。

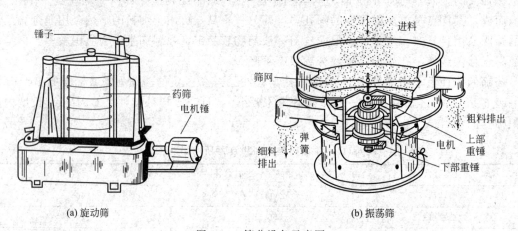

图 6-20 筛分设备示意图

三、混合

（一）混合的原理

1. 混合（Mixing）

两种以上组分的物料均匀混合的操作统称为混合。从广义上讲，混合包括固-固、固-液、液-液等组分的混合。但混合的物系不同、目的不同，所采用的操作方法也不同。本节介绍固-固混合。

固体的混合操作以物料含量的均匀一致为目的。在固体的混合过程中，完全混合均匀几乎不可能，但应尽量减少各成分的粒度，以提高分散度和混合均匀度。混合不均匀在片剂生产中会出现斑点，崩解时限、强度不合格，影响疗效等。特别是对于安全范围窄的药物、活性高含量非常低的药物、长期服用的药物，主药的含量不均匀对治疗效果带来极大的影响，甚至带来毒性反应。因此，在制剂生产的过程中混合结果直接影响制剂的外观质量和内在质量。

2. 混合机制

粒子通过随机的相对运动完成混合，混合机制概括起来有由 Lacey（1954）提出的三种运动方式（见图 6-21）。

(1) 扩散混合 由于粒子的无规则运动，在相邻粒子间发生相互交换位置而进行的局部混合。

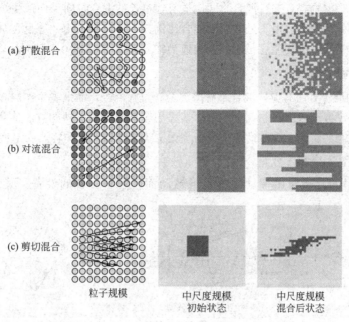

图 6-21　混合机制示意图

（2）对流混合　固体粒子群在机械转动的作用下，产生较大的位移时产生的总体混合。

（3）剪切混合　由于粒子群内部力的作用结果，产生滑动面，破坏粒子群的团聚状态而进行的局部混合。

一般来说，混合开始阶段以对流与剪切混合为主导作用，随后扩散的混合作用增加。在实际的操作过程中上述的三种混合方式并不是独立进行，而是同时或先后交叉发生，体现在同一混合器内。只不过所表现的程度因混合器的类型、粉体性质、操作条件等不同而存在差异而已。

（二）混合的影响因素

离析（Segregation）是与粒子混合相反的过程，可妨碍混合，降低混合程度。在混合机内，多种固体物料进行混合时往往伴随着离析现象。影响混合速度及混合度的因素很多，概括起来有物料因素、设备因素和操作因素等。

1. 物料因素

物料的粒径、粒子形态、密度等在各组分间存在显著差异时，不易均匀混合，其在混合或放置过程中容易发生离析现象。在一般情况下：①小粒径、大密度的颗粒易于在大颗粒的缝隙中往下流动而离析，影响均匀混合；②粒径小于 $30\mu m$ 时，粒子的密度将不会成为导致分离的因素；③在混合物料中含有少量水分可有效地防止离析；④混合比越大，混合度越小。在一般的混合过程中，粒径的影响最大，密度的影响在流态化操作中比粒径的影响更显著。

2. 设备因素

混合设备的形状、几何尺寸、材质、表面情况及内部插入物（挡板、强制搅拌等）等都可能影响混合的效果。应根据物料的性质选择适宜的混合设备。

3. 操作因素

物料的装充填容积比（即物料容积与混合设备容积之比）、装料方式、混合比、混合设备的转动速度及混合时间等操作条件都会影响物料的混合程度。如 V 型混合机的混合：①容积比为30％左右时，混合效果最佳；②各组分间密度差及粒度差较大时，先装密度小、粒径大的物料，后装密度大、粒径小的物料，并且混合时间应适宜，过长的混合时间反而产生离析；③混合比一般为相近比例时比较适宜，但由于处方原因混合比例较大时，应采用"等量递加"法，特别是混合毒剧药品、贵重药品时更要注意；④混合转速为临界转速的 0.3～0.4 倍时比较适宜。

（三）混合的设备

实验室规模的混合方法有搅拌混合、研磨混合、过筛混合，而批量生产时多采用容器旋转型混合机和固定容器型混合机。在制剂生产中，多采用容器旋转或搅拌的方法使物料发生整体和局部的移动而达到混合的目的。固体的混合设备大致分为容器旋转型和容器固定型两大类。

1. 容器旋转型混合机

借助容器本身的旋转作用带动物料上下运动而使物料混合的设备。其形式多样，如图 6-22 所示。

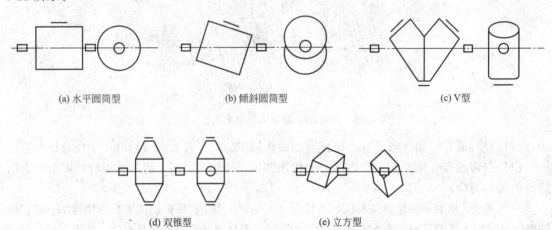

(a) 水平圆筒型　　　　(b) 倾斜圆筒型　　　　(c) V型

(d) 双锥型　　　　(e) 立方型

图 6-22　旋转型混合机形式示意图

（1）水平圆筒型混合机　如图 6-22（a），是水平筒体在轴向旋转时带动物料向上运动，并在重力作用下物料往下滑落的反复运动中进行混合。该混合机的混合度较低，但结构简单、成本低。总体混合以对流、剪切混合为主，而轴向混合以扩散混合为主。操作中最适宜转速为临界转速的 70%～90%，最适宜充填量约为 30%。

（2）V型混合机　由两个圆筒成 V 型交叉结合而成（见图 6-23）。交叉角 $\alpha=80°～81°$，圆筒直径与长度之比为 0.8～0.9。物料随圆筒旋转时被分成两部分，两部分物料再重新汇

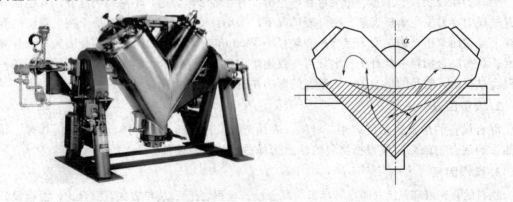

(a) 工业生产用V型混合机　　　　(b) V型混合机示意图

图 6-23　V型混合机示意图

合在一起，如此反复循环，在较短时间内即能混合均匀。本混合机以对流混合为主，混合速度快，在旋转混合机中效果最好，应用非常广泛。操作中最适宜转速可取临界转速的 30%～40%；最适宜充填量为 30%。

（3）双锥型混合机　在短圆筒两端各连接一个锥型圆筒而成，旋转轴与容器中心线垂直（见图 6-24）。物料在混合机内的运动状态与混合效果类似于 V 型混合机。

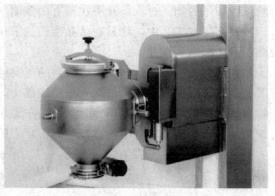

图 6-24　双锥型混合机

2. 容器固定型混合机

容器固定型混合机是物料在容器内靠叶片、螺带或气流的搅拌作用进行混合的设备。

（1）搅拌槽型混合机　由固定混合槽和螺旋状二重带式搅拌桨组成，混合槽可以绕水平轴转动以便于卸料（见图 6-25）。物料在搅拌桨的作用下不停地上下、左右、内外的各个方向运动，从而达到均匀混合。混合时以剪切混合为主，混合时间较长，混合度与 V 型混合机类似。这种混合机亦可适用于造粒前的捏合（制软材）操作。

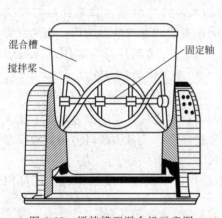

图 6-25　搅拌槽型混合机示意图

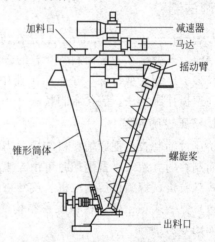

图 6-26　锥形垂直螺旋混合机示意图

（2）锥形垂直螺旋混合机　由锥形容器和内装的一至两个螺旋推进器组成（见图 6-26）。螺旋推进器的轴线与容器锥体的母线平行，螺旋推进器在容器内既有自转又有公转，自转的速度约为 60r/min，公转速度约为 2r/min，容器的圆锥角约 35°，充填量约 30%。在混合过程中，物料在推进器的作用下自底部上升，又在公转的作用下在全容器内产生涡旋和上下循环运动。该种混合机混合速度快，混合度高，混合比较大也能达到均匀混合，混合所需动力消耗较其他混合机少。

第五节　制　　粒

一、概述

制粒（Granulation）是指原、辅料经过加工，制成具有一定形状和大小粒状物的操作。

制粒作为粒子的加工过程，几乎在所有固体制剂中均有广泛应用，如颗粒剂、胶囊剂、片剂等。在片剂生产工艺中，除某些结晶性药物采用直接压片工艺外，一般粉末状药物都要先制成颗粒后才能顺利压片。

制粒的目的主要包括：①改善物料的流动性，对于流动性差的物料细粉，制成颗粒可改善其流动性，保证物料均匀填充入压片冲模中，从而减小片重差异；②改善物料的可压性，制粒可增大物料的堆密度，压片时空气易于溢出，改善其压力的均匀传递，从而使松片、裂片现象减少；③防止物料中各成分的离析；④防止生产中粉尘飞扬及在器壁上吸附。

药物的制粒方法可归纳为三大类：湿法制粒、干法制粒和其他制粒方法，表 6-12 列出了各种制粒方法。

表 6-12　药物的制粒方法

类别	制　粒　方　法
湿法制粒	挤压过筛制粒、高速搅拌制粒、流化床制粒、挤出滚圆制粒、喷雾干燥制粒
干法制粒	滚压法、大片法
其他方法	熔融微丸化、液相中球晶制粒等

二、湿法制粒

湿法制粒（Wet Granulation）是在药物粉末中加入液体黏合剂，靠黏合剂的架桥或黏结作用使粉末聚结在一起而制备颗粒的方法。由于湿法制成的颗粒外形美观、流动性好、耐磨性较强、压缩成型性好，在医药工业中应用最为广泛。湿法制粒通常采用挤压过筛制粒法、高速搅拌制粒法、流化床制粒法（一步制粒法）、喷雾干燥制粒法等。

1. 挤压过筛制粒

挤压过筛制粒是把原辅料粉末用适当的黏合剂制备软材之后，挤压通过具有一定大小的筛孔而制粒的方法。小量生产时可由人工将软材搓压过筛网；大量生产时多用制粒设备，如摇摆式颗粒机、螺旋挤压制粒机、旋转挤压式制粒机等。

(1) 摇摆式颗粒机　这种设备结构简单，易于操作，不仅用于湿法制粒，还可用于整粒，如图 6-27 所示。

工作原理：颗粒机上部为加料斗，加料斗下部装有由六条钝六角形棱柱状棍组成的中空滚轴，两旁有筛网固定器，制粒时可将筛网固定在滚轴的下部，与滚轴接触程度应松紧适

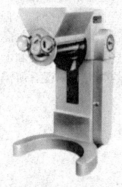
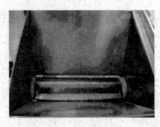
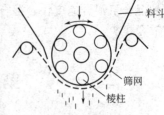

(a) 摇摆式颗粒机　　　　(b) 摇摆式颗粒机加料斗　　　　(c) 摇摆式颗粒机示意图

图 6-27　摇摆式颗粒机

当，略具弹性。开机后，借机械动力使滚轴做摇摆式往复转动，将软材挤压搓过筛网，落于盛器之中。通常将软材通过筛网一次即可制得颗粒，有时也可将软材二次或三次通过筛网，使得颗粒更为均匀且细粉较少，同时也可减少黏合剂的用量，缩短下一步的干燥时间。当采用这种多次过筛制粒的方法时，第一次应该用较粗的筛网，然后再用较细的筛网。

筛网的孔径可根据片剂的直径、工艺要求选定，表 6-13 给出了筛目、片重与片径的关系，可供参考。

表 6-13　筛目、片重与片径的关系

片重/mg	筛目数/目		片径/mm	片重/mg	筛目数/目		片径/mm
	湿粒	干粒			湿粒	干粒	
50	18	16～20	5～5.5	300	12	10～16	9～10.5
100	16	14～20	6～6.5	500	12	10	10～12
150	16	14～20	7～8	1000	8	8	16
200	14	12～16	8～8.5				

(2) 螺旋挤压制粒机　如图 6-28 所示，螺旋挤压制粒机分为单螺杆型和双螺杆型，挤出形式有前出料和侧出料两种。以双螺旋挤压制粒机为例，制粒时将物料加于混合室内双螺杆上部的加料口，两个螺杆分别由齿轮带动做相向旋转，借助于螺杆上螺旋的推力将物料挤压到右端的制粒室，在制粒室内被挤压滚筒挤压，通过筛筒的筛孔而形成颗粒。

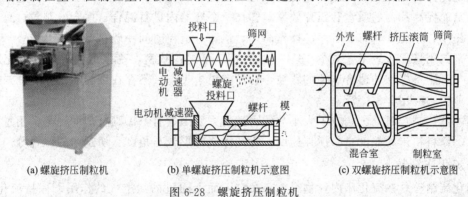

(a) 螺旋挤压制粒机　　(b) 单螺旋挤压制粒机示意图　　(c) 双螺旋挤压制粒机示意图

图 6-28　螺旋挤压制粒机

(3) 旋转挤压式制粒机　如图 6-29 所示，该设备的主要部件是由电机带动旋转的圆环形筛框（补强圈），筛框内置有筛圈，筛圈内有 1～3 个可自由旋转或由另一电机带动旋转的辊子，把软材投于筛圈内，被做相向旋转的辊子和筛圈挤压通过筛孔而成粒。挤压制粒的压力由筛圈和辊子间的距离调节。

2. 高速搅拌制粒

高速搅拌制粒是使物料的混合、制粒在密闭的不锈钢容器内一次完成，制得的颗粒粒度均匀、大小适宜、近似球形。高速搅拌制粒机结构如图 6-30 所示，混合槽内装有速度较慢的大搅拌桨和转速较快的小切割刀，两种桨片的转动由不同的动力系统控制，大搅拌桨主要使物料充分地混合并按一定的方向翻动，使加入的黏合剂

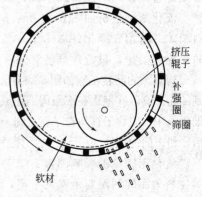

图 6-29　旋转挤压式制粒机示意图

分散、渗透到粉末状的物料之中，粉末再相互黏结起来而形成稍大一些的颗粒，小切割刀则将物料切割成粒度均匀的颗粒。

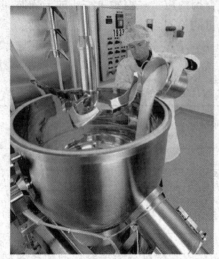

(a) 高速搅拌制粒机

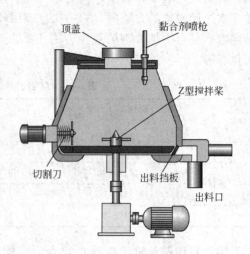

(b) 高速搅拌制粒机结构示意图

图 6-30　高速搅拌制粒机

高速搅拌制粒机的特点：①制得的颗粒粒度均匀、流动性很好，能够满足高速压片机的要求，从而提高片剂的质量和压片效率；②在一个容器内进行混合、捏合、制粒过程，与传统的挤压制粒相比，具有省工序、操作简单、快速（造粒时间一般只需 8~10min）等优点；③黏合剂的用量比传统工艺减少 15%~25%；④可制备致密、高强度的、适于填充胶囊的颗粒，也可制备松软的适合压片的颗粒，且没有粉尘飞扬，不存在细粉的回收问题，因此在制药工业中的应用非常广泛。

高速搅拌制粒时，影响粒子大小与致密性的主要因素有：①黏合剂的种类、用量、加入方式；②原料粉末的粒度；③搅拌速度；④搅拌桨的形状与角度、切割刀的位置等。

3. 流化床制粒

流化床制粒是在流化床内，物料粉末在自下而上通过的热空气的作用下保持流化状态，喷入一定浓度的黏合剂溶液，使粉末结聚成颗粒的方法。由于操作过程中粉末粒子的运动状态与液体沸腾相似呈流化状态，故也称之为"沸腾制粒"，又由于物料的混合、黏结成粒、干燥等过程在同一设备内一次完成，又称为"一步制粒法"。

流化床制粒机如图 6-31 所示，流化室底部装有 60~100 目的不锈钢筛网，它支撑原辅料粉末并将预先净化并加热至 60℃ 左右的热空气均匀分配，流化室里装有喷雾装置，为了防止粉尘飞扬，设备顶部装有回收细粉的装置（滤袋器）等。

流化床的制粒机制如图 6-32 所示，当黏合剂液体均匀喷于悬浮松散的粉体层时，液滴使接触到的粉末润湿并聚集在液滴周围形成粒子核，同时再由继续喷入的液滴落在粒子核表面产生黏合架桥作用，使粒子核与粒子核之间、粒子核与粒子之间相互结合，逐渐长大成较大的颗粒。干燥后，粉末间的液体架桥干燥为固体桥，形成多孔性、表面积较大的柔软颗粒。

流化床制粒的影响因素：①空气的上升速度，影响物料的流态化状态；②空气温度，影响物料表面的润湿与干燥的平衡；③黏合剂的喷雾量，影响粒径的大小，喷雾量增加粒径变大；④喷雾速度，影响粒径的均匀性；⑤喷嘴的高度，影响喷雾均匀性与润湿程度等。

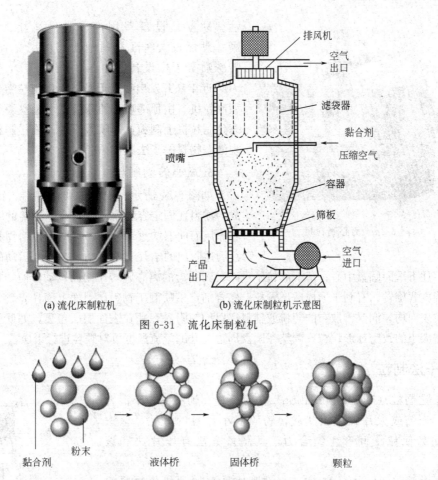

(a) 流化床制粒机　　　(b) 流化床制粒机示意图

图 6-31　流化床制粒机

黏合剂　　粉末　　　　液体桥　　　　固体桥　　　　颗粒

图 6-32　流化床制粒机制示意图

4. 喷雾干燥制粒

该法使用喷雾干燥制粒机，其设备如图 6-33 所示。它是将药物溶液或混悬液用雾化器喷雾于干燥室内的热气流中，使水分迅速蒸发以直接制成球状干燥细颗粒的方法。该法在数秒钟内即完成原料液的浓缩、干燥、制粒过程，原料液含水量可达 70%～80%。

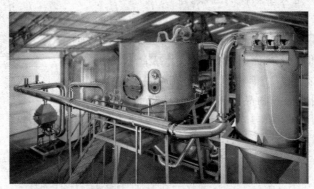

图 6-33　VERSATILE-SD™ 生产型喷雾干燥制粒机

喷雾干燥制粒法的特点是：①由液态物料直接得到粉状固体颗粒，进一步简化了操作；②干燥速度非常快（通常只需几秒至几十秒），物料的受热时间极短，干燥物料的温度相对低，适合于热敏性物料的处理；③制得的颗粒具有良好的溶解性、分散性和流动

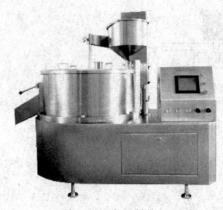

图 6-34　离心制粒机

性。缺点是设备费用高、能量消耗大、操作费用高；黏性较大料液易黏壁使其使用受到限制，需用特殊喷雾干燥设备。

近年来开发出喷雾干燥与流化制粒结合在一体的新型制粒机。由顶部喷入的药液在干燥室经干燥后落到流态化制粒机上制粒，集喷雾干燥、流化制粒于一体，实现液态物料一步法制粒。

5. 离心转动制粒

如图 6-34 所示。设备主要由容器、转盘和喷头组成。物料在固定容器内，受到高速旋转的圆盘产生的离心作用而向器壁滚动；在容器壁部位，物料又受到从圆盘周边吹出的空气流的带动，在向上运动的同时在重力作用下往下滑向圆盘中心；落下的粒子重新受到圆盘的离心旋转作用而运动，使物料沿转盘周边以螺旋方式旋转，有利于形成球形颗粒。黏合剂定量喷洒于物料层斜面上面，靠颗粒的剧烈运动使颗粒表面均匀润湿，散布的药粉或辅料得以均匀附着在颗粒表面层层包裹，如此反复操作可制得所需大小的致密球形颗粒。调整在圆盘周边上升的气流温度可对颗粒进行干燥。

三、干法制粒

干法制粒（Dry Granulation）是将药物和辅料的粉末混合均匀、压缩成大片状或板状后，粉碎成小颗粒的方法。该法靠压缩力使粒子间产生结合力，其制备方法有压片法和滚压法。

压片法（Slugging Method）系利用重型压片机将物料粉末压制成直径约为 20～25mm 的胚片，然后破碎成一定大小颗粒的方法。

滚压法（Roller Compaction Method）系利用转速相同的两个滚动圆筒之间的缝隙，将药物粉末滚压成板状物（见图 6-35），然后破碎成一定大小颗粒的方法。

干法制粒压片法适用于热敏性物料、遇水易分解的药物，如克拉霉素、阿司匹林等。干法制粒时需要加入干黏合剂，以保证片剂的硬度和脆碎度合格，常用的干黏合剂为甲基纤维素、羟丙甲基纤维素等。干法制粒方法简单、省工省时，但应注意由于高压引起的药物晶型转变及活性降低等问题。

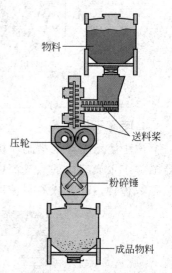

物料

送料桨

压轮

粉碎锤

成品物料

图 6-35　滚压制粒示意图

第六节　干　燥

一、概述

干燥（Drying）是利用热能使湿物料中的湿分（水分或其他溶剂）汽化，并利用气流或真空带走汽化了的湿分，从而获得干燥固体产品的操作。物料中的湿分多为水分，带走湿分的气流一般为空气。

干燥的目的：①使物料便于加工、运输、贮藏和使用；②保证药品的质量和提高药物的稳定性；③改善粉体的流动性和充填性等。但过分干燥容易产生静电，或压片时易产生裂片等，给生产过程带来麻烦，因此在制剂过程中物料的含湿量为重要参数之一，应根据情况适当控制水分含量。在制剂生产中需要干燥的物料多数为湿法制粒物，但也有固体原料药以及中药浸膏等。

干燥的温度应根据药物的性质而定，个别对热稳定的药物，如磺胺嘧啶等，可适当放宽到 70～80℃，甚至可以提高到 80～100℃以缩短干燥时间。一些含结晶水的药物，如硫酸奎宁，干燥温度不宜过高，时间不宜过长，否则将失去过多的结晶水，使颗粒松脆而影响压片和片剂崩解。干燥时应控制合适的温度，以免颗粒表面变干结成一层硬膜而影响内部水分的蒸发，一般以 50～60℃为宜。

颗粒的干燥程度应适当，因为干颗粒的含水量对片剂成型及质量有很大影响。通常干颗粒的含水量应控制在 1％～3％，含水量太多，压片时易黏冲，含水量太低易于松片裂片。但对某些品种应视具体情况而定，如阿司匹林片的干颗粒含水量应低于 0.3％～0.6％，否则药物易水解；四环素片要求水分控制在 10％～14％之间；对氨基水杨酸钠片应为 15％左右，否则影响压片或片剂崩解。

二、干燥的原理

1. 干燥的基本原理

物料的干燥是传热和传质同时进行的过程。图 6-36 表示对流干燥中热空气与湿物料之间发生传热与传质的示意图。物料表面温度为 t_w，湿物料表面的水蒸气分压为 p_w（物料充分润湿时，p_w 为 t_w 下的饱和蒸气压），热空气主体的温度为 t，空气中水蒸气分压为 p。因为热空气温度 t 高于物料表面温度 t_w，热能从空气传递到物料表面，传热过程的推动力是温度差（$t-t_w$）；而湿物料得到热量后，其表面水分首先汽化，物料内部的水分以液态或气态扩散至物料表面，并不断向热空气中汽化，这是一个传质过程，其推动力为物料表面产生的水蒸气压 p_w 与空气中的水蒸气分压 p 的压力差（p_w-p）。当物料表面产生的水蒸气分压 p_w 大于热空气中的水蒸气分压 p 时（$p_w-p>0$ 时），物料表面的水蒸气必然扩散到热空气中。在热空气不断地把热能传递给湿物料的同时，湿物料的水分不断地汽化并扩散至热空气中由热空气带走，而物料内部的湿分又源源不断地以液态或气态扩散到物料表面，使湿物料中的湿分不断减少而达到干燥的效果。

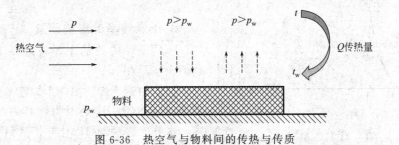

图 6-36 热空气与物料间的传热与传质

干燥过程得以进行的必要条件是被干燥物料表面所产生的水蒸气分压 p_w 大于干燥介质（热空气）的水蒸气分压 p，即 $p_w-p>0$；如果 $p_w-p=0$，表示干燥介质与物料中水气达到平衡，干燥即停止；如果 $p_w-p<0$，表示物料不仅不能被干燥反而会吸潮。

物料的干燥速率与物料中水分的性质、空气的性质有关。通常是将作为干燥介质的湿空气预热后与湿物料进行热量和质量的交换，其目的不仅是为了提供水分汽化所需的热量，而且是为了降低空气的相对湿度以提高空气的吸湿能力。值得注意的是，空气是绝干空气和水蒸气的混合物，称为湿空气，用于干燥的湿空气必须是不饱和空气。

2. 物料中水分的性质

(1) 平衡水分与自由水分 根据物料中所含水分能否被干燥除去，将水分划分为平衡水分和自由水分。

平衡水分（Equilibrium Water）是指在一定空气状态下，物料表面产生的水蒸气压与空气中水蒸气分压相等时，物料中所含的水分。平衡水分是在干燥过程中不能除去的水分。自由水分（Free Water）物料中所含的大于平衡水分的那一部分水分是自由水，也称为游离水；自由水是在干燥过程中能除去的水分。

平衡水分与物料性质、空气的状态有关，物料干燥时应根据物料性质、干燥要求选择适宜的空气条件。

(2) 结合水分与非结合水分 结合水分（Bound Water）是指主要以物理化学方式与物料结合的水分，与物料有较强的结合力，物料表面产生的水蒸气压低于同温度下纯水的饱和蒸气压，因此干燥速率缓慢。结合水分仅与物料的性质有关，包括动植物物料细胞壁内的水分、物料内毛细管中的水分及可溶性固体溶液中的水分等。非结合水分（Nonbound Water）是指主要以机械方式结合的水分，与物料的结合力很弱，物料表面产生的水蒸气压等于同温度下纯水的饱和蒸气压，因此干燥速率较快。

三、干燥速率及影响因素

1. 干燥速率

干燥速率是指在单位时间、单位干燥面积上被干燥物料所汽化的水分量，其单位为 $kg/(m^2 \cdot s)$。物料的干燥速率曲线如图 6-37 所示：从 A 到 B 为物料短时间的预热段；在含水量从 X' 减少到 X_0 的范围内，物料的干燥速率不随含水量的变化而变化，保持恒定（BC 段），称为恒速干燥阶段。在含水量低于 X_0 直到平衡水分 X^* 为止，干燥速率随含水量的减少而降低（CDE 段），称为降速干燥阶段。恒速干燥阶段与降速干燥阶段的分界点称为临界点（C 点），该点所对应的含水量 X_0 为临界含水量。

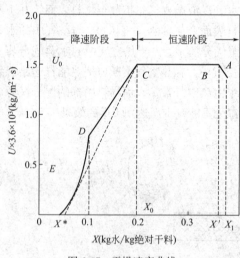

图 6-37 干燥速率曲线

2. 干燥速率的影响因素

不同干燥阶段的干燥机理及干燥速率的影响因素不尽相同。

(1) 恒速干燥阶段 干燥速率主要受物料外部条件的影响。这是因为物料内部水分含量较多，水分从物料表面汽化并扩散到空气中时，物料内部的水分能及时补充到表面，使表面保持充分湿润的状态，所以干燥速率取决于水分在物料表面的汽化速率，物料表面的水分汽化完全与纯水汽化时的情况相同，因此把恒速干燥阶段也叫表面汽化控制阶段。其强化途径有：①提高空气温度或降低空气的湿度（或水蒸气分压 p），以提高传热和传质的推动力；②改善物料与空气的接触情况，提高空气的流速使物料表面气膜变薄，降低传热和传质的阻力。

(2) 降速干燥阶段 干燥速率主要由物料内部水分向表面的扩散速率所决定，内部水分的扩散速率主要取决于物料本身的性质、结构、形状和尺寸等。当水分含量低于 X_0，由于物料内部水分向表面的移动已不能及时补充表面水分的汽化，使物料表面逐渐变干，温度上升，物料表面的水蒸气分压低于恒速干燥阶段的水蒸气分压，因而传质推动力（$p_w - p$）下降，干燥速率也降低。其强化途径有：①提高物料的温度；②改善物料的分散程度，以促进内部水分扩散至表面。而改变空气的状态及流速对干燥的影响不大。

总之，在考虑强化干燥时，不仅要考虑空气的性质和操作条件，还要考虑物料性质、结构以及所含水分性质。

四、干燥的方法与设备

由于工业生产中被干燥物料的性质、干燥程度、生产能力的大小等均不同，所以需要根据实际情况选择适宜的干燥方法与设备。

1. 干燥方法

干燥方法的分类方式有多种：①按操作方式分类，为间歇式、连续式；②按操作压力分类，为常压式、真空式；③按热量传递方式分类，为传导、对流、辐射、介电加热干燥。

现介绍按热量传递方式进行的干燥方法。

(1) 传导干燥　即将热能以传导方式通过接触面传给物料，使物料中的湿分汽化而进行干燥的操作。

(2) 对流干燥　系将热能以对流方式由热气体传给物料，使物料中的湿分汽化并由气流带走而干燥的操作。此时热空气既是载热体又是载湿体。该方法是目前在制药工业中应用最普遍干燥方法。

(3) 辐射干燥　系将热能以电磁波的形式发射，入射至湿物料表面被吸收而转变为热能，使物料中的湿分汽化而干燥的操作。

(4) 介电加热干燥　系将湿物料置于高频电场内，由于高频电场的交变作用使物料中的水分加热汽化而干燥的操作。

2. 干燥设备

(1) 箱式干燥器　它包括平行流式箱式干燥器、穿流式箱式干燥器、真空箱式干燥器、热风循环烘箱等种类。箱式干燥器是传统的干燥设备，目前国内许多药厂仍在使用。

平行流式箱式干燥器，料盘置于小车上，小车可方便地推进推出。箱内设有风扇、空气加热器、热风整流板及进出风口。

穿流式箱式干燥器与平行流式不同之处在于料盘底部为金属网（孔板）结构。导风板强制热气流均匀地穿过堆积的料层。

真空箱式干燥器的传热方式大多用间接加热、辐射加热、红外加热或感应加热等。间接加热是将热水或蒸汽通入加热夹板，再通过传导加热物料，箱体密闭在减压状态下工作。

热风循环烘箱是一种可拆装的箱体设备（如图 6-38）。利用蒸汽和电为热源，通过加热器加热，使大量热风在箱内进行热风循环，经

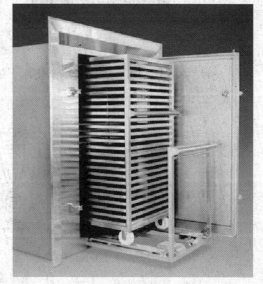

图 6-38　热风循环烘箱

过不断补充新风进入箱体，然后不断从排湿口排除湿热空气，使箱内物料的水分逐渐减少。

箱式干燥器结构简单，适用于小批量的生产或干燥时间要求比较长的物料以及易碎物料，操作简便，投资少。其缺点主要是劳动强度大，热能利用率低，生产效率低，物料干燥不均匀，尤其是干燥速率过快时，很容易造成外壳干而颗粒内部残留水分过多的"虚假干燥"现象，给下一步的制片工艺带来不利影响，有时也会造成可溶性成分在颗粒之间发生"迁移"而使片剂的含量不均匀。

（2）减压干燥器 减压干燥是在密闭容器中抽真空后进行干燥的方法。此法的优点是温度较低，产品质地松易粉碎。此外，减少空气对产品的不良影响，对保证产品质量有一定意义。特别适合于含热敏感成分的物料。干燥效果取决于真空度的高低与被干燥物堆积的厚度。其特点还有：干燥的温度低，速度快；减少物料与空气的接触机会，可减少药物污染或氧化变质；产品呈松脆的海绵状，易粉碎。该法适用于稠浸膏及热敏性或高温下易氧化物料的干燥。稠浸膏减压干燥时应控制好装盘量、真空度与加热蒸汽压力，以免物料起泡溢盘，造成浪费与污染。干燥设备为真空干燥箱。

（3）流化床干燥器 流化床干燥器是利用热的空气流使湿颗粒形成松散而悬浮的流化状态而干燥的过程，此时空气与物料间发生传热和传质。由于悬浮的流态化类似液体的沸腾，故又称沸腾干燥器（如图 6-39 所示）。

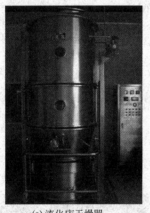 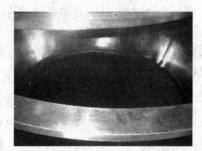

(a) 流化床干燥器   (b) 底部筛网

图 6-39　流化床干燥器

图 6-40 为卧式负压（抽气法）流化床干燥装置示意图，其主要结构分为以下几个部分。

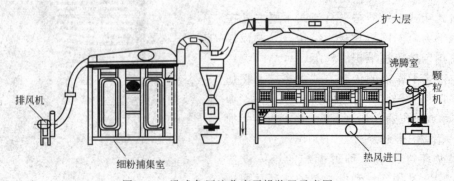

图 6-40　卧式负压流化床干燥装置示意图

① 热风进口　采用高效的蒸汽散热排管，空气预热温度可调节在80℃以上，有时可达100℃。

② 沸腾室　湿颗粒进入沸腾室后，立即在多孔板上流化翻腾，快速地与热气流进行热交换，蒸发的水分则经扩大层随着上升的热气流带走。其结构上宽下窄，两边各开观察窗和清洗门，底部由多孔板组成，上铺一层绢丝筛网，多孔板下面有几个热风进口阀门。传热传质的过程，在沸腾室内连续不断地进行，从而实现了湿颗粒的干燥。

③ 扩大层　扩大层是沸腾室上方的长方形室，比下面宽两倍、高一倍，借以降低物料的运动速度。

④ 细粉捕集室　主要由几组布袋滤器组成，一端接排风机，另一端接旋风分离器后与沸腾室相通。沸腾室中的湿、热空气由布袋滤器滤过而排出，随之而来的细粉则留在布袋滤器内，待操作结束后由布袋滤器中放出，必要时也可回收再用。

⑤ 排风机与颗粒机　操作时，应先开蒸汽加热器，再开排风机，使沸腾室内部先干燥，然后由颗粒机送入湿颗粒，调节风量使颗粒处于良好的流化状态保持一定温度和一定时间，即可得到干颗粒。其结构排风机在最左方，主要起抽气形成负压的作用；最右方为颗粒机，主要是为了实现连续化生产而与流化床干燥机相互连接在一起。

与箱式干燥法相比，由于在干燥过程中颗粒上下翻腾，互相并不紧密接触，所以一般不会发生可溶性成分的"迁移"现象，片剂的含量均匀度较好。流化床干燥法应用很广，其具有传热效果好、效率高、时间短、对某些热敏感物料亦可采用、操作方便、劳动强度小、自动化程度高、所得产品干湿程度均匀、流动性良好等优点。但也有其不足之处，比如设备不易清洗、细颗粒比例较高等。

(4) 喷雾干燥器　直接把药液喷入干燥室中进行干燥的方法。其设备结构与操作完全和喷雾制粒相同，参见本章第五节相关内容。由于蒸发面积大、干燥时间短（数秒至数十秒），在干燥过程中雾滴的温度大致等于空气的湿球温度，一般为50℃左右，对热敏物料及无菌操作时非常适合。干燥制品多为松脆的空心颗粒，溶解性好。

(5) 微波干燥器　属于介电加热干燥器，常用于避免物料表面温度过高或防止主药在干燥过程中迁移等情况。微波干燥的原理是把物料置于高频交变电场内，水分子在外加的强电场力的作用下极化，并与外加电场一致的方向整齐排列，若外加电场不断改变方向，水分子就会随着电场方向不断地迅速转动重新排列，在此过程中水分子间产生剧烈的碰撞和摩擦，部分能量转化为热能，从而使物料得到干燥。工业上使用的频率为915MHz或2450MHz。微波干燥器加热迅速、均匀、干燥速率快、热效率高，对含水物料的干燥特别有利；微波操作控制灵敏、操作方便。缺点是成本高，对有些物料的稳定性有影响。

(6) 冷冻干燥机　冷冻干燥是将含有大量水分的物料（溶液或混悬液）先冻结至冰点以下（通常-40～-10℃），然后在高真空下加热，使水分从冰中直接升华进行干燥的方法。凡是对热敏感，而且在水溶液中不稳定的药物，都可采用冻干法制备干燥粉末。因为是利用升华达到除水分的目的，所以也可称作升华干燥。

(7) 其他干燥方法　例如红外干燥器，系利用红外线对物料直接照射而加热干燥的设备。当红外线的发射频率与物料分子运动频率相匹配时产生分子的强烈振动和转动，从而使分子间产生剧烈的碰撞和摩擦，转化为热能，从而使物料干燥。由于物料表面和内部的分子同时吸收红外线，故受热均匀、干燥快、质量好。缺点是电能消耗大。

（辽宁科技学院　刘丹丹）

参考文献

［1］ 国家药典委员会.中华人民共和国药典.2020 年版.北京：中国医药科技出版社，2020.

［2］ 潘卫三.工业药剂学.第 3 版.北京：中国医药科技出版社，2015.

［3］ 方亮.药剂学.第 8 版.北京：人民卫生出版社，2016.

［4］ 崔福德.药剂学.第 2 版.北京：中国医药科技出版社，2011.

［5］ 郑俊民.药用高分子材料学.第 3 版.北京：中国医药科技出版社，2009.

［6］ Allen，Loyd，and Howard C. Ansel's pharmaceutical dosage forms and drug delivery systems，ninth edition. Philadephia：New York：Lippincott Williams & Wilkins，2013.

［7］ Augsburger，Larry L.，and Stephen W. Hoag，eds. Pharmaceutical dosage forms-tablets. CRC Press，2008.

第七章 固体制剂 (二)

本章主要介绍散剂、颗粒剂、胶囊剂、滴丸剂及微丸剂等固体剂型。目前，这些固体剂型在临床上均有广泛的应用。通过本章学习，了解这些剂型的特点、制备方法与设备、包装与贮存，以及质量评价等。

第一节 散　　剂

一、概述

散剂（Powders）系指原料药物或与适宜的辅料经粉碎、均匀混合制成的干燥粉末状制剂。可供内服和外用。

散剂具有以下一些特点：①粒径小，比表面积大、易分散，药物吸收迅速，起效快；②外用覆盖面积大，具有保护、收敛等作用；③制备工艺简单，贮存、运输、携带都比较方便；④剂量易于控制，便于婴幼儿服用。由于药物粉碎后比表面积增大，其嗅味、刺激性及化学活性也相应增加，且某些挥发性成分易散失。所以，一些刺激性、腐蚀性较强，遇光、湿、热容易变质的药物一般不宜制成散剂。

散剂的分类方法很多，一般按其用途、药物组成、剂量及药物性质分类。

(1) 按用途分类　可分为口服散剂和局部用散剂。口服散剂一般溶于或分散于水、稀释液或者其他液体中服用，也可直接用水送服，如口服补液盐散、蒙脱石散、氢溴酸东莨菪碱散等。局部用散剂可供皮肤、口腔、咽喉、腔道等处局部应用，如痱子粉、脚气粉、冰硼散等。

(2) 按药物组成分类　可分为单散剂和复方散剂。单散剂系由一种药物组成，如川贝散、硫酸阿托品散等。复方散系由两种或两种以上药物组成，如足光散、冰硼散等。

(3) 按剂量分类　可分为单剂量散与多剂量散。单剂量散系指将散剂分成单独剂量由患者按包服用，如多数的口服散剂。多剂量散指以总剂量的形式，由患者按医嘱分取剂量，如多数的局部用散剂。

(4) 按药物性质分类　可分为含小剂量药物散剂，如氢溴酸东莨菪碱散等；含液体成分的散剂，如蛇胆川贝散等；含共熔组分散剂，如痱子粉等。

二、散剂的制备

散剂的制备工艺流程如图 7-1 所示。

个别散剂因成分或数量的不同，可将其中的几步操作结合进行。制备散剂的粉碎、过筛、混合等单元操作已在第六章阐述，这里仅就散剂要求有关内容作简要说明。

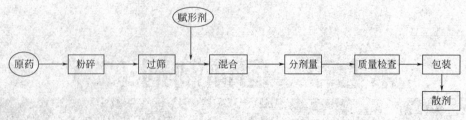

图 7-1 散剂的制备工艺流程图

1. 粉碎、过筛

散剂中的药物及赋形剂都应有适宜的粉碎度。药物的粉碎度不仅关系到它的物理性质（如外观、均匀性、流动性等），并且可直接影响它的疗效。一般口服用散剂为细粉，即通过六号筛的细粉的含量不少于95%；儿科用和局部用散剂为最细粉，即通过七号筛的细粉含量不少于95%；眼用散剂一般规定为全部通过九号筛。

2. 混合

混合是散剂制备的重要工艺过程之一。混合均匀与否，对散剂的质量和疗效都有直接影响，对含有毒剧药物的散剂更具有重要意义。为了达到均匀的混合效果，必须充分考虑以下一些问题。

（1）组分比例　两种物理状态和粉末粗细相似的药物等量混合时，一般容易混合均匀。若组分比例相差悬殊时，难以混合均匀，此时应采用"等量递增"混合法，即将量大的物料先研细，然后取出一部分与量小的物料约等量混合研匀，如此倍量增加量大的药物直至全部混匀。此法又称逐级稀释法，习称"配研法"。毒剧药物或药理作用很强的药物，其剂量小，常加一定比例量的稀释剂制成稀释散或倍散，以便临时配方。常用的有五倍散、十倍散，亦有百倍散、千倍散。常用的稀释剂有乳糖、淀粉、糊精、蔗糖、葡萄糖、沉降碳酸钙、白陶土等。

（2）组分的堆密度　一般将堆密度小的物料先放入容器内，再加入堆密度大的物料，以避免堆密度小的物料浮于上部或飞扬，不易混匀，如轻质碳酸镁、轻质氧化镁等与其他药物混合时，应将前者先放入容器中。当粒径小于 30μm 时，密度对物料混合的影响很小。

（3）混合器械的吸附性　有的药料对混合器械具有黏附性，不仅影响混合效果，且易造成成分损失。一般应将量大或不易吸附的药物或辅料先加垫底，量少或易吸附者后加入。

（4）混合粉末的带电性　药物粉末的表面一般不带电，但在混合摩擦时往往产生表面电荷而阻碍粉末的混匀。通常可加入少量表面活性剂或润滑剂如十二烷基硫酸钠、硬脂酸镁等加以克服。

（5）混合时间　一般来说，混合的时间越长越均匀。但实际所需的混合时间应由混合药物量的多少及使用器械的性能所决定。

（6）含液体或易吸湿成分的混合　处方中若含有少量的液体成分，如挥发油、酊剂、流浸膏等，可利用处方中其他成分吸收。如含量较多时，可另加适量的吸收剂至不显潮湿为度。常用的吸收剂有磷酸钙、白陶土、蔗糖或葡萄糖等。处方中含有结晶水的药物（如硫酸钠或硫酸镁结晶），研磨后可释出水分引起润湿，可用等摩尔的无水物代替。如为吸湿性强的药物（如胃蛋白酶等）应在干燥环境下迅速操作，并且密封包装防潮。有的药物本身虽不吸潮，但相互混合后易于吸潮（如氯化钠与氯化钾），应分别包装。

（7）低共熔 两种或多种药物混合后，熔点往往降低，如熔点降至室温附近，则易出现润湿或液化现象。对于可形成低共熔物的散剂，应根据共熔后对药理作用的影响及处方中所含有其他固体组分的数量而采取相应措施：①共熔后药理作用较单独应用增强者，则宜采用共熔法，如氯霉素与尿素等，但应通过试验确定减小剂量；②共熔后药理作用几乎变化，且处方中固体组分较多时，可将共熔组分先共熔，再与其他组分吸收混合，使分散均匀；③处方中如含有挥发油或其他足以溶解共熔组分的液体时，可先将共熔组分溶解，然后，再借喷雾法或一般混合法与其他固体组分混匀；④共熔后药理作用减弱者，应分别用其他组分（如辅料）稀释，避免出现低共熔现象。

3. 分剂量

将混合均匀的物料按需要的剂量分装的过程称为分剂量。常用的方法有重量法和容量法。重量法准确，但效率较低，适合于含有细料和毒剧药物的散剂。容量法分剂量效率高，可实现工业化连续生产。目前国内散剂的自动分量机、定量分包机等都是采用容量法分剂量。药物、混合物的性质（如流动性、堆密度、吸湿性等）以及分剂量的速度均能影响其准确性，分剂量时应注意及时检查并加以调整。

三、散剂举例

例 7-1 足光散

【处方】
硼酸	140g	枯矾	30g
氧化锌	140g	水杨酸	60g
樟脑	10g	滑石粉	加至1000g

【制法】①樟脑用50mL 95%乙醇溶解，备用；②其余5种药品分别过80～100目筛，备用；③先将樟脑乙醇溶液与氧化锌混合均匀，再与其余药品混合均匀，分装即得。

【注解】枯矾是明矾 $[KAl(SO_4)_2\cdot12H_2O]$ 的烘干去水物。

例 7-2 氢溴酸东莨菪碱散（倍散）

【处方】 氢溴酸东莨菪碱 0.0003g　　　乳糖　　0.2997g

【制法】取氢溴酸东莨菪碱0.1g置于乳钵中，按等量递增原则加乳糖0.9g混匀成1：10倍散；取十倍散0.1g同上法加乳糖0.9g混匀成1：100的倍散；取百倍散0.1g等量递增加入0.9g混匀成1：1000的倍散，取千倍散0.9g分成三等份，包装即得。

【注解】本品属小剂量毒剧药，大量配制时必须做含量均匀度检查，以保证质量和用药的安全。

四、散剂的包装与贮存

散剂的比表面积一般较大，故其吸湿性或风化性较显著。散剂吸湿后可发生很多变化，如润湿、失去流动性、结块等物理变化；变色、分解或效价降低等化学变化及微生物污染等生物变化。因此，防潮是保证散剂质量的重要措施，选用适宜的包装材料和贮存条件可延缓散剂的吸湿。

1. 包装

分剂量散剂的包装有五角包、四角包或纸袋、塑料袋包装等。非分剂量的散剂可用塑料袋、纸盒或玻璃瓶包装。玻璃瓶装时可加塑料内盖。用塑料袋包装应热封严密。有时在大包装中装入干燥剂如硅胶等。复方散剂用瓶装时，瓶内药物应填满，压紧，否则在运输过程中由于成分密度的不同而分层，以致破坏散剂的均匀性。

散剂一般采取密封包装。用于包装的材料有很多种，一般用透湿系数（P）来评价包装材料的防潮性，P 小者，防潮性能好。表 7-1 列举了一些常用包装材料的透湿系数。

表 7-1　常用包装材料的透湿系数（P）

名称	P 值	名称	P 值
蜡纸 A	3	滤纸	1230
蜡纸 B	12	聚乙烯	2
蜡纸 C	22	聚苯乙烯	6
亚麻仁油纸	160	聚乙烯丁醛	30
桐油纸	190	硝酸纤维素	35
玻璃纸	222	醋酸乙烯	50
硫酸纸	534	聚乙烯醇	270

2. 贮存

散剂在贮存过程中，温度、湿度、微生物以及紫外光照射等对散剂质量均有一定影响。除另有规定外，散剂应密闭贮存，含挥发性原料药物或易吸潮原料药物的散剂应密封贮存。

五、散剂的质量评价

《中国药典》2020 年版对散剂的质量要求有粒度、外观均匀度、水分、干燥失重、装量差异、装量、无菌、微生物限度方面的检查项目。

1. 粒度

除另有规定外，化学药局部用散剂和用于烧伤或严重创伤的中药局部用散剂及儿科用散剂，照下述方法检查，应符合规定。

【检查法】　除另有规定外，取供试品 10g，精密称定，照粒度和粒度分布测定法（《中国药典》2020 年版四部通则 0982 单筛分法）测定。化学药散剂通过七号筛（中药通过六号筛）的粉末重量，不得少于 95%。

2. 外观均匀度

取供试品适量，置于光滑纸上，平铺约 $5cm^2$，将其表面压平，在明亮处观察，应色泽均匀，无花纹与色斑。

3. 水分

中药散剂照水分测定法（《中国药典》2020 年版四部通则 0832）测定，除另有规定外，不得过 9.0%。

4. 干燥失重

化学药和生物制品散剂，除另有规定外，取供试品，照干燥失重测定法（《中国药典》2020 年版四部通则 0831）测定，在 105℃ 干燥至恒重，减失重量不得过 2.0%。

5. 装量差异

单剂量包装的散剂，照下述方法检查，应符合规定，见表 7-2。

【检查法】　除另有规定外，取供试品 10 袋（瓶），分别精密称定每袋（瓶）内容物的重量，求出内容物的装量与平均装量。每袋（瓶）装量与平均装量相比较〔凡有标示装量的散剂，每袋（瓶）装量应与标示装量相比较〕，按表中的规定，超出装量差异限度的散剂不得多于 2 袋（瓶），并不得有 1 袋（瓶）超出装量差异限度的 1 倍。

表 7-2 散剂装量差异限度要求

平均装量或标示装量	装量差异限度（中药、化学药）	装量差异限度（生物制品）
0.1g 及 0.1g 以下	±15%	±15%
0.1g 以上至 0.5g	±10%	±10%
0.5g 以上至 1.5g	±8%	±7.5%
1.5g 以上至 6.0g	±7%	±5%
6.0g 以上	±5%	±3%

凡规定检查含量均匀度的散剂，一般不再进行装量差异的检查。

6. 装量

除另有规定外，多剂量包装的散剂，照最低装量检查法（《中国药典》2020 年版四部通则 0942）检查，应符合规定。

7. 无菌

除另有规定外，用于烧伤〔除程度较轻的烧伤（Ⅰ°或浅Ⅱ°外）〕、严重创伤或临床必需无菌的局部用散剂，照无菌检查法（《中国药典》2020 年版四部通则 1101）检查，应符合规定。

8. 微生物限度

除另有规定外，照非无菌产品微生物限度检查：微生物计数法（《中国药典》2020 年版四部通则 1105）和控制菌检查法（《中国药典》2020 年版四部通则 1106）及非无菌药品微生物限度标准（《中国药典》2020 年版四部通则 1107）检查，应符合规定。凡规定进行杂菌检查的生物制品散剂，可不进行微生物限度检查。

第二节 颗 粒 剂

一、概述

颗粒剂（Granules）系指药物与适宜的辅料混合制成具有一定粒度的干燥颗粒状制剂。颗粒剂主要供内服，既可吞服，又可混悬或溶解在水中服用。

根据其在水中的溶解情况，分为可溶性颗粒剂、混悬性颗粒剂及泡腾性颗粒剂。混悬性颗粒剂系指难溶性药物与适宜辅料制成一定粒度的干燥颗粒剂，临用时加水或其他适宜的液体振摇，如阿奇霉素颗粒剂。泡腾性颗粒剂系指含有碳酸盐和有机酸，遇水可产生大量二氧化碳而呈泡腾状的颗粒剂，尤其适用于小孩、老人和吞咽困难的患者，如维生素 C 泡腾颗粒剂，泡腾颗粒一般不得直接吞服。根据药物释放部位与速度，颗粒剂可分为普通颗粒、肠溶颗粒及缓释颗粒。肠溶颗粒剂系指采用肠溶材料包裹颗粒或其他适宜方法制成的颗粒剂，如奥美拉唑肠溶颗粒，肠溶颗粒不得咀嚼。缓释颗粒剂系指用药后能在较长时间内持续释放药物以达到长效作用的机制，缓释颗粒不得咀嚼。

颗粒剂是临床应用较散剂更为广泛的固体制剂，具有下列特点：①飞散性、附着性、聚集性、分离性、吸湿性等均较小，有利于分剂量和含量准确；②服用方便，可以直接吞服，也可以冲入水中饮用，根据需要加入芳香剂、矫味剂、着色剂等可制成色、香、味俱全的药物制剂；③必要时可以包衣或制成缓释制剂；④性质稳定，运输、携带、贮存方便；⑤但颗粒剂由于粒子大小不一，分剂量时不易准确，且混合功能较差，几种密度不同、数量不同的颗粒相混合时容易发生分层现象。

二、颗粒剂的制备

颗粒剂的一般制备流程如图 7-2 所示。

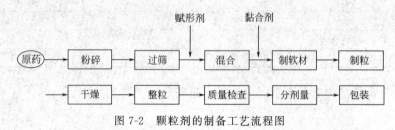

图 7-2　颗粒剂的制备工艺流程图

1. 粉碎、过筛、混合与制粒

主药和辅料的粉碎、过筛、混合与制粒操作，在第六章已阐述。毒剧药、贵重药及有色的原、辅料宜更细一些，易于混匀，使含量准确。

2. 干燥

除流化（或喷雾制粒法）制得的颗粒已被干燥外，其他方法制得的颗粒必须再用适宜的方法加以干燥，以除去水分，防止结块或受压变形。颗粒剂的干燥常用加热法（烘箱）、真空干燥及沸腾干燥等方法。

3. 整粒与分级

在干燥过程中，某些颗粒可能发生粘连，甚至结块，必须通过整粒制成具有一定粒度的均匀颗粒。按药典规定可采用过筛的方法进行整粒和分级。

4. 质量检查与分剂量

将制得的颗粒进行含量、水分检查与粒度测定等，按剂量装入适宜包装袋或容器中。

5. 特殊颗粒剂的制备

(1) 混悬颗粒剂的处方和制备工艺　混悬颗粒剂在制备过程中必须制粒，药物粒度必须控制在一定范围内。由于对物理稳定性无特殊要求，处方中一般不需要加入助悬剂、絮凝剂及反絮凝剂等辅料。

(2) 泡腾颗粒剂的制备　泡腾颗粒剂除含有稀释剂、黏合剂等常规辅料外，还含有泡腾崩解剂。泡腾崩解剂包括酸源和碱源。常用的酸源有酒石酸、柠檬酸、苹果酸、富马酸等，常用的碱源有碳酸氢钠、碳酸氢钾、碳酸钠、碳酸钙等。泡腾颗粒剂的制备将酸源和碱源分别制成酸性颗粒、碱性颗粒，干燥后再混合均匀。

三、颗粒剂举例

例 7-3　利巴韦林颗粒剂

【处方】 利巴韦林　　　　　　1.2kg　　　　　　葡萄糖　　　　　　13.2kg

　　　　　甜菊糖苷　　　　　　0.04kg　　　　　香兰素　　　　　　0.004kg

　　　　　4%羟丙甲基纤维素 E_{50}　2.2kg

【制法】 将利巴韦林、葡萄糖、甜菊糖苷和香兰素各成分混合均匀，加黏合剂 4% 羟丙甲基纤维素 E_{50} 2.2kg，制成软材，用 12 目尼龙筛制湿颗粒，70℃温度烘干，再用 14 目筛整粒，颗粒分装即可。

【注解】 利巴韦林颗粒为广谱抗病毒药，适用于病毒性上呼吸道感染，皮肤疱疹病毒感染。

例7-4 吲哚美辛缓释颗粒

【处方】 吲哚美辛   200g   海藻酸钠   适量
　　　　　壳聚糖   适量   醋酸溶液   少量

【制法】 称取一定量吲哚美辛（过80目筛），加入1.5%海藻酸钠水溶液，搅拌混匀，所得混悬液滴加到慢速磁力搅拌的0.5%壳聚糖的2%醋酸溶液（内含1.5%氯化钙）中，滴加完毕后继续搅拌5min，过滤、水洗，得白色球状小珠，室温自然干燥后整粒，分装即可。

四、颗粒剂的包装与贮存

颗粒剂的包装、贮存基本与散剂相同。但应注意均匀性，防止发生分层，防止吸潮。颗粒剂应密封贮藏，在干燥处保存。

五、颗粒剂的质量评价

颗粒剂除要求主药含量符合规定，颗粒干燥、均匀，色泽一致，无吸潮、软化、结块、潮解等现象外，《中国药典》2020版还规定应做粒度、干燥失重、溶化性及装量差异等检查项目。

1. 粒度

除另有规定外，照粒度和粒度分布测定法（《中国药典》2020年版四部通则0982第二法双筛分法）测定，不能通过一号筛与能通过五号筛的总和不得超过15%。

2. 干燥失重与水分

除另有规定外，化学药品和生物制品颗粒剂照干燥失重测定法（《中国药典》2020年版四部通则0831）测定，于105℃干燥（含糖颗粒应在80℃减压干燥）至恒重，减失重量不得超过2.0%；中药颗粒照水分测定法测定（《中国药典》2020年版四部通则0832）测定，除另有规定外，水分不得过8.0%。

3. 溶化性

（1）可溶颗粒检查法 取供试品10g（中药单剂量包装取1袋），加热水200mL，搅拌5min，立即观察，可溶颗粒应全部溶化或轻微浑浊。

（2）泡腾颗粒检查法 取供试品3袋，将内容物分别转移至盛有200mL水的烧杯中，水温为15～25℃，应迅速产生气体而呈泡腾状，5min内颗粒均应完全分散或溶解在水中。

颗粒剂按上述方法检查，均不得有异物，中药颗粒还不得有焦屑。

混悬颗粒以及已规定检查溶出度或释放度的颗粒剂可不进行溶化性检查。含中药原粉的颗粒剂不进行溶化性检查。

4. 装量差异

单剂量包装的颗粒剂的装量差异限度应符合表7-3的规定。

表7-3 颗粒剂的装量差异限度

平均装量或标示装量	装量差异限度
1.0g或1.0g以下	±10%
1.0g以上至1.5g	±8%
1.5g至6.0g	±7%
6.0g以上	±5%

取供试品 10 袋（瓶），除去包装，分别精密称定每袋（瓶）内容物的重量，求出每袋（瓶）内容物的装量与平均装量。每袋（瓶）的装量与平均装量相比较 [凡无含量测定的颗粒剂，每袋（瓶）装量应与标示装量比较]，超出装量差异限度的颗粒剂不得多于 2 袋（瓶），并不得有 1 袋（瓶）超出装量差异限度 1 倍。

凡规定检查含量均匀度的颗粒剂，一般可不再进行装量差异的检查。

5. 装量

多剂量包装的颗粒剂，照最低装量检查法（《中国药典》2020 年版四部通则 0942）检查，应符合规定。

第三节 胶 囊 剂

一、概述

1. 胶囊剂的概念与特点

胶囊剂（Capsules）系指原料药物或与适宜辅料充填于空心胶囊或密封于软质囊材中制成的固体制剂。

胶囊剂主要供口服，具有以下几个方面的特点。

(1) 掩盖药物的不良嗅味，提高药物稳定性 胶囊壳将药物与外界隔离，可以避免光线、空气中水分和氧分子的影响，从而提高稳定性。对光敏感、遇湿热不稳定或具有不良嗅味的药物，如维生素、抗生素等，装入空胶囊后可在一定程度上具有遮蔽、保护与稳定作用。

(2) 药物在体内快速起效 胶囊剂中的药物是以粉末或颗粒状态直接填装于囊壳中，不受压力等因素的影响，所以在胃肠道中可迅速分散、溶出和吸收，一般情况下其起效快于片剂、丸剂等剂型。但固体制剂胃肠道吸收速率之间的这种差异很少具有明显的临床意义。

(3) 药物形态可调适性 含油量高的药物或液态药物难以制成丸剂、片剂等，但可制成软胶囊剂，服用、携带方便。

(4) 缓释、控释、肠溶作用 将药物制成颗粒或小丸后，用不同性质的高分子材料包衣，使之有不同的释放度，再按不同比例混合装入空胶囊内，可起到缓释、控释、靶向释放、肠溶等作用。

但是下列情况不宜制成胶囊剂：①药物的水溶液或稀乙醇溶液，因能使胶囊壁溶解；②易风化性药物，可使胶囊壁软化；③易吸湿性药物，可使胶囊壁干燥而变脆等；④易溶性药物如溴化物、碘化物、氯化物等以及小剂量的刺激性剧药，因在胃肠道中溶解后，局部浓度过高而刺激胃黏膜。

2. 胶囊剂的分类

根据囊壳的差别，通常将胶囊剂分为硬胶囊剂（Hard Capsules）和软胶囊剂（Soft Capsules）两种。硬胶囊剂（通称为胶囊）系指采用适宜的制剂技术，将原料药物或加适宜辅料制成的均匀粉末、颗粒、小片、小丸、半固体或液体等，充填于空心胶囊中的胶囊剂。软胶囊剂也称胶丸，系指将一定量的液体原料药物直接包封，或将固体原料药物溶解或分散在适宜的辅料中制备成溶液、混悬液、乳状液或半固体，密封于软质囊材中的胶囊剂。

根据药物释放速率和规律，还可以制备成缓释胶囊（Sustained-release Capsules）、控释胶囊（Controlled-release Capsules）或肠溶胶囊（Enteric Capsules）。缓释、控释胶囊中的药物以缓慢速度释放，一般由药物与高分子材料组成的缓释、控释小丸填充而成。肠溶胶囊中药物在胃中不释放，到达肠道之后开始释放药物，是通过采用溶解性随 pH 增加而增加的药用材料达到这一目的。

二、胶囊剂的制备与设备

（一）空心胶囊的制备

1. 空心胶囊的外观与规格

空心胶囊呈圆筒状，是由可套合和锁合的帽和体两节组成的质硬且有弹性的空囊，分为透明（两节均不含遮光剂）、半透明（仅一节含遮光剂）、不透明（两节均含遮光剂）。目前市售的空心胶囊有普通型和锁口型两类，锁口型又分单锁口和双锁口两种，如图 7-3 所示。普通型由帽节和体节两部分组成，锁口型的囊帽、囊体有闭合用槽圈，套合后不易松开，以保证硬胶囊剂在生产、运输和贮存过程中不易漏粉。空心胶囊的颜色各不同，帽与节的颜色也可各异，以区别不同的硬胶囊剂。

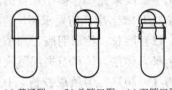

(a) 普通型　(b) 单锁口型　(c) 双锁口型

图 7-3　空心胶囊类型示意图

空心胶囊的规格从大到小分主要分为 000、00、0、1、2、3、4、5 号，共 8 种，常用的为 0~5 号。空心胶囊的长度和囊壁厚度规定见表 7-4。

表 7-4　空心胶囊长度和囊壁厚度的标准（mm）

胶囊号	口径（外部）		长度		全囊长度	囊壁厚度
	帽节	体节	帽节	体节		
0	7.65±0.03	7.33±0.03	11.05±0.30	18.69±0.30	21.50±0.50	0.12~0.14
1	6.90±0.03	6.55±0.03	9.82±0.30	16.75±0.30	19.60±0.50	0.12~0.14
2	6.35±0.03	6.01±0.03	9.04±0.30	15.75±0.30	18.50±0.50	0.11~0.13
3	5.84±0.03	5.54±0.03	8.01±0.30	14.01±0.30	16.10±0.50	0.11~0.13

2. 空心胶囊的组成

传统的空心胶囊的基本组成是明胶。明胶为动物骨、皮水解而制得，分为 A 型和 B 型两类。由酸水解制得的明胶为 A 型明胶，等电点为 pH=7~9；由碱水解制得的明胶为 B 型明胶，等电点为 pH=4.7~5.2。其分子量约为 175000~450000，分子中含有肽键，可因水解断键成低分子量的水解明胶，最终成为 α-氨基酸。明胶在等电点时，黏度、表面活性、溶解度、透明度、膨胀度为最小，而胶冻的熔点最高。将明胶溶液冷却成胶冻后的硬度称为胶冻力，胶冻力越大，制得的胶囊坚固而有弹性。明胶的黏度和胶冻力对空心胶囊的质量有影响。明胶的浓度与胶囊壁的厚薄相关，胶原的来源不同，明胶的物理性质则有较大的差异，如以骨骼为原料制得的骨明胶，质地坚硬，性脆而透明度差；以猪皮为原料制得的猪皮明胶，其可塑性、透明度好，两者混合使用较为理想。

明胶胶囊有一定的局限性，如易失水硬化、吸水软化、遇醛类物质易发生交联固化反应，来源于动物，不能满足不同宗教、文化地区或素食者的需要等。因此，市场上出现了一些植物来源的空心胶囊，如羟丙基纤维素空心胶囊、淀粉胶囊。国产淀粉空心胶囊包括高直链淀粉 40~70 份，高支链淀粉 20~60 份，预糊化淀粉 5~15 份，魔芋胶 5~20 份，去离子水 60～90 份。这种淀粉空心胶囊具有成本低、质量好、保水性强的特点，同时崩解时限较短、脆碎度低。

为改善空心胶囊性质，往往加入适量的增塑剂、着色剂、遮光剂和防腐剂等添加剂。空心胶囊所用添加剂的种类和用量应符合国家药用或食用相关标准和要求。加入羧甲基纤维素钠、羟丙基纤维素、甘油或山梨醇可增加空心胶囊的可塑性和弹性；加入琼脂能增加胶液的胶冻力；加入十二烷基硫酸钠能增加空心胶囊的光泽。为了防止空心胶囊在贮存中发生霉变，可加入适量的防腐剂。加入 2%～3% 的二氧化钛可作遮光剂，制得的空心胶囊适于填充光敏药物。必要时还可加入芳香矫味剂、食用色素等。

3. 空心胶囊的制备工艺

空心胶囊的生产过程大体分为溶胶、蘸胶、干燥、脱模、截割及整理六个工序，可由自动化生产线来完成。操作环境的温度应为 10～25℃，相对湿度为 35%～45%，空气净化度应参照 D 级洁净区的要求。

(1) 溶胶 称取明胶，加蒸馏水浸泡数分钟，取出，淋去过多的水，放置，使之充分吸水膨胀，称重，转移至夹层蒸汽锅内，逐次加增塑剂、防腐剂、着色剂及足量的热蒸馏水，加热（＜70℃）熔融成胶液，100～150 目筛过滤，滤液于 60℃温度下静置脱泡，澄明后备用。

(2) 蘸胶 用固定于平板上的若干对钢制模杆浸于胶液中一定深度，浸蘸数秒钟，然后提出液面，再将模板翻起，吹以冷风，使胶液均匀冷却固化。囊体和囊帽分别一次成型。模杆要求大小一致，外表光滑，否则影响囊体和囊帽的大小、规格，不紧密套合容易松动脱落。模杆浸入胶液的时间应根据囊壁厚薄要求而定。

(3) 干燥 将蘸好胶液的胶囊囊坯，置于架车上，推入干燥室，或同传送带传输，通过一系列恒温控制的干燥空气，使之逐渐而准确地排除水分。如干燥不当，囊坯则容易发软而粘连。

(4) 脱模与截割 囊坯干燥后即进行脱模，然后截成规定的长度。

(5) 整理 制成的空心胶囊，经灯检，剔去废品。目前多采用电子仪自动检查，自动剔去废品，然后将囊体囊帽套合。如有需要还可在空心胶囊上印字。在食用油墨中加入 8%～12% PEG 400 可以防止所印字迹被磨损。

(二) 硬胶囊剂的制备

硬胶囊剂的制备包括将药物和辅料制成的均匀粉末或粉粒等填充入空心胶囊中，套合，封口、包装等过程。其制备工艺流程如图 7-4 所示。

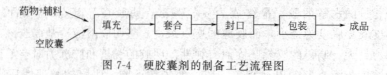

图 7-4 硬胶囊剂的制备工艺流程图

1. 硬胶囊剂的内容物

硬胶囊剂的内容物是药物及辅料的混合物，通常是固态，如粉末、结晶，或制备成颗粒、小丸、小片等，也可以是半固态。复方胶囊剂可将两种药物与辅料混合或制粒后填充，也可将一种以粉末，另一种以其他形态如小丸、小胶囊、小片等装入空心胶囊中（见图 7-5），以解决药剂制备困难或配伍变化所带来的问题，满足临床各种治疗要求。

硬胶囊剂的辅料有稀释剂（淀粉、微晶纤维素、乳糖、氧化镁），润滑剂（硬脂酸镁、

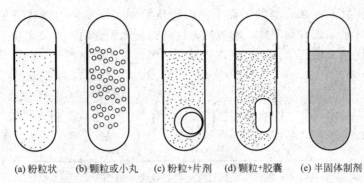

(a) 粉粒状　(b) 颗粒或小丸　(c) 粉粒+片剂　(d) 颗粒+胶囊　(e) 半固体制剂

图 7-5　胶囊剂填充物形式图

滑石粉），助流剂（微粉硅胶）等。辅料选择基本原则是：①不与主药发生物理、化学变化；②与主药混合后具有较好的流动性；③遇水后具有一定分散性，不会黏结成团而影响药物的溶出。粉末状药物的混合状态及流动性对填充效果影响较大，一定要控制粉末粒度大小，流动性差的针晶或引湿性粉末，可加适量润滑剂、助流剂。助流剂（微粉硅剂）的常用用量约 0.1%，量过大常致流动性降低。硬脂酸镁兼具润滑与助流作用，但其疏水性会影响药物的溶出。其他如聚乙二醇、硬脂酸、滑石粉、硅油及淀粉等也可作润滑剂使用，还具有减少分层的作用。将药物制成小丸后装入胶囊内，既不存在流动性问题，又保证了含量的准确性。

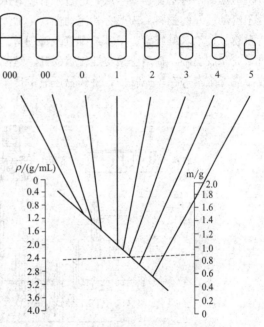

图 7-6　空心胶囊规格与体积关系图

2. 空心胶囊的选用

空心胶囊的规格从大到小分为 000、00、0、1、2、3、4、5 号，共 8 种，0～5 号为常用。胶囊规格的选择一般通过试装或凭经验来确定。通常选用一个剂量使胶囊装满的最小规格，亦可从图 7-6 中找到所需空胶囊的号码。如果已知药物的堆密度（ρ）和质量（m），在密度和质量的刻度值之间作虚线连接，该虚线与斜线相交点所对应的胶囊号即为应选择的规格，例如某固体药物 900mg，密度为 2.4g/mL，连接虚线交点对应于应选择的 3 号胶囊。

由于药物填充多用体积控制，而药物的密度、晶态、颗粒大小等不同，所占的体积也不同，故应按药物剂量所占体积来选用适宜大小的空心胶囊。0～5 号空心胶囊的体积见表 7-5。

表 7-5　空胶囊的号数与容积

空胶囊号数	0	1	2	3	4	5
容积/mL	0.75	0.55	0.40	0.30	0.25	0.15

3. 药物的填充

硬胶囊剂的填充可采用手工填充或机器填充。少量生产时，常用手工填充药物（如图

7-7）。先将固体药物平铺在适当的平面上，轻轻压紧，其厚度约为囊体高度的 $1/3 \sim 1/4$，然后带指套捏取体节，切口向下插入物料层，使药粉嵌入胶囊内，反复多次至体节装满，套上帽节即可。手工填充法药尘飞扬严重，装量误差大，生产效率低。

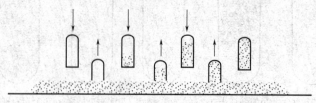

图 7-7　手工填充空心胶囊示意图

大量生产则采用自动填充机法。自动填充机样式很多，归纳为（a）、（b）、（c）、（d）四种类型（见图 7-8）。（a）型由螺旋钻压进药物。（b）型用栓塞上下往复将药物压进。（a）、（b）两型因有机械压力，可避免物料分层，适合于有较好流动性的药粉的填充。（c）型为药粉自由流入，适合于流动性好的物料。为改善其流动性，可加入 2% 以下的润滑剂如聚乙二醇、聚硅酮、硬脂酸、滑石粉、羟乙基纤维素、甲基纤维素及淀粉等。（d）型由捣棒在填充管内先将药物压成一定量后再填充于胶囊中，适用于聚集性较强的针状结晶或吸湿性药物，可加入黏合剂如矿物油、食用油或微晶纤维素等在填充管内，将药物压成单位量后再填充于空心胶囊中。

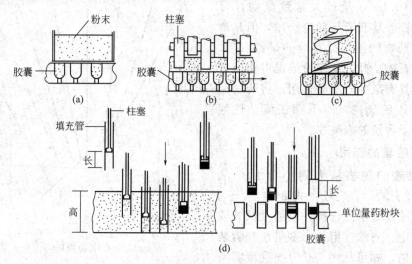

图 7-8　硬胶囊药物填充机示意图

4. 封口

目前多使用锁口式胶囊，密闭性良好，不必封口。使用平口套合的胶囊壳时必须封口。封口的材料常用制备空心胶囊时的相同浓度的明胶液（如明胶 20%、水 40%、乙醇 40%）。保持胶液 50℃，将腰轮部分浸在胶液内，旋转时带上定量胶液，在帽节与体节套合处封上一条胶液，烘干后即得。亦有用声封系统（Soniseal Sealing System）进行封口，即用高频声波使套合胶囊的接合处迅速融合。

5. 整理与包装

填充后的硬胶囊剂表面通常粘有少量药物，应予清洁。实验室中可用喷有少许液状石蜡的纱布轻搓使之光亮，然后用铝塑包装机包装或装入适宜的容器中。生产上采用胶囊抛光机，可直接除去粉尘，提高胶囊光洁度。

（三）软胶囊剂的制备

1. 胶皮的处方组成

胶皮是软胶囊剂的囊壁，液体药液被包裹于胶皮内，形成具有较大弹性的胶囊。此外，也有用甲基纤维素、海藻酸钠、变性明胶、聚乙烯醇为囊材，但未广泛使用。

胶皮的原料组成、含水量、制备工艺等对胶皮的性质如可塑性、弹性、壁厚、崩解时限有影响。与空心胶囊相似，胶皮以明胶为主要原料，根据需要可添加适量的增塑剂、防腐剂、遮光剂、色素、芳香剂、调味剂等组分。胶皮的主要特点是可塑性强、弹性大，其弹性与明胶、增塑剂和水的质量比例有关。如干明胶与干增塑剂的质量比为 1：0.3 时，制成的胶皮较硬，而质量比为 1：1.8 时，所制的胶皮比较软。水的用量依所用明胶种类不同对胶皮性质也产生不同程度的影响。通常，胶液中明胶与增塑剂的用量为 1：0.4～0.6，明胶与水用量比为 1：1 为宜。由于软胶囊在干燥过程中只损失水分，增塑剂与明胶的比例虽保持不变，但两者在胶皮内的百分比相应增大，从而影响胶皮的可塑性、弹性等。在制备中，还应考虑所填充的药物性质、药物与胶皮间的相互作用以及对药物稳定性的影响，增塑剂通常应用甘油、山梨醇或两者混合，防腐剂、遮光剂、色素等与空心胶囊相似。

2. 胶丸的内容物

胶皮可包裹各种油类或对明胶无溶解作用的液态药物、溶液或混悬液等。包裹具有吸湿性的药物或含有与水混溶的液体时（聚乙二醇、甘油、丙二醇、聚山梨酯 80 等），应注意吸湿性对胶皮的影响。通常用油作药物溶剂或混悬介质为宜。内容物为低分子水溶性和挥发性的有机药物时（如醇、酮、酸、胺、酯等），这些液体容易穿过明胶壁而使胶皮软化或溶解。醛类药物也可使明胶变性。

在进行处方设计时，往往加入一些辅料，以改善软胶囊剂的性质。例如，维生素 A 软胶囊往往加聚山梨酯 80，以增加药物的吸收和生物利用度，加入 5％～10％甘油或丙二醇可减少聚乙二醇对胶皮的硬化作用。在甾体药物的软胶囊剂中加入油或苯甲醇能改进药物的溶解度。此外，在填充液态药物时，应避免使用 pH 小于 2.5 或大于 7.5 的液体，因为酸性液体在贮存中易使明胶水解而泄漏药液，碱性药液能使明胶变性而影响胶皮的溶解度，可根据药物性质选择适宜的缓冲液为溶剂。

3. 胶丸大小的选择

软胶囊剂形状有球形、椭圆形等，选用时体积一般要求尽可能小，但填充药物应达到治疗用剂量。用混悬液制备胶丸时，可用"基质吸附率"来计算胶丸的最小体积。基质吸附率是指将 1g 固体药物制成填充软胶囊的混悬液后所需液体基质的克数。影响固体药物基质吸附率的因素有：固体药物粒子大小、形态、物理状态、密度、含水量以及亲水亲油性等。

4. 软胶囊的制备方法

软胶囊的制备方法有滴制法和压制法两种。生产软胶囊剂时，成型与填充药物是同时进行的。

（1）滴制法　滴制法制备软胶囊剂（亦称无缝胶丸）的工作原理见示意图 7-9。分别盛装于贮液槽中的油状药物与明胶液按不同速度通过滴制喷头从同心管喷出，明胶液从管的外层流下，药液从中心管流出，在管的下端流出口处，明胶将一定药液包裹起来，并滴入到另一种不相混溶的冷却液体（如液状石蜡）中。由于表面张力作用，胶液接触冷却液后形成球状体，并逐渐凝固成胶丸，如浓缩鱼肝油胶丸、亚油酸胶丸的制备。本法生产的胶丸又称无缝胶丸，具有成品率高、装量差异小、产量大、成本较低的优点。

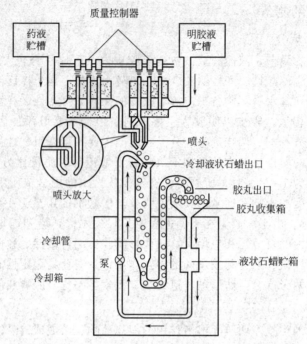

质量控制器

药液贮槽

明胶液贮槽

喷头

冷却液状石蜡出口

喷头放大

胶丸出口

胶丸收集箱

冷却管

液状石蜡贮箱

泵

冷却箱

图 7-9 滴制法制备软胶囊工艺流程图

滴制法制备胶丸的影响因素有以下四个方面。

① 明胶的处方组成 以明胶：甘油：水为 1：（0.3～0.4）：（0.7～1.4）为宜，否则胶丸壁过软或过硬。

② 液体的密度 为了保证胶丸在冷却液中有一定的沉降速度及足够的冷却成型时间，药液、胶液及冷却液三者应有适宜的密度，如鱼肝油胶丸制备时，三者的密度分别为 0.9g/mL、1.12g/mL 和 0.86g/mL。

③ 温度 胶液和药液均应保持在 60℃，喷头处应保持在 80℃，冷却液为 13～17℃，胶丸干燥温度应为 20～30℃，且配合鼓风条件。

④ 胶液的黏度 一般要求黏度为 3～5 E（即用 Engler 黏度计 25℃时测黏度，使 200mL 胶液流过的时间与 200mL 水流过的时间之比为 3～5）。鱼肝油胶丸的胶液要求黏度为 3.6 E。

（2）压制法 压制法制备软胶囊又称有缝胶丸，即将明胶、甘油、水等溶解后制成薄厚均匀的胶带，再将药物置于两块胶带之间，用钢模压制而成。生产时采用自动旋转轧囊机（图 7-10）。由机械自动制出的两张胶带以连续不断的形式向相反的方向移动，在达到旋转模之前逐渐接近，经下部加压而结合，此时药液则从填充泵经导管由楔形注入器压入两胶带之间。由于旋转模的不停转动，遂将胶带与药液压入模的凹槽中，使胶带全部轧压结合，而将药液包其中，形成软胶囊剂。剩余的胶带自动被切割分离。药液的数量由填充泵准确控制。本法可连续化自动生产，成品率较高，产量大，装量差异较小。

（四）肠溶胶囊剂的制备

肠溶胶囊剂多指硬、软胶囊经药用高分子处理或用其他方法加工而成，在肠液中崩解、溶化、释放的胶囊剂。适用于一些具有辛臭味、刺激性、遇酸不稳定或需在肠内溶解后释放的药物的制备。肠溶胶囊剂的制备方法有空心胶囊"包衣"法、胶囊内容物包衣法和甲醛浸

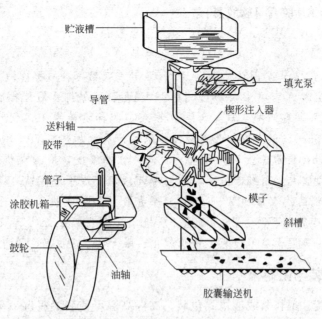

图 7-10　自动旋转轧囊机工艺流程图

渍法。

1. 空心胶囊"包衣"法

将囊壳涂上一层肠溶材料，达到肠溶的效果。肠溶材料有纤维醋法酯（Cellacefate，CAP），聚丙烯酸树脂 Eudragit L, S, 虫胶等。先将聚维酮（Povidone, PVP）溶液喷射于胶囊上，作为底衣层，以增加其黏附性，然后用 CAP、蜂蜡等进行外层包衣。根据需要，可将药物直接填充到具有肠溶作用的空心胶囊内。目前，国内已有生产可在不同部位溶解的空心胶囊。

2. 胶囊内容物包衣法

将内容物（颗粒、小丸等）包肠溶衣后装于空心胶囊中，此空心胶囊虽在胃中溶解，但内容物只能在肠道中溶解、崩解和溶出。

3. 甲醛浸渍法

将胶囊剂置于密闭容器中，使甲醛蒸气与明胶起作用而生成甲醛明胶，甲醛明胶中已无游离氨基，失去与酸结合的能力，故不能溶于胃的酸性介质中。但由于仍有羧基，故能在肠液的碱性介质中溶解，释放药物。此种肠溶胶囊的肠溶性很不稳定，能依甲醛的浓度、甲醛与胶囊接触的时间、成品贮存时间等因素而改变。因产品质量不稳定，现在较少使用。

三、胶囊剂举例

例 7-5　吲哚美辛（消炎痛）胶囊

【处方】　吲哚美辛　　　　250g　　　　　　　　淀粉　　　　　　　250g
　　　　　制成　　　　　　10000 粒

【制法】　将淀粉先进行干燥，过 120 目筛。将消炎痛粉与干淀粉混合均匀，过 120 目筛两次，充分混匀。送检合格后，分装入胶囊即得。

例 7-6 维生素 AD 胶囊（软胶囊）

【处方】 维生素 A   3000 单位   维生素 D   300 单位

　　　　 明胶   100 份   甘油   56～66 份

　　　　 水   120 份   鱼肝油或精炼食用植物油 适量

【制法】 取维生素 A 与维生素 D_2 或 D_3，加鱼肝油或精炼食用植物油（在 0℃ 左右脱去固体脂肪），溶解，并调整浓度至每丸含维生素 A 应为标示量的 90.0%～120.0%，含维生素 D 应为标示量的 85.0% 以上，作为药液。另取甘油及水加热至 70～80℃，加入明胶，搅拌熔化，保温 1～2 h，待泡沫上浮，除去，过滤，维持温度，用滴丸机滴制，以液状石蜡为冷却液，收集冷凝胶丸，用纱布拭去黏附的冷却液，室温下冷风吹 4h，放于 25～35℃ 下烘 4h，再经石油醚洗两次（每次 3～5min），除去胶丸外层液状石蜡，再用 95% 乙醇洗一次，最后在 30～50℃ 温度下烘约 2h。筛选，质检，包装，即得。

【注解】 本品主要用于防治夜盲、角膜软化、眼干燥、表皮角化及软骨病等。

四、胶囊剂的包装与贮存

通常采用玻璃瓶、塑料瓶或泡罩式包装。高温高湿可使胶囊吸湿、软化、发黏、膨胀、内容物结团，并使微生物滋生。除另有规定外，胶囊剂应密封贮存，其存放环境温度不高于 30℃，湿度应适宜，防止受潮、发霉、变质。

五、 胶囊剂的质量评价

1. 水分

中药硬胶囊剂应进行水分检查。

取供试品内容物，照水分测定法（《中国药典》2015 年版四部通则 0832）测定。除另有规定外，不得超过 9.0%。硬胶囊内容物为液体或半固体者不检查水分。

2. 装量差异

供试品 20 粒（中药取 10 粒），分别精密称定重量，倾出内容物（不得损失囊壳），硬胶囊囊壳用小刷或其他适宜的用具拭净；软胶囊或内容物为半固体或液体的硬胶囊囊壳用乙醚等易挥发性溶剂洗净，置通风处使溶剂挥尽，再分别精密称定囊壳重量，求出每粒内容物的装量与平均装量。每粒装量与平均装量相比较（有标示装量的胶囊剂，每粒装量应与标示装量比较），超出装量差异限度的不得多于 2 粒，并不得有 1 粒超出限度 1 倍（表 7-6）。

表 7-6 胶囊剂的装量差异限度

平均装量或标示量	装量差异限度
<0.30g	±10%
≥0.30g	±7.5%

凡规定检查含量均匀度的胶囊剂，一般不再进行装量差异的检查。

3. 崩解时限

除另有规定外，照崩解时限检查法（《中国药典》2015 年版四部通则 0921）检查，均应符合规定。

凡规定检查溶出度或释放度的胶囊剂，一般不再进行崩解时限的检查。

第四节　滴　丸　剂

一、概述

滴丸剂（Guttate Pills）系指原料药物与适宜的基质加热熔融混匀，滴入不相混溶、互不作用的冷凝介质中制成的球形或类球形制剂。滴丸主要供口服，亦可供外用如眼、耳、鼻、直肠、阴道等使用。

滴制法制丸始于 1933 年丹麦药厂制备的维生素 AD 丸，国内始于 1968 年。近年来，合成、半合成基质及固体分散技术的应用使滴丸剂有了迅速的发展，《中国药典》1977 年版率先收载滴丸剂型。

滴丸剂具有以下特点：

① 发挥药效迅速，对于难溶性药物来说，还可能通过提高其在胃肠道的溶解度而提高生物利用度；

② 基质容纳液态药物的量大，故可使液态药物固体化，便于服用和运输；

③ 增加药物的稳定性，因药物与基质熔合后，与空气接触面积减小，不易氧化和挥发，基质为非水物，不易引起水解；

④ 生产设备简单、操作容易，重量差异较小，成本低，无粉尘，有利于劳动保护；

⑤ 根据需要可制成内服、外用、缓释、控释或局部治疗等多种类型的滴丸剂；

⑥ 目前可选用的基质品种少；

⑦ 难以滴制成大丸（一般小于 100mg），只能应用于剂量较小的药物。

二、滴丸剂常用基质和冷凝液

1. 常用基质

滴丸中除主药以外的赋形剂均称为"基质"。基质与滴丸的形成、溶散时限、溶出度、稳定性、药物含量等有密切关系。对基质的要求：①熔点较低，在 60～100℃条件下能熔化成液体，遇冷又能立即凝成固体（在室温下仍保持固体状态），且与主药混合后仍能保持上述物理状态；②与主药无相互作用，不影响主药的药效和检测；③对人体无毒副作用等。

基质可分为水溶性及非水溶性两大类。水溶性基质常用的有聚乙二醇（PEG 4000 和 PEG 6000）、泊洛沙姆（Poloxamer）、聚氧乙烯（40）单硬脂酸酯（Polyoxyl 40 Stearate，S-40）、尿素、甘油明胶等。脂溶性基质常用的有硬脂酸、十八醇、十六醇、单硬脂酸甘油酯、氢化植物油、虫蜡等。

在实际应用时亦常采用水溶性与非水溶性基质的混合物作为滴丸的基质。混合基质的特点是可增加药物在基质中的溶解量。两种溶解性各异的基质，具有不同的极性和介电常数，可相互调节成与药物相近的极性和介电常数，从而增加药物的溶解量。混合基质还可用以调节溶出速率或溶散时限，如国内常用 PEG 6000 与适量硬脂酸配合调整熔点，可得到较好的滴丸。

2. 常用的冷凝液

用来冷却滴出的液滴，使之冷凝成固体药丸的液体，称冷凝液。冷凝液的要求：①不溶解主药与基质，且相互间无化学作用，不影响疗效；②有适宜的相对密度，即冷凝液与液滴相对密度要相近，以利于液滴逐渐下沉或缓缓上升而充分凝固，使丸形圆整；③有适当的黏度，使液滴与冷凝液间的黏附力小于液滴的内聚力而能收缩凝固成丸。

冷凝液可分为两类：一是水性冷凝液，常用的有水或不同浓度的乙醇等，适用于非水溶性基质的滴丸；二是油性冷凝液，常用的有液状石蜡、二甲基硅油、植物油、汽油或它们的混合物等，适用于水溶性基质的滴丸。

三、滴丸剂制备方法

（一）制备原理

滴丸的制备原理是基于固体分散法。固体分散法利用载体材料将难溶性药物分散成分子、胶体或微晶状态，然后再制成一定剂型。采用此法制备滴丸的具体操作是选择亲水性基质或水不溶性基质，加热熔融，然后加入药物，搅拌使全溶、混悬或乳化，在保温下滴入与之不相混溶的冷凝液中，控制一定速度，使其固化成圆整的球形。

（二）制备方法

制备滴丸过程可以简单分为熔融基质和药物制备药液、滴制、冷却成形、洗丸和干燥等几个步骤。

1. 药液的配制

将选择好的基质加热熔化，然后将处理好的药物加入其中，可溶解、乳化或混合均匀制成药液，药液应保温在 80～90℃，以便滴制。

2. 滴制

滴制前选择适当的冷凝液并调节冷却的温度。滴制时要调节滴头的滴速、药液的温度，将药液滴入冷凝液中，凝固形成丸粒。

3. 干燥

从冷凝液中捞出凝固的丸粒，并去除废丸，先用纱布擦去冷凝液，然后再用适宜的溶液搓洗除去冷凝液，用冷风吹干后，在室温下晾 4h 即可。

4. 包装

滴丸的包装应注意温度的影响，包装要严密。一般采用玻璃瓶或瓷瓶包装，亦有用铝塑复合材料包装。

（三）生产设备

滴丸制备机械由滴管、保温设备、控制冷凝液温度设备、冷凝液容器等组成。实验用的设备如图 7-11 所示。

滴制时，将电热保温箱调至适宜温度，开启玻璃旋塞 1 和 2，将熔化的药物和基质加入加料漏斗中，滤入贮液瓶中。然后关闭玻璃旋塞 1，通过玻璃旋塞 1 所在的通气管通气加压，使药液进入滴瓶内，到液面淹没虹吸管的出口为止。再通过玻璃旋塞 1 所在的通气管吸气，使管路中充满药液。调节滴出口旋塞，控制滴出速度，滴入冷凝柱内的冷凝液中，最后收集得丸。

由下向上滴制的方法［图 7-11（a）］只适用于药液密度小于冷凝液的品种，如芳香油滴丸。由于该油的相对密度小，含量又高，致使液滴的相对密度小于冷凝液而不下沉，需将滴出口浸入在冷凝液底部向上滴出，这类滴丸的丸重可以比一般滴丸大。

目前，国内滴丸机有单品种滴丸机、多品种滴丸机、定量泵滴丸机、向上滴丸机和全自

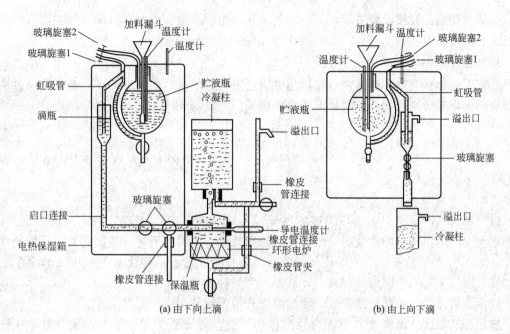

(a) 由下向上滴　　　　　　　　(b) 由上向下滴

图 7-11　滴丸制备示意图

动脉冲滴丸机等多种。冷凝方式有静态冷凝与流动冷凝两种。熔化方式可在滴丸机中或熔料锅中进行，这些都可根据生产的实际情况选择。国内尚有处于研制开发阶段的异型滴丸机，可生产圆柱形丸。这种生产工艺，不采用冷凝剂，可弥补常规滴丸生产工艺的某些不足，具有工艺条件易于选择控制、降低能耗、提高成品率、降低成本等优点，适用于复方中药滴丸。

（四）影响滴丸剂质量的因素

1. 成形

滴丸是否能够成形，主要取决于药液的内聚力（W_C）和药液与冷凝液间的黏附力（W_A）的大小。内聚力是将药液分离为两部分所需要的力，即 $W_C = 2\sigma_A$。药液与冷凝液间的黏附力为分离这两种液体所需要的力，即 $W_A = \sigma_A + \sigma_B - \sigma_{AB}$。式中，$\sigma_A$ 为药液的表面张力，σ_B 为冷却液的表面张力。σ_{AB} 为所冷凝药液与冷凝液间界面张力。故形成滴丸的成形力为：

$$成形力 = W_C - W_A = \sigma_A + \sigma_{AB} - \sigma_B \tag{7-1}$$

当成形力大于零时，滴丸才能成形；成形力小于零时，药液在冷却液中铺展，不能成形。选择 σ_B 小的冷凝液则成形力大，如二甲基硅油的表面张力比液状石蜡表面张力小，成形性就好。也可在冷凝液中加入适量的表面活性剂，如聚山梨酯类或脂肪酸山梨坦醇类，以降低 σ_B，改善成形。

2. 圆整度

影响圆整度的因素很多，液滴在冷凝液中的移动速度越快，就越容易碰成扁形，调节液滴移动速度可以控制球形的扁度。液滴与冷凝液的相对密度和冷凝液的黏度都能影响圆整度，如用高沸点的石油醚可以降低液状石蜡的黏度和相对密度；用苯二甲酸乙酯（相对密度为 1.124）可增加植物油的相对密度；也可通过提高冷凝柱上部的温度以降低黏度，而且冷凝柱上部温度低，会使液滴中带入的一些气泡在溢出时产生空洞或在溢出气泡时所带药液尚未缩回而形成尾巴。

3. 丸重

片剂、胶囊、散剂和注射剂等都采用容量法进行分剂量，但滴丸不同，滴丸是通过控制药液液滴大小来分剂量的。滴丸的丸重可以由式（7-2）来估计。

$$理论丸重 = 2\pi r\sigma \tag{7-2}$$

式中，r 为滴管口的半径；σ 为药液的表面张力（由上向下滴）或药液对冷凝液的界面张力（由下向上滴）。

影响丸重的因素主要为以下几个方面。

(1) 滴出口的半径和滴出口管壁的厚度　从式（7-2）可以看出，滴出口的内径越大，丸重越大。滴出口管壁的厚度对稳定丸重的影响较大，因为在刚开始滴制滴丸时，理论丸重公式（7-2）中的 r 为滴出口的内径，但随着滴制时间的延长，药液对管壁边缘的润湿面越来越大，以致 r 与滴出管的外径相当，因此，丸重随之增大。

(2) 滴制速度　滴制速度越快，滴出口处残留药液越少，因此丸重大。

(3) 药液温度　液滴的大小是由滴出口的管径、药液密度和药液表面张力等因素决定的。药液温度越高，其表面张力就越小，因此丸重就越小。

(4) 滴出口与冷凝液面间的距离　滴出口与冷凝液面间的距离不宜过大，防止药液液滴与冷凝液液面碰撞而跌散药液。

滴丸的实际丸重与理论丸重有一定的差距，采用由上向下的滴制法时，从滴出口滴下的部分只是滴出口处药液总量的 60% 左右，因此，采用这种方法滴制的滴丸的丸重只是理论丸重的 60%。而采用由下向上滴制法时，实际丸重要比理论丸重大。

4. 溶散时限

有些滴丸在储存过程中会出现溶出速率变慢的情况，其原因是在熔融状态时药物在基质中形成过饱和溶液，在放置过程中药物由原来的分子或无定型状态逐渐析出结晶而使溶出变慢，一般可以采用降低药物浓度的方法来解决。有文献报道，灰黄霉素固体分散体在浓度不超过 5% 时，储存期间不会转变成溶出速率慢的结晶形。

四、滴丸剂举例

例 7-7　芸香油滴丸

【处方】　芸香油　　　　200mL　　　　硬脂酸钠　　　21g
　　　　　　虫蜡　　　　　84g　　　　　蒸馏水　　　　8.4mL

【制法】　将各组分放入烧瓶中，水浴加热回流，使熔融，移入贮液罐内。药液保持65℃由滴管滴出（滴头内径 4.9mm，外径 8.04 mm，滴速约 120 丸/min），滴入含 1% 硫酸的冷却水溶液中，滴丸形成后取出，浸于冷水中洗去附着的酸液，吸去水迹，即得，丸重 0.21g。

【注解】　①本品可用于支气管哮喘、哮喘性支气管炎，并适用于慢性支气管炎。②由于药液的相对密度小，故本品采用上行式滴制设备和方法进行制备。③本品冷凝液中含有硫酸，可与液滴和丸粒表面的硬脂酸钠反应生成硬脂酸，从而在滴丸的表面形成一层硬脂酸（掺有虫蜡）的薄壳，以制成肠溶性滴丸，避免了芸香油对胃的刺激作用，减少了恶心呕吐等副作用。

例 7-8 联苯双酯滴丸

【处方】 联苯双酯　　　3.75g　　　　　　聚乙二醇 6000　　　33.375g
　　　　吐温 80　　　0.375g

【制法】 取以上各成分，在油浴上加热至 150℃，控制滴制温度为 85℃。采用二甲基硅油作冷凝液。

【注解】 ①本品用于慢性迁延性肝炎所致血清谷丙转氨酶持续升高患者，可以降低血清谷丙转氨酶。②本品制成滴丸后，其疗效大大提高。采用滴丸剂 1/3 的剂量就可以提供普通片剂正常剂量的疗效。

五、滴丸的质量评价

1. 重量差异

取供试品 20 丸，精密称定总重量，求得平均丸重后，再分别精密称定每丸的重量。每丸重量与标示丸重相比较（无标示丸重的，与平均丸重比较），按表 7-7 的规定，超出重量差异限度的不得多于 2 丸，并不得有 1 丸超出限度 1 倍。

表 7-7　滴丸剂重量差异限度

标示丸重或平均丸重	重量差异限度
0.03g 及 0.03g 以下	±15%
0.03g 以上至 0.1g	±12%
0.1g 以上至 0.3g	±10%
0.3g 以上	±7.5%

2. 装量差异

取供试品 10 袋（瓶），分别称定每袋（瓶）内容物的重量，每袋（瓶）装量与标示装量相比较，按表 7-8 规定，超出装量差异限度的不得多于 2 袋（瓶），并不得有 1 袋（瓶）超出限度 1 倍。

表 7-8　滴丸剂装量差异限度

标示装量	装量差异限度
0.5g 及 0.5g 以下	±12%
0.5g 以上至 1g	±11%
1g 以上至 2g	±10%
2g 以上至 3g	±8%
3g 以上至 6g	±6%
6g 以上至 9g	±5%
9g 以上	±4%

3. 溶散时限

取供试品 6 丸，选择适当孔径筛网的吊篮（丸剂直径在 2.5mm 以下的用孔径约 0.42mm 的筛网；在 2.5～3.5mm 之间的用孔径约 1.0mm 的筛网；在 3.5mm 以上的用孔径约 2.0mm 的筛网），照崩解时限检查法（《中国药典》2015 年版四部通则 0921）进行检查。滴丸剂不加挡板检查，应在 30min 内全部溶散，包衣滴丸应在 1h 内全部溶散。上述检查，应在规定时间内全部通过筛网。如有细小颗粒状物未通过筛网，但已软化且无硬心者可按符合规定论。

第五节 微 丸 剂

一、概述

微丸（Pellets），又称小丸，系指药物粉末和辅料构成的直径小于2.5mm的圆微丸球状实体，通常由丸芯和外包裹的薄膜衣组成。制成的微丸再包缓释衣，亦可用脂蜡类物质如脂肪酸、脂肪醇及酯类、蜡类等包衣，然后再将这些包衣微丸压成片剂或装入胶囊内。近年来随着现代微丸工艺的进步与发展，微丸在长效、控释制剂方面运用越来越多，如天津中美史克制药有限公司生产的康泰克即是缓释微丸胶囊剂。

微丸的主要特点为：①服用后可广泛、均匀地分布在胃肠道内，药物在胃肠道表面分布面积增大，可减少刺激性，提高生物利用度；②不受胃排空因素影响，药物体内吸收均匀，个体差异小；③外形美观，流动性良好，粉尘少；④根据释药目的的需要，可进一步制成缓控释制剂、定位定时给药系统。

微丸有多种分类方法。根据释药速率，主要有速释微丸与缓控释微丸。速释微丸系指药物与一般辅料制成的具有较快释药速率的微丸，一般情况下，30min溶出度不得少于70%。缓控释微丸系指在体内缓慢释药的微丸。

根据所用包衣材料的类型，主要有包亲水薄膜衣的微丸、包不溶性薄膜衣的微丸及微孔膜包衣微丸。

(1) 包亲水薄膜衣的微丸 微丸的包衣膜是由亲水性聚合物构成。药物可加在丸芯中，亦可包含在薄膜衣内，或二者兼有。口服后，遇消化液，构成薄膜衣的亲水聚合物吸水溶胀，形成凝胶屏障控制了药物的释放。药物释放速率很少受胃肠道生理因素和消化液变化的影响。

(2) 包不溶性薄膜衣的微丸 包衣材料为在水和胃肠道内不溶解的聚合物，如聚丙烯酸树脂类（Eudragit RL，Eudragit RS）、醋酸纤维素、乙基纤维素等，只适于水溶性药物。

(3) 微孔膜包衣微丸 包衣材料采用水不溶性聚合物，如乙基纤维素、醋酸纤维素等，并在包衣液中加入致孔剂。口服后致孔剂遇消化液溶解或脱落，在微丸衣膜上形成许多微孔，通过这些微孔调节衣膜厚度控制药物的释放。

二、微丸剂的辅料

丸芯的辅料主要包含填充剂和黏合剂，所用辅料与片剂辅料大致相同。常用的填充剂有蔗糖（糖粉）、乳糖、糊精、淀粉及微晶纤维素等；黏合剂有PVP、HPMC的醇水液等。微丸包衣膜的辅料有包衣成膜材料、增塑剂，有时尚须加致孔剂、着色剂、抗黏剂和避光剂等。缓释包衣材料有醋酸纤维素、乙基纤维素、聚丙烯酸树脂等。常用的水溶性增塑剂有甘油、丙二醇、聚乙二醇类等；脂溶性增塑剂有枸橼酸三乙酯、苯二甲酸二甲酯、蓖麻油等。常用的致孔剂有HPMC、HPC、PEG、MC等；抗黏剂有滑石粉、微粉硅胶、硬脂酸镁等。

三、微丸剂的制备

微丸的制备方法有挤出滚圆法、离心-流化制丸法、层积制丸法、喷雾干燥法等。

1. 挤出滚圆法

挤出滚圆法是目前应用最广泛的一种制备微丸的方法。生产上常用挤出滚圆制丸机（见图7-12）将药物与辅料如微晶纤维素、乳糖等混合均匀，加入水或 PVP、HPC、HPMC 等溶液作为黏合剂，将粉料制成具有一定可塑性的湿润均匀的物料，置于挤压机内，通过挤出螺杆的挤压作用使其通过具一定直径的孔或筛，挤压成圆柱形条状挤出物。挤出物进入滚圆筒内，在滚圆机的自转摩擦板上不停地滚动，逐渐滚圆成丸。此法所得颗粒大小均匀、力度分布窄、药物含量均匀，但产量非常有限。

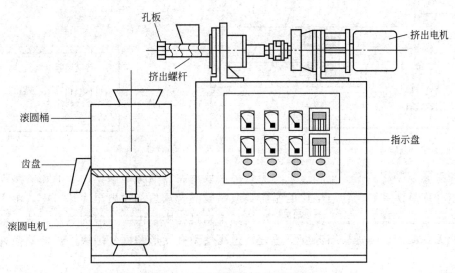

图 7-12　挤出滚圆制丸机示意图

2. 离心-流化制丸法

它可在一个密闭系统内完成混合、起模、成丸、干燥、包衣全过程。生产上应用的离心-流化制丸包衣机，主要由离心转盘、外筒体、喷雾系统、供粉装置、热风系统等组成，如图7-13所示。药物与辅料的混合粉料投入离心机流化床内并鼓风，在离心力和摩擦力的作用下，形成涡旋运动的粒子流，通过喷枪喷射雾化的黏合剂，粉粒凝聚成粒，获得球形母核，然后继续喷入雾化黏合剂并喷洒含药粉料，使母核增大成丸。干燥后可喷入雾化的包衣液，得到包衣微丸。此法制得的丸粒均匀致密，表面光洁，药粉黏锅少，省时省力，但对一些流动性差、黏度大的药粉难以起模和成丸。

3. 层积制丸法

层积制丸法是将药物以溶液、混悬液或干燥粉末的形式沉积在预制成形的丸核表面而制备成药微丸的方法，包括液相层积法和粉末层积法两种工艺技术。

(1) 液相层积法　液相层积法是药物以溶液或混悬液的形式层积在丸核表面的方法，液相处方中可以加入黏合剂，也可以不加。

(2) 粉末层积法　粉末层积法是药物经粉末的形式层积在丸核表面的过程。将黏合剂溶液喷洒在丸核上，随后加药物或赋形剂粉末，潮湿的丸核在液体毛细管作用下，将粉末粒子黏附在表面，形成细粉层，随着黏合液的不断喷入，更多的粉末黏附在丸核上，直至制得适宜大小的微丸。

4. 喷雾制丸法

喷雾制丸法是将溶液、混悬液或热熔物喷雾形成球形颗粒或微丸的方法，主要分为喷雾

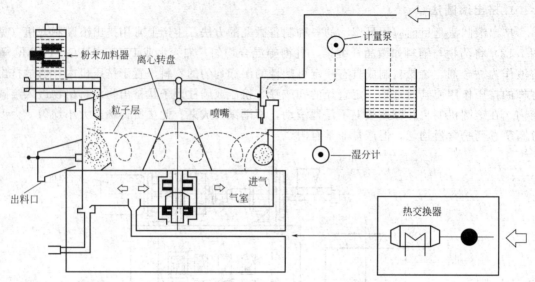

图 7-13　离心-流化制丸包衣机示意图

干燥法和喷雾冻凝法。喷雾干燥法系将药物溶液或混悬液喷雾干燥，由于液相的蒸发而形成微丸。喷雾冻凝法系将药物与熔化的脂肪类或蜡类混合从顶部喷出至冷却塔中，由于熔融液滴受冷硬化而形成微丸。在大多数热熔物喷雾聚结过程中，由于无溶剂蒸发，故一般形成硬度较大的无孔粒子。喷雾聚结温度要适宜，过高使微丸变形和部分结块，过低使微丸不易成球形。

5. 影响微丸成型的因素

微丸的成型受许多因素的影响，归纳为处方及成型工艺两方面因素的影响，同时各种因素之间常常又存在交互的影响。

(1) 处方因素

① 药物性质　由于粉粒性质如结晶形状、流动性、黏结能力等不同，不同药物即使采用同一处方或同一制备工艺，成丸的效果也不同。药物的溶解度对产生一定塑性湿料所需的用水量产生影响，从而影响微丸的成形，可溶性药物会溶解在黏合剂溶液中，增加液相体积，而使系统过湿。

② 辅料的影响　组成微丸的辅料种类、数量和性质不同会极大地影响微丸的成型及微丸的质量。制备微丸最常用的辅料为稀释剂和黏合剂。常用微晶纤维素为稀释剂与药物细粉混合，借助水的作用使细粉黏结成粒，有人认为微晶纤维素是一种成球促进剂，它的作用就像一种"分子海绵"，能保留水分。

(2) 工艺因素

① 造丸方法　造丸的方法不同，同一药物所制成的微丸性质常有不同表现。例如用挤压滚圆法制备的微丸在制备过程中除受物料内黏合力的作用外，还受到外加机械挤压力的作用，所成微丸孔隙率低、密度大，比用包衣锅滚动（即旋转制丸法，多采用包衣锅滚动制丸）制成的微丸难崩解，释药速率慢。

② 工艺条件　制备微丸时操作条件的不同也会在很大程度上影响微丸的成型。采用挤压滚圆法成丸时，挤出筛孔的大小（孔径与长度之比）、挤出速度、挤出温度、滚圆速度、时间和滚圆机负荷，以及干燥方法等的变化都可能影响微丸的成型。

四、微丸剂举例

例7-9　挤出滚圆法制备黄连素微丸

【处方】

黄连素	3.0g	微晶纤维素	15g
乳糖	12g	25％乙醇	适量

【制法】

① 按处方量称取黄连素3.0g、微晶纤维素15g和乳糖12g混合均匀后，加入25％乙醇适量，混匀。

② 仪器调节：从控制面板上设置挤出速度和滚圆速度。

③ 将混合物料投入加样漏斗，启动挤出机制成圆柱形物料。

④ 将所制的圆柱形物料加入滚筒中，启动滚圆机，制得球形微丸，放料。

⑤ 关闭机器。

例7-10　硝苯地平微丸

【处方】

硝苯地平	10mg	聚乙烯吡咯烷酮	适量
无水乙醇	适量		

【制法】硝苯地平（NP）与聚乙烯吡咯烷酮（PVP）同时溶于适量无水乙醇中，用溶剂法制备NP-PVP固体分散体。干燥，粉碎过80目筛，备用。取空白丸芯（用糖粉与淀粉混匀所制成的30～40目颗粒），置于包衣造粒机中，以PVP乙醇液为黏合剂，将80目NP-PVP固体分散体以一定速度加入，使其均匀黏附于空白丸芯表面上，制成含NP 5％～6％的微丸，干燥，筛选20～40目筛微丸（约1～0.4mm），即得。

【注解】①本品采用包衣造粒机制备，空白丸粒径30～40目，控制微粉速度，逐层包裹，直至符合含量要求。②实际应用时，将微丸装入胶囊，每粒约含NP 10mg。

五、微丸剂的包装与贮存

微丸常用玻璃瓶或塑料瓶密封。玻璃包装质量大，但易破碎。为了减少放置运输时的冲击，常用脱脂棉或纸条填塞瓶内空隙，并以软塞浸蜡或塑料内衬浸蜡为内衣再加外盖密封；瓶外部用泡沫聚乙烯等卡住瓶子再装纸箱。用玻璃瓶包装还要注意内、外盖衬垫等对药物的影响。塑料瓶通常采用高密度聚乙烯或聚苯乙烯制成，包装质量轻，不易破碎，但在透气、透湿、化学稳定性及耐热性方面较差。

微丸应贮放在阴凉、通风、干燥处，以防止吸潮、霉烂、微生物污染，以及微丸中所含挥发性成分损失而降低药效。

六、微丸剂的质量评价

1. 外观

外观应圆整均匀、色泽一致，无粘连现象。

2. 堆密度

取100g微丸缓缓通过玻璃漏斗倾倒至量筒内，测出微丸的松比容即可计算出微丸的堆密度。

3. 脆碎度

测定微丸的脆碎度可评价微丸物料剥落的趋势。测定脆碎度的方法因使用仪器不同可能有不同的规定。比如取 10 粒微丸和 25 粒直径为 7mm 的玻璃珠一起放在脆碎仪中旋转 10min，然后将物料置孔径为 26 目的筛中，置于振荡器中振摇 5min，收集并称定通过筛的细量粉，计算细粉占微丸重的质量百分数。

4. 释放试验

微丸中药物的释放是微丸的重要特性，微丸的组成、载药量、硬度等都与药物释放有关。

（中南大学湘雅药学院　丁劲松）

参考文献

[1] 国家药典委员会编.中华人民共和国药典.2020 年版.北京：中国医药科技出版社，2020.

[2] 潘卫三.工业药剂学.第 2 版.北京：中国医药科技出版社，2010.

[3] 张志荣.药剂学.第 2 版.北京：高等教育出版社，2014.

[4] 胡容峰.工业药剂学.北京：中国中医药出版社，2010.

[5] 方亮.药剂学.第 8 版.北京：人民卫生出版社，2016.

[6] Loyd V. Allen, Jr. Nicholas G. Popovich, Howard C. Ansel. Ansel's Pharmaceutical Dosage Forms and Drug Delivery Systems. 8th ed. Philadelphia：Lippincott Williams & Wilkins, 2004.

[7] 平其能，屠锡德，张钧寿等.药剂学.第 4 版.北京：人民卫生出版社，2013.

[8] 罗明生，高天惠，宋民宪.中国药用辅料.北京：化学工业出版社，2006.

[9] 郑俊民译.药用辅料手册.第 4 版.北京：化学工业出版社，2007.

[10] 何仲贵.药物制剂注解.北京：人民卫生出版社，2006.

[11] 冯超英，要芬梅，李新芳，等.吲哚美辛缓释胶囊的制备及释放度研究.解放军药学学报，2000，16（4）：195～196，223.

[12] 梁超峰，刘英，黄春晖，等.盐酸文拉法辛缓释胶囊的研制.中国医药工业杂志，2014，45（6）：534～538.

[13] 郭继红，吴燕，郭双艳，等.复方单硝酸异山梨酯缓释胶囊的制备及释放度测定.中国药师，2014，（5）：769～773.

[14] 黄舒丽.银杏叶软胶囊处方工艺研究.中国当代医药，2011，18（32）：126～127.

[15] 谭岳尧，颜永冬，李爱珍，等.环孢素 A 软胶囊囊材的处方优化.中国医药工业杂志，2015，46（1）：35～39.

[16] 石绍福，韩豪，刘新，等.软胶囊制备工艺研究现状.中国生化药物杂志，2011，32（1）：76～78.

第八章 固体制剂 (三)

片剂是固体制剂中最常用的剂型，其品种多、产量大、用途广，使用和贮运方便，广泛应用于临床疾病的治疗。根据应用目的和制备方法，可调节其大小、形状、片重、硬度、厚度、崩解和溶出等性质。绝大部分片剂为口服片剂，也有应用于舌下、皮下、口腔黏膜或阴道黏膜等位置的片剂。大部分片剂患者可自己服用，应用方便。据统计，在我国历年药典所收载的制剂中，片剂均占 1/3 以上，可见应用之广。

最早的片剂可追溯至 10 世纪后叶诞生的模印片（Molded Tablets）；1843 年第一个手动制片装置出现；1872 年出现了压制片（Compressed Tablets），1894 年，片剂已经在美洲和欧洲被广泛应用。目前，随着新型压片辅料、片剂的生产技术加工设备不断进步，粉末直接压片、流化喷雾制粒、全自动高速压片机、全自动程序控制高效包衣机等新技术、新工艺和新设备广泛应用，片剂品种不断增多，质量也得到了很大的提高。

第一节 片剂概述

一、片剂的概念与特点

1. 片剂的概念

片剂（Tablets）指原料药物与适宜的辅料制成的圆形或异形的片状固体制剂。片剂是目前应用最为广泛的剂型之一，以圆形片居多，异形片有胶囊形、橄榄形、三角形、菱形、心型等。

2. 片剂的特点

片剂的优点：①剂量准确，片剂是分剂量制剂，以片数作为剂量单位；②质量稳定，片剂是一种密度较高、体积较小的固体制剂，受外界空气、光线、水分等因素的影响较少，物理、化学稳定性较好；③携带、贮存、服用均较方便；④机械化、自动化程度较高，产量大、成本较低；⑤种类多，可适应临床医疗或预防的多种需求；⑥具有多途径给药特性，除口服给药外，还可用于舌下给药、颊黏膜给药、直肠给药等。

片剂也有不足之处：①婴幼儿及昏迷病人不易吞服；②难溶性或难吸收的药物制备片剂要考虑药物生物利用度问题；③含有挥发性成分的片剂，久贮后含量可能有所下降。

二、片剂的质量要求

根据《中国药典》2020 年版的规定，片剂的质量要求如下：①硬度适中；②色泽均匀，外观光洁；③符合重量差异的要求，含量准确；④符合崩解度或溶出度的要求；⑤小剂量的药物或作用比较剧烈的药物，应符合含量均匀度的要求；⑥符合有关卫生学的要求。

三、片剂的分类

片剂以口服片剂为主，另有口腔用片剂和外用片剂等。

1. 口服片剂

口服片剂指供口服的片剂，其中的药物主要经胃肠道吸收而发挥作用，亦可在胃肠道局部发挥作用。其主要包括以下几种片剂。

(1) 普通压制片（Compressed Tablets） 药物与辅料混合、压制而成的普通片剂，应用最为广泛。

(2) 包衣片（Coated Tablets） 在普通压制片（此时常称为素片或片芯）外包上一层衣膜的片剂。

根据包衣材料不同可分为：①糖衣片（Suger Coated Tablets），其主要包衣材料为蔗糖，如小檗碱糖衣片；②薄膜衣片（Film Coated Tablets），其包衣材料为高分子材料；③肠溶衣片（Enteric Coated Tablets），其包衣材料为肠溶性高分子材料，在胃液中不溶解，肠液中溶解并释放药物，如阿司匹林肠溶片。

(3) 多层片（Multilayer Tablets） 由两层或多层组成的片剂，可上下分层或内外分层。制成多层片的目的是避免复方制剂中的配伍变化，或调节各层药物的释放速率，亦有改善外观的作用，如马来酸曲美布汀多层片。

(4) 咀嚼片（Chewable Tablets） 在口腔中咀嚼后吞服的片剂。常加入糖类等适宜的矫味剂、矫臭剂以改善口感，如碳酸钙咀嚼片。

(5) 泡腾片（Effervescent Tablets） 指含有碳酸氢钠和有机酸，遇水可产生 CO_2 气体而呈泡腾状的片剂。该片的药物一般是水溶的，如维生素 C 泡腾片。

(6) 分散片（Dispersible Tablets） 指在水中能迅速崩解并均匀分散的片剂。可直接吞服或加水分散后服用。药物一般是难溶性的，如罗红霉素分散片。

(7) 口崩片（Orally Disintegrating Tablets） 又称口腔速溶片（Orally Dissolving Tablets）或口腔速崩片，指在口腔内不需要用水即能迅速崩解或溶解的片剂。特别适合吞咽困难的患者或老人、儿童。如法莫替丁口崩片。

(8) 缓释片（Sustained-release Tablets） 指在规定的释放介质中缓慢地非恒速释放药物的片剂。缓释片应符合缓释制剂的有关要求（《中国药典》2020 年版四部通则 0913）并应进行释放度（通则 0931）检查。如盐酸吗啡缓释片。

(9) 控释片（Controlled-release Tablets） 指在规定的释放介质中缓慢地恒速释放药物的片剂。控释片应符合控释制剂的有关要求（《中国药典》2020 年版四部通则 0913）并应进行释放度（通则 0931）检查。如硝苯地平控释片。

2. 口腔用片剂

(1) 口含片（Troches） 又称含片，指含于口腔中缓慢溶化产生局部或全身作用的片剂。主要起局部消炎、杀菌、收敛或局部麻醉作用。如复方草珊瑚含片。

(2) 舌下片（Sublingual Tablets） 舌下片系指置于舌下能迅速溶化，药物经舌下黏膜吸收发挥全身作用的片剂。药物通过舌下黏膜吸收，避免肝脏首过效应，适用于肝脏首过效应较大的药物。如硝酸甘油舌下片。

(3) 口腔贴片（Buccal Tablets） 指黏贴于口腔，经黏膜吸收后起局部或全身作用的片剂。如甲硝唑口腔贴片。

3. 其他途径应用的片剂

（1）阴道用片（Vaginal Tablets） 指置于阴道内使用的片剂。多用于阴道局部疾患的治疗，也用于计划生育等。如甲硝唑阴道泡腾片。

（2）植入片（Implant Tablets） 指植入（埋入）体内，药物可缓慢释放并被吸收，产生持久疗效的片剂。如卡莫司汀缓释植入剂。

第二节　片剂的制备

制备片剂时，除原料外，多数片剂处方中还包括填充剂、崩解剂、润滑剂、润湿剂、助流剂、着色剂等。片剂的质量取决于处方组成、辅料选择和制备工艺。通常用于压片的物料（颗粒或粉末）需要具备良好的可压性、流动性和润滑性。可压性好的物料在受压过程中可塑性大，易于成型，在适度的压力下，可压成硬度符合要求的片剂。压片物料应具备良好的流动性，才可以顺利、匀速地流入压片机的模孔，才能保障片剂的重量差异及药物含量均匀度合格，且物料有良好的润滑性，才能在压片过程中不发生黏冲现象，保证压片过程顺利，得到完整、光洁的片剂。

片剂的制备方法通常有两种：制粒压片法和直接压片法。制粒方法又分为湿法制粒和干法制粒。下面按照湿法制粒压片、干法制粒压片和直接压片分别介绍。其制备片剂的各种工艺流程如图 8-1 所示。

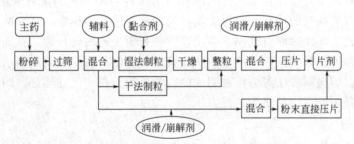

图 8-1　片剂的制备工艺流程图

一、湿法制粒压片

湿法制粒压片是在原辅料中加入润湿剂或黏合剂，使物料在制粒前相互黏附，随后通过干燥过程促使物料粒子相互聚集，再制粒压片的方法。湿法制粒压片是应用最广泛的一种制粒压片方法，本法可以较好地解决粉末流动性差、可压性差的问题。湿法制粒压片具有以下优点：①表面改性好，加入黏合剂增加了物料的黏合性和可压性，压片时所需压力较低，设备损耗较低；②小剂量药物制粒后压制的片剂含量均匀度更好；③流动性差的物料通过湿法制粒可改善流动性；④防止已混合均匀的物料在压片过程中分层；⑤湿法制粒得到的颗粒耐磨性较强等。

湿法制粒压片适用于对湿热稳定的药物，而对于热敏性、湿敏性、极易水溶等物料可采用其他工艺。

湿法制粒压片的生产工艺流程通常为粉碎、过筛、称量与混合、制软材、制湿颗粒、湿颗粒干燥、整粒、加入润滑剂等辅料混合、压片。

1. 粉碎、过筛、称量与混合

处方中的原、辅料均应符合药用标准。原辅料结晶或颗粒若粒径大小在80目（五号筛）以上，应进行粉碎，过80目或100目（六号筛）以上的筛网，保证原辅料应有的细度，以利于混合均匀。对于溶解度很小的原料，必要时经微粉化处理，使粒径减小，以提高药物溶出度。处方中各组分用量差异较大时，应采用"等量递加混合法"或"溶剂分散法"进行混合，以保证物料混合均匀；有液体成分时，应先用辅料吸收；如果有挥发油或挥发性药物时，一般应先将辅料制粒、待颗粒干燥后再加入药物。

2. 制软材

将粉碎、过筛、称量混合后的物料细粉置于混合机内，加入适量的润湿剂或黏合剂，搅拌均匀，制成湿度适宜的软材。黏合剂的选择和用量与原料的理化性质及黏合剂本身的黏度皆有关。生产中多凭生产操作者的经验来掌握软材的湿度，即"轻握成团，轻压即散"。一般情况下，如果黏合剂用量少，软材湿度低，制备的片剂太松软易松片；如果黏合剂的用量多、混合的强度大、时间长，制得颗粒密度较大或硬度较大。

黏合剂的作用是增加颗粒间的黏合力，以使压成的片剂保持完整。良好的黏合剂制成的片剂硬度适宜，不会对片剂中药物的释放产生不良影响。

3. 制湿颗粒

制粒是指原、辅料经加工制成一定形状和大小粒状物的操作。在片剂生产工艺中，为改善物料的流动性、可压性，并防止物料中各成分的离析和生产中粉尘飞扬及在器壁上吸附，除某些结晶性药物采用直接压片工艺外，一般粉末状药物都要先制成颗粒后才能顺利压片。经过制粒后，可改善物料的流动性，保证物料均匀流入压片冲模中，从而减小片重差异；同时增大物料的松密度，压片时空气易于溢出，改善其压力的均匀传递，从而使松片、裂片现象减少。湿法制粒通常采用挤压过筛制粒法、高速搅拌制粒法、沸腾制粒法（一步制粒法）、喷雾干燥制粒法、熔融制粒法等。湿法制成的颗粒外形美观、流动性好、耐磨性较强、压缩成型性好，在医药工业中应用最为广泛。

4. 湿颗粒干燥

干燥是利用热能将湿物料中湿分（水分或其他溶剂）汽化，并利用气流或真空带走汽化了的湿分，从而获得干燥物料的过程。物料在制湿颗粒后需要经过适当干燥除去水分或其他溶剂，增加物料的流动性，防止颗粒间粘连。干燥方法按操作方式，可分类为连续式干燥和间歇式干燥；按操作压力，可分类为减压干燥和常压干燥；按热量传递方式，可分类为传导干燥、对流干燥、辐射干燥、介电加热干燥等。常用的干燥设备为箱式干燥器、流化床干燥器、喷雾干燥器、红外干燥器和微波干燥器（详见第六章第六节）。

5. 整粒与总混

在湿颗粒的干燥过程中，某些颗粒可能发生粘连，甚至结块。因此，要对干燥后的颗粒给予适当的整理，以使结块、黏连的颗粒散开，得到大小均匀一致的颗粒，此过程称为整粒。一般采用过筛的办法整粒，所用筛网要比制粒时的筛网稍细一些；但如果干颗粒比较疏松，宜选用稍粗一些的筛网整粒，此时如果选用细筛，则颗粒易被破坏，产生较多的细粉，不利于下一步的压片。

整粒完成后，向颗粒中加入润滑剂（外加的崩解剂亦在此时加入），然后置于混合筒内进行"总混"。如果处方中有挥发油类物质，可先从干颗粒内筛出适量细粉，吸收挥发油，然后再与干颗粒混匀；如果处方中主药的剂量很小或对湿、热很不稳定，则可先制成不含药的空白干颗粒，然后将主药溶于乙醇等溶剂喷洒在空白干颗粒上，密封贮放数小时后压片，这种方法常称为"空白颗粒法"。

6.压片

(1) 片重的计算

① 按主药含量计算片重　药物经过一系列的操作过程制成干颗粒，原料药必将有所损耗，所以应对颗粒中主药的实际含量进行测定，然后按式（8-1）计算片重。

$$片重 = \frac{每片含主药量（标示量）}{颗粒中主药的百分含量（实测值）} \tag{8-1}$$

例如，某片剂中主药每片含量为0.2g，测得颗粒中主药的百分含量为50%，则每片所需颗粒的质量应为：0.2/0.5＝0.4g，即片重应为0.4g。若以片重的重量差异限度为5%计算，本品的片重上下限为0.38~0.42g。

② 按干颗粒总重计算片重　在实际生产中，如已考虑到原料的损耗，增加了投料量（如投药102%），则片重的计算可按式（8-2）计算，某些成分复杂、没有含量测定方法的中草药片剂只能按此式计算。

$$片重 = \frac{干颗粒重＋压片前加入的辅料量}{预定的应压片数} \tag{8-2}$$

(2) 压片机　压片机有单冲压片机和多冲旋转压片机两大类，单冲压片机仅适用于很小批量生产和实验室试制，因而这里仅做简单介绍。单冲压片机主要由冲模、加料机构、填充调节机构、压力调节机构和出片机构组成，其工作示意图如图8-2。压片过程为：①上冲抬起，饲粉器移动到膜孔之上；②下冲下降到适宜深度，饲粉器在膜上摆动，颗粒填满膜孔；③饲粉器由模孔移开，使模孔中的颗粒与膜孔的上缘相平；④上冲下降并将颗粒压缩成片，此时下冲不移动；⑤上冲抬起，下冲随之抬起到与膜孔上缘相平，将药片由模孔中推出，同时进行第二次饲粉，如此反复饲粉、压片、推片等操作。

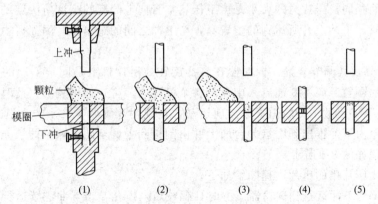

图 8-2　单冲压片机工作示意图

多冲旋转式压片机是目前生产中广泛使用的压片机（图8-3），有16冲、19冲、33冲、55冲等多种型号，压力分布均匀（上、下冲同时加压），饲粉方式合理，机械噪音很小，生产效率较高。双流程旋转式压片机的冲数皆为奇数，51冲、55冲压片机是目前效率较高的高速压片机。其主要由三大部分构成：机座和机台（转盘）、压制机构、加料部分及其调节装置。

① 机座和机台（转盘）　机座位于压片机的下部，内部装有动力及传动机构。机台（转

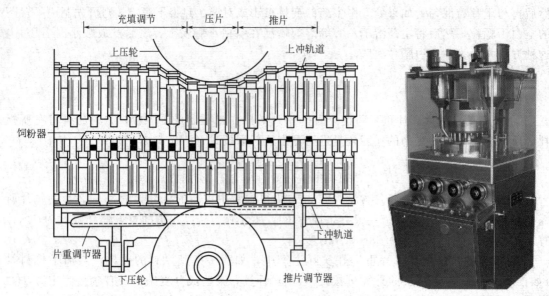

图 8-3　多冲旋转式压片机外观及其工作过程示意图

盘）沿圆周方向等距离地装有若干个模圈；在机台（转盘）的上层和下层，装有与上述模圈相对应的上冲和下冲，压片时，下冲上升，同时，上冲下降落入模孔内，从而实现上、下冲的同时加压，得到质量较好的片剂。

②压制机构　它包括圆环形的上冲轨道、下冲轨道和上压轮、下压轮以及推片调节器、压力调节器。当上冲随机台（转盘）上层转动到达"上压轮"正下方时，下冲亦相应地运行到"下压轮"的正上方，这时，上、下冲之间的距离最短，压力最大，从而使模孔内的颗粒挤压成片剂。随着机台（转盘）的继续转动，上、下冲沿着各自的轨道同时向上升起，饲粉器的刮板将药片推入收集容器中。因此，推片调节器可以调节下冲上升的最高位置，使之与中盘平台水平面相同。压片力的大小是由下压轮本身向上凸起的高度所决定的，下压轮的位置高，则压片时，下冲上升所达到的位置高，与上冲之间的距离短，因而压力大，反之则压力小。

③加料部分及其调节装置　饲粉器在多冲旋转式压片机上是固定不动的，当中盘转动时，饲粉器中的颗粒源源不断地流入中盘的各个模孔内，将它们填装满（此时下冲下降至最低位置），然后下冲沿着下冲轨道继续向前运动，当到达片重调节器上方凸起的半月形滑道时，多余的颗粒由下冲推出到中盘的台面上并由刮板刮去，至此，颗粒的填充与片重的调节完成。上述过程如图 8-4 所示。

多冲旋转式压片机的压片过程归纳如下。

（a）填充：当下冲运行到饲粉器下方时，颗粒填入模孔，当下冲继续运行至片重调节器时略有上升，推出的多余颗粒并由刮板刮去。

（b）压片：下冲稍稍下降之后便运行至下压轮的上方，上冲亦同时到达上压轮的下方，上、下冲同时加压将模孔内的颗粒挤压成片状。

（c）推片：压片后，上、下冲分别沿着各自的轨道上升（上冲稍快），当下冲运行至推片调节器的上方时，片剂被顶出模孔并被刮板推至收集容器中。如此反复进行，实现片剂的连续化生产。为了防止压片时粉末飞扬，新型的旋转式压片机一般都带有吸粉捕尘装置。

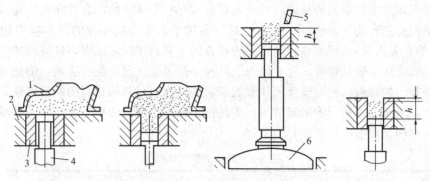

图 8-4　多冲旋转式压片机颗粒的填充过程
1—饲粉器；2—中盘；3—冲模；4—下冲；5—刮板；6—片重调节器

二、干法制粒压片

干法制粒（Dry Granulation）是把药物和辅料混合后获得的粉末直接压缩成较大片剂或片状物后，再粉碎成所需大小颗粒的方法。热敏性物料、遇水不稳定的药物及压缩易成型的药物可采用干法制粒压片。干法制粒压片法要求辅料具有良好的流动性和压缩成型性。如果物料粒子间产生的结合力不足以成片，可加入适当干黏合剂来提高物料黏性。

干法制粒有重压法和滚压法。重压法系将固体粉末先在重型压片机上压成直径为 20～25mm 的胚片，这种胚片通常比目标片剂大，胚片粉碎后得到适宜粒径的颗粒。这些颗粒与外加崩解剂和润滑剂混合后，可通过普通的压片机压制成片。

滚压法是目前更常见的干法制粒方法，系利用滚压机将药物粉末滚压成片状物，再破碎成一定大小的颗粒的方法。在滚压过程中，粉末被一定压力的滚筒压制，粉末填充在两个旋转方向相反的滚筒间，表面平滑的滚筒将物料压制成片状；表面具有凹槽的滚筒将物料压制成条状。如果压制成片状，物料还需经过粉碎和筛分才能得到适宜粒径的颗粒。滚压法所需润滑剂的量一般比重压法少。

三、直接压片

直接压片法是指将原料和赋形剂的粉末混合后直接压片。直接压片法的最大优点是其经济性，因为避开制粒过程，工序减少，可省时节能。直接压片法避免了温度和水分这两个不利于药物稳定的因素，适用于湿热条件下不稳定的药物。直接压片一般包括结晶压片法和粉末直接压片法。

1. 结晶压片法

某些流动性和可压性均好的结晶性药物，只需适当粉碎、过筛，再加入适量的崩解剂、润滑剂即可压成片剂，如氯化钾、氯化钠、硫酸亚铁等。

2. 粉末直接压片法

粉末直接压片法（Direct Compression Method）是不经过制粒过程直接把药物和所有辅料混合均匀后进行压片的方法。绝大多数药物粉末不具有良好的可压性和流动性，因此需要加入流动性和可压性好的辅料来弥补药物性状的不足。饲粉器中的粉体由于密度不同可能分层，也可能发生流动时快时慢的现象，因此压片机应加振荡装置，实施强制饲粉；另外，粉末直接压片时，产生的粉尘较多，因此压片机上应加吸粉捕尘装置。

粉末直接压片中所用的辅料应具有相当好的可压性和流动性，并且在与一定量的药物混合后，仍能保持这种较好的性能。目前已有许多用于粉末直接压片的药用辅料和预混辅料（详见第六章有关内容）。预混辅料是指将两种或以上辅料按特定比例，以特殊的生产工艺如喷雾干燥、流化床干燥、物理、化学修饰、共同结晶等方式预先混合起来，形成一种具有特定功能表现均一的辅料。粉末直接压片预混辅料可提高对湿热敏感药物的稳定性，节约湿法制粒的时间、成本，缩短药物崩解时间，提高溶出速率，改善药物的流动性，提高药物的含量均匀度。常用预混辅料见表 8-1。

表 8-1　常用的预混辅料

商品名	生产商	成分	优势
ForMaxx	Merck	碳酸钙＋山梨醇	颗粒粒径分布可控
Pharmatose DCL40	DMV	95% β-乳糖＋5%克拉替醇	可压缩性高,对润滑剂敏感性低
StarLac	Roquette	85% α 乳糖一水化物＋15% 天然玉米淀粉	崩解性极好,可减少超级崩解剂的使用,适于直接压片,压缩性和流动性好,片重差异低
Avicel CE-15	FMC	MCC＋瓜尔胶	无砂砾感,不黏牙,有奶油味,整体口感好
DiPac	Domino Sugar	蔗糖＋3%糊精	可直接压片
Cellactose	Meggle	75%乳糖＋25%纤维素	可压缩性高,口感好,价格低,所得片剂性能好
Prosolv	Penwest	MCC＋二氧化硅	流动性好,对湿法制粒敏感性低,片剂硬度好
Ludipress	BASF	乳糖＋3.2% PVP30＋PVP CL	吸湿性低,流动性好,片剂硬度不依赖压片速度
Microcelac	Meggle	MCC＋乳糖	可直接压片,适用于低剂量药物压片,适用于高载量药物的处方

四、片剂成型的机理及影响因素

任何两个固体之间均存在相互吸引力，这些力可能具有特异性，如分子间的氢键吸引力；也可能不具有特异性，如范德华力。正是由于颗粒间有这些力的存在，片剂才能生产出来。片剂成型是一个物理压缩过程，模孔中的颗粒受到上、下冲的挤压后，首先发生相对移动或滑动（例如小颗粒挤入到大颗粒的空隙当中），从而排列得更加紧密；颗粒受压被迫发生塑性或弹性变形，使体积进一步缩小，同时，亦有部分颗粒破碎而生成大量新的、未吸附空气的表面，具有较大的比表面积和表面自由能，因此表现出较强结合力；再加之静电力作用，终于使原来松散堆积的颗粒固结成具有一定孔隙率的片剂。另外，物料受压及颗粒间相互擦摩所产生的热量，会使相邻颗粒的接触点局部升温而发生熔融现象，当压力解除后，在这些部位发生重新结晶而形成"固体桥"，使众多的相邻颗粒借助于这种"固体桥"而连接起来。固体架桥现象是片剂成型的重要因素之一，固体桥越多，片剂的硬度越大。可溶性成分的重结晶也可在相邻颗粒之间形成这种"固体桥"。

影响片剂成型的主要因素有以下几个方面。

（1）压片物料的可压性　任何物质都兼有一定的塑性和弹性，若其塑性较大，则称其为可压性好，压缩时主要发生塑性变形，易于固结成型；若弹性较强，则可压性差，即压片时所产生的形变趋向于恢复到原来的形状，称为弹性复原率大。致使片剂的结合力减弱或瓦解，发生裂片和松片等现象。故应该在处方中增加易于塑性变形的辅料，使用黏性更强的黏合剂，以减小压片物料的弹性复原率，制成合格的片剂。

（2）药物的熔点及结晶形态　药物的熔点较低有利于"固体桥"的形成，但熔点过低，压片时容易黏冲；立方晶系的结晶对称性好、表面积大，压缩时易于成型；鳞片状或针状结晶容易形成层状排列，容易分层裂片，不能直接压片；树枝状结晶易发生变形而且相互嵌接，可压性较好，易于成型，但缺点是流动性差。

（3）黏合剂和润滑剂　黏合剂可增强颗粒间的结合力，一般而言，黏合剂的用量越大，浓度越高，黏度越大，片剂越易成型，片剂的硬度也就越大。但应注意避免硬度过大而造成崩解、溶出困难；润滑剂在其常用的浓度范围以内，对片剂的成型影响不大，但若使用疏水性润滑剂，如硬脂酸镁，当其用量较大时，会覆盖颗粒表面，减弱颗粒间结合力，从而降低片剂的硬度。

（4）水分　颗粒中含有适量的水分或结晶水，有利于片剂的成型。干燥的物料往往弹性较大，不利于片剂成型，而适量的水分在压缩时被挤到颗粒的表面形成薄膜，起到一定润滑作用，使颗粒易于互相靠近，片剂易于成型。同时，这些被挤压到颗粒表面的水分，可溶解颗粒表面的可溶性成分，增加颗粒间"固体桥"，使片剂硬度增大。当然，颗粒的含水量也不能太多，否则会造成黏冲。

（5）压力　一般情况下，压力越大，颗粒间的距离越近，结合力越强，压成的片剂硬度也越大。但当压力超过一定范围后，压力对片剂硬度的影响减小。加压时间延长有利于片剂成型，增大硬度。单冲压片机属于撞击式压片，加压时间很短，所以极易出现裂片（顶裂）现象；旋转式压片机的加压时间较长，因而不易裂片。

五、片剂生产中可能出现的问题及解决方法

1. 裂片

片剂受到震动或经放置时发生裂开的现象叫做裂片。片剂从模内推出时，有时也发生裂片现象。如果裂开的位置发生在药片的顶部（或底部），习惯上称为顶裂，它是裂片的一种常见形式。

裂片的主要原因及解决办法：

① 压力分布的不均匀以及由此带来弹性复原率的不同，是造成裂片的主要原因。压片机压制过程中，由于颗粒状固体物料对压力的传递受到颗粒之间的摩擦阻力和模孔壁与颗粒之间摩擦阻力的影响，造成不可避免的压力损失，压力传递过程中颗粒所受压力逐渐减弱。因此，片剂在上、中、下的不同部位出现压力分布不均匀的现象，导致片剂成型后不同部位的弹性复原能力不同。单冲压片机上层所受的压力最大，所以具有最大的弹性复原率，因此，易出现顶裂现象。用旋转式压片机压片时，片剂的上、下两个表面受压较大（相对于中层、中上层或中下层而言），也会发生顶裂。

② 颗粒不合要求，颗粒中细粉太多，压缩时空气不能排除，解除压力后，空气体积膨胀而导致裂片；颗粒过干、黏合剂选择不当或用量不足可造成裂片，应通过调整黏合剂的浓度与用量，改进制粒方法等加以克服。

③ 易脆碎的物料和易弹性变形的物料塑性差，结合力弱，易于裂片；物料的压缩成型性差可造成片剂内部压力分布不均匀而易于裂片。

④ 颗粒受压过大、膨胀程度亦增加，当黏合剂的结合力不能抑制其膨胀时，会造成裂片，故应降低压片压力。

⑤ 压片机转速过快，片剂受压时间过短，片子突然受压紧缩，压力突然撤除易发生膨胀而产生裂片，可相应延长压片时间。

解决裂片的主要措施包括：调整处方，增加塑性强的辅料，适当增加黏合剂用量或选用适宜的黏合剂；选用适宜的制粒方法减少细粉量，改善颗粒的压缩成型性；加入优质润滑剂和助流剂以改善压力分布；颗粒含水量适当，可增强颗粒的塑性并有润滑作用，因而改善压力分布；适当降低压力，因压力小，弹性复原率也小；适当增加压缩时间可增大塑性变形的趋势；选用适宜压片机，调整压片压力和压片速度等，均是克服裂片问题的有效手段。

2. 松片

由于片剂硬度不够，对片剂稍加触动即散碎的现象称为松片。

松片的主要原因及解决方法：

① 原、辅料的压缩成型性不好。有些原、辅料有较强的弹性，在较大压力下虽可成型，但一经放置即易因膨胀而松片；原料的弹性也与晶态有关，针状或片状结晶压片后易松片。解决办法是在处方中增多塑性强的辅料，例如可压性淀粉、微晶纤维素、乳糖等；也可选用更优良的黏合剂；必要时可先将针状或片状结晶粉碎。

② 压缩条件不适宜。压力大小与片剂的硬度密切相关，压力过小，片剂硬度小易松片；压缩时间对松片也有影响，塑性变形的发展需要一定的时间，如压片速度过快，塑性强的材料弹性变形趋势也将增大，易于松片。解决办法是适当增加压力、适当降低压片速度。

③ 颗粒含水量低。过分干燥的颗粒具有较大弹性，易于松片；含有结晶水的药物在颗粒干燥过程中失去较多的结晶水，使颗粒松脆，容易松裂片。解决办法是控制颗粒含水量，颗粒含适量水，可增强其塑性，降低颗粒间摩擦力，改善力的传递和分布。另外，含适量水有利于形成固体桥，利于增大片剂硬度，防止松片。

④ 黏合剂或润滑剂选择或用量不当。此种情况易造成颗粒质地疏松或颗粒粗细分布不匀，粗粒与细粒分层，压片时即使加大压力亦不能克服松片。可选用适当的黏合剂或增加用量，改进制粒工艺，混匀颗粒等办法加以克服。

⑤ 药物粉碎度不够。纤维性或富有弹性或油类成分含量较多的药物易发生混合不均匀。可采用将药物粉碎过100目筛，选用黏性较强的黏合剂，适当增加压力，油类药物使用吸收剂并充分混匀等方法加以克服。

3. 黏冲

片剂表面被冲头黏去，造成片面粗糙不平或有凹痕的现象称为黏冲。刻字冲头更容易发生黏冲现象。若片剂的边缘粗糙或有缺痕，则称为黏模。

产生黏冲的主要原因及解决途径：

① 冲头表面锈蚀、磨损或光洁度不够，也可能有防锈油或润滑油，新冲模表面粗糙或刻字太深有棱角等。可将冲头擦净、调换不合规格的冲模或用微量液状石蜡擦在刻字冲头表面使字面润滑。此外，如因机械发热而造成黏冲时应检查原因，检修设备。

② 颗粒不够干燥、物料较易吸湿，颗粒中含水较多或干湿不均而造成黏冲。解决办法是控制颗粒含水量。

③ 润滑剂选用不当或用量不足。应当增加润滑剂用量或更换润滑剂。

④ 细粉太多（超过10%）而黏冲。可筛出细粉，重新制粒、干燥、整粒后，全批混合均匀，再压片。

⑤ 由于原料具有引湿性造成黏冲。可加入一定量的吸收剂（如加入3%的磷酸氢钙），

避免黏冲。

4. 片重差异超限

片剂的重量差异超出药典规定时，称重量差异超限。

产生片重差异超限的原因及解决办法：

① 颗粒流动性不好，流入模孔的颗粒量时多时少，引起片重差异过大，应重新制粒或加入较好的助流剂如微粉硅胶等，改善颗粒流动性。

② 颗粒内的细粉太多或颗粒的大小相差悬殊，压片时颗粒流速不同，致使流入模孔内的物料时重时轻，如粗颗粒量多则片轻，细颗粒多则片重。应将颗粒混匀或除去过多的细粉。

③ 加料斗内的颗粒时多时少，加料的质量波动也会引起片重差异超限，所以应保持加料斗内始终有 1/3 量以上的颗粒；加料器不平衡或未安装到位，或带强制加料器的，强制加料器拨轮转速与转台转速不匹配，均可造成填料不均。应及时调整。

④ 加料斗被堵塞，此种现象常发生于黏性或引湿性较强的药物。应疏通加料斗、保持压片环境干燥，并加入适量的助流剂。

⑤ 冲头与模孔吻合性不好，下冲外周与模孔壁之间漏下较多粉，致使下冲发生"涩冲"现象，造成物料填充不足。对此应更换冲头、模圈。

⑥ 压片机转速过快，造成填充量不足。特别是压制较大的片剂时，要适当降低转速，以保证充填充足。

5. 崩解迟缓

片剂超过了药典规定的崩解时限，即称崩解超限或崩解迟缓。除了缓释、控释等特殊片剂以外，一般的口服片剂都应在规定时间内崩解。

片剂崩解迟缓的主要原因及解决办法：

① 片剂孔隙状态的影响。片剂崩解的首要条件是水分的透入，而水分透入的快慢与片剂内部的孔隙状态和物料的润湿性有关。片剂的外观为一压实的片状物，实际却是一个多孔体，在其内部具有很多孔隙并互相连接而构成毛细管网络，它们曲折回转、互相交错，有封闭型的也有开放型的。水分正是通过这些孔隙而进入到片剂内部并与崩解剂作用而使片剂崩解的。

② 压片压力大。一般情况下，压力大，片剂孔隙率小，不利于水分的渗入。必要时可调节压片压力。

③ 疏水性润滑剂用量过多。疏水性润滑剂可增加片剂的疏水性，不利于水分渗入而影响崩解。降低用量或选择水溶性润滑剂、辅料中加入表面活性剂作润湿剂等，均可改善片剂的润湿性。

④ 黏合剂的黏性大或物料的塑性变形大，易造成片剂内部的结合力大，不利于片剂的崩解。可以通过降低黏合剂用量或选择适当的黏合剂等调节结合力。

⑤ 崩解剂用量不足或选择不当。崩解剂吸水膨胀是瓦解片剂内部结合力使片剂崩解的主要因素。崩解剂吸水的体积膨胀比越大，越有利于片剂崩解。因此，可以增加崩解剂用量或选择优良的高效崩解剂。

⑥ 片剂贮存条件也会影响片剂的崩解。片剂经过贮存后，崩解时间往往延长，这主要与环境的温度、湿度有关。片剂缓缓的吸湿，使崩解剂无法发挥其崩解作用，片剂的崩解因此变得比较迟缓。如含糖的片剂高温贮存或引湿后，崩解时间明显延长，需要选择适宜的贮

存条件。

6. 溶出超限

片剂在规定的时间内未能溶出规定量的药物，即为溶出超限或称为溶出度不合格，这将使片剂难以发挥其应有的疗效。片剂口服后，必须经过崩解、溶出、吸收等过程，其中任何一个环节发生问题都将影响药物的实际疗效。未崩解的片剂，其表面积十分有限，溶出量小，溶出速率也慢；崩解后，形成了众多的小颗粒，所以总表面积急剧增加，药物的溶出量和溶出速率一般也会大大增加。对于难溶性药物，虽然崩解度合格却不一定能保证药物完全溶出，也就不能保证其疗效，因此，溶出度的测定对保障片剂的质量至关重要。

对于片剂和多数固体剂型（如散剂、胶囊剂和丸剂等），Noyes-Whitney 方程（溶出理论）可说明剂型中药物溶出的规律（详第六章有关内容），为解决片剂溶出超限提供依据。药物的理化性质如溶解度、晶型、粒度等对溶出的影响，已在前面章节中阐述，这里不再重复。Noyes-Whitney 方程可以写作：

$$\frac{\mathrm{d}C}{\mathrm{d}t} = KSC_{\mathrm{S}} \tag{8-3}$$

式中，K 为溶出速率常数；S 为溶出固体的表面积；C_{S} 为扩散层中的药物浓度，相当于药物的饱和溶解度。

根据 Noyes-Whitney 方程，可增加药物溶出，解决溶出超限的方法包括：

① 增加表面积。如通过改善崩解，粉碎减小粒径，采用微粉化等措施。

② 提高药物的溶解度，如改变晶型，选择无定型或亚稳定型晶型；或制成固体分散体，将难溶性药物制成固体分散体，使药物以分子或离子形式分散在易溶性的高分子载体中是改善药物溶出速率的有效方法。例如：(a) 制备研磨混合物，如果将疏水性药物与大量的水溶性辅料共同研磨粉碎制成混合物，则药物与辅料的粒径都可以降低，由于辅料量多，所以在细小的药物粒子周围吸附着大量水溶性辅料的粒子，可以防止细小药物粒子的相互聚集，使其稳定地存在于混合物中；当水溶性辅料溶解时，细小的药物粒子便直接暴露于溶出介质，所以溶出速率大大加快。(b) 吸附于"载体"后压片，将难溶性药物溶于能与水混溶的无毒溶剂（如 PEG400）中，然后用硅胶一类多孔性的载体将其吸附，最后制成片剂。由于药物以分子的状态吸附于硅胶，所以在接触到溶出介质或胃肠液时，很容易溶解，因此大大加快了药物的溶出速率。

7. 含量不均匀

小剂量片剂应检查含量均匀度。小剂量片剂是指每片标示量小于 25mg 或主药含量小于片重 25% 者。含量均匀度是指小剂量药物在每个片剂中的含量是否偏离标示量以及偏离的程度。所有造成片重差异过大的因素，皆可造成片剂中药物含量的不均匀。此外，对于小剂量的药物来说，混合不均匀和可溶性成分的迁移是片剂含量均匀度不合格的两个主要原因。

(1) 混合不均匀 混合不均匀造成片剂含量不均匀的情况有以下几种：①主药量与辅料量相差悬殊时，一般不易混匀，此时应该采用等量递加法进行混合或者将小量的药物先溶于适宜的溶剂中再均匀地喷洒到大量的辅料或颗粒中（一般称为溶剂分散法），以确保混合均匀；②主药粒子大小与辅料相差悬殊，极易造成混合不匀，所以应将主药和辅料进行粉碎，使各成分的粒子粒径均匀，以确保混合均匀；③粒子的形态比较复杂或表面粗糙，则粒子间摩擦力较大，一旦混合后不易再分离；若粒子表面光滑，则易在混合后的加工过程中相互分离，难以保持其均匀的混合状态；④当采用溶剂分散法将小剂量药物分散到空白颗粒时，由于大颗粒的孔隙率较高，小颗粒的孔隙率较低，所以吸收的药物量有较大差异。在随后的加工过程中由于振动等原因，大小颗粒分层，小颗粒沉于底部，造成片重差异过大以及含量均匀度不合格。

（2）可溶性成分迁移　这是造成片剂含量不均匀的重要原因之一。在通常的干燥方法中可溶性成分迁移是很难避免的，尤其是采用箱式干燥器干燥时，颗粒之间的可溶性成分迁移现象最为明显。颗粒在盘中铺成薄层，底部颗粒中的水分将向上扩散到上层颗粒的表面进行汽化，这就将底层颗粒中的可溶性成分迁移到上层颗粒之中，使上层颗粒中的可溶性成分含量增大。当使用这种上层含药量大、下层含药量小的颗粒压片时，必然造成片剂的含量不均匀。因此若采用箱式干燥器干燥时，应经常翻动颗粒，以减少颗粒间的迁移。但这样做不能防止颗粒内部的迁移。可溶性成分迁移到颗粒表面，后续工艺中颗粒间或颗粒与器壁摩擦，颗粒表面脱落形成细粉。这些被磨下的细粉中的药物（水溶性）成分含量较高，细粉和颗粒的流速不同，容易造成片重差异过大或片剂药物含量不均匀。而采用微波加热干燥时，由于颗粒内外受热均匀一致，可使这种迁移减少到最小的程度。采用流化干燥法时，由于湿颗粒各自处于流化运动状态，并不相互紧密接触，所以一般不会发生颗粒间的可溶性成分迁移，有利于提高片剂的含量均匀度；但因为颗粒内部的迁移仍是不可避免的，仍有可能出现色斑或花斑。

8. 花斑与印斑

片剂表面有色泽深浅不同的斑点，造成外观不合格。

造成片剂花斑与印斑的主要原因及解决办法：

① 因压片时油污由上冲落入颗粒中产生油斑，需清除油污，并在上冲套上橡皮圈防止油污落入。

② 黏合剂用量过多而使颗粒过于坚硬；含糖类物料中糖粉熔化；有色片剂的颗粒因着色不匀、干湿不匀、松紧不匀；润滑剂未充分混匀，均可造成印斑。可改进制粒工艺使颗粒硬度适宜；有色片剂可采用适当方法，使着色均匀后制粒；制得的颗粒粗细均匀，松紧适宜；润滑剂应按要求先过细筛，然后与颗粒充分混匀。

③ 复方片剂中原辅料深浅不一，若原辅料未经磨细或未充分混匀则易产生花斑。制粒前应先将原料磨细，颗粒应混匀才能压片，若压片时出现花斑应重新处理。

④ 压过有色品种后的压片机清理不彻底而使下一种片剂被污染。

第三节　片剂的包衣

一、概述

包衣一般是指在片剂（常称其为片芯或素片）的外表面均匀地包裹上一定厚度的衣膜。它是制剂工艺中的一种单元操作，有时也用于颗粒或微丸的包衣，主要是为了达到以下目的。

① 控制药物在胃肠道的释放部位。例如，通过制备肠溶衣片，可以控制药物在小肠中释放，可有效避免胃酸、胃酶对药物的破坏，特别对在胃酸、胃酶中不稳定的药物或对胃有强烈刺激性的药物具有重要意义。

② 控制药物在胃肠道中的释放速率。例如，半衰期较短的药物可以用适当的高分子成膜材料包衣，通过调整包衣膜的厚度和通透性，即可控制药物释放速率，达到缓释、控释、长效的目的。

③ 掩盖药物的苦味或不良气味。例如，复方甘草片味苦且具有强烈的气味，包成糖衣

片后，即可掩盖其苦味和气味，利于病人服用，提高病人顺应性。

④ 防潮、避光、隔离空气以增加片剂稳定性。例如，有些药物很易吸潮，用羟丙基甲基纤维素（HPMC）等高分子材料包以薄膜衣后，即可有效地防止片剂吸潮变质。

⑤ 隔离配伍禁忌成分。例如，可以将两种药物先分别制粒、包衣，再进行压片，从而最大限度地避免两者的直接接触。

⑥ 改善片剂的识别性和美观度。例如，有些药物制成片剂后，外观不好（尤其是中草药的片剂），包衣后可使片剂的外观显著改善。

⑦ 提高片剂流动性，减轻患者吞咽痛苦。

包衣的种类主要分成两大类：糖衣和薄膜衣。其中薄膜衣又分为胃溶型、肠溶型和水不溶型三种。无论包制何种衣膜，都要求片芯具有适当的硬度，以免在包衣过程中破碎或缺损；同时也要求片芯具有适宜的厚度与弧度，以免片剂互相黏连或衣层在边缘部断裂。与糖包衣比较，由于薄膜衣较薄，对片芯要求较高，需表面光滑、无细粉，同时也对硬度和脆碎度有一定要求。

二、包衣的方法与设备

1. 锅包衣法

锅包衣法包衣过程在包衣锅内完成，它是一种最经典且广泛应用的包衣方法。可用于糖包衣、薄膜包衣以及肠溶包衣等，其中包括普通包衣锅法、埋管包衣锅法及高效包衣锅法。

普通包衣锅法常用倾斜包衣锅，主要由包衣锅、动力系统、加热系统和排风系统组成，常见莲蓬形或荸荠形。包衣锅的中轴与水平面一般呈 30°～50°（或更小），可使药片能在锅内达到最大幅度的上下前后翻动。机器工作时，在包衣锅转动下，由于离心力和摩擦力的作用，片芯会被带动上升至一定高度。当药片的重力克服了离心力的束缚以后，片剂在物料层斜面上向下滑动并做滚转运动。此过程连续进行，在包衣锅口附近形成旋涡状的运动，包衣液可均匀地涂在每个片剂的表面。最后经反复喷洒和干燥获得包衣片。在包衣锅不同部位的药片具有不同的运动速度，其中在底部和旋涡部时速度较慢，可能会使包衣衣层的质量和厚薄不一致。在生产实践中，常常采用加挡板的方法来改善药片的运动状态，以达到最佳的包衣效果，如在锅的底部加装适当形状的三块挡板（对称分布，互成120°角）。

倾斜包衣锅内空气流通较差，干燥慢，工业上采用的改良方法是在物料层内插进喷头和空气入口，称为埋管包衣锅（见图8-5）。包衣溶液在压缩空气的带动下，由下向上喷至锅内的片剂表面，并由下部上来的热空气干燥，所以可以大大减轻劳动强度，加速包衣及其干燥过程，提高劳动生产率。

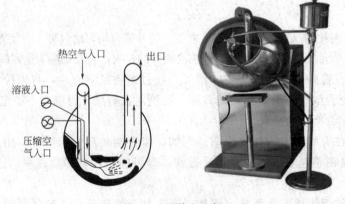

图 8-5　埋管包衣锅

　　高效包衣锅为短圆柱形并沿水平轴旋转，四周为多孔壁，热风由上方引入，由锅底部的排风装置排出，具有密闭、防爆、防尘、热交换效率高的特点，并且可根据需求，将不同包衣工艺的参数一次性地预先输入计算机，实现包衣过程的程序化、自动化、科学化，满足GMP要求。按照包衣机的锅型不同，高效包衣机可分为网孔式、间隙网孔式和无孔式三类，可用于糖包衣和薄膜包衣。由于干燥速率快、包衣效果好，高效包衣锅法已成为最常用的包衣方法。

　　高效包衣锅的基本工作原理是：被包衣的药片在包衣机洁净密封的旋转滚筒内不停地做复杂的轨迹运动，翻转流畅，交换频繁；由恒温搅拌桶搅拌的包衣介质，经过蠕动泵的作用，从喷枪喷洒到片芯或药丸上，同时在热风和负压作用下，由热风柜供给的洁净热风穿过片芯或药丸，对其进行干燥，同时排风柜排出废气，随着溶剂的挥发，包衣介质在片芯或药丸表面快速干燥，形成坚固、致密、光滑的表面薄膜。

2. 流化包衣法

　　流化包衣法又称悬浮包衣法或沸腾包衣法，其基本原理与流化制粒法相类似：经预热的洁净空气以一定的速度经气体分布器进入，使流化床上的片剂悬浮于气流中，上下翻腾处于流化（沸腾）状态；与此同时，喷入的包衣溶液会均匀地分布于片剂表面，溶剂随热空气迅速挥散，从而在片剂表面留下薄膜状的衣层。本法于20世纪60年代末开始应用于生产，流化包衣装置示意图见图8-6。

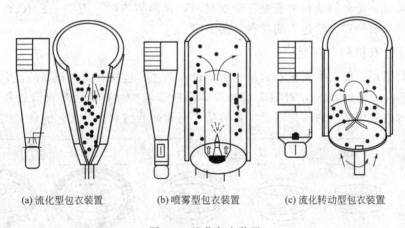

(a) 流化型包衣装置　　　　(b) 喷雾型包衣装置　　　　(c) 流化转动型包衣装置

图8-6　流化包衣装置

　　与滚转包衣法相比，流化包衣法具有以下优点。

　　① 自动化程度高。糖衣锅包衣要求操作人员具有特别熟练的操作技艺，而流化包衣法控制喷入包衣溶液的速度恒定后，喷入时间与衣层增重将有线性关系，这对于自动控制具有特别重要的意义。

　　② 包衣速度快、时间短、工序少。包制一般的薄膜衣只需1h左右即可完成，适合于大规模工业化生产。

　　③ 操作在密闭容器中进行，无粉尘，环境污染小，并且节约原辅料（薄膜包衣材料使片重一般增加2%～4%），生产成本较低。

　　④ 防潮能力强，对崩解影响小，不受药片形状限制。

　　此种包衣方法也存在一些不足：包衣层太薄，且药片做悬浮运动时碰撞较强烈，因此片芯要有较高的硬度；此法制得的包衣片外衣易碎，颜色也不佳，不及糖衣片美观。

3. 压制包衣法

一般采用两台压片机联合起来实施压制包衣，两台压片机以特制的传动器连接配套使用。一台压片机专门用于压制片芯，然后由传动器将压成的片芯输送至包衣转台的模孔中（此模孔内已填入包衣材料作为底层），随着转台的转动，另一台压片机在片芯上面又加入约等量的包衣材料，然后加压，使片芯压入包衣材料中间而形成压制的包衣片剂。该法适合于湿热敏感药物的包衣，也适于长效多层片的制备或配伍禁忌药物的包衣。为克服传统包衣机成本较高及片芯传递系统易造成无芯、双芯、移位等缺点，现在又进一步研制出一步干法压片机，从而简化了制备步骤，提高了包衣片的质量，节省了制备时间，具有良好的应用前景。

使用本方法进行包衣可以避免水分、高温对药物的不良影响，并且生产流程短、自动化程度高、劳动条件好，同时可缩短包衣时间，简化包衣过程，减少能量损耗。但由于其对压片机械的精度要求较高，且衣层与片芯难以结合牢固、片芯的膨胀导致包衣层破裂，片芯难以回收，目前国内尚未广泛使用。近年来，除了压制包衣外，静电干粉包衣、增塑剂干法包衣、增塑剂静电干粉包衣、热熔包衣等技术也被研究应用于药学领域。

三、包衣的材料与工艺

无论采用上述何种包衣方法，都离不开包衣材料，包衣工序不同，需选择不同的包衣材料。如包糖衣时，需要糖浆和滑石粉等包衣材料；包薄膜衣时，需要 HPMC 等高分子包衣材料。因此，下面分别介绍包衣的材料及其工序。

（一）糖包衣材料与工艺

糖包衣是指用蔗糖为主要包衣材料的传统包衣工艺。包糖衣需要较高的技艺，最终的包衣层可能占药片质量的 50%，可显著增加片重。由于包衣材料便宜易得且设备简单，糖衣包衣工艺在国内外应用仍然较为广泛，尤其是中药片剂的包衣。其工艺流程如图 8-7 所示。

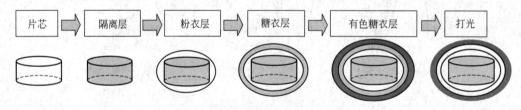

图 8-7　糖衣包衣法操作工艺流程图

（1）包隔离层　其作为糖包衣的最内层，主要作用是为防止糖浆中的水分浸入片芯，保护药物免受潮湿的影响。选择适宜量的隔离衣溶液是关键，必须确保可保护药物而又要尽量减少其对片剂释药的影响。可供选用的包衣材料有：10%玉米朊乙醇溶液，15%～20%虫胶乙醇溶液，10%邻苯二甲酸醋酸纤维素（CAP）乙醇溶液以及 10%～15%明胶浆或 30%～35%阿拉伯胶浆。后两者的防潮效果不够理想，而选用 CAP 时应控制好厚度，否则会影响片剂在胃中的崩解（CAP 是肠溶性材料）。同时由于包隔离层常使用的是有机溶剂，所以应注意防爆防火，采用中等干燥温度（40～50℃），每层干燥时间约 30min，一般包 3～5 层。

（2）包粉衣层　目的是尽快消除片剂的棱角，使其形成光滑的表面。多采用交替加入糖浆和滑石粉的办法，在隔离层的外面包上一层较厚的粉衣层。操作时一般采用高浓度的糖浆（65%～75%）和过 100 目的滑石粉，洒一次浆、撒一次粉，然后热风干燥 20～30min（40～

55℃），重复以上操作 15～18 次，直到片剂的棱角消失。为了增加糖浆的黏度，也可在糖浆中加入 10％明胶或阿拉伯胶。

(3) 包糖衣层 糖衣层是糖包衣的主要成分，可使粗糙、疏松的药片表面光滑平整、细腻坚实。操作要点是加入稍稀的糖浆，逐次减少用量（湿润片面即可），在低温（40℃）下缓缓吹风干燥，一般约包制 10～15 层。

(4) 包有色糖衣层 包有色糖衣层主要使用蔗糖溶液和一些所需着色剂，工序与上述包糖衣层完全相同，目的是为了片剂的美观和便于识别。每次加入的有色糖浆中色素的浓度应由浅到深，以免产生花斑，一般约需包制 8～15 层。

(5) 打光 其目的是为了增加片剂的光泽和表面的疏水性。一般用四川产的米心蜡，常称为川蜡。用前需精制，即加热至 80～100℃熔化后过 100 目筛，去除悬浮杂质，并掺入 2％硅油混匀，冷却后刨成 80 目的细粉使用，一般每万片用 3～5kg。

(二) 薄膜包衣材料与工艺

1. 薄膜包衣工艺

包薄膜衣是使用一些聚合物在固体制剂外形成连续薄膜的技术。形成的薄膜厚度在 8～100μm 之间，有一定的弹性和柔韧性。与糖包衣相比，薄膜衣具有以下优点：①操作简单、干燥快（一般仅需 2～3h）；②片重仅增加 2％～4％，包装、贮存、运输方便；③利于制成胃溶、肠溶或长效缓释制剂；④便于生产工艺的自动化；⑤不掩盖片芯标记。

薄膜包衣过程如图 8-8 所示，其生产工艺如下：①将筛除细粉的片芯放入锅内，喷雾加入一定量薄膜衣材料的溶液，使片芯表面均匀湿润；②吹入缓和的热风使溶剂蒸发（温度最好不要超过 40℃，以免干燥过快，出现"皱皮"或"起泡"现象；当然也不能干燥过慢，否则会出现"粘连"或"剥落"现象），如此重复上述操作若干次，薄膜衣材料溶液的用量逐次减少，直至达到一定的厚度为止；③薄膜固化，一般是在室温（或略高于室温）下，自然放置 6～8h 使之固化完全，固化时间的长短因材料、方法、厚度而异；④为使残余的有机溶剂完全除尽，一般还要在 50℃下干燥 12～24h。

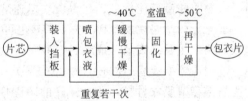

图 8-8 薄膜包衣工艺流程

2. 薄膜包衣材料

薄膜包衣液由薄膜衣材料、溶剂、增塑剂、抗黏剂、去泡剂、着色剂、释放速率调节剂等组成。

(1) 薄膜衣材料 薄膜衣材料主要分为胃溶型、肠溶型和水不溶型三大类，现分述如下。

① 胃溶型 胃溶型薄膜衣材料是指在胃中能溶解的一些高分子材料，适用于一般的片剂薄膜包衣。

a. 羟丙甲基纤维素（HPMC） 这是一种最为常用的薄膜衣材料，用 2％～10％溶液作为包衣溶液，成膜性能好，所制成的膜无色、无味、柔软、抗裂，并在光、热、空气及一定温度下很稳定，不与其他辅料反应。本品能溶于 60℃以下的水中，但不溶于热水；不溶于无水乙醇，但溶于 70％以下的乙醇水溶液，也能溶于异丙醇与二氯甲烷的混合溶媒中。生产中常用较低浓度的 HPMC 进行薄膜包衣，其参考处方见表 8-2。

表 8-2 羟丙甲基纤维素包衣液的参考处方

辅料	1 号处方	2 号处方	3 号处方
2%～3%HPMC（30%～70%乙醇溶液）	100mL	100mL	100mL
吐温 80	1mL	1mL	1mL
蓖麻油	1mL	1mL	1mL
丙二醇或 PEG400	1mL	1mL	1mL
滑石粉	2～4g	2～4g	
钛白粉	2～4g		
色素	适量		
氧化铁			适量
打光剂	适量	适量	适量

注：1号处方适用于色泽片；2号处方适用于本色片；3号处方适用于棕色片。

b. 羟丙基纤维素（HPC） 常用本品的 2%水溶液包制薄膜衣，操作简便，可避免使用有机溶媒，缺点是干燥过程中产生较大的黏性，影响片剂的外观，并且具有一定的吸湿性。

c. 丙烯酸树脂Ⅵ号 本品是丙烯酸与甲基丙烯酸酯的共聚物，与德国 Rohm 公司的著名产品 Eudragit E 的性状相当（Eudragit L 型和 S 型是肠溶性的），是目前国内较为常用的胃溶型薄膜衣材料，可溶于乙醇、丙酮、二氯甲烷等，不溶于水，形成的衣膜无色、透明、光滑、平整、防潮性能优良，在胃液中迅速溶解。

d. 聚乙烯吡咯烷酮（PVP） PVP 也可用于包制薄膜衣，易溶于水、乙醇及胃肠液，但包衣时易产生黏结现象，成膜后也有吸湿软化的倾向。

e. 聚乙烯缩乙醛二乙胺乙酸（AEA） 本品不溶于水，可溶于乙醇、丙酮和人工胃液。作为胃溶型薄膜衣材料，具有良好的防潮性能，包衣时一般用其 5%～7%乙醇溶液。加入少量滑石粉可防止粘连，如与 HPMC 等配合使用，效果更好。

f. 聚乙烯醇（PVA） 以 PVA 为成膜材料的包衣配方可以提高片剂表面标识的清晰度；可以提高包衣液的固含量至 20%～25%，提高包衣效率，降低综合成本；PVA 包衣膜比 HPMC 包衣膜具有更低的水汽/氧气通透率，可以提供更好的防潮/隔氧性能，提高包衣片稳定性。

② 肠溶型 肠溶包衣膜是一种具有 pH 依赖性、含有酸或酸酯功能基团的聚合物形成的膜，用于保护药物、避免其在胃内被降解、减少对胃的刺激性，也可用作肠定位给药系统。最常用的肠溶衣材料见表 8-3，包制方法与包薄膜衣的方法相同，也可在包糖衣至粉衣层后包肠溶衣，最后再包糖衣层和打光。

表 8-3 常用肠溶性包衣材料一览表

材料名称	来源成分	性状	包衣性能
邻苯二甲酸聚乙烯醇酯（PVAP）	为聚合度 700～2000 的聚乙烯醇与邻苯二甲酸作用而成的半酯	溶于丙酮、丙酮与乙醇的混合液	比 CAP 透湿性低，衣膜不具半透性，其肠溶性不受膜的厚度影响
邻苯二甲酸羟丙基甲基纤维素（HPMCP）	为 HPMC 与邻苯二甲酸作用而成的半酯（有 HP-50、HP-55 等）	白色粒状，溶于丙酮、丙酮与乙醇的混合溶剂中，比 CAP 稳定，分解成游离苯二甲酸的速度为 CAP 的 1/5，经长时间放置不产生醋酸臭	其常用浓度为 8.5%，包衣时黏度适当，不粘连，易于操作，如用沸点低溶剂，则可得平滑的薄膜衣；增塑剂可用 1.5%邻苯二甲酸二乙酯或二丁酯，其肠溶性能很好

续表

材料名称	来源成分	性状	包衣性能
邻苯二甲酸醋酸纤维素（CAP）	由纤维素的部分醋酸酯与邻苯二甲酸酐作用而成的半酯	本品为白色至淡黄色，微具醋酸臭，溶于丙酮及丙酮与水、丙酮与乙醇的混合溶剂中，在 pH=5.0～6.5 以上溶于水。本品含水较多时，会渐渐水解，逸出醋酸，影响肠溶效果（水分在 4% 以下时较稳定）。由于稳定性不够好及包衣时需用大量有机溶媒，故目前已不常用	本品溶液的黏度随浓度成对数增加，应用混合溶剂时，可以找到一个最低黏度的混合溶剂的混合比；添加增塑剂可提高其黏度，但添加量在 30% 以下无大变化，常用苯二甲酸二乙酯为增塑剂，常用量为 20%～25%；其肠溶性受衣膜厚度影响较大
苯乙烯马来酸共聚物（Sty-MA）	为下式酸及酸酐的混合物：$[-(CHCOOH)_2-CH_2-CHC_6H_5-]n$	白色或黄色粉末，溶于醇类、酮类，在碱性水溶液中溶解速度较快，略微溶于 pH=7 的水溶液	比 CAP 有较好的耐胃液性，47℃放置 1 月或室温放置 2 年，崩解时间稍增，其常用浓度为 15%。常用 1.8% 邻苯二甲酸二乙酯或二丁酯为增塑剂，也可用低聚合度 PEG 为增塑剂
丙烯酸树脂（甲基丙烯酸与甲基丙烯酸甲酯的共聚物 Eudragit L）： 肠溶型Ⅰ号 肠溶型Ⅱ号 肠溶型Ⅲ号	其结构为：$[-C(CH_3)COOH-CH_2-C(CH_3)COOCH_3CH_2-]n$ 根据酸和酯的比例不同有：Ⅰ号（为水分散体，与 Eudragit L30D 相似）Ⅱ号（与 Eudragit L100 相似）Ⅲ号（与 Eudragit S100 相似）（国外 Eudreqit L 含酸 50%，而 Eudragit S 含酸 33%，一般是两种型号混合，调节两者用量，可以调节溶液 pH，分子量在 10 万～20 万左右）	Ⅰ号树脂为乳胶液（亦称为水分散体），可用水稀释应用，稀释时放热，应剧烈搅拌，加入电解质等会发生凝聚，Ⅰ号树脂里含 30%（W/W）的成膜材料，同时含 3%（W/W）的三醋酸甘油作为增塑剂，用等量水稀释即可使用；Ⅱ号和Ⅲ号树脂均可溶于甲醇（乙醇）：二氯甲烷（1：1）及异丙醇：丙酮（1：1）的混合溶剂中，不溶于烃的氯化物、苯、水及低于 pH 5 的酸性缓冲液中，可溶于微碱性缓冲液中（pH 6 以上），Ⅱ号树脂的溶解速度比Ⅲ号快（国外的 L 型和 S 型溶解 pH 都偏碱性一侧，L 型能溶于含有盐类的中性溶液，S 型易溶于碱，二者互有相容性，可任意调节配比使用）	所形成的衣膜透湿性低，比虫胶为佳，故也可用作包制防潮层或薄膜衣，防潮层厚约 2～5μm，薄膜衣的衣层厚度约为 10μm 左右；最常用其包制肠溶衣，厚约 25～30μm，即 1cm² 的片剂表面使用 12.5% 的溶液 25mg；本品溶液的黏性较强，包衣时要撒滑石粉以防止操作困难，衣层中含有滑石粉 80% 以下或硬脂酸镁 67% 以下时，对膜的溶解速度基本没有影响，但大于上述界限时，溶解速度会变慢，甚至在强碱性环境中也不溶解；当片芯中含有碱性化合物时，其耐胃液性会下降，如含酸性物时，肠溶性可能会下降，遇到这些情况应加以注意；一般本品的使用浓度为 14%（生产上亦用 8% 的乙醇溶液），邻苯二甲酸二丁酯为增塑剂（浓度为 1.25%），可溶于异丙醇、乙醇的混合溶剂中应用。其膜的溶解性如下： 　　pH 5.8　　pH 6.8　　pH 7.4　　pH 8.0 Ⅱ号:10.5min 溶胀　2min 溶解　2min 溶解　1min 溶解 Ⅲ号:10.5min 溶胀　4min 溶解　2min 溶解　1.5min 溶解

③ 水不溶型　水不溶型包衣膜是指在水中不溶解的高分子薄膜衣材料。

a. 乙基纤维素　本品是纤维素的乙基醚，在乙醇、丙酮、二氯甲烷等大多数有机溶剂中溶解，但不溶于水、甘油等，成膜性良好，主要是利用膜的半透性来控制药物的释放，因而广泛用于缓（控）释制剂（既可用作控释性包衣材料，也可作为阻滞性骨架材料）。一般是将其制成水分散体的形式使用，如 Surelease®（苏丽丝®，乙基纤维素水分散体的商品名，含乙基纤维素约30%左右，黏度0.1Pa·s以下）等。

b. 醋酸纤维素　本品是用脂脂棉或木纤维以少量硫酸为催化剂，与冰醋酸和醋酸混合液经部分或全部乙酰化而制得。不溶于水，易溶于氯仿、丙酮等有机溶媒，成膜性良好；包衣后，衣膜具有半透性，是渗透泵式控释制剂最常用的包衣材料，已收载于美国药典；亦可以通过加致孔剂的方法来控制药物的释放达到缓（控）释的效果。一般随着醋酸纤维素中乙酰基含量的减少，水的渗透性增大，熔点上升，例如国产二醋酸纤维素的熔点为260℃（同时分解）。

(2) 增塑剂　增塑剂是指能改变高分子薄膜物理机械性质，从而增加其可塑性的材料。成膜材料在温度降低以后，物理性质发生变化，大分子的可动性变小，缺乏必要的柔韧性，使衣层硬而脆且容易破碎。增塑剂多为无定型聚合物，与成膜材料具有一定的化学相似性，因而能依靠较强的亲和力插入聚合物分子链间，削弱链间的相互作用力，增加链的可动性，从而增加链的柔韧性。纤维素材质的增塑剂有甘油、丙二醇、PEG等，一般带有羟基；脂肪族非极性聚合物的增塑剂有甘油单醋酸酯、甘油三醋酸酯、二丁基葵二酸酯、邻苯二甲酸二丁酯（二乙酯）、蓖麻油、玉米油、液状石蜡等。增塑剂的合适用量为聚合物的10%～20%，增塑剂过量会增加薄膜的黏性。

(3) 溶剂　溶剂指能溶解成膜材料和增塑剂并将其均匀分散到片剂表面的物质。常用的溶剂有乙醇、甲醇、异丙醇、丙酮、氯仿等。最优良成膜材料应该既溶于包衣溶液又可使聚合物链最大程度地伸展。包薄膜衣时，溶剂的蒸发和干燥速率对包衣膜的质量有很大影响：干燥速率太快，成膜材料不均匀分布致使片面粗糙；太慢又可能使包上的衣层被溶解而脱落。水分散体以水为溶剂。水亦是常用的成膜材料的溶剂，具有降低物料暴露的危险性，生产安全性好；减少使用溶剂的费用，消除膜中残留溶剂的潜在毒性等优势。

(4) 着色剂与遮光剂　常用的遮光剂是二氧化钛；常用的色素主要有苋菜红、胭脂红、柠檬黄及靛蓝等食用色素。色素的加入主要为便于鉴别、防止假冒；满足包衣后产品美观要求；也有遮光等特殊作用。但是加入色素后可能降低薄膜的拉伸强度，使薄膜弹性增加并会减弱薄膜的柔性。因此需慎重添加。

(5) 释放速率调节剂　在薄膜衣材料中加有蔗糖、氯化钠、表面活性剂、PEG等水溶性物质时，一旦遇到水，水溶性物质迅速溶解，留下一个多孔膜作为扩散屏障，这些水溶性物质就是释放速率调节剂，又称释放速率促进剂或致孔剂。薄膜衣的材料不同，调节剂的选择也不同，如吐温、司盘、HPMC可作为乙基纤维素薄膜衣的致孔剂。

(6) 抗黏剂　包衣有时出现粘连影响外观与包衣质量，遇此情况可在包衣液中加入抗黏剂，其主要作用是减小膜的黏附性。可使用滑石粉、硬脂酸镁、二氧化硅、二氧化钛等。抗黏剂的用量一般为包衣液体积的1%～3%。

要成功实现薄膜包衣，需要通过实验摸索出包衣物料的配比，在生产过程中，计算好用量，依次将料加入到溶剂中，搅匀后使用。预混辅料的应用可以简化这个过程。薄膜包衣预混辅料中包含所需的各种辅料，并且具有最优化的配比，使用者只需要根据用量称取薄膜包衣预混剂，将其直接在溶剂中搅拌混匀后即可使用，可获得更高的包衣质量。常见的预混包衣材料见表8-4。

表 8-4　常见的预混包衣材料

材料名称	生产商	成分	特点
Aquacoat® ECD30	美国 FMC	成分为 EC(10cps)、十六醇、十二烷基硫酸钠、聚二氧甲基硅氧烷和水；固含量 30%；EC 粒径 0.1～0.3μm；需 20%～30%增塑剂	一种完全水基乳胶薄膜包衣体系，亚微细粒的乙基纤维素微粒子，30%固体聚合物的微乳分散液，适于防潮、苦味遮盖和控制药物释放；典型用量为 10%～30%；具有完全水溶性，低黏度和不粘连特性
Aquacoat® CPD30	美国 FMC	30%亚微细粒的醋酸邻苯二甲酸醋酸纤维素微乳化水分散体，水溶性肠溶包衣体系；平均粒径（μm）<0.5，黏度(cps)<150	一种肠溶包衣体系，完全水溶性，低黏度和不粘连特性
SURELEASE®	Coloron	乙基纤维素水分散产品，成分为 EC(20cps)、精馏椰子油或葵二酸二丁酯、油酸、微粉硅胶、氨水；固含量 25%；EC 粒径 0.2μm；无需外加增塑剂	使用时只需用水稀释至 15%浓度，在 38～45℃的条件下即可进行包衣；通过控制增重可达到理想的释放效果，使用安全，无环境污染，工艺稳定，重现性好，释放速度对 pH 不敏感
ACRYLEZE®	Coloron	以 Eudragit L100-55 为主要成膜材料，含色素的可分散于水中的干性丙烯酸树脂包衣系统	全水型彩色肠溶包衣材料，能在 30min 内溶于水，可用于各种固体制剂的延迟释放薄膜包衣
PIGMENT BLEND	Coloron	纯色素预混辅料	可根据要求调配成所需颜色、直接着色
Opaglos® 2	Coloron	高光亮度的精美型包衣材料	包衣后产品有绚丽色泽，产品形象突出
OPADRY®	Coloron	以 HPMC、HPC、EC、PVPA 等为主要成膜材料，加入 PEG、丙二醇、柠檬酸三乙酯等增塑剂	粉末状固体，是可溶于水的、非 pH 依赖性的薄膜包衣，可根据要求调整其中色素，呈现个体化外观
欧巴代Ⅱ	Colorcon	在普通 OPADRY 基础上加入多糖类附着力改良剂；以纯水为溶剂，15%～10%固含量	膜与片芯之间的黏合力加强，适合片芯有蜡质或油性表面及易发生桥接的情况，包衣效率提高

四、包衣过程中可能出现的问题及解决方法

1. 包糖衣过程中可能出现的问题及解决办法

（1）糖浆不黏锅　原因在于锅壁上蜡未除尽，粉浆不黏锅。应洗净锅壁或再涂一层热糖浆，撒一层滑石粉。

（2）黏锅　原因在于加糖浆过多，黏性大，搅拌不匀。应保持糖浆含量恒定，且一次用量不宜过多，锅温不宜过低。

（3）片面不平　原因在于撒粉太多、温度过高、衣层未干又包第二层。应改进操作工艺，做到低温干燥，勤加料，多搅拌。

（4）色泽不匀　原因在于片面粗糙、有色糖浆用量过少且未搅匀、温度过高、干燥太快、糖浆在片面上析出过快，衣层未干就加蜡打光。应采用浅色糖浆，增加所包层数，"勤加少上"控制温度，情况严重时洗去衣层，重新包衣。

（5）龟裂与爆裂　原因在于糖浆与滑石粉用量不当、片芯太松、温度太高、干燥太快、析出糖粗晶体，使片面留有裂缝。应控制糖浆和滑石粉用量，注意干燥温度和速度，更换片芯。

（6）露边与麻面　原因在于包衣料用量不当，温度过高或吹风过早。应注意糖浆和粉料的用量，糖浆以均匀润湿片芯为度，粉料以能在片面均匀黏附一层为宜，片面不见水分和产

生光亮时再吹风。

（7）衣层剥落　原因与片芯和包衣材料的理化性质有关，两者黏着力弱；也可能因包衣全过程是由多次喷浆并多次干燥完成的，层与层间结合力受某些因素的影响而降低，若每次喷浆后浆中的溶剂能部分溶解已包衣层中的成膜材料，则有利于层与层间的结合。

2. 包薄膜衣过程中可能出现的问题及解决办法

（1）黏片　主要是由于包衣液喷量太快，破坏了溶剂蒸发平衡而使片剂相互粘连。可适当降低包衣液喷量，提高热风温度，加快锅的转速等。

（2）橘皮　指薄膜表面粗糙如橘皮，原因在于干燥不当或包衣液喷雾压力低会使喷出的液滴受热浓缩程度不均，从而造成衣膜出现波纹。应合理控制蒸发干燥速率，提高喷雾压力或更换衣料。

（3）起泡或架桥　架桥是指片上的刻字被衣膜掩盖，造成标志模糊。解决的办法是改进包衣液配比，放慢包衣液喷速，降低干燥温度。

（4）出现色斑或起霜　指膜中颜色分布不均，通常在延长储藏时片剂表面暗淡。主要是由于配包衣液时搅拌不均匀、色素分布不均、固体状物质细度不够、雾化效果差而引起的。可更改包衣液配比，配包衣液时应充分搅拌均匀，确保色素均匀分散，适当降低温度，缩短喷程，提高雾化效果。

（5）药片裂缝、分裂、剥皮　原因是高的薄膜应力不能通过膜与片剂表面的黏附性得以缓解。解决办法可以增加增塑剂浓度，使用黏性更好的包衣材料。

（6）药片边缘磨损　原因可能是包衣液固含量选择不当、包衣机转速过快、喷量太小引起的，解决办法是选择适当的包衣液固含量，适当调节转速及喷量的大小；原因也可能是片心硬度太差，解决办法是改进片心的配方及工艺。

第四节　片剂的质量控制

一、片剂质量控制的目的及意义

片剂质量直接影响其药效和用药的安全性。因此，为了使制成的片剂符合药典要求，保证临床疗效和安全用药，必须对片剂进行质量监控，经检查合格后方可临床使用。

二、片剂的质量控制项目

1. 外观性状

片剂的外观性状应完整光洁，色泽均匀，无杂斑，无异物，并在规定的有效期内保持不变。此外，良好的外观可增强患者对药物的信任，提高顺应性，故须严格控制。

2. 片重差异

片重差异应符合现行药典对片重差异限度的要求（具体检查方法参考《中国药典》2020年版四部制剂通则 0101）。

【检查法】　取供试品 20 片，精密称定总重量，求得平均片重后，再分别精密称定每片的重量，每片重量与平均片重比较（凡无含量测定的片剂或有标示片重的中药片剂，每片重量应与标示片重比较），按表 8-5 的规定，超出重量差异限度的不得多于 2 片，并不得有 1 片超出限度 1 倍。

表 8-5　《中国药典》2020 年版片剂片重差异限度

平均片重或标示片重	重量差异限度
0.30g 以下	±7.5%
0.30g 及 0.30g 以上	±5%

糖衣片的片芯应检查重量差异并符合规定，包糖衣后不再检查重量差异。薄膜衣片应在包薄膜衣后检查重量差异并符合规定。另外，凡规定检查含量均匀度的片剂，一般不再进行重量差异检查。

3. 硬度和脆碎度

(1) 硬度（Hardness）　硬度系指片剂的径向破碎力，常用孟山都硬度计或硬度测定仪（见图 8-9 左）来测定。在生产中常用的经验方法是：将片剂置于中指与食指之间，以拇指轻压，根据片剂的抗压能力，判断其硬度。一般认为普通片剂的硬度在 50N 以上为好。

(2) 脆碎度（Breakage）　反映片剂的抗磨损和抗震动能力，常用脆度测定仪测定（见图 8-9 右）。脆碎度小于 1% 为合格片剂，具体测定方法参考《中国药典》2020 年版四部通则 0923。

对于形状或大小在圆筒中形成严重不规则滚动或特殊工艺生产的片剂，不适用上述方法检查，可不进行脆碎度检查。

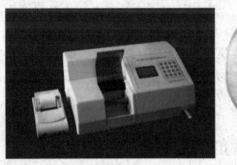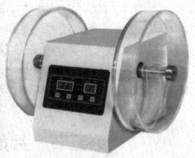

图 8-9　硬度测定仪（左）和脆碎度测定仪（右）

4. 崩解时限

除药典规定进行"溶出度或释放度"检查的片剂以及某些特殊的片剂（如咀嚼片等）以外，一般的口服片剂需做崩解度检查。《中国药典》2015 年版四部通则 0921 规定：普通片的崩解时限是 15min，可溶片为 3min，舌下片泡腾片为 5min，含片为 10min，化药薄膜衣片为 30min，中药薄膜衣片为 1h，肠溶衣片则要求在盐酸溶液（9→1000）中 2h 内不得有裂缝、崩解或软化现象，在磷酸盐缓冲液（pH 6.8）中 1h 内全部溶解并通过筛网；结肠定位肠溶衣片在盐酸溶液（9→1000）及磷酸盐缓冲液（pH 6.8）中不释放或不崩解，在 pH 7.5～8.0 磷酸盐缓冲液中 1h 内完全释放或崩解。

崩解度检查采用"吊篮法"：使 6 根底部镶有筛网（网孔直径 2mm）的玻璃管，上下往复通过（37±1）℃的水，每个玻璃管中的每个药片应在药典规定的时间内全部通过筛网。片剂崩解仪如图 8-10 所示。

5. 溶出度

根据《中国药典》2020 年版有关规定，溶出度检查适用于一般的片剂，而释放度检查

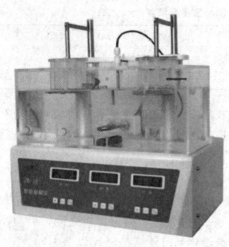

图 8-10 片剂崩解仪

适用于缓（控）释制剂。

缓控释制剂释放度的检查，除另有规定外至少取 3 个时间点：①开始 0.5～2h 的取样时间点，用于考察药物是否有突释；②中间取样时间点（释放约 50%），用于确定释药特性；③最后取样时间点，用于考察释药是否完全。此 3 点可用来表征片剂在体外的释放度。具体要求参考《中国药典》2020 年版四部通则 0931。

6. 含量均匀度

含量均匀度是指小剂量药物在每个片剂中的含量是否偏离标示量以及偏离的程度，每片标示量小于 25mg 或主药含量小于片重 25% 者，均应检查含量均匀度。均匀度的检查方法详见《中国药典》2020 年版四部通则 0941。片剂的含量测定一般只是平均含量，易掩盖小剂量药物由于混合不均匀或可溶性成分迁移而造成的每片含量差异。为此，药典规定了含量均匀度的检查方法及其判断标准。

7. 卫生学检查

《中国药典》2020 年版规定：以动物、植物、矿物来源的非单体成分制成的片剂，生物制品片剂，以及黏膜或皮肤炎症或腔道等局部用片剂（如口腔贴片、外用可溶片、阴道片、阴道泡腾片等），照非无菌产品微生物限度检查：微生物计数法（通则 1105）和控制菌检查法（通则 1106）及非无菌药品微生物限度标准（通则 1107）检查，应符合规定。

规定检查杂菌的生物制品片剂，可不进行微生物限度检查。

第五节　片剂的包装与贮存

包装与贮存的目的是使制剂到达患者手中时，依然保持着原有的物理、化学和生物学等方面的性质，以保障疗效。片剂的包装与贮存应当做到密封防潮以及使用方便等。

一、片剂的包装

药品包装是指为药品在运输、储存、管理和使用过程中提供保护、分类和说明的作用，选用适宜的包装材料或容器，采用适宜的包装技术对药品或药物制剂进行分（罐）、封、装、贴签等加工过程的总称。广义的药品包装包括对药品包装材料的研究、生产和利用包装材料实施包装过程所需要进行的一系列工作。药品包装的主要作用为：①保护作用；②标示作用；③便于药物的使用和携带。

包装材料直接接触到药品，必须确保所装药物的药效，同时还要保证药品使用可靠、方便。作为药品生产企业在选用包装材料时，要了解包装材料、容器的一些性质、特点，以便结合药品的某些特殊要求，合理、准确选择药用包装材料。

1. 多剂量包装

几十片甚至几百片包装在一个容器中为多剂量包装，容器多为玻璃瓶和塑料瓶，也有用软性薄膜、纸塑复合膜、金属箔复合膜等制成的药袋。多剂量包装较经济，患者易接受。而片剂是否适合多剂量包装，应根据其化学性质与用药情况决定。

（1）玻璃瓶 玻璃瓶具有化学稳定性高，耐蚀性，与药物相容性较好，吸附小；密封性好，不透水汽和空气；具有良好的耐热性和高熔点，便于消毒清洗，无毒无异味；易于造型，品种规格多样，价格低廉；有色玻璃瓶还具有一定的避光作用。其缺点是质量较大、易于破损等。药品包装使用药用玻璃，其性能及质量要求都优于普通的玻璃制品，是药品包装的主要材料。

（2）塑料瓶 塑料瓶作为包装容器的应用日益广泛，其优点是质轻，密度约为金属的1/5、玻璃的1/2；机械性能好，不易破碎；化学稳定性好，对一般的酸、碱、盐有良好的抗耐能力；具有良好的加工性能，容易制成各种形状，外观精美等。缺点是密封隔离性能不如玻璃制品；耐热性和耐寒性和玻璃相比较差，在高温下易变形；大部分塑料包材容易透气、透湿和透光，处方中的组成中如含有挥发性药品，其可能会通过容器壁而损失等。常用材料有聚氯乙烯（PVC）、聚乙烯（PE）、聚萘二甲酸二乙醇酯（PEN）等。其中PVC有良好的抗湿防潮性、耐热性，但抗酸碱性较差；PEN强度高，耐热性能好、耐紫外线照射、对二氧化碳气体和氧气阻隔性能优良，耐化学药品性能好，用途十分广泛。

2. 单剂量包装

单剂量包装将单个片剂分别包装，使每个药片均处于密封状态，提高了对产品的保护作用，并杜绝交叉污染。此外，亦使患者用起来更为方便，外观装潢亦显得贵重、美观。目前单剂量包装主要分为泡罩式（亦称水泡眼）包装和窄条式包装两种形式。

（1）泡罩式包装 使用无毒铝箔与聚氯乙烯的复合薄膜作为底层材料（背衬材料），硬质PVC作为水泡眼材料；硬质PVC经红外加热器加热后在成型滚筒上形成水泡眼，片剂进入水泡眼后，即可热封成泡罩式的包装。

（2）窄条式包装 由两层膜片（双纸塑料复合膜、铝塑复合膜）经黏合或热压而形成的带状包装。与泡罩式包装比较，成本较低、工序简便。

二、片剂的贮存

除另有规定外，片剂应密封贮存，并置于干燥、通风处，并在保质期内使用。受潮易变质的片剂，包装容器内可放入干燥剂，对光敏感的片剂应避光贮存。但应注意有些片剂久贮后，其中的黏合剂会发生固化现象，使片剂的硬度变大，以致影响崩解度或溶出度；另外受热、光照、受潮、发霉等原因也可影响片剂的质量。

第六节 片剂举例

一、普通片

1. 化学性质稳定的片剂

例 8-1 盐酸雷尼替丁片

【处方】

盐酸雷尼替丁	167.4g	乳糖	70g
淀粉	25g	15%PVP 乙醇溶液	52g
微粉硅胶	5.71g（1.5%左右）	硬脂酸镁	1.57g（0.5%左右）
低取代羟丙基纤维素	6.28g（2%左右）		

制成 1000 片

【制法】 将盐酸雷尼替丁、乳糖和淀粉混匀，加15%PVP乙醇溶液制成软材，以14目筛制粒，干燥后用12目筛整粒，加入微粉硅胶、硬脂酸镁及低取代羟丙基纤维素混匀后，压片，即得。

【注解】 ①这是一般的湿法制粒压片的实例，处方中盐酸雷尼替丁为主药，乳糖和淀粉主要作为填充剂。②低取代羟丙基纤维素为外加崩解剂。③15%PVP乙醇溶液为黏合剂。④微粉硅胶为助流剂和润滑剂，硬脂酸镁为润滑剂。

2. 化学性质不稳定的片剂

例8-2 复方乙酰水杨酸片

【处方】

乙酰水杨酸（阿司匹林）	268g	对乙酰氨基酚（扑热息痛）	136g
咖啡因	33.4g	淀粉	266g
淀粉浆（15%～17%）	85g	滑石粉	25g（5%）
轻质液状石蜡	2.5g	酒石酸	2.7g

制成1000片

【制法】 将咖啡因、对乙酰氨基酚与1/3量的淀粉混匀，使用淀粉浆（15%～17%）制软材，过14目或16目尼龙筛制湿颗粒，70℃干燥，过12目尼龙筛整粒，然后将此颗粒与乙酰水杨酸混合均匀，最后加剩余的淀粉（预先在100～105℃干燥）及吸附有轻质液状石蜡的滑石粉，共同混匀后，再过12目尼龙筛，压片，即得。

【注解】 ①处方中乙酰水杨酸、对乙酰氨基酚和咖啡因为主药，淀粉为填充剂和崩解剂，淀粉浆为黏合剂，滑石粉和轻质液状石蜡为润滑剂。②处方中，乙酰水杨酸为不稳定药物，遇水易水解，其水解受金属离子的催化，因此，处方中加入酒石酸，可在湿法制粒过程中有效地减少乙酰水杨酸水解；使用尼龙筛网制粒，采用滑石粉作为润滑剂，避免使用硬脂酸镁，降低乙酰水杨酸水解。同时，车间的湿度亦不宜过高，以免乙酰水杨酸发生水解。③轻质液状石蜡适量可使滑石粉更易于黏附在颗粒的表面上，在压片震动时不易脱落。

3. 小剂量药物片剂

例8-3 核黄素片

【处方】

核黄素	5g	糊精	42g
淀粉	26g	硬脂酸镁	0.7g
50%乙醇	适量		

制成1000片（每片含核黄素5mg）

【制法】 将糊精与淀粉混合均匀，核黄素按等量递加法加入上述辅料中，加入50%乙醇制软材，挤压过筛制颗粒，干燥，加入硬脂酸镁混匀，压片即得。

【注解】 ①处方中核黄素为主药，淀粉同时作为填充剂和崩解剂，糊精同时作为填充剂和黏合剂，50%乙醇为润湿剂，硬脂酸镁为润滑剂。②因为是小剂量片剂，其混合的均匀程度直接关系到药物的含量均匀度。③采用等量递加法将药物与辅料混合是小剂量片剂常用的混合方法，通过该方法能使药物与辅料均匀混合，从而保证每片中药物含量较为均匀，保证用药安全性和有效性。

二、包衣片

1. 胃溶片

例8-4 奥氮平胃溶片

【处方】

奥氮平	5g	甘露醇200SD	143.33g

微晶纤维素 PH102	28.27g	二氧化硅	1.8g
硬脂酸镁	1.8g	欧巴代 Y-1-7000	6～12g
制成 1000 片			

【制法】 将主药奥氮平和二氧化硅分别研细，过 100 目筛，称取处方量，将二者混合均匀。微晶纤维素和甘露醇分别过 60 目筛，按处方量分别称取，并按顺序依次加入到上述混合药物中混匀，然后加入处方量的硬脂酸镁，过筛混匀，使用粉末直接压片技术压片。使用欧巴代 Y-1-7000 醇溶液对所得片芯进行包衣，包衣增重 2%～4%。

【注解】 ①奥氮平在放置过程中，对湿度相对敏感。片剂采用粉末直接压片法制备，避免湿法制粒中水的使用。②处方中甘露醇作为填充剂，微晶纤维素作为干黏合剂，二氧化硅作为助流剂，硬脂酸镁作为润滑剂，欧巴代 Y-1-7000 为片剂的胃溶性包衣材料。③本品适用于精神分裂症及其他有严重阳性症状和/或阴性症状的精神病的急性期和维持期的治疗，也可缓解精神分裂症及相关疾病的继发性情感症状。

2. 肠溶片

例 8-5　红霉素肠溶片

【处方】 片芯处方：

红霉素	1 亿单位	淀粉	52.5g
干淀粉	5g	10%淀粉浆	10g
硬脂酸镁	3.6g		
制成 1000 片			

肠溶衣膜处方：

Ⅱ号丙烯酸树脂	28g	苯二甲酸二乙酯	5.06g
聚山梨酯 80	5.06g	85%乙醇	560mL
蓖麻油	16.8g	滑石粉	16.8g

【制法】 将红霉素与淀粉混匀，加淀粉浆制软材，使用 10 目尼龙筛制粒，80～90℃干燥后，加入硬脂酸镁和干淀粉，经 12 目尼龙筛整粒，混匀，压片。包肠溶衣：将Ⅱ号丙烯酸树脂用 85%乙醇溶解制成 5%树脂溶液，将滑石粉、苯二甲酸二乙酯、聚山梨酯 80、蓖麻油等混匀、研磨后加入 5%Ⅱ号丙烯酸树脂溶液中，加入色素混匀后，过 120 目筛；将片芯置包衣锅中，按一般包衣方法包粉衣六层后，喷入树脂包衣液，包衣锅温度控制在 35℃左右，在 4h 内喷完。

【注解】 ①片芯处方中红霉素为主药，淀粉为稀释剂，10%淀粉浆为黏合剂，干淀粉为崩解剂，硬脂酸镁为润滑剂；衣膜处方中Ⅱ号丙烯酸树脂为肠溶材料，85%乙醇为肠溶材料的溶剂，苯二甲酸二乙酯、蓖麻油为增塑剂，聚山梨酯 80 为膜衣的致孔剂，滑石粉为固体粉料防止片剂粘连。②红霉素与胃酸作用后，化学结构易被破坏，故需包肠溶衣进行保护。

三、泡腾片

例 8-6　维生素 C 泡腾片

【处方】 每片用量

维生素 C	0.10kg	酒石酸	0.45kg
碳酸氢钠	0.65kg	糖粉	1.60kg
糖精	0.02kg	氯化钠	适量
色素	适量	香精	适量

单糖浆　　　　　　适量　　　　　　水溶性润滑剂　　适量

【制法】 取维生素C、酒石酸分别过100目筛，混匀，以95％乙醇和适量色素液制成软材，过14目筛制湿粒，于50℃左右干燥，备用。另取碳酸氢钠、糖粉、氯化钠加糖精水液（含少量色素）和单糖浆适量制软材，过12目筛制湿粒，于50℃左右干燥，然后与上述干粒混合，整粒，加适量香精醇溶液，烘片刻，加适量水溶性润滑剂过100目筛，混匀，压片，片重约3g。

【注解】 ①用碳酸氢钠为二氧化碳源制备泡腾片有很多优点，如泡腾片在水中迅速溶解，能产生较多的二氧化碳，且泡腾溶液的pH较低。但碳酸氢钠与二氧化碳的比值高（1:1），一个代表性的泡腾片约含有20mmol的钠，若一天服用多次，会给某些不宜多食钠的病人带来不良后果。因此，泡腾片处方设计中应考虑少用碳酸氢钠，并用碳酸氢钾、碳酸钙等不含钠或含钠低的二氧化碳源代替。②处方中，酒石酸和碳酸氢钠为泡腾崩解剂，糖粉为填充剂和调味剂。

四、分散片

例 8-7　乌苯美司分散片

【处方】 乌苯美司　　　　10g　　　　交联聚维酮　　　　10g
　　　　 乳糖　　　　　　30g　　　　微晶纤维素　　　　90g
　　　　 制成 1000 片

【制法】 将乌苯美司和不同辅料粉碎，分别过100目筛，采用等量递加法将各原料充分混合均匀，使用混合粉末进行压片，压力控制在2~7kN范围内，即得。

【注解】 ①处方中乳糖为填充剂，交联聚维酮作为分散片的崩解剂，微晶纤维素作为填充剂和粉末直接压片的干黏合剂。②本品可用于抗癌化疗、放疗的辅助治疗。

五、口腔崩解片

例 8-8　辛伐他汀口腔崩解片

【处方】

辛伐他汀	10g	微晶纤维素	64g
直接压片用乳糖	59.4g	甘露醇	8g
交联聚维酮	12.8g	阿斯巴甜	1.6g
橘子香精	0.8g	2,6-叔丁基对甲酚（BHT）	0.032g
硬脂酸镁	1g	微粉硅胶	2.4g

制成 1000 片

【制法】 原辅料分别过80目筛，按处方量将各辅料与主药混合均匀，采用直接压片法压片，即得。

【注解】 ①辛伐他汀为主药，直接压片用乳糖、甘露醇为填充剂，甘露醇兼有矫味作用，交联聚维酮为崩解剂，阿斯巴甜为甜味剂，橘子香精为芳香剂，硬脂酸镁为润滑剂，微粉硅胶为助流剂，BHT为抗氧剂。②本品可用于治疗高胆固醇血症、冠心病。

（山东大学药学院　张娜）

参考文献

[1] 国家药典委员会.中华人民共和国药典.2020年版.北京：中国医药科技出版社，2020.

［2］　Alexander T. Florence，Juergen Siepmann. Modern Pharmaceutics. Informa healthcare publisher，2009.

［3］　周建平，唐星主编.工业药剂学.北京：人民卫生出版社，2014.

［4］　Cahyadi C，et al，The reality of in-line tablet coating，Pharm Dev Technol，2013，18（1）：2～16.

［5］　平其能.药剂学.第4版.北京：人民卫生出版社，2013.

［6］　潘卫三.工业药剂学.第3版.北京：中国医药科技出版社，2015.

［7］　Michael E. Aulton，Kevin M. G. Taylor. Aulton's Pharmaceutics-The Design and Manufacture of Medicines. Fourth Edition. Churchill Livingstone，2013.

［8］　方亮.药剂学.第8版.北京：人民卫生出版社，2016.

［9］　柯学.药物制剂工程.北京：人民卫生出版社，2014.

第九章　膏剂、膜剂、凝胶剂与栓剂

流变学是研究物质的变形与流动特性的科学，广泛应用于乳剂、混悬剂等微粒分散制剂的黏性流动，软膏、乳膏、凝胶、贴膏等半固体制剂及栓剂的塑性流动，及固体制剂中粉体的弹性与塑性变形等特性的研究。物质的这些流变学特性对药物制剂的处方设计、制备工艺及质量控制等均有重要的理论指导意义。本章以流变学为基础，对软膏、乳膏、凝胶、贴膏、糊剂、膜剂、涂膜剂和栓剂等剂型进行介绍。

第一节　流　变　学

一、概述

流变学（Rheology），系研究物质变形和流动的科学，即在受到应力作用时，物质产生的变形（Deformation）或流动（Flow）特性与应变速率（Strain Rate）、黏性（Viscosity）或弹性（Elasticity）等。流变学中 Rheo，即希腊语 Rheos（流动）之意，源于古希腊哲学家赫拉克利特（Heraclitus）提出的"万物皆流"之说。但流变学作为一门独立的学科由美国科学家 Bingham E. C. 和 Crawford J. R. 于 1920 年提出。

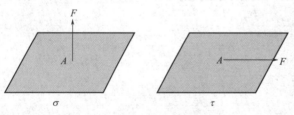

图 9-1　正应力与剪切应力示意图

流变性，系物质在应力作用下呈现出的变形性和流动性。应力（Stress）是在外力（F）作用下，物体内任一截面单位面积（A）上的内力，即抵抗外力作用，使物质保持其原状的力 [图 9-1，式（9-1）]。它准确地描述了作用于物质的外力在物质内部的力分布情况。将垂直于截面的应力，称为正应力，用 σ 表示，主要导致物质的伸长或缩短，包括拉应力和压应力；而平行于截面的应力，称为剪应力，或剪切应力（Shear Stress），用 τ 表示，主要导致物质的畸变或流动。

$$\sigma \text{ 或 } \tau = \frac{F}{A} \tag{9-1}$$

变形（Deformation），即在应力作用下，物质内部任一小单元所发生的长度（L）、形状或体积（V）的变化。变形的程度，即应变（Strain），也就是应力作用时，物质的长度、形状或体积发生的变化与原来尺寸之比，分别为张应变（$\varepsilon = \Delta L / L_0$）、切应变（$\gamma$）和体应变（$\theta = \Delta V / V_0$）。切应变（Shear Strain），为剪切应力下，移动距离 $x(t)$，与最上层与最下层截面距离 y_0 的比值，用 γ 表示 [图 9-2，式（9-2）]。应变是无量纲、无单位的纯数，只是相对地表示变形的程度，与原来的长度、形状和体积无关。

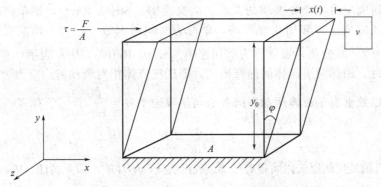

图 9-2　剪切应力、切应变与剪切速率

$$\gamma = \frac{x(t)}{y_0} = \tan\varphi \tag{9-2}$$

　　变形主要研究应力与应变的关系，即外力作用使物质形变，研究力与形变的关系。在正比极限范围内，应力与应变的比值，即为弹性模量（Elasticity Modulus），包括杨氏模量（Young's Modulus，E）、切变模量（G）和体变模量（K）。物体在应力作用下，张应力与张应变之比，即为杨氏模量，用 E 表示。切应力与切应变之比，即为切变模量，用 G 表示。体应力（即压强）与体应变的比值，为体变模量，用 K 表示 [式（9-3）]。弹性模量表示物质变形的难易程度，模量越大，物质越不易变形。

$$E = \frac{\sigma}{\varepsilon} = \frac{F/A}{\Delta L/L_0} \quad G = \frac{\tau}{\gamma} = \frac{F/A}{x(t)/y_0} \quad K = \frac{-P}{\theta} = \frac{P}{\Delta V/V_0} \tag{9-3}$$

　　什么是流动（Flow）？当我们很小心地拎盛满水的桶时，水分子彼此之间产生位置的移动，但不会流动；但当我们倾倒水时，水在流动。也就是说，流动的过程不仅物质在发生变形，且内部的相邻质点之间也在发生相对位移。通常，根据雷诺数（Re）、作用方式和流动曲线的不同，流动可分为层流（Re<2300）和湍流（Re>2300）、剪切流动（产生横向速率梯度）和拉伸流动（产生纵向速率梯度）、牛顿流动和非牛顿流动等。

　　从流动中质点运动速率的分布来看，简单的剪切流动（Shear Flow）是流体内部各质点空间位移的连续运动；而拉伸流动（Extentional Flow）是流体内部各质点间彼此靠近或远离，不产生空间位移的变动（图 9-3）。

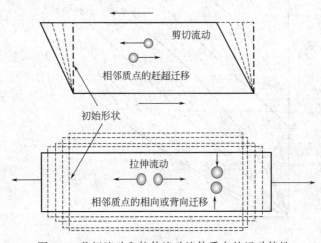

图 9-3　剪切流动和拉伸流动流体质点的运动特性

流动主要研究应力与应变速率的关系。应变速率（Strain Rate），即单位时间内应变的变化，可分为线应变速率和切应变速率，单位为时间的倒数（t^{-1}）。切应变速率，即单位时间内切应变（γ）的变化，通常称为剪切速率（Shear Rate），用 $\dot{\gamma}$ 表示，单位为 s^{-1}。也就是剪切流动时，相邻两层流体间的摩擦力，即抵抗流体相对滑动的内应力，使流体各层间的流动受阻，以致垂直于流体运动方向各层间呈现速率差异 $\left(\dfrac{\mathrm{d}v}{\mathrm{d}y}\right)$〔式（9-4）〕。

$$\dot{\gamma}=\frac{\mathrm{d}\gamma}{\mathrm{d}t}=\frac{\mathrm{d}v}{\mathrm{d}y} \tag{9-4}$$

流体所具有的抵抗两层流体间相对移动，或抵抗变形的性质，即为黏性（Viscosity）。黏性的大小，即流体内摩擦力的大小，为剪切应力（τ）与剪切速率（$\dot{\gamma}$）之比，称为动力黏度或黏度系数，用 η 表示（式9-5），单位为 Pa·s。动力黏度受流体的性质、温度，甚至作用时间的影响。根据流体有无黏性，可将流体分为无黏流体与黏性流体。其中无黏流体，即为理想流体，其对切向变形没有任何抵抗力，在现实中不存在。流动的难易程度与流体本身的黏性有关。大多物质在应力作用下表现出弹性和黏性的双重特性，即为物质的黏弹性（Viscoelasticity）。

$$\eta=\frac{\mathrm{d}\tau}{\mathrm{d}\dot{\gamma}} \tag{9-5}$$

当应力去除时，物质恢复其原状的性质，即为弹性（Elasticity）。若应力去除时，物质能完全恢复原状，则为可逆变形，也称为弹性变形（Elastic Deformation）；相反，则为不可逆变形，即塑性变形（Plastic Deformation）。使物质保持恒定变形时，应力随时间延长而减小的现象，即为应力缓和或应力松弛（Stress Relaxation）。保持应力一定时，应变随时间延长而增大的现象，称为蠕变（Creep）。

二、流变性质

剪切应力（τ）与剪切速率（$\dot{\gamma}$）是表征物质流变性质的两个基本参数，随二者的变化呈现出不同的流变曲线（图9-4），由此将流体分为牛顿流体和非牛顿流体，详见表9-1。制剂中除部分溶剂或一些稀溶液外，绝大多数为非牛顿流体。

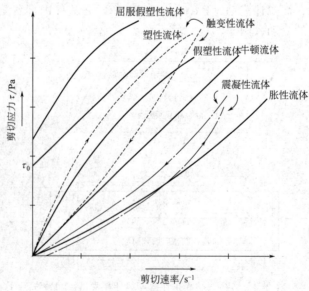

图9-4　流体的剪切应力-剪切速率曲线

表 9-1　黏性流体的分类

纯黏性流体	黏度与时间无关	牛顿流体	
		假塑性流体	非牛顿流体
		胀性流体	
		塑性流体（Bingham 流体）	
		屈服-假塑性流体	
		屈服-胀性流体	
	黏度随时间变化	触变性流体	
		震凝性流体	
黏弹性流体	多种类型如凝胶		

（一）牛顿流体（Newtonian Fluid）

液体在外力作用下产生层流流动，在没有屈服力的情况下，剪切应力与剪切速率呈线性变化关系；当温度恒定时，二者的比值，即牛顿流体的动力黏度（η）为一恒定值，不随剪切速率的变化而变化。遵循这种流变特性的流体，即为牛顿流体（图 9-4），如大多纯液体或低分子量物质的溶液。

牛顿流体剪切应力（τ）与剪切速率（$\dot\gamma$）的关系可用牛顿黏性方程表示［式（9-6）］。

$$\tau = \eta\dot\gamma \tag{9-6}$$

从图 9-4 可见，牛顿流体的剪切应力（τ）与剪切速率（$\dot\gamma$）呈直线关系，且直线过原点；直线的斜率即为牛顿流体的动力黏度。其动力黏度仅与温度有关，随温度提高而降低；而与剪切速率无关。表 9-2 为制剂中常用的各种溶剂在 20℃时的黏度。

表 9-2　常用溶剂的绝对黏度（20℃）

液体	黏度/mPa·s	液体	黏度/mPa·s
蓖麻油	1000	甘油	400
氯仿	0.563	橄榄油	100
乙醇	1.19	水	1.0019

（二）非牛顿流体（Non-Newtonian Fluid）

液体在外力作用下产生层流流动，剪切应力（τ）与剪切速率（$\dot\gamma$）呈非线性变化关系，不遵循牛顿黏度定律的流体，即为非牛顿流体（图 9-4），如高聚物的浓溶液、胶体溶液、乳剂、混悬剂、软膏、乳膏、凝胶及固-液不均匀体系等。非牛顿流体的流动现象即为非牛顿流动（Non-Newtonian Flow）。非牛顿流体的黏度在一定温度下不是常数，受流体的物理性质、剪切应力、剪切速率和作用时间的影响，也就是说非牛顿流体的流动情况会改变其内摩擦特性。

不同类型的非牛顿流体具有不同的流变方程，即使同一流体，在不同温度或压强下，其流变关系也可能不同。由于非牛顿流体结构上的复杂性，难以获得通用的流变模型，常通过实验测得某具体非牛顿流体的流变关系。不同的研究者提出了不同的流变方程，但均有特定的适用条件，下面仅介绍 Ostwald-de Waele 的幂律方程和 Herschel-Bulkley 流变方程，适于与时间无关的黏性非牛顿流体。

对于无屈服力的非牛顿型流体，其流变方程常用 Ostwald-de Waele 的幂律方程表示

［式（9-7）］，适于假塑性流体和胀性流体。

$$\tau = K\dot{\gamma}^n \tag{9-7}$$

式中，τ 为剪切应力；$\dot{\gamma}$ 为剪切速率；K 为稠度系数，取决于流体性质，单位为 Pa·s^n；n 为流变指数，表示流体偏离牛顿流体的程度。当 $n=1$，为牛顿流体，K 即为牛顿流体的动力黏度 η；当 $n<1$ 时，为假塑性流体；当 $n>1$ 时，为胀性流体。

对于符合幂律方程的流体，也称为幂律流体。幂律流体的表观黏度 η_a，如式（9-8）表示。

$$\eta_a = \frac{\tau}{\dot{\gamma}} = \frac{K\dot{\gamma}^n}{\dot{\gamma}} = K\dot{\gamma}^{n-1} \tag{9-8}$$

对于有屈服力的非牛顿流体，又称为 Herschel-Bulkley 流体，其流变方程常用式（9-9）表示，适于塑性流体、屈服假塑性流体和屈服胀性流体。

$$\tau = \tau_0 + K\dot{\gamma}^n \tag{9-9}$$

式中，τ_0 为屈服力。

当 $n<1$ 时，为屈服假塑性流体；当 $n>1$ 时，为屈服胀性流体。当 $n=1$，为 Bingham 塑性流体，K 即为塑性黏度（Plastic Viscosity，η_p），如式（9-10）所示。

$$\tau = \tau_0 + \eta_p\dot{\gamma} \tag{9-10}$$

1. 塑性流体（Plastic Fluid）

当作用于流体上的剪切应力（τ）较小时，流体在剪切应力作用下表现为弹性变形；当剪切应力增大至某一值时，流体开始流动，此时剪切应力（τ）与剪切速率（$\dot{\gamma}$）呈直线关系，遵循这种流变特性的流体，即为塑性流体，或 Bingham 塑性流体（图 9-4），如较高浓度的乳剂、混悬剂、单糖浆、涂剂等。将作用于流体使其产生流动的最小剪切应力，称为屈服力（Yield Strength），用 τ_0 表示。当切应力小于 τ_0 时，产生的变形特性，即为塑性（Plastisity）；当切应力大于 τ_0，流体产生流动，其流变行为与牛顿流体相同。塑性流体的流变曲线不经过原点，其流变方程见式（9-10）。

塑性流动的产生机理如图 9-5（a）所示。流体静止时，粒子聚集形成网状结构，当剪切应力大于屈服力 τ_0 时，体系的网状结构被破坏，产生流动。通常体系中加入表面活性剂或反絮凝剂，可减小粒子分子间的相互作用力，以减小甚至消除屈服力。

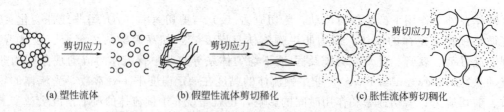

(a) 塑性流体　　　　　(b) 假塑性流体剪切稀化　　　　(c) 胀性流体剪切稠化

图 9-5　塑性、假塑性与胀性流动的内部形态变化机制

2. 假塑性流体（Pseudoplastic Fluid）

当外力作用于流体时，流体的表观黏度随剪切应力（τ）的增大而下降，呈剪切稀化（Shear Thinning）的现象，遵循这种流变特性的流体，即为假塑性流体（图 9-4），常为长链大分子聚合物或形状不规则颗粒的分散体系，如甲基纤维素、羧甲基纤维素钠、西黄蓍胶、海藻酸钠等。没有屈服值的假塑性流体，其流变方程见式（9-7）；有屈服力的假塑性流

体，称为屈服假塑性流体，其流变方程见式（9-9）。式中，$n<1$，n 值越小，假塑性流体的特征越显著。

假塑性流动剪切稀化的产生机理如图 9-5（b）所示。当流体静止时，长链高分子或不规则颗粒取向各异，相互缠绕，表现出黏度较大；当外力作用时，链状大分子或不规则颗粒出现按流动方向的定向有序排列，导致流动阻力减小，易于流动，即呈现出剪切稀化。

3. 胀性流体（Dilatant Fluid）

当外力作用于流体时，流体的表观黏度随剪切应力（τ）的增大而增大，呈剪切增稠（Shear Thickening），体积增大的现象，遵循这种流变特性的流体，即为胀性流体（图 9-4），大多由滑石粉或淀粉等非凝聚性粒子组成。无屈服力的胀性流体，其流变方程见式（9-7）；有屈服值的胀性流体又称为屈服胀性流体（图 9-4），其流变方程见式（9-9）。式中，$n>1$，n 值越大，胀性流体的特征越显著。

胀性流动剪切稠化的产生机理如图 9-5（c）所示。当流体静止时，其空隙被液体填充，呈密集型状态；当剪切应力（τ）和剪切速率较小时，填充的水分逐渐被挤出，发挥润滑作用，黏性阻力小，表现为较好的流动性；当继续增大剪切应力（τ）和剪切速率时，粒子间隙的水分进一步被挤出，导致粒子聚集，粒子间摩擦力增大，流体流动性降低，外观体积增大。

4. 触变性流体（Thixotric Fluid）和震凝性流体（Rheopectic Fluid）

流体的流变特性与时间有关的流体，称为依时性流体，包括触变性流体和震凝性流体，其流变曲线见图 9-4。触变性流体系指在温度和剪切速率恒定时，剪切应力和表观黏度随时间延长而减小的流体（图 9-6），如常见的普鲁卡因、青霉素注射液、混悬剂、软膏剂等。震凝性流体系指当温度和剪切速率恒定时，剪切应力和表观黏度随时间延长而增大的流体（图 9-6），如碱性丁腈橡胶的乳胶混悬液。

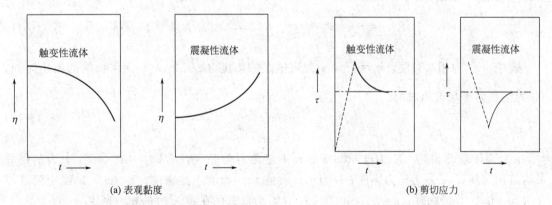

图 9-6 触变性流体与震凝性流体表观黏度和剪切应力与时间的关系

触变性流体在周期性搅动的持续作用下，表观黏度下降，具有假塑性流体剪切稀化的特征。震凝性流体在有节奏振动的持续作用下，表观黏度增大，具有胀性流体剪切变稠的特征。当剪切应力去除后，经过相当长的时间，又能恢复至原来的状态。触变和震凝过程均为等温下的可逆过程。触变性和震凝性表明了在恒定剪切速率时，剪切应力与时间的依赖关系；而假塑性和胀流性则表明剪切应力与剪切速率的依赖关系。故触变性流体均具有假塑性，震凝性流体均具有胀流性；但假塑性流体不一定为触变性流体，胀性流体不一定为震凝性流体。

三、流体流变性质的测定

流体的应力、应变、剪切应力、剪切速率、黏度、蠕变、弹性回复、弹性模量、松弛模量、储能模量和耗能模量等均为表征其流动和变形特性的参数。这些参数的测定对于药剂学中涉及黏性、塑性及黏弹性的制剂处方和工艺、产品质量控制、稳定性及临床应用等非常重要。

（一）黏度及测定方法

黏度是流体内部反抗流动的内摩擦阻力，与分子间的缠绕程度和分子间的相互作用有关，包括动力黏度（η）、运动黏度（ν）和特性黏数 $[\eta]$，常用黏度计或流变仪测定。《中国药典》2020 年版四部通则 0633 主要收载了乌氏黏度计、平氏黏度计、旋转黏度计测定法。此外，尚有落球黏度计、旋转流变仪和毛细管流变仪等。影响动力黏度测定的因素主要有流体的组成、温度、压力、剪切应力和剪切速率等。

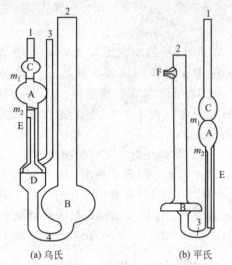

(a) 乌氏　　　(b) 平氏

图 9-7　毛细管黏度计

1—主管；2—宽管；3—侧管；4—弯管；A—测定球；B—储器；C—缓冲球；D—悬挂水平储器；E—毛细管；F—支管、m_1，m_2—环形测定线

1. 毛细管黏度计

毛细管黏度计（图 9-7），是在一定压力下，根据流体的压力差或自身的重量，经过一定长度的标准毛细管所需要的时间或流速，由此计算流体的黏度，可测得黏度范围 $10^{-1} < \eta < 10^7$ Pa·s。乌氏黏度计可测定牛顿流体特性黏数 $[\eta]$，平氏黏度计可测定牛顿流体和非牛顿流体的运动黏度（ν）或动力黏度（η）。

$$特性黏数[\eta] = \frac{\ln\eta_r}{c} \tag{9-11}$$

式中，η_r 为相对黏度，$\eta_r = \frac{T}{T_0}$，c 为供试品的浓度（g/mL），T 为供试液的流出时间，T_0 为溶剂的平均流出时间。

$$\nu = Kt \tag{9-12}$$
$$\eta = 10^{-6}Kt \cdot \rho \tag{9-13}$$

ν 为流体运动黏度，K 为已知黏度的标准液测得的黏度计常数，mm·s^{-2}；t 为测得的平均流出时间，s；η 为动力黏度；ρ 为供试品在相同温度下的密度，g·cm^{-3}，测定温度应为 （20±0.1）℃，此时，$\rho = d_{20}^{20} \times 0.9982$，$d_{20}^{20}$ 为供试品在 20℃时的相对密度。

2. 旋转黏度计

旋转黏度计（图 9-8）是通过测定转子在流体内以一定角速度（ω）相对运动时，根据其表面受到的扭矩（M）来计算牛顿流体（剪切非依赖型）或非牛顿流体（剪切依赖型）的动力黏度，可测得黏度范围 $10^{-3} < \eta < 10^{11}$ Pa·s。旋转黏度计按照测量系统的类型可分为同轴圆筒旋转黏度计、锥板型旋转黏度计和转子型旋转黏度计，其中前两种可测定绝对黏度，但转子型只能测定相对黏度。此外，锥板型旋转黏度计还可计算剪切应力（τ）和剪切速率（$\dot{\gamma}$）。

$$\eta = K \cdot \frac{M}{\omega} \tag{9-14}$$

式中，η 为动力黏度，Pa·s；M 为扭矩，N·m；ω 为角速度，rad·s^{-1}；K 为常数。

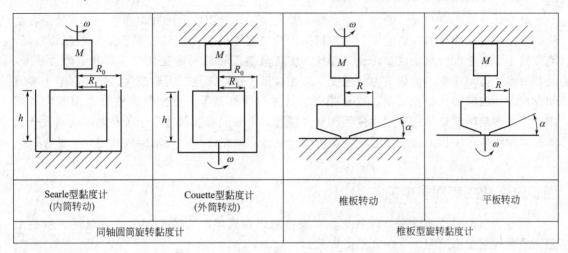

Searle型黏度计 （内筒转动）	Couette型黏度计 （外筒转动）	锥板转动	平板转动
同轴圆筒旋转黏度计		锥板型旋转黏度计	

图 9-8　旋转黏度计

3. 落球黏度计

落球黏度计（图 9-9）是基于 Hoppler 测量原理，通过测量落球在重力作用下，经倾斜成一个工作角度的样品管降落所需要的时间，适于牛顿流体动力黏度的测量，可测定黏度范围 $10^{-5} < \eta < 10^4$ Pa·s。

（二）稠度及其测定方法

为保证软膏、乳膏、凝胶等半固体制剂的批内和批间稠度的均匀性和涂展性，通常用锥入度仪（Cone Penetrometer）测定其锥入度（图 9-10），以控制制剂的软硬度和黏稠度等性质。锥入度是指 25℃时将一定质量的锥体由锥入度仪向下释放，测定锥体释放后 5s 内刺入供试品的深度。稠度大的软膏剂，锥入度小；反之，锥入度大。如凡士林的锥入度为 130～230 单位；O/W 乳膏基质的锥入度在 200～300 单位较宜。具体操作参见锥入度测定法（《中国药典》2020 年版四部通则 0983）。

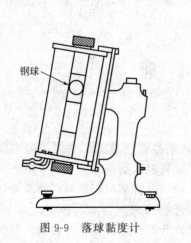

钢球

图 9-9　落球黏度计

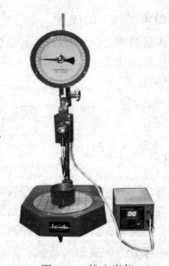

图 9-10　锥入度仪

（三）其他流变参数及测定方法

黏度计只能测定在某一条件下的黏度，并由此计算剪切应力或剪切速率。流变仪是黏度计的升级，可在连续的剪切速率下全程扫描，绘出完整的流变曲线。根据工作原理的不同，流变仪主要有毛细管流变仪、转矩流变仪、旋转流变仪和界面流变仪等。可测定动力黏度、复数黏度、剪切速率、剪切应力、应变、储能模量、损耗模量、复数模量、损耗因子、零剪切黏度、屈服应力、松弛时间、松弛模量、熔体拉伸黏度等。毛细管流变仪适用黏度范围广，主要测定熔融流体的黏度、弹性和流变特性；锥板式流变仪适合于较高黏度的高分子流体和熔融流体；平板式流变仪适合较黏的熔融流体和多相体系；同轴圆筒式适合于低黏、低弹性流体。

四、流变学在药剂学中的应用

流变学理论对指导乳剂、混悬剂、半固体制剂和固体制剂等剂型的处方设计、制备工艺、质量控制及临床应用等具有重要意义。

1. 在液体制剂中的应用

乳剂在制剂成型和使用过程均受到各种剪切力的作用，油相和水相的相体积比、黏度、温度、剪切速率和剪切作用时间是影响乳剂成型的关键参数。当相体积比小于 0.05 时，为牛顿流体；随相体积比增大，流动性下降，呈现出假塑性到塑性流体的转变；当相体积比接近 0.74 时，会导致相转变，黏度骤然增大。在乳剂的过滤、灭菌和贮存过程中，乳剂的处方组成、黏度和粒径，灭菌和贮存的温度等是影响乳剂稳定的关键。

口服混悬剂要求沉降体积比不得低于 0.9，故处方设计时既需要适宜的黏度和稠度以降低混悬粒子的沉降速率；也需在使用时轻微振摇，出现剪切稀化便于流出，呈现出假塑性触变流体特性。这就需要混悬剂贮藏过程剪切速率很小时，显示出较高黏性；而在应用时，随剪切速率增大，显示较低的黏性。

2. 在半固体制剂中的应用

半固体制剂适宜的黏度和稠度也是半固体制剂处方和工艺设计的关键，应避免影响药物的涂布延展性。

3. 在固体制剂中的应用

在固体制剂中，固体粉末的流动性、可压性、弹性和塑性等均对固体制剂的分剂量准确性和成型性影响很大。

第二节 软 膏 剂

一、概述

软膏剂（Ointments）系指原料药物与油脂性或水溶性基质混合均匀制成的半固体外用制剂，具有润滑皮肤、保护创面和局部治疗等作用。软膏剂根据基质的不同，可分为：油脂性软膏剂，如硫软膏；水溶性软膏剂，如利多卡因软膏。软膏剂根据原料药物在基质中分散状态不同，可分为溶液型软膏剂和混悬型软膏剂。溶液型软膏剂为原料药物溶解（或共熔）于基质中制成的软膏剂，如氢化可的松软膏。混悬型软膏剂为原料药物细粉均匀分散于基质中制成的软膏剂，如硫软膏、庆大霉素软膏。

软膏剂在生产和贮藏期间应符合下列有关规定。

① 软膏基质应均匀、细腻，涂于皮肤或黏膜上应无刺激性。混悬型软膏剂中原料药物在基质中不溶，应预先用适宜的方法制成细粉，并确保粒度符合规定。

② 软膏剂应具有适当的稠度，易涂布于皮肤或黏膜上，不融化，黏稠度随季节变化应很小。

③ 应无酸败、异臭、变色、离析、变硬及胀气等现象。

二、软膏基质

基质（Bases）是软膏剂的赋形剂或药物的载体，对软膏剂的质量和疗效发挥起重要作用。理想的软膏剂基质应该：①性质稳定，不与原料药物和附加剂有配伍变化，应无酸败、异臭、变色、变硬及胀气等现象；②均匀、细腻，涂于皮肤或黏膜上应无刺激性和过敏性，不影响皮肤的正常生理；③具有适当的稠度，易涂布于皮肤或黏膜上，不融化，黏稠度随季节变化应很小。通常情况下，软膏剂的基质可分为油脂性基质和水溶性基质两种。

（一）油脂性基质（Oleaginous Bases）

油脂性基质包括烃类、动植物油脂、类脂及硅酮类等。此类基质为不含水的疏水性基质，具有以下优点：①良好的润滑性、无刺激性；②涂于皮肤能形成封闭性油膜，促进皮肤水合和再生，对表皮增厚、角化、龟裂有软化保护作用；③能与大多原料药物配伍，不易长菌；④药物释放缓慢；⑤可作为水不稳定药物的半固体制剂基质，提高药物的稳定性（如金霉素）；⑥可作为乳膏基质的油相组成成分。但也存在不足：①油腻、不易洗除；②吸水性差，适用于慢性皮损、伤口愈合和某些感染性皮肤病的早期；不适用于有较多渗出液的皮损部位。

根据油脂性基质的来源和化学组成特点，主要分为油脂类、烃类、硅酮和类脂四大类。

1. 油脂类（Oils and Fats）

油脂类系指从动物或植物中得到的饱和或不饱和高级脂肪酸甘油酯及其混合物。来源于动物的油脂已很少应用。常用的为植物油类，如花生油、蓖麻油、橄榄油、棉籽油、杏仁油和桃仁油等，但不能单独作软膏基质，常与固体油脂性基质合用，调节基质的稠度、润滑性，如中药湿润烧伤膏的主要基质成分为麻油与蜂蜡。油脂类基质中含有不饱和脂肪酸甘油酯，遇光、空气、高温、长期贮存易氧化降解，需加入油溶性的抗氧剂，如丁基羟基茴香醚（BHA）、二丁基羟基甲苯（BHT）等。植物油催化加氢可获得饱和或接近饱和的脂肪酸甘油酯，称为氢化植物油，稳定性较植物油高。

2. 烃类（Hydrocarbons）

烃类是石油蒸馏后得到的多种饱和烃的混合物。该类基质化学性质稳定，无臭味，无毒，无刺激性，不会酸败，与药物相容性好。烃类基质主要包括凡士林、固体石蜡、液状石蜡和微晶蜡等。

（1）凡士林（Petrolatum, Vaselin）　由液体和固体烃类组成的半固体混合物，熔点为45～60℃，与皮肤接触有滑腻感，具有拉丝性，有黄、白两种。白凡士林为黄凡士林经漂白而成。凡士林具有良好的封闭性和润滑性，可单独作软膏基质。凡士林的吸水量仅约5%，故不适用于有大量渗出液的患处。凡士林中加入适量羊毛脂、胆固醇或某些高级醇类可提高其吸水性能，如在凡士林中加入15%羊毛脂，其吸水量可提高至50%。蜂蜡、石蜡、硬脂酸、植物油等与凡士林合用，可调节凡士林黏稠度，改善其涂布性。

例 9-1　单软膏

【处方】　黄蜂蜡　　　　　　50g　　　　　　黄凡士林　　　　　　950g

【制法】　取黄蜂蜡，水浴加热熔化后，加入黄凡士林混合均匀，即得。

【注解】　单软膏也可用白蜂蜡和白凡士林依上述处方和制法制得。上述两种单软膏均为《美国药典》（USP）所收载，分别称为"黄软膏（Yellow Ointment）"和"白软膏（White Ointment）"。

（2）石蜡（Paraffin）与液状石蜡（Liquid Paraffin）　石蜡为石油或页岩油中得到的各种固形烃的混合物，碳原子数约 18～30，主要组分为直链烷烃（约占 80%～95%），还有少量支链烷烃和长链单环烷烃。石蜡为无色或白色半透明的块状物，常显结晶状的构造；手指接触有滑腻感，熔点 50～65℃。液状石蜡系从石油中制得的多种液状饱和烃的混合物，为无色澄清的油状液体；日光下不显荧光。它们均可与多种植物油或挥发油混合；作为乳膏基质的油相组成，并调节基质稠度。液状石蜡与药物粉末共研，有利于药物与基质混匀。

（3）微晶蜡（Microcrystalline Wax）　微晶蜡系从石油中制得的碳原子数约 31～70 的直链烃、支链烃与环状烃的混合物，为白色或类白色的细小针状结晶性蜡状固体，熔点为 54～102℃。黏度和硬度较石蜡高。根据其中直链、支链和环状高分子的比例不同，可分为不同规格，如 80 号的熔点为 77～82℃。微晶蜡可与各种矿物蜡、植物蜡或热的脂肪油互溶，具有很好的吸油性能。根据微晶蜡的纯度不同，有地蜡（Ozokerite）和白蜡（Ceresin）之分。地蜡为淡黄色至深褐色的脆硬蜡状物；白蜡为地蜡纯化及漂白而来，呈白色或浅黄色，熔点为 61～78℃，黏度和硬度都较地蜡低。微晶蜡主要用于油脂性基质或乳膏基质油相组成成分，用于调节基质稠度。

3. 硅酮类（Silicones）

硅酮类中最常用的是二甲基硅油（Dimethicone），简称硅油，为二甲基硅氧烷的线性聚合物，因聚合度不同而有不同黏度。按运动黏度的不同，有 20、50、100、200、350、500、750、1000、12500、30000 十个型号。本品为无色澄清的油状液体，化学性质稳定，无毒，对皮肤无刺激性，不妨碍皮肤的正常功能，不污染衣物。具有优良的防水性和润滑性、表面张力小、易于涂布，可与羊毛脂、硬脂醇、鲸蜡醇、硬脂酸甘油酯、聚山梨酯类、山梨坦类等混合。常用作乳膏的润滑剂，最大用量可达 10%～30%，也可与其他油脂合用制成防护性软膏。药物从硅油基质软膏中的释放和皮肤穿透性较豚脂、羊毛脂及凡士林快，但成本较高。本品对眼睛有刺激性，不宜作眼膏基质。

例 9-2　防护性软膏基质

【处方】　二甲基硅油-200　　　30g　　　　　白蜂蜡　　　　3.5g
　　　　　白凡士林　　　　　　66.5g

【制法】　先取处方量白蜂蜡水浴熔化，再加入二甲硅油-200 搅拌混匀，最后加入白凡士林，搅拌，冷却凝结，即得。

4. 类脂类（Lipids）

类脂为高级脂肪酸与高级脂肪醇酯化而成，有类似脂肪的物理性质，但化学性质较脂肪稳定，并有一定的表面活性和吸水性，可改善凡士林的吸水性与渗透性，并可用作 W/O 型乳化剂。油脂性基质中常用的类脂成分为羊毛脂及其衍生物、蜂蜡和鲸蜡等。

（1）羊毛脂（Lanolin，Wool Fat）及其衍生物　羊毛脂系从羊毛中获得，经纯化、除臭和漂白而制得，为淡黄色至棕黄色的蜡状物，有黏性和滑腻感，微弱臭，熔点为 36～42℃，主要由胆固醇、羊毛甾醇和脂肪醇等的脂肪酸酯组成。常用的羊毛脂包括无水羊毛脂和含水羊毛脂两种。无水羊毛脂含水量低于 0.25%，较黏稠，具有良好的吸水性和润滑性，可吸收约两倍其质量的水而形成 W/O 型乳膏基质。含水羊毛脂，即含 30%水分的羊毛脂，黏性较无水羊毛脂小。羊毛脂类似皮肤脂质，有利于药物的透皮吸收，但有时会产生过敏反应。

除羊毛脂外，常用的羊毛脂衍生物有羊毛醇、胆固醇、液体羊毛脂、水溶性羊毛脂和氢化羊毛脂等。羊毛醇为羊毛脂皂化后分离得到含醇和胆固醇混合物，具有优良的乳化性能，制得的 W/O 型乳膏不会随时间而变黑或产生异味。在凡士林中加入 5%羊毛醇可吸收三倍量水分，形成的乳膏不被弱酸破坏，加入十六和十八醇可进一步稳定乳膏。羊毛脂经皂化并纯化后可获得高纯度胆固醇，胆固醇为 W/O 型乳化剂，可进一步提高凡士林的吸水性。液体羊毛脂为羊毛脂分馏得到的液状酯类混合物，用于皮肤不发黏。水溶性羊毛脂为羊毛脂与环氧乙烷反应生成的液状或固态聚乙二醇衍生物。氢化羊毛脂为羊毛脂加氢后的衍生物，黏度较羊毛脂小，但吸水能力较羊毛脂大 50%。

羊毛脂及其衍生物与烃类基质如凡士林熔合形成的不含水基质，具有一定的亲水性（或吸水性），可吸收其基质几倍量水分，形成油包水（W/O）型乳膏基质，故称为吸收性基质（Absorption Bases）或亲水性基质（Hydrophilic Bases）。

例 9-3 亲水性凡士林基质（Hydrophilic Petrolatum）

【处方】 胆固醇　　　　　30g　　　　硬脂醇　　　　　30g
　　　　　白蜂蜡　　　　　80g　　　　白凡士林　　　　860g

【制法】 取处方量硬脂醇和白蜂蜡水浴熔化，再加入胆固醇搅拌直至溶解，最后加入白凡士林，搅拌均匀，冷却，即得。

(2) 蜂蜡（Beeswax）与鲸蜡（Spermaceti） 蜂蜡为白色或淡黄色固体，无光泽，无结晶；无味，具特异性气味。它为蜂蜡（蜜蜂分泌物的蜡）经氧化漂白精制而得。因蜜蜂的种类不同，由中华蜜蜂分泌的蜂蜡俗称中蜂蜡（酸值为 5.0~8.0），由西方蜂种（主要指意蜂）分泌的蜂蜡俗称西蜂蜡（酸值为 16.0~23.0）。其主要成分为棕榈酸蜂蜡醇酯，含有少量的游离高级醇及高级酸，具有一定的乳化性能，熔点为 62~67℃。鲸蜡主要成分为棕榈酸鲸蜡醇酯及少量游离高级脂肪醇类，熔点为 42~50℃。蜂蜡与鲸蜡不易酸败，为较弱的 W/O 型乳化剂，在 O/W 型乳膏基质中起稳定作用，并可替代部分其他油相成分以调节乳膏基质的稠度或提高其稳定性。

(二) 水溶性基质（Water-Soluble Bases）

水溶性基质是指能完全溶解于水的半固体物质组成的基质，如聚乙二醇类（PEG）、聚氧乙烯（40）硬脂酸酯和聚山梨酯类等，常用的为 PEG300~6000。PEG700 以下为澄清、透明的液体，PEG1000、PEG1500 为半固体，PEG2000~6000 为固体。固体 PEG 与液体 PEG 以适当比例混合，可制得半固体的软膏基质。该类易溶于水，具有良好的润滑性，易洗除，可与渗出液混合，耐高温，不易霉变。但因其较强的吸水性，对皮肤有一定的刺激性，且久用可引起皮肤脱水干燥；对季铵盐类、山梨糖醇及羟苯酯类等有配伍变化。

例 9-4 含 PEG 的水溶性基质

【处方】 聚乙二醇 3350　　400g　　聚乙二醇 400　　600g

【制法】 将两种聚乙二醇于 65℃水浴加热熔化，混合，搅拌至冷凝，即得。

【注解】 ①如需制备硬度较高的软膏，可取等量混合制备。②通常 PEG 类软膏基质中含水量不超过 5%；若需加入 6%~25%水性液体时，可用 30~50g 硬脂醇取代等量的 PEG3350。

三、软膏剂的制备与设备

（一）软膏剂的处方组成

软膏剂主要由原料药物和软膏基质组成，也可不含原料药物。其中不含药的软膏主要发挥保护或润滑作用，而含药的软膏剂主要发挥局部治疗作用，广泛应用于皮肤科及其他一些外科疾病的治疗。

（二）软膏剂的制备与设备

软膏剂的制备方法主要有研合法和熔合法两种。可根据药物性质、软膏基质的组成、制备量和设备条件等选择合适的方法，以确保制得的软膏均匀、细腻、剂量准确，并保证疗效。

1. 研合法（Incorporation Method）

将药物粉碎过筛，加入少量基质研磨混匀或溶解于适宜基质后，再与剩余基质按等量递加法混匀的方法。此法用于少量软膏的制备，可用软膏刀在陶瓷或玻璃软膏板上调制或在乳钵中研制。大量制备时，可用电动研钵或软膏研磨机。

2. 熔合法（Fusion Method）

将软膏中部分或所有组分熔化混合均匀，并搅拌冷却形成软膏的方法。此法适用于基质熔点较高的软膏制备。小规模生产时，熔合过程可在陶瓷盘或烧杯中进行。大规模生产时，熔合过程在蒸汽夹层加热容器中进行（图 9-11）。由蜂蜡、石蜡、硬脂醇和分子量较高的 PEG 等组成的软膏基质熔合时，应将熔点最高的组分先在所需的最低温度下加热熔化，再在不断搅拌冷却过程加入其他组分，直至冷凝。若想获得更均匀细腻的软膏剂，可在软膏冷凝后进一步经软膏研磨机（大规模生产中）挤压或研钵研磨。

软膏制备的注意事项有以下几点。

（1）基质的预处理 油脂性基质若质地纯净可直接取用。若混有异物或在大量生产时，需加热滤过后再用。一般加热熔融后过数层细布或 120 目铜丝筛趁热滤过，再 150℃、1h 干热灭菌并除去水分。

（2）药物的加入方法

① 若药物溶于软膏基质，可将药物直接加入适宜温度的基质中或用少量有机溶剂溶解后加入软膏，

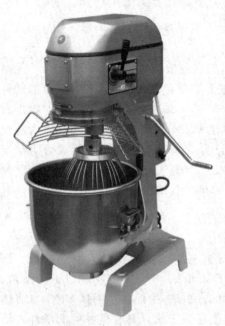

图 9-11 软膏搅拌机

制成溶液型软膏。

② 若药物不溶于软膏，应先将药物用适宜方法研磨，过 100 目筛，并与少量基质或分散介质研成糊状，再与剩余基质混匀。常用的分散介质有液状石蜡、植物油、甘油等。其中油脂性基质常选择液状石蜡等，水溶性基质常选择甘油等。

③ 对于剂量较低的药物，如糖皮质激素类、生物碱盐类等，可用少量适宜的溶剂溶解药物，再加至基质中混匀。水溶性药物可用水溶解，若加至油脂性基质中，最好先与羊毛脂或吸水性基质混匀后再加入。对于遇水不稳定的药物，如一些抗生素、盐酸异丙嗪、盐酸氮

芥等不宜用水溶解配制。

④ 半固体黏稠状药物，若与基质不易直接混匀，可适当处理后再加入。如鱼石脂中含某些极性成分，不易与凡士林混匀，可先加等量蓖麻油和羊毛脂与之混匀；煤焦油可加少量吐温等表面活性剂研匀；中草药煎剂、流浸膏等可先浓缩至糖浆状；而固体浸膏则可加少量溶剂如水、醇等研成糊状，再与基质混合。

⑤ 对于挥发性药物成分，如樟脑、薄荷脑、麝香草酚等，单独使用时可用少量适宜溶剂溶解，再加入基质中混匀；或直接溶于约40℃的基质中。若联合应用并能形成低共熔混合物时，可先将其共研至熔合，再加入冷至45℃以下的基质。

⑥ 对于易氧化、水解的药物和挥发性药物加入基质时，基质温度不宜过高（60℃以下），以减少药物的破坏和损失。

四、软膏剂举例

例 9-5　冻疮软膏

【处方】　樟脑　　　30g　　　薄荷脑　　　20g　　　硼酸　　　50g

羊毛脂　　20g　　　凡士林　　　880g

【制法】　将硼酸过100目筛，与适量液状石蜡（约10mL）研成细腻糊状；再将樟脑、薄荷脑混合研磨使共熔，并与硼砂糊混匀；最后将羊毛脂和凡士林加热熔化，待温度降至50℃时，以等量递加法分次加入以上混合物中，边加边研，直至冷凝。

【注解】　①本品为油脂性基质软膏，用于冻疮的治疗。②处方中樟脑与薄荷脑共研形成低共熔混合物而液化，且溶于液状石蜡，故加少量液状石蜡有助于分散均匀，使软膏更细腻。③樟脑、薄荷脑遇热易挥发，故待基质温度降至50℃再加入。④处方中羊毛脂可促进药物在皮肤的扩散。

五、软膏剂的包装、贮藏与质量评价

软膏剂的内包装主要有广口瓶、锡管、铝管、塑料管或铝塑复合管等软管。内包装材料不应与原料药物或基质发生物理化学反应，若药物遇金属软管易引起化学反应，可在管内涂一薄层蜂蜡与凡士林（6∶4）的熔合物或环氧酚醛型树脂防护层隔离。软管密封性好，使用方便，不易污染。无菌产品的内包装材料应无菌。

软膏剂的药剂学质量评价项目主要包括外观性状，装量，粒度及粒度分布，熔程，黏度，稠度，混合均匀度，刺激性，稳定性，药物的释放、穿透与吸收，无菌，微生物限度，及含量测定等。

1. 外观性状

要求色泽均匀，质地细腻，无污物；易涂于皮肤，无粗糙感；无酸败、异臭、变色、变硬、离析及胀气等现象。

2. 装量

照最低装量检查法（《中国药典》2020年版四部通则0942），应全部符合规定（表9-3）。

表 9-3　软膏剂的装量限度

标示装量	平均装量	每个容器装量
20g(mL)以下	不少于标示装量	不少于标示装量的93%
20g(mL)至50g(mL)	不少于标示装量	不少于标示装量的95%
50g(mL)以上	不少于标示装量	不少于标示装量的97%

3. 粒度及粒度分布

对于混悬型软膏剂或含饮片细粉的软膏剂，因原料药物在基质中不溶，应预先用适宜的方法制成细粉，并进行粒度及粒度分布检查。照粒度和粒度分布测定法（《中国药典》2020年版四部通则0982第一法显微镜法）测定，均不得检出大于 $180\mu m$ 的粒子。

4. 熔程

一般软膏剂以接近凡士林的熔程为宜。烃类基质或其他油脂性基质或原料药物可照熔点测定法（《中国药典》2020年版四部通则0612第二法或第三法）检查。

5. 黏度

黏度是半固体制剂的一个重要质量控制指标，可用黏度计或流变仪测定。

6. 稠度

软膏剂及其常用基质材料（如凡士林、羊毛脂、蜂蜡）等半固体制剂，应具有适当的稠度，易涂布于皮肤或黏膜上，不融化，黏稠度随季节变化应很小。为保证其批内和批间稠度的均匀性和涂展性，照锥入度测定法（《中国药典》2020年版四部通则0983），凡士林的锥入度测定值应在标示范围内。

第三节 乳 膏 剂

一、概述

乳膏剂（Creams）系指药物溶解或分散于乳状液型基质中形成的均匀半固体外用制剂。乳膏剂根据基质的不同，可分为水包油型乳膏剂（O/W）与油包水型乳膏剂（W/O）。

O/W型乳膏连续相为水，易涂布和洗除，无油腻感，色白如雪，故有"雪花膏（Vanishing Cream）"之称。药物从O/W型乳膏基质中释放和透皮吸收较快，故临床应用广泛。常用于亚急性、慢性、无渗出的皮损和皮肤瘙痒症，忌糜烂、溃疡、水泡及化脓性创面；不宜用于分泌物较多的皮肤病，如湿疹，因其吸收的分泌物可重新进入皮肤（反向吸收）而使炎症恶化。O/W型乳膏剂在贮存过程中外相水分易蒸发而使之变硬，故需加入保湿剂，如甘油、丙二醇、山梨醇等，一般用量为5%~20%。

W/O型乳膏因分散相为水，连续相为油，水分只能缓慢蒸发，对皮肤有缓和的冷爽感，故有"冷霜"（Cold Cream）之称。W/O型乳膏可吸收部分水分或分泌液，具有良好的润滑性、一定的封闭性和吸收性；但不易洗除，且对温度敏感。

乳膏剂中因有水相存在，贮存过程可能发生霉变，需加入适宜抑菌剂，如羟苯酯类、氯甲酚、三氯叔丁醇等。此外，对遇水不稳定的药物，如金霉素、四环素等，不宜制备成乳膏剂。

乳膏剂对皮肤的正常功能影响较小，随着透皮给药系统的研究进展和新型皮肤渗透促进剂的应用，乳膏剂的临床用药品种不断增加。

乳膏剂在生产和贮藏期间除符合软膏剂的有关质量规定外，还不得有油水分离现象；应避光密封，置于25℃以下贮存，不得冷冻。

二、乳膏基质

乳膏剂基质（Emulsion Bases）与乳剂相似，由水相、油相和乳化剂组成。不同的是，乳膏剂基质的油相含有固体或半固体成分，需在一定温度下加热熔化后与水相在乳化剂作用下混合乳化，搅拌冷却至室温形成半固体基质。常用的油相成分主要有硬脂酸、石蜡、蜂蜡、高级醇（如十八醇、十六醇）等，可加入液状石蜡、凡士林或植物油等调节油相稠度。乳膏剂的类型主要决定于乳化剂的类型和油相/水相的比例。常用的乳化剂有皂类，月桂醇硫酸钠，多元醇的脂肪酸酯（如单硬脂酸甘油酯、脂肪酸山梨坦），聚氧乙烯酯类和醚类（如聚氧乙烯山梨酯、聚氧乙烯醚）等。其中水包油型乳化剂有钠皂、三乙醇胺皂类、脂肪醇硫酸（酯）钠类和聚山梨酯类；油包水型乳化剂有钙皂、羊毛脂、单甘油酯和脂肪醇等。

1. 皂类

皂类主要包括一价皂和多价皂。

（1）一价皂　一价皂为一价金属（如钠、钾、铵）的氢氧化物、硼酸盐或有机碱（如三乙醇胺、三异丙胺等），与脂肪酸（如硬脂酸或油酸）反应生成的新生皂。其 HLB 值为 15～18，是 O/W 型乳化剂，通常与水相、油相混合形成 O/W 型乳膏基质，但处方中油相比例较高时能转相形成 W/O 型乳膏基质。当脂肪酸碳原子数从 12 递增到 18 时，一价皂的乳化能力随之递增；但碳原子数增至 18 以上，乳化能力反而降低。故硬脂酸为最常用的脂肪酸，其用量约占基质总量的 10%～25%，主要作为油相成分，部分与碱反应形成新生皂。未皂化的硬脂酸被乳化为分散相，并增加基质的稠度。含硬脂酸的乳膏基质，外观光滑美观，不油腻，涂于皮肤后水分蒸发形成一层硬脂酸膜而具保护性。但单用硬脂酸为油相的乳膏基质润滑作用小，故常加入适当的油脂性基质（如凡士林、液状石蜡等）调节其稠度和涂展性。

新生皂反应所用的碱性物质对乳膏基质的影响较大。通常新生钠皂制成的乳膏基质较硬。新生钾皂制成的乳膏基质较软，故钾皂有"软肥皂"之称。新生有机铵皂制成的乳膏基质较细腻、光亮美观。因此，新生铵皂可单独作为乳化剂，或与前两者合用。

但以新生皂为乳化剂形成的乳膏基质易被酸、碱、钙、镁、铝等离子或电解质破坏，不宜与酸性或强碱性药物配伍；且一价皂为阴离子型表面活性剂，忌与阳离子型表面活性剂及药物等配伍，如醋酸洗必泰、硫酸庆大霉素等。

例 9-6　以有机铵皂为乳化剂的乳膏基质

【处方】

硬脂酸	120g	单硬脂酸甘油酯	30g
液状石蜡	60g	羊毛脂	50g
凡士林	10g	三乙醇胺	4g
甘油	50g	羟苯乙酯	1g
纯化水	加至 1000g		

【制法】将硬脂酸、单硬脂酸甘油酯、液状石蜡、羊毛脂、凡士林在水浴（75～80℃）加热熔化。另取三乙醇胺、甘油、羟苯乙酯与纯化水混匀，加热至同温度，缓缓加入油相中，边加边搅直至乳化完全，放冷即得。

【注解】①处方中三乙醇胺与部分硬脂酸形成有机铵皂起乳化作用，其 pH 为 8，HLB 值为 12，1 份三乙醇胺可与 1.9 份硬脂酸反应。三乙醇铵皂的耐酸和耐电解质性能比一般碱金属皂好，制成的 O/W 型乳膏基质稳定、细腻、并带有光泽，广泛用作乳膏的乳化剂。②未皂化的硬脂酸作为油相被乳化成分散相，可增加基质的稠度。③羊毛脂可提高油相的吸水性和药物的穿透性。④液状石蜡和凡士林用于调节基质的稠度，可增加基质润滑性。⑤单硬脂酸甘油酯提高油相的吸水性，并作为 O/W 型乳膏基质的辅助乳化剂，提高基质的稳定性。⑥0.1%羟苯乙酯为抑菌剂。

（2）**多价皂** 多价皂为二价或三价金属（如钙、镁、锌、铝等）的氢氧化物与脂肪酸反应形成的新生皂。HLB 值<6，可作为 W/O 型乳化剂。新生多价皂较易形成，制得的 W/O 型乳膏基质中油相的比例大，黏度高；与一价皂形成的 O/W 型乳膏基质相比，稳定性更高。

例 9-7 以多价钙皂为乳化剂的乳膏基质

【处方】
硬脂酸	12.5g	单硬脂酸甘油酯	17.0g
蜂蜡	5.0g	地蜡	75.0g
液状石蜡	410.0mL	白凡士林	67.0g
双硬脂酸铝	10.0g	氢氧化钙	1.0g
羟苯乙酯	1.0g	纯化水	加至 1000g

【制法】 取硬脂酸、单硬脂酸甘油酯、蜂蜡、地蜡在水浴中加热熔化，再加入液状石蜡、白凡士林、双硬脂酸铝，加热至 85℃；另将氢氧化钙、羟苯乙酯溶于纯化水中，加热至 85℃，逐渐加入油相中，边加边搅，直至冷凝。

【注解】 ①处方中氢氧化钙与部分硬脂酸作用形成新生钙皂，与处方中铝皂（双硬脂酸铝）均为 W/O 型乳化剂。②水相中氢氧化钙为过饱和溶液，应取上清液加至油相中。

2. 高级脂肪醇和脂肪醇硫酸酯类

（1）**十六醇及十八醇** 十六醇即鲸蜡醇（Cetyl Alcohol），由天然油脂经甲酯化、氢化精制而得，为白色粉末、颗粒、片状或块状物；有油脂味，熔化后为透明的油状液体，熔点为 46～52℃。十八醇即硬脂醇（Stearyl Alcohol），为固体醇混合物，系通过氢化铝锂还原硬脂酸乙酯而制得，为白色粉末、颗粒、片状或块状物，熔点为 57～60℃。两者均不溶于水，但有一定的吸水性，为弱的 W/O 型乳化剂，可增加基质稠度，并提高基质稳定性。以新生皂为乳化剂的乳膏基质中，用十六醇和十八醇取代部分硬脂酸制得的基质更细腻光亮。

（2）**十二烷基硫酸钠**（Sodium Lauryl Sulfate） 又名月桂醇硫酸钠，为阴离子型表面活性剂和优良的 O/W 型乳化剂，HLB 值为 40，可与其他 W/O 型乳化剂，如十六醇或十八醇、硬脂酸甘油酯、脂肪酸山梨坦类等合用调整适当 HLB 值，以达到油相所需范围。本品与阳离子型表面活性剂及阳离子药物如盐酸苯海拉明、盐酸普鲁卡因等配伍后，基质即被破坏，其乳化作用的适宜 pH 应为 6～7，不应小于 4 或大于 8。

例 9-8 以十二烷基硫酸钠为乳化剂的乳膏基质

【处方】
硬脂醇	250g	十二烷基硫酸钠	10g
白凡士林	250g	羟苯甲酯	0.25g
羟苯丙酯	0.15g	丙二醇	120g
纯化水	加至 1000g		

【制法】 取硬脂醇与白凡士林在水浴上熔化，加热至 75℃，为油相；其余成分溶于纯化水并加热至 75℃，为水相。在不断搅拌下将油相加至水相，乳化分散均匀直至冷凝，即可。

【注解】 ①处方中十二烷基硫酸钠为主要乳化剂。②硬脂醇与白凡士林为油相，其中硬脂醇还具辅助乳化及稳定作用；白凡士林可在皮肤上形成油膜，防止基质水分蒸发，有利于角质层水合并具润滑作用。③丙二醇为保湿剂。④羟苯甲酯和羟苯丙酯为抑菌剂。

3. 多元醇酯类

（1）**硬脂酸甘油酯** 硬脂酸甘油酯是单、双硬脂酸甘油酯的混合物，主要含单硬脂酸甘油酯。本品不溶于水，可溶于液状石蜡、脂肪油或植物油等，为弱的 W/O 型乳化剂，与较强的 O/W 型乳化剂合用可提高乳膏基质稳定性，且产品细腻润滑，用量约为 3%～15%。

(2) 脂肪酸山梨坦与聚山梨酯类 两者均为非离子型表面活性剂，其 HLB 值详见第三章第三节表面活性剂。无毒、中性、热稳定，对黏膜与皮肤的刺激性小，可单独使用或与其他乳化剂合用；能与电解质配伍，但与碱类、重金属盐、酚类及鞣质等有配伍变化，如聚山梨酯与某些酚类、羧酸类药物（如间苯二酚、麝香草酚、水杨酸等）作用可使乳剂破坏。聚山梨酯可与羟苯酯类、季铵盐类或苯甲酸等抑菌剂络合而降低其抑菌性能，可适当增加抑菌剂用量予以克服。

例 9-9　含聚山梨酯的 O/W 型乳膏基质

【处方】
硬脂酸	150g	白凡士林	100g
单硬脂酸甘油酯	85g	聚山梨酯80	30g
甘油	75g	山梨酸	2g
纯化水	加至1000g		

【制法】 将油相成分（即硬脂酸、单硬脂酸甘油酯及凡士林）与水相成分（聚山梨酯80、甘油、山梨酸及水）分别加热至80℃；在不断搅拌下将油相加入水相直至冷凝，即可。

例 9-10　含脂肪酸山梨坦的 W/O 型乳膏基质

【处方】
单硬脂酸甘油酯	120g	蜂蜡	50g
石蜡	50g	白凡士林	50g
液状石蜡	250g	油酸山梨坦	20g
聚山梨酯80	10g	羟苯乙酯	1g
纯化水	加至1000g		

【制法】 将油相成分（即单硬脂酸甘油酯、蜂蜡、石蜡、白凡士林、液状石蜡、油酸山梨坦）与水相成分（聚山梨酯80、羟苯乙酯和纯化水）分别加热至80℃；在不断搅拌下将水相加入到油相直至冷凝，即得。

【注解】 ①处方中油酸山梨坦与单硬脂酸甘油酯为 W/O 型乳化剂，形成 W/O 型乳膏基质。②聚山梨酯80用以调节适宜的 HLB 值，起稳定作用。③单硬脂酸甘油酯、蜂蜡、石蜡可调节基质稠度，并使制得的乳膏光亮细腻。

4. 聚氧乙烯醚类

(1) 聚氧乙烯脂肪醇醚类 平平加 O (Peregal O)、卞泽 (Brij)、西土马哥 (Cetomacrogol) 与乳百灵等均为聚氧乙烯脂肪醇醚类非离子型 O/W 乳化剂，其 HLB 值详见第三章第三节表面活性剂。在冷水中溶解度比热水中大，水溶液澄清透明，pH 为6～7，对皮肤无刺激；性质稳定，耐酸、碱、硬水，耐热，耐金属盐，用量一般为油相的 5%～10%（普通搅拌），或 2%～5%（高速搅拌）。

例 9-11　含平平加 O 的 O/W 型乳膏基质

【处方】
平平加O	25g	十六醇	100g
白凡士林	100g	液状石蜡	100g
甘油	50g	羟苯乙酯	1g
纯化水	加至1000g		

【制法】 将油相成分（十六醇、液状石蜡及白凡士林）与水相成分（平平加O、甘油、羟苯乙酯及纯化水）分别加热至80℃，不断搅拌下将油相加入到水相直至冷凝，即得。

(2) 聚氧乙烯烷基酚醚类 乳化剂 OP 的 HLB 值为 14.5，属非离子型 O/W 乳化剂，在乳膏基质中常与脂肪酸山梨坦类或有机铵皂合用。可溶于水，在冷水中溶解度比热水中大，室温时 25％水溶液仍澄清。含本品 1％的水溶液 pH 为 5～7，对皮肤无刺激性。本品耐酸、碱、还原剂及氧化剂，性质稳定。但当水溶液中有大量金属离子如铁、锌、铝、铜等时，表面活性降低。

例 9-12　含乳化剂 OP 的 W/O 型乳膏基质

【处方】

单硬脂酸甘油酯	40g	石蜡	40g
液状石蜡	200g	白凡士林	20g
乳化剂 OP	2g	油酸山梨坦	1g
氯甲酚	0.4g	纯化水	100g

【制法】　将油相（单硬脂酸甘油酯、石蜡、液状石蜡、白凡士林以及油酸山梨坦）与水相（乳化剂 OP、氯甲酚及纯化水）分别加热至 80℃；将油相和水相逐渐混合，搅拌至冷凝，即得。

【注解】　①本处方为冷霜基质，乳化剂 OP 为 O/W 型乳化剂，油酸山梨坦为 W/O 型乳化剂，用于调节适宜的 HLB 值。②单硬脂酸甘油酯为 W/O 型辅助乳化剂，为乳膏基质的稳定剂或增稠剂，并使产品润滑。

例 9-13　含乳化剂 OP 的 O/W 型乳膏基质

【处方】

单硬脂酸甘油酯	50g	硬脂酸	100g
液状石蜡	100g	白凡士林	50g
乳化剂 OP	5g	三乙醇胺	2.5g
羟苯乙酯	0.85g	BHT	0.15g
甘油	50g	纯化水	加至 1000g

【制法】　将油相（单硬脂酸甘油酯、硬脂酸、液状石蜡、白凡士林以及羟苯乙酯和 BHT）与水相（乳化剂 OP、甘油、三乙醇胺及纯化水）分别加热至 75℃；将油相和水相逐渐混合，搅拌至冷凝，即得。

【注解】　①本处方为 O/W 型乳膏基质。②三乙醇胺与部分硬脂酸反应生成有机铵皂，同乳化剂 OP 合为混合乳化剂。③单硬脂酸甘油酯为 W/O 型辅助乳化剂，为乳膏基质的稳定剂或增稠剂，并使产品润滑。

三、乳膏剂的制备与设备

1. 乳膏剂的处方组成

乳膏剂主要由原料药物、乳膏基质和附加剂组成。乳膏剂中常用的附加剂有抑菌剂、保湿剂、溶剂、抗氧剂、增稠剂、芳香剂、渗透促进剂等。乳膏剂的基质类型与乳化剂、油相和水相的组成及比例有关。

2. 乳膏剂的制备与设备

乳膏剂的常用制备方法为乳化法，将处方中油溶性组分（如硬脂酸、液状石蜡、高级脂肪醇类及单硬脂酸甘油酯等）加热至 70～80℃，熔化形成油溶液（油相）；另将水溶性成分（如硼砂、NaOH、三乙醇胺、O/W 型乳化剂、抑菌剂、保湿剂等）溶于水，加热至较油温略高时（水相）；在不断搅拌下将水相与油相混合成乳，真空脱气，直至冷凝，即得乳膏基质。

乳膏剂制备的注意事项有以下几点。

① 乳膏中油相的预处理方法同软膏剂。

② 药物的加入方法：若药物溶于水相或油相，可在乳化前加入；若药物在水相和油相均不溶解，则在基质成型后，将药物适当分散均匀后再加入乳膏基质。

③ 搅拌时尽量避免混入空气，乳膏中有气泡残留，不仅容积增大，且可能导致乳膏贮存过程的相分离和酸败。

④ 乳膏制备过程应严格控制温度。若水相温度较低时加入油相，可能导致部分油相凝固，外观粗糙。大量生产时可用带夹层加热的真空均质乳化机。若制得的乳膏基质不够细腻，可在温度降至30℃时通过胶体磨或软膏研磨机研细。

⑤ 乳膏制备中水相和油相的混合方法主要有三种：a.两相同时掺合，适用于配备输液泵和连续混合装置的乳膏生产线；b.分散相加入连续相中，适用于含小体积分散相的乳膏；c.连续相加入分散相中，适用于多数乳膏基质制备，混合过程引起乳剂转型，形成更为细小的分散粒子。

四、乳膏剂举例

例 9-14　皮炎平乳膏

【处方】
醋酸地塞米松	0.75g	樟脑	10g
薄荷脑	10g	硬脂酸	45g
单硬脂酸甘油酯	22.5g	硬脂醇	50g
液状石蜡	27.5g	甘油	12.5g
丙二醇	10g	三乙醇胺	3.75g
羟苯甲酯	0.5g	羟苯丙酯	0.5g
纯化水	加至1000g		

【制法】 将处方量的硬脂酸、单硬脂酸甘油酯、硬脂醇和液状石蜡在80℃水浴下熔化为油相，备用；另将甘油、三乙醇胺、羟苯甲酯和羟苯丙酯溶于水中并加热至80℃作为水相；在搅拌下将水相缓慢加入油相，形成乳膏基质；再加入醋酸地塞米松的丙二醇溶液，搅拌；待冷至50℃时加入研磨共熔的樟脑和薄荷脑，继续搅拌混匀即得。

【注解】 ①本品为O/W型乳膏，用于神经性皮炎、接触性皮炎、脂溢性皮炎以及慢性湿疹。②处方中部分硬脂酸与三乙醇胺反应生成一价皂作为O/W型乳化剂。③醋酸地塞米松为难溶性药物，以丙二醇为溶剂溶解后加入基质中。④樟脑和薄荷脑研磨可共熔，为防止樟脑、薄荷脑遇热挥发，待基质温度降至50℃再加入。

五、乳膏剂的包装、贮藏与质量评价

乳膏剂的包装同软膏剂。乳膏剂应避光密封置于25℃以下贮存，不得冷冻。

乳膏剂质量评价项目几乎与软膏剂相同，但O/W型乳膏基质的锥入度在200～300单位。此外乳膏剂的质量检查还包括以下几个方面。

1. 酸碱度

乳膏配制过程可能利用脂肪酸与碱皂化形成乳化剂配制乳膏基质，或药物稳定原因等需调节pH，为避免pH过高或过低导致的皮肤刺激性，需进行pH控制。取供试品，加适量水或乙醇分散混匀，用pH计测定，通常控制在pH 4.4～8.3。

2. 分层试验

离心法：在室温下，取乳膏供试品10g，置于刻度离心管中，2500r·min^{-1}离心30min，不应有破乳和油水分离现象；或 4000r·min^{-1} 离心 15min，不得有分层现象。

3. 耐热和耐寒试验

与软膏剂不同的是，乳膏剂受温度影响较大，通常 W/O 型乳膏基质不耐热，38～40℃ 即可能出现油水分层，应以不破裂为限度；O/W 型乳膏基质不耐寒、易变粗。检查法：取供试品，分别于 55℃ 放置 6h 进行耐热试验；-15℃ 放置 24h 进行耐寒试验，应无油水分离。

4. 失水情况

将乳膏分别置于烘箱 [(30±1)℃]、室温 [(23±1)℃] 及冰箱 [(5±2)℃] 中贮存 7 天观察、称重。

5. 抗氧化性

将乳膏置于 40℃ 恒温箱中放置 5 天，观察外观是否变色。

第四节　凝　胶　剂

一、概述

凝胶剂（Gels）系指原料药物与能形成凝胶的辅料制成的具有凝胶特性的稠厚液体或半固体制剂。除另有规定外，凝胶剂限局部用于皮肤及体腔，如鼻腔、阴道和直肠等。其中乳状液型凝胶剂又称乳胶剂。由高分子基质如西黄蓍胶制成的凝胶剂又称为胶浆剂。小分子无机药物如氢氧化铝凝胶剂由分散的药物粒子以网状结构存在于液体中，属双相分散系统，也称混悬型凝胶剂。混悬型凝胶剂可有触变性，静止时形成半固体，而搅拌或振摇时成为液体。

凝胶剂基质属单相分散系统，分为水性和油性。水性凝胶基质一般由水、甘油或丙二醇与纤维素衍生物、卡波姆和海藻酸钠、西黄蓍胶、明胶、淀粉等组成；油性凝胶基质常由液状石蜡与聚乙烯或脂肪油与胶体硅或铝皂、锌皂等构成，如睾酮鼻用凝胶剂由蓖麻油（Castor oil）、油酰聚氧乙烯甘油酯（Oleoyl Polyoxylglycerides）和胶体二氧化硅（Colloidal Silicon Dioxide）组成。临床应用较多的是水性基质凝胶剂，简称水凝胶。

凝胶剂在生产与贮藏期间应符合下列规定：①应均匀、细腻，在常温时保持胶状，不干涸或液化；②混悬型凝胶剂中胶粒应分散均匀，不应下沉、结块；③应调节适宜的 pH；④凝胶剂应避光、密闭贮存，并应防冻；⑤用于烧伤治疗如为无菌制剂的，应符合无菌要求。

除普通凝胶剂外，尚有原位凝胶剂（In Situ Gels），即在位凝胶剂，系一类以溶液状态给药，在用药部位立即发生相转变，形成物理交联半固体凝胶状的制剂。既有液态制剂的良好流动性；也有凝胶剂延长药物滞留时间和良好组织相容性等优点。根据原位凝胶胶凝机制的不同，可分为温度敏感型、pH 敏感型及离子敏感型等，广泛用于皮肤、眼部、鼻腔、口腔、阴道、直肠等多种途径给药。

二、凝胶基质

根据胶凝条件和部位的不同，凝胶基质可分为凝胶剂基质和原位凝胶剂基质。凝胶剂基质主要是制剂成型时在浓度、pH 或离子强度等作用下胶凝形成半固体凝胶基质。原位凝胶剂基质主要在用药部位，因温度、pH 或离子强度等的改变而胶凝形成半固体凝胶基质。

1. 凝胶剂基质

水性凝胶基质（Hydrogel）是凝胶剂中常用基质，大多由在水中溶胀而不溶解的高分子组成。该类基质涂展性好，易洗除，无油腻感，利于药物释放，能吸收组织渗出液，不妨碍皮肤正常功能。缺点是润滑性较差，易失水和霉变，常需添加保湿剂和抑菌剂，且用量较大。常用的水性凝胶基质有卡波姆、纤维素衍生物和甘油明胶等。

（1）卡波姆（Carbomer） 系非苯溶剂为聚合溶剂的丙烯酸键合烯丙基蔗糖或季戊四醇烯丙醚的高分子聚合物，羧基含量约为 $56.0\%\sim68.0\%$，呈白色疏松粉末；有特征性微臭；有引湿性。卡波姆按黏度不同分为 A（$4\sim11Pa\cdot s$）、B（$25\sim45Pa\cdot s$）和 C（$40\sim60Pa\cdot s$）三个级别，对应的产品规格依次为卡波姆 941/971、934/974 和 940/980，用于外用凝胶剂。在水中能迅速溶胀，但不溶解。1%水分散液的 pH 约为 3.11，黏性较低。当加碱中和时，大分子逐渐溶解，黏度逐渐上升，在低浓度时可形成澄明溶液，在浓度较大时则形成透明凝胶。当 pH 为 $6\sim11$ 时，黏度和稠度最大。凝胶的黏度和稠度与中和所用的碱量及卡波姆的浓度有关。通常情况下，中和 1g 卡波姆约消耗 1.35g 三乙醇胺或 400mg 氢氧化钠。卡波姆凝胶基质无油腻感，润滑性和涂展性好，特别适用于脂溢性皮肤病治疗。与聚丙烯酸相似，盐类电解质可使卡波姆凝胶的黏性下降；碱土金属离子以及阳离子聚合物等均可与之结合形成不溶性盐；强酸可使卡波姆失去黏性，在配伍时注意避免。

例 9-15 卡波姆凝胶基质

【处方】
卡波姆 940/980	10g	乙醇	50g
甘油	50g	聚山梨酯 80	2g
羟苯乙酯	1g	三乙醇胺	13.5g
纯化水	加至 1000g		

【制法】 将卡波姆 940/980 与聚山梨酯 80 及 800mL 纯化水混合溶胀成半透明溶液，边搅拌边滴加处方量的三乙醇胺，再将羟苯乙酯溶于乙醇后逐渐加入，最后添加纯化水至全量，搅拌均匀即得透明凝胶。

（2）纤维素衍生物 该类为纤维素衍生化形成的在水中可溶胀或溶解的胶性物，调节适宜的稠度可形成水性凝胶基质。常用的纤维素衍生物有甲基纤维素（MC）、羧甲基纤维素钠（CMC-Na）和羟丙甲基纤维素（HPMC）等，浓度为 $2\%\sim6\%$。MC 缓慢溶于冷水，不溶于热水，但湿润、放置冷却后可溶解；在 pH 为 $2\sim12$ 范围内稳定，但加热和冷却会导致不可逆的黏度下降。CMC-Na 可溶于冷水或热水，1%的水溶液 pH 约为 $6\sim8$，当 pH 低于 5 或高于 10 时，其黏度显著下降；115℃热压灭菌 30min，黏度也下降。纤维素类凝胶基质涂布于皮肤，黏性较强，易失水干燥而有不适感，常需加入约 $10\%\sim15\%$甘油作保湿剂；贮存易长菌，需加入抑菌剂。MC 凝胶中常加入硝酸苯汞、苯甲醇、三氯叔丁醇等作抑菌剂，但不能使用羟苯酯类，因 MC 与之易形成复合物。CMC-Na 常用 $0.2\%\sim0.5\%$的羟苯乙酯；不宜加硝（醋）酸苯汞或其他重金属盐作抑菌剂，也不宜与阳离子型药物配伍。

例 9-16 MC 凝胶基质

【处方】
甲基纤维素	60g	甘油	100g
硝（醋）酸苯汞	0.05g	纯化水	加至 1000g

【制法】 将硝酸苯汞溶于适量纯化水中，缓慢加至 MC 与甘油混合物中，搅拌至 MC 溶胀成凝胶状，再加纯化水至足量。

例 9-17 CMC-Na 凝胶基质

【处方】
羧甲基纤维素钠	60g	甘油	150g

| 羟苯乙酯 | 2g | 纯化水 | 加至 1000g |

【制法】 将羧甲基纤维素钠与甘油混匀，然后加入适量纯化水，放置待溶胀成凝胶后，再加入羟苯乙酯醇溶液，并加纯化水至足量。

(3) 甘油明胶 由明胶、甘油及水加热制成。一般明胶用量为 1%～3%，甘油为 10%～30%。本品易涂布，涂后能形成一层保护膜，因本身有弹性，故使用时较舒适。

2. 原位凝胶剂基质

温度敏感型是最常用的原位凝胶基质，由一定比例的疏水和亲水链段组成，其胶凝特性受疏水和亲水链段的组成、长度及溶剂的影响。常用的温度敏感型原位凝胶基质有聚氧乙烯-聚氧丙烯嵌段共聚物、聚乙二醇（PEG）-聚乳酸（PLA）（或聚乳酸-羟基乙酸 PLGA）嵌段共聚物等。

(1) 聚氧乙烯-聚氧丙烯嵌段共聚物 泊洛沙姆 407 是最常用的温敏型凝胶基质材料。单一的泊洛沙姆 407 胶凝温度均低于 30℃，可与泊洛沙姆 188 等合用以获得理想的胶凝温度，与卡波姆合用以提高胶凝强度和生物黏附性。

(2) 聚乙二醇(PEG)-聚乳酸(PLA)（或聚乳酸-羟基乙酸 PLGA)嵌段共聚物 如 PEG-PLA(PLGA)-PEG，其胶凝温度与 PEG 嵌段、PLA 嵌段的长度和比例有密切相关。

三、凝胶剂的制备与设备

凝胶剂主要由原料药物、凝胶剂基质和附加剂组成。凝胶剂根据需要可加入保湿剂、抑菌剂、抗氧剂、乳化剂、增稠剂、芳香剂和透皮促进剂等附加剂。

常采用溶胀胶凝法制备凝胶剂：将水性凝胶材料加水溶胀形成凝胶基质，再将药物溶于或分散于少量水或甘油中，加入基质中缓慢搅拌均匀，即得。

四、凝胶剂举例

例 9-18 林可霉素利多卡因凝胶（绿药膏）

【处方】

林可霉素	5g	利多卡因	4g
丙二醇	100g	羟苯乙酯	1g
卡波姆	5g	三乙醇胺	6.75g
纯化水	加至 1000g		

【制法】 将卡波姆与 500mL 纯化水混合溶胀成半透明溶液，边搅拌边滴加处方量的三乙醇胺形成凝胶基质；再将羟苯乙酯溶于丙二醇后逐渐加入，搅匀；将林可霉素、利多卡因溶于剩余量纯化水中，加入上述凝胶基质中，搅拌均匀，即得。

【注解】 ①本品为复方制剂，盐酸林可霉素（洁霉素）为抗生素，其抗菌谱与红霉素相似，主要对革兰氏阳性菌有较高抗菌活性，其作用机制是抑制菌体蛋白质合成；利多卡因为局部麻醉剂，外用具有止痛、止痒作用。②处方中丙二醇为保湿剂，羟苯乙酯为抑菌剂，卡波姆为凝胶基质，三乙醇胺为 pH 调节剂。

五、凝胶剂的包装、贮藏与质量评价

凝胶剂的包装材料同软膏剂和乳膏剂。应避光、密闭贮存，并应防冻。

凝胶剂质量评价项目主要包括外观性状、装量、粒度及粒度分布、pH、黏度、稠度、混合均匀度、耐寒、耐热试验、失水情况、抗氧化性、刺激性、稳定性、药物释放与体内吸收、无菌、微生物限度、含量测定等。检测方法均与软膏剂或乳膏剂相似，在此不再赘述。

第五节　贴　膏　剂

一、概述

　　贴膏剂（Plasters）系指将原料药物与适宜的基质制成膏状物，涂布于背衬材料上供皮肤贴敷、产生全身性或局部作用的一种薄片状柔性制剂。贴膏剂根据贴膏基质的不同，可分为：①橡胶贴膏（原橡胶膏剂），如红药贴膏、麝香止痛贴膏、复方倍氯米松新霉素贴膏；②凝胶贴膏（原巴布剂或凝胶膏剂），如蟾乌凝胶膏、吲哚美辛巴布膏等。

　　贴膏剂在生产与贮藏期间应符合下列有关规定：①膏料应涂布均匀、膏面应光洁、色泽一致；贴膏剂应无脱膏、失黏现象；背衬面应平整、洁净、无漏膏现象；涂布中若使用有机溶剂，必要时应检查残留溶剂；②膏料中根据需要加入表面活性剂、乳化剂、保湿剂、抑菌剂或抗氧化剂等；③采用乙醇等溶剂应在标签中注明过敏者慎用；④根据原料药物和制剂的特性，除来源于动、植物多组分且难以建立测定方法的贴膏剂外，含量均匀度、释放度、黏附力等应符合要求；⑤应密封贮存。

二、橡胶贴膏

　　橡胶膏剂系指原料药物与橡胶等基质混匀，涂布于背衬材料上制成的贴膏剂。

（一）橡胶贴膏的处方组成

　　橡胶贴膏由原料药物、橡胶贴膏基质、背衬材料和盖衬材料组成。橡胶贴膏常用基质有橡胶、热塑性橡胶、松香、松香衍生物、凡士林、羊毛脂和氧化锌等。

1. 橡胶贴膏基质组成

（1）生橡胶　为橡胶贴膏的主要基质材料，不透气、不透水，有良好的黏性和弹性。

（2）松香、松香衍生物　为增黏剂，可加速橡胶贴膏的老化。

（3）凡士林、羊毛脂　为软化剂，增加橡胶贴膏膏体的可塑性、柔软性、耐寒性及黏性。

（4）氧化锌　为橡胶贴膏膏体的填充剂，具有缓和的收敛作用，并能增强膏体与背衬材料的黏附性。

2. 背衬材料

常用的背衬材料有棉布、无纺布、纸等。

3. 盖衬材料

常用的盖衬材料有防粘纸、塑料薄膜、铝箔-聚乙烯复合膜、硬质纱布等。

（二）橡胶贴膏的制备与设备

　　橡胶贴膏的常用制备方法有溶剂法和热压法。其中，溶剂法常用溶剂为汽油和正己烷。

1. 溶剂法

溶剂法系将药物与基质成分溶于适量汽油或正己烷中，制备成膏料；涂布于背衬材料；挥去有机溶剂；再切割，覆以盖衬材料；分装，包装即可。

（1）膏体的制备

① 压胶　取生橡胶洗净，于50～60℃干燥或晾干，切成大小合适的条块状，在炼胶机

中压成网状胶片，摊在铁丝网上去静电。

② 浸胶　将网状胶片浸于适量的汽油或正己烷中，密闭浸泡 18～24h，全完全溶胀成凝胶状。

③ 打膏　将胶浆移至打膏机中，依次加入凡士林、羊毛脂、液状石蜡、松香及氧化锌等制成基质，再加入中药浸膏或原料药物浓溶液，搅拌均匀，在滤胶机上压过筛网，即得。

（2）涂布　将膏体置于装有背衬材料的涂布机上，调节滚筒间距以控制涂膏量，利用上下滚筒将膏料均匀涂布于背衬材料上，干燥。

（3）切割　用切割机将干燥好的橡胶贴膏切成规定的宽度。

（4）复合　用纱布转筒装置在膏面上覆盖一层盖衬材料。

（5）分装和包装　切成合适尺寸，并包装。

2. 热压法

热压法系将橡胶、松香、羊毛脂、氧化锌等于 90℃ 捏合制成基质，再加入药物，搅拌均匀，制成含药膏料，过滤，检测后进行涂布、复合、切片、包装。

（三）橡胶贴膏举例

例 9-19　复方氢溴酸东莨菪碱贴膏

【处方】

氢溴酸东莨菪碱	0.34g	水杨酸甲酯	3.18g
樟脑	3.18g	薄荷脑	3.18g
橡胶	8g	松香	12g
氧化锌	12g	羊毛脂	4g
凡士林	4g	共制成	1000 片

【制法】将橡胶、松香、氧化锌、羊毛脂、凡士林于 90℃ 捏合制成基质；再加入氢溴酸东莨菪碱、水杨酸甲酯、樟脑和薄荷脑搅拌均匀，制成含药膏体，过滤，涂布于无纺布上，再与塑料膜复合制成贴膏，切割成直径 2cm 的圆片，包装，即可。每片含氢溴酸东莨菪碱 0.34mg，水杨酸甲酯 3.18mg，樟脑 3.18mg，薄荷脑 3.18mg。

【注解】本品用于防治乘车、船和飞机引起的眩晕、恶心和呕吐等晕动症状。

（四）橡胶贴膏的质量评价

橡胶贴膏的质量评价项目主要包括：外观性状、含膏量、耐热性、黏附力、含量均匀度、刺激性、稳定性、混合均匀度、药物释放与体内吸收、微生物限度、含量测定等。

1. 外观性状

膏料应涂布均匀、膏面应光洁、色泽一致；无脱膏、失黏现象；背衬面应平整、洁净、无漏膏现象。

2. 含膏量测定

照《中国药典》2020 年版四部通则 0122 含膏量第一法测定，应符合各品种项下的规定。

3. 耐热性

取供试品 2 片，除去盖衬，在 60℃ 加热 2h，放冷后观察，背衬应无渗油现象；膏面应有光泽，用手指触试应有黏性。

4. 黏附力

照黏附力测定方法（《中国药典》2020 年版四部通则 0952 第二法），应符合规定。

5. 微生物限度

需氧菌总数不超过 100cfu/g，霉菌和酵母菌总数不超过 10cfu/g；每 $10cm^2$ 不得检出金黄色葡萄球菌和铜绿假单胞菌。

三、凝胶贴膏

凝胶贴膏系指原料药与适宜的亲水凝胶基质混合，涂布于背衬材料上制成的贴膏剂。与橡胶贴膏相比，凝胶贴膏载药量大；基质中含水量达 40%～70%，使皮肤角质层细胞水化膨胀，有利于药物透皮吸收；透气性、皮肤黏着性和保湿性均优于橡胶贴膏；皮肤刺激性小，揭扯无痛感，使用方便。

凝胶贴膏由原料药物、凝胶贴膏基质、背衬材料和盖衬材料组成。凝胶贴膏常用基质同亲水凝胶剂（本章第四节），主要有聚丙烯酸、羧甲基纤维素钠、明胶、甘油和微粉硅胶等。凝胶贴膏剂常用的背衬材料和盖衬材料同橡胶贴膏。

凝胶贴膏的膏料制备方法同亲水凝胶剂（本章第四节）；将膏料涂布于背衬材料，再覆以盖衬材料即可。

与橡胶贴膏相比，凝胶贴膏质量评价时需增加赋形性、持黏力和剥离强度测定等，具体测定方法见《中国药典》2020 年版四部通则 0122、通则 0952。

例 9-20　来氟米特凝胶贴膏

【处方】

来氟米特	15g	明胶	18g
羧甲基纤维素钠	30g	聚乙烯吡咯烷酮	65g
山梨醇	357g	聚丙烯酸钠	15g
高岭土	70g	丙二醇	300g
25%戊二醛溶液	130g	共制成	1000 片

【制法】将明胶充分溶解于水中，再将羧甲基纤维素钠、聚乙烯吡咯烷酮、山梨醇混合均匀后加入明胶溶液中，加水充分溶胀，得基质；将来氟米特、聚丙烯酸钠、高岭土一起分散于丙二醇中，再加入基质中搅拌均匀，得黏稠膏体；将戊二醛溶液加入上述膏体中，搅拌，充分交联后涂布于无纺布上，覆盖防粘膜，烘干，即得。

【注解】本品用于类风湿性关节炎的治疗。

第六节　膜　　剂

一、膜剂概述

膜剂（Pellicles）系指原料药物与适宜的成膜材料经加工制成的膜状制剂，供口服或黏膜用，如盐酸克仑特罗口服药膜、壬苯醇醚阴道用药膜、蜂胶口腔膜、复方麻黄碱色甘酸钠鼻用膜等。根据结构的不同，膜剂可分为单层膜、多层膜（复合膜）和夹心膜等。

膜剂的优点主要表现为：①无粉末飞扬；②成膜材料用量少；③含量准确；④稳定性好；⑤起效快，可制成不同释药速率的多层膜控制释药等。不足主要在于：载药量低，仅适用于小剂量的药物。

膜剂在生产和贮存期间应符合以下规定：①成膜材料及其辅料应无毒、无刺激性、性质稳定、与原料药物兼容性良好，常用的成膜材料有聚乙烯醇、丙烯酸树脂类或纤维素类高分子材料；②原料药物如为水溶性，应与成膜材料制成具有一定黏度的溶液；如为水不溶性原料药物，应粉碎成极细粉，并与成膜材料等混合均匀；③膜剂外观应完整光洁，厚度一致，色泽均匀，无明显气泡；多剂量的膜剂，分格压痕应均匀清晰，并能按压痕分剂量；④膜剂的包装材料应无毒性、防污染、方便使用，不能与原料药物或成膜材料发生理化作用；⑤膜剂应密封贮存，防止受潮、发霉和变质。

二、膜剂的成膜材料

膜剂常用的成膜材料主要为天然、半合成或合成高分子材料。天然高分子成膜材料有明胶、虫胶、阿拉伯胶、淀粉、糊精、琼脂等，多数可生物降解或溶解，但成膜、脱膜性能差，常与合成成膜材料合用。合成或半合成高分子成膜材料成膜性能优良，形成的膜强度与韧性良好。常用的成膜材料有聚乙烯醇（PVA），乙烯-醋酸乙烯共聚物（EVA）、HPC、HEC、CMC-Na 等纤维素衍生物。

1. 聚乙烯醇（PVA）

聚乙烯醇为聚乙酸乙烯酯的甲醇溶液中加碱液醇解反应制得，白色至微黄色粉末或半透明状颗粒；无臭，无味。因其聚合度和醇解度不同，有不同的规格和性质，通常醇解度为88%时，水溶性最好，温水中能很快溶解，如 PVA 05-88 和 PVA 17-88。PVA 05-88 平均聚合度 500～600，聚合度小，水溶性高，但柔韧性差；PVA 17-88 平均聚合度 1700～1800，聚合度大，柔韧性好，但水溶性差；两者以适当比例混合使用。PVA 对眼黏膜和皮肤无刺激、无毒，口服后在消化道中几乎不吸收，体内释药后 80% 的 PVA 在 48h 内随粪便排出。

2. 乙烯-醋酸乙烯共聚物（EVA）

EVA 为乙烯和醋酸乙烯在一定条件下共聚而成，是一种水不溶性、热塑性的高分子聚合物。其性能与分子量和醋酸乙烯含量关系密切。随分子量的增大，共聚物玻璃化温度和机械强度均增大。当分子量相同时，随醋酸乙烯比例的增大，材料的溶解性、柔韧性和透明性更好。常用于制备复合型膜剂的外膜。

三、膜剂的制备与设备

1. 膜剂的处方设计

膜剂的处方中除原料药物和成膜材料外，尚有其他的附加剂：①增塑剂，如甘油，山梨醇，丙二醇等；②遮光剂，如 TiO_2；③着色剂，如色素；④填充剂，如 $CaCO_3$、SiO_2、淀粉、糊精等；⑤表面活性剂，如聚山梨酯 80、十二烷基硫酸钠、大豆磷脂等。

此外，在制备工艺中尚需加入适宜的溶剂及脱膜剂，如液状石蜡、甘油、硬脂酸、聚山梨酯 80 等。

2. 膜剂的制备方法及设备

膜剂的制备方法主要有三种：流延成膜法、热熔成膜法和复合制膜法。

（1）流延成膜法　将成膜材料溶解于水，滤过；加入主药，使之溶解或均匀分散于成膜材料溶液中；再涂膜，烘干，切割，包装，即可。流延成膜法少量制备时，可将含药成膜材料溶液倾于平板玻璃上，用推杆涂成宽厚一致的涂层；大量生产时，可用涂膜机涂膜。

（2）热熔成膜法　将药物细粉和成膜材料颗粒混合均匀，热压成膜；或冷却成膜。

（3）复合制膜法　以不溶性成膜材料 EVA 为外膜，分别制成具有凹穴的下外膜带和上外膜带；再将水溶性成膜材料如 PVA，用流延成膜法制成含药的内膜带，剪切后置于下外膜带的凹穴中（或用易挥发性溶剂制成含药溶液，定量注入下外膜带的凹穴中），去除有机溶剂，再与上外膜带热封，即得。此法一般用于缓释膜剂的制备。

膜剂制备的注意事项：①不溶于水的主药应预先制成微晶或粉碎成细粉，再均匀分散于成膜材料中；②根据主药剂量，将膜剂剪成单剂量小格以分剂量；③膜剂的内包装材料常为纸或聚乙烯薄膜。

四、膜剂举例

例 9-21　壬苯醇醚膜剂

【处方】
壬苯醇醚	35g	PVA05-88	187g
PVA17-88	187g	甘油	20g
羟苯乙酯	0.4g	纯化水	加至 1000mL

【制法】　将 PVA05-88、PVA17-88、甘油、羟苯乙酯和纯化水搅拌溶胀，90℃水浴上加热使溶解完全；再加入壬苯醇醚，搅拌使溶解，静置除尽气泡；于涂膜机上涂布制成厚约 0.3mm 膜，并于 80℃干燥，分割成面积 5cm×7cm，每片含壬苯醇醚 50mg 的膜剂；用紫外灯灭菌 30min（正反面各 15min），即得。

【注解】　①本品为阴道用短效避孕药膜。②处方中 PVA 为成膜材料，甘油为增塑剂，羟苯乙酯为抑菌剂，水为溶剂。

五、膜剂的质量评价

膜剂的质量评价项目主要包括外观性状、重量差异、粒度及粒度分布、含量均匀度、微生物限度、含量测定等。

1. 外观性状

膜剂应完整光洁，厚度一致，色泽均匀，无明显气泡。多剂量的膜剂，分格压痕应均匀清晰，并能按压痕分剂量。

2. 重量差异

取膜片 20 片，精密称定总重量，求得平均重量，再分别精密称定各片的重量。每片重量与平均重量相比，根据表 9-4，超出重量差异限度的膜片不得多于 2 片，并不得有一片超出限度的 1 倍。

表 9-4　膜剂的重量差异限度

平均重量	重量差异限度
0.02g 以下至 0.02g	±15%
0.02g 以上至 0.20g	±10%
0.20g 以上	±7.5%

3. 粒度及粒度分布

照粒度及分布测定法（《中国药典》2020 年版四部通则 0982），采用显微镜法，或适宜溶剂溶解成膜材料后采用光散射法测定。

4. 含量均匀度

照含量均匀度测定法（《中国药典》2020 年版四部通则 0941）检测，应符合要求。

第七节　糊剂与眼用半固体制剂

一、糊剂

1. 概述

糊剂（Pastes）系指大量的原料药物固体粉末（一般 25％以上）均匀分散在适宜基质中所制成的半固体外用制剂。主要为皮肤或口腔局部使用。糊剂根据基质的组成可分为含水凝胶性糊剂和脂肪糊剂，与软膏剂和凝胶剂相比，有较高的硬度、较大的吸水能力以及较低的油腻性。脂肪糊剂主要由脂溶性基质如凡士林、羊毛脂及其混合物等，与大量固体粉末如淀粉、氧化锌、白陶土、滑石粉、碳酸钙、碳酸镁等组成，也可加入适量的药物增加其止痒、消炎等作用；固体粉末含量一般在 25％以上，甚至高达 70％。脂肪糊剂外用主要作为保护剂，不妨碍皮肤的正常排泄，适于亚急性皮炎或湿疹等慢性皮肤病，及结痂成疮、轻度渗出性病变部位，如氧化锌糊。含水凝胶性糊剂主要由水性凝胶基质如甘油明胶、淀粉、甘油等与固体粉末组成，如氟化钠甘油糊剂。含水凝胶性糊剂常在脂溶性基质糊剂不适应时使用，易洗除，不阻留分泌液，不与分泌物混合，适用于渗出液较多的创面。

糊剂生产与贮藏期间应符合下列规定：①均匀、细腻、涂于皮肤或黏膜上应无刺激性；②无酸败、异臭、变色与变硬现象；③应避光密闭贮存；置于 25℃以下贮存，不得冷冻。

2. 糊剂的制备

糊剂处方拟定时应根据剂型的特点、原料药物的性质、制剂的疗效和产品的稳定性选择适宜的基质。

糊剂的制备通常是将药物粉碎成细粉，加入适量分散剂或基质分散均匀，再加入糊剂基质搅匀，调成糊状，即得。

例 9-22　氧化锌糊

【处方】　氧化锌　　　　250g　　　　淀粉　　　　250g
　　　　　羊毛脂　　　　250g　　　　凡士林　　　250g

【制法】　取氧化锌和淀粉分别过 100 目筛，混匀。另取羊毛脂和凡士林加热熔化混匀，冷至 60℃时，缓慢加入以上药粉，不断搅拌至混匀。

【注解】　①处方中固体成分含量高，硬度大，采用熔合法制备时，氧化锌和淀粉需在加入前干燥，以免结块；加入时基质温度不能超过 60℃，以防淀粉糊化后降低其吸水性。②冬季可用 5％液状石蜡代替凡士林调节稠度。③本品具有保护、收敛作用，适用于有少量渗出液的亚急性皮炎、湿疹。

例 9-23　氟化钠甘油糊剂

【处方】　氟化钠　　　　750g　　　　甘油　　　　250g

【制法】　取氟化钠过 100 目筛，缓慢加入甘油中，不断搅拌至混匀。

【注解】　本品主要适用于防治牙颈部过敏和龋齿。

二、眼用半固体制剂

1. 概述

眼用半固体制剂系指直接用于眼部发挥治疗作用的半固体无菌制剂，主要包括眼膏剂、眼用乳膏剂、眼用凝胶剂等。此外，尚有眼膜剂。

眼膏剂系指原料药物与适宜基质均匀混合，制成溶液型或混悬型膏状的无菌眼用半固体制剂。

眼用乳膏剂系指原料药物与适宜基质均匀混合，制成乳膏状的无菌眼用半固体制剂。

眼用凝胶剂系原料药物与适宜辅料制成的凝胶状无菌半固体制剂。

眼膜剂系指原料药物与高分子聚合物制成的无菌药膜，可置于结膜囊内缓慢释放药物的眼用固体制剂。

眼用半固体制剂较普通滴眼剂在眼内停留量大，保留时间长，疗效持久；并具有适宜的润滑剂，减轻眼睑对眼球的摩擦，有助于角膜损伤的愈合。

眼用半固体制剂在生产和贮藏期间应符合下列规定：①眼用半固体制剂的基质应过滤并灭菌；所用器具、容器和管道等应无菌；基质应过滤并灭菌；②不溶性原料药物应预先制成极细粉全部通过八号筛［孔径（90±4.6)μm］，且95%的粒子通过九号筛［孔径（75±4.1)μm］；③产品应均匀、细腻、无刺激性，易涂布于眼部，便于原料药物分散和吸收；④单个容器的装量应不超过5g；⑤包装应无菌、不易破裂。

2. 眼用半固体制剂的制备

眼膏剂的基质一般由凡士林8份、液状石蜡1份、羊毛脂1份混合而成。可根据季节温度，适当调整液状石蜡的用量。其中羊毛脂具有表面活性作用，并具有较强的吸水性和黏附性，使眼膏与泪液易于混合并附于眼黏膜上，利于药物渗透。眼用半固体制剂中可根据需要加入适宜的抑菌剂、抗氧剂、保湿剂等附加剂，但用于眼部手术或创伤的眼用制剂应灭菌或按无菌操作配制，且不得添加抑菌剂或抗氧剂。

眼膏基质或眼用乳膏基质的油相应加热熔化后用绢布等适宜滤材保温过滤，并在150℃干热灭菌1~2h；也可将各组分分别灭菌后再混合。

眼用半固体制剂的制备方法同常规半固体制剂。

例9-24 阿昔洛韦眼膏

【处方】 阿昔洛韦　　　　　1.0g　　　　　液状石蜡　　　　适量

　　　　　眼膏基质　　　　　加至100.0g

【制法】 取阿昔洛韦置于灭菌乳钵中，加适量灭菌液状石蜡，研成糊状；再与眼膏基质等量递加至全量，边加边研至均匀，即得。

3. 眼用半固体制剂质量评价

眼用半固体制剂根据具体制剂，应进行外观性状、粒度及粒度分布、金属性异物、装量差异、无菌等检查。

第八节 栓 剂

一、概述

栓剂（Suppositories）系指原料药物与适宜基质制成供腔道给药的固体制剂。栓剂因施用腔道的不同，可分为直肠栓、阴道栓和尿道栓，其形状和大小也随之不同。

1. 直肠栓

直肠栓（Rectal Suppositories）通过直肠给予的栓剂，常为鱼雷型、圆锥形或圆柱形等

[图 9-12（a）]。通常成年人直肠栓重 2g，婴幼儿直肠栓重 1g，如甘油明胶栓、比沙可啶栓、美沙拉秦栓等。

直肠位于肠末端，从骨盆向下，止于肛门。人的直肠全长约 12～15cm，最大直径 5～6cm。直肠大致可分为两部分，骨盆处长约 10～12cm，肛门处长 2～3cm。直肠黏膜表面无绒毛，皱褶少，表面积仅 200～400cm^2，直肠液的体积约 1～3mL，pH 为 7.5～8，酶活性较低。药物经直肠黏膜上皮细胞吸收主要有三条途径：①通过直肠上静脉进入肝，在肝脏代谢后进入体循环；②通过直肠中下静脉和肛管静脉，经髂内静脉绕过肝进入下腔大静脉，再进入体循环，故栓剂放入直肠，距离肛门 2cm 处，可使 50％～75％给药量的药物不经过肝而直接吸收，避免肝首过效应；③经直肠淋巴系统吸收，可作为大分子药物的吸收途径之一。

直肠栓既可在直肠局部使用，发挥润肠通便的作用，如甘油明胶栓；也可经直肠静脉或淋巴吸收产生全身作用，用于治疗哮喘、呕吐、运动疾病、焦虑、细菌感染及小儿发热等疾病，如萘普生栓等。但直肠栓也存在不足：使用不方便，患者顺应性差；大多药物直肠吸收不规则；也可能放入后未发挥作用即被排出等。

2. 阴道栓

阴道栓（Vaginal Suppositories）为通过阴道给予的栓剂，常为鸭嘴形、球形或卵形等[图 9-12（b）]，重约 3～5g，如雌三醇栓、地诺前列酮栓、环吡酮胺阴道栓、硝呋太尔-制霉菌素阴道栓等。阴道栓可分为普通栓和膨胀栓。阴道膨胀栓系指含药基质中插入具有吸水膨胀功能的内芯后制成的栓剂；膨胀内芯系以脱脂棉或黏胶纤维等经加工、灭菌制成。阴道给药具有以下优点：①可避免药物在胃肠道的降解和首过效应；②可根据需要取出栓剂，中断治疗；③可通过不同的子宫给药器，延长药物吸收，达到长效作用。但也存在不足：阴道是一个生理和解剖上的动态器官，阴道局部的 pH 和黏膜的穿透性随时间而动态变化，导致药物吸收不规则；同时也可能放入栓剂后，排出体外而影响吸收。阴道栓主要用于避孕药、杀菌药、抗生素及阴道黏膜修复药等。阴道栓需在特殊的阴道给药器作用下输送至阴道上端，患者在放入前应将阴道栓在水中浸没一下并迅速给予。阴道栓常在睡觉前使用，若为油脂性基质，应做好防护，以防油脂排出污染床单被套。

3. 尿道栓

尿道栓（Urethral Suppositories）为通过尿道给予的栓剂，一般为棒状或圆柱形[图 9-12（c）]，直径约 3～6mm，长度随性别略有差异，临床使用较少。通常女性尿道长 4.8～5.1cm；男性尿道长约 20cm。目前市售前列地尔男性尿道栓（商品名 MUSE），呈小丸状，直径 1.4mm，根据剂量不同，长度为 3mm 或 6mm，靠尿道给药器输送至给药部位。

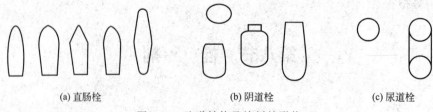

(a) 直肠栓　　　　　　　　　　(b) 阴道栓　　　　　　　　　　(c) 尿道栓

图 9-12　腔道结构及栓剂的形状

栓剂在生产和贮藏期间应符合下列规定：①外观完整光滑，放入腔道后应无刺激性，能融化、软化或溶化，并与分泌液混合，逐渐释放出药物，产生局部或全身作用；②要有适宜的硬度，以免在包装或贮存时变形；③内包装材料应无毒性，并不得与原料药物或基质发生理化作用；④应在 30℃下密闭贮存和运输，防止因受热、受潮而变形、发霉、变质。

二、栓剂基质

栓剂常用基质有半合成脂肪酸甘油酯、可可脂、聚氧乙烯硬脂酸酯、聚氧乙烯山梨聚糖脂肪酸酯、氢化植物油、甘油明胶、泊洛沙姆、聚乙二醇类或其他适宜物质。

用于制备栓剂的基质应具备下列要求：①理化性质稳定，不与原料药物或内包装发生理化作用；熔点与凝固点的间距不宜过大，不因晶型转变而影响栓剂的成型；②室温时具有适宜的硬度，当放入腔道时不变形，不破碎。在体温下易软化、融化，能与体液混合并溶于体液；③具有润湿或乳化能力，能吸收适宜的水量；④适于冷压法及热熔法制备栓剂，易于脱模；⑤可调节药物的释药速率，局部作用栓剂需缓慢释药，全身作用则要求放入腔道后迅速释药。

根据基质的理化性质，栓剂基质可分为油脂性基质和水溶性基质。

1. 油脂性基质

(1) 可可脂（Cocoa Butter） 由梧桐科（Sterculiaceae）可可属（*Theobroma cacao* L.）植物的种子提炼制成的固体脂肪，主要为硬脂酸、棕榈酸、油酸、亚油酸和月桂酸的甘油酯。可可脂为白色或淡黄色固体；25℃以下通常微具脆性；气味舒适，有轻微的可可香味（压榨品）或味平淡（溶剂提取品）。可塑性好，熔点为 30～35℃，是较适宜的栓剂基质。可可脂有 α、β、β'、γ 四种晶型，其中 β 型最稳定，熔点为 34℃。通常应缓缓升温加热，待熔化至 2/3 时，停止加热，让余热使其全部熔化，以避免晶型的转变而影响栓剂成型。每 100g 可可脂可吸收 20～30g 水，若加入 5%～10% 吐温可增加吸水量，并有助于药物混悬在基质中。但因可可脂的多晶型及油酸的不稳定性，已逐渐被半合成或合成油脂性基质替代。

(2) 半合成或全合成脂肪酸甘油酯 系由椰子或棕榈种子等天然植物油水解、分馏所得的 C_{12}～C_{18} 游离脂肪酸，经部分氢化再与甘油酯化而得的三酯、二酯、一酯的混合物，为半合成脂肪酸酯。也可直接化学合成得到全合成脂肪酸酯。这类基质化学性质稳定，成型性能良好，具有保湿性和适宜的熔点，不易酸败，目前为取代天然油脂较理想的栓剂基质。常用的有椰油酯、棕榈油酯、混合脂肪酸甘油酯、硬脂酸丙二醇酯等。

① 椰油酯 系椰子油加硬脂酸与甘油酯化而成。本品为乳白色块状物，熔点为 33～41℃，凝固点为 31～36℃，有油脂臭，吸水能力大于 20%，刺激性小。

② 棕榈油酯 系棕榈仁油加硬脂酸与甘油酯化而成。本品为乳白色固体，抗热能力强，酸价和碘价低，对直肠和阴道黏膜均无不良影响，为较好的半合成脂肪酸酯。

③ 混合脂肪酸甘油酯 系山苍子油水解所得月桂酸，再加硬脂酸与甘油经酯化而得。也可直接采用化学合成，称为混合脂肪酸甘油酯。本品为白色或类白色蜡状固体；具有油脂臭，其理化性质与可可脂相似。三种单酯混合比例不同，产品的熔点也不同，其规格有 34 型（33～35℃）、36 型（35～37℃）、38 型（37～39℃）、40 型（39～41℃）等，其中栓剂制备中最常用的为 38 型。

④ 硬脂酸丙二醇酯 系硬脂酸与丙二醇酯化而得的硬脂酸丙二醇单酯与双酯的混合物。本品为乳白色或微黄色蜡状固体，稍有脂肪臭；水中不溶，遇热水可膨胀；熔点 35～37℃。对腔道黏膜无明显的刺激性、安全、无毒。

2. 水溶性基质

水溶性基质于体温不融化，放入腔道后能逐渐软化并缓慢溶于分泌液中释放药物，延长药物疗效。因腔道中的液体量有限，水溶性基质栓剂的溶解速度慢，药物释放缓慢，故较油脂性基质更适于局部作用栓剂。常用的水溶性基质有甘油明胶、PEG、聚氧乙烯(40)单硬脂酸酯、泊洛沙姆等。

(1) 甘油明胶（Gelatin Glycerin） 系明胶、甘油、水按一定的比例在水浴上加热熔合，蒸去大部分水，放冷后凝固而制得。本品具有很好的弹性，不易折断，其溶解速度随明胶、甘油及水三者比例改变而改变，常用比例为水∶明胶∶甘油＝10∶20∶70。

本品多用作阴道栓剂基质，使用时应注意防止其失水，并避免霉菌的污染，需加入适宜的抑菌剂，如羟苯酯类。此外，明胶为胶原的水解产物，凡与蛋白质有配伍变化的药物，如鞣酸、重金属盐等均不能用甘油明胶作基质。

(2) 聚氧乙烯(40)单硬脂酸酯类（Polyoxyl 40 Stearate） 系聚乙二醇的单硬脂酸酯和二硬脂酸酯的混合物，呈白色或微黄色，无臭或稍有脂肪臭味的蜡状固体，熔点为 39～45℃；可溶于水、乙醇、丙酮等，不溶于液状石蜡。商品名 Myri 52，商品代号为 S-40，S-40 可与 PEG 混合使用，调节栓剂中药物释放速率。

(3) 泊洛沙姆 常用 188 型，商品名为 Pluronic F68，熔点为 52℃，能促进药物的吸收并起到缓释与延效的作用。

三、栓剂的制备

（一）栓剂的处方组成

栓剂中除原料药物和基质外，可根据需要加入适宜的表面活性剂、稀释剂、润滑剂、抑菌剂、抗氧剂、吸收促进剂和硬度调节剂等。

1. 药物的选择

各种消炎药、局部麻醉药、杀菌药、解热镇痛药、避孕药、雌性或雄性激素类药物等均可适于栓剂的制备。药物可溶于或混悬于栓剂基质中。混悬型栓剂中固体原料药物，除另有规定外，应预先用适宜方法制成细粉或最细粉。

2. 基质的选择

根据施用腔道和使用目的不同，选择适宜的基质，并制成适宜的形状。

(1) 局部作用的栓剂 仅在施用腔道的局部发挥润滑、收敛、抗菌、杀虫、局麻等作用，适用于消炎药、局部麻醉药、杀菌剂等。应尽量避免药物吸收进入体循环，常选择融化或溶解、释药速率慢的栓剂基质；但液化时间不宜过长，否则患者会感到不适，并可能导致药物释放不完全。通常在 30min 内开始发挥局部治疗作用，并持续约 4h。阴道栓常用水溶性或与水能混溶的基质制备。

(2) 全身作用的栓剂 常为直肠栓，要求迅速释放药物，以利于药物吸收。通常选择与药物溶解性相反的基质，如脂溶性药物宜选择水溶性基质；水溶性药物则选择脂溶性基质。为了提高药物在基质中的均匀性，可用适当的溶剂将药物溶解或者将药物粉碎成细粉后再与基质混合。同时为避免放入的栓剂逐渐自动进入肠道深部，可选择前端为溶解性高、后端能迅速吸收水分膨润形成凝胶塞的双层栓剂，以抑制栓剂向上移动，延长在直肠下部的停留时间。此外还应考虑药物的解离性、酸碱性、穿透性、溶解度、粒径及其分布等对其释放和吸收的影响。

3. 附加剂的选择

栓剂基质中可根据具体情况，加入适宜的附加剂，如加入白蜡、鲸蜡醇、硬脂酸、巴西棕榈蜡等作硬化剂；加入氢化蓖麻油、单硬脂酸甘油酯、硬脂酸铝等作增稠剂；加入适宜的表面活性剂、氮酮、氨基酸乙胺衍生物、乙酰醋酸酯类、β-二羧酸酯、芳香族酸性化合物、脂肪族酸性化合物等作吸收促进剂；加入叔丁基羟基茴香醚（BHA）、叔丁基对甲酚（BHT）、没食子酸酯类等作抗氧剂。

（二）栓剂的制备与设备

栓剂的制备主要有冷压法与热熔法。制备时需考虑药物的加入方式和基质的用量。

1. 制备方法

（1）冷压法（Cold Compression Method）　将药物与基质粉末置于容器内，混合均匀；再装入制栓机的圆筒内，经模具挤压成适宜的形状。

（2）热熔法（Fusion Method）　将基质置于水浴中加热熔化（温度不宜过高）；再加入药物使溶解或均匀分散；控制适宜的温度，倾入已冷却并涂有润滑剂的栓模（图 9-13）中，至稍有溢出模口为度；冷却，待完全凝固后，用刀削去溢出部分，开启栓模，推出栓剂即可。热熔法应用较广泛，已有自动完成栓剂的制壳、灌注、冷却成型、封口等全部工序的模制机组，产能可达 18000～30000 粒/h。

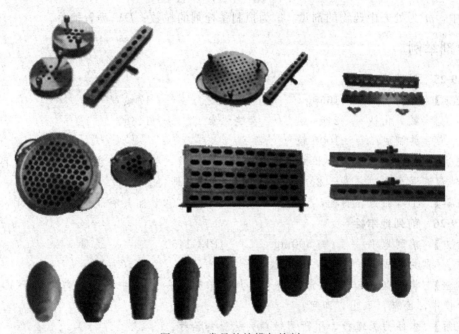

图 9-13　常见的栓模与栓剂

栓剂制备时药物的加入方法有：①油溶性药物，可直接溶于油脂性基质中，但药物剂量大时可能导致基质的熔点降低而使栓剂过软，此时可加适量的硬度调节剂；②水溶性药物，可溶于少量的水中制成浓溶液，并用适量的羊毛脂吸收后再加入基质中；③不溶性药物，可把药物粉碎成细粉，再分散于基质中。

栓孔内所涂润滑剂通常有两类：①脂肪性基质的栓剂，常用软肥皂：甘油：95％乙醇（1：1：5）混合液；②水溶性或亲水性基质的栓剂，则用油性为润滑剂，如液状石蜡或植物油等。有的基质不粘模，如可可脂或聚乙二醇类，可不用润滑剂。

2. 栓剂基质用量的确定

通常情况下栓模的体积固定，因基质与药物的密度不同，导致栓模容纳的重量不同。常规栓模容纳的重量（1g 或 2g）是指以可可脂为代表的纯基质重量。鉴于含药栓中加入的药物占有一定体积，而栓模体积固定不变，故引入置换价（Displacement Value，DV），以计算含药栓中基质的用量。

置换价系指相同体积的药物重量与栓剂基质重量之比，即药物与栓剂基质的密度之比。栓剂基质的置换价计算公式如式（9-15）所示。

$$DV = \frac{W}{G-(M-W)} = \frac{\rho_{药}}{\rho_{基质}} \qquad (9\text{-}15)$$

式中，G 为纯基质栓的平均重量；M 为含药栓的平均重量；W 为每个含药栓的平均药物量；$G-(M-W)$ 即为与药物相同体积的栓剂基质重量；ρ 为密度。

测定方法：取基质作空白栓，称得平均重量为 G；另取基质与药物定量混合做成含药栓，称得平均重量为 M，每粒栓剂中药物的平均重量 W，将这些数据代入式（9-15），即可求得该药物对基质的置换价。

用测得的置换价可计算出该含药栓所需要基质的重量 B，如式（9-16）所示。

$$B = \left(G - \frac{m}{DV}\right) \times n \qquad (9\text{-}16)$$

式中，m 为处方中药物的剂量；n 为拟制备栓剂的粒数；DV 为置换价。

四、栓剂举例

例 9-25　甘油栓

【处方】

甘油	1660g	硬脂酸	170g
氢氧化钠	24g	纯化水	146g
共制成	1000 粒		

【制法】　将氢氧化钠溶于水和甘油中，配制成溶液；将硬脂酸在水浴中熔化，再与甘油氢氧化钠溶液混合均匀，灌于 2g 栓模，冷却，取出，即得。

【注解】　①本品为直肠栓，主要用于便秘的治疗；②甘油具有润肠通便的作用。

例 9-26　前列地尔栓

【处方】

前列地尔	500mg	PEG1450	适量
共制成	1000 粒		

【制法】　将 PEG1450 于水浴中熔化，加入前列地尔溶解并混合均匀，灌于 1.4mm×6mm 栓模中，冷却，取出，即可。

【注解】　本品为尿道栓，用于男性前列腺炎的治疗。

例 9-27　特康唑栓

【处方】　特康唑　80g　氢化植物油（可可脂与棕榈油混合物，三甘油酸酯）　3919g

丁基羟基苯甲醚　1g　共制成　1000 粒

【制法】　将氢化植物油水浴中加热熔化，加入丁基羟基苯甲醚搅拌均匀；再加入特康唑搅拌溶解，混匀，灌模，每粒重 4g。

【注解】　本品用于真菌性阴道炎的治疗。

五、栓剂的包装、贮藏与质量评价

栓剂的内包装应无毒、并不得与原料药物或基质发生理化作用；防止栓剂互相粘连，并避免受压。常用的内包装材料为塑料或铝箔。

除另有规定外，栓剂应在 30℃ 以下密闭贮藏和运输，防止因受热、受潮而变形、发霉、变质等。生物制品原液、半合成品和成品的生产及质量控制应符合相关品种要求。

栓剂的质量评价项目主要包括外观性状、重量差异、融变时限、药物的溶出与吸收、稳定性、刺激性、微生物限度、含量测定等。

1. 外观性状

栓剂应完整光滑。

2. 重量差异

取供试品 10 粒，精密称定总重量，求得平均粒重后，再分别精密称定各粒的重量。每粒重量与平均粒重相比较（有标示粒重的中药栓剂，每粒重量应与标示粒重比较），按表 9-5 规定，超出重量差异限度的不得多于 1 粒，并不得超出限度 1 倍。凡规定检查含量差异的栓剂，不再进行重量差异检查。

表 9-5 栓剂重量差异限度表

平均粒重或标示粒重	重量差异限度
1.0g 及 1.0g 以下	±10%
1.0g 以上至 3.0g	±7.5%
3.0g 以上	±5%

3. 融变时限

照融变时限检查法（《中国药典》2020 年版四部通则 0922）。脂肪性基质的栓剂 3 粒均应在 30min 内全部融化、软化或触压时无硬心。水溶性基质的栓剂 3 粒在 60min 内全部溶解，如有 1 粒不合格应另取 3 粒复试，均应符合规定。

4. 微生物限度

直肠栓需氧菌总数不超过 1000cfu/g，霉菌和酵母菌总数不超过 100cfu/g，不得检出金黄色葡萄球菌、铜绿假单胞菌（1g）。阴道栓和尿道栓需氧菌总数不超过 100cfu/g，霉菌和酵母菌总数不超过 10cfu/g，不得检出金黄色葡萄球菌、铜绿假单胞菌和白色念珠菌（1g）；中药制剂还不得检出梭菌（1g）。

（浙江工业大学药学院　熊素彬）

参考文献

[1] 吴其晔，巫静安. 高分子材料流变学. 北京：高等教育出版社，2014.

[2] Macosko C. W. Rheology：principles, measurements, and applications. New York：Wiley-VCH, 1994.

[3] 潘卫三. 工业药剂学. 第 2 版. 北京：高等教育出版社，2013.

[4] 方亮. 药剂学. 第 8 版. 北京：人民卫生出版社，2016.

[5] Alexander A，Ajazuddin，Khan J，Saraf S. Poly (ethylene glycol)-poly (lactic-co-glycolic acid) based thermosensitive injectable hydrogels for biomedical applications. *J Control Release*. 2013，172 (3)：715～729.

[6] Matanović M. R，Kristl J，Grabnar P. A. Thermoresponsive polymers：insights into decisive hydrogel characteristics, mechanisms of gelation, and promising biomedical applications. *Int J Pharm*，2014，472 (1-2)：262～275.

[7] 国家药典委员会. 中华人民共和国药典. 2020 年版. 北京：中国医药科技出版社，2020.

第十章　气雾剂、喷雾剂与粉雾剂

多年来，药物通过雾化的方式给药在医疗卫生领域发挥了不可或缺的作用，使全世界众多使用者得以受益。气雾剂、喷雾剂和粉雾剂系将药物以雾化方式通过呼吸道、鼻腔、皮肤、口腔、阴道等多种途径给药，可以起到局部或全身的治疗作用。其中，肺部给药、鼻黏膜给药因其使用简便、起效快、生物利用度高等优点，赢得了广泛的关注和应用，成为近些年研究开发的热点。该类剂型上市品种也越来越多，如局部治疗药、抗生素药、抗病毒药、抗肿瘤药、蛋白质多肽药等。

第一节　概　　述

气雾剂（Aerosols）、喷雾剂（Sprays）与粉雾剂（Powder Aerosols）需要特殊的给药装置，药物和（或）附加剂贮存于装药容器中，通过给药装置使药物雾化并分散于空气中，以达到给药部位的一类特殊剂型，属于气体剂型的范畴。不同剂型的雾化机理不同：气雾剂是借助抛射剂产生的压力将药物从容器中喷出；喷雾剂是借助手动泵、高压气体、超声振动或其他方式将药物喷出；粉雾剂则主要由患者主动吸入。

在这三类剂型中，将药物以蒸气或气溶胶形式递送至肺部发挥局部或全身作用的制剂统称为吸入制剂（Inhalations）。吸入制剂包括：吸入气雾剂、吸入粉雾剂、供雾化器用的液体制剂和可转变成蒸气的制剂。由于吸入制剂的药物粒子需到达肺部发挥治疗作用，因此要求粒子的粒度较小，通常应控制在 $10\mu m$ 以下，其中大多数应在 $5\mu m$ 以下。吸入制剂所用辅料应不影响呼吸道黏膜或纤毛的功能。

一、吸入制剂的肺部吸收特点

气雾剂、喷雾剂和粉雾剂均可通过肺部给药，其吸收速率很快，几乎与静脉注射相当。肺部由气管、支气管、细支气管、肺泡管和肺泡囊所组成，肺泡是人体进行气-血交换的场所，药物的吸收也是在肺泡部位进行。药物在肺泡吸收迅速的主要原因是：①肺泡囊的数目达 3 亿～4 亿个，总表面积可达 $70\sim100m^2$，为体表面积的 25 倍；②肺泡壁由单层上皮细胞所构成，这些细胞紧靠着丰富的毛细血管网（毛细血管总表面积约为 $90m^2$，且血流量大），细胞壁和毛细血管壁的厚度只有 $0.5\sim1\mu m$。由于肺部具有巨大的可供吸收的表面积和十分丰富的毛细血管，而且从肺泡表面到毛细血管的转运距离极短，因此药物在肺部的吸收是非常迅速的，药物到达肺泡即可迅速被吸收。

二、影响药物在肺部吸收的因素

1. 生理因素
呼吸的气流、呼吸道的直径和纤毛运动等生理因素均可影响药物的肺部吸收。

(1) 呼吸气流的影响　正常人每分钟呼吸 15～16 次，每次吸气量约为 500～600cm^3，其中约有 200cm^3 存在于咽、气管及支气管之间，气流常呈湍流状态，呼气时可被呼出。当空气进入支气管以下部位时，气流速度逐渐减慢，多呈层流状态，易使气体中所含药物细粒沉积。通常药物粒子在呼吸系统的沉积率与呼吸量成正比，而与呼吸频率成反比。

(2) 呼吸道直径的影响　呼吸道越窄，越易产生碰撞而截留药物。支气管病变的患者，腔道往往较正常人窄，易截留药物而影响肺部吸收。

(3) 纤毛运动　气管壁上的纤毛运动可起到清除异物的作用，呼吸道越往下纤毛运动越弱，故药物到达肺深部的比例越高，被纤毛运动清除的量越小。病理状态下纤毛运动减弱，可使粒子的停留时间延长。

2. 粒子大小

粒子大小是影响药物能否深入肺泡囊的主要因素。较粗的微粒（>10μm）大部分落在上呼吸道黏膜上，因而吸收慢；如果微粒太细（<0.5μm），则进入肺泡囊后大部分粒子又由呼气排出，而在肺部的沉积率也很低。通常吸入气雾剂的微粒大小以在 0.5～5μm 范围内最适宜。

3. 药物的性质

药物从肺部吸收主要是被动扩散过程，吸收速率与药物的分子量及其脂溶性有关。除此以外，还与药物的溶解性和吸湿性等有关。

(1) 药物的分子量　小分子化合物较易通过肺泡囊，因而吸收快；而大分子药物相对吸收较慢，但由于肺泡壁很薄，细胞间存在较多细孔，大分子药物可通过这些空隙被吸收，也可先被肺泡中的巨噬细胞吞噬进入淋巴系统，再吸收入血。

(2) 脂溶性和油水分配系数　药物经被动扩散通过肺泡上皮细胞吸收时，由于上皮细胞为类脂膜，故油水分配系数大的脂溶性药物，吸收快。

(3) 药物的溶解性　吸入的药物最好能溶解于呼吸道的分泌液中，否则会成为异物，对呼吸道产生刺激，从而影响药物吸收。

(4) 药物的吸湿性　吸湿性大的药物微粒通过湿度很高的呼吸道时会聚集、变大和沉积，影响药物粒子进入肺泡，从而妨碍药物吸收。

4. 其他因素

制剂的处方组成、给药装置的结构直接影响药物雾滴或粒子的大小和性质、粒子的喷出速度等，进而影响药物的吸收。气雾粒子喷出的初速度对药物粒子的停留部位影响很大，初速度越大，在咽喉部的截留越多，从而影响药物在肺部的吸收；而气雾粒子喷出的速度过小也不利于药物粒子的分散和向呼吸道深部的递送，因此，应选择适宜的抛射剂种类和用量、加入适宜的附加剂以及设计合理的给药装置，以满足气雾剂的给药需要，从而达到良好的吸收效果。研究发现，将药物制成脂质体、微球或固体脂质纳米粒用于吸入给药，能够增加药物在肺部的滞留时间或延缓药物的释放，从而使药物在肺部达到缓慢吸收的效果。

此外，患者使用气雾剂的方法（如气雾剂阀门揿压与呼吸的协调性、使用时呼吸的类型等）对药物的吸入量与吸入深度也会产生很大影响。

第二节　气　雾　剂

一、概述

气雾剂（Aerosols）系指原料药物或原料药物和附加剂与适宜的抛射剂共同装封于具有

特制阀门系统的耐压容器中,使用时借助抛射剂的压力将内容物呈雾状物喷出,用于肺部吸入或直接喷至腔道黏膜、皮肤的制剂。药物喷出后多呈雾状气溶胶,也可呈泡沫状或半固体状等。气雾剂可在呼吸道、皮肤或其他腔道起局部或全身治疗作用。

1862 年 Lynde 提出用气体的饱和溶液制备加压包装的概念,1947 年杀虫用气雾剂上市,1955 年被用于呼吸道给药,至此气雾剂作为一种新型给药系统迅速发展起来。大多数气雾剂内所含有的药物是抗生素、抗组胺药、支气管扩张药、心血管系统用药、解痉挛药及治疗烧伤用药等。近些年,由于气雾剂的发展受到抛射剂种类和性质的限制,并伴随着喷雾剂和粉雾剂装置的不断改进,喷雾剂和粉雾剂两种剂型的应用范围越来越广。

(一) 气雾剂的特点

1. 气雾剂的主要优点

气雾剂具有速效和定位作用;药物密闭于容器内可增加药物的稳定性;使用方便,一揿(吸)即可;可避免药物在胃肠道的破坏和肝首过作用;可以用定量阀门准确控制剂量;外用气雾剂使用时对创面的机械刺激性小。

2. 气雾剂的主要缺点

气雾剂生产成本较高;抛射剂高度挥发具有致冷效应,可引起不适与刺激;气雾剂遇热或受撞击后易发生爆炸;抛射剂的渗漏可导致失效;吸入气雾剂给药时存在手揿与吸气的协调问题,直接影响到达有效部位的药量,尤其对老年人或儿童患者影响更为显著。

(二) 气雾剂分类

1. 按分散系统分类

(1) 溶液型气雾剂　固体或液体药物溶解在抛射剂中形成均匀溶液,喷出后抛射剂挥发,药物以固体或液体微粒状态达到作用部位。

(2) 混悬型气雾剂　固体药物以微粒状态分散在抛射剂中形成混悬液,喷出后抛射剂挥发,药物以固体微粒状态达到作用部位。

(3) 乳剂型气雾剂　药物水溶液和抛射剂按一定比例混合而形成的 O/W 型或 W/O 型乳剂。

2. 按处方组成分类

(1) 二相气雾剂　一般指溶液型气雾剂,由气液两相组成。气相是由抛射剂气化所产生的蒸气构成;液相为药物溶解于抛射剂中所形成的均相溶液。

(2) 三相气雾剂　一般指混悬型和乳剂型气雾剂,由"气-液-固"或"气-液-液"三相组成。气相均是抛射剂蒸气,该类又可为三类:①O/W 型乳剂型气雾剂,是由水相与抛射剂(油相)形成的 O/W 型乳剂;水溶性药物可溶解于水相,脂溶性药物可溶解于抛射剂相,喷射时处于内相的抛射剂立即膨胀气化,使外水相呈泡沫状喷出,故又称泡沫气雾剂;②W/O 型乳剂型气雾剂,喷射时外相的抛射剂立即膨胀气化,内水相呈液流状喷出;③混悬型气雾剂,药物以固体微粉混悬于抛射剂中形成混悬剂,喷出物呈粉雾状气溶胶,故又称粉末气雾剂。

3. 按医疗用途分类

(1) 呼吸道吸入用气雾剂　系将药物以蒸气或气溶胶形式经呼吸道递送至肺部发挥局部或全身治疗作用的一类气雾剂。

(2) 皮肤和黏膜用气雾剂　皮肤用气雾剂主要起保护创面、清洁消毒、局部麻醉及止血等作用；阴道黏膜用气雾剂，常用 O/W 型泡沫气雾剂，主要用于治疗微生物、寄生虫等引起的阴道炎及避孕等局部作用；鼻黏膜用气雾剂主要经鼻黏膜吸收入血而起到全身治疗作用，尤其适用于蛋白多肽类等大分子药物。

此外，还可按用药途径分类，分为吸入气雾剂和非吸入气雾剂；按给药定量与否分类，可分为定量气雾剂和非定量气雾剂。其中采用定量阀门系统的吸入气雾剂称为定量吸入气雾剂（Metered Dose Inhalers，MDIs），通常也被称为压力定量吸入剂，揿压阀门可定量释放活性物质；它属于吸入制剂的范畴，是近些年来快速发展的一类剂型。定量气雾剂应标明：①每罐总揿次；②每揿主药含量或递送剂量。吸入气雾剂说明书应标明：①总揿次；②每揿主药含量及递送剂量；③临床最小推荐剂量的揿次。

二、气雾剂的组成

气雾剂由抛射剂、药物与附加剂、耐压容器和阀门系统四部分组成。抛射剂与药物（必要时加附加剂）一同装封在耐压容器内，打开阀门时，药物、抛射剂一起喷出后形成气雾给药。

（一）抛射剂

抛射剂（Propellants）是喷射药物的动力，有时兼作药物的溶剂。抛射剂多为液化气体，在常压下沸点低于室温。因此，需加压液化后装入耐压容器内，由阀门系统控制。在阀门开启时，抛射剂迅速气化膨胀而将容器内药液雾化喷出达到用药部位。

过去，气雾剂的抛射剂以氟氯烷烃类（Chlorofluorocarbons，CFCs）抛射剂最为常用。氟氯烷烃又称氟利昂（Freon），作为抛射剂具有沸点低、压力易控制、性质稳定、不易燃烧、毒性较小、不溶于水、可作为脂溶性药物的溶剂和油相等优点。常用氟利昂有 F_{11}（CCl_3F），F_{12}（CCl_2F_2）和 F_{114}（$CClF_2$-$CClF_2$），将这些不同性质的氟氯烷烃，按不同比例混合可得到不同性质的抛射剂，以满足制备气雾剂的需要。

氟氯烷烃可谓优良的气雾抛射剂，但由于该类抛射剂可破坏大气臭氧层，并可产生温室效应，有关国际组织已经要求停用。2011 年 4 月原国家食品药品监督管理局根据国务院《中国逐步淘汰消耗臭氧层物质国家方案》，为指导吸入制剂中抛射剂的替代研究和开发工作，发布了《已上市吸入气雾剂变更抛射剂研究技术要求》。2013 年 4 月 CFDA 发布的《关于禁止使用全氯氟烃类物质生产药用非吸入气雾剂的公告》规定自 2013 年 7 月 1 日起，不得使用全氯氟烃类物质生产药用非吸入气雾剂，此前生产的产品可流通使用至有效期止；CFDA 对积极进行全氯氟烃类物质替代的药用非吸入气雾剂品种给予优先审评，未在 2013 年 7 月 1 日前提交补充申请或补充申请未予批准的药用非吸入气雾剂品种，将依法注销其药品批准文号。近些年，CFDA 根据《关于消耗臭氧层物质的蒙特利尔协定书》批准的年度药用吸入式气雾剂用 CFCs 豁免使用量的要求，正逐年缩减药品生产企业的 CFCs 批准量。因此，近 20 年来国内外药物工作者都在积极寻找 CFCs 的代用品。1994 年 FDA 注册了 2 个氢氟烷烃（四氟乙烷、七氟丙烷）及二甲醚作为新型抛射剂。本章将对新型抛射剂及其他类型的常用抛射剂作以介绍。

1. 氢氟烷烃类（Hydrofluoroalkane，HFA）

目前 HFA 被认为是最合适的 CFCs 替代品。它不含氯，不破坏大气臭氧层，对全球气候变暖的影响明显低于 CFCs。并且其在人体内残留少，毒性小，化学性质稳定，也不具可燃性，与空气混合不易爆炸，代替 CFCs 作为抛射剂的应用前景广阔。目前，FDA 注册的氢氟烷烃类抛射剂有四氟乙烷（HFA-134a）和七氟丙烷（HFA-227）。

HFA 替代 CFCs 后，由于两类抛射剂理化性质（如蒸气压、沸点、溶解性等）的不同，

HFA 在溶解性能、密封材料的相容性方面和 CFCs 存在较大的差异，每一个 HFA 替代制剂都是一个新的输送系统，其递药剂量和空气动力学粒径等可能与原 CFCs 制剂均不同，因此进行抛射剂替代时并不是简单的置换，而需要进行广泛的考察。故以 HFA 替代 CFCs 作为抛射剂，除需重新开展气雾剂的处方、工艺和质量等研究外，仍需对新制剂在体内的分布、代谢、安全性和有效性进行重新评估。而且还要研究开发适合于 HFA 的新型定量阀门、耐压容器等。

2. 二甲醚（Dimethyl Ether，DME）

常温常压下，DME 为无色、具有轻微醚香味的气体，在加压下为液体，但因其易燃性问题，FDA 目前尚未批准其用于定量吸入气雾剂。1999 年 12 月采用药用级二甲醚为抛射剂的利多卡因气雾剂获得了当时国家药品监督管理局颁发的新药证书，并最终取得了药品生产许可证。作为一类替代氟利昂的新型抛射剂，DME 具有以下优点：①常温下稳定，不易自动氧化；②无腐蚀性，无致癌性，低毒性，毒性明显低于丙烷等烷烃；③压力适宜，易液化；④对极性和非极性物质的高度溶解性，使其兼具推进剂和溶剂的双重功能，可以改变和简化气雾剂的配方；⑤水溶性好，尤其适用于水溶性的气雾剂；⑥与不燃性物质混合能够获得不燃性物质，这一独特的性质可使二甲醚得到更广泛和安全的应用。

3. 碳氢化合物

该类主要品种有丙烷、正丁烷和异丁烷。此类抛射剂虽然稳定，毒性不大，密度低，沸点较低，但易燃、易爆，不宜单独应用，常与本类或其他类型抛射剂合用。

（二）药物与附加剂

1. 药物

液体、固体药物均可制备气雾剂，目前应用较多的药物有呼吸道系统用药、心血管系统用药、解痉药及烧伤用药等。近年来多肽类药物气雾剂给药系统的研究越来越多。

2. 附加剂

为制备质量稳定的溶液型、混悬型或乳剂型气雾剂应加入附加剂，如助溶剂、潜溶剂、润湿剂、乳化剂、稳定剂，必要时还添加矫味剂、抗氧剂和防腐剂等。

（三）耐压容器

气雾剂的容器必须不与药物和抛射剂起作用、耐压、轻便、价廉等。耐压容器有玻璃容器、金属容器和塑料容器。

1. 玻璃容器

过去玻璃容器应用较为普遍。其化学性质稳定，耐腐蚀及抗渗漏性强，易于加工成型，价廉易得。但由于其耐压和耐撞击性差（需在外壁裹一层搪塑防护层），一般只用于承装压力和容积（15~30mL）均不大的气雾剂，故目前已较少使用。

2. 金属容器

金属容器包括铝、不锈钢等容器。其耐压性强，易于机械化生产，但成本较高，且对药液不稳定，需内涂聚乙烯或环氧树脂等。

3. 塑料容器

一般由热塑性好的聚丁烯对苯二甲酸树脂和乙缩醛共聚树脂等制成。质地轻、牢固耐压，具有良好的抗撞击性和抗腐蚀性。但塑料本身通透性较高，其添加剂可能会影响药物的稳定性。

常见的气雾剂耐压容器仅有一个腔体，药液与抛射剂加入至同一容器内混合。除此之外，还有一种容器叫分隔包装（Barrier Packs），其中的药液与抛射剂之间以隔板分开，抛射剂只能起动力作用，而不能兼做溶剂。

（四）阀门系统

气雾剂的阀门系统是控制药物和抛射剂从容器喷出的主要部件，其中定量阀门可精确控制给药剂量。MDI 的阀门系统主要由阀杆（包括内孔、膨胀室）、进液弹性封圈、出液弹性封圈、弹簧、定量室、推动钮等部件组成，有的阀门系统还包含浸入管和引液槽。下面即对目前市场上较为常见的阀门系统加以简介。

图 10-1 所示的是一种带有浸入管的阀门系统，该类阀门的阀杆顶端与推动钮相接，其上端有内孔和膨胀塞，下端与定量室药液相连。内孔是药液从定量室进入膨胀室的通道，平常被弹性封圈封在定量室之外，使容器内外不相通。当揿下推动钮时内孔进入定量室，与药液相通，药液即通过它进入膨胀室，此时部分抛射剂因减压气化而骤然膨胀，致使药液雾化形成微细雾滴，从喷嘴喷出。

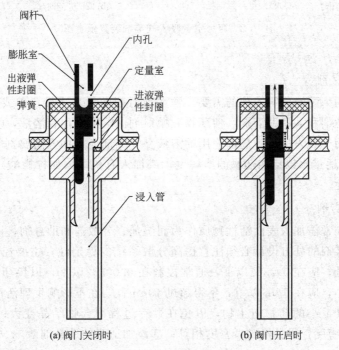

(a) 阀门关闭时　　　(b) 阀门开启时

图 10-1　有浸入管的定量阀门系统示意图

另一种不需浸入管的压力型定量吸入气雾剂（Pressurized Metered-dose Inhalers，pM-DIs）的结构如图 10-2 所示。该类装置的阀门系统工作原理与前一种类似，区别在于这类装置药液位于阀门系统上部，因此药液是在重力的作用下流入定量室的。该类装置具有外观轻巧、便携、使用方便等优点，是目前较为常用的一类气雾剂。

三、气雾剂的制备及设备

（一）气雾剂处方设计

气雾剂的处方组成，除选择适宜的抛射剂外，主要根据药物的理化性质，选择适宜附加剂，如防冻剂、抗氧剂和防腐剂等其他组分，配制成一定类型的气雾剂，以满足临床用药的

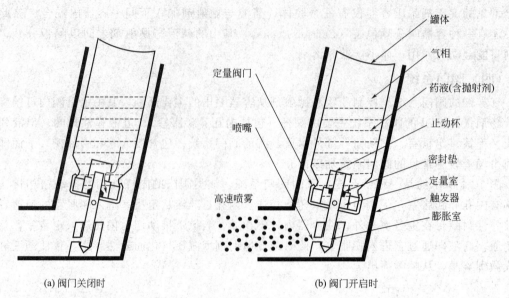

图 10-2　压力定量吸入气雾剂装置示意图

要求。

1. 溶液型气雾剂

溶液型气雾剂为配制澄明溶液的需要，常在抛射剂中加入适量乙醇或丙二醇作潜溶剂，也可加入表面活性剂和某些助溶剂，使药物和抛射剂混溶形成均相溶液，喷射后药物形成极细的雾滴，主要用于吸入治疗。局部应用的溶液型气雾剂还可加入防腐剂等。溶液型 HFA-MDIs 中还可加入适量水以增加药物的溶解度，或加入有机酸（如柠檬酸）或无机酸以提高药物的化学稳定性。

2. 混悬型气雾剂

混悬型气雾剂常需加入表面活性物质作为润湿剂、分散剂和助悬剂，以利于分散均匀和稳定。混悬型气雾剂的处方设计必须注意提高分散系统的稳定性，主要控制以下几个环节：①水分含量要极低，应在 0.03％ 以下，通常控制在 0.005％ 以下，以免药物微粒遇水聚结；②药物的粒度极小，应在 5μm 以下，不得超过 10μm；③在不影响生理活性的前提下，选用在抛射剂中溶解度最小的药物衍生物，以免在贮存过程中药物结晶变大；④调节抛射剂和（或）混悬固体的密度，尽量使二者密度相等；⑤添加适当的助悬剂。

3. 乳剂型气雾剂

乳化剂的选择很重要，其乳化性能好坏的指标为：在振摇时应完全乳化成很细的乳滴，外观白色，较稠厚，至少在 1～2min 内不分离，并能保证抛射剂与药液同时喷出。

（二）气雾剂的制备工艺

气雾剂的生产环境、用具和整个操作过程应注意避免微生物的污染。制备过程可分为以下几个流程。

1. 容器、阀门系统的处理与装配

先将容器洗净烘干备用，如果容器为玻璃材质的，则将玻瓶预热至 120～130℃，趁热浸入塑料黏浆中，使瓶颈以下黏附一层塑料液，倒置，在 150～170℃ 烘干 15min，备用。将阀门的各种零件分别处理：①橡胶制品可在 75％ 乙醇中浸泡 24h，干燥备用；②塑料、尼

龙零件洗净再浸在 95％乙醇中备用；③不锈钢弹簧在 1％～3％碱液中煮沸 10～30min，用水洗涤数次，然后用蒸馏水洗至无油腻，浸泡在 95％乙醇中备用。最后将上述已处理好的零件，按照阀门的结构装配。

2. 药物的配制与分装

按处方组成及所要求的气雾剂类型进行配制。将上述配制好的药液，定量分装在已准备好的容器内，安装阀门，轧紧封帽。

3. 抛射剂的填充

抛射剂的填充有压灌法和冷灌法两种。

(1) 压灌法 先将配好的药液（一般为药物的乙醇溶液或水溶液）在室温下灌入容器内，再将阀门装上并轧紧，然后通过压装机压入定量的抛射剂。液化抛射剂经砂棒滤过后进入压装机。操作压力以 68.65～105.97kPa 为宜。

压灌法的设备简单，不需低温操作，抛射剂损耗较少，目前我国多用此法生产。但生产速度较慢，且在使用过程中压力的变化幅度较大。目前，国外气雾剂的生产主要采用高速旋转压装抛射剂的工艺，产品质量稳定，生产效率大为提高。

(2) 冷灌法 药液借助冷却装置冷却至 -20℃左右，抛射剂冷却至沸点以下至少 5℃。先将冷却的药液灌入容器中，随后加入已冷却的抛射剂（也可两者同时进入）。立即将阀门装上并轧紧。操作必须迅速完成，以减少抛射剂损失。

冷灌法速度快，对阀门无影响，成品压力较稳定。但需制冷设备和低温操作，抛射剂损失较多。含水处方不宜用此法。

(三) 气雾剂的常用灌装设备

气雾剂灌装设备是一种用于气雾剂产品生产的特殊灌装设备，目前国内多以压灌法为主。因为气雾剂产品内有压力的特殊原因，所以灌装设备一般分为灌液设备和灌气设备两部分。灌液设备在常温常压下把定量液体灌入气雾罐内。灌气机是把定量的、有一定压力的气体（或液化气体）灌入气雾罐内。又因为气雾产品要有一定的压力，所以在充气之前必须封闭气雾罐口，灌气设备通过气雾罐顶阀门口把压力气体灌入气雾罐。气雾剂灌装设备分为手动气雾剂灌装设备、半自动气雾剂灌装设备和全自动气雾剂灌装设备。

气雾剂的压灌机的操作步骤如下。

① 吹气：以洁净的压缩空气或氮气，吹除容器内的尘埃。

② 灌药：定量灌装调制好的浓药液。其剂量体积一般在 0～100mL 或 0～30mL 范围内可调。

③ 驱气：在灌装浓药液的同时，通入适量的抛射剂，使其部分挥发时，可带走容器内的空气。

④ 安装阀门：将预先组装好的阀门插入容器内。

⑤ 轧盖：在真空或常压下轧压阀门封盖。

⑥ 压装抛射剂：定量灌装抛射剂，其灌装体积也应可调。

⑦ 装配按钮。

四、气雾剂举例

例 10-1 溴化异丙托品气雾剂

【处方】 溴化异丙托品　　　　0.37g　　　　无水乙醇　　　　150.00g

HFA-134a	844.59g	柠檬酸	0.04g
蒸馏水	5.00g	共制	1000g

【制法】 将溴化异丙托品、柠檬酸和蒸馏水溶解在乙醇中制备活性组分浓缩液。将活性组分浓缩液装入气雾剂容器中。容器的上部空间用氮气或 HFA-134a 蒸气清洗并用阀门密封。然后将 HFA-134a 加压充填入密封的容器内即得。

【注解】 ①该制剂为溶液型气雾剂，无水乙醇作为潜溶剂增加药物和赋形剂在制剂中的溶解度，使药物溶解达到有效治疗量。②柠檬酸调节体系 pH，抑制药物分解。③加入少量水可以降低药物因脱水引起的分解。④溴化异丙托品是一种抗胆碱能的支气管扩张药，用于治疗可逆性支气管痉挛，如支气管哮喘、伴发肺气肿的慢性支气管炎。

五、气雾剂的质量评价

气雾剂的质量评价，首先应对气雾剂的内在质量进行检测评定以确定其是否符合规定要求；然后，对气雾剂的包装容器和喷射情况，在半成品时进行逐项检查，具体检查项目和检查方法参见《中国药典》2020 年版四部通则 0113。吸入气雾剂除符合气雾剂项下要求外，还应符合吸入制剂（《中国药典》2020 年版四部通则 0111）相关项下要求；鼻用气雾剂除符合气雾剂项下要求外，还应符合鼻用制剂（《中国药典》2020 年版四部通则 0106）相关项下要求。

1. 定量气雾剂的检查

对于定量气雾剂，应进行每瓶总揿次、递送剂量均一性、每揿主药含量和每揿喷量等检查。

(1) 每瓶总揿次 每罐（瓶）总揿次应不少于其标示总揿次。

(2) 递送剂量均一性 照吸入制剂（《中国药典》2020 年版四部通则 0111）相关项下方法检查，递送剂量均一性应符合规定。

(3) 每揿主药含量 平均每揿主药含量应为每揿主药含量标示量的 80%～120%。

(4) 每揿喷量 除另有规定外，每瓶 10 个喷量的平均值应为标示喷量的 80%～120%。凡进行每揿递送剂量均一性检查的气雾剂，不再进行每揿喷量检查。

2. 非定量气雾剂的检查

对于非定量气雾剂，应进行喷射速率、喷出总量和装量等检查。

(1) 喷射速率 每瓶的平均喷射速率（g/s）均应符合各品种项下的规定。

(2) 喷出总量 每瓶喷出总量均不得少于标示装量的 85%。

(3) 装量 照最低装量检查法（《中国药典》2020 年版四部通则 0942）检查，应符合规定。

3. 粒度

除另有规定外，中药吸入用混悬型气雾剂若不进行微细粒子剂量测定，应做粒度检查。平均原料药物粒径应在 5μm 以下，粒径大于 10μm 的粒子不得过 10 粒。

4. 无菌

除另有规定外，用于烧伤［除程度较轻的烧伤（Ⅰ°或浅Ⅱ°外）］、严重创伤或临床必需无菌的气雾剂，照无菌检查法（《中国药典》2020 年版四部通则 1101）检查，应符合规定。

5. 微生物限度

除另有规定外，照非无菌产品微生物限度检查：微生物计数法（《中国药典》2020 年版四部通则 1105）和控制菌检查法（《中国药典》2020 年版四部通则 1106）及非无菌药品微生物限度标准（《中国药典》2020 年版四部通则 1107）检查，应符合规定。

第三节 喷 雾 剂

一、概述

喷雾剂（Sprays）系指原料药物或与适宜辅料填充于特制的装置中，使用时借助手动泵的压力、高压气体、超声振动或其他方法将内容物呈雾状物释出，用于肺部吸入或直接喷至腔道黏膜及皮肤等的制剂。由于喷雾剂中不含有抛射剂，对大气环境无影响，目前已成为氟利昂类气雾剂的主要替代途径之一。喷雾剂按内容物组成分为溶液型、乳状液型和混悬型喷雾剂；按用药途径可分为吸入喷雾剂、鼻用喷雾剂和非吸入喷雾剂（皮肤、黏膜用）；按给药定量与否还可分为定量喷雾剂和非定量喷雾剂。定量吸入喷雾剂系指通过定量雾化器产生供吸入用气溶胶的溶液、混悬液或乳液。

过去，由于喷雾剂喷射的雾滴粒径较大，一般以局部应用为主，其中以鼻腔黏膜、体表和舌下的喷雾给药比较多。近些年，随喷雾装置的不断改进，喷雾剂雾化粒子的粒径越来越小，其应用范围也越来越广泛，用于全身给药的喷雾剂品种呈不断增多的趋势。喷雾剂可通过肺部、鼻黏膜等给药方式起到全身治疗作用，如鼻腔用赖氨酸加压素喷雾剂等。

二、喷雾装置

1. 普通喷雾装置

传统的喷雾剂的给药装置通常由两部分构成，一部分就是起喷射药物作用的喷雾装置；另一部分为承装药物溶液的容器。

常用的喷雾剂是利用机械或电子装置制成的手动（喷雾）泵进行喷雾给药的。手动泵主要由泵杆、支持体、密封垫、固定杯、弹簧、活塞、泵体、弹簧帽、活动垫或舌状垫及浸入管等基本元件组成。该装置具有以下优点：①使用方便；②无需预压，仅需很小的触动力即可达到喷雾所需压力；③适用范围广等，可使用不同大小口径的容器、适用于不同的用途等。手动泵系采用手压触动器产生压力，使喷雾器内所含药液以所需形式释放的装置。手动泵产生的压力取决于手揿压力或与之平衡的泵体内弹簧的压力，远远小于气雾剂中抛射剂所产生的压力。在一定压力下，雾滴的大小与液体所受的压力、喷雾孔径、液体黏度等有关。该装置中各组成部件均应采用无毒、无刺激性、性质稳定、与药物不起作用的材料制造。手动泵采用的材料多为聚丙烯、聚乙烯、不锈钢弹簧及钢珠。

手动泵的种类非常多，从给药途径上分为口腔、喉部、鼻腔和体表给药装置；从喷雾的形式上可分为喷雾与射流给药装置；从给药剂量上分为单剂量和多剂量给药装置；从内容物的物态上可分为溶液、乳液和凝胶给药装置等。手动泵有不同的规格，可选择需要的标准喷雾剂量和需要的喷嘴的长度等；有的手动泵可以旋转 360°，既便于包装，又可使患者按自己适合的角度进行喷雾给药；有的手动泵可以记数，即显示已经使用的次数，患者可知余下的备用药的次数；有的手动泵在正置与倒置时均可正常喷雾给药，不受患者体位的影响；有的手动泵装有细菌过滤膜，而且只在喷雾的瞬间开启，内容物不含防腐剂，也可防止污染等等。

喷雾剂常用的容器有塑料瓶和玻璃瓶两种。前者一般由不透明的白色塑料制成，质轻、强度较高，便于携带；后者一般由不透明的棕色玻璃制成，强度差些。对于不稳定的药物溶液，还可以封装在一种特制的安瓿中，在使用前打开安瓿，装上一种安瓿泵，即可进行喷雾给药。

2. 新型喷雾装置

20 世纪 90 年代开始，世界上各大医药公司积极研制开发新型的喷雾器。与传统喷雾器相比，新型喷雾技术大大提高了雾化传递效率，且使用方便、便于携带，较干粉吸入剂 (DPIs)、MDIs 更易于应用，可避免患者吸气与喷射给药不协调的问题。并且，对于许多药物来说，新型喷雾技术存在较少或较易解决的工艺与处方问题。现介绍目前开发应用的 3 种新型喷雾器。

(1) 智能型喷射雾化器　该类喷雾装置均是通过不同手段以达到更精确地控制雾化给药剂量的目的，如 Halolite 喷雾器。Halolite 是由一个手持的喷射雾化器与专用的压缩机连接而成的，其应用软件的监控系统，可对药物的雾化传递及呼吸道沉降部位的呼吸参数（如吸入流量、呼吸频率和吸气时间等）进行监测，根据监控结果调整给药方案和剂量。如由于咳嗽、说话等原因引起的暂时性呼吸中断时，喷雾装置暂时停止给药，直至患者恢复正常呼吸后开始工作，确保给予患者精确剂量。Halolite 喷雾系统可记录每次治疗的日期、时间和给药剂量等，而且还可为患者给出呼吸模式和靶向喷雾传递的相关信息，以确保药物沉积于肺部。其缺点是目前只能用于液体药物制剂和单剂量给药，装置较笨重，而且给药后需要严格的清洗，以便重复使用。

(2) 新型超声波雾化器　尽管超声雾化技术本身并非是一项新技术，但将超声雾化技术既应用于溶液剂，又应用于混悬剂的技术是最近发展起来的，其避免了传统喷雾器不能用于混悬剂、雾化后的粒子过大而不能沉积于呼吸道深部等缺点。例如某公司开发的新型喷雾器，可用于混悬剂，该喷雾器应用一种陶瓷材质的网（网孔大小在 $3 \sim 4 \mu m$ 之间）和双孔振荡器，在较低的电力作用下产生超声震动，使药物混悬液通过网孔，即可产生非常细小的液态气溶胶。这种装置除了雾化效果较好外，还具有体积小、重量轻、便于携带；药液滞留体积小（仅 0.3mL）；动力来源简单，仅需 4 节普通电池即可；药物降解少等优点。

(3) 用于传递特定药物制剂的喷雾器　这类喷雾器是将特定的药物制剂与给药系统结合为一体的喷雾器。例如 Respimat，它的结构（如图 10-3 所示）不同于传统的喷雾器，在给药装置中装有一个单向气动系统，与特定的药物溶液相匹配使用，药物-装置递药系统作为一个整体销售。Respimat 是不含有抛射剂的手持式多剂量吸入器，一次能喷射出 $15 \mu L$ 的药物溶液，而且大部分沉积于肺部。喷射的体积小意味着溶液中药物浓度大，同样这对制药公司的制剂处方也是一个挑战。使用该装置时，首先将装置的下半部旋转 180°，然后压紧弹簧；同时，药物溶液由贮药管进入定量室。按压剂量按钮开启弹簧启动装置。弹簧回复，定量室压力增强，迫使溶液通过喷嘴喷出。喷嘴由两个直径 $8 \mu m$ 的狭窄排出通道组成，此通道是由微芯片技术溶蚀而成。这两股药物溶液流汇聚撞击产生多分散可吸入的气溶胶。喷射雾滴是否可吸入由液滴大小及吸入气体的速度决定。为了避免喷嘴的堵塞，肺部给药装置装有两个装有硅晶片的预滤器。Respimat 使用方便，不需要间隔装置或电源，只要更换贮药管后便可重复使用。

此外，近些年还不断涌现一些新型的雾化技术，如 TouchSpray 技术、Microjet 技术和 Ganan-Calvo 技术等。但这些技术多数还未商品化，仍处在研究阶段，最终能否用于传递雾化药物还有待研究。

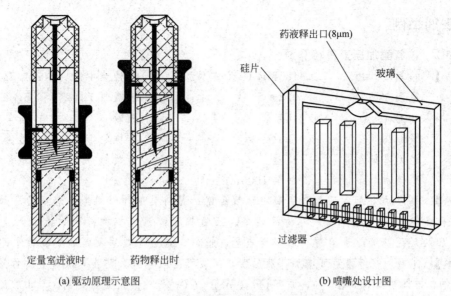

定量室进液时　　　　药物释出时

(a) 驱动原理示意图　　　　　　　　(b) 喷嘴处设计图

图 10-3　Respimat 装置驱动原理和喷嘴设计示意图

三、喷雾剂的处方设计

1. 喷雾剂的处方设计

根据所配制喷雾剂的类型和使用部位的不同等，喷雾剂的处方中除原料药物外，需相应加入不同的附加剂。根据需要可加入溶剂、助溶剂、潜溶剂、抗氧剂、抑菌剂、pH 调节剂和表面活性剂等附加剂。有的喷雾剂处方中还可加入增稠剂，以增加药液在皮肤或黏膜部位的滞留，如 HPMC 等。鼻用喷雾剂中还可加入等渗调节剂和黏膜促进剂等附加剂。要求所加附加剂对皮肤或黏膜均应无刺激性。溶液型喷雾剂的药液要澄明；乳剂型喷雾剂液滴在分散介质中应分散均匀；混悬型喷雾剂应将原料药物细粉和附加剂充分混匀、研细，制成稳定的混悬液。

2. 喷雾剂的制备工艺

喷雾剂的一般生产过程包括：原辅料和容器的前处理、称量、配制（浓配和稀配）、过滤、灌封、检漏、灯检、外包装等步骤。生产流程和环境区域划分见图 10-4，灌封前的操作要求在万级洁净区内完成。有些严重的烧伤用喷雾剂还应采用无菌操作或灭菌。喷雾剂成品应避光密封贮存。

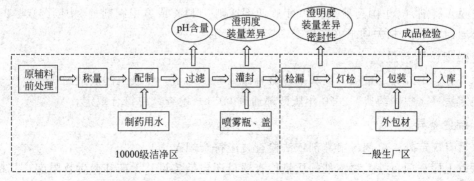

图 10-4　喷雾剂的生产流程图

四、喷雾剂举例

例 10-2 赖氨酸加压素鼻喷雾剂

【处方】

赖氨酸加压素	185mg（5 万单位）	尼泊金甲酯	1.5g
尼泊金丙酯	0.2g	三氯叔丁醇	5g
甘油	15g	醋酸	适量
醋酸钠	适量	柠檬酸	适量
羟丙基纤维素	适量	山梨醇	适量
蒸馏水	加至 1000mL		

【制法】 将尼泊金加入三氯叔丁醇中溶解备用；另将其他辅料用纯水溶解后，加赖氨酸加压素搅拌溶解，并滤过澄明。再将尼泊金、三氯叔丁醇溶液在搅拌下缓慢加入上述溶液中。最后加入羟丙基纤维素溶解。加水至全量，搅匀。灌装于具手动泵的喷雾瓶中即得。

【注解】 ①羟丙基纤维素可增加药液黏度，起缓释延长药效和防止药液流失的作用。②醋酸、醋酸钠和柠檬酸作 pH 调节剂，调节 pH 为 6.5～7.5；柠檬酸又是稳定剂，与山梨醇一起发挥稳定作用。③两种尼泊金合用，抑菌防腐作用更佳；三氯叔丁醇既加强其抑菌作用，又是局部疼痛减轻剂。④甘油具有增强稳定、润湿等作用外，与山梨醇等一起组成等渗调节剂，以减轻刺激，促进主药吸收。⑤本品用于防治和控制尿急、尿频、尿失禁和夜间遗尿症等。

五、喷雾剂的质量评价

喷雾剂在生产贮藏期间应符合《中国药典》2020 年版四部通则 0112 中有关规定。检查内容与气雾剂类似，具体如下：

1. 每瓶总喷次

多剂量定量喷雾剂依法检查，每瓶总喷次应不少于其标示总喷次。

2. 每喷喷量

除另有规定外，定量喷雾剂依法检查，每瓶 10 次喷量的平均值均应为标示喷量的 80%～120%。凡规定测定每喷主药含量或递送剂量均一性的喷雾剂，不再进行每喷喷量的测定。

3. 每喷主药含量

除另有规定外，定量喷雾剂依法检查，平均每喷主药含量应为标示含量的 80%～120%。

4. 递送剂量均一性

除另有规定外，定量吸入喷雾剂、混悬型和乳液型定量鼻用喷雾剂应检查递送剂量均一性，照吸入制剂（《中国药典》2020 年版四部通则 0111）或鼻用制剂（《中国药典》2020 年版四部通则 0106）相关项下方法检查，应符合规定。

5. 微细粒子剂量

除另有规定外，定量吸入喷雾剂应检查微细粒子剂量，照吸入制剂微细粒子空气动力学特性测定法（《中国药典》2020 年版四部通则 0951）检查，应符合规定。

6. 装量差异

除另有规定外，单剂量喷雾剂依法检查，应符合规定。

除以上检查项目外，喷雾剂的质量检查项目还包括装量、无菌和微生物限度，其检查方法和要求与气雾剂完全一致。

第四节　吸入粉雾剂

一、概述

由于氟利昂的禁用，寻找气雾剂中抛射剂的替代品和新的呼吸道给药剂型的研究已引起了世界各国药学工作者的瞩目。吸入粉雾剂是在传承气雾剂优点的基础上，综合粉体学的知识而发展起来的新剂型，由于其使用方便，不含抛射剂，药物呈粉状，稳定性好，干扰因素少，而日益受到人们的重视。

吸入粉雾剂（Power Aerosols for Inhalation）系指固体微粉化原料药物单独或与合适载体混合后，以胶囊、泡囊或多剂量贮库形式，采用特制的干粉吸入装置，由患者主动吸入雾化药物至肺部的制剂，亦称为干粉吸入剂（Dry Powder Inhalations，DPIs）。根据吸入部位的不同，可分为经鼻吸入粉雾剂和经口吸入粉雾剂。吸入粉雾剂是目前最受关注的一类吸入制剂，其有望替代吸入气雾剂，为呼吸道给药系统开辟新的途径。贮库型吸入粉雾剂说明书应标明：①总吸次；②递送剂量；③临床最小推荐剂量的吸次。胶囊型和泡囊型吸入粉雾剂说明书应标明：①每粒胶囊或泡囊中药物含量及递送剂量；②临床最小推荐剂量的吸次；③胶囊应置于吸入装置中吸入，而非吞服。

吸入粉雾剂的优点：①药物到达肺部后直接进入体循环，发挥全身作用；②药物吸收迅速，起效快，无肝脏首过效应；③无胃肠道刺激或降解作用；④可用于胃肠道难以吸收的水溶性大的药物（代替注射剂）；⑤起局部作用的药物，给药剂量明显降低，毒副作用小；⑥可用于大分子药物或小分子药物。

粉雾剂以其独特的优势吸引了越来越多药剂学家的研究兴趣。特别随着生物技术和基因工程的发展，使得越来越多的多肽和蛋白类药物用于临床治疗，鼻腔和肺部给药成为多肽类药物的一个重要的非注射给药途径，而粉雾剂则是最具潜力和竞争力的剂型之一。

二、吸入粉雾剂的装置

吸入粉雾剂由粉末吸入装置和供吸入用的干粉组成。合适的吸入装置是肺部给药系统的关键部件。1971年英国Bell等研制了第一个吸入粉雾剂装置（Spinhaler）。近年来，DPIs开始迅速发展，粉末吸入装置已由普通的胶囊型、泡囊型发展到贮库型；由原来靠患者的呼吸吸入气溶胶的单剂量给药系统过渡为多剂量动力驱动体系。目前开发的粉末吸入装置主要分三种类型：胶囊型、泡囊型与多剂量贮库型。粉末吸入装置的设计有多种，表10-1对部分商品的主要特征进行总结。

表 10-1　部分粉末吸入器的主要特征

吸入器种类	商品名	装载药物	剂量	雾化机理
胶囊型	Spinhaler	色甘酸钠	单剂量	呼吸控制
	Rotahaler	沙丁胺醇	单剂量	呼吸控制
	Inhalator	非诺特罗	单剂量	呼吸控制
	Aerolizer	福莫特罗	单剂量	呼吸控制
	HandiHaler	噻托溴铵	单剂量	呼吸控制
	Cyclohaler	沙丁胺醇	单剂量	呼吸控制
泡囊型	Diskhaler	沙丁胺醇、扎那米韦	4或8泡/盒	呼吸控制
	Accuhaler	氟替卡松、沙美特罗	28或60泡/盒	呼吸控制
贮库型	Turbuhaler	特布他林、布地奈德、福莫特罗	200吸	呼吸控制
	Easyhaler	沙丁胺醇	200吸	呼吸控制
	Spiros	胰岛素		电驱动
	AirPac			自充气式储雾罐

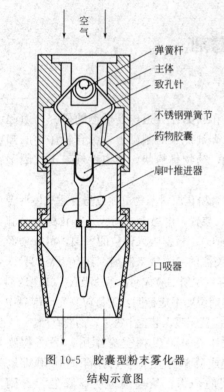

图 10-5　胶囊型粉末雾化器
结构示意图

1.胶囊型给药装置

该类装置的药物干粉装于硬胶囊中，使用时载药胶囊被金属刀片或小针刺破，药物粉末便从胶囊中释放进入给药室中，在气流的作用下进入患者的口腔。Spinhaler、Rotahaler 和 Inhalator 等均为单剂量干粉吸入给药系统。Spinhaler（结构如图 10-5 所示）含有针状物，推动套筒，使两端的不锈钢针刺入胶囊；提起套筒后不锈钢针脱开，这样胶囊上就产生两个与外界相通的孔洞，当病人在粉末出口吸气时，内置螺旋桨带动胶囊旋转，将粉末抛入气流中，进而随病人呼吸进入肺部。Rotahaler 亦属于靠病人主动呼吸形成气溶胶的类型，与 Spinhaler 不同的是所含硬胶囊在激发后，可裂解成两部分，进而释放内含粉末。Inhalator 与 Spinhaler 类似，含有可刺破胶囊壳的针状物。Cyclohaler 由干粉药物及旋转式吸入器两部分组成，在吸入时胶囊高速旋转，将粉末抛射入气流中。

2.泡囊型给药装置

此类装置中，目前应用较为广泛的为碟式吸纳器，碟式吸纳器是设计精美、使用方便的组合型粉末雾化器，药碟由 4 个或 8 个含药的泡囊组成。刺针刺破泡囊后，由吸嘴吸入药物，转轮可自动转向下一个泡囊。此外这类装置还包括圆盘状吸入器等新型装置，圆盘状吸入器的药盘也由若干个含药的泡囊组成，可满足多剂量给药的需要。Diskhaler 为多剂量体系，由含 4 个或 8 个药物泡罩的转盘和底座组成，使用时先刺破泡罩铝箔，干粉粒子随吸气流进入肺内，一般在肺部沉积药量约为 10%。Diskhaler 属阻力型 DPIs，增加吸气流速并不能提高吸入量，使用中途需替换药物转盘。

Discus/Accuhaler（图 10-6）为一种新型多剂量 DPIs，又称"准纳器"，含有 60 个剂

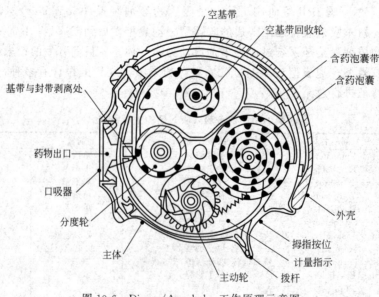

图 10-6　Discus/Accuhaler 工作原理示意图

量，药物置于盘状输送带的泡罩内，通过转盘输送，口器上有一个保护性的外部封盖，当操作杆滑回后，口器打开，一个泡罩刺破。内在阻力较低，适用于 4 岁以上儿童，一般肺部药物沉积量达 12%～17%。

3. 贮库型给药装置

Turbuhaler 为贮库型 DPIs，通过激光打孔的转盘精确定量，其口器部分的内部结构采用了独特的双螺旋通道，气流在局部产生湍流，以利于药物颗粒的分散，增加了小粒子的输出量和肺部沉积药量。该装置属中阻力型 DPIs，当吸入气流为 60L/min 时，肺部沉积药量可达 20% 以上，适用于 5 岁以上儿童。由于贮药池位于装置的上端，使用时必须垂直旋转。

Easyhaler 则采用一种转槽式定量设计。药粉在重力作用下从贮药池流进定量缸内，按压定量缸上部的按钮可使定量缸旋转，使一个剂量的药物对准口吸器，当患者吸气时药物随气流雾化吸入肺部。

Spiros 干粉吸入器包括三种干粉释放系统，即 30 剂盒式、16 剂泡罩碟式和专为生物技术产品设计的单剂量给药系统。Spiros 干粉吸入器利用了电动机械能，吸入器中的药物及相关载体首先被传输到一个带推进器的药仓，在此药物被 15000r/min 转速的电池动力推进器喷出，释放恒量的药物。推进器由呼吸式开关控制，当呼吸量为 15～60L/min 时即可开启。Spiros 干粉吸入器虽由呼吸制动，但并不依赖于患者的呼吸频率，使用寿命长，且可重复利用，上面还装有可视剂量指示器和电池情况警示器。

AirPac 的工作原理是通过装有弹簧活塞的贮雾罐产生 60L/min 的气流将干粉装置内的药物形成稳定的气溶胶，病人无需用力吸气，对病人的协调性要求较低，吸入肺部的药量提高，剂量的重复性好，是一种新型的吸入装置。

三、吸入粉雾剂的制备

（一）吸入粉雾剂处方设计

吸入粉雾剂中的药物粒度大小应控制在 $10\mu m$ 以下，其中大多数应在 $5\mu m$ 以下。故将药物微粉化是吸入粉雾剂取得成功的关键。药物经微粉化后，粉粒容易发生聚集，粉末的电性和吸湿性也对分散性造成影响。因此，为得到流动性和分散性良好的粉末，使吸入的剂量更加准确，粉雾剂中通常加入一定比例和一定粒度要求的辅料作为载体，如乳糖、卵磷脂等，将药物附着在其上。载体物质的加入可以提高机械填充时剂量的准确度；当药物剂量较小时，载体还可以充当稀释剂。除此之外，粉雾剂的其他附加剂主要包括表面活性剂、分散剂、润滑剂和抗静电剂等，其主要作用是提高粉末的流动性。表面活性剂主要有泊洛沙姆，也可作为抗静电剂，用来消除粉末的静电；润滑剂有苯甲酸钠、硬脂酸镁、胶体硅等，可以改善粉末的流动性和分散性。处方中附加剂的量一定要严格控制。如果量多，不仅对呼吸道有刺激性，而且还会有副作用。

（二）吸入粉雾剂的制备及影响因素

1. 制备工艺

粉雾剂的制备过程相对比较简单，主要分为三个部分，即原辅料的粉碎、混合和灌装。原辅料的粉碎方法包括机械粉碎法（气流粉碎、球磨粉碎）、喷雾干燥法、超临界流体技术、水溶胶法和重结晶法等。

2. 影响吸入粉雾剂质量的因素

（1）原料药的理化性质 主药的理化性质对制剂质量及制剂生产造成影响。对于影响粉雾剂质量相关的因素诸如粉末的流动性、比表面积、粒度分布、堆密度、吸湿性、粉末的表面形态、荷电性等均应在处方研究前掌握清楚。对于可能因为在粉碎或储存条件下发生转晶的药物，应在微粉化处理过程中予以重视。

（2）辅料　载体可以稀释主药或改善主药的填充性和流动性，粉雾剂常用的载体为乳糖，因此乳糖的粒度、表面形态以及用量均对粉雾剂的质量产生影响；其他辅料（润滑剂、助流剂以及抗静电剂等）的加入也可改善粉末的粉体学特性、改善载体的表面性质以及抗静电性能，以便得到流动性更好、粒度分布更均匀的粉末。

（3）制备工艺　药物粉碎的方法和微粉化的程度、载体粉碎的粒度及药物与载体的混合方式均可对粉雾剂的流动性产生很大影响。药物理化性质不同，微粉化处理工艺也不相同。为说明微粉化处理后的粉体学特性，应该对微粉化的药物进行粉体学测定；不同粒度的载体微粉化后对药物的吸附力不同。太细的载体对微粉化的药物吸附力太强，使药物和载体在呼吸道中不易分离，所以载体的粉碎粒度需要进行适当的筛选；药物与载体的混合方式的不同对粉雾剂中的药物在有效部位的沉积率有影响，所以在处方筛选中应注意混合方式和混合时间对产品质量的影响。

（4）水分和环境湿度的控制　水分对粉雾剂的质量具有较大的影响，处方中的水分含量较高，粉末的流动性降低，聚集性增加，容易被上呼吸道截留，从而影响产品的质量。所以在处方筛选过程中，应保证原料药的水分含量符合要求，对微粉化的药物及辅料的水分进行检查。同时在混合和灌装过程中，应控制生产环境的相对湿度低于药物和辅料的临界相对湿度。

四、吸入粉雾剂举例

例 10-3　福莫特罗粉雾剂

【处方】　福莫特罗　　　　　12mg　　　　　乳糖　　　　　25mg

【规格】　（12mg/泡囊）×56

【制法】　首先将主药和辅料微粉化，主药85％的粒径应小于5μm，载体粒径应为80～150μm；然后将二者按处方比例混合均匀，装于泡囊型给药装置 Diskhaler 中，即得。

【用途】　用于中度或重度哮喘患者，特别适于甾体药物不能控制的哮喘患者，每次12mg，每日2次。

【注解】　福莫特罗粒径小、流动性差，处方中加入粒径较大的乳糖载体以改善流动性，保证剂量的准确性。

五、吸入粉雾剂的质量评价

吸入粉雾剂在生产贮藏期间应符合《中国药典》2020 年版四部通则 0111 中有关规定。检查内容与气雾剂、喷雾剂类似，主要检查项目有：递送剂量均一性、微细粒子剂量（除另有规定外，微细药物粒子百分比应不少于每吸主药含量标示量的 10％）、多剂量吸入粉雾剂总吸次（不得低于标示的总吸次）和微生物限度。

（哈尔滨医科大学　纪宏宇）

参考文献

[1]　国家药典委员会.中华人民共和国药典.2020 年版.北京：中国医药科技出版社，2020.

［2］　潘卫三.工业药剂学.第 3 版.北京：中国医药科技出版社，2015.

［3］　方亮.药剂学.第 8 版.北京：人民卫生出版社，2016.

［4］　萧三贯.最新国家药用辅料标准手册.北京：中国医药科技电子出版社，2011.

［5］　Hans Bisgaard，Chris O'Callaghan，Gerald C. Smaldone. Drug delivery to the lung. New York：Marcel Dekker, Inc. ，2002.

［6］　张志荣.靶向治疗分子基础与靶向药物设计.北京：科学出版社，2005.

［7］　侯曙光，魏农农，金方.氟利昂替代后吸入气雾剂（MDIs）的研究要求和进展（Ⅱ）.抛射剂替代的 MDIs 的技术挑战和工业化生产.中国医药工业杂志，2009，40（8）：622～627.

［8］　易朝丽，米洁.气雾剂抛射剂氟利昂替代品的研究现状.科技致富向导，2010，24：109～111.

［9］　魏农农.吸入粉雾剂的处方研究和制备工艺.中国新药杂志，2008，17（22）：1986～1989.

［10］　Gardenhire D. S. ，Hess D. R. ，Myers T. R. ，Rau J. L. A guide to aerosol delivery devices for respiratory therapists. Third Edition. American Association for Respiratory Care；Irving，Texas；2013.

第十一章　中药制剂

　　将饮片加工成具有一定规格，可直接用于临床的药品称为中药制剂。中药制剂在长期的医疗实践中逐步形成了自己的特色，并在发掘、整理传统制剂的基础上，应用一些新技术、新工艺提取饮片中有效部位或多种有效物质，采用新辅料、新设备创制了中药新制剂。中药制剂不同于以化学药为原料而制成的各类制剂，其成分复杂，质量不易控制。它具有多效、多靶点和多成分协同作用的特点。本章主要介绍中药制剂的概念、特点、分类与质量要求，常见浸出方法及影响因素，浸出工艺与设备以及常用中药制剂等。

第一节　中药制剂概述

　　近年来，随着科学技术的发展，中药制剂的有效性、可控性和安全性等方面得到了显著提高，已经为海内外医药界及相关学科学者所共同青睐和关注。中药制剂的研究、生产和应用，不仅在国内取得了巨大进展，而且在世界各地引起了普遍关注。中药剂型也在传统剂型（如丸、散、膏、丹、汤、酒等）基础上得到了极大的发展和丰富，一些新剂型如口服液、注射剂、颗粒剂、胶囊、片剂、滴丸、软胶囊、气雾剂等逐渐增多。

一、中药制剂的概念与特点

　　中药（Traditional Chinese Medicine）是指在我国传统医药理论指导下使用的药用物质及其制剂，包括中药材、饮片和中成药，其中中药材又分为植物药、动物药和矿物药。中药制剂是指以中药为原料，在中医药理论指导下，依照规定的处方，将中药进行加工、制备成的剂型，具有一定规格，并标明功能与主治、用法与用量，可直接用于预防、治疗疾病及保健的药品。中药制剂包括中药单味药制剂、中药复方制剂和天然药物制剂，如知柏地黄丸、复方丹参滴丸、冠心生脉口服液、牛黄解毒片等。

　　中药制剂应特别注意以下几个方面：①中药制剂的处方组成必须符合中医药理论；②中药制剂的工艺过程必须首先考虑君臣药的提取效率，不仅要考虑有效成分，而且要考虑到"活性混合物"；③中药制剂质量标准的制定，除要求符合制剂通则检查外，通常选定君臣药中的有效成分作为制剂的含量控制指标，还可以探索制剂的指纹图谱；④中药制剂的药效学研究在运用现代药理学方法及模型的同时，应尽可能建立符合中医学辨证要求的动物模型；⑤中药制剂的药动学研究不仅可借鉴于现代药剂学中药动学的研究方法，而且还应发展符合中医药传统理论和中药复方配伍特点的新的研究方法，如药理效应学、毒理效应学等；⑥中药制剂的临床应用必须在中医药理论指导下辨证用药，方可发挥其应有的疗效。

中药制剂也应满足药物制剂安全性、有效性、稳定性、质量可控性的设计要求。中药制剂的主要特点有：①中药制剂的处方是根据中医药理论配伍组成，根据中医的临床辨证施治，选择多种药物，按"君、臣、佐、使"、"七情"等组方原则形成处方，并通过多成分、多层次、多靶点作用于机体，调节机体的多个组织、器官、系统来发挥整体综合作用，体现中医的整体观念；②具有处方中各饮片成分的综合作用，有利于发挥某些成分的多效性，例如阿片酊中含有多种生物碱，除具有镇痛作用外，还有止泻功效，但阿片粉中提取的吗啡虽有强力的镇痛作用，却并无明显的止泻功效；③作用缓和持久，毒性较低，尤其适于慢性疾病的治疗（如治疗肝炎、风湿、心脑血管疾病等），如四逆汤的强心升压效应优于方中各单味药，且能减慢窦性心律，避免单味药附子所产生的异位心律失常；④有效成分的浓度提高，减少剂量，便于服用，由于在浸出过程中去除了组织物质和部分无效成分如酶、脂肪等，从而减少了剂量，提高了疗效。

但也正是由于中药制剂的多样性及复杂性，使其存在以下缺点：①有许多中药制剂的药效物质不完全明确，影响了对工艺合理性的判断及生产规范化的监控，也影响质量标准的制订；②质量标准相对较低，中药制剂基础性研究仍较薄弱，目前已有的质量标准未能全面反映药品的内在质量，无法对产品质量作出客观、全面的评价；③饮片的产地、采收季节、储存条件的差异，影响制剂的质量控制及临床疗效。

二、中药制剂的质量要求

中药制剂多为复方，所含成分极为复杂。它不同于以化学药为原料而制成的各类制剂药效成分明确，制剂质量易于控制。同时在贮存过程中往往也会产生各种物理和化学变化，这不仅关系到中药本身的质量，同时也影响以中药为原料的制剂的质量。提高中药制剂的质量对保证其有效性、安全性、稳定性尤为重要。除了应将中药材、饮片、中成药的质量标准化；中药制剂生产严格按照 GMP 要求进行管理以外，还要采取以下措施控制来提高中药制剂的质量。

1. 控制饮片的质量

饮片的种类繁多，成分复杂，产地分散，替代品（代用品）多，加之饮片因生长环境、采收季节、加工炮制、栽培条件和气候差异等因素不同，其含量的差异相当大。中药制剂又受到生产工艺、包装运输、储藏等因素的影响，质量控制的环节更为复杂。中药制剂所用饮片质量的低劣，会导致中药制剂的质量下降、药效降低，所以应该控制饮片的质量。饮片质量应符合《中国药典》2020 年版四部通则 0212 的规定，检查项目包括性状、鉴别、检查、浸出物测定、含量测定等项目；并要严格记录饮片的基原、药用部位、产地、采收期、产地加工等信息，包含多种基原的，应使用其中一种基原；应严格控制外源性有害物质的含量，包括重金属及其他有害元素、农药、真菌毒素等。

2. 严格控制中药制剂的制备过程

中药的提取对成品的质量起着至关重要的作用。应按照以有效成分为指标的生产工艺路线、方法及参数进行操作，并明确提取工艺生产全过程质量控制的方法。在对饮片进行提取过程时要根据中药制剂的种类，选择最适宜的提取方法，优选出最佳工艺条件，使有效成分充分浸出。有效成分为已知的饮片，在提取过程中要控制其有效成分的含量，使中药制剂达到质量标准的要求；有效成分未知的饮片，要严格控制提取工艺条件的一致性。对质量有影响的关键工序，应确定其技术控制条件如方法、时间、温度、压力等。以提取物投料的中药制剂，应明确保证批与批之间制剂质量稳定均一的措施和方法。应按照制剂处方及成型工艺参数进行中药制剂的制备，并明确成型工艺生产全过程质量控制的方法。

3. 建立中药制剂的质量标准

应在深入而系统的化学成分研究的基础上，建立中药制剂的质量标准。应建立全面反映中药制剂质量的检测项目，以控制不同批次之间中药制剂质量的稳定均一。除应建立有效成分的质控项目，并规定合理的含量范围外，多成分中药制剂质量标准中还应采用适宜的方法（如指纹图谱等）全面反映所含成分的信息。

4. 中药制剂质量的检查项目

中药制剂的质量检查一般包括以下项目。

(1) 检查 主要用于控制饮片或制剂中可能与药品质量有关的项目。一般应按照《中国药典》2020 年版四部制剂通则中各品种所属剂型项下的规定进行质量检查。

(2) 鉴别 根据处方组成选择鉴别药味和专属、灵敏、快速、简便的鉴别方法，以判断制剂的真实性。根据饮片的特点、剂型的种类等选择鉴别方法，一般包括理化鉴别、色谱鉴别。

(3) 含量测定

① 药材比重法 本法指中药制剂若干容量或质量相当于原药材多少质量的测定方法。这是比较原始的方法，部分酊剂、流浸膏剂、浸膏剂等目前仍以此法控制质量。

② 化学测定法 本法是指采用化学手段测定有效成分含量的方法。一般应首选方中君药、贵重药、毒性药进行含量测定。具体制剂所采用含量测定方法，可参考《中国药典》2020 年版或有关文献收载的与其成分相同的测定方法，也可以自行研究后建立，但均应做方法学的考察试验。

③ 生物活性测定法 中药的药材来源广泛、多变，制备工艺复杂，使得中药制剂的质量控制相对困难，此外，中药含有多种活性成分和具有多种药理作用，因此，仅控制少数成分不能完全控制其质量和反映临床疗效。为了使中药的质量标准能更好地保证每批药品的临床使用安全有效，有必要在现有含量测定的基础上增加生物活性测定，以综合评价其质量。生物活性测定法是以药物的生物效应为基础，以生物统计为工具，运用特定的实验设计，测定药物有效性的一种方法，从而达到控制药品质量的作用。其测定方法包括生物效价测定法和生物活性限值测定法。

三、中药制剂的分类

中药剂型的种类繁多，主要包括传统中药剂型和现代中药剂型两大类。

随着人类文明的进步和生命科学的发展，传统中药剂型在临床应用过程中逐步形成与发展，目前已有的剂型包括：丸剂、散剂、膏剂、丹剂、酒剂、露剂、汤剂、饮剂、胶剂、茶剂、糕剂、锭剂、线剂、条剂、棒剂、钉剂、灸剂、熨剂、糊剂等。而随着现代药剂学的发展，中药药剂学在中医药理论指导下，积极学习、引进、消化、吸收药物新剂型，逐步形成了现代中药剂型体系，创制了如口服液、颗粒剂、气雾剂、膜剂、胶囊剂、片剂、注射剂等多种现代中药剂型。

第二节　中药制剂前处理

中药制剂是在继承传统剂型理论和经验的基础上，不断吸收和借鉴现代药剂学及其分支学科的新理论、新技术而发展起来的。但中药制剂的原料是饮片，需采用适当的方法将饮片中的药效物质最大限度地提取出来，然后才能制成适宜的剂型。中药制剂的前处理，就是指为了将饮片制成适宜的剂型，提高药效，采取相应的技术或工艺措施，达到制剂的技术条件，以利于制剂生产中各工序能保证良好质量的全部加工过程。因此，中药制剂的研究内容，除与西药制剂一样，包括制剂成型理论、制备工艺、质量控制及合理应用外，还包括有效成分的浸出提取、分离、浓缩、干燥等前处理过程。

本节重点介绍浸出的原理以及影响因素。

一、浸出的原理

浸出系指利用适当的溶剂和方法，使饮片中有效成分浸出的全过程，实质上是溶质由饮片固相转移到溶剂液相中的传质过程，系以扩散原理为基础。浸出过程不是简单的溶解作用，一般包括浸润与渗透、解吸与溶解、扩散与置换几个相互联系的阶段。

1. 浸润与渗透阶段

饮片中加入提取溶剂浸出有效成分的第一步骤，是溶剂与饮片接触时，首先要能浸润饮片表面，使之被提取溶剂润湿，并能进一步通过毛细管或细胞间隙渗透到饮片的细胞组织中。浸出溶剂能否附着于饮片表面使之润湿，与溶剂的表面张力和饮片中所含成分的性质有关。如果饮片与溶剂之间的附着力大于溶剂分子之间的内聚力，则饮片易被润湿；反之，则饮片不易被润湿。

大多饮片组织中所含物质带有极性基团，如蛋白质、果胶、糖类、纤维素等，故能被水和醇等极性较强的溶剂润湿。润湿后的饮片，由于液体静压力和毛细管作用，溶剂进入饮片空隙和裂缝中，渗透进细胞组织内，使干瘪细胞膨胀，恢复通透性，溶剂更进一步渗透入细胞内部。但是，如果溶剂选择不当，或饮片中含不利于浸出的成分，饮片就会不易被润湿，溶剂就很难向细胞内渗透。例如，欲从含脂肪油较多的饮片中浸出水溶性成分，应先进行脱脂处理；用乙醚、氯仿等非极性溶剂浸出脂溶性成分时，饮片需先进行干燥，因为潮湿的饮片不易被非极性溶剂所润湿。饮片浸润过程的速度与溶剂性质、饮片表面状态、比表面积、饮片内毛细孔的大小及其分布、浸取温度、压力等因素有关。在溶剂中加入适量表面活性剂也有利于饮片被润湿。

2. 解吸与溶解阶段

溶剂进入细胞后，可溶性成分逐渐溶解，胶性物质由于胶溶作用，转入溶液中或膨胀生成凝胶。随着成分的溶解和胶溶，浸出液的浓度逐渐增大，渗透压升高，溶剂继续向细胞内透入，部分细胞壁膨胀破裂，为已溶解成分向外扩散创造了有利条件。

由于饮片中某些成分之间或与细胞壁之间，存在一定的亲和性而有相互吸附的可能，使得有些成分不能直接溶解在溶剂中，故需要解除这种吸附作用，才能使其溶解。浸出溶剂需对有效成分具有更大的亲和力，才能使有效成分脱吸附而转入溶剂中，这种作用称为解吸作用。因此，饮片浸出时需选用具有解吸作用的溶剂，如水、乙醇等。浸出溶剂通过毛细管和细胞间隙进入细胞组织后，已经解吸的各种成分就转入溶剂中，这就是溶解阶段。成分能否被溶解，取决于成分结构和溶剂的性质，遵循"相似者相溶"规律。

解吸与溶解是两个紧密相连的阶段，其快慢主要取决于溶剂对有效成分的亲和力大小。因此，选择适当的溶剂对于加速这一过程十分重要。此外，亦可进行适当加热或在溶剂中加入酸、碱、甘油及表面活性剂。这是因为这些措施可加速分子的运动或增加某些有效成分的溶解度，故而有助于有效成分的解吸与溶解。

3. 扩散阶段

当溶剂溶解大量药物成分后，细胞内溶液浓度显著增高，使细胞内外出现浓度差和渗透压差。细胞外侧纯溶剂或稀溶液向细胞内渗透，细胞内高浓度溶液中的溶质不断地向周围低浓度方向扩散。因此，内外浓度差是渗透或扩散的推动力。浸出成分的扩散速率可用 Ficks 第一扩散公式（Fick's First Law of Diffusion）来说明：

$$dM = -DF \frac{dC}{dx} dt \tag{11-1}$$

式中，dM 为 t 时间内物质（溶质）扩散量；dt 为扩散时间；F 为扩散面积，代表饮片的粒度和表面状态；dC/dx 为浓度梯度；D 为扩散系数；负号表示药物扩散方向与浓度梯度方向相反。

扩散系数 D 值随饮片而变化，也与浸出溶剂的性质有关。可按式（11-2）求得：

$$D = \frac{RT}{N} \cdot \frac{1}{6\pi r \eta} \tag{11-2}$$

式中，R 为摩尔气体常数；T 为绝对温度；N 为阿佛伽德罗常数；r 为扩散物质分子半径；η 为黏度。

从式（11-1）、式（11-2）可知，扩散速率（dM/dt）与扩散面积（F）、浓度梯度（dC/dx）、温度（T）成正比；与扩散物质分子半径（r）、液体的黏度（η）成反比。因此，饮片经过适当粉碎可增加药物扩散面积；调节饮片与溶剂的逆向运动速度可提高浓度梯度；扩散系数由饮片本身性质决定，也受浸出条件的影响，如小分子的扩散系数大，而且提取温度升高、介质黏度降低，可使药物的扩散系数增大。

4. 置换阶段

浸出的关键在于保持最大浓度梯度。若没有浓度梯度，其他因素如 D 值、F 值和 t 值都将失去作用，因此用新鲜溶剂或低浓度浸出液随时置换饮片周围的浸出液以降低浸出溶剂的浓度，是保持溶质的最大浓度梯度，提高浸出效果与浸出速度的有效措施，这也是浸出方法和浸出设备设计的关键。

总之，中药的浸出是一个复杂的制剂工艺过程，其中浸润、渗透、解吸、溶解、扩散、置换等阶段，并不是完全独立的，往往是互相交叉进行的。

二、浸出的影响因素

影响浸出的因素较多，它们分别作用于上述浸出过程的几个阶段，而且彼此之间又相互关联或影响，以下分别就各影响因素做简单介绍。

1. 饮片粒度

饮片粒度主要影响渗透与扩散两个阶段。一般来说饮片粉碎得越细，其扩散面积越大，浸出效果越好。但饮片粉碎过细也不利于浸出。原因主要有：①过细的粉末对药液和成分的吸附量增加，造成有效成分的损失；②饮片粉碎过细，破裂的组织细胞多，导致细胞内大量高分子物质（如树脂、黏液质等）易因胶溶转入浸出液中，使得浸出液的黏度增大，扩散系数降低，浸出杂质增加；③饮片粉碎过细给浸出操作带来困难，如浸出液滤过困难，渗漉时易堵塞等。

2. 浸出溶剂

溶剂种类的选择、用量、溶解性能等理化性质对浸出的影响较大。理想的浸出溶剂应能最大限度地溶解和浸出有效成分，最小限度地溶解和浸出无效成分，并且应安全、无毒、价廉易得。

常用的浸出溶剂有水及不同浓度的乙醇。水对极性物质，如生物碱盐、苷、水溶性有机酸、鞣质、糖类、氨基酸等都有较好的溶解性能。一般应用纯化水或离子交换水。当水质硬度大时，会影响有效成分的浸出。水作为浸出溶剂的缺点是：浸出范围广，选择性差，容易浸出大量无效成分，给制剂带来不良影响（如易霉变、水解等）。

乙醇也是常用溶剂之一，系半极性溶剂，选用不同比例乙醇与水的混合物作浸出溶剂，有利于不同成分的浸出。一般乙醇含量在 90％以上时，适于浸出挥发油、有机酸、内酯、树脂等；乙醇含量在 50％～70％时，适于浸出生物碱、苷类等；含量在 50％以下时适于浸出蒽醌类化合物等。乙醇含量达 40％时，能延缓某些苷、酯等水解作用；乙醇含量在 20％以上时，具有防腐作用。

通常加入浸出辅助剂能提高溶剂的浸出效果，或提高制剂的稳定性。如浸出溶剂中加酸可以促进生物碱的浸出，常用的酸有硫酸、醋酸、枸橼酸等；加碱可以促进某些有机酸的浸出；适宜的溶剂 pH 有助于增加制剂中某些成分的稳定性；应用适宜的表面活性剂能提高饮片中化学成分的提取。

3. 浸出工艺的影响

(1) 浸出温度 式（11-2）表明，温度升高，能使饮片组织软化，从而增加可溶性成分的溶解度和扩散速率，能促进有效成分的浸出。温度升高可使浸出液的黏度下降，多数物质的溶解度也随温度上升而增加，同时温度升高，可使蛋白质凝固、酶破坏，不利于浸出液和制剂的稳定性。浸出温度过高，一方面会使某些不耐热成分被破坏，挥发性成分挥发损失；另一方面也会使无效成分浸出增加，杂质增多。因此，浸出时可适当提高温度，但温度必须控制在饮片有效成分不被破坏的范围内。一般饮片的浸出在溶剂沸点温度下或接近于沸点温度进行比较有利，这样能增加固液两相间的相对运动速度，保持较薄的扩散边界层，从而有利于浸出。

(2) 浓度梯度 浓度梯度系指饮片组织细胞内外的浓度差，是扩散作用的推动力，浓度梯度大，浸出快，效率高。浓度梯度大小主要取决于选择的提取工艺和设备。在选择浸出工艺与浸出设备时，应以能产生最大浓度梯度为基础。一般连续逆流浸出时平均浓度梯度比一次性浸提大些，浸出效率也较高。在浸提过程中，不断搅拌或浸出液的强制循环等也有助于增加浓度梯度，提高浸出效果。例如渗漉法较浸渍法浓度梯度大，但在浸渍法中采用不断搅拌、强制浸出液循环或分次加入溶剂均可提高浓度梯度，达到提高浸出效果的目的。

(3) 浸出压力 饮片组织坚实，浸出溶剂较难浸润，提高浸出压力有利于加快浸润过程，使饮片组织内更快地充满溶剂而形成浓溶液，使溶质的扩散过程较早发生，缩短浸出时间。同时，有压力下的渗透可能使饮片组织内某些细胞壁破裂，也有利于浸出成分的扩散过程。如饮片组织内已经充满溶剂，加大压力对扩散速率并没有什么影响。另外，浸出压力对组织疏松、易浸润的饮片的浸出影响也不显著。

(4) 浸出时间 浸出过程的每一阶段都需要一定的时间，因此若浸出时间过短，将会使浸出不完全。一般时间越长，有效成分浸出越多，但当浸提过程中扩散达到平衡后，延长浸出时间将不会再起作用。反而长时间的浸出往往会增加大量杂质的溶出、苷类水解，以水为溶剂时还会发霉，影响浸出液质量，故浸出时间不宜过长。

此外，近年来新技术的不断推广应用，不仅可加快浸出过程，提高浸出效率，而且有助于提高浸出制剂的质量。如利用胶体磨浸提颠茄和曼陀罗，以制备酊剂，可使浸出在几分钟内完成。利用超声波浸出颠茄叶中的生物碱，可将渗漉法浸出时间，由 48h 缩短为 3h。另外，流化浸出、电磁场浸出、电磁振动浸出及脉冲浸出等方法也都得到较好的浸出效果。

第三节　浸出制剂的制备及设备

浸出制剂（Leaching Preparation）系指用适宜的溶剂和方法浸提饮片中有效成分，直接或再经一定的制备工艺过程而制得的可供内服或外用的一类制剂。浸出制剂在中医临床实践中应用极为广泛，它不仅是中药各类新剂型的基础，更是中药现代化的重要途径。传统中药往往被认为有效成分含量低、杂质多、质量不稳定，因此用药多建立在经验的基础上，未能与现代医学接轨。为解决这个问题，中药必须走提取和纯化的道路。中药的提取包括浸出、澄清、过滤和蒸发等众多单元操作。浸出是其中很重要的单元操作，是大多数中药生产的起点。饮片浸出方法的选择应根据饮片性质、溶剂性质、剂型要求和生产条件等综合考虑。按饮片在设备内加入方式可分为间歇式、半连续式和连续式；在药厂中，按饮片在设备内处理方式的不同，饮片浸出可分为提取、浸渍（对静态浸出）、煎煮（水提热回流）等。本节我们主要介绍常用的浸出方法，包括浸渍法、渗漉法、煎煮法、连续逆流法、其他方法等，以及浸出液的蒸发及干燥工艺。

一、浸渍法

浸渍法（Maceration）系指用定量的溶剂，在一定温度下，将饮片浸泡一定时间而浸出有效成分的一种方法。浸渍法是一种静态浸出方法。按提取温度和浸渍次数可分为冷浸渍法、热浸渍法和重浸渍法三种。该法可直接制得药酒、酊剂，滤液进一步浓缩，可制备流浸膏、浸膏。

(1) 冷浸渍法 本法是在室温下进行的操作，又称常温浸渍法。一般取药材饮片，置于有盖容器中，加入定量的溶剂，密闭，在室温下浸渍 3～5 日或至规定时间，经常振摇或搅拌，滤过，压榨药渣，将压榨液与滤液合并，静置24h后，滤过，即得浸渍液。冷浸渍法可直接制备药酒和酊剂。若将浸渍液浓缩，可进一步制备流浸膏、浸膏、颗粒剂、片剂等。

(2) 热浸渍法 将药材饮片置于特制的罐中，加定量溶剂（如白酒或稀醇），水浴或蒸汽加热，使在 40～60℃进行浸渍，以缩短浸渍时间，其他同冷浸渍法操作。制备药酒时常用此法。由于浸渍温度高于室温，故浸出液冷却后一般会有沉淀析出，应分离除去。

(3) 重浸渍法 即多次浸渍法。一般将全部浸出溶剂分成几份，先用其第一份浸渍后，药渣再用第二份溶剂浸渍，如此重复 2～3 次，最后将各份浸渍液合并处理，即得。多次浸渍可大大减少药渣吸附浸出液所引起的有效成分的损失，提高浸出效果。

浸渍法常用设备有不锈钢罐、搪瓷罐、陶瓷罐等；压榨药渣常用螺旋压榨机、水压机等。浸渍法的制备工艺流程为：饮片→粉碎→置于有盖容器中→加入定量溶剂→密闭浸泡一定时间→收集浸出液→压榨残渣过滤→静置过滤→得浸出液。

浸渍法方法简便，但浸出溶剂用量较大、操作时间长，往往浸出效率差、不能完全浸出，故本法不适用于贵重饮片、毒性饮片及有效成分含量低的饮片浸取。本法适用于黏性饮片、无组织结构的饮片，如安息香、没药等；新鲜及易于膨胀的饮片，如大蒜、鲜橙皮等饮片的浸取。尤其适用于有效成分遇热易挥发或易破坏的饮片。即使采用重浸渍法，加强搅拌，或促进溶剂循环，只能提高浸出效果，也不能直接制得高浓度的制剂。浸渍法所需时间较长，不宜用水作溶剂，通常用不同浓度的乙醇或白酒，故浸渍过程中应密闭，防止溶剂的挥发损失。另外，浸渍法是用定量的浸出溶剂进行的，因此浸液的浓度代表着一定量的饮片。

二、渗漉法

渗漉法（Percolation）系将饮片适当粉碎后，加规定的溶剂润湿，密闭放置一定时间，再均匀装入渗漉装置内，然后在药粉上添加浸出溶剂使其浸没药粉，自下部流出浸出液的一种动态浸出方法。所得的浸出液称为"渗漉液"。本法具有良好的浓度梯度，可最大限度地浸出饮片中的有效成分。

渗漉装置如图 11-1 所示，填装状态对渗漉的影响见图 11-2。

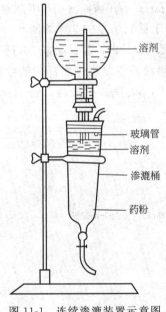

图 11-1　连续渗漉装置示意图

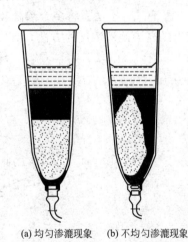

(a) 均匀渗漉现象　(b) 不均匀渗漉现象

图 11-2　填装状态对渗漉的影响示意图

渗漉法是一种动态浸出方法。一般有单渗漉法、重渗漉法、加压渗漉法、逆流渗漉法四种操作方法，其中单渗漉法最简单易行。

（1）单渗漉法　本法系指用一个渗漉装置的常压渗漉方法。

单渗漉法操作过程包括：饮片→粉碎→润湿→装筒→排气→浸渍→渗漉，共6个步骤。

① 粉碎　饮片的粒度应适宜，过细易堵塞，且吸附性增强，浸出效果差；过粗不易压紧，溶剂与饮片的接触面小，浸出效果差，且溶剂耗量大。一般以用《中国药典》2020年版中规定的中粉或粗粉为宜。

② 润湿　药粉在装渗漉筒前应先用浸出溶剂润湿，以避免其在渗漉筒中膨胀造成堵塞，造成饮片过紧使渗漉不均匀。一般加药粉1倍量的溶剂拌匀后视饮片质地，密闭放置15min

至 6h，使药粉充分地均匀润湿和膨胀。

③ 装筒 先取适量脱脂棉，用浸出溶剂润湿后，垫铺在渗漉筒底部，然后将已润湿膨胀的药粉分次装入渗漉筒中，每次装入后均匀压平。松紧程度视饮片及浸出溶剂而定，应松紧适宜、四周均匀，渗漉筒装粉量一般不超过筒容积的 2/3。装完饮片，上面盖上滤纸或纱布，并加少量玻璃珠或石块之类的重物，以免加溶剂后使药粉浮起。

④ 排气 药粉填装完毕，先打开渗漉液出口，再添加溶剂，以利于排除气泡，防止溶剂冲动粉柱，使原有的松紧度改变，影响渗漉效果。加入的溶剂必须始终浸没药粉表面，否则药粉易于干涸开裂，使续加的溶剂从裂隙间流过而影响浸出。

⑤ 浸渍 排除筒内剩余空气，待漉液自出口处流出时，关闭活塞，流出的漉液再倒入筒内，并继续添加溶剂至浸没药粉表面数厘米，加盖放置 24～48h，完成溶质在溶剂中的溶解、扩散过程。该步骤在制备高浓度制剂时尤为重要。

⑥ 渗漉 渗漉速度应适当。若渗漉速度过快，则有效成分来不及浸出和扩散，使浸出液浓度过低；过慢则影响设备利用率和产量。一般饮片 1000g 每分钟流出 1～3mL 为宜；大量生产时，每小时流出液应相当于渗漉容器被利用容积的 1/48～1/24。

渗漉液的收集与处理也需注意。若采用渗漉法制备流浸膏时，先收集药物量 85% 的初漉液另器保存，续漉液经低温浓缩后与初漉液合并，调整至规定标准；若用渗漉法制备酊剂等浓度较低的浸出制剂时，不需要另器保存初漉液，可直接收集相当于欲制备量的 3/4 的漉液，即停止渗漉，压榨药渣，压榨液与渗漉液合并，添加乙醇至规定浓度与容量后，静置，滤过即得。

(2) 重渗漉法 本法系将多个渗漉装置串联排列，渗漉液重复用作新药粉的溶剂，进行多次渗漉以提高渗漉液浓度的方法。具体操作方法见图 11-3。例如欲渗漉药粉 1000g，可将

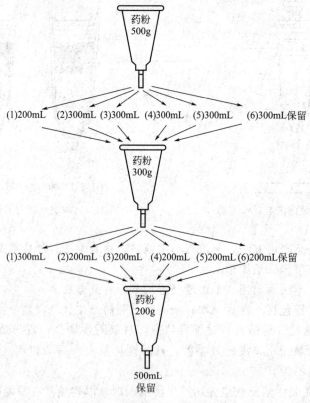

图 11-3 重渗漉法操作示意图

其分为 500g、300g、200g 三份分别装于 3 个渗漉筒内，将 3 个渗漉筒串联排列，先用溶剂渗漉 500g 装的药粉，收集初漉液 300mL，另器保存；续漉液依次流入 300g 装的药粉，又收集初漉液 200mL，另器保存；继之又依次将续漉液流入 200g 装的药粉，收集初漉液 500mL。三份初漉液合并，共得 1000mL。剩余续漉液，供以后渗漉同一品种新粉时应用。

重渗漉法中一份溶剂能多次利用，使得溶剂用量较单渗漉法减少；同时渗漉液中有效成分浓度高，不经浓缩可直接得到 1∶1（1g 饮片∶1mL 药液）的浓浸出液，避免了有效成分受热分解或挥发损失。但该法所占容器太多，操作较麻烦。

(3) 加压渗漉法　本法系给溶剂加压，使溶剂及浸出液较快通过粉柱，使渗漉顺利进行，提高浸出效果，提取液浓度大，溶剂消耗量小。

(4) 逆流渗漉法　本法系指饮片与溶剂在浸出容器中沿相反方向运动，连续而充分地进行接触提取的一种方法，属于动态逆流提取。饮片自加料口进入，在螺旋式输送器作用下缓慢向水平管、出料管方向运动，溶剂自出料口下方进入浸提器，逆饮片移动方向流动，渗漉液在收集口流出，即在螺旋式输送器作用下饮片与溶剂在浸提器中做反向运动，连续充分地进行接触提取，这种方法称逆流渗漉法，本法为完全动态渗漉，提取效果更好。

渗漉法属于动态浸出，即溶剂流过药粉的同时发生浸出，溶剂利用率高，有效成分浸出完全，可直接收集浸出液。由于浸出溶剂在连续流动过程中形成较大的浓度梯度，使扩散速率加快，故浸出效果优于浸渍法。尤其适用于高浓度浸出制剂的制备以及有效成分含量低的饮片以及贵重饮片、毒性饮片的浸提。但对无组织结构的饮片如乳香、松香、芦荟等不宜选用，因其遇溶剂易软化成团，会堵塞空隙进而使溶剂无法均匀通过饮片，因此不宜用此法。此外，新鲜的及易膨胀的饮片也不宜应用。因渗漉过程所需时间较长，不宜用水作溶剂，常用不同浓度的乙醇或白酒作溶剂，故应防止溶剂的挥发损失。

三、煎煮法

煎煮法（Decoction）系将饮片加水煎煮取汁的方法。煎煮法为传统的古老方法，但至今仍为浸出的有效方法之一。去渣煎液，除直接用于汤剂外，还在其他如口服液、注射剂、散剂、丸剂、冲剂、片剂等剂型中作为中间体，需要进一步处理。

操作方法一般是先对饮片进行前处理，然后取处方规定量饮片或粗粉，置于适宜煎煮器中，加水适量，浸泡适宜时间，加热至沸，保持微沸状态一定时间，分离煎出液，药渣按规定再煎煮 1~2 次，至有效成分充分浸出，合并煎出液，滤过或沉降分离出上清液使用，或继续浓缩、干燥得浸出制剂的半成品，供进一步制备所需制剂。水是煎煮法最常用的浸出溶剂。

煎煮法的制备工艺流程为：饮片→粉碎→加水浸泡→煎煮→分离→得浸出液→浓缩→得半成品→即得。

小量生产常用敞口倾斜式夹层锅，也有用搪瓷玻璃或不锈钢罐等；大批量产用多功能提取罐（图 11-4）、球形煎煮罐等。

煎煮法适用于有效成分能溶于水，且对湿、热均较稳定的饮片。此法简单易行，能煎煮大部分有效成分，是传统汤剂制备的方法，也是制备一部分散剂、丸剂、颗粒剂、片剂及注射剂或提取某些有效成分的基本方法之一。由于煎煮法符合中医用药习惯，因而对于有效成分尚不清楚的饮片或方剂进行剂型改革时，通常采取煎煮法浸出。但煎液中往往含有淀粉、树胶、果胶、黏液质、色素等杂质，尚有少量脂溶性物质溶出，增加了纯化的难度；且煎出液易霉变、变质，一些不耐热及挥发性成分在煎煮过程中易被破坏或挥发而损失。

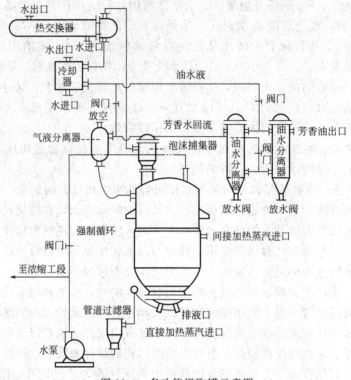

图 11-4 多功能提取罐示意图

四、连续逆流法

连续逆流浸出工艺是饮片与溶剂在浸出器中做相对运动,并连续逆流接触提取。该法所用提取器的类型较多,加料和排渣均可自动完成,与单级浸出工艺相比,连续逆流浸出工艺具有浸出效率高、浸出液浓度较高、浓缩单位质量浸出液时消耗的热能少及浸出速度快等特点。

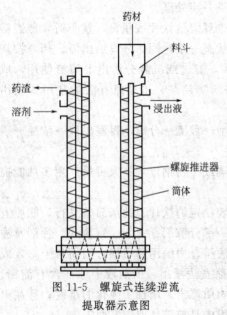

图 11-5 螺旋式连续逆流
提取器示意图

图 11-5 为螺旋式连续逆流提取器,其主要结构是进料管、水平管和出料管,管内装有螺旋输送器,管外为蒸汽加热夹套,以供加热提取。饮片自加料口进入,由螺旋输送器缓慢推进,药渣最后被推出管外。而新鲜溶剂由出料口下方逆方向往加料口流动,渗滤液由加料口的下方引出,收集。此外,尚有一些连续式浸出器、如平转式连续浸出器、链式连续浸出器等。所有连续式浸出器均为逆流操作。

连续式逆流浸出与单级浸出相比,具有如下优点:①浸出效率高,饮片与溶剂在提取器中以互为逆向流动的动态可连续而充分地接触提取;②浸出液浓度亦较高,单位质量浸出液浓缩时消耗的热能少;③浸出速度快,连续逆流浸出具有稳定的浓度梯度,且固-液两相处于运动状态,使两相界面的边界层变薄或边界层更新快,从而提高了浸出速度;

④这类提取器多为大型设备，加料和排液可自动完成，故生产规模大，效率高，但不适于多品种、小批量的生产。

五、其他方法

1. 水蒸气蒸馏法

水蒸气蒸馏法（Vapor Distillation）系指将含有挥发性成分的饮片的粗粉或碎片用水浸泡后，与水共蒸，挥发性成分随水蒸气一同馏出，经冷凝提取挥发性成分的浸提方法。其基本原理是根据道尔顿（Dalton）定律，相互不溶也不起化学作用的液体混合物的蒸气总压，等于该温度下各组分饱和蒸气压（即分压）之和。因为混合液的总压大于任一组分的蒸气分压，故混合液的沸点要比任一单独组分沸点低。因此，高沸点的挥发性有机物质与水一起蒸馏时，可在低于水沸点的温度下沸腾汽化而蒸出，经冷凝和分层获得挥发性油。常用设备为多功能提取罐、挥发油提取罐。这种操作可避免挥发性物质单独蒸馏时因高温而引起的分解。水蒸气蒸馏法装置如图 11-6 所示。

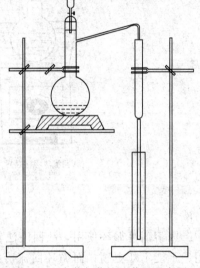

图 11-6　水蒸气蒸馏法装置示意图

该法适用于具有挥发性、难溶或不溶于水、能随水蒸气带出而不被破坏，且与水不发生反应的化学成分的提取和分离，如挥发油的提取，可避免挥发性物质单独蒸馏时因高温而引起的氧化或分解。如金银花注射剂中金银花挥发性成分的提取即采用水蒸气蒸馏法。生产中可采用水中蒸馏、水上蒸馏与通水蒸气蒸馏三种方法。

① 水中蒸馏法是指在饮片中加水浸没，然后进行加热蒸馏的方法。

② 水上蒸馏法系指将饮片置于筛板上，锅内加入水不得高于筛板，然后在锅底加热蒸馏的方法。

③ 水气蒸馏法是将水蒸气通入饮片直接加热的方式。

其中最常用的方法是水中蒸馏法。

2. 回流法

回流法系指用乙醇等易挥发的有机溶剂提取饮片成分，将浸出液加热蒸馏，其中挥发性溶剂馏出后又被冷凝，重复流回浸出器中浸出饮片，这样周而复始，直至有效成分浸出完全。回流法可分为回流热浸法和循环回流冷浸法。其装置如图 11-7 所示。

(1) 回流热浸法　将药材饮片或粗粉装入圆底烧瓶内，加溶剂浸没饮片表面，浸泡一定时间后，于瓶口上安装冷凝管，并接通冷凝水，再将烧瓶用水浴加热，回流浸出至规定时间，将回流液滤出后，再添加新溶剂回流 2～3 次，合并各次回流液，回收溶剂，即得浓缩液。

(2) 循环回流冷浸法　小量药粉可用索氏提取器，大量生产时采用循环回流冷凝装置，其原理同索氏提取器。该法是将饮片放入提取器中，浸出溶剂放入圆底烧瓶中，水浴加热，蒸发后经冷凝管冷凝回流至提取器中浸泡饮片，提取器中溶剂超过一定高度后底层浸出溶剂就流回烧瓶中，如此循环浸提至规定时间后，浸出液滤出，再蒸馏回收溶剂可得浓缩浸

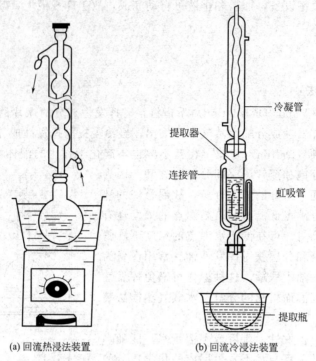

冷凝管

提取器

连接管

虹吸管

提取瓶

(a) 回流热浸法装置　　　　(b) 回流冷浸法装置

图 11-7　回流装置

出液。

因溶剂可循环使用，故回流法较渗漉法溶剂耗用量少。其中回流热浸法溶剂只能循环使用，不能不断更新；而循环回流冷浸法溶剂既可循环使用，又能不断更新，故溶剂用量最少，浸出较完全。但回流法由于连续加热，浸出液在蒸发锅中受热时间较长，故不适用于受热易破坏的饮片成分浸出。若在其装置上连接薄膜蒸发装置，则可克服此缺点。

3. 超临界萃取技术

超临界萃取技术（Supercritical Fluid Extraction，SFE）系利用超临界流体（Supercritical Fluid，SCF）的强溶解能力特性，对饮片中有效成分进行萃取和分离的一种方法。SCF 是一种超过临界温度和临界压力的非凝缩性高密度流体，其性质介于气体和液体之间，兼具二者的优点。既具有与气体接近的黏度及高的扩散系数，又具有与液体相近的密度。在超临界点附近，压力和温度的微小变化都会引起流体密度的很大变化，超临界流体的密度不同，极性则也不同，从而可有选择地溶解目的成分，而不溶解其他成分，来达到分离纯化所需成分的目的。

超临界流体萃取分离过程的基本原理是利用超临界流体的溶解能力与其密度的关系，即利用压强和温度对超临界流体溶解能力的影响而进行的。在超临界状态下，将超临界流体与待分离的物质接触，使其有选择性地溶解其中的某些成分，然后利用程序升压将不同极性的成分进行分步萃取。当然，对应各压强范围所得到的萃取物不可能是单一的，但可以控制条件得到最佳比例的混合成分，然后借助减压、升温的方法使超临界流体变成普通气体，使被萃取物质分离析出，达到分离提纯的目的。超临界萃取技术原理及装置如图 11-8 所示。

可作为超临界流体的物质很多，如 CO_2、氧化二氮、乙烯、三氟甲烷、六氟化硫、氨气、氩气等，它们在其超临界温度和压力下，虽然对许多物质具有溶解能力，但只有 CO_2

化学惰性，无毒性，不易爆，无腐蚀性、易于精制、易于回收，临界压力不高（7.38MPa），临界温度接近室温（31.05℃），价廉易得，因而通常使用 CO_2 作为超临界萃取剂。约 90% 以上的超临界萃取应用研究均使用 CO_2 为萃取剂，所以通常也称为超临界 CO_2 流体萃取法。操作时首先将原料装入萃取釜，排出所有杂质气体后，将加压后的超临界 CO_2 送入萃取釜进行萃取，然后在分离釜中通过调节压力、温度、萃取时间、CO_2 流量四个参数，对目标成分进行萃取分离，可溶性成分被溶解，然后随高压气体自萃取釜顶部经节流阀节流，并进入分离釜，此时气体压力下降，溶质析出并自分离釜底部

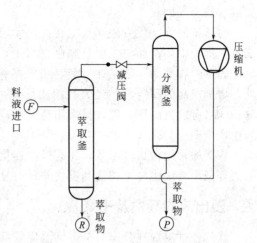

图 11-8　超临界流体萃取装置示意图

排出，超临界流体则进入压缩机，经压缩后进入萃取釜循环使用。超临界流体萃取主要有两类萃取过程：恒温降压过程和恒压升温过程。前者是萃取相经减压后与溶质分离；后者是萃取相经加热实现溶质与溶剂分离。

与传统压榨法、水蒸气蒸馏法相比，超临界 CO_2 萃取法能达到提取与蒸馏双重作用，没有物料的相变过程，不消耗相变热，节能效果明显；提取率高而且无污染，操作周期短。操作温度低，可避免热敏性成分的破坏；在高压、密闭、惰性环境中能最大限度地提取物质的有效成分。安全、能耗低、工艺流程简单、无残留溶剂、萃取物中无细菌、霉菌等，具有抗氧化、灭菌作用，有利于保证和提高产品质量等优点，已在中药有效成分的提取中得到广泛应用。由于目前该法采用的萃取剂均为脂溶性，所以此法较适用于亲脂性、分子量较小物质的萃取；对极性大、分子量大（一般大于 500）的物质，如苷类、多糖等则需添加夹带剂进行萃取，且要在较高的压力下进行。超临界 CO_2 萃取法的萃取产物一般是多组分混合物，要得到纯度高的化合物单体，必须对萃取产物进行适宜的精制。但该法在高压下操作，设备费一般较高，所以适用于具有较高价值成分的分离。

4. 大孔吸附树脂分离技术

大孔吸附树脂（Macroporous Absorption Resin）分离技术是利用其多孔结构和选择性吸附功能，从中药提取液中分离纯化有效成分的一种新方法，是 20 世纪 60 年代末发展起来的继离子交换树脂后的分离纯化新技术之一。20 世纪 70 年代末开始逐步应用到中药有效成分的提取分离。现已广泛应用于中药与天然药物中有效成分如黄酮类、苷类、生物碱类等的分离与纯化。

大孔吸附树脂是一类有机高聚物吸附剂，孔径在 100～1000nm 之间。按其表面性质可分为非极性、极性和强极性几种类型。不同极性、不同孔径的树脂对不同种类的化合物的选择性不同。其分离纯化原理主要就是利用大孔吸附树脂的吸附性和分子筛相结合的原理，从中药提取液中有选择性地吸附住其中的有效成分，去除杂质。

大孔吸附树脂在使用前应先预处理，一般选用甲醇、乙醇或丙酮连续洗涤数次，洗至加适量水至无白色浑浊现象（取 1mL 乙醇液加 3mL 水），再用纯化水洗至无醇味。树脂再生一般用 75% 乙醇洗脱。

大孔吸附树脂分离受到很多因素的影响，如吸附剂的表面性质（树脂的极性和空间结构）、被吸附化合物的平均分子量大小和极性的强弱、洗脱剂的极性、溶液的 pH、温度、

提取液浓度等因素。

与传统的除杂质方法和工艺相比，采用大孔吸附树脂高纯化技术，有以下特点：①缩小剂量，提高中药产品内在质量和制剂水平，如水煎法固形物收率一般为30%左右，水煎醇沉法固形物收率为15%左右，而大孔吸附树脂固形物收率为2%～3%；②减少产品的吸潮性，增加产品的稳定性，经大孔树脂处理可除去大量的糖类、无机盐及黏液质等吸潮性成分；③可有效去除重金属，提高用药安全；④设备简单且无需静置、沉淀、浓缩等操作，缩短生产周期。

除上述常用浸出方法外，还有微波强化提取、超声强化提取、酶法辅助提取、半仿生提取法等浸出方法也越来越受到重视并日益显示其优越性。

六、浸出液的蒸发及干燥

饮片经过浸提并分离后常得到浓度较低的浸出液，既不能直接应用，亦不利于制备其他剂型。因此需通过浓缩与干燥过程来获得高浓度、小体积的浓缩液或固体产物。常用的浓缩方法有蒸发、反渗透法、超滤法等，其中蒸发是最常用的方法，本节重点介绍。

1. 蒸发（Evaporation）

蒸发系指借加热作用使溶液中的溶剂汽化并除去，从而提高溶液浓度的操作，是中药制剂原料成型前处理的重要单元操作。蒸发的方式有两种：一种是自然蒸发，即溶液中的溶剂在低于沸点的情况下汽化，溶剂的汽化在溶液的表面进行，蒸发速率慢；另一种是沸腾蒸发，是使溶剂在沸腾条件下汽化，溶剂的汽化不仅在溶液表面进行，而且在溶液内部同时发生，因此蒸发面积大，蒸发效率高。中药提取液经蒸发浓缩后可制成一定规格的半成品，或进一步制成成品。在实际生产中，除以水为溶剂浸出饮片成分外，还经常使用乙醇或其他有机溶剂，故蒸发时常需要回收溶剂蒸气，以免污染环境和浪费溶剂，甚至造成危险。因此，蒸发设备与蒸馏设备常通用。浸出液的蒸发浓缩方法有多种，需根据浸出液的性质与浓缩的要求，选择适宜的方法与设备。

(1) 常压蒸发（Atmospheric Evaporation） 本法是药液在常压下进行蒸发的操作方法，耗时较长，易导致某些成分破坏。适用于对热较稳定的药液的浓缩。如以水为溶剂的提取液多使用敞口倾倒式夹层蒸发锅；而以乙醇为溶剂则应采用蒸馏装置。常压蒸发操作简便，但蒸发效率较低，蒸发温度高、时间长，浓缩物易受污染，环境潮湿。

(2) 减压蒸发（Decompression Evaporation） 本法是在密闭的容器内，抽真空使液体在低于大气压下蒸发，使浸出液的沸腾温度降低而进行浓缩的操作方法。由于压力降低，使溶液的沸点降低，能防止或减少热敏性物质的分解；增大了传热温度差，蒸发效率提高；能不断地排出溶剂蒸气，有利于蒸发顺利进行；但减压蒸发比常压蒸发所需消耗的加热蒸气的量增多。设备有减压浓缩装置和真空浓缩罐。

(3) 薄膜蒸发（Thin-film Evaporation） 本法是在减压条件下，使药液在蒸发时形成薄膜，增加汽化面积进行蒸发浓缩的方法。在减压条件下，液体形成薄膜而具有极大的汽化表面，热的传播迅速而均匀，没有液体静压的影响。真空薄膜蒸发可以反复进行，直到浓缩至所需体积，因此不受被浓缩液体积大小的限制。可连续操作，缩短生产周期，蒸发速率快、受热时间短，适合热敏物质的浓缩，为目前广泛应用的浓缩方法。常用设备有升膜式蒸发器、降膜式蒸发器、刮板式薄膜蒸发器、离心薄膜蒸发器等。薄膜浓缩的形式有两种：一种是使提取液剧烈沸腾，产生大量泡沫，以泡沫的内外表面为蒸发面进行蒸发浓缩；另一种是使药液以薄膜形式流过加热面时进行蒸发，如图11-9所示的升膜式蒸发器。升膜式蒸发器的加热室的管束很长，而在加热室中的液面维持较低，适用于蒸发量较大，有热敏性，黏度不大于 0.05Pa·s 和不易结垢的溶液的蒸发。饮片浸出液经此蒸发器蒸发后，可浓缩得到相对密度 1.05～1.10 左右的稠浸膏。虽然此设备可在短暂时间内达到最大蒸发量，但蒸发速率与供热量之间的平衡较难把握，药液浓缩变黏稠后容易黏附到加热面，加大热阻，蒸发效率下降。因此，此种设备不适合高黏度、有结晶析出或易结垢的药液，也不能将药液浓缩到黏稠的高浓度。图 11-10 所示刮板式薄膜蒸发器可克服以上缺点。其结构是由直立的夹套圆筒加热器内装高速旋转刮板转子（300r/min），药液由蒸发器上部进入、经分液盘进入加热套筒，在离心力、重力及旋转刮板的作用下形成旋转下降的薄膜，同时进行蒸发与浓缩，高沸点的浓缩液从下部排出，溶剂从上部排出，刮板能随时将套筒器壁上的黏稠浓缩物刮下，防止结垢影响蒸发效率。

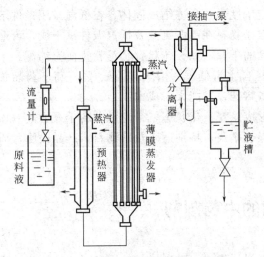 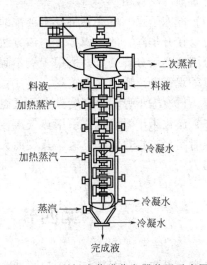

图 11-9　升膜式蒸发器装置示意图　　　图 11-10　刮板式薄膜蒸发器装置示意图

2. 干燥

中药浸出液经分离、纯化及浓缩后一般为流浸膏或浸膏，有时还需进一步干燥以满足以下需求：①增强提取物稳定性，有利于贮存；②有利于控制原料及制剂规格；③有利于制剂的制备。干燥是利用热能将含湿固体物质中的湿分（水分或其他溶剂）汽化除去，从而获得干燥物品的工艺操作。在中药制剂生产中，新鲜饮片的除水，原辅料除湿，浸膏剂、颗粒及丸剂的制备均需干燥操作过程。干燥的好坏，将直接影响到中药的内在质量。中药浸膏常用的干燥方法有常压干燥、减压干燥、喷雾干燥、冷冻干燥、流化床干燥和红外干燥等。

（1）常压干燥　本法系指在常压下，利用干热空气进行干燥的方法。如烘干法，将饮片的稠浸膏置于盘中在常压下进行干燥，该法适用于对热稳定的药物，简单易行，缺点是干燥速率慢，易过热引起有效成分分解，且干燥品较难粉碎。常用设备为烘箱和烘房。单滚筒式干燥器是将一定稠度物料涂于加热面使之形成薄膜进行干燥的一种设备，具有蒸发面、受热面大的特点，可缩短干燥时间。

（2）减压干燥　本法系在密闭容器中，在负压条件下进行干燥的一种方法，亦称真空干燥。其特点是干燥温度低，干燥速率快；减少了物料与空气的接触机会，避免污染或氧化变质；产品质松、易于粉碎；适用于热敏性或高温下易氧化的物料，但生产能力小，间歇操作，劳动强度大。减压干燥效果取决于负压的高低（真空度）和被干燥物的堆积厚度。设备有真空干燥箱等。

（3）**喷雾干燥** 本法系直接将浸出液喷雾于干燥器内使之在与通入干燥器的热空气接触过程中，水分迅速汽化，从而获得粉末或颗粒的方法。该方法的最大特点是物料受热表面积大，传热传质迅速，水分蒸发极快，几秒钟内即可完成雾滴的干燥，且雾滴温度大约为热空气的湿球温度（一般约为 50℃左右），特别适用于热敏性物料的干燥。此外，喷雾干燥制品质地松脆，溶解性能好，直接获得干燥颗粒，且保持原来的色香味。目前该方法是浸膏液的固体化制剂制备中最常用的方法。可根据需要控制和调节产品的粗细度和含水量等质量指标。喷雾干燥不足之处是能耗较高，进风温度较低时，热效率只有 30%～40%；控制不当常出现干燥物黏壁现象，且成品收率较低；设备清洗较麻烦。喷雾干燥方便得到干浸膏，可作为中间体任意调节辅料用量，给剂型设计带来很大方便；其在中药浸出液的固体化制剂生产中正日渐广泛应用。

（4）**冷冻干燥** 本法系将浸出液浓缩至一定浓度后预先冻结成固体，在低温减压条件下将水分直接升华除去的干燥方法。该方法的特点是物料在高度真空及低温条件下干燥，可避免成分因高热而分解变质，适用于极不耐热物品的干燥，如天花粉针、淀粉止血海绵等；干燥制品外观优良，质地多孔疏松，易于溶解，且含水量低，一般为 1%～3%，利于药品长期贮存。但冷冻干燥需要高度真空及低温，设备特殊，耗能大，成本高。

（5）**流化床干燥** 本法系用热气流使物料形成悬浮流化状态，带走水分的干燥方法。该法受热时间短，传热传质迅速，蒸发面大，干燥速率快，特别适于热敏物料，产品松脆，质地均匀。

第四节　常用的中药制剂

目前，中药剂型有汤剂、合剂、糖浆剂、丸剂、片剂、胶囊剂、外用膏剂、颗粒剂、注射剂、栓剂、气雾剂等 40 多种，本节主要介绍较常用的中药制剂。

一、汤剂

汤剂（Decoction）是指以饮片为原料加水煎煮，去渣取汁浓缩后制成的液体制剂，可内服也可外用，亦称为"煎剂"。以沸水浸泡饮片，服用剂量与时间不定或宜冷饮的制剂称为"饮"；将饮片用水或其他溶剂采用适宜的方法提取，经浓缩制成的内服液体制剂称为"中药合剂"。

汤剂是我国中医临床应用最早、最广泛的一种剂型，早在春秋战国时期已开始应用，至今已有数千年的历史。汤剂吸收迅速、显效较快，能适应中医辨证施治需要，处方组成和用量可随证加减，有利于发挥各饮片成分的综合作用，且制备方法简单易行，故至今仍为人们所习用。但也存在一定缺点，如使用、携带不便、需临用新配；口服体积大、味苦，特别是儿童服用困难；易霉败变质，不宜久贮；难溶性和脂溶性成分以水煎煮，不易提取完全；制备过程中，有些成分会被药渣再吸附，而挥发性成分易逸散，有些成分会分解、沉淀而损失等。

汤剂的制备主要采用煎煮法，其制备流程为：饮片→加水浸泡→煎煮→合并煎液→即得。

煎煮法：一般煎煮前先将饮片用适量水浸泡一定时间，然后加热至沸，保持微沸煎煮一定时间，分离浸出液，药渣再重复操作1～2次，合并各次浸出液，即得。一般加水量为饮片的6～12倍，煎煮时间根据饮片的质地、气味不同而定。一般饮片第一煎煮沸20～30min，第二煎20～30min，汤剂煎得后，应趁热滤过，尽量减少药渣中煎液的残留量。此外，煎煮时还应注意以下几点：①饮片的加入顺序，先煎药、后下药、包煎药、另煎药、烊化药等均应特殊处理；②煎药的用具以瓦罐、搪瓷、不锈钢煎煮器为宜；③应掌握煎煮量并控制加热时间；④先将第二煎、第三煎药液浓缩至一定体积，再加入第一煎药液，防止有效成分长时间加热而被破坏。

例11-1 四逆汤

【处方】　淡附片　　　　300g　　　　　干姜　　　　200g
　　　　　炙甘草　　　　300g

【制法】　以上3味，淡附片、炙甘草加水煎煮两次，第一次2h，第二次1.5h，合并煎液，滤过；干姜用水蒸气蒸馏提取挥发油，挥发油和蒸馏后的水溶液备用；姜渣再加水煎煮1h，煎液与上述水溶液合并，滤过，再与淡附片、炙甘草的煎液合并，浓缩至约400mL，放冷；加乙醇1200mL，搅匀，静置24h，滤过，减压浓缩至适量；用适量水稀释，冷藏24h，滤过。加单糖浆300mL、苯甲酸钠3g与上述挥发油，加水至1000mL，搅匀，灌封，灭菌，即得。

【功能与主治】　温中祛寒，回阳救逆。用于阳虚欲脱，冷汗自出，四肢厥逆，下利清谷，脉微欲绝。

二、酒剂

酒剂（Medicinal Liquor）系指饮片用蒸馏酒提取制成的澄清液体制剂，亦称药酒。酒剂有行血、发散和助长药效的特点，是中医常用的中药制剂。对很多病症，特别是对风湿筋骨痛、跌打损伤等具有独特的治疗作用。酒剂多供内服，也可外用，生产内服酒剂应以谷类酒为原料，必要时加糖或蜂蜜矫味和着色。

酒剂为传统剂型，历史悠久，《黄帝内经》中的"醪醴"就是指治病的药酒。酒甘辛大热，能通血脉，行药势，散寒，含微量酯类、酸类、醛类等成分，气味醇香特异，是一种良好的浸提溶剂。中药的多种成分易溶解于白酒中，故某些用于治疗风寒湿痹、温肾助阳、祛风活血、散瘀止痛的方剂，制成酒剂应用，效果较佳。酒剂制备简便，剂量较小，服用方便，且不易霉变，易于保存。但儿童、孕妇、心脏病及高血压患者不宜服用。

中药酒剂一般常用浸渍法、渗漉法或回流法等提取方法制备。浸渍法又分冷浸渍和热浸渍两种。渗漉法一般对蒸馏酒的浓度、浸渍温度及时间、渗漉速度、成品含醇量等的要求均因品种不同而异，目前尚无统一规定。酒剂在生产、贮存过程中应注意以下几点：①酒剂按传统制法应放置数月或半年后再分装，使酒剂在贮存期间保持澄清；②生产所用的蒸馏酒应符合国家标准中关于蒸馏酒质量标准的规定；③药酒含醇量依照乙醇量测定法（见《中国药典》2020年版四部通则0711）测定，应符合该品种项下的规定；④生产酒剂所用的饮片，一般应适当粉碎，以利于浸出。质量要求酒剂应澄清，在贮存期间允许有少量摇之易散的沉淀，应进行乙醇量、总固体、甲醇量、装量及微生物限度检查。

例11-2 三两半药酒

【处方】　当归　　　　100g　　　　　炙黄芪　　　　100g
　　　　　牛膝　　　　100g　　　　　防风　　　　50g

【制法】　以上4味，粉碎成粗颗粒，用白酒2400mL与黄酒8000mL的混合液作溶剂，浸渍 48h 后，缓缓渗漉，加入蔗糖 840g，搅拌使溶解后静置，滤过，即得。

【功能与主治】 益气活血，祛风通络。用于气血不和、感受风湿所致的痹病，症见四肢疼痛、筋脉拘挛。

三、酊剂

酊剂（Tinctures）系指饮片用规定浓度的乙醇提取或溶解而制成的澄清液体制剂，也可用流浸膏稀释制成，或用浸膏溶解制成。酊剂多供内服，少数供外用。酊剂不加糖或蜂蜜矫味和着色。

酊剂应为澄清液体且有一定的乙醇量和药物浓度。由于乙醇对中药中各种成分的溶解能力有一定的选择性，故用适宜浓度的乙醇浸出的药液内杂质较少，有效成分的含量较高，剂量缩小，服用方便，且不易生霉。但乙醇也有一定的药理作用，因此酊剂的应用也受到一定的限制。酊剂的浓度除另有规定外，含有毒剧药品的中药酊剂每 100mL 应相当于原饮片 10g，其有效成分明确者，应根据其半成品的含量加以调整，使其符合各酊剂项下的规定。其他酊剂每 100mL 相当于原饮片 20g。

酊剂可用溶解、稀释、浸渍或渗漉等法制备，具体制法详见第四章。

例 11-3 远志酊

【处方】 远志流浸膏 　　200mL 　　　　60%乙醇 　　　适量

【制法】 取远志流浸膏 200mL，加 60%乙醇使成 1000mL，混合后，静置，滤过，即得。

【功能与主治】 祛痰药。用于咳痰不爽。

四、流浸膏剂与浸膏剂

流浸膏剂与浸膏剂均由中药浸提液浓缩而成，二者浓缩程度不同，在制备时都要经过加热浓缩处理，因此对热敏性药物不适用。除少数品种直接用于临床外，大多数用作制备其他剂型的原料。流浸膏剂一般多用于配制合剂、糖浆剂、酊剂等；浸膏剂一般多用于配制颗粒剂、胶囊剂、片剂、丸剂等。

1. 流浸膏剂

流浸膏剂（Fluid Extracts）指饮片用适宜的溶剂提取，蒸去部分溶剂，并调整至规定浓度而制成的液体制剂。除另有规定外，流浸膏剂每 1mL 相当于饮片 1g。制备流浸膏剂常用不同浓度的乙醇为溶剂，少数以水为溶剂，以水为溶剂的流浸膏剂中应酌加 20%～25% 的乙醇为防腐剂，乙醇具有防腐的作用，并能除去部分杂质，以利于贮存。流浸膏剂除少数品种可直接供临床应用外，大多数作为配制其他制剂的原料，一般多用于配制酊剂、合剂、糖浆剂、丸剂等。流浸膏剂应至少含 20% 以上的乙醇，且外观澄清。久贮若产生沉淀，在乙醇和指标成分含量符合规定或经调整情况下，可滤过除去沉淀。流浸膏剂应置遮光容器内密封，阴凉处贮存。

流浸膏剂的制备多采用渗漉法，也可用浸膏剂稀释制成。渗漉时用不同浓度的乙醇为溶剂进行渗漉。此外，某些以水为溶剂的中药流浸膏，也可用煎煮法制备，如益母草流浸膏等；也有的是用浸膏按溶解法制成的，如甘草浸膏等。按渗漉法制备流浸膏剂时，其制备流程为：饮片→预处理→加乙醇渗漉→浓缩→调整浓度→即得。

例 11-4 远志流浸膏

【处方】 远志（中粉） 　　1000g 　　　　60%乙醇 　　　适量

【制法】　取远志按渗漉法，用 60% 乙醇作溶剂，浸渍 24h 后，以每分钟 1～3mL 的速度缓缓渗漉，收集初漉液 850mL，另器保存；继续渗漉，至有效成分完全漉出，收集渗漉液，在 60℃ 以下浓缩至稠膏状；加入初漉液，混匀，滴加浓氨试液使微显碱性，并有氨臭，用 60% 乙醇调整浓度至每 1mL 相当于原饮片 1g，静置，待澄清，滤过，即得。

2.浸膏剂

浸膏剂（Extracts）系指饮片用适宜溶剂提取，蒸去全部溶剂，调整至规定浓度所制成的膏状或粉状的固体制剂。除另有规定外，浸膏剂每 1g 相当于饮片或天然药物 2～5g。浸膏剂不含或含极少量溶剂，有效成分含量高，体积小，疗效确切，可久贮。浸膏剂一般多用于制备酊剂、流浸膏剂、颗粒剂、片剂、丸剂等。按干燥程度浸膏剂可分为稠膏和干膏。稠膏为半固体状，一般含水量约为 15%～20%；干膏为粉末状，含水量约为 5%。含有生物碱或有效成分明确的浸膏剂，都需经过含量测定后，用稀释剂调整至规定的规格标准。稠浸膏剂可用甘油、液状葡萄糖调整含量；干浸膏可用淀粉、乳糖、蔗糖、氧化镁、磷酸钙、药渣细粉等调整含量。浸膏剂应在遮光容器中密闭贮藏，特别是干浸膏剂极易吸湿，更应密封，置阴凉处贮存。其制备流程为：饮片→浸出→精制→浓缩→干燥→调整浓度→即得。

浸膏剂多用煎煮法或渗漉法制备。全部提取液应低温浓缩至稠膏状，加稀释剂或继续浓缩至规定的量。干浸膏制备过程中，可将浸膏摊铺在涂油或撒布一层药粉的烘盘内，在 80℃ 以下干燥，制成薄片状物；也可在浸膏中掺入适量原饮片细粉、淀粉稀释后再干燥（尽可能利用真空低温干燥或采用喷雾干燥）。

此外，也可采用回流法或浸渍法。在实际生产时，应根据品种和设备条件，选用能耗少、成本低、质量佳的方法。

例 11-5　刺五加浸膏

【处方】　刺五加（粗粉）　　　　1000g　　　　75% 乙醇　　　　适量

【制法】　取刺五加 1000g，粉碎成粗粉，加水煎煮二次，每次 3h，合并煎液，滤过，滤液浓缩成浸膏 50g（水浸膏），即得；或取刺五加 1000g，粉碎成粗粉，加 75% 乙醇，回流提取 12h，滤过，滤液回收乙醇至无醇味，浓缩成浸膏 40g（醇浸膏），即得。

【功能与主治】　益气健脾，补肾安神。用于脾肾阳虚，体虚乏力，食欲缺乏，腰膝酸痛，失眠多梦。

五、煎膏剂

煎膏剂（Electuary）系指饮片用水煎煮，取煎煮液浓缩，加炼蜜或糖（或转化糖）制成的半流体制剂，俗称膏滋。由于煎膏剂经浓缩并含有较多的糖或蜜等辅料，故具有药物浓度高、体积小、稳定性好、口感好、服用方便、渗透压大、微生物不易生长等优点。但含热敏性及挥发性成分的中药不宜制成煎膏剂。

煎膏剂多以滋补为主，兼有缓和的治疗作用，多用于慢性疾病，如益母草膏多用于妇女活血调经；养阴清肺膏多用于阴虚肺燥、干咳少痰等症，是中医传统剂型之一。

煎膏剂多采用煎煮法制备，将饮片加水煎煮 2～3 次，每次煎煮 2～3h，滤过，静置，取上清液浓缩至规定比重，得清膏，按规定量加入糖或炼蜜（或转化糖），收膏即得。收膏时随着稠度的增加，加热温度可相应降低，并不断搅拌和撇去液面的浮沫。收膏稠度视品种而定，一般相对密度 1.4 左右。若需加饮片细粉，待冷却后加入，搅拌均匀。煎膏剂收膏时应防止焦化，糖可选用冰糖、白糖等。煎膏剂应无焦臭、异味，无糖的结晶析出；应稠度适宜，加水稀释，应无焦块、药渣等异物。煎膏剂应密封，置于阴凉处贮存，防止变质、发霉。除另有规定外，加炼蜜或糖的量一般不超过清膏量的 3 倍。其制备流程为：饮片→加水煎煮→浓缩→清膏→加炼蜜或糖→即得。

有些煎膏剂在贮藏一定的时间后，常有糖的结晶析出，俗称"返砂"。返砂的原因与煎膏剂所含总糖量和转化糖量有关。煎膏剂的总糖量如超过单糖浆的浓度，常因过饱和而结晶析出，一般控制总糖含量在 85% (W/W) 以下为宜。蔗糖在酸性或高温条件下转化时，果糖的损失较葡萄糖大，为防止在收膏时蔗糖的进一步转化和果糖的损失，应尽量缩短加热时间，降低加热温度，还可适当调高 pH。如果煎膏剂已出现大量结晶，可将析出的糖分离出来，经重新溶解后再与煎膏相混匀；如析出结晶少，则可连容器置于水浴上加热，使析出的糖溶解。

例 11-6 益母草膏

【处方】 益母草   红糖

【制法】 取益母草，切碎，加水煎煮二次，每次 2h，合并煎液，滤过，滤液浓缩至相对密度为 1.21~1.25（80℃）的清膏；每 100g 清膏加红糖 200g，加热溶化，混匀，浓缩至规定的相对密度，即得。

【功能与主治】 活血调经。用于血瘀所致的月经不调、产后恶露不绝，症见月经量少、淋漓不净、产后出血时间过长；产后子宫复旧不全见上述证候者。

六、中药丸剂

丸剂（Pills）系指饮片细粉或提取物加适宜的黏合剂或其他辅料制成的球形或类球形制剂，主要供内服。

丸剂是中药传统剂型之一，具有悠久的历史，早在《五十二病方》中已有记载。由于中药成分复杂，在对药效物质还无法完全把握的情况下，以保留所有成分的饮片细粉为原料制备的传统丸剂依然是中药制剂的主要剂型之一。根据制丸辅料不同，传统丸剂又可分为水丸、蜜丸、水蜜丸、糊丸、蜡丸等类型。20 世纪 80 年代以来，中药丸剂生产的机械化和自动化水平有了较大发展，并研制出了浓缩丸、滴丸等新型丸剂。

水丸系指饮片细粉以水（或根据制法用黄酒、醋、稀药汁、糖液、含 5% 以下炼蜜的水溶液等）为黏合剂制成的丸剂。一般用泛制法制备，故又称水泛丸。水丸在消化道中崩解较快，发挥疗效亦较迅速，适用于解表剂与消导剂。由于不同的水丸重量多不相同，故一般均按重量服用。

蜜丸系指饮片细粉以炼蜜为黏合剂制成的丸剂。一般用塑制法制备。由于蜂蜜黏稠，使蜜丸在胃肠道中逐渐溶蚀释药，故作用持久，适用于治疗慢性疾病和用作滋补药剂。蜜丸的大小因各地习惯的不同而异，其中每丸重量在 0.5g（含 0.5g）以上的称大蜜丸；每丸重量在 0.5g 以下的称小蜜丸。

水蜜丸系指饮片细粉以炼蜜和水为黏合剂制成的丸剂。

糊丸系指饮片细粉以米粉、米糊或面糊等为黏合剂制成的丸剂。糊丸在消化道中崩解迟缓，适用于作用峻烈或有刺激性的药物，但由于溶散时限不易控制，现已较少应用。

蜡丸系指饮片细粉以蜂蜡为黏合剂制成的丸剂。蜡丸在消化道内难于溶蚀和溶散，故在过去多用于毒剧药物制丸，但现已很少应用。

浓缩丸系指饮片或部分饮片提取浓缩后，与适宜的辅料或其余饮片细粉，以水、炼蜜、或炼蜜和水为黏合剂制成的丸剂。根据所用黏合剂的不同，分为浓缩水丸、浓缩蜜丸和浓缩水蜜丸。浓缩丸的特点是减小了体积，增强了疗效，服用、携带及贮存均较方便，符合中医用药特点，又适应机械化生产的要求，并可节约辅料。

丸剂的特点：①传统丸剂一般释药缓慢，显效迟缓，但作用持久，并可缓和某些药物的毒副作用，如蜜丸等多用于慢性病的治疗或久病体弱、病后调和气血之用，毒性、刺激性药物可制成糊丸、蜡丸；②某些新型丸剂释药快，奏效迅速，可用于急救，如苏冰滴丸、复方丹参滴丸等；③制备时可容纳固体、半固体及液体药物；采用泛制法制备时，可将药粉分层泛入，以避免药物相互作用，掩盖药物的不良气味，防止挥发性成分损失。但中药丸剂的服用量较大、小儿服用困难。此外，丸剂在制备过程中易引起微生物污染、易出现溶散时限不合格等问题，应根据具体情况采取相应的措施克服。

中药丸剂可用泛制法、塑制法、滴制法制备。

1. 泛制法

本法系指在转动的适宜的容器或机械中将饮片细粉与赋形剂交替润湿、撒布、不断翻滚，逐渐增大的一种制丸方法。泛制法主要用于水丸的制备，水蜜丸、糊丸、浓缩丸也可用泛制法制备。小量制备可用涂桐油或漆的光滑不漏水的圆竹匾手工泛制，大生产多用包衣锅。

泛制法的工艺流程为：原辅料的准备→起模→成型→盖面→干燥→选丸→包装。

(1) 原辅料的准备 饮片一般先经净选、洗涤、干燥处理，然后粉碎成能通过六号筛的药粉。用于水丸起模、盖面、包衣的药粉，应选用处方中黏性适中的饮片细粉，若处方中需用药汁等则按规定制备。

(2) 起模 起模是制备丸粒基本母核的操作，是制备水丸的关键。在包衣锅内喷适量水使之润湿，撒布少量药粉，转动泛丸锅，使药粉均匀地黏在泛丸锅上，然后刷下附着的粉末小点，再喷水、撒粉，反复多次，使粉粒逐渐增大至直径 0.5~1mm，筛去过大、过小的粉粒，即得丸模。也可以将药粉与水混合，制成软材，压过二号筛，将制成的小颗粒置于包衣锅中，旋转摩擦，撞去棱角，取出，过筛分等，即得丸模。

起模是泛制法制丸的关键环节，模子的形状直接影响着成品的圆整度，模子的粒度差和数目也影响成型过程中筛选的次数、丸粒规格及药物含量均匀度。泛丸起模是利用水的湿润作用诱导出药粉的黏性，使药粉相互黏着成细小的颗粒，并在此基础上层层增大而成丸模的过程。因此起模应选用方中黏性适中的药物细粉。黏性太大的药粉，加入液体时，由于分布不均匀，先被湿润的部分产生的黏性较强，且易相互黏合成团，如半夏、天麻、阿胶、熟地等。无黏性的药粉不宜起模，如磁石、朱砂、雄黄等。起模的用粉量多凭经验，因处方药物的性质不同。有的吸水量大，如质地疏松的药粉，起模用药量宜较少；而有的吸水量少，如质地黏韧的药粉，起模用粉量宜多。成品丸粒大，用粉量少；反之，则用粉量多。起模用粉量应根据药粉性质和丸粒的规格控制，以保证各批次及每批丸模数量、大小符合要求，手工泛制一般为药粉总量的 1%~5%，大生产按式 (11-3) 计算：

$$X = \frac{0.625 \times D}{C} \tag{11-3}$$

式中，C 为成品水丸 100 粒干重 (g)；0.625 为 100 粒标准模子的湿重；D 为药粉总量 (kg)；X 为起模用粉量 (kg)。

(3) 成型 将已筛选均匀的模子逐渐加大至接近成品，成型方法与起模相似，即在丸模上反复加水润湿，散粉，滚圆。如有必要，可根据饮片性质不同，采用分层泛入的方法。在成型过程中，应控制丸粒的粒度和圆整度。每次加水、加粉量应适宜，分布应均匀，滚动时间应适当，使丸粒坚实致密，均匀长大。

（4）盖面　将已经增大、筛选均匀的丸粒用余粉或特制的盖面用粉等加大到粉料用尽的过程，是泛丸成型的最后一个环节。其作用是使整批投产成型的丸粒大小均匀，色泽一致，并提高其圆整度和光洁度。

（5）干燥　泛制丸含水量大，易引起发霉，盖面后应及时干燥。一般干燥温度在80℃以下，含有挥发性及热敏性成分的丸剂，干燥温度不应超过60℃。

（6）选丸　丸粒干燥后，采用手摇筛、振动筛、滚筒筛、检丸器及立式检丸器等进行筛选，以保证丸粒圆整、大小均匀、剂量准确。还可采用流化床干燥，可降低干燥温度，缩短干燥时间，并且提高水丸中的毛细管和孔隙率，有利于水丸的溶散。

泛制的水丸一般体积小，表面致密光滑，便于服用，又不易吸潮，有利于保存。操作时各种药物可分层泛入，既可掩盖不良气味，又可防止芳香成分挥发。由于其黏合剂为水性溶液，丸粒服后在体内容易崩解，而显效快。但制备操作较繁难，对其成品中主药含量、溶散时限等较难控制。操作过程中容易引起微生物的污染以及丸粒霉变等。这些问题都是生产上亟待研究解决的问题。

2. 塑制法

本法系指将饮片细粉加入适量黏合剂制成软硬适宜、可塑性较大的丸块，再依次制丸条、分粒、搓圆而成丸粒的制丸方法。塑制法主要用于蜜丸的制备，水蜜丸、糊丸、浓缩丸、蜡丸也可用塑制法制备。塑制法多用制丸机制备。塑制法的工艺流程为：原辅料的准备→制丸块→制丸条→分粒及搓圆→干燥→整丸→包装。

（1）原辅料的准备　饮片处理同泛制法要求。塑制法制丸常用的黏合剂为蜂蜜，蜂蜜按处方中饮片性质，炼制成适宜程度的炼蜜。在制丸过程中尚需使用润滑剂，以防止丸块、丸条等与机器、工具粘连，并使丸粒表面光滑。机器制丸多用药用乙醇；手工制丸多用麻油与蜂蜡（7:3）的融合物，可根据季节气温变化适当调节油蜡比例，以保持半固体状。

（2）制丸块　又称和药，系将已混匀的饮片细粉加入适量炼蜜，混匀，制成软硬适宜、可塑性较大的丸块，中药行业中习称"合坨"。大量生产采用捏和机（如图11-11所示），小量制备可在盆内进行。捏合机由金属槽及两组强力的S形桨叶所构成，槽底呈半圆形，两组桨叶的转速不同并且沿相对方向旋转，由于桨叶间的挤压、分裂、搓捏以及桨叶与槽壁间的研磨等作用，可形成不黏手、不松散、湿度适宜的可塑性丸块。丸块的软硬程度应以不影响丸粒的成型和在贮存中不变形为度。丸块取出后应立即搓条，若暂时不搓条，应以湿布盖好，以防止干燥。

制丸块是塑制法的关键工序，丸块的软硬程度直接影响丸粒成型及在贮存中是否变形。丸块质量一般凭经验掌握，以能随意塑形而不开裂、手搓捏而不黏手、不黏附器壁为宜。

（3）制丸条、分粒与搓圆　先将丸块制成粗细适宜的条形，再切割成小段并搓成光圆的丸粒。大生产多采用中药自动制丸机、大蜜丸机、滚筒式制丸机、光电自动控制丸机等；少量制备可用螺旋式出条机、轧丸机或搓丸板。

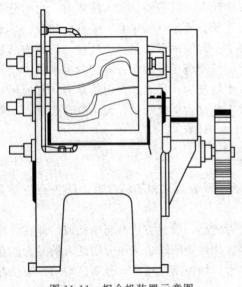

图11-11　捏合机装置示意图

（4）干燥　水蜜丸因蜜中加水稀释，所成丸粒含水量较高，若蜜丸的含水量超过 15%，应进行干燥，干燥温度同水丸。干燥后加少许蜜水或丸药油，在泛丸锅中滚动一定时间，使丸粒光滑、滋润。

由于中药原料常带菌、蜂蜜以及操作过程中可能带来的污染，使制成的丸粒带菌，贮存期间易生虫发霉，因此蜜丸制成后应进行灭菌。目前已采用微波加热、远红外辐射等方法，既可干燥又可起到一定的灭菌作用。

3. 滴制法

本法系指中药提取物或化学物与水溶性基质、非水溶性基质制成溶液或混悬液滴入与之互不相溶的液体冷凝剂中，收缩冷凝而制成丸剂的一种方法。滴制法用于滴丸剂的制备。

滴制法制备丸剂具备以下优点：滴制法制丸的设备简单，自动化程度高，操作方便，车间无粉尘保护好；滴制法生产工序少，生产周期短，一般情况下当天可出成品；剂量准确，生产条件易控制，重量差异比较小，操作过程中药物损耗少，接触空气少，受热时间短，质量稳定，可用于多种给药途径，除口服外还可制成耳用、眼用滴丸，避免滴耳剂和眼药水很快流失或被分泌物稀释的弊端；某些液体药物可以滴制成固体滴丸，如芸香油滴丸、牡荆油滴丸等。

丸剂以上述制法制备好后，还可以在丸剂的表面上包裹一层物质，使之与外界环境隔绝，称为包衣或上衣。包衣后的丸剂称为包衣丸剂。中药丸剂多用处方中适宜的饮片细粉作为包衣材料，称为药物衣，既可发挥药效，又可保护丸粒、增加美观。常用的药物衣有朱砂衣、甘草衣等。此外，丸剂也可包糖衣、薄膜衣、肠溶衣，包衣方法与片剂包衣相似。

例 11-7　黄连上清丸

【处方】
黄连	10g	连翘	80g	防风	40g
白芷	80g	菊花	160g	酒大黄	320g
桔梗	80g	石膏	40g	甘草	40g
栀子（姜制）	80g	炒蔓荆子	80g	荆芥穗	80g
黄芩	80g	薄荷	40g	黄柏（酒炒）	40g
川芎	40g	旋覆花	20g		

【制法】 以上十七味，粉碎成细粉，过筛，混匀。用水制丸，干燥，制成水丸；或每 100g 粉末用炼蜜 30～40g 加适量水制丸，干燥，制成水蜜丸；或每 100g 粉末加炼蜜 150～170g 制成大蜜丸或小蜜丸，即得。

【功能与主治】 散风清热，泻火止痛。用于风热上攻、肺胃热盛所致的头晕目眩、暴发火眼、牙齿疼痛、口舌生疮、咽喉肿痛、耳痛耳鸣、大便秘结、小便短赤。

七、膏药

膏药（Plasters）系指饮片、食用植物油与红丹（铅丹）或官粉（铅粉）炼制成膏料，摊涂于裱褙材料上制成的供皮肤贴敷的外用制剂。前者称为黑膏药，后者称为白膏药，近年来以黑膏药较为常用。

膏药为中药传统剂型，清代《理瀹骈文》末卷为 21 剂膏药良方，全面论述了膏药的应用与制备。膏药在常温下为坚韧固体，用前需烘热，软化后贴于皮肤上，一般一天或数天更换一次，药效较软膏剂、橡胶膏剂持久。

黑膏药的基质为植物油与红丹在高温下反应生成的脂肪酸铅盐。黑膏药易污染衣物，使用不便，并有铅离子存在。近年来，有采用聚氯乙烯和苯二甲酸二丁酯制成类似橡胶的弹性体，再加入松香、樟脑、氧化锌等制成新基质。

黑膏药的一般制备流程为：提取药料→炼油→下丹成膏→去"火毒"→摊涂。

(1) 提取药料　饮片应适当碎断，用植物油炸枯，油温控制在 200～220℃；质地疏松不耐油炸的饮片，宜待其他饮片炸至枯黄（饮片表面呈深褐色而内部焦黄色）后再加入；含挥发性成分的饮片、矿物药及贵重药应研成细粉，于摊涂前加入已熔化的膏药中混匀或摊涂后撒布于膏药表面，温度不应超过 70℃。大生产用膏药提取与炼油器，少量制备可用铁锅。近年来，为减少或避免药物成分在高温熬炼时的分解损失，有将饮片用水煎煮，浓缩成稠膏，再与膏药基质混匀；或根据饮片成分性质，综合采用水蒸气蒸馏、水煎煮或乙醇提取等方法，将饮片提取物与膏药基质混合制备膏药。

(2) 炼油　将去渣后的药油于 270～320℃继续加热熬炼，使油脂在高温条件下氧化、聚合、增稠。炼油程度应老嫩适宜，一般炼至"滴水成珠"，鉴别时可取药油少量，滴于水中，以能聚结成珠而不散为度。炼油为制备膏药的关键工序，炼油过嫩则形成的膏药基质偏软，贴于皮肤后容易移动；炼油过老则形成的膏药松脆，黏着力小，贴于皮肤时易脱落。

(3) 下丹成膏　当油温达到约 300℃时，在不断搅拌下，缓缓加入红丹，使红丹与油充分反应，生成脂肪酸铅盐，铅盐又可进一步促使油脂氧化、聚合、增稠而成膏状。一般每 500g 植物油用红丹 150～210g。传统以经验法鉴别膏药的老、嫩程度：取少量样品滴入水中，数秒钟后取出，若膏黏手、拉之带丝表示膏太嫩，应继续熬炼；拉之发脆表示膏过老；膏不黏手、稠度适中表示合格。黑膏药的老嫩程度与软化点直接相关，因此也可用软化点测定仪测定膏药的软化点，作为膏药老、嫩程度的参考标准。炼油及下丹成膏过程中有大量刺激性浓烟产生，需通过废气排出管排入洗水池中，经水洗后再排出，并应注意通风、防火。

(4) 去"火毒"　将炼成的膏药以细流倾入冷水中并剧烈搅拌，待冷却凝结后取出。再经反复揉搓，制成团块并浸入冷水中，以除净"火毒"。油丹炼合而制成的膏药若直接应用，常对皮肤产生局部刺激作用，轻者出现红斑、瘙痒，重者发疱、溃疡。传统认为，这种刺激系因膏药经高温熬炼后产生的"燥性"所致，俗称"火毒"，在水中浸泡或久置阴凉处可以除去。现代认为，"火毒"系油在高温下氧化、聚合反应中生成的具有刺激性的低分子分解产物，如醛、酮、低级脂肪酸等。此外，药物成分本身也可能产生刺激作用，膏药贴敷日久，也会对皮肤产生刺激作用。

(5) 摊涂药膏　将去"火毒"的膏药团块微温熔化，在 70℃左右加入挥发性及贵重药物细扮，混匀，按规定量涂于皮革、布或多层韧皮纸等裱褙材料上。膏面可衬纸或折合，密闭包装，置纸盒或袋内，阴凉处贮藏。

白膏药与黑膏药制法相似，但下丹时宜将油温冷至 100℃左右时缓缓加入官粉，官粉的用量较铅丹多，与油的比例约为 1∶1～1∶1.5。官粉的氧化作用不如铅丹剧烈，有部分过量的官粉氧化或分解，因此，白膏药的软化点比黑膏药低，刺激性也比黑膏药小。

制成的膏药膏体应油润细腻、光亮、老嫩适度，摊涂均匀、无飞边缺口，加温后能粘贴于皮肤上且不移动。黑膏药应乌黑，无红斑；白膏药应无白点。

例 11-8　伤湿止痛膏

【处方】

伤湿止痛流浸膏	50g	水杨酸甲酯	15g
薄荷脑	10g	冰片	10g
樟脑	20g	芸香浸膏	12.5g
颠茄流浸膏	30g		

【制法】　以上七味，伤湿止痛流浸膏系取生草乌、生川乌、乳香、没药、生马钱子、丁香各 1 份，肉桂、荆芥、防风、老鹳草、香加皮、积雪草、骨碎补各 2 份，白芷、山奈、干

姜各3份，粉碎成粗粉，用90％乙醇制成相对密度约为1.05的流浸膏；按处方量称取各药，另加3.7～4.0倍重的由橡胶、松香等制成的基质，制成涂料。进行涂膏，切段，盖衬，切成小块，即得。

【功能与主治】　祛风湿，活血止痛。用于风湿性关节炎，肌肉疼痛，关节肿痛。

（深圳大学药学院　李颖）

参考文献

[1]　国家药典委员会.中华人民共和国药典.2020年版.北京：中国医药科技出版社，2020.
[2]　张洪斌.药物制剂工程技术与设备.第2版.北京：化学工业出版社，2009.
[3]　李向荣.药剂学.杭州：浙江大学出版社，2010.
[4]　崔福德.药剂学.第2版.北京：中国医药科技出版社，2011.
[5]　李范珠.药剂学.北京：中国中医药出版社，2011.
[6]　方亮.药剂学.第8版.北京：人民卫生出版社，2016.
[7]　李范珠，李永吉.中药药剂学.北京：人民卫生出版社，2012.
[8]　杨丽.药剂学.北京：人民卫生出版社，2014.
[9]　狄留庆，刘汉清.中药药剂学.北京：化学工业出版社，2011.

第十二章 固体分散体、包合物、微囊与微球

第一节 固体分散体

一、概述

广义来说，固体分散体（Solid Dispersion）是一种药物以分子状态、无定形（非晶）团簇状态或者晶体颗粒状态分散在辅料（一般为高分子）中的一种制剂中间体。除少数工艺外，固体分散体常常还会经历下一步工艺（比如制粒等），最终制成比较便于服用的片剂或者胶囊剂等剂型。

固体分散体的概念最初由 Sekiguchi 等提出，此后，特别是近 20 年，固体分散体在提高难溶药物的生物利用度方面得到了越来越广泛的应用。虽然固体分散体技术也被应用于缓释制剂（比如骨架片制剂）、掩味（Taste Masking）等其他方面，但以提高难溶药物生物利用度为主要目的的无定形固体分散体（Amorphous Solid Dispersion，以下简称 ASD）是当前制药工业界应用最广泛的一种。在行业中提到"固体分散体"，如未特殊指出，一般是指 ASD 技术。与其他的非晶态药物制剂技术，如共溶体系（Co-solvent System）或者自乳化药物递送系统（Self-emulsifying Drug Delivery System，SEDDS）相比，ASD 更易于被开发成为固体口服制剂，因而在制备成本、产品的物理和化学稳定性、服药量负担（Pill Burden）等各方面往往具有明显优势。目前已上市的一些新药，比如美国雅培公司的 Lopinavir/Ritonavir 复方片剂、德国拜耳制药公司的 Regorafenib 片剂、美国默沙东公司的 Posaconazole 片剂、美国吉利德公司的 Ledipasvir 复方片剂等，都应用了 ASD 制剂技术。

在 ASD 中，药物以分子状态过饱和地混合于高分子载体（一般是水溶性的或者 pH 依赖的水溶性高分子）中。药物的结晶趋势被高分子的存在所抑制（通过分子间的相互作用，以及玻璃化转化温度 T_g 的提高），从而获得一个热力学不稳定，而动力学相对稳定的复合体系。为便于理解，从某种意义上，我们可以把 ASD 看成是药物分子在高分子中的一种溶液（根据严格的热力学定义，ASD 不是溶液，因为 ASD 一般处于玻璃态，是热力学不平衡体系，而溶液是热力学平衡体系）。

由于无定形药物相对于晶体药物具有更高的热力学平衡溶解度（一般高一个数量级），而亲水性高分子的存在也提高了 ASD 的浸润度，因此 ASD 往往比晶体制剂有更快的药物溶出速率。另外，药物从 ASD 溶出时，高分子往往也同时溶出进入周围介质。基于药物和高分子之间不同的相互作用，不同类型高分子可以不同程度地维持药物在溶液中的过饱和状

态，从而提高 ASD 的溶出效果和体内生物利用度。

　　了解 ASD 的热力学特性、物相结构以及常用分析方法、ASD 特殊的溶出机理和行为等，对 ASD 制剂的研发和应用至关重要。

二、固体分散体的热力学特性

　　虽然 ASD 不一定都是药物-高分子两相体系（有时候 ASD 中含有表面活性剂和塑化剂），但是作为 ASD 中最主要组分，药物和高分子的热力学性质，以及它们之间的相互作用，无疑是决定 ASD 各种药学性质最关键的因素。

　　对于药物，设计 ASD 时常常需要考虑的热力学性质包括：晶体的熔点（T_m），玻璃化转化温度（T_g），非晶形成能力或者结晶能力（可以用晶体生长速度、Fragility Index、T_g/T_m 比值等估计），油水分配系数（$\log P$）等。了解这些药物性质虽然并不能直接地、明确地给出 ASD 的制剂设计（主要指高分子的选择、ASD 的载药量），但是对 ASD 的制剂选择、风险的评估有相当的指导意义。比如，如果一个药物分子本身具有很强的结晶能力，那么提高 ASD 的载药量将带来更大的药物结晶的风险，未来 ASD 的溶出过程中也有更大的药物结晶沉淀的风险。显然，在这种情况下，高分子的选择和用量更加至关重要。

　　ASD 常用的高分子材料有 Polyvinylpyrrolidones (PVP)，Poly (vinylpyrrolidone-co-vinyl acetate) (PVP-VA)，Hydroxypropyl Methylcellulose (HPMC)，Hydroxypropyl Methylcellulose Acetate Succinate (HPMC-AS)，Eudragit，SoluPlus 等。这些高分子材料都是无定形高分子材料，除 SoluPlus 的 T_g 约 70℃之外（考虑到在热熔挤出方面的应用），其他高分子材料的 T_g 都在 100℃以上。由于常见药物分子的 T_g 往往在 100℃以下，因此，这些高分子在和药物分子形成 ASD 之后，可以提高体系 T_g，降低分子的流动性（Mobility）。此外，这些高分子材料具有不同的化学官能团，可以和药物分子形成不同的物理相互作用（比如氢键作用等），从而抑制相分离和药物结晶。不同的高分子材料还具有不同的引湿性、pH 溶解度、溶解速度等特性，这些性质都将影响 ASD 的物理稳定性和溶出效果。

　　在设计一个 ASD 时，除了了解上述药物和高分子各自的性质之外，还需要深入了解 ASD 作为一个双组分体系的热力学性质。在绝大多数体系中，晶体药物在高分子材料里的热力学平衡溶解度是非常低的。当温度高于体系 T_g 时，晶体药物在高分子中的热力学平衡溶解度可以直接由实验测量。比如，使用美国威斯康星大学药学院余廉教授实验室提出的 DSC 测量法。这个方法涉及三个主要步骤：①将晶体药物和高分子均匀混合，然后用冷冻研磨法破坏大部分药物的晶体结构，获得一个无定形为主，但是有晶体药物残留的混合物，由于晶体药物在黏稠的高分子中的溶解速度很慢，减少晶体药物的含量是为了保证在 DSC 实验中，少量的、混合均匀的晶体药物有充分时间溶解于高分子中；②用 DSC 测量法对这样的混合样品进行多种升温速度下的慢速升温扫描，以获得在各种升温速度下，该比例药物在高分子中的溶解温度（图 12-1 中 T_{end}）；③将 DSC 升温速度外推到 0℃/min，以获得该组分药物在高分子中的平衡溶解温度。从另一个角度看，这个过程也即测得在该温度时药物在高分子中的平衡溶解度。在测得多个已知组分的药物-高分子组分的平衡溶解温度之后，可以获得晶体药物在高分子中的溶解度曲线。除此方法之外，另外一种恒温平衡法也可以获得晶体药物在高分子中的溶解度。文献中还报道有模型预测法等多种其他估算晶体药物在高分子中溶解度的方法。这些方法的估算结果往往相互差异很大，有一定的定性意义而没有定量准确性，因此就不一一列举了。

　　需要强调的是，温度高于体系 T_g 时，晶体药物在高分子中才存在严格意义上的平衡溶

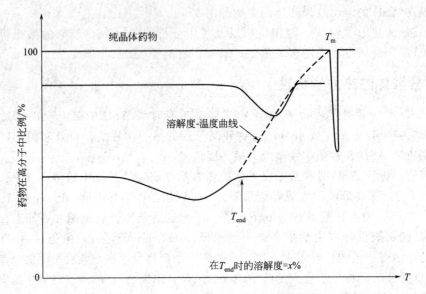

图 12-1　纯晶体药物（最上端 DSC 曲线）和两个比例的晶体药物-高分子混合物（下两条
DSC 曲线）的 DSC 升温曲线。纯晶体药物的熔点为 T_m（用熔融吸热峰的起点温度表征）；
晶体药物在高分子中的溶解温度为 T_{end}（用晶体药物溶解吸热峰的终点表征，即固体-液
体转化温度）。当 DSC 升温足够慢时，可以获得在不同温度下，晶体药物在高分子中的溶
解度曲线（百时美-施贵宝公司 Dr. Jing Tao 提供）

解度。在常温下，大多 ASD 处于热力学不平衡的玻璃态，在此条件下溶解度缺乏准确的热
力学定义和物理意义。如果忽略这些差别而仅仅为了定性估计，我们可以用 Arrhenius 方程
外推估算室温下晶体药物在高分子中的溶解度。根据文献数据或者作者的研究经验，我们发
现在绝大多数体系中，这个数值将小于 1%。因此，几乎所有的 ASD 都处于过饱和的非平
衡状态，而 ASD 的物理失稳可以由体系的相分离和无定形药物的结晶这两个因素驱使。维
持 ASD 的动力学物理稳定性是 ASD 制剂开发的一大挑战。

　　药物和高分子之间的相互作用强弱是决定晶体药物在高分子中的溶解度以及无定形药物
和高分子的混合度（Miscibility）的根本原因。药物和高分子的相互作用方式和强度可以由
热分析、红外光谱、固体核磁、拉曼光谱等方法评估。对于 ASD 这样一个特殊的热力学不
平衡的玻璃态固体混合物，药物和高分子的相互作用机理、混合度的判断等研究仍为初级阶
段，无论实验测量上还是理论建立方面依然存在很多挑战，仍然需要在物理化学、物理药剂
学方面做更深入的研究。

三、固体分散体的制备方法

　　ASD 最重要的、也是用于上市产品的两种主要制备方法为喷雾干燥法（Spray Drying）
和热熔挤出法（Hot-melt Extrusion）。还有一些实验室方法，比如旋转蒸发、反溶剂沉淀、
冷冻干燥、冷冻研磨等方法。

1. 喷雾干燥法

　　喷雾干燥法是一个早已经在化工、食品等工业广泛使用的工艺，广泛用于辅料生产、溶
液干燥、食品加工（比如奶粉生产）等。如图 12-2 所示，在喷雾干燥过程中，溶有药物和
高分子的溶液被蠕动泵输送到喷雾干燥喷头（雾化器，Nozzle），然后进入喷雾干燥腔室

(Drying Chamber) 中，被加热气体干燥。喷雾干燥的喷头可以有多种设计，包括双流体式 (Two Fluid Nozzle)、旋转式 (Rotating Nozzle) 以及气压或液压喷头 (Pressure Nozzle)。由于相关药物都难溶于水，因此，制备 ASD 的喷雾干燥过程一般使用有机溶剂，或者含有机溶剂的混合溶剂。在实验室和工业制备中，双流体喷头和气压喷头分别为最常用的液滴产生装置。当喷出的液滴接触到加热的干燥气体时，液滴中的溶剂很快挥发，留下干燥的 ASD 颗粒。在极短的溶剂干燥过程中，药物来不及结晶从而在高分子中维持无定形态。这些 ASD 颗粒被旋风分离器 (Cyclone) 收集并且与气流分离。大多数实验室规模的喷雾干燥都是用单程模式，即干燥气体在从废气管中排放出去前，仅仅经过干燥腔一次。许多大型实验规模或生产规模的喷雾干燥都是闭路系统或循环模式，即含有溶剂的干燥气体通过溶剂收集器 (Condneser) 回收和分离溶剂，纯化后的气体再加被热，然后再进入系统循环。

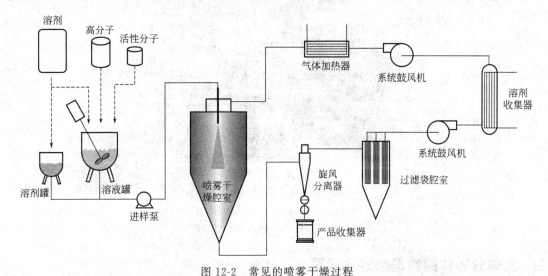

图 12-2　常见的喷雾干燥过程

喷雾干燥法制备 ASD 的制备效率，获得 ASD 颗粒的粒径、形貌等性质，都和喷雾干燥腔体中的干燥气体流动速度、干燥气体温度、待蒸发液体的性质、液体的泵入速度、ASD 的材料特性等参数密切相关。实际工作中，工艺参数需要根据具体喷雾干燥工艺过程的表现（比如样品收集器中的产率）、ASD 颗粒的性质（比如是否含有大量残留溶剂、是否有晶体药物成分）等进行调整。

2. 热熔挤出法

和喷雾干燥法类似，热熔挤出法也是一个早已在高分子成型和加工领域广泛应用的传统技术。药用的热熔挤出从物理原理上与传统热熔挤出技术相比没有什么区别，主要差别在于药用热熔挤出为了满足 GMP 的要求，在设备的材料选择，机械结构设计上（比如便于清洗）有所调整。制药工业上的热熔挤出一般是通过双螺杆热熔挤出机（图 12-3）完成的，常见过程可以粗略分为三部分：①药物、高分子混合物料在双螺杆机中的混合、加热和传输过程；②混合均匀的物料被挤出模具的出口，冷却形成 ASD 的过程；③ASD 被粉碎，用于下游的制剂工艺（比如制粒或者辅料混合）。物料在热熔挤出机内的混合、加热、传输过程中，用于加热的相当部分能量（可以高达 80%）来自物料随旋转螺杆和腔体内壁剪切摩擦产生的摩擦热；另一部分热量则由加热装置提供。在这一过程中，晶体药物不断溶解在高温的高分子中，形成药物-高分子的高温黏稠溶液。这些溶液在被挤出模具冷却之后形成玻璃态的 ASD。由于热熔挤出所用的起始物料为两种固体颗粒的物理混合，不同于喷雾干燥中的起始均匀溶液。热熔挤出的工艺设计要注意物料混合的均匀性。如果物料在热熔挤出机中没有足够混合均匀，那么有可能产生药物分布不均匀的 ASD。这样的 ASD 虽然可能没有残留晶体，但是其物理稳定性较差，溶出效果也会受到影响。另外要注意的是，混合物料在双螺杆机中的滞留时间、经历的剪切压力等会对产品杂质谱产生比较大的影响，因此在保证 ASD 物理稳定性（混合均匀度、无晶体药物残留）的同时，要避免物料在高温、高压力下的长时间滞留。必要的时候，可以在物料中加入一些塑化剂来降低处理温度，提高热熔挤出效率。

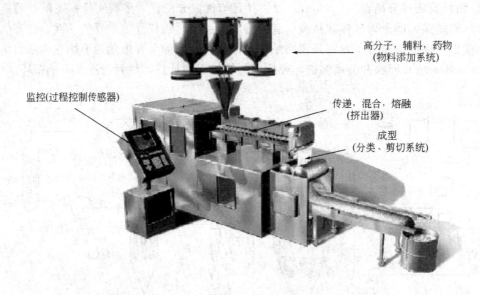

图 12-3　双螺杆热熔挤出机示意图

四、固体分散体的物理稳定性问题

作为一个热力学不稳定、不断弛豫的无定形体系，ASD 物理稳定性的评估和维持是一个主要难题。首先，ASD 的物理稳定机理还没有被充分理解。一般认为，假设药物和高分子达到分子级的均匀混合，具有较高 T_g 的高分子可以提高 ASD 体系的 T_g，从而降低了药物分子在储存温度下的分子运动能力。从热力学角度上，当药物与高分子混合后，药物的化学势会降低，其结晶的驱动力也会降低。另外，药物-高分子的分子间相互作用对于 ASD 的物理稳定性也有十分重要的作用。总的来说，一个特定 ASD 的物理稳定性除了和药物本身结晶趋势相关之外，还和药物晶体在高分子中的溶解度、药物分子和高分子的混合度以及 ASD 的 T_g 密切相关。这三者之间的关系可以由一个工作相图（图 12-4）描述。

图 12-4 总结了单相的、混合均匀的 ASD（一个 T_g）在不同温度和不同载药量下的所具备的热力学特征。图中三条曲线分别代表不同组分 ASD 的 T_g、不同温度下晶体药物在高分子中的溶解度、不同温度下药物分子和高分子的混合度。这三条曲线将 ASD 载药量-温度二维空间分成六个不同区域（用I~Ⅵ标识）。由于无定形药物相对晶体药物有更高的化学势，药物-高分子的混合度一般高于晶体药物的溶解度。药物-高分子的混合度也可以理解为无定形药物的溶解度，由于不需要破坏晶体药物的点阵结构，因此无定形药物的溶解度显然要高于晶体药物的溶解度。

在这三条线中，ASD 的 T_g 曲线划定了平衡液态（区域Ⅱ，Ⅳ，Ⅵ）和玻璃态（区域Ⅰ，Ⅲ，Ⅴ）的界线。ASD 的 T_g 曲线可以通过实验或者重量平均理论（比如 Fox 或者 Gordan-Taylor 方程）估计。T_g 线的右侧是结构松弛非常快的平衡液态，在这一区间溶解度和混合度可以由理论

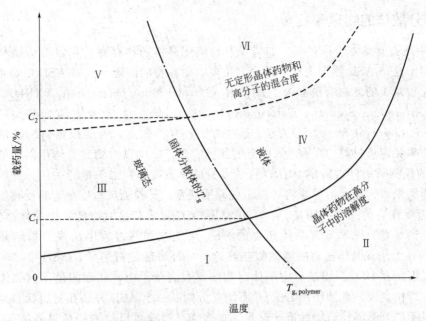

图 12-4 一个固体分散体中药物在高分子中的溶解度、混合度和玻璃化转变温度（T_g）的示意图

定义和实验测定。在 T_g 线左侧的区域为非平衡的玻璃态，其分子运动能力很低，结构松弛在实验时间内发生的很慢。在这一区间，平衡溶解度和混合度不能被严格定义或实验测定，ASD 的物理稳定性由非平衡态下的相分离和结晶动力学等因素控制，而不是热力学因素。

晶体药物在高分子中的溶解度曲线是热力学稳定区（区域Ⅰ～Ⅱ）和不稳定区（区域Ⅲ～Ⅵ）的分界线，它定义了不会发生结晶和相分离的最大载药量。因此，区域Ⅰ和Ⅱ是安全区，在此区域内的药物浓度和温度波动不会使 ASD 体系物理失稳。药物分子-高分子混合度曲线代表亚稳态分界线，与溶液结晶的情形相似，高于混合度曲线（区域Ⅴ和Ⅵ），自发的相分离会导致 ASD 的物理失稳。低于混合度曲线但是高于溶解度曲线（区域Ⅲ和Ⅳ）的 ASD 不存在相分离的驱动力，但是存在结晶的驱动力。如果载药量高于混合度曲线，那么 ASD 中不再存在阻止 ASD 失稳的热力学壁垒，此时 ASD 只能在动力学上被稳定。因此，区域Ⅵ在任何情况下都应当避免，而在区域Ⅴ内的 ASD 其储存温度应当远远低于其 T_g。当载药量低于混合度曲线时，ASD 不管低于 T_g 还是高于 T_g 都处于热力学的亚稳定状态，物理失稳由药物结晶控制。在 ASD 工作中常见的体系往往处于区域Ⅲ，这时候，ASD 在热力学上（低于混合度曲线）和动力学上（低于 T_g，低分子运动能力）都有其稳定因素。尽管仍然存在争议，药物-高分子之间良好的相互作用和均匀混合可以看作 ASD 物理稳定的重要条件。表12-1 总结了六个区域物理性质和失稳驱动力的不同特性。

表 12-1 固体分散体在区域Ⅰ～Ⅵ中的热力学特性和失稳驱动力

区域	热力学特性	失稳驱动力
Ⅰ	热力学稳定玻璃态	无
Ⅱ	热力学稳定液态	无
Ⅲ	过饱和玻璃态	过饱和药物结晶
Ⅳ	过饱和液态	过饱和药物结晶
Ⅴ	过饱和不相混玻璃态	无定形相分离以及过饱和药物结晶
Ⅵ	过饱和不相混液态	无定形相分离以及过饱和药物结晶

五、固体分散体的物理表征

ASD 中是否有晶体药物存在？如果没有检测到晶体药物存在，无定形药物和高分子是否混合均匀？这是 ASD 物理表征中两个最重要、最独特的问题。检验 ASD 中是否有药物晶体存在，比较常见的方法有粉末 X-射线衍射（Powder X-ray Diffraction，PXRD）、差示扫描量热仪（Differential Scanning Calorimetry，DSC）、偏振光显微镜结合热台（Polarized Light Microscopy/Hot Stage）等方法。这些方法各有优缺点，需要根据情况灵活选用。一般来说，如果无定形材料中存在 1% 以上的晶体，PXRD 可以检测到晶体衍射峰的存在。但是 PXRD 的检测灵敏度与特定 PXRD 仪器本身的灵敏度、扫描参数相关。另外，如果药物的晶粒度为纳米级，那么衍射峰将可能出现峰形展宽，其检测灵敏度更容易受到影响。使用 DSC 方法需要注意的一个问题是，样本在经历 DSC 加热扫描时可能发生晶体结构的改变：一种可能的情形是，原本不含晶体药物的 ASD 可能在加热过程中出现药物结晶，从而在 DSC 升温曲线上呈现晶体药物的熔融吸热峰；另一种可能的情形是，ASD 中原本含有少量晶体药物，但是在 DSC 升温过程中晶体药物溶解在高分子中，从而测量不到晶体药物熔融峰。因此，严格说来，单独使用 DSC 并不能充分判断一个 ASD 样品在初始状态是否含有晶体药物，也不能判断晶体药物的准确含量。偏振光显微镜可以检测到微量晶体药物的存在，不过辅料本身的光学信号可能会影响判断。偏振光显微镜结合热台可以观察到 ASD 在加热情况下的材料性质变化（比如药物结晶过程），结合 DSC 结果，可以帮助对 ASD 的物理状态进行判断。除此之外，一些不太常规的方法，比如扫描电子显微镜（SEM）对 ASD 表面存在的药物晶体也会有比较好的检验灵敏度。

ASD 的另外一个重要的质量标准是无定形药物和高分子之间的混合均匀度。这是因为，即使 ASD 中的药物为无定形，但如果药物在 ASD 中分散不均匀，存在药物富集区域，那么其物理稳定性也将可能受到严重影响。最常用的测定 ASD 混合均匀度的手段是 DSC。理论上来说，当药物和高分子以分子状态均匀混合时，ASD 体系呈现一个单一 T_g，其数值介于纯组分的 T_g 之间。但需要注意的是，如果药物和高分子的 T_g 比较接近，或者物相分离的尺度为几十纳米级，ASD 的不均匀性将难以用 DSC 检测到。还有一些其他检测手段可用于检测 ASD 的混合度，这些方法包括红外（IR）、拉曼光谱（Raman）、固态核磁（ssNMR）、X 射线粉末衍射、介电光谱等方法。这些方法能够在分子层面上研究药物-高分子的相互作用，或者 ASD 中各种分子弛豫的行为，相关结果可以用于判断药物-高分子是否处于分子间密切相互作用状态，还是相分离状态。

图 12-5 是用红外光谱研究药物-高分子相互作用以及相分离的一个例子。图中对比了三个样品在羰基区域的红外光谱，这三个样品是：酮康唑（Ketoconazole）和高分子 HPMC-AS 的固体粉末混合物、喷雾干燥制备的 Ketoconazole/HPMC-AS 固体分散体和旋转蒸发法制备的 Ketoconazole/HPMC-AS 固体分散体。三个样品中的药物和高分子比例均为 20：80（质量比）。用旋转蒸发和喷雾干燥法制备的 ASD 呈现出不同的羰基区域红外光谱。旋转蒸发制得的 ASD，其红外光谱和无定形 Ketoconazole 和 HPMC-AS 的固体粉末混合物一样，说明这种 ASD 中不存在药物和高分子在分子水平的密切相互作用和接触；而喷雾干燥制得的 ASD，其羰基区域出现明显的新红外峰以及峰位的位移，证明了药物-高分子之间存在分子间相互作用和充分的接触。

ASD 中药物和高分子的相互作用、混合均匀性会影响 ASD 的各种药学表现，包括物理稳定性和溶出行为。因此对 ASD 进行充分的物理表征，充分了解材料特性，对于这类制剂

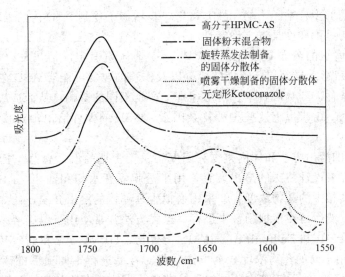

图 12-5　喷雾干燥和旋转蒸发法制备的 Ketoconazole/HPMC-AS（20/80 *W/W*）
固体分散体的红外光谱（羰基区域），以及非晶态 Ketoconazole 和
HPMC-AS 的物理混合物的红外光谱

的开发和应用至关重要。常规的、质量控制性质的物理表征和分析往往不足以支持 ASD 的研发工作。多类型多角度的分析手段才可以让我们对 ASD 的特性有一个完整的认识，降低未来的制剂开发风险。

六、固体分散体的体外溶出和体内评价

高质量的 ASD 制剂除了要保证物理稳定性之外，还需要有良好的溶出和体内生物利用度的表现。对 ASD 进行溶出实验有两种目的：一是为了预测其性能；二是为了检验其质量。质量检验与控制所采用的溶出方法和其他制剂溶出方法类似，关键考虑是确保溶出方法有适当的辨识度，从而使得不符合制剂质量标准的 ASD 制剂（比如有一定量的晶体）在溶出实验中呈现可分辨的、较低的溶出曲线。这类溶出方法的开发一般通过调整漏槽条件、改变搅拌速度等方法摸索获得。

相对而言，建立一种预测性的、体内相关的 ASD 溶出方法则要困难得多。目前行业内还没有一个标准的溶出方法可以确保 ASD 的体外-体内的相关度（IVIVC），从而用于预测 ASD 的体内生物利用度。归根结底，这是由以下两方面因素造成的。

（1）ASD 制剂的特殊药剂学性质　由于药物在 ASD 中处于高能量的热力学不稳定非晶状态，ASD 在胃肠道溶出过程中将产生过饱和的药物溶液。体内的多个过程将最终影响 ASD 的生物利用度：①药物的从 ASD 中的溶出速率；②胃肠道中过饱和药物维持过饱和的时间；③ASD 的高分子载体溶出速率，因为高分子材料在胃肠液中的浓度将影响药物的过饱和；④药物的穿透能力，当其他条件一样的情况下，更高穿透性的难溶药物不容易在胃肠道产生过饱和，从而避免药物结晶沉淀；⑤药物和高分子材料形成纳米颗粒，使得药物的吸收过程复杂化，ASD 在溶出过程中，由于难溶药物的疏水亲油性，药物常常和高分子形成复合物，或者在溶液中出现液相相分离而产生乳剂，在溶出过程中，取样的药物溶液中常常含有上述多种组分，而这些固体或者液体颗粒（常常是亚微米到纳米级）如何参与药物吸收过程并不完全清楚。

（2）生理环境的多样性和不均一性　这进一步增加了预测 ASD 体内表现的难度。首先，药物在胃肠道中的过饱和度具有不确定性（比如，进食和空腹状态下）。其次，胃肠道中的 ASD 所处的液体体积的分布是变化的，并非是一个体积恒定的溶出杯（即不同于 Noyes-Whitney 方程的假设）。局部胃肠道液的成分以及体积的改变可能对 ASD 在整个胃肠道中的过饱和度、漏槽条件、药物溶解度、溶出速率等产生不同的影响，从而造成不同的药物过饱和与沉淀结晶行为。由于以上这些种种复杂因素，ASD 的体外溶出很难模拟体内复杂而相互关联的过程。

为了使 ASD 的溶出方法和体内生物利用度相关，常见的设计思路包括：①设计溶出装置，比如，有研究者设计特殊的溶出装置，用半透膜隔开水相和油相，ASD 的溶出发生在水相中，而检测油相中的药物浓度；②采用模拟生理环境的溶出介质，比如，溶出实验先在模拟胃液中进行，然后再在模拟肠液中进行，这类方法常常应用于以肠溶高分子（如聚甲基丙烯酸酯，Eudragit L 和 Eudragit S；HPMC 衍生物，HPMC-AS 和 HPMCP 等）作载体的 ASD 制剂；③采用不同的药物浓度检测方法，如对样品进行不同速度的离心处理，或者用不同孔径的滤膜过滤，去除溶液中不同组分，获得不同表观药物浓度。种种设计方案会得到不同的 ASD 溶出结果，其适用性常常因具体药物和具体 ASD 体系而定。目前，ASD 的预测性溶出方法、ASD 的溶出机理、体内吸收机理等，仍然是有待探索的领域。

除了预测性的溶出方法之外，使用动物模型来研究和对比 ASD 与其他制剂之间的生物利用度差异，对预测 ASD 制剂的临床表现非常重要。在选择可预测性的动物模型研究 ASD 的生物利用度时，我们需要根据具体的情况进行选择模型。研究某特定类型的药物时，决定药物吸收的关键生理因素将直接影响动物物种的选择。实验选择的动物物种在此性质上应该和人类比较相似。除动物模型之外，一些生理药代动力学模型（PBPK），包括 Simcyp 或者 GastroPlus，也常常被用于预测各种制剂的体内表现。这些模型一般需要将实验获得的体内药物吸收数据和数学模型结合，对模型不断进行优化，从而在计算机上预测新制剂的体内表现。这些程序的预测能力往往随着体内数据的增加和相应模型参数的优化而提高。计算模型的充分使用，有可能可以帮助指导 ASD 制剂的优化，减少动物和临床实验的消耗。

第二节　包　合　物

一、概述

包合物（Inclusion Compounds）是指药物分子被部分或全部包嵌于另一种物质分子的空穴结构内而形成的特殊形式的分子复合物。包合物由主分子和客分子两部分组合而成。包嵌药物的物质分子称为主分子（Host Molecular），即包合材料，常用的包合材料是环糊精及其衍生物，一般主分子具有较大的空穴或孔洞结构，足够容纳部分或整个客分子。被包嵌的药物分子称为客分子（Guest Molecular），客分子可以是难溶性药物、水溶性药物，也可以是油性药物等。

包合过程是客体分子通过一定的方法被分散到主体分子中，两组分通过范德华力缔合而成包合物，包合过程中没有任何化学键的断裂或形成，是物理过程。包合技术是制备包合物的技术，该技术在药剂学中研究和应用广泛。药物通过包合技术形成包合物后具有以下优点：①增加难溶性药物的溶解度，如将羟丙基-β-环糊精与奥沙普秦按摩尔比 1∶1 进行包合，可使奥沙普秦溶解度显著提高；②提高药物稳定性，如将肽和蛋白类药物进行包合，可阻止该类药物的聚集和缔合；③液体药物的微粉化或防止挥发性成分的挥发，如陈皮挥发油制成包合物后，可粉末化且可防止挥发；④掩盖药物的不良气味或味道，如盐酸雷尼替丁具有不良臭味，将其包合后，可掩盖不良气味，提高患者顺应性；⑤降低药物的刺激性与毒副作用，如前列腺素用羟丙基-β-环糊精包合后可降低眼球充血的发生率和严重性，促进临床应用；⑥作为缓释和靶向制剂的载体，如异山梨醇酯-二甲基-β-环糊精包合物片剂可维持相当长时间的有效血药浓度，具有明显的缓释作用。

近年来，随着包合技术对药物理化性质的改善作用逐步被医药领域所证实，其在药物制剂中的应用也越来越广泛，国内外已有多种药物-环糊精包合物的制剂品种上市（表 12-2），这些产品的剂型涵盖广泛，包括片剂、胶囊剂、软膏剂、栓剂、滴眼剂、注射剂等，现将部分国外上市产品进行简单介绍。

表 12-2 国外已批准上市的药物-环糊精包合物产品

商品名	药物/环糊精	剂型	公司	生产地
Prostandin500®	前列腺素 E_1/α-CD	冻干粉针剂	Ono	日本
Prostarmon E®	前列腺素 E2/α-CD	舌下含片	Ono	日本
Propulsid®	西沙必利/Hp-β-CD	栓剂	Janssen	欧洲
Opalmon®	利马前列素/γ-CD	片剂	Ono	日本
Brexin®	吡罗昔康/β-CD	片剂	Chiesi	巴西
Brexin®	吡罗昔康/β-CD	栓剂	Chiesi	巴西
Ulgut®	贝奈克酯/β-CD	胶囊	Teikoku	日本
Mena-Gargle®	碘/β-CD	含漱剂	Kyushin	日本
Nicorette	Nicotine/β-CD	舌下含片	Pfizer	欧洲
Nitropen®	硝酸甘油/β-CD	舌下含片	Nippon Kayaku	日本
Clorocil	氯霉素/M-β-CD	滴眼液	Oftalder	波兰
Omebeta	奥美拉唑/β-CD	肠溶胶囊	Betafarm	德国

二、包合材料

包合物中的主分子又称为包合材料，能作为包合材料的有环糊精、胆酸、淀粉、纤维素、蛋白质、核酸等，其中最常用的是环糊精及其衍生物。环糊精及其衍生物通常被认为是低毒、无刺激性包合材料，口服后可被人体最终代谢为二氧化碳和水而排泄。

1. 环糊精（Cyclodextrin，CD）

环糊精于 1891 年由法国科学家 Villiers 发现，由于其具有特殊的结构和性质，目前已被广泛应用于各个领域。环糊精是淀粉在没有水分子参与的情况下，经过葡萄糖糖基转位酶酶解环合而得到的由 6～12 个葡萄糖分子通过 α-1,4-糖苷键连接而成的环状低聚糖化合物。常见的三种 CD 由 6、7、8 个葡萄糖分子构成，分别称之为 α-CD、β-CD、γ-CD，其立体结构均为上窄下宽、两端开口的环状中空的圆筒形，由于分子内部以氧原子为主，内腔呈疏水性，分子外部以羟基为主，具有亲水性。由于 CD 具有特殊的环状中空圆筒形结构，以及内腔呈疏水性、外表面呈亲水性的特殊性质，其能与多种药物形成包合物。其中 β-环糊精的环状结构见图 12-6。α-CD、β-CD、γ-CD 有关性质

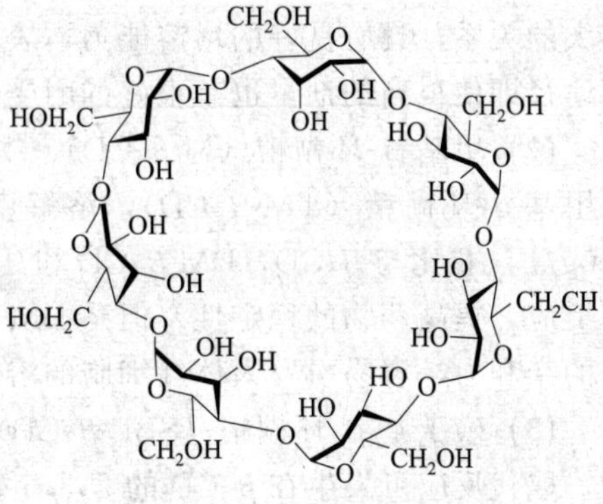

图 12-6 β-CD 的分子结构示意图

见表 12-3。

表 12-3　三种环糊精的基本性质

项　　目	α-CD	β-CD	γ-CD
葡萄糖单体数	6	7	8
分子量	972.84	1134.99	1297.12
分子空穴内径/nm	0.57	0.78	0.95
分子空穴外径/nm	1.37	1.53	1.69
空穴深度/nm	0.78	0.78	0.78
溶解度(25℃)/(g/L)	129.5	18.4	249.2

由表 12-3 可以看出，3 种环糊精的空穴内径及物理性质有很大的差别，其中以 β-CD 空穴大小适中，最为常用。经安全性评价证明，β-CD 的毒性很低，三种环糊精及其 HP-β-CD 已被作为药用辅料收载入《中国药典》2020 年版。

3 种环糊精均可与药物形成包合物，适宜被环糊精包合的药物应符合下列条件：药物分子的原子数一般大于 5；如具有稠环，稠环数应小于 5；药物分子量一般在 100～400 之间；水中溶解度小于 10g/L，熔点低于 250℃。

2. 环糊精衍生物

β-CD 空穴大小适中，能够包载多种药物分子，且包载方法简单，是一种优良的药用辅料。但是由于 β-CD 环状结构致密，水溶解度较低，容易结晶，形成的包合物最大溶解度也仅为 1.85%，使它在药剂学中的应用受到一定影响。为改善 β-CD 的理化性质，对其进行结构修饰制备了一系列 β-CD 衍生物，其中一些特殊、成本较高的环糊精不适合制剂应用，目前应用较多的主要是水溶性高、有较好增溶作用的 β-CD 衍生物如羟乙基-β-环糊精、羟丙基-β-环糊精等，以及难溶性、但能够使包合物实现缓（控）释的衍生物，如乙基化-β-环糊精。

(1) 羟丙基-β-环糊精（HP-β-CD） β-CD 在碱性溶液中与环氧丙烷反应，2-羟丙基可取代 β-CD 葡萄糖残基 C-2、C-3、和 C-6 中的一个或多个羟基的氢原子，一般所得的产品为混合取代物。HP-β-CD 是无定形白色粉末，是目前研究最多、对药物增溶和提高稳定性效果最好的 β-CD 衍生物。HP-β-CD 能够对多种药物进行包合，其增溶能力与客分子的性质有很大的关系，具有良好的增溶能力，表面活性较低，几乎无溶血性，研究表明其非胃肠道给药途径即使很高的剂量也有很好的耐受性，目前已经批准上市。

(2) 甲基-β-环糊精（M-β-CD） 本品分为 2,6-二甲基-β-环糊精（DM-β-CD）和 2,3,6-三甲基-β-环糊精（TM-β-CD），溶解度均大于 β-CD，25℃水中溶解度分别为 570g/L 和 310g/L。相比与 β-CD，DM-β-CD 和 TM-β-CD 显著的优点是：吸湿性小，可抑制药物的水解反应，提高药物的稳定性。但是 DM-β-CD 和 TM-β-CD 均具有表面活性，对胆固醇有较高的亲和力，容易引发人体红细胞的溶血。

(3) 磺丁基-β-环糊精（SBE-β-CD） 本品是 β-环糊精与 1,4-丁烷磺内酯发生取代的产物，取代反应可发生在 β-CD 的 2,3,6 碳羟基位上。SBE-β-CD 是由美国 Cydex 公司开发的阴离子、高水溶性 β-CD 衍生物，其能与药物分子很好地包合形成非共价复合物，溶血作用、肾脏毒性均较低，是一种应用前景较好的新型药用辅料。

各种环糊精及其衍生物在水中的溶解度如表 12-4。

表 12-4 环糊精及其衍生物在水中的溶解度（25℃）

CD	α-CD	β-CD	γ-CD	HP-β-CD	DM-β-CD	TM-β-CD
葡萄糖数	6	7	8	7	7	7
溶解度/(g/L)	129.5	18.4	249.2	750	570	310

三、药物-环糊精相互作用的机制

1. 插入型药物-环糊精包合物

客分子能否插入到主体分子空穴结构形成包合物主要取决于主客体分子的立体结构和二者的极性。通常当药物分子较小时，环糊精与药物以 1∶1 的摩尔比形成包合物；如果药物分子较大，一个环糊精空穴无法容纳时，药物分子未被包合的一端提供作用位点，另一个环糊精分子通过该作用位点再次包合药物分子，从而以 2∶1 的摩尔比形成包合物，如图 12-7 所示。药物分子也可有多个作用位点，同时与多个环糊精分子相互作用形成包合物。α-CD、β-CD、γ-CD 具有不同的空穴内径，与不同客分子相互作用的结合能力也各不相同。

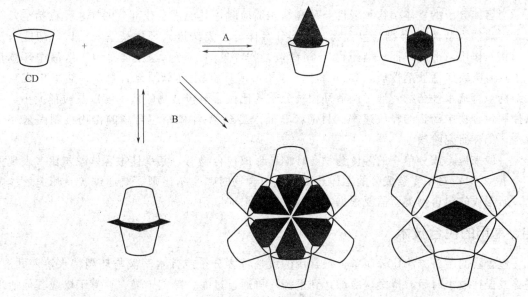

图 12-7 药物-环糊精包合物形成过程的示意图（A. 1∶1 和 1∶2 插入型药物-
环糊精复合物示意图；B. 非插入型药物-环糊精复合物示意图）

除主客分子的大小，客分子的极性及特殊官能团也能影响药物分子与环糊精间的相互作用。由于环糊精空穴内腔为疏水区，其与客分子间的作用强度随着客分子亲水性的增加而降低；亲水性药物易与溶解环糊精的极性溶剂相互作用，而降低了与环糊精分子的作用强度。例如当客分子引入一个带电或亲水性基团后，其与极性溶剂的亲和力增强而降低了与环糊精分子间的作用强度。

环糊精包合物的形成主要是在水溶液或者极性环境下进行，其主要驱动力为环糊精内部高能水分子的移出，除此之外还包括范德华力、氢键作用、疏水作用、环张力的降低、溶剂表面张力的改变等。驱动包合物形成的作用力很少为单一驱动力，通常是几种作用力协同作用。

药物分子（D）与环糊精（CD）形成包合物是一个可逆的过程，当 x 个药物分子与 y 个环糊精相互作用时，反应过程如下述式（12-1），其包合物的稳定常数为 $K_{x:y}$，它反映药物分子（D）与环糊精（CD）形成包合物（D-CD）时结合力的强弱。

$$x\mathrm{D}+y\mathrm{CD}\Longleftrightarrow \mathrm{D}_x/\mathrm{CD}_y \tag{12-1}$$

$K_{x:y}$ 为包合物稳定常数，从式（12-1）中可以看出：包合物稳定常数太小，药物分子与环糊精相互作用力弱，很难形成包合物；稳定常数也不能太大，否则包合物在体内不能及时释放药物，因此在处方设计中稳定常数是决定环糊精包合物性质的一个重要参数。相溶解度等温线法是测定包合物稳定常数的主要方法之一，当环糊精与药物以 1∶1 的摩尔比形成包合物时，稳定常数 $K_{1:1}$ 计算方法如下：

$$K_{1:1}=\frac{k_1}{S_0(1-k_1)} \tag{12-2}$$

式中，S_0 是药物在纯溶剂中的饱和溶解度；k_1 为相溶解度等温线的斜率。通过测定不同温度下药物-环糊精包合物的稳定常数，可以进一步计算获得包合过程的吉布斯自由能以及焓变和熵值等热力学参数，为包合物处方设计提供理论依据。

2. 非插入型药物-环糊精包合物

当客体分子的立体结构和极性与环糊精相适应时，其能完全或部分的插入环糊精空穴结构，形成插入型药物-环糊精包合物。但部分客体分子无法进入环糊精空穴结构，却能与环糊精相互作用，形成非插入型药物-环糊精包合物，见图 12-7。这主要是由于溶液中环糊精分子具有类表面活性剂性质，其自身相互作用形成环糊精-环糊精复合物，最终聚集成胶束状结构包合疏水性药物。通过调节环糊精分子的比例影响包合物的溶解度以及粒径大小，可以控制包合物中药物的释放速率。目前，非插入型药物-环糊精包合物的作用机制尚未完全清楚，仍在研究阶段。

一般来说，成分单一的客体药物与环糊精形成包合物时，其最佳主客体摩尔比多表现为 1∶1 或 2∶1；对于复杂成分的客体药物形成包合物时，摩尔比则需要通过实验筛选最佳配比，所形成的包合物类型需要根据实际的实验结果加以判定。

四、常用的包合技术

包合物的制备方法比较简单，最常用的就是将客分子或其水溶液与环糊精水溶液共混，搅拌或振摇数小时后，待缓慢冷却达到平衡，再通过过滤、冷冻干燥、喷雾干燥或其他适当的方法除去溶剂，从而得到包合物。目前包合技术主要包括饱和水溶液法、研磨法、超声法、冷冻干燥法等。

1. 饱和水溶液法

饱和水溶液法又称重结晶法或共沉淀法。先将 CD 制成饱和水溶液，再加入客分子药物，对于水不溶性药物，可先将客分子药物溶于少量的有机溶剂中再注入 CD 饱和水溶液，即主客体以一定的比例在溶液中通过搅拌使客分子药物被包合，形成包合物后将其从溶液中分离出来。制备过程中可根据需要使用不同的设备，如磁力、超声波等进行搅拌。

例如吲哚美辛-β-CD 包合物的制备：此包合物体系中吲哚美辛与 β-CD 以 1∶2 摩尔比制成。取吲哚美辛适量溶解于乙酸乙酯，缓慢注入 70℃ β-CD 饱和水溶液中，恒温搅拌 4h 得白色沉淀，室温静置 12h，将析出的沉淀过滤、适当溶剂洗涤、干燥，即得吲哚美辛-β-CD 包合物。

2. 研磨法

研磨法是向 β-CD 中加入 2～5 倍量的水研匀，再加入客分子药物（难溶性药物可先溶于适宜的有机溶剂中）充分混匀，研磨至糊状，低温干燥，用适宜的溶剂洗净未包合药物，再干燥即得包合物。研磨法可分为手工研磨法和胶体研磨法，胶体研磨法制备包合物有利于工业化大生产。

3. 超声法

超声法是向 β-CD 饱和水溶液中加入客分子药物，混匀后采用超声波破碎仪或超声波清洗机在适宜的条件下超声适当的时间，析出沉淀，过滤、洗涤、干燥即得。

4. 冷冻干燥法

冷冻干燥法即主客体药物以一定比例溶解后，先采用上述饱和水溶液法或研磨法制备包合物，再采用冷冻干燥法干燥，得最终产物。该法适用于易溶于水的药物及干燥过程中易分解、变色的药物，制得的包合物溶解度好、成品疏松，可制成粉针剂。

5. 喷雾干燥法

喷雾干燥法即主客体药物以一定比例溶解后，先采用上述饱和水溶液法或研磨法制备包合物，再采用喷雾干燥法干燥，得最终产物。该法适用于难溶性或疏水性药物、易溶于水的药物、遇热后性质较稳定的药物。干燥过程中热空气的温度相对高，受热时间短，产率相对较高，适合于大生产。

不同的包合技术、包合设备、时间、温度、溶媒、搅拌速度、干燥过程等工艺参数，所得包合物的包合效率、质量也各不相同。例如对于同一客体药物胆酸，分别采用饱和溶液法、研磨法、超声法三种不同的制备方法与 HP-β-CD 进行包合，所得的包合率分别为 39.3%、61.4%、69.9%。各种新型设备的引入，对提高包合率、节省包合时间、促进包合物的自动化工业生产具有重大意义。包合时间的长短主要取决于包合反应是否完成，体系是否达到平衡状态。

包合物的制备过程中，根据主客体的性质，以包合物的包合率、包合物中药物含量等为指标，综合考虑各因素对包合效果的影响，确定最佳的制备工艺条件，才能经济有效地制备包合物。

五、包合物的验证

环糊精与药物是否形成包合物，需要将包合物与药物分子、环糊精、环糊精与药物分子物理混合物进行各个方面的性质对比，目前主要包括物理性质、光谱学性质、色谱学性质、热力学性质等，当单一性质的对比不明显时，需要进行多种性质的全面验证。

1. 相溶解度法

相溶解度法不仅可以确证包合物的形成，也可以评价包合物的溶解性能，测定其包合常数。常规方法是测定药物在一系列不同浓度环糊精溶液中的溶解度，以药物浓度为纵坐标，环糊精浓度为横坐标作相溶解度图。从图中曲线的形状可初步判断是否生成包合物，一般形成包合物后，难溶性药物的溶解度增大，同时可获得包合物的溶解度，计算包合常数。

2. 紫外分光光度法

紫外分光光度法主要从紫外吸收峰位置和高度来验证包合物的形成。这是因为药物包合进入环糊精空腔后，其生色基团电子受到干扰，会使其最大吸收波长发生移动。

3. 红外光谱法

药物分子结构决定了红外区吸收特征，药物被环糊精包合后，其红外吸收峰常会发生迁移、降低或消失，因此可通过比较药物包合前后红外区吸收的特征差异，判断药物-环糊精包合物是否生成。由于药物分子在包合物中含量较低，通常药物分子吸收峰的变化会被主分子的吸收峰所掩盖。但是由于羰基在 $1680\sim1700cm^{-1}$ 处有特征吸收，药物被环糊精包合后此特征峰会被显著覆盖或发生位移，故本法主要应用于含羰基药物-环糊精包合物的检测。

4. 热分析法

热分析法中以差示热分析法（DTA）和差示扫描量热法（DSC）较为常用。将药物、环糊精、药物-环糊精物理混合物以及药物-环糊精包合物的热分析图谱进行对比，若物理混合物与包合物图谱不同，则可判断可能形成包合物。DSC 曲线的形状和 DTA 曲线基本相似，但前者反应灵敏度高，重现性好，分辨率高而准确。

5. X-射线衍射法

每一种晶体粉末的衍射图谱是特异的，衍射线的分布位置和强度有着特殊的规律，因此 X-射线衍射法是鉴别药物-环糊精包合物的主要方法之一。当药物分子被包合后，药物和环糊精的特征峰将消失，出现包合物的晶体特征衍射峰。但是 X-射线衍射法只能测定结晶态分子的衍射图谱，而对无定形非晶态分子还不能分析测定。

6. 核磁共振法

当药物分子与主分子发生包合作用时，由于药物分子所处微环境的改变，或药物分子和主分子间范德华力的作用，在 NMR 谱上会产生原子的化学位移，从而判断包合物的形成。^{1}H-NMR 法用于含有芳香环的药物测定；而不含芳香环的药物宜采用 ^{13}C-NMR 法。

核磁共振法是目前研究包合物最有力的工具之一，目前也能通过 NMR 光谱法对包合物的立体结构、热力学和动力学参数进行定量评价。此外，二维核磁共振法如 NOE 效应法，也可以用于研究包合物中客分子和主分子之间各基团的相互作用，进一步确认包合物的形成。

7. 等温滴定量热法

等温滴定量热法使用高灵敏度、高自动化的微量量热仪连续、准确地监测和记录主客体分子溶液在滴定过程中的热解曲线，从而获得主客体分子间相互作用的热力学常数、结合常数和结合位点数。该法使用的样品量少、精确度高、检测速度快，因此是目前用于表征包合物主客体间相互作用的重要方法之一。

8. 分子模拟法

分子模拟法是采用计算机技术从原子水平来模拟分子结构与行为的一种虚拟模拟技术。该方法主要是从分子间的相互作用考虑优势构象和包合驱动力等微观角度来进行研究，可以直接给出包合物的三维结构，进而预测分子体系的各种物理和化学性质。随着多元化模拟软件的开发和计算算法的提出，分子模拟法不但可以模拟包合物主客体分子的静态结构，也可以模拟其相互作用的动态行为，为研究包合物主客体相互作用的作用机制提供了新的思路。

第三节　微囊与微球

一、概述

微囊（Microcapsules）系指固态或液态药物被载体辅料包封成的小胶囊。微球（Microspheres）系指药物溶解或分散在载体辅料中形成的小球状实体。微囊和微球的粒径同属微米级，通常其粒径分布在 $1 \sim 250 \mu m$ 之间，而粒径在 $0.1 \sim 1 \mu m$ 之间的称亚微囊或亚微球，粒径在 $10 \sim 100 nm$ 之间称纳米囊或纳米球。微囊和微球的粒径分布一样，但是在结构上有所不同。微囊是由囊心（Core Materials）和囊材（Coating Materials）组成，囊心包括药物和附加剂，囊材是高分子载体材料。微球是由高分子载体材料和药物均匀混合而形成的骨架型球状实体。

药物通过微囊化制成微囊、微球后具有以下特点：①掩盖药物的不良气味与口味，如氯贝丁酯、大蒜素、生物碱等；②提高药物的稳定性，如易氧化药物 β-胡萝卜素、易水解药物阿司匹林、挥发油等微囊化后，囊壁可在一定程度上隔绝光线、湿度和氧对其的影响；③减少药物对胃肠道的刺激性及药物在胃肠道内的失活，如酶蛋白药物尿激酶在胃肠道内易被破坏、红霉素具有较大的胃肠道刺激性；④使液态药物固态化，便于应用和贮存，如油性药物、香料等；⑤减少复方药物的配伍变化，如阿司匹林与扑尔敏的复方制剂，将两种药物分别包囊后再配伍可避免阿司匹林的加速水解；⑥控制药物释放速率，延长药物作用时间，如吲哚美辛缓释微囊、曲普瑞林微球注射剂等；⑦使药物浓集于靶区，具有靶向性，从而降低药物毒副作用，提高疗效，如栓塞性微球和磁性微球均属于物理化学靶向制剂；⑧包裹活细胞、蛋白多肽等生物活性物质，减少胃部的酸性环境以及胃肠道中的胆酸盐和高浓度水解酶的破坏作用，可起到有效的保护作用，避免其活性损失或变性。

微囊或微球在制剂过程中均属于药物的中间载体，最显著的特点是体积小，可以根据实际需要制备成各种剂型，如散剂、胶囊剂、注射剂、混悬剂、咀嚼片、含片、洗剂、埋植剂、软膏剂、涂剂、栓剂等，临床中可通过口服、注射、透皮、吸入、眼部等多途径给药。

近年来由于生物可降解无毒聚合物的开发，临床上将蛋白多肽类药物微囊化，通过皮下注射或肌肉注射给药，既可减少活性损失或变性，又能延长滞留时间，控制药物缓慢释放。目前已有多个蛋白多肽药物的微球注射制剂上市，第一个成功上市的产品是 1986 年由 Debiopharm 公司推出的曲普瑞林微球注射剂，商品名是 Decapepty®，用于治疗前列腺癌，每次注射后可在体内缓释药物 30 日，随后亮丙瑞林、那法瑞林等长效微球制剂相继上市，见表 12-5。

表 12-5　国外已批准上市的微球产品

商品名	有效成分	上市时间	生产公司	应用
Decapeptyl	曲普瑞林	1986	辉凌	前列腺癌
Suprecur MP	布舍瑞林	1986	赛诺菲-安万特	前列腺癌
Lupron	亮丙瑞林	1995	日本武田制药	前列腺癌
Sandostatin	奥曲肽	1998	诺华	肢端肥大症
Risperdal Consta	利培酮	2002	强生	精神分裂
Vivitrol	纳曲酮	2006	法隆	阿片受体拮抗剂
Bydureon	艾塞那肽	2011	艾米林	Ⅱ型糖尿病

二、微囊与微球常用载体材料

微囊、微球主要是由药物、附加剂、载体材料构成，其中加入附加剂的目的是为了提高微囊化质量，附加剂的种类主要包括稳定剂、稀释剂、控制速率的阻滞剂、吸收促进剂等。处方制备过程中，可以将主药与附加剂混匀后微囊化，也可以根据实际设计需要，分别微囊化后再混合。载体材料的种类、用量等决定了微囊或微球的特性，因此筛选合适的载体材料对制剂及其理化性质的控制是非常重要的。

微囊与微球常用载体材料一般要求其性质稳定，不与药物相互作用，不影响药物的含量测定及药理作用；无毒、无或低刺激性，不对人体产生损害作用；能有效包载药物，以最少的用量包载最多的药量；有适宜的释药速率等。

微囊与微球常用载体材料根据来源分为天然材料、半合成材料、合成材料。也可以根据体内反应分为生物可降解材料和生物非降解材料。

1. 天然材料

天然材料主要是蛋白质类和多糖类，具有稳定、无毒、成膜性好、来源广泛、价格低廉等特点，是最常用的囊材。

(1) 明胶（Gelatin） 本品是动物结缔组织中的胶原在酸或碱性条件下水解形成，由 18 种氨基酸交联而成的水溶性纤维蛋白，其平均分子量在 15000～25000 之间，可生物降解，几乎无抗原性。明胶分子是一种两性高分子电解质，按制备时水解方法的不同，分为酸法明胶（A 型）和碱法明胶（B 型）。A 型明胶是酸法水解产物，其等电点为 7～9，25℃时 10g/L 溶液的 pH 为 3.8～6.0；B 型明胶是碱法水解产物，其等电点为 4.7～5.0，25℃时 10g/L 溶液的 pH 为 5～7.4。两者的成囊性无明显差别，通常可根据药物对酸碱性的要求选择 A 型或 B 型，用于制备微囊常用量为 20～100g/L。

(2) 阿拉伯胶（Acacia Gum） 本品源于树干的渗出物，其主要成分为阿拉伯酸及其钙盐、镁盐、钾盐的混合物，溶液呈酸性，带有负电荷。一般常与明胶等量配合使用作囊材，用量为 20～100g/L，也可以与白蛋白配合作复合囊材。

(3) 海藻酸盐（Sodium Alginate） 本品系常用稀碱从褐藻中提取而得，是多糖类化合物，可溶于水，溶液黏度随分子量的不同有所差异。因海藻酸钠水溶液可在温和的条件下与 $CaCl_2$ 反应生成不溶性的海藻酸钙，故海藻酸钠可用 $CaCl_2$ 固化成囊。海藻酸钠也可与甲壳素或聚赖氨酸合用作复合囊材。

(4) 壳聚糖（Chitosan） 本品是源于昆虫、甲壳类动物外骨骼的一种天然聚阳离子多糖，酸或酸性水溶液能够将其溶解，无毒、无抗原性，在体内可溶胀成水凝胶，能被人体内葡萄糖苷酶等酶解，具有优良的生物降解和成膜性。

2. 半合成材料

半合成材料多为纤维素类衍生物，具有毒性较低、黏度大、成盐后溶解度增大等特点。

(1) 羧甲基纤维素盐 该类属阴离子型高分子电解质，如羧甲基纤维素钠（CMC-Na），遇水膨胀，体积可增大 10 倍，不溶于酸性溶液，其水溶液黏度大，有抗盐能力和一定的热稳定性，常与明胶配合作复合囊材，也可制备成羧甲基纤维素铝（CMC-Al）单独作囊材。

(2) 乙酸纤维素酞酸酯（Cellulose Acetate Phthalate，CAP） 本品不溶于酸及水，但在 pH＞6 的水溶液中由于分子中游离羧基的解离而溶解，分子中游离羧基的相对含量决定能溶解 CAP 溶液的最低 pH 及 CAP 水溶液的 pH。CAP 是一种肠溶包衣材料，因此可用于制备肠溶性微囊。可单独用作囊材，也可与明胶混合使用，用量一般为 30g/L。

(3) 乙基纤维素（Ethyl Cellulose，EC） 本品在水、甘油和丙二醇中不溶解，但可溶于乙醇。化学稳定性好，适用于多种药物的微囊化，但遇强酸易水解，故不适用于强酸性药物，常用作缓释材料。

(4) 甲基纤维素（Methyl Cellulose，MC） 本品在水中溶胀，不溶于乙醇、乙醚、三氯甲烷，用作囊材时的用量为 10～30g/L，也可与明胶、聚维酮、羧甲基纤维素钠等配合作复合囊材。

(5) 羟丙甲纤维素（Hydroxypropyl Methyl Phthalate，HPMC） 本品不溶于热水和乙醇，溶于冷水可形成黏性胶体溶液，长期贮存稳定，有表面活性，表面张力为 $(42\sim56)\times10^{-5}$ N/cm。具有成膜性好、无毒副作用等优点。

3. 合成材料

合成材料可根据体内反应，分为非生物降解和生物降解两类。非生物降解材料如聚酰胺、硅橡胶等不受 pH 影响，而聚丙烯酸树脂、聚乙烯醇等受 pH 影响，在一定 pH 条件下溶解。近年来，化学合成的可生物降解材料因其具有物理化学性质稳定，良好的生物相容性和生物降解性，无毒副作用，成膜性和成球性好，可通过改变单体的摩尔比、分子量、聚合度等参数调节药物在体内的释放速率等优良特性，得到了广泛的应用。

(1) 聚酯类（Polyester） 该类是迄今研究最多、应用最早的化学合成可生物降解高分子，主要是羟基酸或其内酯的聚合物。常用的羟基酸是乳酸（Lactic Acid）和羟基乙酸（Glycolic Acid），由乳酸缩合得到的聚酯用 PLA 表示，由羟基乙酸缩合得到的聚酯用 PGA 表示。聚酯类囊材具有良好的生物相容性和生物降解性、安全性高、毒副作用小，可以作为许多医疗制品和药物新剂型的骨架材料。

(2) 聚乳酸-羟基乙酸共聚物（Polylactide-co-Glycolic Acid，PLGA） 本品是由乳酸与羟基乙酸直接缩聚得到的均聚物或共聚物，体内可生物降解，不溶于水，可溶于三氯甲烷、丙酮等多种有机溶剂。目前用于制备已上市的缓释微球产品的骨架材料主要是聚酯类中的 PLA 和多种规格的 PLGA，详见表 12-5。

三、微囊与微球的制备方法

微囊与微球的制备方法大体相似，制备微囊的大多数材料也可作为微球的载体，根据药物、载体材料的性质以及制备条件的不同形成微囊或微球。目前微囊与微球的制备方法总体可分为物理化学法、物理机械法和化学法三大类，根据药物和囊材的性质、粒径、释放性能以及靶向性要求，可选择不同的制备方法。

1. 物理化学法

这种微囊化方法在液相中进行，系指在药物与囊材的混合溶液（或混悬液）中，加入另外一种物质或不良溶剂，或降低温度、或用超临界流体提取等适宜的方法使囊材溶解度降低，包裹着药物从原溶剂中沉淀出来，在体系中产生一个新的凝聚相的过程，因此又称为相分离法（Phase Separation）。

相分离法微囊化步骤大体可分为囊心物的分散、囊材的加入、囊材的沉积和固化成微囊或微球四步，其微囊化机制为以下几个点。

① 界面能的降低、润湿和吸附。制备微囊时液态药物以乳化的状态分散，高分子材料起乳化剂作用、降低界面张力从而降低界面能，高分子材料被液态囊心物吸附；固态囊心物应与囊材有一定亲和力，使凝聚相易于在囊心物上润湿和吸附，必要时可加入润湿剂。

② 脱水产生凝聚相。乙醇、丙醇等强亲水性有机溶剂以及 Na_2SO_4、$(NH_4)_2SO_4$ 等强亲水性盐类都可以用作脱水的凝聚剂，降低高分子囊材的溶解性。

③ 固化。根据高分子材料的化学性质，不同的制备方法通过不同的原理固化成型。

相分离法适用于制备不同性质药物的微囊与微球，它具有设备简单、高分子囊材来源广泛、可将多种药物微囊化等优点，目前已成为药物微囊化的重要工艺之一。

(1) 单凝聚法（Simple Coacervation） 本法是在高分子囊材溶液中加入凝聚剂以降低其溶解度而凝聚成囊或者成球的方法。常用的囊材有明胶、海藻酸钠、壳聚糖等，是相分离法中较常用的方法。

以明胶为例说明单凝聚法的基本原理：将药物分散在明胶溶液中，然后加入凝聚剂，由于凝聚剂的强亲水性，使得水分子从明胶分子水化膜中逸出与其结合，因此明胶溶解度降低，从溶液中析出而凝聚成囊。但这是可逆的凝聚，一旦解除凝聚的条件（如加水稀释），就可发生解凝聚。制备过程中经过几次凝聚与解凝聚过程，可获得满意的凝聚囊。然后再加入交联剂使囊壁交联固化，得到不凝结、不粘连、不可逆的球形微囊。以明胶为囊材采用单凝聚法制备微囊的工艺流程如下：

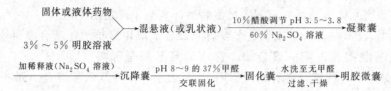

单凝聚法中影响高分子囊材固化成微囊或微球的主要因素有以下几个方面。

① 囊材溶液的浓度与温度。囊材溶液浓度越高，越易胶凝，溶液浓度降低到一定程度就不能胶凝；囊材溶液浓度一定时，温度越低越有利于胶凝，温度高过某一上限温度则不能胶凝。

② 电解质的性质。起胶凝作用的主要是阴离子，常用的阴离子是 SO_4^{2-}，其次是 Cl^-，而 SCN^- 则可以阻止胶凝。

③ 药物与囊材的亲和力。单凝聚法成囊时系统中含有互不溶解的药物、凝聚相和水三相，由于是在水性介质中成囊，因此要求药物难溶于水。如果药物过分亲水，微囊化时药物则只存在于水相而不能混悬于凝聚相中成囊；如果药物过分疏水，既不能混悬于水相中，又不能混悬于凝聚相中，则仅形成不含药物的空囊。微囊化的形成条件取决于药物与囊材的亲和力，亲和力强的易被微囊化，一般来说亲和力可用接触角 θ 表示，$0<\theta<90°$ 表示药物与囊材具有较好的亲和力，凝聚相则会在药物表面上润湿、铺展，从而将药物包裹成囊。

④ 凝聚囊的流动性及其与水相间的界面张力。为了得到良好的球形微囊，凝聚囊应有一定的流动性。如用 A 型明胶制备微囊时，调节溶液 pH 为 3.2～3.8 之间可得到好的球形囊，因为这时明胶分子中存在较多的—NH_4^+，可吸附较多的水分子，降低凝聚囊-水的界面张力，改善凝聚囊的流动性，利于凝聚囊分散呈小球形；若将溶液调节至碱性则不能成囊，因接近 A 型明胶的等电点（pH 7～9）而导致大量黏稠块状物析出，降低凝聚囊的流动性。

⑤ 交联固化。欲制得稳定的微囊，必须加入交联剂固化微囊，将粘连降至最低。

(2) 复凝聚法（Complex Coacervation） 本法系指在一定条件下，将两种带相反电荷的高分子囊材交联且与囊心物凝聚成囊的方法。常用作复合囊材的包括：明胶-阿拉伯胶、海藻酸盐-聚赖氨酸、海藻酸盐-壳聚糖、海藻酸-白蛋白、白蛋白-阿拉伯胶等。复凝聚法操作简便，形成的微囊比较稳定，是经典的微囊化方法，适合于包载难溶性药物。

现以明胶-阿拉伯胶为例说明复凝聚法的基本原理：明胶是两性电解质，分子中含有—NH_4^+ 和—COO^-，将溶液的 pH 调至明胶的等电点以下（pH 4.0～5.0），明胶带正电荷；而阿拉伯胶分子中只含有—COOH，在水溶液中带负电荷，且不受 pH 影响；带正电荷的明胶与带负电荷的阿拉伯胶由于相反电荷相互吸引交联形成正、负离子络合物，溶解度降低而凝聚成囊；然后加水稀释形成沉降囊，明胶分子中含有的—NH_4^+ 和—COO^- 可被交联剂甲醛交联固化，使胶凝状态变为不溶性固体，从而固定囊形。其工艺流程如下：

固体或液体药物
→ 混悬液（或乳状液）$\xrightarrow[50\sim55℃]{5\%醋酸溶液调至pH\,4.0\sim4.5}$ 凝聚囊
2.5%～5% 阿拉伯胶溶液
2.5%～5% 明胶溶液

$\xrightarrow[用量为成囊系统的1\sim3倍]{30\sim40℃水}$ 沉降囊 $\xrightarrow[10℃下交联固化]{pH\,8\sim9的37\%甲醛}$ 固化囊 $\xrightarrow[过滤、干燥]{水洗至无甲醛}$ 明胶微囊

明胶-阿拉伯胶混合水溶液复凝聚必须具备的条件：①明胶与阿拉伯胶的浓度在 3‰ 以下；②体系的 pH 在等电点以下；③体系温度必须控制在明胶溶液的胶凝点以上（约高于35℃），这是由于一定浓度的明胶水溶液在 25～30℃ 或更高温时呈低黏度的溶胶状态，在温度较低时变为黏度大的凝胶状态而凝聚，无法与阿拉伯胶形成正、负离子的络合物。

（3）溶剂-非溶剂法（Solvent-nonsolvent Method）　本法是在囊材溶液中加入一种囊材非溶剂，使其溶解度降低引起相分离，将药物包裹成囊或成球的方法。适用本法的药物可以是水溶性或亲水性固态或液态药物，但必须对聚合物的溶剂与非溶剂均不溶解，也不起反应。囊材的溶剂多数是有机溶剂，非溶剂可以是有机溶剂，也可以是水，主要是对囊材而言为不溶性溶剂，溶剂与非溶剂应该是互溶的。该法具体的制备工艺过程：首先将高分子囊材溶于溶剂中形成囊材溶液，然后将药物均匀分散或溶解于囊材溶液中，在搅拌下将含药囊材溶液（或混悬液）加入囊材的非溶剂中，含药囊材溶液在搅拌下临时形成乳滴，由于囊材溶剂与非溶剂是互溶的，乳滴中的溶剂会扩散进入非溶剂中，从而导致乳滴中的囊材凝聚而固化，药物则被包裹在囊材中形成微囊或微球。

（4）改变温度法　本法无需加入凝聚剂，而是通过升高或降低温度使囊材固化成囊或成球。如用乙基纤维素作囊材时，先在高温下将其溶解，后降温使其溶解度降低而凝聚成囊或成球；以血清白蛋白作囊材时，将药物与 25% 白蛋白水溶液混合，加到含适量乳化剂的油相中制成 W/O 的初乳，再升高温度使白蛋白乳滴固化。为减少微囊或微球间的粘连，常使用聚异丁烯（Polyisobutene，PIB）等作稳定剂。

（5）液中干燥法（In-liquid Drying）　本法系指先把囊材溶液作为分散相分散于不溶性溶剂中形成乳状液，然后从乳状液中除去分散相中挥发性溶剂以制备微囊或微球的方法，该法亦称乳化-溶剂挥发法。大部分疏水性聚合物如乙基纤维素、聚酰胺类等都可作为该法的囊材，囊心物可为水溶液、水分散体系或固体粉末。

其干燥工艺包括两个基本过程：溶剂萃取法（液-液两相之间）和溶剂蒸发法（气-液两相之间）。溶剂萃取法要求油水两相溶剂之间有一定溶解度，使囊材溶剂进入到连续相中从而使囊材得到干燥；溶剂蒸发法要求囊材溶剂不溶于连续相中，从而使囊材溶剂蒸发后进入气相，囊材得到干燥。连续或间歇干燥法适用于 O/W 型、W/O 型、O/O 型乳状液，如所用的囊材溶剂能溶解药物，则制得的是微球，否则是微囊。复乳法应用于 W/O/W 型、O/W/O 型乳状液，制得微囊。

2. 物理机械法

物理机械法是将固态或液态药物在气相中进行微囊化的方法，适用多种药物的微囊化。

（1）喷雾干燥法（Spray Drying）　本法系指将囊心物分散在囊材溶液中，混合溶液（或混悬液）经喷嘴形成无数雾滴后喷入干燥室内，干燥室内的热气流使雾滴中的溶剂迅速蒸发，囊材收缩成壳将囊心物包裹，制得微球或微囊的方法。若囊心物和囊材都以溶液状态存在，或者药物以粉末状态混悬于囊材溶液中，则得到微球；若药物溶液和聚合物溶液以乳

液状态存在,则得微囊。

影响喷雾干燥的因素包括混合液的黏度、药物及囊材的浓度、喷雾的均匀性、雾化压力、喷雾方法及速度、干燥速率等。如混合液黏度较大时,喷雾干燥样品往往呈丝状,这主要是由于高黏度流体喷出时难以在剪切力的作用下形成雾滴所致。微囊或微球在干燥过程中由于静电作用容易引起粘连,加入抗黏剂可降低其带电而减少粘连,常用的抗黏剂有聚乙二醇、滑石粉、微粉硅胶、硬脂酸镁等。

近来有越来越多的报道将药物溶解、乳化或混悬于囊材中,通过喷雾干燥的方法制备微囊或微球。用于治疗帕金森病的药物——溴隐亭(Bromocriptine)PLGA 微球注射剂(商品名:Parlodel LAR,Sandoz),即是用喷雾干燥制备微球制剂的早期范例。

(2) 喷雾冷凝法(Spray Congealing) 本法系指将囊心物分散于熔融的囊材中,再将熔融的囊材溶液喷于冷气流中,凝固而形成微囊的方法,其粒径通常为 $80 \sim 100 \mu m$。常用囊材在室温下均为固体,在较高温度下能熔融,如蜡类、脂肪酸和脂肪醇等。

(3) 流化床包衣法(Fluidized Bed Coating) 本法系利用垂直强气流使囊心物悬浮,通过喷嘴将囊材溶液喷射于囊心物表面,囊材溶液在热气流中迅速被挥干,在囊心物表面形成薄膜而得微囊。常用囊材包括多聚糖、明胶、树脂、蜡、纤维素衍生物及合成聚合物。

3. 化学法

化学法系指溶液中单体或高分子通过聚合反应或缩合反应产生囊膜而制成微囊的方法。本法的特点是不加凝聚剂,先制成 W/O 型乳状液,再利用化学反应交联或用射线辐照制备不溶性囊材。主要包括界面缩聚法、辐射化学法等,其中辐射化学法由于辐射条件的限制,不易广泛使用。

界面缩聚法(Interface Polycondensation)也称界面聚合法,系指将两种或以上不相溶的亲水性单体或亲脂性单体分别溶解在分散相和连续相中,由于引发剂和表面活性剂的作用在囊心物的界面处发生单体的缩聚反应,在囊心物的表层周围形成半透性囊膜,从而制备微囊的方法。

微球、微囊的粒径及其分布是微球制剂一项十分重要的质量指标,它对微球体外和体内的释药模型、释药速率、含量均匀度、降解时限、通针性等都有相当大的影响,因此在制备过程中应严格控制影响微球、微囊粒径大小及其分布的因素。

① 药物浓度。载入药物的方法有两种,即在制备前将药物与载体同时加入到乳剂内相,或者通过空白微球的溶胀吸附药物。随着药物浓度的增加,载药量增加,粒径也随之增大,因此在制备过程中应寻找一个最佳的浓度。

② 囊材的用量。一般药物粒子越小,其表面积越大,要制成囊壁厚度相同的微囊,所需的囊材越多;但是当药物粒子一定时,囊材用量越大,其粒径越大。

③ 搅拌速度。制备过程中增加搅拌速度可以有效地阻止微粒间的凝聚,获得较小的粒径,同时可以确保产生较小的粒径分布。但过高的搅拌速度,可能会打碎微粒或增加微粒间的碰撞机会合并成较大的微粒,因此应根据粒径需要和制备工艺选择适宜的搅拌速度。

④ 制备温度。研究发现不同的制备温度对微粒的粒径影响较大,可能是由于水分子等挥发性溶剂从体系中逸出的速度与程度不同所致。一般来说,温度越低,粒径越大,但是制备方法不同,温度的影响趋势也各不相同。

⑤ 囊心物的大小、制备方法、附加剂的浓度、乳化功率与时间、分散相的种类等均影响微粒粒径大小和分布。

四、微囊与微球中药物的释放

药物制备成微囊、微球，可以避免被机体迅速降解，并使活性成分能定时定量地从微粒中释放出来，达到临床的预期疗效。通常药物在微粒中的分散状态主要分为以下三种情况：①溶解在微粒中；②以结晶状态均匀镶嵌分散在微粒中；③镶嵌或者吸附在微粒表层。药物的分散状态直接影响到药物的体内外释放和生物利用度，如果药物过多吸附在微粒表层，容易产生突释效应，降低药物疗效。本部分将具体阐述药物从微粒中的释放机制以及影响药物释放速率的因素。

1. 微囊、微球的释药机制

（1）扩散控释系统（物理过程）　即微粒进入体内后，水分子透过囊壁逐渐向囊心渗入，药物在水分子的作用下溶解形成饱和溶液，再通过扩散作用慢慢从骨架空隙和囊壁中渗出，从而释放药物。该过程微粒不溶解，是物理过程。部分镶嵌或者吸附在微粒表层的药物能快速地扩散释药，被称为突释效应。早期应用的囊材多为非生物降解高分子聚合物，药物释放多是基于扩散控释原理。

（2）溶胀、溶解控释系统（物理化学过程）　当水分渗透进入亲水性囊材时，囊材分子链舒展膨胀，体积增大，囊壁或骨架受到囊材挤压破裂，同时囊壁或骨架也可溶解于体液中，两者均增加了药物的扩散，该过程属于物理化学过程。

（3）溶蚀控释系统（生化过程）　当微粒进入体内后，囊壁或骨架可受胃蛋白酶或其他酶的消化与降解成为体内代谢产物，从而使药物释放出来，该过程是在体内酶作用下的生化过程。微粒的释药过程与囊材的降解方式以及药物在囊材中的扩散行为有关，使用合成的可生物降解的聚合物作囊材时，囊材的降解速率低，系统的释药机制为扩散控释；当使用天然的可生物降解聚合物作囊材时，囊材的降解速率高，药物扩散行为是限速步骤，系统的释药机制为溶蚀控释。因此囊材的类型是决定微粒载体溶蚀行为、骨架降解速率、释药机制的重要因素。

2. 影响微囊、微球中药物释放速率的因素

微囊、微球的释药速率常出现以下几个方面的问题：药物释放速率不规则，过快或者过慢；药物突释剂量过高；药物释放过程偏短或过长，这些都将影响制剂的临床疗效。实际上，其释药速率在一定范围内可通过选择适宜的囊材、制备方法等影响因素加以调节，使其达到实际的临床需求。

（1）药物的性质　药物的溶解度与微粒中药物释放速率有密切关系，载体材料相同时，溶解度大的药物释放速率较快；药物在囊壁与水之间的分配系数大小亦影响释放速率，碱性药物有较高的 PLGA/水分配系数，能够减慢载体材料的吸水溶胀速度，从而抑制药物向外扩散。

（2）载体材料的种类　不同的载体材料形成的囊壁具有不同的物理化学性质。孔隙率较小的载体材料，形成的微粒释药慢。如明胶形成的囊壁具有网状结构，孔隙很大，药物嵌入网状孔隙中，释放较快；聚酰胺形成的囊壁孔隙较小，药物释放比明胶慢得多。为得到适宜的释药速率，合并使用不同规格的同种载体材料或不同种类载体材料形成混合骨架，是试验过程中常用的方法。

（3）微粒粒径　在载体材料和微粒囊壁厚度相同的条件下，粒径越小，由于比表面积越大，药物更容易扩散到释放介质中，因此释药速率越大，所以要减缓释药速率，可以适当增大微粒粒径。

(4) 制备工艺 微囊化过程中采用不同的工艺条件，对释药速率也有影响。当其他工艺条件相同时，冷冻干燥或喷雾干燥获得的微粒释药速率比烘箱干燥的微粒释药速率要大一些，这主要是由于前者获得的微粒粒径较小。

(5) 溶出介质的理化性质 溶出介质的 pH、离子强度不同，微粒的释药速率也不同。如壳聚糖-海藻酸盐为载体材料的尼莫地平微囊，在 pH＝7.2 时释药速率明显快于 pH＝1.4 时，这是由于载体材料中的海藻酸盐在 pH 较高时可以缓慢溶解以致微囊破裂，加速药物的释放。

五、微囊与微球的质量评价

微囊、微球作为药物的中间载体，往往需要进一步加工成片剂、胶囊剂、注射剂、眼用制剂、气雾剂等，制成的制剂应符合《中国药典》2020 年版四部通则的规定。微囊、微球自身需进行以下方面的质量评价。

1. 形态、粒度及其分布

通过对微粒形态的检测，可以了解微粒的外观形态及其结构，形态的检查，有利于制剂质量的控制。通常可采用光学显微镜、扫描电镜、投射电镜观察微球的形态，该法比较直观，能够提供清晰可视的照片，照片上应注明放大倍数和长度标尺。

微粒的粒径及其分布是一项十分重要的指标，传统的粒径检查方法是用带标尺的光学显微镜，随机测定不少于 500 个微粒的粒径，获得粒径的平均值及其分布的数据或图形。近年来，粒径及其分布多采用激光散射法测定。

2. 载药量与包封率

载药量（Drug Loading）系指微囊、微球中所含药物的质量百分数。其检测方法一般采用合适的有机溶剂将微球的骨架材料或微囊的囊壁溶解，再将药物分离或提取出来进行检测。所选择的溶剂应能使药物最大限度溶出，同时溶解最少量的囊材，且溶剂不干扰含量测定。载药量的计算公式如下：

$$载药量 = \frac{微囊或微球中所含药物的量}{微囊或微球的总量} \times 100\% \qquad (12\text{-}3)$$

包封率（Entrapment Efficiency）系指微球中的药物占理论投药量的质量百分数，它是考量药物微囊化工艺好坏的一项重要指标。包封率的计算公式如下：

$$包封率 = \frac{系统中包封的药量}{系统中包封与未包封的总药量} \times 100\%$$

$$= 1 - \frac{液体介质中未包封的药量}{系统中包封与未包封的总药量} \times 100\% \qquad (12\text{-}4)$$

包封率一般不得低于 80%。

3. 释药速率

微球、微囊的释药速率应符合具体的临床要求，因此必须进行释药速率的测定，测定方法可采用《中国药典》2020 年版四部通则 0931 项下释放度测定法测定。若微球、微囊制成缓释、控释、迟释制剂，则应符合缓释、控释、迟释制剂指导原则的要求。

4. 有机溶剂残留量

制备微囊、微球过程中，一般都使用有机溶剂，如果在制备过程中未能完全除去，可能残留在微粒内部。因此，凡生产过程中引入有害有机溶剂时，应采用《中国药典》2020 年版四部通则 0861 项下残留溶剂测定法测定，残留量不得超过《中国药典》规定限度，凡药典中未规定规定限度者，可参考 ICH。

5. 突释效应

药物在微囊或微球中的情况一般有三种，即吸附、包入和嵌入。在体外释放试验时，吸附在微囊、微球表面的药物会快速释放，被称突释效应（Burst Effect）。体外释放开始 0.5h 内的累积释放量要求低于 40%。若微囊、微球产品分散在液体介质中贮存，应检查渗漏率，可由式（12-5）计算：

$$渗漏率 = \frac{产品在贮存一定时间后渗漏到介质中的药量}{产品在贮存前包封的药量} \times 100\% \tag{12-5}$$

（清华大学药学院　钱锋、澳门大学中华医药研究院　欧阳德方）

参考文献

［1］ He，Y.，Ho，C. Amorphous Solid Dispersions：Utilization and Challenges in Drug Discovery and Development，Journal of Pharmaceutical Sciences，2015，104（10）：3237～3258.

［2］ Yu L. Amorphous pharmaceutical solids：Preparation，characterization and stabilization. Advanced Drug Delivery Review，2001. 48：27～42.

［3］ Hancock BC. Disordered drug delivery：Destiny，dynamics and the Deborah number. Journal of Pharm Pharmacol 2002，54：737～746.

［4］ Tao J，et al，Solubility of small molecule crystals in polymers：D-mannitol in PVP，indomethacin in PVP/VA，and nifedipine in PVP/VA. Pharmaceutical Research，2009，26：855～864.

［5］ Qian，F.，et al，Drug-polymer solubility and miscibility：Stability consideration and practical challenges in amorphous solid dispersion development. Journal of Pharmaceutical Science，2010，99（7）：2941～2947.

［6］ Friesen，D. T.；et al，Hydroxypropyl methylcellulose acetate succinate-based spray-dried dispersions：An overview. Molecular Pharmaceutics，2008，5（6）：1003～1019.

［7］ Newman，A. et al. Assessing the performance of amorphous solid dispersions. Journal of Pharmaceutical Science，2012，101（4）：1355～1377.

［8］ Chen YJ. et al；Drug-polymer-water Interaction and its Implication to the Dissolution Performance of Amorphous Solid Dispersions，Molecular Pharmaceutics，2015，12（2）：576～589.

［9］ 潘卫三. 工业药剂学. 第 2 版. 北京：高等教育出版社，2010.

［10］ 方亮. 药剂学. 第 8 版. 北京：人民卫生出版社，2016.

［11］ 张志荣. 药剂学. 第 2 版. 北京：高等教育出版社，2014.

［12］ 何仲贵. 环糊精包合物技术. 北京：人民卫生出版社，2008.

［13］ Ouyang D，Sean C. Smith. Computational Pharmaceutics：Application of molecular modeling in drug delivery. 1st Edition，Published 2015 by John Wiley & Sons，Ltd.

［14］ 陈庆华，张强. 药物微囊化新技术及应用. 北京：人民卫生出版社，2008.

［15］ Crini G. Review：a history of cyclodextrins. Chemical Reviews. 2014；114（21）：10940～10975.

［16］ 国家药典委员会. 中华人民共和国药典. 2020 版. 北京：中国医药科技出版社，2020.

第十三章　缓（控）释制剂

剂型的发展大致分为几个阶段：第一代为普通制剂，如片剂、胶囊剂、丸剂、注射剂等；第二代为缓释制剂，如缓释片、缓释微丸等；第三代为控释制剂，如渗透泵制剂、膜控制剂等；第四代为靶向制剂，如脂质体、胶束、固体脂质纳米粒等；第五代为基于体内反馈情报靶向于细胞水平的给药系统。在第一代普通制剂中，剂型的发展主要立足于提高药物的稳定性、促进溶出、改善制剂的色香味等以提高病人的顺应性等。第二至第五代药物制剂，可以统称为药物传递系统（Drug Delivery System，DDS），药物递送的目的在于通过适宜的手段使得药物在必要的时间、适宜的部位按照一定的速率释放，并在较长的时间内维持有效的血药浓度；或使药物递送到特定的靶器官释放药物，以减少毒副作用，提高疗效。

第一节　概　　述

一、缓（控）释制剂的概念

缓释制剂（Sustained-release Preparations）系指在规定的释放介质中，按要求缓慢地非恒速释放药物，与相应的普通制剂比较，给药频率比普通制剂减少一半或有所减少，且能显著增加患者依从性的制剂。

控释制剂（Controlled-release Preparations）系指在规定的释放介质中，按要求缓慢地恒速释放药物，与相应的普通制剂比较，给药频率比普通制剂减少一半或有所减少，血药浓度比缓释制剂更加平稳，且能显著增加患者依从性的制剂。

缓释和控释制剂之间的差别主要体现在以下两个方面。

（1）释药特征不同　药物从缓释制剂的释放速率，在一定时间内随时间变化先快后慢非恒速释放，在动力学上往往体现为一级动力学；而药物从控释制剂的释放速率在一定时间内不随时间的推移而变化，保持恒定，在动力学上体现为零级动力学。

（2）体内药动学特征不同　控释制剂药物的血药浓度在一定时间内能维持在一个恒定的水平，"峰谷"波动更小，直至基本吸收完全，而缓释制剂一般达不到这种效果。

二、缓（控）释制剂的特点

（1）减少毒副作用，增强疗效　由于按该类制剂设计的要求，药物可缓慢地释放进入体内，血药浓度平稳，"峰谷"波动小，因此可避免由于血药浓度超过治疗浓度范围所导致的毒副作用，同时又能保持在有效浓度范围（治疗窗）内得以维持疗效，见图 13-1 和图 13-2。

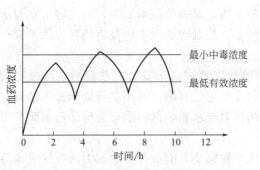

图 13-1 普通制剂多次给药后产生的
血药浓度峰谷现象

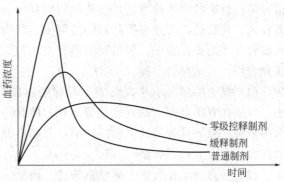

图 13-2 普通制剂、缓释制剂与零级控释制剂的
血药浓度-时间曲线

（2）减少药物对胃部的刺激 使药物口服后延迟到肠内释放，可以减轻或避免易刺激胃部药物的副作用（例如双氯芬酸钠、阿司匹林缓释制剂）。

（3）提高药物的稳定性 单硝酸异山梨酯对光不稳定，可以制备成缓释微丸，并包遮光衣，以提高药物的稳定性。

（4）药物定位释放 使药物在适当部位（如结肠）较长时间停留并按要求释放一定量的药物，提高其生物利用度，并达到局部治疗的目的。此类释药系统不仅可用于结肠疾病的治疗，还可用于蛋白质或多肽类药物以避免胃酸或胃肠道某些酶的破坏。

（5）减少服药次数，提高患者顺应性 对半衰期短的或需要频繁给药的药物，可以减少服药次数，如普通制剂每天 3 次，制成缓释或控释制剂可改为每天 1 次。特别适用于需要长期服药的慢性疾病患者，如心血管疾病、心绞痛、高血压、哮喘等。这样可以大大提高病人服药的顺应性，使用方便。

（6）减少用药的总剂量，可用最小剂量达到最大药效。

缓（控）释制剂虽然具有上述重要优点，但也存在一些问题：

① 在临床应用中，对剂量调节的灵活性降低，如果遇到某种特殊情况（如出现较大副反应），往往不能立刻停止治疗。

② 缓释制剂往往是基于健康人群的平均动力学参数而设计，当药物在疾病状态的体内动力学特性有所改变时，不能灵活调节给药方案。

③ 制备缓（控）释制剂所涉及的设备和工艺费用较常规制剂昂贵。

三、缓（控）释制剂的分类

缓（控）释制剂有许多种类型，但目前研究与开发较多的主要有以下几种：骨架型缓（控）释制剂、膜控型缓（控）释制剂、渗透泵型缓（控）释制剂、微丸型缓（控）释制剂和其他类型缓（控）释制剂等。

第二节 缓（控）释制剂的释药原理和处方设计

一、释药原理

1. 溶出原理

药物的释放速率受其溶出速率的限制，溶出速率慢的药物显示出缓释的性质。因此采取措施降低药物的溶出速率，可使药物缓慢释放，达到延长药效的目的。根据 Noyes-Whitney 方程式，药物的溶出速率受药物的溶解度、药物粒子的表面积等因素影响。利用溶出原理达到缓释作用的方法很多，包括制成溶解度小的盐或酯、控制粒子大小以及将药物包藏于具有缓释作用的骨架材料中等。

(1) 制成溶解度小的盐或酯　青霉素制成普鲁卡因盐或二苄基乙二胺盐后，溶解度减小，疗效比青霉素钾（钠）盐显著延长；醇类药物经酯化后水溶性减小，药效延长，如睾丸素丙酸酯一般制成油溶液供肌内注射，药物由油相扩散至水相，然后水解为母体药物而产生治疗作用，药效约延长 2～3 倍。

(2) 与高分子化合物生成难溶性盐　高分子化合物鞣酸，能够与生物碱类药物形成难溶性盐，其药效比母体药物延长。例如 N-甲基阿托品鞣酸盐、丙咪嗪鞣酸盐等；聚丙烯酸、磺酸或磷酸化多糖类化合物、多糖醛酸等高分子化合物，可与链霉素、新霉素等结合成的难溶性盐，对淋巴系统具有亲和力，由于淋巴系统循环缓慢，故这些盐类在体内药效持续较长；碱性蛋白如鱼精蛋白可与胰岛素结合成溶解度小的鱼精蛋白胰岛素，维持药效时间延长，再加入锌盐生成鱼精蛋白锌胰岛素，药效可持续 18～24h。

(3) 控制粒子大小　药物的溶出速率与其表面积有关，难溶性药物的颗粒直径增加，吸收速率减慢。例如超慢性胰岛素中所含胰岛素锌晶粒大部分超过 $10\mu m$，其作用时间可达 30h；半慢性胰岛素锌晶粒不超过 $2\mu m$，作用时间则为 12～14h。

(4) 将药物包藏于溶蚀性骨架中　以脂肪、蜡类等疏水性阻滞剂材料为主要基质制成的缓释片，称为溶蚀性骨架片。药物一般溶于或混悬于骨架材料中，其释放速率受基质溶蚀速率控制，与脂肪酸酯被水解的难易程度有关。例如三棕榈酸甘油酯最不易水解，因此棕榈酸甘油酯对磺胺释放速率的影响，依单、双、三酯的顺序而降低。

(5) 将药物包藏于亲水性高分子材料中　以亲水性高分子材料为骨架制成的片剂，在体液中逐渐吸水膨胀，形成高黏度的凝胶屏障层，药物必须首先通过该屏障层，才能进一步逐渐扩散到表面而溶于体液中，由于高黏度凝胶的存在，药物释放速率降低。常用的亲水性高分子材料有甲基纤维素、羧甲基纤维素钠、羟丙甲基纤维素、聚维酮、卡波普、海藻酸钠等。

2. 扩散原理

药物释放以扩散作用为主的有以下几种情况。

(1) 水不溶性材料包衣的制剂　如乙基纤维素包衣的微囊或小丸，释放时药物先进入聚合物衣膜内，然后扩散进入周围介质。其释药速率符合 Fick's 第一扩散定律：

$$\frac{dM}{dt} = \frac{ADK\Delta C}{L} \tag{13-1}$$

式中，dM/dt 为释药速率；A 为释药面积；D 为扩散系数；K 为药物在膜与囊心之间的分配系数；L 为包衣层厚度；ΔC 为膜内外药物的浓度差。

若 A、L、D、K 与 C 保持恒定，则释放速率就是常数，即为零级释放过程。若其中一个或多个参数发生变化，则为非零级释放过程。

(2) 包衣膜中含有部分水溶性聚合物　如乙基纤维素与甲基纤维素（MC）混合组成的膜材，就具有这种性质，其中 MC 属于水溶性聚合物，在体液中水溶性聚合物溶解形成膜孔。药物的溶出速率除受上述水不溶性膜包衣制剂各项参数影响外，还受膜孔直径、孔道的弯曲因素和孔隙率大小影响。一般来说，这类制剂释放接近零级过程。

（3）水不溶性骨架片　这类制剂中药物是通过骨架中许多弯弯曲曲的孔道进行扩散释放的，该过程符合 Higuchi 方程：

$$Q = [DS(P/\lambda)(2A - SP)t]^{1/2} \tag{13-2}$$

式中，Q 为单位面积在 t 时间的释放量；D 为扩散系数；P 为骨架中的孔隙率；S 为药物在释放介质中的溶解度；λ 为骨架中的弯曲因素；A 为单位体积骨架中的药物含量。

上式（13-2）基于以下的假设：①药物释放时保持伪稳态（Pseudo Steady State）；②$A \gg S$，即保持过量的溶质；③理想的漏槽状态（Sink Condition）；④药物颗粒比骨架小得多；⑤D 保持恒定，药物与骨架没有相互作用。

假设式（13-2）右边各项除 t 外都保持恒定，则式（13-2）可简化为：

$$Q = k_H t^{1/2} \tag{13-3}$$

k_H 为常数，即药物的释放量与时间的平方根（$t^{1/2}$）成正比。

利用扩散原理达到缓（控）释作用的方法包括增加黏度以减小扩散系数、包衣、制成微囊、不溶性骨架片、植入剂、药树脂、乳剂等，现分别介绍如下。

① 包衣　将药物小丸或片剂用阻滞剂材料包衣。可以一部分小丸包衣，另一部分不包衣或分别包不同厚度的衣层。包衣材料有肠溶材料和阻滞剂。

② 制成微囊　使用微囊化技术制备缓释、控释制剂是较新的方法。囊膜为半透膜，在胃肠道中，水分可渗透进入囊内溶解药物，然后通过扩散作用使药物释放于囊外胃肠液中。囊膜的厚度、微孔的孔径和弯曲度等决定药物的释放速率。

③ 制成不溶性骨架片　骨架材料为不溶性塑料如无毒聚氯乙烯、聚乙烯、聚乙烯乙酸酯、聚甲基丙烯酸酯、硅橡胶等，水溶性药物较适于制备这种类型片剂，难溶性药物因释放太慢，一般不用该法。药物释放完后，骨架随粪便排出体外。

④ 增加黏度以减小扩散速率　增加溶液黏度以延长药物作用时间的方法主要用于注射剂、滴眼剂或其他液体制剂。如明胶用于肝素、维生素 B_{12}、促肾上腺皮质激素；PVP 用于胰岛素、肾上腺素、皮质激素等。1% 浓度的 CMC-Na 用于盐酸普鲁卡因注射液（3%）可使作用时间延长至约 24h。

⑤ 制成植入剂　植入剂为固体灭菌制剂，系将不溶性药物熔融后倒入模型中成型，或将药物密封于硅橡胶等高分子材料制成的小管中，通过外科手术埋植于皮下，药效可长达数月甚至数年。如孕激素的避孕植入剂。

⑥ 制成乳剂　可将水溶性药物制成水包油型乳剂。在体内，水相中的药物先向油相扩散，再由油相分配到体液，因此可发挥长效作用。

3. 溶蚀与扩散、溶出相结合

严格地讲，释药系统不可能只取决于溶出或扩散，但实际上，一种缓释、控释制剂在释药过程中，某种主要的释药机制往往大大超过其他过程，因此，可将释药系统分为溶出扩散型和扩散控制型。生物溶蚀型给药系统的释药特性很复杂，无法用单一的释药机制解释。不仅药物可以从骨架中释放出来，而且骨架本身也处于溶解过程。当骨架溶解时，药物扩散的路径长度改变，形成移动界面扩散系统。影响因素较多，其释药动力学很难控制。此类制剂的优点是材料能够生物溶蚀，最后不会形成空骨架。

制备生物溶蚀型缓释制剂的另一种方法是通过化学键将药物与聚合物直接结合。在体内，药物通过水解或酶解从聚合物中释放出来。该系统载药量高，释药速率较易控制。

结合溶蚀和扩散的第三种方法是采用膨胀型控释骨架。药物溶解在膨胀型的聚合物骨架中，首先水进入系统中，使骨架膨胀，药物溶解，药物从膨胀的骨架中扩散出来，骨架同时溶蚀，其释药速率很大程度上取决于聚合物的膨胀速率、药物溶解度和骨架中可溶部分的大小。

4. 渗透泵原理

利用渗透泵原理制成的控释制剂，能均匀恒速地释放药物，其释药速率不受胃肠道可变因素如蠕动、pH、胃排空时间等影响，比骨架型缓释制剂更优越。现以口服单室渗透泵片为例说明其原理和构造：片芯由水溶性药物、具高渗透压的渗透促进剂或其他辅料制成，外面用水不溶性的聚合物如醋酸纤维素、乙基纤维素或乙烯-醋酸乙烯共聚物等包衣，形成半渗透膜，即水可渗透进入膜内，而药物不能透过此膜。然后用激光或其他适宜方法在包衣膜一端壳顶开一个或一个以上细孔。当与水接触后，水即通过半透膜进入片芯，使药物溶解成饱和溶液，加之片芯内具高渗透压的辅料的溶解，渗透压可达 $4053 \sim 5066 \mathrm{kPa}$（体液渗透压为 $760 \mathrm{kPa}$）。由于膜内外渗透压的差别，药物由细孔持续流出，其流出量与渗透进入膜内的水量相等，直到片芯内的药物全部溶解为止。

片芯中药物未完全溶解时，释药速率按恒速进行。当片芯中药物浓度逐渐低于饱和溶液，释药速率也逐渐下降。控制水的渗入速率即可控制药物的释放速率，而水的渗入速率又取决于膜的渗透性能和片芯的渗透压。式（13-4）表示水分子通过半透膜向片内渗透的速率：

$$\frac{\mathrm{d}V}{\mathrm{d}t} = \frac{KA}{L}\Delta\Pi \tag{13-4}$$

式中，$\mathrm{d}V/\mathrm{d}t$ 为水渗透进入膜内的流速；K、A 和 L 分别为膜的渗透压、面积和厚度，$\Delta\Pi$ 为渗透压差，若上式右边保持不变，则：

$$\frac{\mathrm{d}V}{\mathrm{d}t} = k \tag{13-5}$$

故药物以零级动力学释放。

半透膜的厚度、渗透性、片芯的处方以及释药小孔的直径，是制备渗透泵型片剂的成败关键。由于难溶性药物不适宜用上述单室渗透泵片来达到控释作用，片芯中可加入具有渗透驱动作用的水溶性聚合物，称为促渗透聚合物，利用聚合物溶解时吸水后体积膨胀，产生推动力，可使药物最大限度地释放出来。

此类系统的优点在于药物可以恒速释放，并且在理论上药物的释放与药物性质无关，缺点是制备工艺复杂、价格较贵。

5. 离子交换作用

由水不溶性交联聚合物组成的树脂，其聚合物重复单元上含有成盐基团，药物可结合于树脂上形成药树脂。在胃肠道中，带有电荷的离子（Na^+、H^+、K^+、Cl^- 等）与药树脂接触时，可通过离子交换作用将药物游离释放出来。

$$树脂^+ - 药物^- + X^- \longrightarrow 树脂^+ - X^- + 药物^- \tag{13-6}$$

$$树脂^- - 药物^+ + Y^+ \longrightarrow 树脂^- - Y^+ + 药物^+ \tag{13-7}$$

药物从树脂中的扩散速率受扩散面积、扩散路径长度和树脂的刚性（为树脂制备过程中交联剂用量的函数）的控制。如阿霉素羧甲基葡聚糖微球，在水中不释放，在体内到达靶组织后，可与体液中的阳离子进行交换，阿霉素逐渐释放，发挥栓塞与化疗双重作用。

二、处方设计

1. 药物的选择

（1）缓（控）释制剂一般适用于半衰期较短的药物，即 $t_{1/2}=2\sim8h$ 的药物，如盐酸普萘洛尔（$t_{1/2}=3.1\sim4.5h$）、茶碱（$t_{1/2}=3\sim8h$）、伪麻黄碱（$t_{1/2}=6.9h$）、吗啡（$t_{1/2}=2.28h$）等药物。半衰期小于 1h 或大于 12h 的药物，一般不宜或不需制成缓（控）释制剂。个别情况例外，如半衰期很短（小于 1h 的硝酸甘油）和半衰期很长（如半衰期长达 32h 的地西泮）也已经被制成缓（控）释制剂。

（2）传统观点不主张将抗生素药物制成缓释制剂，因为容易导致细菌的耐药性。但是，目前国内外均有研制的专利和报道，头孢氨苄缓释胶囊、克拉霉素缓释片等均已上市。

（3）其他如剂量很大、药效很剧烈、溶解吸收很差或剂量需要精密调节的药物，一般不宜制成缓（控）释制剂。

（4）在缓（控）释制剂的设计中，药物的理化性质起着决定性的作用。药物的水溶性、油水分配系数、化学稳定性、电荷以及蛋白结合率等性质，不仅对药物在体内的吸收产生影响，而且对缓（控）释制剂的释药行为有很大影响。

近年来，随着缓（控）释制剂技术的快速发展，适于制成缓（控）释制剂的药物范围并无明显界定，只要其每服剂量不超过具体剂型的适用范围，或是制成缓（控）释制剂后生物利用度没有显著降低或变得不稳定即可。当然，对于不同类型的口服缓（控）释制剂，其适宜的药物范围也不同，这需要在实际应用中加以区别和考虑。

2. 设计要求

（1）生物利用度 缓（控）释制剂应与相应的普通制剂生物等效，即相对生物利用度为普通制剂的 80%～125%。若药物主要在胃和小肠吸收，宜设计成 12h 口服一次；若药物在大肠也有一定吸收，则可考虑 24h 口服一次。为了保证缓（控）释制剂的生物利用度，应根据药物在胃肠道中的吸收速率控制药物在制剂中的释放速率。

（2）峰浓度与谷浓度之比 缓（控）释制剂稳态时的峰浓度与谷浓度之比（也可用波动百分数表示）应小于或等于普通制剂。一般半衰期短、治疗指数窄的药物，可设计为每 12h 给药一次；而半衰期长或治疗指数宽的药物，可 24h 给药一次。若设计成零级释放剂型如渗透泵，其峰谷浓度比可显著小于普通制剂。

3. 药物剂量的设计

缓（控）释制剂的剂量，一般依据普通制剂的用法和剂量来设定。例如，若某药物普通制剂每日两次，每次 5mg，若改为缓（控）释制剂，则每日一次，每次 10mg。但是，许多心血管类药物和内分泌类药物往往存在最低起始剂量，因此制成缓（控）释制剂时，往往将最低起始剂量设定为制剂的剂量，具体用药时，可视病情酌情添加服用剂量。也有人采用药动学参数进行计算来设定剂量，但由于涉及因素很多，计算结果往往只作为参考。

4. 安全性

设计某种药物的缓（控）释制剂，要尽可能查阅或了解到该药物的安全范围信息（如最低有效浓度、最低中毒浓度等），根据这种安全范围（或称为治疗指数）的大小，来选择适宜的方式制备缓（控）释制剂，使其释药效果符合药物的安全范围。通常情况下，治疗指数越大，表示该药越安全。对于治疗指数小、治疗浓度的安全范围窄的药物，在设计缓（控）释制剂时应精确控制剂型中药物的释放，防止药物大量突释或释药速率过快导致血药浓度超过其最低中毒浓度，引起相应的毒副作用。

第三节 缓（控）释制剂的处方和制备

一、骨架型缓（控）释制剂

骨架型缓（控）释制剂是指药物和一种或多种惰性固体骨架材料通过压制或融合等特定工艺制成的固体制剂，具体有片剂、微丸、颗粒剂等。不同的骨架型缓（控）释制剂的工艺过程是不同的，多数的骨架型制剂可用常规的生产设备、工艺制备，也有特殊的设备和工艺，例如微囊法、融熔法等。

（一）缓（控）释骨架片

1. 缓（控）释骨架材料

采用不同性质的骨架材料可以制成释药机制和行为不同的骨架型缓（控）释制剂。

(1) 亲水凝胶性骨架材料 亲水凝胶性骨架材料有羟丙甲纤维素、海藻酸钠、壳聚糖、Carbopol、羧甲基纤维素钠、聚氧乙烯等。

例如，萘普生骨架缓释片，取 HPMC（分子量为 80000～130000）4%～9%，萘普生或其盐 81%～96% 和润滑剂 0.1%～2%，制成含萘普生 500～1000mg 的缓释片，服用 1 次可维持体内有效治疗血药浓度达 24h 以上。由于缓释片内仅含有 4%～9% HPMC，片剂体积不大，病人完全可接受，每日服用 1 片此种缓释片与日服 2 片普通萘普生片呈生物利用等效性。

(2) 蜡质骨架材料 蜡质骨架材料有硬脂酸、硬脂醇、巴西棕榈蜡、单硬脂酸甘油酯等。

例如，取盐酸伪麻黄碱 100mg，加于熔化的巴西棕榈蜡 80mg 中，搅匀后放冷，磨细。再加入羟丙甲纤维素 100mg、微晶纤维素 50mg，用乙基纤维素的乙醇溶液作黏合剂制粒，压片，即得。该缓释片在体外可维持 12h 的缓释效果，并有效地防止释药初期的药物突释现象。

(3) 不溶性骨架材料 不溶性骨架材料有乙基纤维素、聚乙烯、聚丙烯、聚硅氧烷、乙烯-醋酸乙烯共聚物和聚甲基丙烯酸甲酯等。

例如，将 4g 乙基纤维素用 95% 乙醇溶解后，将 3g 茶碱分散于其中，蒸干后，粉碎过筛，制粒，压片，即得一天给药一次的茶碱缓释片。体外释放度实验结果表明，其释药行为呈现近似零级动力学的特征。

2. 缓（控）释骨架片的分类

按其结构来说，缓释骨架片可以分为多孔型骨架片或无孔型骨架片，其中多孔型骨架片中的药物通过众多微孔的孔道而释放，一般服从 Higuchi 方程，个别也可达到零级释放。无孔型骨架片的释药是片剂表面的溶蚀-分散-溶出过程（扩散不是释药的主要途径），它的释药过程服从一级或近似一级释药动力学过程，少数也可调节至零级过程。根据骨架材料的性质可分为亲水凝胶骨架片、生物溶蚀性骨架片和不溶性骨架片。

(1) 亲水凝胶骨架片 它是指由亲水性聚合物与药物制成的骨架片。这类聚合物遇水发生膨胀，形成凝胶屏障从而控制药物的溶出。选择不同性能的聚合物及不同的用量可调节亲水性凝胶骨架片的释药速率。

(2) 蜡质骨架片 蜡质骨架片是指由蜡质材料与药物制成的缓释骨架片。由于这些蜡质材料的逐渐溶蚀而缓缓将药物释放出来。

在蜡质骨架片中，药物的释放取决于蜡质材料的逐渐溶蚀，故而 pH、消化道因素能很大程度地影响药物的释放。若用可水解的酯作骨架，则药物释放速率与酯的水解速率呈平行关系。例如棕榈酸的甘油酯（单、双、三元酯）对磺胺的缓释作用，是按单酯、双酯、三酯的顺序缓释效果依次递增的。另外，表面活性剂对药物的释放也有一定影响，各种表面活性剂因其水中溶解度不同，影响大小也不同。

例如在盐酸去敏灵的巴西棕榈蜡和硬脂醇蜡质骨架片中，加入不溶性表面活性剂单硬脂酸甘油酯，则不影响释放速率；如加入微溶或溶解缓慢的表面活性剂如硬脂酸钠等，则中等程度增加药物的释放；如加入水溶性的聚氧乙烯 23-月桂醚则相当大程度地增加药物的释放。不加表面活性剂的盐酸去敏灵长效片 8h 释放率为 38%，加入表面活性剂聚氧乙烯 23-月桂醚，8h 释放率为 50% 以上。由于蜡质骨架材料的熔点往往较低，若单独使用或用量较高，则在高速压片时往往会出现材料熔融的现象。因此，蜡质骨架材料更多的是与亲水凝胶材料混合使用，以适应工业化的生产。

此类骨架片的制备方法有三种：①溶剂蒸发技术，系将药物与辅料的溶液或分散体系加入熔融的蜡质相中，然后将溶剂蒸发除去，干燥，混合制成团块，再制成颗粒；②熔融技术，系将药物与辅料直接加入熔融的蜡质中，温度控制在略高于蜡质熔点（约 90℃），将熔融的物料铺开冷凝、固化、粉碎，或者倒入一旋转的盘中使成薄片，再粉碎过筛形成颗粒，在未加附加剂的情况下，药物释放延长成为非线性，若加入 PVP 或聚乙烯月桂醇醚，则呈表观零级释放；③热混合法，系将药物与十六醇在 60℃ 混合，所得团块用玉米朊醇溶液制粒，此法制得的片剂释放性能稳定。

(3) 不溶性骨架片 不溶性骨架片是指由不溶于水的高分子材料与药物制成的骨架片。通常水溶性较好的药物适合制成这类骨架片。用药后，胃肠液渗入骨架孔隙使药物溶解，药物将通过错综复杂的骨架孔道，缓缓向外释放出来，最后，骨架将随粪便排出体外。

(4) 杂化型骨架片 除上述亲水凝胶、蜡质骨架和不溶性三大类骨架片以外，还有利用这三类材料的混合物与药物制成的混合材料骨架片，我们将其称为杂化型骨架片。例如某种骨架片的释药速率过低，为了促进药物迅速释放，立即达到具有治疗作用的首剂量，然后再以恒定速率释药以维持有效血药浓度，常在其中加入致孔剂，产生许多孔道，使药物易于释出；而某些药物的水溶性太大或凝胶穿透能力太强，为了避免初期的药物突释，往往在骨架片外包裹衣膜，制成膜控-骨架混合的杂化型骨架片。这些杂化型骨架片的释药机理往往比较复杂，多数难以用简单的公式进行拟合。

（二）生物黏附片

生物黏附片由具有生物黏附性的聚合物与药物混合组成片芯，然后由此聚合物围成外周，再加覆盖层而成。该剂型的特点是加强药物与黏膜接触的紧密性及持续性，因而有利于药物的吸收，而且容易控制药物吸收的速率及吸收量。生物黏附是指两种物质其中至少一种具有生物属性，在外力影响下，通过表面张力作用使此两种物质界面较持久地紧密接触而黏在一起的状态。生物黏附片既可安全有效地用于局部治疗如口腔、鼻腔、眼眶、阴道及胃肠道特定区段，也可用于全身。口腔、鼻腔等局部给药可使药物直接进入大循环而避免首过效应；常用舌下片，其药物是在唾液中溶解后吸收的；而口腔黏附片中药物则是直接由黏膜吸收，从而为改善药物的释放和吸收提供多种可能性。常用的生物黏附材料有 Carbopol、羟丙纤维素、羧甲基纤维素钠等。

二、膜控型缓（控）释制剂

膜控型缓（控）释制剂是指通过包衣膜来控制和调节剂型中药物的释放速率和释放行为的一类释药系统。对于这类释药系统，不同性质的成膜材料的选择、包衣膜中各种添加组分的选择以及膜控制剂的制备方法都会对释药系统的释药行为产生极大的影响。

1. 包衣方法

采用锅包衣法、流化床包衣法和压制包衣法，相关内容请参见第八章第三节包衣方法部分内容。

2. 包衣膜处方组成

成膜材料影响着衣膜的物理及化学性质。各种成膜材料成分理化性质相差很大，在选择时，首先需要考虑包衣材料在胃肠道的释放部位，以及聚合物在包衣用溶剂及胃肠生理环境下的溶解度、通透性、黏度及机械性能等，从而确定选择不溶性、胃溶性或肠溶性包衣材料，之后选择合适的释放速率调节剂、增塑剂、抗黏剂、着色剂与蔽光剂等分散在溶剂中进行包衣。相关内容请参见第八章第三节薄膜包衣材料与工艺部分内容。

3. 包衣工艺对包衣膜性质的影响

在膜控型缓（控）释制剂的制备中，包衣工艺往往也会对包衣膜的性质产生重要影响。

(1) 包衣设备的影响 处方相同的包衣液采用不同的包衣设备制得的同一药物的膜控制剂，结果可能获得不同释药行为的产品。例如，以乙基纤维素水分散体为包衣材料制备的氯化钾控释片，与采用流化床包衣法和传统锅包衣法制得的产品在释药行为上有较大的差异。用传统锅包衣法制得的氯化钾控释片的释药缓慢，但零级特征很好；而流化床包衣法制得的氯化钾控释片则释药较快，释药曲线具有 S 型特征。

(2) 包衣液雾化效果的影响 包衣液雾化效果在膜控制剂的生产中是一个重要的参数，它往往会直接影响最终产品的释药行为。理想的雾化效果应能产生大小相等的雾滴，以使它们的传热、传质和干燥的时间相同，从而保证其在片剂表面均匀的分布，获得均匀、稳定的包衣效果。包衣液的雾化效果除了受包衣液黏度等处方因素的影响外，主要还受喷液速率（包衣液流量）、雾化气压以及喷枪的位置和构造的影响。喷液速率过快，雾化效果往往不佳，会造成制剂表面过湿而产生聚集和粘连影响衣膜的均匀性。包衣液的水分与底物的过量接触也会产生各种质量问题，如药物的化学稳定性、开裂和霉变等。雾化压力过高，则会产生类似喷雾干燥的效果，即包衣液尚未到达片床就已成为干燥颗粒，无法在片面有效地铺展、成膜，增加包衣材料的损耗。喷枪口径的大小也影响包衣液雾化效果，喷嘴口径小，喷出的雾滴细，则包衣材料相互重叠、交联更为紧密，药物释放则慢。

(3) 片床温度的影响 片床温度对膜控制剂的衣膜结构往往会有很大的影响。多数有机溶剂包衣的操作温度往往在 30℃ 左右，温度过高会导致干燥迅速，使衣膜表面粗糙、呈现颗粒感。由于水分散液中的胶粒只有在较高温度下才发生变形、相互凝集，借助聚合物的毛细管作用和表面张力成膜，因此，在包衣过程中温度起到使水分蒸发和软化胶粒并使之聚结的双重作用。为使水分散液中的胶粒形成连续的衣膜，包衣温度应高于聚合物的软化点或玻璃化转变温度（T_g）。但操作温度过高，水分蒸发加速，过早干燥，阻止了变形所需的毛细管压的产生，也会产生不连续的膜而使衣膜易脱落，此外，还可造成聚合物过度软化粘连，难以控制操作。水分散体的操作温度根据不同的包衣材料而有不同的要求。例如，乙基纤维素水分散液流化床包衣操作的较佳温度为 30～40℃，低于或高于这一温度，都会使药物释放过快；而丙烯酸树脂的水分散体包衣液的操作温度则要求在 25～35℃，温度过高会使黏性增加，成膜不均匀。

4. 包衣膜性质的评价方法

(1) 包衣膜通透性质的测定 对于膜控缓（控）释制剂，膜的通透性对于最终产品的释药行为具有重要影响。缓（控）释膜的通透性主要是指控释膜对药物的通透能力，一般用药物对控释膜的穿透系数来表示。目前对膜通透性的研究，大多采用游离膜作为模型膜的方法进行研究，该法可比较客观地反映膜本身的特性，为设计最佳包衣配方提供依据。

为了排除重力因素的影响，控释膜通透性的测定方法一般采用水平扩散池法。整个扩散池由供给池和接受池两个半池组成，把模型膜截取成适当的形状，夹在两个半池中间。为防止扩散池中的溶液渗出，接口处可用黏合剂黏住。每个半池内均有搅拌子，使池中溶液始终保持均一。实验时整个装置置于恒温水浴中，供给池中加入药物溶液，接受池中加入同温度的扩散介质，定期测定接受池中的药物浓度，计算药物的渗透速率，并根据 Fick's 定律，求得药物对控释膜的穿透系数。在测定接受池中药物的浓度时，可根据实际情况将溶液吸取出来，同时补充等量的扩散介质。

采用该法研究游离膜的通透性，实验误差小，能反映膜组成的变化对通透性的影响，可用于研究控释膜本身的性质，如附加剂种类和用量、溶剂性质、增塑剂的影响以及 pH 对药物透膜速率的影响等。虽然药物在扩散池中的透膜与药物从制剂中释放的情况不太一样，有其局限性，但仍不失为研究缓（控）释膜特性的有效方法。

(2) 包衣膜力学性质的测定 控释膜的力学性质主要是指控释膜的抗张强度、疲劳功、弹性模量、黏弹性、成膜材料的玻璃转化温度（T_g）等。抗张强度是施加于膜破碎点的最大应力。疲劳功指破坏模型膜所做功的函数，它表示膜的硬度。弹性模量则是最基本的力学性质，它是在线性形变的范围内对模型膜所施应力和相应形变的比值，是衡量模型膜硬度的标准。控释膜力学性质的研究目的在于考察力学性质对控释膜通透性的影响，为释药机制的提出和包衣工艺的优化奠定基础。

例如，有人测定了张力对 EC 控释膜通透性的影响，指出在张力的作用下，该控释膜对 KCl 的通透性明显增加。这是由于张力引起控释膜的微小变化，导致控释膜通透性的改变。张力小于控释膜的破碎力时，这种变化是可逆的。同时也有报道利用负载-时间曲线计算了 EC 控释膜的抗张强度、疲劳功、弹性模量。此外，还有利用热分析仪测定了 CA 控释膜的玻璃转化温度（T_g），并就控释膜的这些力学性质对药物释放的影响进行了讨论。这些研究成果为探讨控释膜力学性质提供了极有价值的参考。

5. 膜控型缓（控）释制剂的种类

膜控型缓（控）释制剂除了下面将讨论的渗透泵制剂外，尚有以下几种类型。

(1) 微孔膜包衣片 微孔膜控释剂型通常是用胃肠道中不溶解的聚合物如醋酸纤维素、乙基纤维素、乙烯-醋酸乙烯共聚物、聚丙烯酸树脂等作为衣膜材料，在其包衣液中加入少量水溶性物质（如 PEG、PVP、PVA、十二烷基硫酸钠、糖和盐等）作为致孔剂，也有加入一些水不溶性粉末如滑石粉、二氧化硅等，甚至将药物加在包衣膜内既作致孔剂又作速释部分，用这样的包衣液在普通方法制成的片剂上包衣即成微孔膜包衣片。水溶性药物的片芯应具有一定的硬度和较快的溶出速率，以使药物的释放速率完全由微孔包衣膜来控制。

例如磷酸丙吡胺缓释片，先按常规制成每片含丙吡胺 100mg 的片芯（硬度 4～6kg，20min 内药物溶出 80%）；以低黏度乙基纤维素、醋酸纤维素及聚甲基丙烯酸酯为包衣材料，PEG类为致孔剂，蓖麻油、邻苯二甲酸二乙酯为增塑剂，以丙酮为溶剂配制包衣液包衣，通过控制形成的微孔膜的厚度（膜增重）来调节释药速率。人体血药浓度研究表明各种包衣材料制成的包衣片均有缓释效果，其中以乙基纤维素包衣的缓释血药浓度最平稳。

(2) 膜控释小片 将药物与辅料按常规方法制粒，压制成小片，其直径约为3mm，用缓释膜包衣后装入硬胶囊使用。每粒胶囊可装几片至20片不等，在同一胶囊内的小片可包上具不同缓释作用的包衣或不同厚度的包衣。此类制剂无论在体外还是体内均可获得恒定的释药速率，生产工艺也比控释小丸简便，质量也易于控制。例如茶碱膜控释小片，每20片装入一只硬胶囊内，狗口服后血药浓度平稳，显示出膜控释小片在体内既具缓释作用又具生物利用度高的特点。

(3) 肠溶膜控释片 一种肠溶控释片系将药物压制成片芯，外包肠溶衣，再包上含药的糖衣层而得。含药糖衣层在胃液中释药，起速效作用。当片剂进入肠道后，肠溶衣膜溶解，片芯中的药物释出，因而延长了释药时间。

例如一种普萘洛尔控释片即为此类型，将60%药物加入HPMC压制成骨架型片芯，外包肠溶衣，其余40%的药物掺在外层糖衣中，包在肠溶衣外面。此片在肠道基本以零级动力学缓慢释药，可维持药效12h以上。肠溶衣材料可用羟丙基纤维素酞酸酯，也可与不溶性膜材料如乙基纤维素混合包衣，制成在肠道中释药的微孔膜包衣片，在肠道中肠溶衣溶解，包衣膜上形成微孔，药物的释放则由乙基纤维素微孔膜控制。

(4) 膜控释小（微）丸 膜控释小丸由丸芯与芯外包裹的控释薄膜衣两部分组成。丸芯含药物、稀释剂、黏合剂等辅料，所用辅料与平均值大致相同。包衣膜亦有亲水薄膜衣、不溶性薄膜衣、微孔膜衣和肠溶衣。（详见本章微丸型缓控释制剂）

三、渗透泵型缓（控）释制剂

渗透泵制剂的研究始于1955年。随着药剂学理论和科学技术的发展，1973年Higuchi设计并申请了渗透泵专利。而Theeuwes于1975年发表的有关渗透泵的基本理论，则奠定了渗透泵制剂在控释制剂中的特殊地位，并提出了初级单室渗透泵的概念及构造，简化了渗透泵的结构，从而使之走向工业化生产和临床实际应用。

渗透泵型控释制剂是以渗透压作为释药动力，以零级释放动力学为特征的一种释药系统。在当前众多的释药系统当中，由于渗透泵控释制剂具有零级释药的明显特征，释药行为不受介质环境pH、胃肠蠕动和食物等因素的影响以及体内外释药相关性较好等特点，成为迄今为止口服控释制剂中最为理想的一种。渗透泵控释制剂的形式多种多样，主要有单室和双室渗透泵片。

1. 单室渗透泵片

(1) 处方组成 对于大多数水溶性药物（溶解度为5~30g/100mL），可通过将药物与适宜的渗透活性物质制成片芯后，用醋酸纤维素等不溶性高分子材料对片芯进行包衣，形成半透性的刚性外膜，然后用激光或机械方式在该膜上制成孔径适宜的释药小孔制得初级单室渗透泵片（Elementary Osmotic Pump，EOP），如图13-3所示。

渗透泵控释制剂外包衣所用的成膜材料有醋酸纤维素、乙基纤维素、聚氯乙烯、聚碳酸酯、乙烯-乙烯基乙酸酯和乙烯-丙烯聚合物等，但最为常用的是醋酸纤维素。醋酸纤维素的乙酰化率决定了醋酸纤维素对水的渗透性，乙酰化率越高，其亲水性越差，因此通过调整不同乙酰化率醋酸纤维素的比例，可以控制包衣膜的渗透性，从而控制药物的释放速率。

在包衣膜内也可以加入致孔剂，即多元醇及其衍生物或水溶性高分子材料，形成海绵状

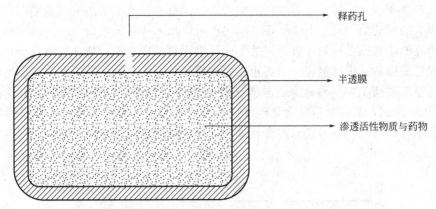

图 13-3 初级单室渗透泵片模式图

的膜结构，药物溶液和水分子均可以通过膜上的微孔，这种结构导致的药物释放机理也遵循以渗透压差为释放动力的渗透泵式释药过程。常用的致孔剂有聚乙二醇 1500、聚乙二醇 2000、聚乙二醇 4000、聚乙二醇 6000、羟丙基甲基纤维素、聚乙烯醇、尿素等。致孔剂在一定程度上也可以增强膜的柔韧性，并且使渗透泵制剂的制备工艺简化。

渗透活性物质是指能够产生较高渗透压的物质，包括氯化钠、氯化镁、硫酸镁、硫酸钠、硫酸钾、甘露醇、尿素、琥珀酸镁、酒石酸等，当药物本身的渗透压较小时，加入这些渗透活性物质可产生较高的渗透压，作为药物释放的动力，主要用于初级渗透泵控释制剂。还有一类主要用于多层或多室渗透泵控释制剂渗透活性物质（常称为促渗透聚合物），主要有聚羟基甲基丙烯酸烷烃酯、聚乙烯吡咯烷酮、阴离子水凝胶、Carbopol 羧酸聚合物、Goodrite 聚丙烯酸、聚氧乙烯（Polyox）等。它们具有遇水强烈膨胀或溶胀的特性，膨胀后的体积可增加 2～50 倍，对药物的释放形成较大的推动力。促渗透聚合物可以是交联或非交联的亲水聚合物，一般以共价键或氢键形成的轻度交联为佳。

(2) 制备工艺 对于单室渗透泵制剂而言，其制备工艺与普通薄膜包衣片的制备工艺类似：将药物与黏合剂、填充剂、渗透活性物质等混合均匀后制粒，干燥，压成片芯，用醋酸纤维素有机溶液或醋酸纤维素水分散体进行包衣，最后用激光或其他方法在包衣膜打成释药孔。渗透泵控释片上的释药孔，可以通过机械法、激光法和膜致孔法制成，其大小可以从几十微米到几百微米不等，应视具体情况而定。当口服渗透泵制剂置于含水的环境时，水分在渗透压差的作用下进入包衣膜的内部，形成药物溶液或混悬液从释药孔中释放出来。释药孔径一方面要小得可以避免药物不受控制的释放，另一方面又要大得足以防止药片内的压力增加。因此，释药孔径的设计对于口服渗透泵的释药速率有较大的影响。

2. 双室渗透泵片

(1) 处方组成 对于难溶性药物，因为其溶解度（C_S）较低，在片芯的微环境内难以形成较高的浓度和渗透压来维持有效的释药速率，或者要维持持久恒定的渗透压需要大量的渗透压促进剂（超过了正常的片重范围），所以难溶性药物通常不能像水溶性药物一样制成单室初级渗透泵，而要采取双层或多层渗透泵制剂技术，使药物与含药层高分子以混悬液形式被助推层高分子推出释药孔，达到恒速释药的目的。以双室渗透泵控释片为例：其片芯为双层结构，一层由药物与适当的辅料所构成（简称为含药层），另一层主要由促渗透聚合物所构成（简称为推动层或助推层，它是药物释放的主要动力）。

(2) 制备工艺 双室渗透泵控释片的制备较为复杂：首先要采用特殊的压片机，将药物与适当的辅料压制成含药层；然后选用适宜的高分子材料（通常采用聚氧乙烯，其遇水膨胀后可提供很大的释药动力）作为助推层（本层内可以加入一些无机盐等渗透活性物质，以增大包衣膜内外的渗透压差）加在含药层的上面，进行第二次加压，最终压成双层片；然后用醋酸纤维素等成膜材料进行包衣，为防止衣膜破裂导致药物突释，保证安全有效地释药，所需包衣膜的厚度要高于单室渗透泵，包衣工艺操作时间也较长，同时也可能出现释药初期"时滞"过长的问题；最后采用自动化程度较高的制孔设备，对片剂的正反面进行辨识，运用适当方法制备释药孔，即制成双室渗透泵控释片，如图 13-4 所示。

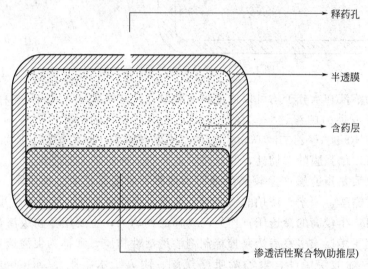

图 13-4　双室渗透泵片模式图

四、微丸型缓（控）释制剂

（一）微丸的概念

微丸亦称为小丸（Pellets），是药物溶解、分散在球形或类球形骨架中或吸附在骨架上的实体小球，直径通常为 0.25～2.5mm，主要用于口服。可根据不同需要将其制成速释微丸、缓释微丸和控释微丸。速释微丸在体内可快速崩解和溶出，药物释放速率较快，一般在3min 内释放药物不低于 70%，如硝苯地平速释微丸；缓（控）释微丸可使药物按一定规律缓慢非恒速或恒速地释放，降低血药浓度"峰谷"现象，在服用的间隔时间（12h 或 24h）内累积释药百分率应高于 90%，如异丁斯特控释微丸等。

（二）微丸的分类

根据处方组成和结构不同，将微丸分为以下三种类型。

（1）骨架型微丸　它是由药物与骨架材料混合，通过适当方法制成微丸。根据所用的骨架材料不同，可分为凝胶骨架微丸、蜡质类骨架微丸和不溶性骨架微丸。

（2）膜控型微丸　它是将含药微丸或空白丸芯上药后的微丸，在其外包裹不同材料的衣膜而制备的微丸。根据所用包衣材料种类不同，可分为胃溶型微丸、肠溶型微丸和缓（控）释微丸。

（3）膜控与骨架技术相结合制成的微丸　它是在骨架微丸基础上进一步包薄膜衣制成，可以从更多的角度来控制药物释放。首先，可以通过骨架材料的选择控制药物释放，对于易溶于水的药物，常加入一些水不溶性填充剂来控制药物释放速率；对于水不溶性药物，可以在骨架材料中加入水溶性填充剂、表面活性剂或崩解剂，使药物首先分散成小颗粒，再进一步释放出来，也可加入一些在液体环境下可产生较强渗透压的物质如盐类，利用渗透压原理促使药物扩散出来；其次，可通过衣膜材料的选择控制药物释放。目前，常用的衣膜材料是水性分散体包衣材料，如 Colorcon 公司的 Sureleaseor 和 FMC 公司的 Aquacoator 等。

（三）微丸的制备

1. 骨架型微丸

骨架型微丸一般由药物、阻滞剂和致孔剂组成。阻滞剂可分为亲水性凝胶类、水不溶性高分子聚合物和蜡质脂肪类；骨架材料中添加致孔剂的目的在于增加微丸内部孔隙率以调节药物释放速率。随着辅料种类的不断丰富和发展，一些新型辅料也用于骨架微丸的制备。

（1）骨架型微丸常用的辅料 骨架型微丸所需辅料与经典的片剂制湿颗粒所需辅料相似。

① 普通骨架型微丸的辅料 a. 乳糖、蔗糖、淀粉、二磷酸钙、纤维素类等稀释剂；b. 天然植物胶、动物胶、聚乙烯醇、聚乙烯吡咯烷酮、纤维素衍生物（微晶纤维素、微晶纤维素/羧甲基纤维素钠、羟丙基纤维素、羟丙甲基纤维素、甲基纤维素）等黏合剂；c. 淀粉、羧甲基淀粉钠、微晶纤维素、低取代羟丙基纤维素、交联羧甲基纤维素钠、交联聚维酮等崩解剂；d. 如有必要亦可加矿物油、植物油、油酸、硬脂酸钙或硬脂酸镁等润滑剂。

② 疏水性骨架型微丸的辅料 常用一些可加热熔融的物质，如单硬脂酸甘油酯、硬脂酸、硬脂醇、氢化蓖麻油、蜂蜡、巴西棕榈蜡、微晶蜡和其他脂肪酸的甘油酯类及乙基纤维素、聚甲基丙烯酸树脂的衍生物、乙酸丁酸纤维素等热塑性聚合物等。

③ 凝胶骨架型微丸的辅料 常用的有羟丙甲纤维素、甲基纤维素、卡波姆、甲壳素等材料。

（2）骨架型微丸的成型技术 微丸的制备方法根据设备类型和制备过程大体上可归纳为如下几大类。

① 包衣锅旋转-滚动制丸法 包衣锅旋转-滚动制丸法又称泛丸法，是一种古老的制丸法，研究最多，应用最充分，常用的设备是包衣锅。

② 挤出-滚圆制丸法 挤出-滚圆制丸法是目前应用最广的成丸方法。该法制微丸的工艺流程主要有以下五步：干粉混合→制软材→软材挤出→挤出物滚圆→小丸干燥→加工和质量控制。该过程适用于空白母核或骨架型微丸的制备，制得的微丸可继续进行包衣。

该法制得的微丸与其他技术制得的微丸相比，在成品丸的理化和机械特性、释药行为和体内过程以及制剂的处方与工艺控制等方面，都有其独特的优点：a. 微丸的圆整度和流动性更好；粒度分布更集中，相应收率较高；硬度大，脆碎度小；形状、大小均一，工艺重现性好，这些特性更加利于进一步包衣，从而获得衣膜分布均匀、释药特征理想的膜控小丸；b. 微丸载药量相对较大，如药物和辅料理化特性允许，可制成含药量达 80% 以上的微丸；载药量可变范围较宽，可在 1%（或更小）至 95%（或更大）之间；c. 微丸密度大，活性成分含量均匀，较常规方法可选填充剂种类多；d. 生产效率高，劳动强度小，工艺过程参数化，易于控制，便于科学管理，该工艺对水溶性药物缓释剂的制备较为适宜。

③ 离心-流化制丸法 离心流化制丸包衣机是一台同时具有流化作用的离心机，主要由离心转盘、外筒体、喷雾系统、供粉装置、热风系统等组成。它可在一密闭系统内完成混合、起模、成丸、干燥、包衣全过程，又可直接投入空白母核进行粉末上药和包衣。

该法制出的丸粒均匀致密、成丸速度快、表面光洁、真球度很高、药粉黏锅少，既适用于骨架型微丸又适用于膜控型微丸的制备。但对于一些流动性差、黏度大的药粉就难以起模、成丸。如果能在加粉器的出口处同时输入有一定速度和压力的气体将聚合粘连在一起的粉团吹打成雾状，那么制成的微丸会更均匀，收率更高。

④ 流化床制丸法 流化床装置由空气压缩系统、动力加热系统、喷雾系统及控制系统组成。按喷雾系统的安装形式可分为：顶喷、底喷和侧喷三种。其方法是将物料置于流化室内，一定温度的空气由底部经筛网进入流化室，使药物、辅料在流化室内悬浮混合，然后喷入雾化黏合剂，粉末开始聚结成均一的球粒，当颗粒大小达到规定要求时，停止喷雾，形成的颗粒直接在流化室内干燥。顶喷装置是流化床用于制粒、包衣的最初形式，它的制粒强度低，不适宜做微丸。底喷和侧喷装置能够克服顶喷装置在包衣和制粒工艺上的局限性，使应用范围得到了拓宽。

该法的优点是在一个密闭系统内完成混合、制粒、干燥、包衣等工序；制得的小丸大小均匀，粒度分布较窄，外形圆整，无粘连；流化床设有粉末回收装置，原辅料不受损失，包衣液的有机溶剂也可回收，有利于操作环境的改善和生产成本的降低；生产过程劳动强度小，质量易控制。

⑤ 喷雾干燥制丸法 即将药物溶液或混悬液喷雾干燥，由于液相蒸发而成丸的方法。制备 0.1～0.3mm 的微丸是不可能采用挤出法或流态化方式，可采用喷雾干燥直接获取微丸，其真球度高、均匀，并可实现空心、多孔和实心微球等方面的产品要求。实现这一工艺的装备是压力式喷雾干燥造粒机。

小丸的制备方法与装置有多种，各有其优缺点。在选择时应根据药物与辅料特性、产品要求、批量规模和实际条件等因素综合考虑，合理选择。相信随着研究的深入和设备的完善，微丸将有更广阔的前景。

2. 膜控型微丸

膜控型微丸通常由丸芯和外层聚合物衣膜组成，可利用渗透压原理或衣膜材料的溶胀爆破特性设计出各种微丸衣层结构，也可利用聚合物材料功能特性不同，制备不同释药规律的微丸制剂，如普通缓释微丸、脉冲微丸和肠溶微丸。一般多通过调节衣膜材料的种类、用量及在包衣材料中加入水溶性小分子物质来调节衣膜的组成，并以此来调节膜控型微丸的释药速率，达到定时、定位和定速释药的目的。

(1) 膜控型微丸包衣膜的处方组成 包衣液的处方一般含有以下基本成分：薄膜衣材料、增塑剂、溶剂（或分散介质）有时还需要加入掩盖剂、抗黏剂、打光增强剂和致孔剂等。

① 微丸包衣材料 微丸包衣材料一般应具有如下要求：a.无毒、化学惰性，在热、光、水分、空气中稳定，不与包衣药物发生反应；b.能溶解成均匀分散在适于包衣的分散介质中；c.能形成连续、牢固、光滑的衣层，有抗裂性并具良好的隔水、隔湿、遮光、不透气作用；d.其溶解性应满足一定要求，有时需不受 pH 影响，有时只能在某特定 pH 范围内溶解。同时具有以上特点的一种材料还不多见，故多倾向于使用混合包衣材料，以取长补短。常用的包衣材料有胃溶型微丸包衣材料、肠溶型微丸包衣材料、不溶型包衣材料和水分散体包衣材料。对于前三种包衣材料在本章膜控型缓控释制剂中已经详细介绍过，下面将简单介绍水分散体微丸（薄膜）包衣材料。

近年来，用于薄膜包衣的水分散体（Aqueous Polymeric Dispersion）薄膜包衣材料发展较快。水分散体具有固体含量高，黏度低，易于包衣操作，缩短包衣时间，降低制剂成本而且成膜均匀等优点，多用于缓释、肠溶制剂的制备。目前已经有聚丙烯酸树脂水分散体、乙基纤维素水分散体、醋酸纤维素水分散体、硅酮弹性体（即硅橡胶）水分散体、邻苯二甲酸醋酸纤维素水分散体、邻苯二甲酸聚乙酸乙烯酯水分散体、羟丙甲基纤维素邻苯二甲酸酯水分散体、琥珀酸乙酸羟丙甲基纤维素水分散体等。

② 增塑剂 增塑剂可降低高分子化合物的玻璃化转变温度和软化温度，改善衣膜的脆性，提高衣膜在室温时的柔韧性，增加其抗撞击强度。增塑剂的选择对衣膜的性质及药物的释放都有着较大的影响。常用的水溶性增塑剂有丙二醇、甘油、PEG等；非水溶性增塑剂有甘油醋酸酯、蓖麻油、乙酰甘油酸酯、邻苯二甲酸酯、硅油和司盘等。

③ 包衣液的溶剂 包衣液的溶剂以前多用有机溶剂，有机溶剂系统的操作周期短，特别是对热不稳定药物的应用价值较高，但因其安全性、高成本以及残留量等问题限制了其进一步的发展，现今趋势是水分散体系统逐渐取代了有机溶剂系统。但它也存在一定的缺陷，如易受微生物污染，操作时间的延长给湿热敏感的药物带来不利，易溶性药物在包衣过程中可能会迁移到膜中而使稳定性受到影响等。

④ 致孔剂 以不溶于水或水溶性极小的高分子材料为微丸的成膜材料时，如药物的释放过于缓慢，则不能及时达到有效的血药浓度。为促使药物迅速释出而快速达到有效血药浓度水平，常需要在包衣溶液中添加致孔剂。常用致孔剂多为一些水溶性物质，如PEG类、PVP、蔗糖以及盐类等。

⑤ 其他 掩盖剂的使用可使中药丸剂较深的外观颜色更加均匀，钛白粉、滑石粉、硬脂酸镁等为最常用的掩盖剂。薄膜衣处方中有时会加入调味剂和蜡类物质，而近来又出现了一类新的辅助物质，如葡聚糖、麦芽糖、糊精和乳糖等。当这些物质与传统薄膜衣处方组分混合时表现出了原来缺乏的特质，如增强纤维素体系对基质的黏着性，但到目前为止，这些辅助材料的作用机制尚不完全清楚。

(2) 膜控型微丸的制备与应用实例 在膜控型微丸制备中，按上药方法不同可分为溶液上药法和粉末上药法两种，在溶液上药法中按稀释剂和黏合剂的性质，又可分为水溶性混悬衣料和有机性溶媒衣料。按所用设备不同分为流化床包衣、包衣锅旋转包衣等。例如，法莫替丁脉冲控释微丸的制备，于丸芯中加入有机酸，应用有机酸诱导机理，采用挤出-滚圆法制备法莫替丁含药微丸，用Eudragit RS-100为包衣材料，制备法莫替丁脉冲控释微丸。

五、其他类型缓（控）释制剂

1. 离子交换树脂型缓（控）释制剂

离子交换树脂是水不溶性的交联聚合物组成的树脂，其与药物通过离子键结合形成药物-树脂复合物。目前所使用的离子交换树脂几乎都是具用一定交联度的球形共聚物，美国FDA已批准Rohm & Hass公司的药用级离子交换树脂上市，并已经收录于美国药典（USP）23版。药物与树脂结合的方法主要有两种，即静态交换法和动态交换法。

(1) 静态交换法 将经净化和转型的离子交换树脂加入适量的去离子水，在搅拌下加入药物混匀，静置，待达到平衡后，用蒸馏水或去离子水洗去树脂表面吸附的未结合药物，在40～60℃干燥即得药物树脂。用静态法制备药物树脂操作简单，设备要求低，可分批进行，但是交换不完全，树脂有一定的损耗。此外，用静态交换法制备药物树脂时，氢离子浓度不断增加，从而增加与药物离子竞争交换树脂的机会，减少了药物的交换容量。

(2) 动态交换法 高浓度药物溶液从离子交换树脂柱上端缓缓注入，当加入液和流出液的药物浓度大致相等时，说明树脂与药物的交换接近饱和，随后用蒸馏水或去离子水洗去树脂表面的未结合药物，在40～60℃干燥即得药物树脂。由于动态交换能把交换后的溶液和树脂分离，并使溶液在整个树脂层中进行多次交换，因而交换完全，提高了树脂的载药量。

此外，通过对交换柱进行加热可增加强酸性阳离子交换树脂对药物的吸附量，且减小药物的释放速率。但是动态法操作工序较长。

药树脂缓控释制剂的应用实例：鉴于药物从药树脂复合物中释放较快，因而采取了微囊化技术进一步控制药物的释放，从而形成了第一代的口服药树脂控释系统。同时为避免贮存期及在胃肠道内因树脂膨胀而引发的控释膜破裂，造成药物"突释"，美国 Pennwalt 公司对第一代离子交换胃肠道控释给药系统进行了改进，即将药树脂用浸渍剂（Impregnating Agent）如 PEG4000 和甘油处理，阻止了树脂在水性介质中的膨胀，最后采用空气沸腾床包衣等技术用水不溶性但可渗透的聚合物，如乙基纤维素对药树脂包衣作为速率控制屏障来调节药物释放，由此得到第二代口服药树脂控释系统，即 Pennkinetic 系统。

2. 胃内滞留型缓（控）释制剂

它是指一类能滞留于胃液中，延长药物在消化道释放时间，改善药物吸收，利于提高生物利用度的释药系统。大多数的缓控释系统可较好地控制药物从系统中的释放，却无法确保药物的有效吸收，因此会发生生物利用度不高的问题。胃肠道是大多数药物的有效吸收部位，故而延长制剂的胃肠内滞留时间，可达到增加药物吸收、提高生物利用度的目的。这类制剂包括胃漂浮系统、胃内膨胀系统、生物黏附系统等。

(1) 胃漂浮系统 胃漂浮给药系统是指口服后可以维持自身密度小于胃内容物密度，而在胃液中呈漂浮状态的制剂，它主要是根据流体动力学平衡体系（HBS）设计而成。20 世纪 80 年代初 Hofmann-La Roche 公司首先推出了 Valrelease 和 Valium CR 两个漂浮制剂品种。目前，国内亦有这类制剂获得新药证书。胃漂浮制剂可以延缓胃排空时间，从而延长了制剂在胃肠道的滞留时间，使吸收时间延长，增大了吸收量，提高了生物利用度。HBS 型漂浮制剂与普通亲水凝胶骨架缓释片都是以亲水凝胶为主要材料，但普通亲水凝胶骨架片药物的生物利用度往往难以提高，甚至常低于普通固体制剂，漂浮制剂却在使药物缓释的同时，又可以提高其生物利用度。亲水性胶体材料多用 HPMC，加入疏水性而且相对密度较小的酯类、脂肪醇类、脂肪酸类或蜡类，可提高滞留能力；加入乳糖、甘露糖等可以加快释药速率；加入聚丙烯酸II、III号树脂，可减缓释药；加入十二烷基硫酸钠等表面活性剂可增加制剂的亲水性。

(2) 胃内膨胀系统 胃中的内容物通过幽门排入小肠，如果改变药物剂型的大小，使之无法通过幽门，则可延长制剂在胃中的滞留时间。当然如此大的剂型难以服用，因此设计了一种可在胃内迅速发生膨胀的给药系统。体积膨胀到无法通过幽门，但又不阻塞幽门为宜。该给药系统的关键在于选择一种合适的膨胀剂。

(3) 生物黏附系统 该类给药系统希望把药物黏附在胃黏膜或上皮细胞表面，达到延长胃内滞留时间的目的，其基本机制是该给药系统中的聚合物同黏膜通过静电吸引或由于水化形成氢键而相互结合。实验结果表明，阴离子型聚合物的结合能力高于中性及阳离子型聚合物。由于胃内特殊的生理环境（胃液呈酸性，胃黏膜厚且总处于更新之中），使得这种给药系统可行性较小。

第四节　缓（控）释制剂的体内外评价方法

一、体外释药行为评价

(一) 体外释放度试验

体外释放度试验是在模拟体内消化道条件下（如温度、介质、pH、搅拌速度等），对制剂进行药物释放度试验，最后制订出合理的体外药物释放度，以监测产品的生产过程并对产品进行质量控制。体外释放度试验主要包括实验装置、释放介质、搅拌、取样时间等。

1. 实验装置

USP39 版共收录了 7 种装置用于释放度的测定。装置 1 为转篮法、装置 2 为桨法，装置 3 为往复筒法（Reciprocating Cylinder），装置 4 为流通池法（Flow Through Cell），它们可用于缓(控)释制剂释放度的测定。装置 5 和 6 用于透皮给药系统释放度的测定。装置 7 为往复夹法（Reciprocating Holder），在缓(控)释制剂释放度的测定和透皮给药系统释放度的测定中均适用。《中国药典》2020 版共收录了 7 种方法，分别为篮法、桨法、小杯法、桨碟法、转筒法、流池法和往复筒法。

篮法和桨法是目前应用最多也是最成熟的方法。但桨法有一个缺点，即供试品会上浮，所以在美国药典 39 版有三项测定使用了防止上浮的辅助装置（不锈钢圈，Stainless Steel Spiral；六角线圈，Wire Helix 等）。不同装置赋予释放介质不同的流体动力学性质，这与人体胃肠运动所造成的复杂的内容物运动形态相比，还有很大的差距。一般认为，用非循环介质的流通池法（装置 4）更接近于人体的情况。但篮法和桨法经过长期的应用，一般还是首选方法。

2. 释放介质

如果说实验装置是在模拟人体，那么释放介质则是在模拟胃肠道的内容物，但无论如何也只能是很粗略地模拟。

(1) 介质种类 在口服缓(控)释制剂的体外释放度测定中，溶剂种类的选择十分重要。通常情况下，水性介质（水、0.1mol/L 的盐酸溶液和不同 pH 的缓冲盐溶液）为首选溶出介质。对于难溶性药物，通常不宜采用有机溶剂，可加适量的表面活性剂（如十二烷基硫酸钠等）以满足"漏槽条件"，漏槽条件的生理学解释为：药物一旦释放出来，立即在体内被迅速吸收。另外，英国药典（BP）还规定事先应除去溶入的气体，美国药典（USP）规定介质中的气体应不影响释放度。

(2) 体积 释放介质的体积共有 5 种：250mL、500mL、750mL、900mL、1000mL，其中 900mL 和 1000mL 比较常用。除另有规定外，USP 规定释放介质为 900mL，BP 规定为 1000mL。选择释放介质体积的一个重要的标准是漏槽条件，即药物所在释放介质中的浓度远小于其饱和浓度，这是在测定释放度时，需要控制的主要试验参数之一。

(3) pH 生理 pH 在胃内为 1~3.5，在小肠约为 7，在结肠约为 7.5。在释放度的测定中，常用人工胃液、人工肠液、0.1mol/L 盐酸、pH 6.8 的磷酸盐缓冲液或 pH 3~8 的醋酸盐或磷酸盐缓冲液等。通常先用低 pH 的人工胃液再换用高 pH 的人工肠液可以模拟制剂将要经历的体内 pH 变化，但在各 pH 区经历的时间却是无法确定的。药典一般规定低 pH 区所用的时间为 2h，这显然是在模拟胃内的低 pH 环境。但这样的模拟只是一种比较粗糙的模拟，精确模拟 pH 环境是不现实的。

(4) 温度与黏度 因为人体的体温一般为 37℃，所以大多数口服缓(控)释制剂的释放度测定温度都选用 37℃。进食状态下的胃肠道内液体往往具有一定黏度，因而会对释药系统的释放行为有很大影响。有时选择适宜黏度的释放介质，可能会获得比较理想的体内外相关性效果。例如，文献报道中有采用甲基纤维素来增加介质黏度的报道。

(5) 离子及离子强度 胃液中主要的离子是 H^+ 和 Cl^-，肠液中主要的离子是 HCO_3^-、Cl^-、Na^+、K^+、Ca^{2+}。释放度试验常使用的人工胃液即稀盐酸，而人工肠液则使用磷酸盐缓冲液，并未模拟肠内的离子环境。USP39 版中有的项目明确规定了缓冲盐的种类和含量。离子的种类及含量一方面可能会与控释辅料相互作用，直接影响释药系统的释药特性，这对于自身可以解离荷电的高分子材料作用最为显著；另一方面，离子的种类及含量还会导致介质的渗透压大小不同，从而影响水分向释药系统内部的渗透速度，最终影响释药系统的释药特性。

（6）表面活性　释放介质的表面活性对于药物及释药系统均有影响。胆汁中的胆盐、胆固醇和卵磷脂不仅可以增加难溶性药物的溶解速度和程度，获得较高的生物利用度，还可以提高水分对于释药系统的浸润性，使释药系统的释药开始时间缩短，从而减小释药初期的"时滞"。在体外试验中，使用十二烷基硫酸钠、聚山梨酯或其他表面活性剂来增加难溶性药物溶解度的报道很多。

3. 搅拌

为了模拟胃肠道的运动，体外释放测定中都规定了一定的搅拌速度和强度，一般为 25～150r/min（USP 规定搅拌速度的差异要保持在±4%以内，BP 规定在±5%以内），无特殊规定时，一般桨法为 50r/min，篮法为 100r/min。

4. 取样时间

《中国药典》2020 年版四部对取样时间的规定如下：释药全过程的时间不应低于给药的间隔时间，累积释放量要求达到 90%以上。除另有规定外，通常将释药全过程的数据作累积释放率-时间的释药曲线图，制订出合理的释放度检查方法和限度。缓释制剂从释药曲线图中至少选出 3 个取样时间点：第一点为开始 0.5～2h 的取样时间点，用于考察药物是否有突释；第二点为中间的取样时间点，用于确定释药特征；最后的取样点，用于考察释药量是否基本完全。控释制剂除以上 3 点外，还应增加 2 个取样时间点，此 5 点可用于表征体外控释制剂药物释放度，其释放百分率的范围应小于缓释制剂。如果需要，可以再增加取样时间点。应该引起注意的是，对于大多数口服缓（控）释制剂，胃肠道的有效吸收时间为 8～12h。因此在开发研制新的口服缓（控）释制剂时，体外释放度测定往往测到 8～12h，取样点应在初期设置多些，而在末期设置少些。但有些药物在结肠末端甚至直肠上部中仍可以被吸收，这样的药物在制成一天给药一次的释药系统时，其体外释放度的测定往往可以测到 14～18h。

5. 取样点

USP 规定取样的位置应在桨或转篮的顶部到液面这段距离的 1/2 处，而且应离容器内壁 1cm 以上；BP 规定在容器壁与转篮外部距离的 1/2 处及转篮中部的交叉处；欧洲药典（EP）规定桨法的取样点在搅拌叶的尖端和距离容器最低点 50～60mm 处。

（二）药物释放曲线的比较

累积释放曲线是反映缓（控）释制剂体外释药行为的最重要方式，它往往与释药系统的体内释药行为紧密相关，因而在特定的条件下可以替代生物等效性试验来评价释药系统的体内释药行为。

在口服缓（控）释制剂的研究开发中，通过对比不同处方之间（或受试制剂和参比制剂之间）的累积释放度曲线，可以判断处方因素、工艺因素以及释放条件对药物体外释放行为的影响，也可以判断不同厂家之间相同制剂释药行为的差别。因此，关于如何定量评判累积释放曲线之间的差别始终是药学工作者关注的问题之一，有关文献报道也较多，可分为模型依赖法和非模型依赖法两类。模型依赖法是将释放度数据进行模型拟合后，利用模型的参数来判断曲线的相似性。而非模型依赖法是对实验测得的累积释放度进行直接的数据处理，利用多元方差分析或其他方法来评价曲线的相似性。在非模型依赖法中最具代表性的就是方差分析法和相似因子法（f_2）。方差分析法中涉及复杂的协方差矩阵的计算，显得较为繁琐，本书不再做详细介绍；而相似因子法（f_2）的计算简单可行，已成为 FDA 的推荐方法，正在被广泛地应用。

$$f_2 = 50 \lg\{[1 + (1/T)\sum_{i=1}^{T}(\overline{x}_{ti} - \overline{x}_{ri})^2]^{-1/2} \times 100\} \tag{13-8}$$

式中，$\overline{x}_{ti}$ 和 $\overline{x}_{ri}$ 分别代表受试和参比制剂第 i 点的平均累积释放度；T 为测试点数。

但是，通常所采用的 f_2 因子是基于受试和参比制剂的样本均值求得的，并没有考虑受试或参比制剂本身不同样本之间的差别，因此基于少数样本求得的 f_2 值与总体样本的 f_2 值相比往往较小，即依据 f_2 值所做出的判断往往偏于保守。因此，有关文献报道对 f_2 因子进行了相应的校正，提出了目前比较常用的无偏相似因子（f_2^*）的概念。

$$f_2^* = 50 \lg\{1 + (1/T)[\sum_{i=1}^{T}(\overline{x}_{ti} - \overline{x}_{ri})^2 - \sum_{i=1}^{T}(s_{ti}^2 + s_{ri}^2)/n]\}^{-1/2} \times 100 \tag{13-9}$$

式中，s_{ti}^2 和 s_{ri}^2 分别代表受试和参比制剂第 i 点的累积释放度的方差，n 为样本数。

当 f_2（或 f_2^*）的值在 $50 \sim 100$ 时，表明两条释放曲线在各个观测点的平均差值不超过 10%，即可认为相似。当 f_2（或 f_2^*）值越接近 100，则表明两条相似程度越高。

二、体内过程评价

缓（控）释制剂最终需要进行体内试验来评价，其意义在于：用动物或人体验证该制剂在体内的控制释放性能的优劣，并将体内数据与体外数据进行相关性考察，以评价体外试验方法的可靠性，同时通过体内试验进行制剂的体内动力学研究，求算各种动力学参数，给临床用药提供可靠的依据。

（一）临床前药代动力学试验

对于试制的口服缓释（控）释制剂，首先应进行动物试验，研究其单次给药和多次给药后的药代动力学特点，考察其缓释特征。在试验中原则上采用成年 Beagle 犬或杂种犬，体重差值一般不超过 1.5kg。参比制剂应为上市的被仿制产品或合格的普通制剂。

1. 单剂量给药

采用自身对照或分组对照进行试验，每组动物数不应少于 6 只。禁食 12h 以上，在清醒状态下，按每只动物等量给药，给药剂量参照人体临床用药剂量。取血点设计参照有关的要求。血药浓度-时间数据可采用房室模型法或非房室模型法估算相应的药代动力学参数。至少应提供 AUC、T_{max}、C_{max}、$t_{1/2}$ 等参数，并与同剂量的普通制剂的药动学参数比较，阐述试验制剂吸收程度是否生物等效，试验制剂是否具有所设计的释药特征。

2. 多剂量给药

对于缓（控）释制剂可采用自身对照或分组对照进行试验，每组动物数不应少于 6 只。每日 1 次给药时，动物应空腹给药；每日多次给药时，每日首次应空腹给药，其余应在进食前 2h 或进食后至少 2h 后给药，连续给药 $4 \sim 5$d（7 个半衰期以上），在适当的时间（通常是每次给药前）至少取血 3 次，以确定是否达到稳态水平。最后一天给药一次，并取稳态时完整给药间隔的血样分析。采用模型法或非房室模型法计算药代动力学参数。提供 T_{max}、

C_{max}、稳态药时曲线下面积（AUC_{ss}）、波动系数（DF）和平均稳态血药浓度（C_{av}）等参数，与被仿制药或普通制剂比较吸收程度，DF 及 C_{av} 是否有差异，并考察试验制剂是否具有缓控释释药特征。

（二）人体生物利用度和生物等效性试验

生物利用度（Bioavailability）是指剂型中药物吸收进入人体血液循环的速度和程度。生物等效性是指一种药物的不同制剂在相同试验条件下，给以相同的剂量，反映其吸收速率和程度的主要动力学参数没有明显的统计学差异。缓（控）释制剂在完成临床前试验后，报经国家药审部门批准后，应进行人体生物利用度和生物等效性试验来进一步考察制剂在人体内的释药情况。生物利用度和生物等效性试验应在单次给药和多次给药达稳态两种条件下进行。

1. 单次给药双周期交叉试验

旨在比较受试者于空腹状态下服用缓（控）释受试制剂与参比制剂的吸收速率和吸收程度的生物等效性，并确认受试制剂的缓（控）释药代动力学特征。

（1）参比制剂 应选用该缓（控）释制剂相同的国内外上市主导产品作为参比制剂；若是创新的缓（控）释制剂，则以该药物已上市同类普通制剂的主导产品作为参比制剂，据此证实受试制剂的缓（控）释动力学特征及与参比制剂在吸收程度方面的生物等效性。

（2）试验过程 与通常普通制剂给药方法相同。

（3）药代动力学参数与数据 各受试者受试制剂与参比制剂的不同时间点生物样品药物浓度，以列表和曲线图表示；计算各受试者的药代动力学参数并计算均值与标准差：$AUC_{0\sim t}$、$AUC_{0\sim \infty}$、C_{max}、T_{max}、F 值，并尽可能提供其他参数如吸收速率常数（K_a）、体内平均滞留时间（MRT）等。

（4）生物利用度及生物等效性评价 缓（控）释受试制剂单次给药的相对生物利用度估算同普通制剂。缓（控）释受试制剂与相应参比制剂比较，AUC、C_{max}、T_{max} 均符合生物等效性的统计学要求，可认定两制剂于单次给药条件下生物等效；若缓释、控释受试制剂与普通制剂比较，AUC 符合生物等效性要求，而 C_{max} 明显降低，T_{max} 明显延长，K_a 显著延长，则显示该制剂具缓（控）释动力学特征。

2. 多次给药双周期交叉试验

旨在比较缓（控）释受试制剂与参比制剂多次连续用药达稳态时，药物的吸收程度、稳态血药浓度及其波动情况。试验设计方法如下。

（1）服药方法 每日 1 次用药的缓（控）释制剂，受试者于空腹 10h 后晨间服药，服药后继续禁食 2h，每日 2 次（1 次/12h）的制剂，首剂于空腹 10h 后服药，并继续禁食 2h，第二剂应在餐前或餐后 2h 服药。每次用 150～200mL 温开水送服。以普通制剂作为参比制剂时，该参比制剂照常规方法服用，但应与缓（控）释受试制剂的剂量相等。

（2）采样点的设计 连续服药的时间达 7 个消除半衰期后，通过连续测定至少 3 次谷浓度，以证实受试者血药浓度已达稳态。谷浓度采样时间应安排在不同日的同一时间内。达稳态后最后一个给药间期内，参照单次给药采样时间点设计，测定血药浓度。

（3）药代动力学参数与数据 各受试者缓（控）释受试制剂与参比制剂不同时间点的血药浓度数据以及均数和标准差；各受试者至少连续 3 次测定稳态谷浓度（C_{min}）；各受试者在血药浓度达稳态后末次给药的血药浓度-时间曲线；C_{max}、T_{max} 及 C_{min} 的实测值；并计算末次剂量服药前与达 τ 时间点实测 C_{min} 的平均值；各受试者的 AUC_{ss}、C_{av}（$C_{av}=AUC_{ss}/\tau$，式中 AUC_{ss} 系稳态条件下用药间隔期 $0\sim\tau$ 时间的 AUC，τ 是用药间隔时间）；

受试者血药浓度波动度 DF （$DF = [C_{\max} - C_{\min}] / C_{av} \times 100\%$）。

（4）统计学分析与生物等效性评价　与缓（控）释制剂的单次给药试验基本相同。

三、体内外相关性评价

（一）概念及分类

体内-体外相关性，指由制剂产生的生物学性质或由生物学性质衍生的参数（如 $t_{\max}$、$C_{\max}$ 或 AUC），与同一制剂的物理化学性质（如体外释放行为）之间建立合理的定量关系。

缓释、控释、迟释制剂要求进行体内外相关性的试验，它应反映整个体外释放曲线与血药浓度-时间曲线之间的关系。只有当体内外具有相关性时，才能通过体外释放曲线预测体内情况。

体内外相关性可归纳为三种：①体外释放曲线与体内吸收曲线（即由血药浓度数据去卷积而得到的曲线）上对应的各个时间点分别相关，这种相关简称点对点相关，表明两条曲线可以重合；②应用统计矩分析原理建立体外释放的平均时间与体内平均滞留时间之间的相关，由于能产生相似的平均滞留时间可有很多不同的体内曲线，因此体内平均滞留时间不能代表体内完整的血药浓度-时间曲线；③一个释放时间点（$t_{50\%}$、$t_{90\%}$ 等）与一个药物动力学参数（如 AUC、$C_{\max}$ 或 $t_{\max}$）之间单点相关，它只说明部分相关。

（二）体内外相关性方法

缓释、控释、迟释制剂的体内外相关性，系指体内吸收相的吸收曲线与体外释放曲线之间对应的各个时间点回归，得到直线回归方程的相关系数符合要求，即可认为具有相关性。

1. 体内-体外相关性的建立

（1）基于体外累积释放率-时间的体外释放曲线

如果缓释、控释、迟释制剂的释放行为随外界条件变化而变化，就应该另外再制备两种供试品（一种比原制剂释放更慢，另一种更快），研究影响其释放快慢的外界条件，并按体外释放度试验的最佳条件，得到基于体外累积释放率-时间的体外释放曲线。

（2）基于体内吸收率-时间的体内吸收曲线

根据单剂量交叉试验所得血药浓度-时间曲线的数据，对体内吸收符合单室模型的药物，可获得基于体内吸收率-时间的体内吸收曲线，体内任一时间药物的吸收率（F_a）可按以下 Wagner-Nelson 方程计算：

$$F_a = \frac{C_t + kAUC_{0 \sim t}}{kAUC_{0 \sim \infty}} \times 100\% \qquad (13\text{-}10)$$

式中，C_t 为 t 时间的血药浓度；k 为由普通制剂求得的消除速率常数。

双室模型药物可用简化的 Loo-Riegelman 方程计算各时间点的吸收率。

2. 体内-体外相关性检验

当药物释放为体内药物吸收的限速因素时，可利用线性最小二乘法回归原理，将同批供试品体外释放曲线和体内吸收相吸收曲线上对应的各个时间点的释放率和吸收率进行回归，得直线回归方程。如直线的相关系数大于临界相关系数（$P < 0.001$），可确定体内外相关。

总之，体内外相关性能够赋予体外释放度试验一定的体内意义，在一定的条件下能够替代生物等效性试验。因此，体内外相关性的研究对于口服缓（控）释制剂的开发和生产都具有十分现实的意义。

（沈阳药科大学药学院　杨星钢）

参考文献

[1] 国家药典委员会.中华人民共和国药典.2020年版.北京：中国医药科技出版社，2020.
[2] 方亮.药剂学.第8版.北京：人民卫生出版社，2016.
[3] 潘卫三.工业药剂学.第3版.北京：中国医药科技出版社，2015.
[4] 杨丽.药剂学.北京：人民卫生出版社，2014.
[5] 方亮.药物剂型与递药系统.北京：人民卫生出版社，2014.

第十四章 经皮吸收制剂

本章介绍了经皮吸收制剂的基本概念、分类，简要阐述了经皮吸收机制和促进方法，概述其制备工艺及质量评价，将制剂理论与应用方法相结合，对经皮吸收制剂作了综合论述。

第一节 概　　述

一、经皮给药制剂的概念与特点

经皮治疗系统（Transdermal Therapeutic System，TTS）或经皮给药系统（Transdermal Drug Delivery System，TDDS）是指经皮给药的新制剂，常称 TDDS 制剂为贴剂（Patch）。经皮给药的方法有很多，如从传统的散剂、油剂、搽剂、贴膏，逐渐改进为硬膏剂、软膏剂、膜剂、凝胶剂、乳剂、喷雾剂、洗剂和泡沫剂等。近年来，随着对 TDDS 机制的不断深入研究及各种促透技术的开发与发展，对 TDDS 的认识和重视程度日益加深，相继开发出了多种新型的经皮给药制剂，如巴布剂、贴剂、微乳经皮制剂等。

本章仅介绍贴剂。贴剂系指原料药物与适宜的材料制成的供粘贴在皮肤上的可产生全身性或局部作用的一种薄片状制剂。贴剂有背衬层、药物贮库、粘贴层及临用前需除去的保护层。贴剂可用于完整皮肤表面，也可用于有疾患或不完整的皮肤表面。其中用于完整皮肤表面能将药物输送透过皮肤进入血液循环系统起全身作用的贴剂称为透皮贴剂。透皮贴剂通过扩散而起作用，药物从贮库中扩散直接进入皮肤和血液循环，若有控释膜和粘贴层则通过上述两层进入皮肤和血液循环。透皮贴剂的作用时间由其药物含量及释药速率所决定。贴剂的贮库可以是骨架型或控释膜型。保护层起防粘和保护制剂的作用，通常为防粘纸、塑料或金属材料，当除去时，应不会引起贮库及粘贴层等的剥离。活性成分不能透过，贴剂的保护层通常水也不能透过。当用于干燥、洁净、完整的皮肤表面，用手或手指轻压，贴剂应能牢牢地贴于皮肤表面，从皮肤表面除去时应不对皮肤造成损伤，或引起制剂从背衬层剥离。贴剂在重复使用后对皮肤应无刺激或不引起过敏。透皮贴剂应在标签和/或说明书中注明贴剂总的作用时间及释药速率，每贴所含药物剂量及药物释放的有效面积；当无法标注释药速率时，应标明每贴所含药物剂量、总的作用时间及药物释放的有效面积。

现代经皮给药系统的实施起源于美国，于 1979 年上市的第一个 TDDS 产品——东莨菪碱贴剂一经出现，就备受医药界的关注。近年来，FDA 批准使用的 TDDS 药品如硝酸甘油（Trandermal-Nitro®），可用于治疗心绞痛；芬太尼（Duragesic®）、2002 上市的丁丙诺啡（BuTrans®），可治疗癌症疼痛；2006 年上市的司来吉兰（Emasam®），用于治疗严重抑郁障碍；2007 年上市的罗替高汀（Neupro®），用于治疗阿尔茨海默病。

经皮给药系统以其独特的优势，越发受到药剂学家的重视。目前，有大量的产品处于研发中，并有转向小型化、智能化的趋势。同时，经皮给药的药物类型也随各种新技术的应用不断扩大，如蛋白质、多肽，乃至基因均有可能通过皮肤给药。透皮制剂的研究今后仍将集中在新型透皮制剂、合适的药物载体的开发、透皮促进方法及促进机理等方面。随着透皮吸收研究的不断进行，在不久的将来会有更多的透皮治疗系统应用于临床，在防病治病方面发挥更大的作用。

TDDS 是无创伤性给药的新途径，它具有以下特点及优势：①可避免口服给药时肝脏的首过效应及胃肠道对药物的破坏，提高药物的生物利用度；②可减少给药次数，延长给药时间；③保持血药水平稳定在治疗有效的浓度范围内，降低药物的毒性和副作用，提高药物的疗效；④避免药物对胃肠道的刺激性，且给药无创伤，提高患者的依从性；⑤体表用药，可以随时中断给药，是一种非常方便的给药途径，并为不宜口服或注射的药物提供了一个全身用药方式。

另一方面，经皮给药制剂也面临严峻的挑战，应用该系统的药物非常有限，主要是由于皮肤角质层的阻滞作用。如何将皮肤透过率低的药物如难溶性药物、多肽蛋白类大分子药物和亲水性药物等进行透皮吸收，保证制剂处方的合理性、安全性、有效性和稳定性是非常值得关注的问题。

二、经皮给药制剂的质量要求

《中国药典》2020 年版四部制剂通则项下规定透皮贴剂应做含量均匀度、释放度等项目的检查，并应符合要求，保证质量。

1. 含量均匀度

照含量均匀度检查法（通则 0941）测定，应符合规定。

2. 释放度

照溶出度和释放度测定法（通则 0931 第四、五法）测定，应符合规定。

3. 微生物限度

除另有规定外，照非无菌产品微生物限度检查；微生物计数法（通则 1105）和控制菌检查法（通则 1106）及非无菌药品微生物限度标准（通则 1107）检查，应符合规定。

4. 黏附力

照贴剂黏附力测定法（通则 0952）测定，应符合规定。

三、经皮给药制剂的分类

经皮给药贴剂可分为三种：黏胶分散型（Drug in Adhesive）、聚合物骨架型（Drug in Matrix）、贮库型（Drug in Reservoir）。

1. 黏胶分散型

黏胶分散型 TDDS（Adhesive Dispersion Type TDDS）的药库层及控释层均由压敏胶组成；药物分散或溶解在压敏胶中成为药物贮库，均匀涂布在不渗透背衬层上（图 14-1）。压敏胶分散型贴剂制备工艺简单，生产成本低，是当今国际上最受欢迎的经皮吸收制剂。这种系统的不足之处是药物的释放随给药时间延长而减慢，导致剂量不足而影响疗效。为了保证恒定的释药速率，可以将此系统的药物贮库按照浓度梯度，制备成多层含不同药量及致孔剂的压敏胶层。

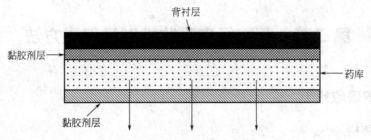

图 14-1 黏胶分散型 TDDS 示意图

2. 聚合物骨架型

药物均匀分散或溶解在疏水性或亲水性的聚合物骨架中，然后分剂量成固定面积大小及一定厚度的药膜，在含药骨架周围涂上压敏胶，贴在背衬材料上，加防粘层即成骨架扩散型 TDDS（Matrix-diffusion Type TDDS），参见图 14-2。骨架型透皮贴剂的结构和生产工艺相对简单，成本低廉，是国内外 TDDS 制剂的发展方向，但骨架型透皮贴剂对压敏胶性能和经皮促渗技术均比其他贴剂要求高。

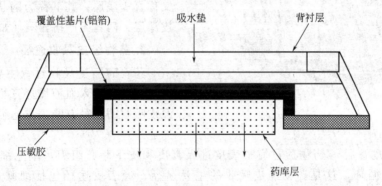

图 14-2 聚合物骨架型 TDDS 示意图

3. 贮库型

贮库型 TDDS（Reservoir Type TDDS）兼有膜控释型和骨架扩散型的特点。其一般制备方法是先把药物分散在水溶性聚合物的水溶液中，再将该混悬液均匀分散在疏水性聚合物中，在高应力作用力下，使之形成微小的球形液滴，然后迅速交联疏水性聚合物分子使之成为稳定的包含有球形液滴药库的分散系统，将此系统制成一定面积及厚度的药膜，置于黏胶层中心，加防粘层即得（图 14-3）。贮库型贴剂由于载药量大，受到破坏会导致药物大量释放，引发严重的毒副作用，并且其生产工艺复杂，顺应性较差，贴剂面积较大。

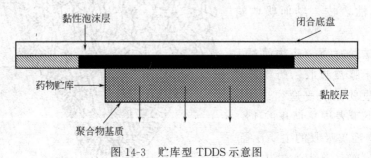

图 14-3 贮库型 TDDS 示意图

第二节 药物经皮吸收机制及促进方法

一、药物经皮吸收机制

1. 皮肤的结构

研究经皮吸收途径首先需要了解皮肤的解剖学结构。皮肤由表皮、真皮和皮下组织构成，并含有附属器官（汗腺、皮脂腺等）以及血管、淋巴管、神经和肌肉等（如图 14-4）。表皮平均厚度为 0.2mm，由外向内包括角质层、透明层、颗粒层、棘细胞层和基底层。真皮由纤维、基质、细胞构成，接近于表皮之真皮乳头称为乳头层，又称真皮浅层；其下称为网状层，又称真皮深层，两者无严格界限（如图 14-5）。

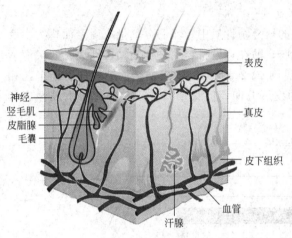

图 14-4 皮肤的结构

2. 药物经皮吸收途径

药物的经皮吸收过程主要包括释放、穿透及吸收进入血液循环三个阶段。药物经皮吸收的途径有经表皮途径和经附属器途径。

（1）经表皮途径 药物透过完整表皮进入真皮和皮下脂肪组织，被毛细血管和淋巴管吸收进入体循环，这是药物经皮吸收的主要途径。经表皮途径包括细胞途径（Trancellular Route）和细胞间质途径（Intercellular Route）。药物穿过角质细胞达到活性表皮为细胞途径；药物通过角质细胞间类脂双分子到达活性表皮为细胞间质途径。药物通过细胞途径时经多次亲水/亲脂环境的分配过程，其跨细胞途径占极小一部分。药物分子主要通过细胞间质途径进入活性表皮，继而吸收进入体循环。

（2）经附属器途径 药物通过毛囊、皮脂腺和汗腺被吸收。药物通过皮肤附属器吸收要比表皮途径快，但由于其表面积小于表皮总面积的 1%，因此它不是药物经皮吸收的主要途径。当药物开始透过时，首先通过皮肤附属器途径吸收；而当药物经皮吸收达

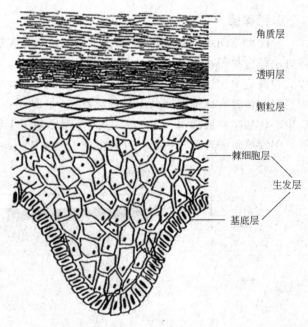

图 14-5 表皮的结构

稳态后，皮肤附属器途径可以忽略。但对于一些极性较强的大分子或离子型药物，难以通过含有类脂的角质层，因此该类药物主要经皮肤附属器途径经皮吸收。

二、影响药物经皮吸收的因素

1. 生理因素

（1）水化　皮肤对化合物的吸收表现出很大阻力。当角质层含水量增加时，药物的透过性可增加 5～10 倍。

（2）温度　皮肤温度的升高对亲水性和亲脂性药物的经皮吸收均有促进作用，温度升高，其通透性提高 1.4～3.0 倍。

（3）代谢　皮肤内酶主要存在于活性表皮、皮脂腺、毛囊和汗腺中，能代谢通过皮肤的药物，使其在到达体循环前经受"首过效应"，在部分药物的经皮吸收中存在该效应。

（4）物种　一般认为实验动物家兔和大鼠的透皮吸收率很高；猪皮的通透性与人类接近，有较大的人体吸收预测价值。

（5）年龄　皮肤细胞层数不随年龄变化，但厚度随年龄增长而减小，即萎缩。随着年龄增长，皮肤越发干燥、真表皮连接越发平坦、微循环和附属器功能逐渐下降，使药物的透过性降低。

（6）损伤与病变　角质层受损时其屏障功能也相应受到破坏。当皮肤有明显炎症时，皮肤血流加快，使表皮与深层组织间的药物浓度差加大，使皮肤透过性增大。

2. 药物理化性质

（1）溶解性与油/水分配系数（K）　药物的油水分配系数是影响药物经皮吸收的主要因素之一。脂溶性适宜的药物易通过角质层，进入活性表皮继而被吸收。活性表皮是水性组织，脂溶性太大的药物难以分配进入活性表皮。因此经皮吸收的药物最好在水相及油相中均有较大的溶解度。

（2）分子大小与形状　分子体积与分子量有线性关系，当分子量较大时，分子体积越大，扩散系数越小。一般分子量大于 500 的药物较难透过角质层。药物分子的形状与立体结构对药物经皮吸收的影响也很大，线形分子通过角质细胞间类脂双分子层结构的能力要明显强于非线形分子。

（3）熔点　由于低熔点的药物晶格能较低，在介质中的热力学活度较大，故低熔点的药物容易渗透通过皮肤。

（4）pK_a　很多药物是有机弱酸或有机弱碱，以分子型存在时容易透过，离子型存在时难以通过皮肤。表皮内 pH 为 4.2～5.6，真皮内 pH 为 7.4 左右。经皮吸收过程中药物可能发生解离，使吸收量降低。可根据药物 pK_a 调节给药系统的 pH，使药物有利于透过皮肤。

（5）药物浓度　药物在皮肤中扩散是依赖于浓度梯度的被动扩散，其推动力是皮肤两侧的浓度梯度。增加浓度的方法在低浓度范围内有实际意义，但对浓度较高的物质则意义不大。

3. 剂型因素

（1）剂型　剂型能够影响药物的释放性能，进而影响药物的经皮吸收。药物从制剂中释放越快，经皮吸收越快。一般骨架型贴剂中药物释放较慢，半固体制剂中药物的释放较快。

（2）基质　药物与基质的亲和力不同，会影响药物在基质和皮肤间的分配。一般基质和药物亲和力不应太强，否则药物难以从基质中释放并转移到皮肤。基质和药物亲和力也不能太弱，否则载药量无法达到设计要求。

（3）药物浓度与给药面积 大部分药物的稳态透过量与膜两侧的浓度梯度成正比，基质中药物浓度越大，药物经皮吸收量越大。但当浓度超过一定范围，吸收量不再增加。给药面积越大，经皮吸收的量亦越大，因此一般贴剂都有几种规格，但面积太大，患者的用药依从性差，实际经验证明，贴剂面积不宜超过 $60cm^2$。

（4）透皮吸收促进剂 一般制剂中添加透皮吸收促进剂，以提高药物的吸收速率，有利于减小给药面积和时滞。促进剂的添加量宜适中，过多易引起皮肤刺激性，过少则达不到促进作用。

三、药物经皮吸收的促进方法

药物以直接穿过角质细胞和通过角质细胞间的脂质层两种方式穿过角质层，但由于角质层有较大的细胞扩散阻力，不利于药物分子通过，因此，如何改善药物的皮肤渗透性，克服皮肤角质层屏障，是经皮给药制剂研究开发的关键与难点。促透方法主要有化学方法、物理方法和药剂学方法。

（一）化学方法

1. 经皮吸收促进剂

在经皮给药系统中添加经皮吸收促进剂，是应用比较广泛的一种方法。至今，已开发了多种的促进剂，主要类型有水、醇类、亚砜类、氮酮及其同系物、吡咯酮类、脂肪酸及酯类、表面活性剂类、萜烯类、环糊精类等。下面仅介绍目前在临床上常用的几种透皮促进剂。

（1）氮酮类 氮酮，月桂氮酮，化学名为1-十二烷基-氮杂-2-酮，无臭、几乎无味、无色的澄清油状液体，是能与醇、酮、低级烃类混溶而不溶于水的强亲脂性化合物。在经皮贴剂中常用浓度为 $1\%\sim10\%$，而且其促透效果往往不随浓度的提高而增加。除氮酮外，目前尚有系列同系物正在开发中，通过改变亲水基团的极性及亲油基团的链长可能得到一系列新的促进剂。

（2）萜烯类 萜类化合物可改变角质层细胞类脂双分子层结构，改变药物在皮肤和介质间的分配，从而影响药物的透皮吸收。单萜和倍半萜主要存在于植物挥发油中，目前使用的透皮促进剂有薄荷、冰片、桉叶油、枫香油等。

（3）有机溶剂类 该类主要包括醇类、酯类、二甲基亚砜（DMSO）及其类似物。醇类在经皮给药制剂中既被用作溶剂，又能促进药物的经皮吸收，如乙醇对雌二醇有较强的促透作用；丙二醇在经皮给药制剂中常用作溶剂、潜溶剂、保湿剂、防腐剂及促进剂。醋酸乙酯对某些药物具有很好的透皮促进作用。DMSO可与水及多种极性或非极性有机溶剂相混溶，是较早应用的吸收促进剂，促透作用较强，因其具有较强的皮肤刺激性而使用受限，癸基甲基亚砜（DCMS）是新型亚砜类吸收促进剂，在低浓度时即具有促透作用。

（4）表面活性剂类 阳离子表面活性剂的促透作用优于阴离子和非离子表面活性剂，但对皮肤产生刺激作用，因此一般选择非离子表面活性剂。常用的表面活性剂有蔗糖脂肪酸酯类、聚氧乙烯脂肪醇醚类和失水山梨醇脂肪酸酯类等。

（5）其他 油酸、月桂酸、肉豆蔻酯异丙酯、吡咯酮及其衍生物等也是常用的吸收促进剂。

2. 前体药物（Pro-drug）

前体药物是利用化学方法对皮肤透过性较低的药物进行修饰，使其理化性质和透皮性能得到改善，从而提高药物的经皮渗透量。透皮过程中或进入体内后，经生物转化生成原来的活性母体药物。对于亲水性药物，可将其制成脂溶性大的前体药物，以增加其在角质层内的溶解度；对于强亲脂性的药物，可以引入亲水性基团以有利于其从角质层向活性皮肤组织分配。

（二）物理方法

透皮吸收促进剂在 TDDS 的开发中，对减少贴剂的使用面积起到积极作用，但对扩大 TDDS 候选药物范围无作用。近年来，通过物理方法促进药物经皮吸收成为热点。物理促透技术有效地扩大了可用于经皮给药的药物范围，特别是蛋白质类和肽类药物。物理促透方法可以通过控制外部能量，达到精密控制经皮吸收效果。物理促透法包括离子导入、电致孔、超声促渗法、微针、无针注射给药系统、照相波、热致孔、磁场导等。

1. 离子导入法

离子导入是应用较早的一种经皮促透方法，它是指在直流电的作用下，离子型药物从溶液中通过皮肤渗透进入组织，其透皮速率可通过调节电极参数来调整。

2. 电致孔法

电致孔法是另一个应用电来提高经皮转运的方法，此法是一种采用瞬时电脉冲在细胞膜等脂质双分子层形成暂时的、可逆的亲水性孔道以利于经皮给药的方法。

3. 超声波促渗法

超声波促渗法是将超声波用于促进药物透皮吸收的一种方法，近年来对其研究多集中在优化其影响因素如强度、周期以及暴露时间等。

4. 微针

将硅、金属或生物可降解聚合物用微型技术制成的微针，是人们用来克服皮肤角质层屏障的又一方法。表 14-1 对常用促透方法进行了比较。

表 14-1　常用促透方法的比较

促透方法	提高转运	持续传递	无刺激	低成本
化学渗透剂	+	++	++	++
离子导入法	++	++	++	+
电致孔法	++	++	++	+
超声波渗透	++	++	++	+
微针技术	++	++	++	+

注：+表示稍差；++表示适中。

（三）药剂学方法

1. 脂质体

脂质体作为透皮给药载体已有 20 多年的历史，常规脂质体在局部皮肤中能保持较高的药物浓度，减少药物全身吸收的副作用；但大多数情况下，药物仅滞留于表皮的上部或角质层上部，因此不能进行药物的深层传递。传递体、醇脂体、非离子表面活性剂脂质体等载体的开发，使脂质体膜的弹性增加，进而改善其所包载药物的经皮渗透性。研究表明，左炔诺孕酮前体传递体可产生比单纯药物溶液高数倍的血药浓度，睾酮醇脂质体的累积药量比载药量相同的睾酮贴片高 30 倍。

2. 微乳

微乳可以通过增加药物溶解度以提高浓度梯度，增加角质层脂质双分子层流动性，破坏角质层中水性通道，以完整结构经由毛囊透过皮肤，或药物从微乳中析出后透皮吸收，从而增加药物的经皮吸收。例如，以微乳为载体的亲脂性药物利多卡因和亲水性药物盐酸丙胺卡因的透皮行为，与传统乳剂进行比较发现，利多卡因的透皮率是传统乳剂的 4 倍，盐酸丙胺卡因的透皮率是水凝胶的 10 倍，并且微乳并不扰乱皮肤屏障，表明微乳对皮肤的刺激较小。

3. 纳米粒

近年来研究较多的纳米粒有固体脂质纳米粒、壳聚糖纳米粒、聚氰基丙烯酸酯纳米粒。固体脂质纳米粒（SLN）是类脂为载体的脂质纳米粒，在类脂纳米粒中引入液态的脂质材料后，可形成纳米结构脂质载体（NLC）。SLN 和 NLC 在药物缓控释、靶向、透皮、黏膜给药等领域具广泛的应用。纳米载体辅料在透皮制剂中的应用，使分子量较大的多肽类、蛋白质等药物的经皮给药成为可能，极大地促进了药物的吸收。有文献报道 SLN 具有较好的透皮能力，如将桧木醇（Hinokitiol）包裹于 SLN 后，其透皮速率比对照组高 5～10 倍；酮咯酸 NLC，其透皮速率也有明显增加，且具有长效释药的特点；塞来昔布 NLC 的抗炎效果与对照制剂相比有显著提高，起效快，作用持续时间长；氟比洛芬 NLC，其透皮速率是对照制剂的 5 倍。

化学方法、物理方法及药剂学方法均有其优点及局限。为进一步提高药物经皮给药量，很多研究者将这几种方法综合应用以达到更高的促透效率。

第三节　经皮吸收制剂的处方组成

一、药物及附加剂

1. 药物的性质

（1）剂量　剂量要小、药理作用要强，日剂量应小于 10mg。

（2）理化性质　分子量应小于 500Da；$LogP$ 为 1～2；熔点小于 200℃；在液状石蜡与水中的溶解度均应大于 1mg/mL；饱和水溶液的 pH 为 5～9。

（3）其他性质　生物半衰期短，应对皮肤无刺激，无过敏反应。

2. 附加剂

经皮吸收制剂的主要附加剂为透皮吸收促进剂，它是指能渗透进入皮肤并降低药物通过皮肤阻力的材料。常用的透皮吸收促进剂有二甲基亚砜，月桂氮酮，有机溶剂（如乙醇、丙二醇），脂肪酸及脂肪醇（如油酸），表面活性剂（如普朗尼克、十二烷基硫酸钠、吐温 80）等。目前，促进剂的研究不仅仅局限于化学品，正逐渐转向天然产物和生物合成产品。一些天然产物中的萜烯类、生物碱类、内酯类等物质具有与化学合成促进剂类似的促渗作用，这类具有促渗作用的中药挥发油与提取物统称为中药促进剂，由于其效果好，副作用小等优点，目前正日益受到人们重视。研究还发现木瓜蛋白酶（Papain）、壳聚糖（Chitosan）等在不同的条件下也有不同的促渗效果。近年研究认为氮酮促渗作用强，有效浓度低，性质稳定，毒性低，无副作用，可广泛用于透皮吸收制剂中。

二、控释材料

1. 控释膜材料

经皮给药制剂的控释膜分为无孔薄膜与微孔薄膜。用作无孔薄膜的高分子材料有乙烯-醋酸乙烯共聚物。本品无毒、无刺激性、柔软性好，与人体组织有良好的相容性，性质稳定，但耐油性较差。控释膜中的微孔薄膜常通过聚丙烯或醋酸纤维膜拉伸而得。

2. 骨架材料

一些天然与合成的高分子材料都可作为聚合物骨架材料，如疏水性的聚硅氧烷与亲水性的聚乙烯醇。骨架材料可分为：聚合物骨架材料［如聚乙烯醇（PVA）］和微孔材料（许多合成高分子材料均可作微孔骨架材料，应用较多的是醋酸纤维素）。

这些高分子材料应具有以下特性：①形成骨架的高分子材料不应与药物作用；②骨架对药物的扩散阻力不能太大，以使药物有适当的释放速率；③对皮肤无刺激性，最好能黏附于皮肤上。

三、压敏胶

压敏胶（Pressure Sensitive Adhesive，PSA）即压敏性胶黏剂的简称，是指那些在轻微压力下即可实现粘贴同时又容易剥离的一类胶黏材料。其作用是使给药系统与皮肤紧密结合，有时又作为药物的贮库或载体材料，可调节药物的释放速率。压敏胶应具有良好的生物相容性，对皮肤无刺激性，不引起过敏反应，具有足够强的黏附力和内聚强度，化学性质稳定，对温度和湿气稳定，能容纳一定量的药物和经皮吸收促进剂而不影响化学稳定性与黏附力。常用的压敏胶有以下几类。

1. 硅酮压敏胶（Silicone PSA）

硅酮压敏胶为无结晶固体，有耐寒、耐热性，电绝缘性优良，具有良好的柔性，软化点接近皮肤温度，贴于皮肤后变软并黏附于皮肤。

2. 丙烯酸酯压敏胶（Polyacrylic PSA）

其关键组分丙烯酸共聚物是由硬单体和软单体组成的共聚物。丙烯酸酯压敏胶具有良好的耐热性、耐光性，性质稳定，无色透明，无公害。

3. 聚异丁烯压敏胶（Polyisobutylene PSA）

其主要组成成分聚异丁烯为自身具有黏性的一类橡胶。聚异丁烯压敏胶是由异丁烯以三氯化铝为催化剂聚合而得的均聚物，其 C—H 骨架较长而直，只有端基有不饱和键，由于双键少，反应位置少，故非常稳定，有良好的耐热性及抗老化性。其可溶于烃类有机试剂中，对水的渗透性很低。另外，其与植物油、动物油及化学试剂不起反应。

4. 新型压敏胶

新型压敏胶主要包括对传统压敏胶的改性、水凝胶压敏胶、水性聚氨酯压敏胶等。

（1）水凝胶压敏胶　水凝胶是一些高聚物或共聚物吸收大量水分形成的溶胀交联状态的半固体。目前水凝胶压敏胶主要为聚乙二醇（PEG）、聚乙烯吡咯烷酮（PVP）的均聚物、共聚物或共混物。

（2）水性聚氨酯压敏胶　水性聚氨酯压敏胶的聚氨酯分子链一般由两部分组成，软段和硬段。软段一般为聚醚、聚酯或者聚烯烃等，硬段一般是由异氰酸酯和扩链剂组成。通过调节软段和硬段的比例，可以制备出性能优异的压敏胶，其水气透过性很好，吸水性较强，可以根据药物的不同要求来制备相应的压敏胶。

四、背衬材料及保护层

1. 背衬材料

背衬材料是用于支持药库或压敏胶等的薄膜，应对药物、胶液、溶剂、湿气和光线等有较好的阻隔性能，同时柔软舒适，且有一定强度。背衬材料有透性和不透性两种，主要有聚酯、聚乙烯-聚乙烯复合膜、乙烯-乙酸乙烯复合膜和无纺布等。

2. 保护层材料

保护层的作用是防止胶黏层的粘连。表面自由能低于压敏胶表面自由能的材料均可用作防粘材料。主要有聚乙烯、聚丙烯、聚碳酸酯、聚四氟乙烯等塑料薄膜。

第四节　经皮吸收制剂的制备

一、膜材的加工

TDDS 中需要用到的膜材包括控释膜、药库、防粘层和背衬层等，根据各部分不同的特点而选择高分子材料。一般采用涂膜法和热熔法两种加工方法。涂膜法制备膜材较为简便。热熔法适合于工业生产，通过加热高分子材料至黏流态或高弹态，采用压延法或挤出法改变为一定尺寸的膜材。

1. 压延法

使用旋转辊筒间的缝隙将高聚物熔体连续挤压，制备成膜材的方法。当辊筒挤压高聚物熔体时，高聚物熔体沿薄膜方向有较强的纵向应力，成品薄膜的各向特异性更突出。

2. 挤压法

挤压法包括管膜法和平膜法，差别在于模具的选择，材料的热熔与冷却温度、挤出时的拉伸缝隙及比例均会产生影响。管膜法采取环形模具使高聚熔体按管膜的形式不断挤出，而后根据特定尺寸吹胀，最后经空气或液体冷却。平膜法根据所需尺寸利用平缝机头直接挤出薄膜，冷却即成。

二、制备工艺

1. 黏胶分散型贴剂制备工艺

将药物分散在高分子材料如压敏胶溶液中，混匀后形成含药胶液，涂布于背衬层上，加以烘干使溶解高分子材料的有机溶剂蒸干，可以施行第二层或多层膜的涂布，最后覆盖上保护层，冲切包装成型（图 14-6）。

2. 骨架型贴剂制备工艺

先制备添加了渗透促进剂等辅料的亲水性胶液，将药物加入形成含药胶，浇铸冷却，切割成型，粘贴于背衬层上，加保护层而成（图 14-7）。

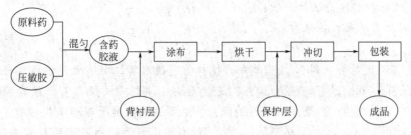

图 14-6　黏胶分散型贴剂的生产工艺流程图

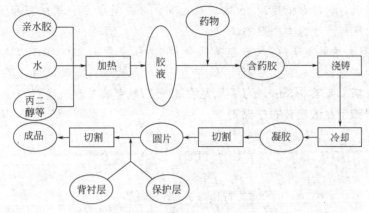

图 14-7　骨架型贴剂的生产工艺流程图

3. 贮库型贴剂制备工艺

将原料药和介质混匀形成含药混悬，于背衬层与控释膜之间定量充填含药混悬，合封成型，覆盖上涂有胶黏剂的保护层与压敏胶，包装形成成品（14-8）。

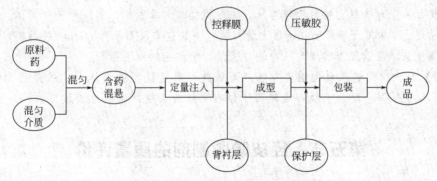

图 14-8　贮库型贴剂的生产工艺流程图

三、经皮给药贴剂的处方举例

例 14-1　贮库型芬太尼贴剂

【处方】

贮库层：芬太尼	14.7mg/g	乙醇	30%
水	适量	羟乙基纤维素	2.0%
甲苯	适量		

背衬层：复合膜；

限速膜：乙烯-醋酸乙烯共聚物；

压敏胶层：聚硅氧烷压敏胶；

防粘层：硅化纸。

【制法】将芬太尼加入到95%乙醇中，搅拌使药物溶解。向芬太尼乙醇溶液中加入适量的水，制得含14.7mg/g芬太尼的30%乙醇-水溶液。将2.0%羟乙基纤维素缓慢加入到上述溶液中，并不断搅拌，直至形成光滑的凝胶。在聚酯膜上展开聚硅氧烷压敏胶溶液，并挥发溶剂，得到0.05mm厚的压敏胶层。将乙烯-醋酸乙烯共聚物限速膜层压在压敏胶层上。背衬层是由聚乙烯、铝、聚酯、乙烯-醋酸乙烯共聚物组成的多层结构复合膜。使用热封机将含药凝胶封装到背衬层和限速膜/压敏胶层之间，并使得每平方厘米面积上含有15mg凝胶，然后切割成规定尺寸的单个贴剂。

【注解】①芬太尼的正辛醇/水分配系数为860，分子量是336.46，熔点为84℃，对皮肤刺激性小，非常适合制成透皮贴剂。②经过平衡时间后，药物贮库中将不存在过量药物，贮库中的药物浓度下降至8.8mg/g（芬太尼在30%乙醇中的饱和浓度）。

例14-2 骨架型盐酸奥昔布宁贴剂

【处方】

背衬层：聚酯/乙烯-乙酸乙烯共聚物（PET/EVA）复合膜；

含药压敏胶层：

药物：盐酸奥昔布宁　　　　66.7mg/g；

促渗剂：N-甲基吡咯烷酮　　1.1%；

压敏胶：丙烯酸酯

防粘层：硅酮处理的聚酯膜。

【制法】取氢氧化钠10g，加入无水乙醇200g，超声溶解。精密称取盐酸盐原药119g溶于2倍量无水乙醇，再加入10倍量丙烯酸酯压敏胶和促进剂N-甲基吡咯烷酮20g，在200r/min搅拌下缓慢加入上述氢氧化钠的乙醇溶液，充分搅拌均匀后脱气，制得含药中间体。将其均匀涂布于防粘层上，90℃干燥20min，覆上背衬层，冲切成单位面积为39cm^{2}的贴剂。制得的贴剂外观完整光洁，压敏胶涂布均匀，冲切口光滑，有均一的应用面积。

【注解】处方中通过氢氧化钠调节药液至弱碱性时可提高透皮速率，这是因为药物在高pH条件下为分子型，而分子型一般较离子型有更好的亲脂性而易于透过皮肤。

第五节　经皮吸收制剂的质量评价

一、经皮制剂体外评价方法

体外经皮透过性研究的目的是预测药物经皮吸收的特性，揭示经皮吸收的影响因素，为处方设计、经皮吸收促进剂的选择提供依据。体外评价包括含量测定、体外释放度检查、体外经皮透过性的测定及黏着性能的检查等。下面重点介绍体外经皮透过性的测定和体外释放度的测定。

1.体外经皮透过性的测定

（1）试验装置　保证整个透过或扩散过程具有稳定的浓度梯度和温度，尽量减少溶剂扩散层的影响。体外经皮吸收试验一般采用扩散池，根据研究目的可以选用不同类型的扩散池。常用的扩散池由供给池（Donor Cell）和接收池（Receptor Cell）组成，分为卧式和立式两种（图 14-9），前者主要用于药物溶液的经皮透过性的研究，而后者主要用于贴剂、软膏剂、凝胶剂等制剂的体外透过性的研究。接收池应有很好的搅拌装置，避免在皮肤表面存在扩散边界层，一般采用磁力搅拌等。

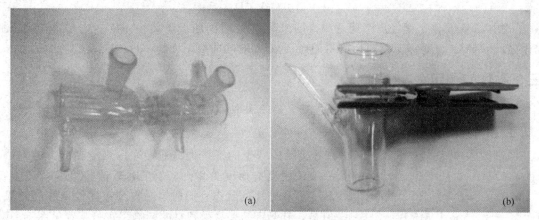

图 14-9　经皮吸收实验用卧式（a）和立式（b）双室扩散池

（2）离体皮肤的制备及保管方法　常用皮肤种类有人体皮肤、家兔、小鼠、无毛小鼠（裸鼠）、大鼠、豚鼠、猪、猴等。一般猪和猴的皮肤透过性与人体相近。

通常采用宠物剪毛器剪去毛发后进一步用电剃须刀处理短毛发。硫化钠溶液等脱毛剂具有较强的碱性，会破坏皮肤角质层，改变皮肤对药物的透过性，故经皮试验一般不推荐使用脱毛剂 。

经皮透过试验最好采用新鲜皮肤。如果需要保存部分皮肤供后期试验使用，应在 $-70℃$ 下保存，并在一定时间内使用完。

（3）接收液的选择　药物在体外经皮吸收能很快被皮肤血流吸收，形成漏槽条件（Sink Condition），因此体外试验时接收液应满足漏槽条件。接收液应有适宜的 pH（7.2～7.3）和一定的渗透压。常用的接收液有生理盐水、等渗磷酸盐缓冲液等。对于一些脂溶性强的药物，由于它们在水中溶解度小，为满足漏槽条件，可在接收液中加入醇类和非离子表面活性剂等，但要控制用量。对于一些溶解度较大的药物，应保证扩散液浓度大于接收液浓度。

（4）温度的控制　为了减少药物经皮透过试验的误差，必须控制试验温度。一般扩散池夹层水浴温度应接近于皮肤表面温度（32℃）。

2. 体外释放度的测定

根据《中国药典》2020 年版四部通则 0931 项下规定透皮贴剂的释放度测定方法如下：分别量取溶出介质置各溶出杯内，实际量取的体积与规定体积的偏差应在 $±1\%$ 范围之内，待溶出介质预温至（32±0.5）℃，将透皮贴剂固定于两层碟片之间或网碟上，溶出面朝上，尽可能使其保持平整。再将网碟水平放置于溶出杯下部，并使网碟与桨底旋转面平行，两者相距（25±2）mm，按品种正文规定的转速启动装置。在规定取样时间点，吸取溶出液适量，及时补充相同体积的温度为（32±0.5）℃的溶出介质。

二、经皮制剂体内评价方法

体内评价主要是指生物利用度的测定和体内外相关性的研究。经皮给药制剂的生物利用度测定方法有血药法、尿药法等。

血药法是对受试者分别给予经皮给药制剂和静脉注射剂，测定相应血药浓度，根据血药浓度-时间曲线计算药-时曲线下面积（AUC），进而计算生物利用度（F）。

$$F = \frac{AUC_{TDDS}/D_{TDDS}}{AUC_{iv}/D_{iv}} \tag{14-1}$$

式中，AUC_{TDDS} 是经皮给药后测得的血药浓度-时间曲线下面积；D_{TDDS} 为经皮给药制剂的剂量；AUC_{iv} 是静脉给药后测得的血药浓度-时间曲线下面积；D_{iv} 静脉注射给药剂量。

三、黏性的测定

黏性是透皮吸收制剂的重要性质之一，有三种黏性指标：黏附力、快黏力和内聚力。

1. 黏附力的测定

黏附力指贴剂与皮肤或与基材充分接触后产生的抵抗力。通常采用测定剥离力的方法，一般使用剥离角度为 180°；180°剥离试验可以得到压敏胶变形和破坏的状态，同时容易得到重现性良好的结果。但是，其测定结果易受基材的影响。实验装置见图 14-10，其中试验板采用如下的钢板：厚度为 1.5～2.0mm，宽 50mm，长 125mm。将试验板表面用适当的有机溶剂清洗，用清洁的干布擦净。将未切割贴剂的防粘层撕去，贴于试验板上，然后在贴剂上用压辊 [（2000±50）g 的金属辊，外层包裹有 6mm 的橡胶层] 以 300mm/min 的速度压一个往返。放置 20min 以上。在贴剂的一端做 180°的折返。同时把黏附部分揭起 25mm，接于拉力器上。以（300±20）mm/min 的速度连续拉下。测定时每隔 20mm 读数一次，共读 4 次。试验三个不同的贴剂，求取平均值。

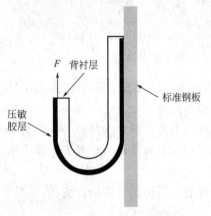

图 14-10 180°剥离试验

2. 快黏力的测定

快黏力是指 TDDS 系统在较小压力下黏附在皮肤上的能力。TDDS 系统在应用时靠手指压力，因此快黏力是很重要的性质。测定快黏力的方法有多种，主要有以下几种方法。

(1) 拇指试验（Thumb Tack Test） 这是一种经验方法，可做定性检查。即用拇指压在胶黏层中，然后撕下，通过感觉判断黏性的大小。

(2) 滚球试验（Rolling Ball Tack Test） 滚球法见《中国药典》2020 年版四部通则 0952 采用的方法。

(3) 剥离快黏力试验（PeelTack Test） 将胶带（TIE 系统）依靠自身重轻轻贴于不锈钢板上，如图 14-11。以约 30mm/min 的速度拉开，剥离角为 90°，将胶带自钢板上剥离的力即为快黏力。

3. 内聚力（剪切力）的测定

剪切力的测定是对压敏胶内聚力的衡量。内聚力是指压敏胶本身的剪切强度。如果 TDDS 系统中的压敏胶层具有足够的内聚力，那么用药后则不会滑动且撕去后不留任何残余物。测定剪切力广泛应用的方法，如图 14-12。将药物系统揭去防粘层，贴于不锈钢板上，与钢板平行挂一定质量的砝码。记录其落下的时间或读取在一定时间内移下的距离。

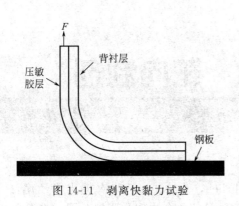

图 14-11 剥离快黏力试验

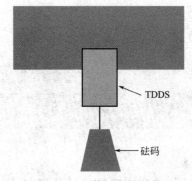

图 14-12 剪切力的测定

（上海交通大学药学院 沈 琦）

参考文献

[1] 方亮.药剂学.第 8 版.北京：人民卫生出版社，2016.

[2] 王晓波.药物运输系统.北京：中国医药科技出版社，2007.

[3] 李向荣.药剂学.浙江.浙江大学出版社，2010.

[4] Perumal O，Murthy SN. Turning theory into practice：the development of modern transdermal drug delivery systems and future trends. *Skin Pharmcol Physiol*. 2013，26（4-6）：331～342.

[5] Wiedersberg S，Guy RH. Transdermal drug delivery：30＋ years of war and still fighting. J *control release*. 2014，34（8）：1343～1347.

[6] Mitraqotri，Anissmov YG. Mathematical models of skin permeability：an overview. *Int J Pharm*. 2011，418（1）：115～129.

[7] Chen L，Han L. Recent advances in predicting skin permeability of hydrophilic solutes. *Adv Drug Deliv Rev*. 2013，65（2）：295～305.

[8] 王承潇，汤秀珍，沈平孃，等.热熔压敏胶应用于中药贴剂的研究进展.中草药.2010，41（3）：496～499.

[9] 陈华，左宁，南楠.透皮贴剂黏附力检测方法的简述.药物分析杂志.2014，34（8）：1343～1347.

[10] 朱壮志，张晓红，罗华菲，等.盐酸奥昔布宁透皮贴剂的制备及体内外评价.中国医药工业杂志.2013，44（1）：36～40.

[11] 国家药典委员会.中华人民共和国药典（四部）.2020 年版.北京：中国医药科技出版社.2020.

第十五章 靶向制剂

获得诺贝尔医学奖的德国科学家 Paul Ehrlich，在 1906 年首次提出了"魔法子弹"（Magic Bullet）的构想，即将能专一性地对细菌染色的化合物作为靶向分子，将毒素特异性地导入细菌体内杀死细菌。这被认为是"靶向制剂"概念的起源。随着分子生物学、材料学、医学、制剂学的发展，疾病（如癌症）的治疗已经从经验科学、循证医学模式向精确递送药物的"靶向治疗"模式转变，靶向制剂已经成为现代药剂学的重要研究内容。本章着重介绍靶向制剂的定义、分类、靶向性评价方法以及脂质体、纳米粒、聚合物胶束、纳米乳等常见的靶向载体。

第一节 概　述

一、靶向制剂的概念与特点

靶向制剂又称为靶向载体或靶向给药系统（Drug Targeting Delivery System，DTDS），系指采用载体将药物通过循环系统浓集于或接近靶器官、靶组织、靶细胞和细胞内结构的一类新制剂。具有提高疗效并显著降低对其他组织、器官及全身毒副作用的优点。

靶向制剂应该具备定位浓集、控制释药、无毒可生物降解三个要素。靶向制剂在提高药物的安全性、有效性、可靠性和患者用药顺从性方面有重要意义。

二、靶向制剂的分类

（一）根据药物靶向性到达的部位进行分类

1. 一级靶向（First Order Targeting or Organ Targeting）

一级靶向制剂系指进入靶部位的毛细血管床释药的制剂。

2. 二级靶向（Second Order Targeting or Cellular Targeting）

二级靶向制剂系指药物进入靶部位的特殊细胞（如肿瘤细胞）释药，而不作用于正常细胞。

3. 三级靶向（Third Order or Subcellular Targeting）

三级靶向制剂系指药物作用于细胞内的一定部位。目前三级靶向制剂研究主要关注点在靶向细胞核、线粒体、溶酶体、内质网等细胞器。

（二）根据靶向动力的不同进行分类

1. 被动靶向制剂（Passive Targeting Preparation）

被动靶向制剂即自然靶向制剂，它的靶向原动力来自于机体的正常生理活动。当静脉注射给药后，载药的微粒被单核吞噬细胞系统（Mononuclear Phagocyte System，MPS）的巨噬细胞摄取，根据机体组织生理学特性对不同大小微粒的滞留性不同，载药微粒选择性地聚集于不同部位，释放药物而发挥疗效。较大直径（7～30μm）微粒通常被肺的最小毛细血管床以机械滤过方式截留，被单核白细胞摄取进入肺组织；100nm～3μm 的微粒，靶向肝、脾等器官；1μm 以下的微粒可以被淋巴集结然后迁移至肠系膜淋巴结；380nm 以下的粒子可以靶向实体瘤；粒径小于 50nm 的微粒，通过毛细血管末梢靶向骨髓、淋巴。

除粒径外，微粒表面电荷、疏水性等都会影响微粒的体内分布。微粒形状（Particle Shape）是一个影响微粒血液循环时间和分布至关重要的参数，但研究者常会忽略形态学（Morphology）对微粒体内行为的影响。Champion 和 Mitragotri 测量了不同形状的聚苯乙烯粒子与巨噬细胞的相互作用，并定义了一个与长度归一化曲率相关的无量纲形状依赖参数 Ω，研究表明椭球或球体粒子容易成功地被内在化，吞噬速度与 Ω 呈现负相关。该研究团队也证明了一种蠕虫样（Worm-Like）的聚苯乙烯粒子与同样体积大小的圆形粒子相比被大鼠肺泡巨噬细胞吞噬的程度更小。B. D. Discher 等的研究也证实改变粒子形状可以延长循环时间，影响粒子的分布。

2. 主动靶向制剂（Active Targeting Preparation）

主动靶向制剂是利用修饰的载体，将药物定向输送并浓集于靶部位发挥药效的制剂。主动靶向制剂包括修饰的药物载体和靶向前体药物。

(1) 修饰的药物载体 药物载体主要是脂质体、纳米粒、聚合物胶束等。实现靶向性的修饰物主要有聚乙二醇、抗体、受体配体、抗原、多肽、糖基等。

① PEG 修饰的药物载体（PEGylated Drug Carrier） 药物载体表面长循环修饰最广泛使用的方法就是 PEG 化。PEG 为线性、柔顺、亲水性的聚合物，其覆盖在载体表面，呈毛刷状、蘑菇状或烙饼状构象云，通过空间位阻而阻止血清蛋白和载体的结合，降低载体被网状内皮系统（RES）吞噬，延长载体在体内的循环时间。所以 PEG 修饰又称长循环修饰。PEG 聚合物分子量的大小及用量的多少、载体表面的 PEG 密度都会影响药物的体内循环时间。常用 PEG 的分子量为 2000g/mol、3400g/mol、5000g/mol、10000g/mol 和 20000 g/mol，2kDa 的 PEG 修饰的多烯紫杉醇-羧甲基纤维素偶联物纳米粒子，体内循环时间最长。此外，有长循环效果的修饰物还有聚乙烯吡咯烷酮、单唾液酸神经节苷脂（GM1）等。

目前靶向制剂的主要应用领域是抗肿瘤，实体瘤组织中存在内皮间隙较大、结构不完整的血管，再加上淋巴管缺乏致使淋巴液回流受阻，这使血液循环中的纳米粒子容易渗透进入肿瘤组织并长期滞留，这种现象称为"高渗透长滞留效应"（Enhanced Permeability and Retention Effect，EPR 效应）。EPR 效应受粒子理化特性、肿瘤血管特征等的影响，其中 PEG 修饰可使纳米粒子体内循环时间延长，只有体内循环时间大于 6 h 的纳米粒子才能很好地利用 EPR 效应靶向肿瘤。从某种意义上讲，PEG 修饰在一定程度上提高粒子的 EPR 靶向性。

② 抗体修饰的药物载体（Antibodies Modified Drug Carrier） 抗体，特别是单克隆抗体，是研究最多、最具有代表性的实现主动靶向给药的修饰手段。除了完整的单克隆抗体外，抗体的 Fab′片段也常被用于修饰药物载体，实现主动靶向性。抗表皮生长因子受体（EGFR）单抗修饰的纳米制剂，可用于肝癌和乳腺癌的靶向治疗；抗转铁蛋白受体（TFR）单抗，可用于脑靶向给药系统的构建。此外，抗 CD133 单抗修饰的载体可以主动靶向肿瘤干细胞。

③ 配体修饰的药物载体（Ligand Modified Drug Carrier） 即通过配体与靶细胞表面的

受体相结合而实现主动靶向性。配体与抗体比较有以下优点：分子量小、免疫原性小、价格低、性质稳定等。缺点是受体通常是在靶细胞上过表达，特异性较抗体差一些。常用的配体有叶酸、多肽 RGD、麦胚凝集素、半乳糖及甘露糖衍生物、CAP（Cleavable Amphiphilic Peptide）、TTA1（可特异性与胶质瘤细胞高表达的肌腱蛋白 C 结合）等。

（2）靶向前体药物　靶向前体药物是以靶向性为目的而设计的前体药物。它是指经过化学结构修饰后得到的在体外无活性（或是活性药物被包裹于特定的材料中），在靶部位经酶或非酶的转化能释放出活性药物而发挥药效的化合物。

① 肿瘤靶向的前体药物　肿瘤细胞较正常细胞有更高浓度的磷酸酯酶和酰胺酶，可将抗肿瘤药物制成其磷酸酯或酰胺，在癌细胞内经酶解定位释放药物。

② 脑部靶向的前体药物　以二氢吡啶等为载体，设计合成载体前药偶联物（脂溶性强，能进入脑部），在脑部被 NADH-NAD$^+$ 氧化还原辅酶氧化生成吡啶季铵盐，水解后缓慢释放药物，实现脑靶向。NADH-NAD$^+$ 氧化还原辅酶在脑部和外周循环系统中存在差异；吡啶季铵盐难于透过血脑屏障，被"封锁"在脑内，这两点为实现脑靶向、降低外周毒性（尤其是肝毒性）提供了保障。以他克林为治疗药物，制备二氢吡啶载体前药 [N-(3-氨甲酰-1，4-二氢吡啶-1-)乙酰他克林]，可用于阿尔茨海默病的靶向治疗。

③ 前体药物结肠靶向给药系统（Prodrug Oral Colon Specific Drug Delivery System，POCSDDS）　母体药物通过与特异性可被酶（结肠特有的酶）生物降解的高分子材料结合后制备成前体药物，在结肠经过酶降解定位释放出活性药物，发挥局部或全身疗效。偶氮类前体药物是研究最多和应用最广的一类 POCSDDS。奥沙拉嗪是 5-氨基水杨酸（5-ASA）前药，在结肠微生物所分泌的偶氮还原酶的作用下产生两分子的 5-ASA 发挥治疗结肠炎的作用。这些前药必须依赖结肠菌群分泌的特异性酶降解释放出母药，达到靶向治疗作用，故把这些前药称为"菌群触发型前体药物"。

3. 物理化学靶向制剂（Physical and Chemical Targeting Preparation）

物理化学靶向制剂是应用某些物理化学方法使药物浓集于靶部位并发挥药效的制剂。也称为物理化学条件响应型药物传递系统（Physical-Chemical Condition Responsive Drug Delivery Systems），即借助载体材料，能响应于体内或体外的物理化学条件，进而释放药物。还可以称为环境敏感型给药系统（Stimuli Sensitive Drug Delivery Systems）。

（1）磁靶向给药系统（Magnetic Targeting Drug Delivery System，MTDDS）　应用磁性材料与药物制成磁导向制剂，在体外磁场引导下，通过血管到达特定靶区。常用的磁性物质是 Fe_3O_4 磁粉、超细磁粉、磁铁矿、磁流体等。常用的载体材料有明胶、白蛋白、壳聚糖、聚乳酸、聚碳酸酯、卵磷脂等。MTDDS 是近年来发展的一种新型而且比较有前景的肿瘤治疗方法，它较传统放、化疗对正常组织和生理功能的损伤更小。磁导向载体-阿霉素（MTC-DOC）技术已通过美国 FDA 认证。但该给药系统也存在一些问题，首先，临床上磁场不能提供足够的能量使磁性药物停留在靶部位且实验用和临床用的磁场不匹配（动物实验用的交变磁场多不符合人体电磁场的卫生标准）；其次，不能靶向深部肿瘤；再次，粒度不均一，存在堵塞正常组织血管的潜在危险。

（2）pH 敏感给药系统　利用病变部位和正常组织 pH 的差异而设计的靶向给药制剂。正常组织 pH 7.4、肿瘤组织 pH 6.5、内体溶酶体 pH 5~6，设计药物在肿瘤组织、内体溶酶体等低 pH 条件下敏感释药。也可以利用结肠较胃、小肠 pH 高的特性（胃液 pH 1.5~3.5、小肠液 pH 5.5~6.8、结肠液 pH 7~8），设计在高 pH 条件下敏感释药的口服结肠定位给药系统。

（3）**热敏给药系统**　用温度敏感的载体制成热敏感制剂，配合热疗的局部作用，使热敏感制剂在靶区释药。载体材料主要是具有较低临界溶解温度的聚合物、相变温度适宜的磷脂、两亲性平衡的聚合物、生物高分子和合成多肽等。

（4）**栓塞给药系统**　主要应用于肝癌和肾癌的治疗。基本原理是通过动脉插管将含药栓塞制剂输入靶组织，使肿瘤血管闭锁，阻断靶区（肿瘤）的血供和营养，起到栓塞和靶向化疗的双重作用，这种治疗方法也称为栓塞化疗。药物在栓塞部位缓慢释放，在肿瘤组织中维持较长时间的高浓度，提高化疗药物的疗效，降低对全身的毒副作用。栓塞制剂主要是粒径在 $40\sim200\mu m$ 的微球，成球材料包括非生物降解的聚乙烯醇、乙基纤维素和可生物降解的明胶、白蛋白等。

（5）**光敏给药系统**　光敏给药系统是光敏感的高分子材料与药物制备成的光响应性制剂。由于内部存在对光敏感的基团，当受到光刺激时，光敏感基团会发生异构化或光降解，引起基团构象和偶极矩变化，从而控制药物释放。

其实，在靶向制剂设计和制备中，为了提高靶向的精准度，通常会同时利用两种或两种以上靶向机制，实现双重或多重靶向，避免发生脱靶效应。

三、靶向性评价

靶向性评价（Evaluation of Targeting）是靶向制剂研究开发过程中比较重要的一个环节，需要借助此评价证明靶向制剂是否优于普通制剂，靶向制剂是否在靶部位定位分布。最常用的定量评价方式是一次给药后，绘制血药浓度-时间曲线，获得药-时曲线下面积（AUC），进行比较。主要评价方法有以下几种。

1. 平均时间相对药物蓄积量

平均时间相对药物蓄积量，也简称为"相对摄取率"（Relative Exposure，r_e）。

$$r_e = \frac{(AUC_0^\infty)_{i,\ TTDDS}}{(AUC_0^\infty)_{i,\ CDDS}} \tag{15-1}$$

式中，$(AUC_0^\infty)_i$ 第 i 个靶部位（可以是组织、细胞、细胞器）药-时浓度曲线下面积；Test Targeted Drug Delivery System（TTDDS）和 Conventional Drug Delivery System（CDDS）分别表示受试的靶向制剂和普通制剂。此公式可评价靶向制剂和普通制剂对靶部位 i 的靶向性。当 $r_e>1$ 时，表明 TTDDS 在 i 中药物浓度高于普通制剂。

相对摄取率只能对两种不同给药系统在同一组织中的相对量给出比较，但是对 TTDDS 在靶部位、非靶部位的药物分布情况，没有给出任何的信息。这些信息可以通过靶向效率 t_e 来获得。

2. 靶向效率（Targeting Efficiency，t_e）

$$t_e = \frac{(AUC_0^\infty)_{靶}}{(AUC_0^\infty)_{非靶}} \tag{15-2}$$

靶向效率用于评价 TTDDS 在靶组织（Target-Tissue）和非靶组织（Non-target Tissue）的药物分布情况。$t_e>1$ 说明 TTDDS 对靶器官比非靶器官有选择性。如果非靶组织有多个，总靶向效率为 T_e。

$$T_e = \frac{(AUC_0^\infty)_{靶}}{\sum_{i=1}^n (AUC_0^\infty)_i} \tag{15-3}$$

式中，$\sum_{i=1}^n (AUC_0^\infty)_i$ 是包括靶组织在内的全部组织的药-时曲线下面积之和。

3. 分布效率 (r_{t_e})

$$r_{t_e} = \frac{(t_e)_A}{(t_e)_B} \tag{15-4}$$

分布效率 r_{t_e} 用于比较 A、B 两个给药系统靶向性的差异。

4. 平均质量靶向效率 (Weighted-Average Targeting Efficiency, t_{W_e})

当靶组织与非靶组织的质量相差较多 (Manyfold Different) 的时候，r_e 和 t_e 不能对不同组织中药物分布的剂量分数 (Fraction of Dose) 给出真实的指示，这种情况下应该用 t_{W_e} 来对靶向性进行评价。

$$t_{W_e} = \frac{(AUC_0^\infty)_{靶} \times W_{靶}}{(AUC_0^\infty)_{非靶} \times W_{非靶}} \tag{15-5}$$

此公式也可以简化为

$$t_{W_e} = \frac{(AUQ_0^\infty)_{靶}}{(AUQ_0^\infty)_{非靶}} \tag{15-6}$$

AUQ_0^∞ 为组织中药物质量-时间曲线下的面积，Q 为药物质量，C 为药物浓度，W 为组织的质量，$Q = CW$。

5. 靶向指数 (Targeting Index, t_i) 称峰浓度比。

$$t_i = \frac{C_{TTDDS}}{C_{CDDS}} \tag{15-7}$$

公式 (15-7) 可用于不同给药系统的靶向性评价，表示不同给药系统在第 i 个组织中，t 时间点时药物浓度之比。

而在靶器官和非靶器官的靶向指数公式为：

$$t_i = \frac{C_{靶}}{C_{非靶}} \tag{15-8}$$

这些靶向评价的方法都需要从靶部位取样进行药物浓度的测定。而近些年来出现的新型仪器如小动物活体成像仪，可以通过荧光标记或活体影像学方法，处理数据，不需取样便可对靶向性给出定性和定量评价。

第二节　脂　质　体

一、脂质体的概念与特点

脂质体 (Liposomes) 系指药物被类脂双分子层包封成的微小囊泡。在囊泡的内水相和磷脂双分子层中可以包裹水溶性药物和脂溶性药物。Liposome 一词来自希腊语，意思是 Fat Body (脂肪体)。1965 年英国科学家 A. D. Bangham 在表征作为细胞膜表面模型的脂质体混悬液的时候，为确定脂质表面积，在电子显微镜下，第一个看到脂质体混悬液的粒子具有球形的、自我封闭的、多层的特征。

事实上，在被发现是闭合的中空囊泡之前，脂质体作为水中的混悬粒子已经被研究了很多年。1934 年，IG Farbenindustrie AG 就申请了英国专利（专利名称：Improvements in the Manufacture and Production of Pharmaceutical Preparations），描述了使用磷脂和胆固醇的水分散体作为药物载体的应用，可见，在脂质体正式发现之前，其已经作为药物载体在应用了。20 世纪 70 年代初，脂质体首次用于人体注射给药，并进行了安全性、体内分布等研究。1985 年 G. Lopez-Berestein 将两性霉素 B 脂质体注入病人身体，得到了良好的治疗效果。脂质体注射剂的稳定性、灭菌、工业化生产问题的解决，使脂质体作为药物载体得到了快速的发展。1989 年 12 月两性霉素 B 脂质体在瑞士销售，1995 年阿霉素脂质体获得美国 FDA 批准上市。

当前脂质体的研究主要集中在以下四个领域：①模拟生物膜的研究，脂质体也被称为人工生物膜（Artifical Biological Membrane）；②药物的可控释放和体内靶向性研究；③作为非病毒载体将基因（DNA、RNA 等）向细胞内传递；④高档化妆品的基质。

脂质体是多功能定向性的药物载体，它具有如下特点。

1. 靶向性

（1）被动（天然）靶向性 普通脂质体（未修饰的脂质体）包裹药物后经静脉给药，主要被单核吞噬细胞系统吞噬，进而改变药物的体内分布，会被动靶向浓集于单核巨噬细胞系统丰富的组织器官（肝、脾、骨髓、淋巴结等）。脂质体的天然靶向性主要用于治疗肝寄生虫病和利什曼病等单核巨噬细胞系统疾病，也被广泛用于肝癌的治疗和防止淋巴系统肿瘤扩散和转移。

（2）物理化学靶向性 物理化学靶向性是指在脂质体中加入某些物质（如特殊的脂质）或包载特殊物质，使脂质体对物理因素或化学因素的改变具有响应性。这些理化因素包括用药部位 pH、病变部位的温度、病变部位的外加磁场、光照等，内在或外在理化因素的变化改变了脂质体膜的通透性，引起脂质体在靶部位选择性释放药物。pH 敏感、温敏、磁性、光敏脂质体都属于物理化学靶向性脂质体。

（3）主动靶向性 主动靶向性指在脂质体双层膜上接上抗体、受体配体、糖残基、激素等，使其主动靶向特定的器官、细胞或细胞器，并释放出包被的药物。主动靶向的脂质体特异性强，能避免巨噬细胞的摄取，防止药物在 RES 系统丰富的器官内浓集，可以改变微粒在体内的自然分布而到达特定的靶部位。

2. 长效作用

脂质体作为药物载体，具有缓释长效作用。可以延长药物的体内循环时间，提高治疗指数。多囊脂质体的缓释效果最佳，其作为硫酸吗啡的载体已经上市（DepoDur，DepoMorphine），用于治疗大手术后的疼痛，可使吗啡的镇痛时间持续 48h。而吗啡注射液肌肉或皮下注射，24h 要给药 3 次。硫酸吗啡多囊脂质体的 48h 镇痛，让患者顺利度过了手术后疼痛高峰期。多囊脂质体也被誉为独一无二的脂质药物贮库，因其内部结构类似泡沫，也被国内学者称为贮库泡沫。

3. 降低药物毒性作用

对心脏、肾脏、正常细胞有毒性的药物，被脂质体包封后，会选择性地富集于 MPS 中，而在心脏和肾脏的分布较少，因此会减少药物的心毒性和肾毒性。游离阿霉素（Doxorubicin，DOX）在治疗白血病时，会引起严重的心脏毒性，导致心律失常、心肌损害，甚至心肌坏死、心功能不全。被脂质体包裹后，在提高治疗指数的同时，心脏毒性和总毒性都大大降低。与游离 DOX 组相比，服用阿霉素脂质体的患者心脏毒性发生概率降低了 15%，充血性心力衰竭的发生概率降低了 25%。

4. 保护被包封的药物

脂质体的封闭囊泡结构可以保护不稳定的药物，免受体内外环境的影响，提高药物稳定性。盐酸拓扑替康为内酯结构的药物，易水解，脂质体的保护可以避免其母核中的内酯环开环，提高其稳定性、生物利用度和治疗指数。

5. 良好的细胞亲和性和组织相容性

脂质体是类生物膜结构的囊泡，对正常组织及细胞无损害、无抑制、无免疫原性，有良好的细胞亲和性和组织相容性。脂质体与细胞的一般作用形式包括膜间转运、接触释放、吸附、融合和吞噬。

二、脂质体的组成与结构

（一）脂质体组成

1. 磷脂

磷脂是脂质体的骨架膜材，磷脂的性质直接影响脂质体形成的类型、粒径大小、荷电性、相变温度、包封率、渗漏、释放以及脂质体的体内命运（与细胞间的相互作用机制）。1846 年法国科学家首次从蛋黄中分离得到一种橙色的物质，命名为 "Lecithin"，后来的研究发现，它是一组化学结构相似的物质，将其命名为磷脂（Phospholipids 或 Phosphatides）。磷脂是两亲性物质，具有表面活性，不溶于水、丙酮，易溶于氯仿，其存在于所有的有机组织中。磷脂按结构分为甘油磷脂、鞘氨醇磷脂和糖脂。从功能、产量、质量等角度比较，甘油磷脂都较后两者有重要意义。其中甘油磷脂的分类如下：

(1) 天然磷脂 天然磷脂主要为单酰基-甘油磷脂、二酰基-甘油磷脂和溶血磷脂。天然磷脂中各成分主要区别是由于与磷酸酯化基团的不同（磷脂酸除外，是氢原子），酯化基团可以是氨基醇、多价醇、羟氨基酸等。天然磷脂分为磷脂酰胆碱（Phosphatidyl Choline，PC）、磷脂酰乙醇胺（Phosphatidyl Ethanolamine，PE）、磷脂酰肌醇（Phosphatidyl Inositol，PI）、磷脂酰丝氨酸（Phosphatidyl Serine，PS）、磷脂酸（Phosphatidic Acid，PA）、双磷脂酰甘油（Cardiolipin）等。提取天然磷脂的主要原料为蛋黄和大豆，从蛋黄和大豆中提取得到的天然磷脂中，PC 含量最高，其结构见图 15-1。由于个别分子中烃链的组成是有变化的，PC 和其他天然磷脂（PS、PE、PA、PI）通常不是一个单一的化合物。目前国内外商品化的天然磷脂大部分为混合物，高纯度的磷脂，其 PC 含量在 92%～98%。

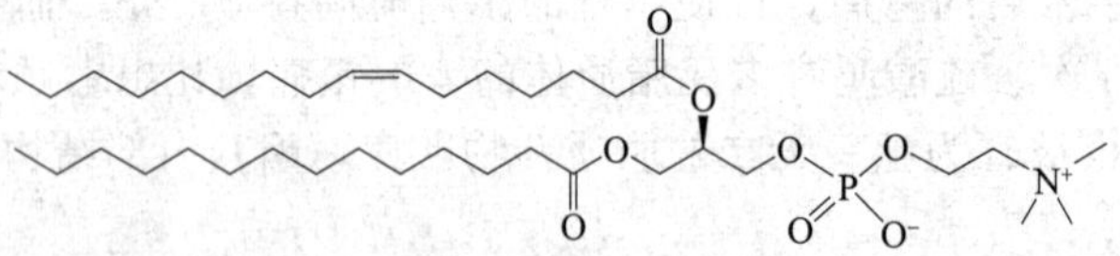

图 15-1 磷脂酰胆碱（PC）的结构式

(2) 合成磷脂 天然来源的 PC 是混合物，脂肪链的长度、不饱和度都有所不同（植物性天然磷脂具有高度的不饱和性），脂肪链的饱和度影响脂膜排列的紧密度。全饱和的磷脂烃链排列有序，脂膜排列紧密，脂质体的稳定性好，药物不易渗漏。合成磷脂为饱和磷脂，常用的合成磷脂有二棕榈酰磷脂酰胆碱（Dipalmitoyl Phosphatidyl Choline，DPPC）、二硬脂酰磷脂酰胆碱（Distearoyl Phosphatidyl Choline，DSPC）、二肉豆蔻酰磷脂酰胆碱（Dimyristoyl Phosphatidyl Choline，DMPC）、二肉豆蔻酰磷脂酰乙醇胺（DMPE）等。其中 DMPE 的结构式见图 15-2。

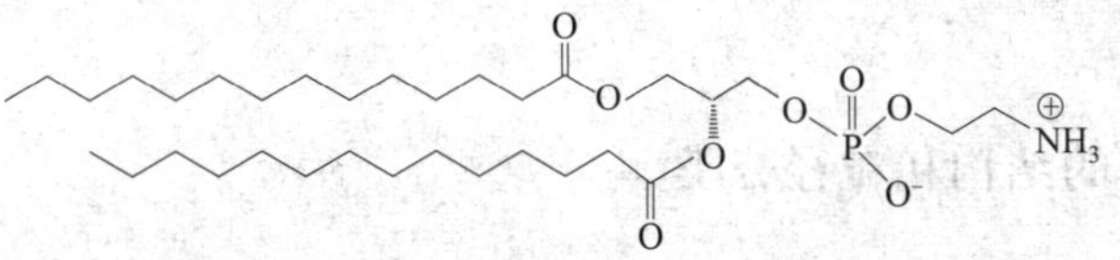

图 15-2　二肉豆蔻酰磷脂酰乙醇胺（DMPE）的结构式

2. 胆固醇

胆固醇（Cholesterol，CH）为中性脂质，是构成脂质体最重要的附加剂，其本身不能形成脂质双层结构，但可以调节双分子层的流动性、通透性、增加包封率、防止脂质体在贮存过程中出现药物渗漏，故胆固醇被称为脂质体磷脂双分子层流动性的"缓冲剂"。胆固醇是两亲性物质，但极性基团只有羟基，亲油性大于亲水性，其结构式见图 15-3。胆固醇与磷脂在脂质体中是间隔定向排列的，胆固醇的羟基基团朝向磷脂的极性头部，脂肪族链朝向并平行于磷脂的两条烃链，二者的排列情况见图 15-4。在超声情况下，胆固醇-磷脂能形成脂质体的摩尔比率可高达 2∶1，但胆固醇的大量加入，会引起脂质体相变温度的降低。

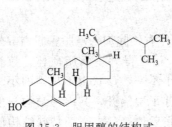

图 15-3　胆固醇的结构式

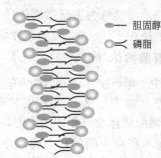

图 15-4　磷脂与胆固醇的排列示意图

（二）脂质体结构

磷脂分子在水溶液中形成脂质体时，两条疏水链指向内部，极性头部在膜的内外两个表面，构成封闭双层结构，内部包含一定的水相介质（内水相），磷脂双层之间被水相隔开。脂质体可以是单层的封闭双层结构，称为单室脂质体（Unilamellar Vesicles），见图 15-5；还可以是多层的封闭双层结构，称为多室脂质体（Multilamellar Vesicles，MLV），见图15-6。也可以是非同心圆的蜂窝状的多室脂质体，称为多囊脂质体（Multivesicular Liposomes，MVL），见图 15-7。在显微镜下脂质体的形态常见的为球形、椭球形，还有长管状结构。

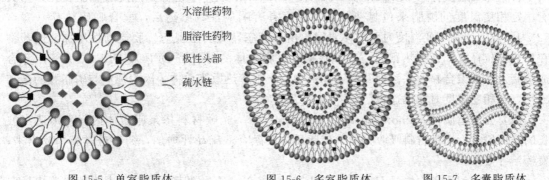

图 15-5　单室脂质体　　图 15-6　多室脂质体　　图 15-7　多囊脂质体

三、脂质体分类

(一) 按脂质体的结构和粒径分类

1. 单室脂质体

单室脂质体指药物的溶液只被一层类脂双分子层所包封。又分为小单室脂质体（Small Unilamellar Vesicles，SUV）、大单室脂质体（Large Unilamellar Vesicles，LUV）。

(1) 小单室脂质体（SUV） 粒子直径小于 100 nm，最小直径大约在 20 nm，因制备方法、水化介质、脂质组成不同，最小直径会有所差异。SUV 粒径小、包封容积小、包封率低（包封率取决于内水体积占总体积的比率）。但粒径小，能更好地逃避 RES 吞噬，体内循环时间长，靶向性高。

(2) 大单室脂质体（LUV） 粒径在 100～1000 nm，包封容积大、水溶性药物包封率高。但是粒径大于 500 nm，膜稳定性会变差。

2. 多室脂质体（MLV）

多室脂质体又称为多层脂质体，即药物的溶液被几层脂质双分子层所隔开形成不均匀的聚集体。粒径在 1～5μm，可包载水溶性及脂溶性药物，但包封水相的容积相对较小。

3. 多囊脂质体（MVL）

1983 年美国科学家 Sinil Kim 在用复乳法制备脂质体时，除加入磷脂、胆固醇外，还加入了三油酸甘油酯，第一次乳化时涡旋震荡时间延长，可得到多囊脂质体，粒径在 5～50μm。多囊脂质体没有相同的圆心，其内部有许多大小不一，形状很不规则的小囊，这些小囊紧密地堆积在一起的，小囊与小囊之间被脂质双分子层隔开，其内部结构与泡沫很相似。其包裹水溶液的体积可高达 95%，包封率较单室脂质体高。多囊的特殊结构使其有良好的缓释效果且无突释效应，包裹阿糖胞苷后，用药频次从原来的 2 天一次，减少到 3 周一次。

(二) 按脂质体的性能分类

1. 普通脂质体（Conventional Liposomes）

普通脂质体是由一般脂质组成的脂质体，不具有特殊功能。

2. 特殊性能脂质体

使用特殊脂质材料或表面修饰材料，使脂质体具有某些特殊功能。

(1) 热敏脂质体（Temperature-Sensitive Liposomes） 也称为温度敏感脂质体，用具有一定相变温度的磷脂来包封药物，对温度具有响应性。给药后，配合临床热疗（39～42℃），温度达到相变温度时脂质体双层膜由凝胶态转变为液晶态，膜流动性增加，使药物在加热部位释放，达到热靶向。适于制备热敏脂质体的材料有 DPPC、DPPG、DSPC 等合成磷脂及热敏聚合物。水溶性和两亲性药物适于制备热敏脂质体，因为他们与磷脂膜的亲和力小，在相变温度时能迅速释药。

(2) 光敏脂质体（Photosensitive Liposomes） 光敏材料掺入脂质体内，当用适当波长的光照射时，光敏材料吸收光能，使脂质体膜融合，流动性增加，药物透过膜释放出来，发挥治疗效果。

(3) pH 敏感脂质体（pH Sensitive Liposomes） 又称酸敏脂质体，是具有细胞内导向和控制药物释放的功能性脂质体，即在脂质体的膜材（含羧基的脂类）中加入二油酰磷脂酰乙醇胺（DOPE）形成脂质体，在酸性条件下（pH＝4.5～6.5），膜的双层结构会变成疏松的六角相结构，膜融合释放药物。DOPE本身不能单独形成稳定的双层结构。含羧基的脂类主要有油酸、半琥珀酸胆固醇等。酸敏性蛋白、多肽以及酸敏性高分子材料也常用于制备pH敏感脂质体。

(4) 磁性脂质体（Magnetic Liposomes）　脂质体内包裹磁性材料，在外磁场的作用下，在特定部位释放药物。

(5) 修饰脂质体（Modified Liposomes）　表面经抗体、受体配体、长循环材料修饰后，达到特异性靶向或延长体内循环时间的脂质体。

（三）按脂质体膜对称性分类

1. 对称脂质体

脂质双分子层相同，大部分脂质体均为对称脂质体。

2. 不对称脂质体

脂质双分子层不同，双分子层的内层（Inner Layer）和外层（Outer Layer）由不同的脂质组成，形成不对称性。Myung Kyu Lee制备了包裹siRNA的脂质体，内层由阳离子磷脂（DODAP）和中性磷脂（DOPE）组成，外层由DSPC、DOPE、PEG-PE、CH组成，内层带正电荷可以吸附包裹带负电荷的siRNA，外层电中性。Leaf Huang用$Ca_3(PO_4)_2$为核心，制备了内层带负电荷，外层电中性或正电荷的不对称脂质体。

（四）按脂质体荷电性分类

磷脂亲水基团带有不同的电荷，带正电荷的脂质形成的脂质体为阳离子脂质体（Cationic Liposomes），带负电荷的脂质形成的脂质体为阴离子脂质体（Anionic Liposomes），不带电荷的脂质形成的脂质体称为中性脂质体（Neutral Liposomes）。

四、脂质体的理化性质

1. 荷电性

脂质体的荷电性取决于构成脂质体的磷脂的荷电性。由酸性磷脂（负电荷磷脂，如PA、PS）制备的脂质体荷负电。由中性磷脂制备的脂质体显电中性。由含碱基（氨基）脂质（如DOTAP）制备的脂质体荷正电。脂质体表面荷电性对包封率、稳定性、体内滞留时间、靶向性等都具有较大的影响。电荷绝对值在0～10mV的脂质体体内循环时间较长。

2. 相变温度

成膜是脂质体形成最重要的步骤，成膜温度一定要高于磷脂的相变温度。相变温度（Phase Transition Temperature，T_c）是组成磷脂的酰基链由胶晶态向液晶态过渡时的温度。处于T_c时，酰基链活动性增强，脂质体膜通透性提高。T_c对脂质体膜稳定性有重要参考意义。天然磷脂的T_c很低，合成磷脂的T_c较高。测定相变温度的方法有差示扫描量热法、核磁共振法、电导电泳法等。

3. 膜的通透性

脂质体膜的通透性是指其具有半透膜的性质，中性小分子很容易通过膜。极性溶液和高分子通过速度很慢，而不同离子通过膜的速度差异很大，羟基很容易穿过膜，钠、钾离子跨膜速度很慢。膜的通透性与包封率和药物渗漏有关。

五、脂质体的制备方法

脂质体是良好的药物载体,寻找新的脂质体制备方法和载药技术,一直是药剂学家研究的一大热点。脂质体的制备方法有几十种,根据药物装载模式的不同,可将脂质体制备方法进行分类。脂质体的制备涉及两个重要的过程,脂质体的形成和药物的装载。如果这两过程一步完成,则为被动载药技术。如果是先形成空白脂质体,再进行药物装载,则为主动载药技术。

(一)被动载药技术

被动载药技术,是脂质体的形成和药物的装载同时完成的方法或技术。要求药物与磷脂有较强的相互作用,即药物具有较好的脂溶性,磷脂双分子层和药物之间有较强的疏水力或同时存在疏水力和静电吸引力,否则包封率低、易渗漏、稀释时包封率显著下降。属于被动载药技术的方法有以下几类。

1. 薄膜分散法(Thin Film Dispersion Method)

薄膜分散法又称干膜(分散)法,由 Bangham 最早报道,系将磷脂、胆固醇等溶于适量的有机溶剂(如氯仿、脂溶性药物可加在有机溶剂中),置于茄型瓶中,减压蒸发除去溶剂,得到一层很薄的磷脂膜,加入缓冲溶液(水溶性药物可以溶解在其中)水化磷脂膜,即得脂质体。

如果薄膜分散法制得的脂质体包封率低、粒径不均一,可以采用反复冻融、超声、高压乳匀的方法进行解决。此法的缺点是使用有机溶剂、无法产业化生产。

2. 冷冻干燥法(Freeze Drying Method)

冷冻干燥法系将磷脂、胆固醇等溶于正丁醇等有机溶剂中,冷冻干燥得到冻干粉末,水化后得脂质体。如果冻干溶剂改为正丁醇-水溶液,溶液中还应添加有二糖,则冻干后得到的是糖/脂的固体分散体。该方法可以解决脂质体溶液的稳定性问题,且可以产业化生产。

3. 喷雾干燥法(Spray Drying Method)

喷雾干燥法系将磷脂、胆固醇等溶于乙醇等有机溶剂中,喷雾干燥得到粉末,水化后即得脂质体。这种方法适合饱和磷脂(合成磷脂或动物磷脂)。

4. 反相蒸发法(Reverse-Phase Evaporation Vesicle,REV)

由 Szoka 提出,使用和水不混溶的有机溶剂(如乙醚、氯仿等)溶解脂类物质,之后将脂相溶液和水相溶液混合(体积比为 3:1~6:1),形成 W/O 乳剂。减压蒸发除去有机溶剂,就会得到凝胶态物质,进行强烈震荡,即可得到脂质体。

5. 二次乳化法(Double Emulsification Method)

二次乳化法又称复乳法,此法第 1 步是将磷脂溶于有机溶剂,加入待包封药物的水溶液,乳化得到 W/O 初乳,第 2 步将初乳加入到 10 倍体积的水中混合,乳化得到 W/O/W 乳液,然后除有机溶剂即可得到脂质体。如果在处方中加入三酰甘油,就会得到多囊脂质体。这类方法的最大缺陷就是有机溶剂较难从体系中完全除去。

6. 超临界流体技术(Supercritical Fluid Technology)

超临界流体技术制备脂质体可避免引入有机溶剂。最常用的超临界流体(Supercritical Fluids,SCF)是 CO_2,在温度超过 31℃、压力大于 7.38MPa 时,CO_2 形成超临界流体。超临界 CO_2 溶解磷脂的能力和环己烷相似,兼具有液体的密度和气体的高扩散能力、低黏度。1994 年 Caster 等首次应用超临界流体技术制备脂质体，该技术有以下两种最常用的方法。

(1) 超临界溶液快速膨胀法（Rapid Expansion of Supercritical Solution） 按具体操作过程的不同又可以分为：方法一，将磷脂、药物以及有机共溶剂（如乙醇）溶解到 SCF 中，然后注射到水中形成脂质体；方法二，将磷脂、药物、有机共溶剂、水溶解在 SCF 中，喷射到空气中形成脂质体。

(2) 超临界流体逆向蒸发法（Supercritical Reverse Phase Evaporation Process, SCRPE） SCRPE 类似于传统的有机溶剂逆向蒸发法，是将磷脂、胆固醇、7％乙醇混合均匀，密封于反应釜中，通入超临界的 CO_2（温度要高于磷脂的相变温度），在超临界状态下孵育数十分钟，水相通过高压泵缓慢输入到反应釜中，之后缓慢释放压力除去 CO_2，即得脂质体。该法制备牛血清白蛋白脂质体的包封率高（70％）、稳定性好。Feral Temelli 用 SCRPE 法制备脂质体，较薄膜分散法的粒径更小，而且有效改善了因膜不完整而引起的渗漏问题。

7. 乙醇注入法

乙醇注入法是将类脂质和脂溶性药物溶于乙醇中，然后把油相匀速注射到水相（含水溶性药物）中，搅拌挥尽有机溶剂，再乳匀或超声得到脂质体。交叉流注射技术，也是应用溶剂注入为基础的制备方法。

（二）主动载药技术

主动载药技术，又称主动包封法、遥控包封装载技术。该技术要求药物为弱酸或者弱碱，并且可以和脂质体的内相缓冲液生成较稳定的复合物或者沉淀。

采用主动载药制备方法制备空白脂质体时，脂质体包封的是特定的内相缓冲液。该方法分为 pH 梯度法、硫酸铵梯度法、醋酸钙梯度法。

1. pH 梯度法

自 1986 年用 pH 梯度法使阿霉素特异性地向脂质体内聚集后，pH 梯度法在脂质体产业化方面做出了巨大的贡献，上市的蒽环类抗生素脂质体制剂有 2 个产品使用了该技术。该方法的操作过程为以下 3 个步骤。

(1) 制备空白脂质体 选择内相缓冲液。如果药物为碱性，内相缓冲液应为酸性缓冲液，外相缓冲液的 pH 应接近生理 pH。酸性缓冲液应为多元有机酸，如枸橼酸、酒石酸等，药物能够和有机酸根复合形成胶态沉淀。

(2) 创造内相、外相的梯度 可以用氢氧化钠或碳酸钠溶液为外相缓冲液，调节步骤"(1)"制得空白脂质体，使脂质体膜内外形成质子梯度，得到内部酸性，外部碱性的脂质体。一般 pH 差在 3 或以上，即可认为内相和外相中药物的浓度相差 1000 倍以上。

(3) 将步骤"(2)"得到的已经形成梯度的空白脂质体和待包封的药物孵育，完成药物的装载。

2. 硫酸铵梯度法

制备过程和 pH 梯度法有相似之处，首先使用硫酸铵缓冲液制备空白脂质体，之后采用透析法除去脂质体外相的硫酸铵，形成磷脂膜内外的硫酸铵梯度，然后在加热条件下完成药物的装载。硫酸铵梯度法的优势在于：在接近中性的条件下制备空白脂质体，不会引起过多的磷脂分子水解。以阿霉素（DOX）为例，介绍该法制备脂质体的原理，见图 15-8。

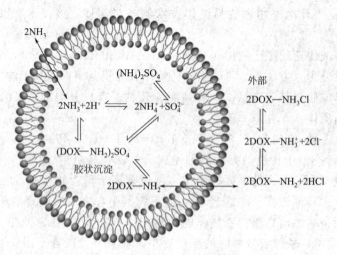

图 15-8　硫酸铵梯度法制备阿霉素脂质体

3. 醋酸钙梯度法

硫酸铵梯度法适于制备弱碱性药物的脂质体。而弱酸类药物的包封，可以使用醋酸钙梯度法或者是内碱外酸的 pH 梯度法。醋酸钙梯度法流程与前两种制备方法相似。

六、脂质体的修饰

1. 长循环脂质体

为了降低 MPS 对脂质体的吞噬，阻碍血浆蛋白对脂质体的吸附，延长其在血液中的循环时间，以进一步提高靶向效果，用亲水性聚合物材料修饰脂质体，得到长循环脂质体（Long Circulating Liposomes），也称隐形脂质体（Stealth Liposomes）或立体稳定脂质体（Sterically Stabilized Liposomes）。最常用的长循环修饰材料为 PEG。Sadzuko 等报道 PEG 修饰后的脂质体 RES 摄取降低了 3 倍，药-时曲线下面积增加了 6 倍，肿瘤对药物的摄取增加了 3 倍。PEG 链的长短会影响脂质体的体内循环时间，分子量是最常见的评价 PEG 链大小及长度的指标。Mori and Huang 报道 PEG 5000 修饰的脂质体循环时间（7 h）显著长于 PEG2000 或者 PEG750（～1 h）。尽管 PEG 加入有诸多好处，但是因 PEG 有一定的表面活性，其加入量超过 8%（摩尔百分比）会影响脂质体的稳定性。此外，包裹的物质为 siRNA 和 pDNA 时，PEG 可能会诱导免疫反应和过敏。多聚谷氨酸、甘油聚合物等有望成为 PEG 的替代成分。

2. 免疫脂质体（Immunoliposomes）

掺入或在脂质体表面连接上抗体或抗体的 Fab′，形成被抗体修饰的具有免疫活性的脂质体。如抗 EGFR（表皮生长因子受体）的单克隆抗体修饰的脂质体可以靶向 EGFR 过表达的肝癌细胞，该免疫脂质体包载 DOX 和 M2 siRNA（对 DNA 合成和修复起重要作用）可以有效抑制肝癌的发展。

3. 配体修饰脂质体

以靶细胞表面的受体为靶点，将与靶点有特异识别能力的配体作为导向分子与脂质体表面偶联，依赖受体-配体的相互识别，达到分子水平的主动靶向性。常用的靶点为叶酸受体、半乳糖受体、甘露糖受体、Sigma 受体等。

七、脂质体的质量评价

1. 形态、粒径和粒度分布

粒径大小及其分布情况与脂质体的稳定性、包封率、在体内组织器官的分布、代谢、疗效等密切相关。脂质体粒径和形态的测定方法主要有光学显微镜法、电子显微镜法、激光散射法等。粒径的均匀程度用多分散系数进行评价。

2. 包封率（Encapsulation Efficiency，EE）

包封率是指包入脂质体内的药物量占体系总药量的百分比，见式（15-9）。

$$EE(\%) = \frac{W_e}{W_t} = \frac{W_t - W_f}{W_t} \times 100\% \tag{15-9}$$

式（15-9）中，W_e、W_f、W_t 分别表示脂质体内包封的药物量、未包入脂质体内的游离药物量、投入的总药量。

测定包封率时，需将脂质体混悬液中载药脂质体和游离药物进行分离。常用的分离方法有葡聚糖凝胶过滤法、高速离心法、鱼精蛋白沉淀法、微型柱离心法、透析法、超滤膜过滤法等。包封率是脂质体质量评价的一个重要指标。包封率的高低与磷脂种类、药物性质、磷脂与药物比、水相介质、制备方法等有关。

3. 载药量（Loading Efficiency，LE）

载药量是指脂质体中药物的质量百分数。用式（15-10）表示。

$$LE(\%) = \frac{W_e}{W_m} \times 100\% \tag{15-10}$$

式中，W_e、W_m 分别表示脂质体内包封的药物量、载药脂质体的总质量。载药量可以明确制剂中的药物百分含量。

4. 渗漏率

渗漏率是指脂质体在贮藏一定时间后，渗漏到介质中的药物量与贮藏前脂质体中包封的药量之比，用式（15-11）表示。渗漏率是脂质体稳定性的一个评价指标，其测定方法与包封率的测定方法一致。

$$渗漏率（\%） = \frac{贮藏后渗漏到介质中药物量}{贮藏前脂质体中包封的药物量} \times 100\% \tag{15-11}$$

第三节 纳 米 粒

一、纳米粒的概念、特点和分类

1. 纳米粒的概念

广义的纳米粒（Nanoparticles）是指粒径在 1~1000nm 之间的粒子。《中国药典》2020年版定义"纳米粒"系指药物或与载体辅料经纳米化技术分散形成的粒径<500nm 的固体粒子，即纳米粒分为载体纳米粒和药物结晶纳米粒。仅由药物分子组成的纳米粒称纳晶或纳米药物，以白蛋白作为药物载体形成的纳米粒称白蛋白纳米粒，以脂质材料作为药物载体形成的纳米粒称脂质纳米粒。这里主要介绍载体纳米粒，包括纳米球和纳米囊。制备纳米粒常用的载体材料见第十二章第四节中"微囊与微球常用载体材料"。纳米粒的制备方法分为单体聚合法和高分子材料分散法，应用时需根据药物以及载体材料的性质来选择。

2. 纳米粒的特点

纳米粒作为药物递释系统，具有以下特点。

(1) 药物包封率高（多高于 80%），载药量高（一般高于 30%）。

(2) 体内外稳定性好，可以作为蛋白多肽的载体，提高口服稳定性和生物利用度。

(3) 保护药物免受体液和酶的破坏而发生分解。修饰的纳米粒作为核酸的载体不仅可以保护核酸不被核酸酶降解，还能使基因在特定的靶部位得到表达。

(4) 作为药物贮库而具有缓释效果。

(5) 通过修饰具有主动靶向性。纳米粒的主动靶向性可以减轻药物的毒副作用，增加药物在靶部位的浓度，从而减少给药剂量并提高疗效。

3. 纳米粒子的分类

纳米粒根据组成成分及化学结构可分为有机纳米粒、无机纳米粒、有机/无机杂化纳米粒三类。

有机纳米粒子包括碳纳米粒子、聚合物纳米粒子、有机复合纳米粒子。无机纳米粒子分为单质金属纳米粒子、无机复合物纳米粒子。有机/无机杂化纳米粒子是指无机组分和有机组分在纳米级复合所形成的一种多性能的复合纳米粒子，多具有核壳结构。核壳结构的多功能纳米粒子是将来纳米粒子研究的发展趋势。以硅酸铁为核芯，利用硅酸铁表面大量的铁离子（Fe^{3+}）能够与 DOX 上的氨基（NH_4^+）进行结合，从而提高 DOX 载药量。再在其表面包裹磷脂双分子层，形成 Iron Silicate@Liposome Nano-Hybrid（硅酸铁@脂质体纳米复合物，ILH）。脂质体膜包封前后的纳米粒透射电镜图见 15-9。该纳米粒使 DOX 有 pH 敏感释药特性和质子海绵效应，在进入细胞后实现内体/溶酶体逃逸从而增加了 DOX 入核效率。体外光声成像实验发现该纳米复合物具有较高的体外光声信号，有潜力作为光声成像的造影剂，因此可以同时实现生物成像和药物传递的双重功能。

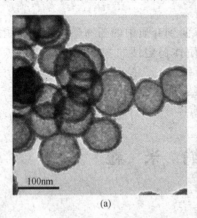 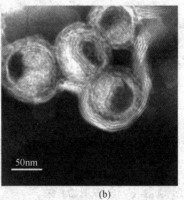

图 15-9　（a）硅酸铁纳米粒和（b）ILH 透射电镜图

二、固体脂质纳米粒

1. 概念和特点

固体脂质纳米粒（Solid Lipid Nanoparticles，SLN），也称固体脂质纳米球（Solid Lipid Nanospheres，SLN），系指采用生物相容的高熔点脂类为材料，通过适当的工艺制成的纳米球。粒径大小 10～200nm，是 20 世纪 80 年代发展起来的一种新的给药系统。由于材料在室温下是固体，SLN 具有如下特点。

（1）制备工艺简单，易于工业化生产、稳定性好、药物渗漏少。

（2）具有较高的载药量和较高的包封率。

（3）载体材料无毒，具有良好的生物相容性和生物可降解性。

（4）具有缓释和靶向作用，易于对 SLN 的表面进行修饰，使其具有长循环和主动靶向性。

2. 载体材料

中长链脂肪酸的甘油酯（硬脂酸、棕榈酸、月桂酸、油酸的甘油酯），包括单酯、二酯、三酯及其混合酯；蜡类（微晶石蜡、鲸酯蜡等）；表面活性剂（磷脂、甘胆酸钠等）；此外，硬脂酸、二十酸、胆固醇等也是制备 SLN 常用的材料。

3. 制备方法

（1）熔融-匀化法　熔融-匀化法（Melt Homogenization）是将熔融的高熔点脂质、磷脂、表面活性剂、药物混合，在 70℃ 以上熔融，高压匀化，冷却后得 SLN。高温会促使药物和材料的降解，冷却后因药物过饱和，常会在表面析出。

（2）冷却-匀化法　冷却-匀化法（Cold Homogenization）是将脂质熔融，再与药物混合并冷却，与液氮或干冰一起研磨，再和表面活性剂的水溶液混合，在低于脂质熔点 5～10℃ 下多次高压匀化。适于对热不稳定的药物。

（3）乳化沉淀法　乳化沉淀法又称为溶剂乳化挥发法，将药物与脂质的混合物溶于与水不相溶的有机溶剂中，然后加入到含有乳化剂的水相中进行乳化，蒸发除去有机溶剂，即得 SLN 的水分散体系。如果在制备过程中，不加脂质载体，得到的纳米粒为药质体（Pharmacosomes）。

（4）纳米乳法　将脂质加热熔化后，加入乳化剂、助乳化剂、药物与热水混匀，制成 O/W 型纳米乳，将纳米乳在搅拌的条件下分散于冷水中，即得 SLN 的分散系统。

三、纳米粒的修饰

1. 长循环纳米粒

PEG 化的 PCA 纳米粒，同时在表面连接叶酸，纳米粒与叶酸结合蛋白的亲和力比游离叶酸高 10 倍，同时 PEG 的修饰使其体内循环时间明显延长。

2. pH 敏感纳米粒

将黄酰地索辛与琥珀酰化乙酸支链淀粉酯偶合，制备含 DOX 的 pH 敏感水凝胶纳米粒。其在中性条件下纳米粒子稳定，在酸性条件下，促进药物释放。

3. 磁性纳米粒子

磁性纳米粒子（Magnetic Nanoparticles）既具有纳米材料所特有的性质，又具有磁响应性及超顺磁性，可在恒定磁场下聚集和定位，在交变磁场下吸收电磁波产热而具有热疗作用。氨基硅烷复合磁性纳米粒子对大鼠恶性神经胶质瘤的热疗效果显著，存活率要比不施加热疗法高 4.5 倍。

4. 免疫纳米粒

以甲氧基聚乙二醇接枝壳聚糖为载体，制备载 siRNA 的纳米粒，并用抗人表皮生长因子受体 2 抗体（anti-HER2）进行表面修饰。将乳腺癌患者中过度表达的 HER2 受体作为定位识别的分子靶点，实现基因的主动靶向定位释放，有效提高 siRNA 进入乳腺癌细胞的量。

5. 生物黏附材料修饰的纳米粒

用壳聚糖等生物黏附性聚合物进行表面修饰,可增强纳米粒的生物黏附性。增加药物与上皮组织的接触时间,减少药物清除,从而提高药物的生物利用度。

6. 糖基修饰的纳米粒

用半乳糖化的壳聚糖(GC),与质粒 DNA 形成 GC/DNA 纳米粒,肝细胞表面的去唾液酸糖蛋白受体(ASGPR,又称肝细胞半乳糖受体),能特异识别末端糖基为 D-半乳糖或 N-乙酰-D-半乳糖胺的糖蛋白,通过半乳糖与半乳糖受体的特异性结合,实现纳米粒子的主动肝靶向性。

第四节　聚合物胶束

一、聚合物胶束的概念和特点

聚合物胶束(Polymeric Micelles,亦称高分子胶束 Macromolecular Micelles)系指由两亲性嵌段高分子载体辅料在水中自组装包埋难溶性药物形成的粒径<500 nm 的胶束溶液。属于热力学稳定体系。聚合物胶束的示意图见图 15-10。

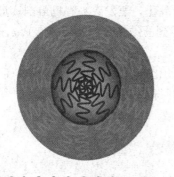

〜〜〜〜=PEG-PLGA-PEG

图 15-10　聚合物胶束的示意图

作为近几年才快速发展的一种新型纳米载药体系,聚合物胶束有以下特点。

(1)属于热力学和动力学稳定的胶体,有一定的耐稀释能力,其在体内外都很稳定。

(2)兼有增溶和药物载体的功能,可以提高难溶性药物的溶解度。

(3)可以包封水溶性、两亲性和脂溶性药物,尤其是其疏水性的内核可以装载脂溶性的药物,作为药物贮库,可缓控释药物。

(4)聚合物胶束粒径小,再加上亲水性的外壳,因而能避免肾脏对纳米药物的快速清除、延长药物的血液循环时间,有利于药物在靶组织中的被动积累,可以提高疗效,降低毒副作用。

(5)通过在聚合物胶束亲水段连接特异性抗体、配体等达到主动靶向的目的。

(6)载药量大,最高载药量可以达到 45%。

此外,聚合物胶束的材料多为可生物降解的材料,有较好的生物相容性。

二、聚合物胶束的分类及组成

聚合物胶束按其结构分为均聚物胶束和共聚物胶束。共聚物胶束又可以分为随机共聚物胶束、嵌段共聚物胶束、接枝共聚物胶束。目前研究最多、作为药物载体应用最广泛的是嵌段共聚物胶束,这里着重介绍嵌段共聚物胶束。

嵌段共聚物胶束是由数十条或更多的两亲性单聚体组成,单聚体和胶束之间处于动态平衡。在水溶液中,单聚体的疏水嵌段通过引力(疏水作用或静电力)缠绕在一起形成致密的疏水内核，亲水嵌段则聚集成栅栏壳（覆盖层），亲水的栅栏壳可以避免 RES 或 MPS 的吞噬，增加药物载体的稳定性。

嵌段共聚物的疏水链和亲水链长度应适宜，在水中可以自组装成胶束。两亲性共聚物亲水部分的材料主要是 PEG，疏水部分的材料主要有 PLGA、聚乳酸、聚 L-赖氨酸、聚己酸内酯等。疏水和亲水材料可以构成两嵌段（A-B）或三嵌段（A-B-A、B-A-B）两亲性共聚物。

聚合物胶束形成机理和胶束的形成机理相似，聚合物分子缔合形成聚合物胶束的最低浓度（Critical Aggregation Concentration，CAC）为临界聚集浓度。CAC（$10^{-7} \sim 10^{-6}$ mol/L）比表面活性剂的临界胶束浓度 CMC（$10^{-4} \sim 10^{-3}$ mol/L）值低很多。聚合物胶束形状也与表面活性剂胶束形态相似，为球形、棒状、片状、管状、六角束状等，形状与聚合物浓度有关。

三、聚合物胶束的制备方法（载药方法）

聚合物胶束形成过程，也就是药物被包封的过程。聚合物胶束可以通过物理方法、化学结合法和静电作用三种途径来包埋药物。

1. 物理方法

（1）直接溶解法 当聚合物载体的亲水链段含量较高时，将聚合物和药物直接溶解在水相介质（或缓冲盐溶液）中，达到 CAC 值即可形成胶束。必要的时候可以加热溶解。

（2）透析法 透析法是将聚合物和药物溶于与水互溶的有机溶剂（如二甲基亚砜、二甲基甲酰胺、四氢呋喃）中，加入少量的水混匀，随后透析除去有机溶剂。所使用的有机溶剂种类影响胶束的粒径及载药量。

（3）水包油乳化-溶剂蒸发法 药物和聚合物溶于与水不相溶的有机溶剂（如氯仿），剧烈搅拌下缓慢加入蒸馏水，或将药物溶于有机溶剂，再将其逐滴加入到聚合物的水溶液，形成 O/W 乳剂，敞口搅拌下挥发除去有机相，聚合物重排形成胶束。

（4）络合法 络合法是利用高分子聚合物与金属离子之间形成的金属配位键诱导载药胶束的形成。这种方法主要用于顺铂等铂类金属抗癌药胶束的制备。

2. 化学结合法

化学结合法是药物分子与聚合物疏水链上的活性基团（官能团）通过共价键结合而实现载药的方式，可以有效地控制药物的释放速率。Yoo 等制备了 PLGA-mPEG 共聚物，然后在 PLGA 的末端接上多柔比星，形成多柔比星-PLGA-mPEG 胶束。

3. 静电作用

药物与带相反电荷的聚合物胶束的疏水区通过静电作用紧密结合，从而将药物包封于胶束内。此方法能实现胶束对基因和 siRNA 的输送。

根据药物的性质（亲水性、疏水性、两亲性），药物与胶束的结合模式如图 15-11 所示，疏水性药物插入到胶束的疏水核芯部位，载药量高，稳定性好；两亲性药物，部分（疏水端）插入到胶束疏水核芯中；亲水性的药物只能被吸附在胶束的亲水栅栏区，包载率低、无缓释效果、稳定性差。对于亲水性药物一般采用反胶束（Reverse Micelles）来装载，反胶束是嵌段聚合物在有机溶剂中形成的，极性基朝向内部，而非极性基朝向外部，反胶束对水溶性药物有较好的缓控释效果。反胶束的结构见图 15-12。

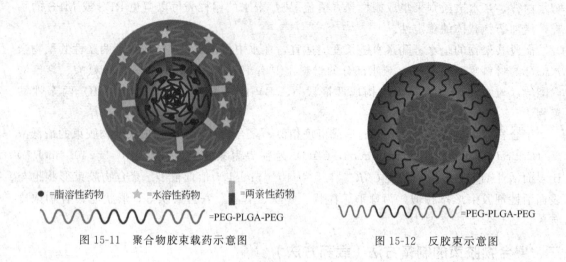

●=脂溶性药物　★=水溶性药物　▌=两亲性药物

〜〜〜=PEG-PLGA-PEG

图 15-11　聚合物胶束载药示意图

〜〜〜=PEG-PLGA-PEG

图 15-12　反胶束示意图

第五节　纳　米　乳

一、纳米乳的概念和特点

1. 纳米乳的概念

纳米乳（Nanoemulsion）是由油相、水相、乳化剂和助乳化剂组成的透明或者半透明的液体载药系统。乳滴粒径在 50～100nm 之间，形状多为球形，大小均匀，属于热力学稳定性体系，可热压灭菌。

2. 纳米乳的结构

纳米乳的结构随着油、水、混合表面活性剂（乳化剂和助乳化剂）含量变化而变化。从结构上可分为水包油型、油包水型和双连续相型。

（1）水包油型（O/W）　组成乳剂的体系中，水含量高时（油含量<20%），纳米级的油滴分散于水相中。油滴被混合表面活性剂的单分子层包围，似肿胀的胶束。O/W 纳米乳的结构示意图见图 15-13（a）。

（2）油包水型（W/O）　乳剂的体系中，油含量高时（油含量>80%），纳米级的小水滴分散于油相中。小水滴似肿胀的反胶束。W/O 纳米乳的结构示意图见图 15-13（b）。

（3）双连续相型　当油水比例适当（含油在 20%～80%）时，水相和油相皆非球形，两相处于类似海绵缠绕的网状分布。穿流理论（Percolation Theory）认为自 O/W 纳米乳逐渐转变为 W/O，经过双连续相。双连续相见图 15-13（c），作为一种过渡状态，双连续相纳米乳在药学上的实际应用比较少。

3. 纳米乳与脂质体、胶束的区别

从胶体化学的角度来看，脂质体、胶束、纳米乳都是在油水介质中形成的两亲性聚集体。三者之间的区别在于以下 3 个方面。

（1）粒径不同　脂质体、胶束、纳米乳的平均粒径分别为 30～500nm（单室脂质体）、3～10nm（聚合物胶束粒径<500nm）、50～100nm。

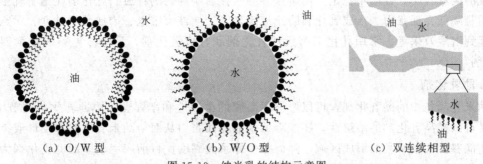

(a) O/W 型　　　　　(b) W/O 型　　　　　(c) 双连续相型

图 15-13　纳米乳的结构示意图

(2) 平均分子量不同　脂质体、胶束、纳米乳的平均分子量分别为 $>10^7$、$2000\sim6000$、$10^5\sim10^6$。

(3) 与单体的交换速率不同　达到临界胶束浓度 CMC（聚合物胶束的 CAC）以上，胶束形成。但胶束与单体之间存在快速交换的动态平衡，交换速率为 $10^{-5}\mathrm{s}$，不稳定，稀释至 CMC 以下，胶束被破坏。纳米乳类似肿胀的胶束，交换速率与胶束相当，被稀释时，会受到一定影响。而脂质体的囊泡结构，在被稀释时，不被破坏。

4. 纳米乳的特点

(1) 能够提高难溶性药物的溶解度和生物利用度，减少剂量，提高疗效。

(2) 易水解的难溶性药物可以溶解于油相中，减少水解，增加药物稳定性。

(3) O/W 型乳剂可以掩盖油的不良气味。

(4) 纳米乳具有很好的生物相容性，能够进行生物降解。

(5) 可以改善药物对黏膜、皮肤的渗透性并减少对组织的刺激性。

(6) 纳米乳容易湿润皮肤，使角质层的结构发生改变，表面张力变低，具有良好的透皮和局部给药特性，能够促进药物透皮吸收进入循环系统。

(7) 修饰的纳米乳具有缓释作用和靶向作用。

二、纳米乳的制备方法

(一) 纳米乳的组成

纳米乳系统是由水相、油相、乳化剂以及助乳化剂四种组分组成，极少的体系也可以没有助乳化剂。

1. 油相

纳米乳油相的选择对纳米乳单相区的存在及药物的增溶非常重要。油相分子体积越小，对药物的溶解能力越强；油相的黏度越小，油相在水中的分散能力就会越强，达到乳化平衡所需要的时间就会越短；因此一般选择黏度较低的短链油为油相，如肉豆蔻酸异丙酯、棕榈酸异丙酯等。也会用到大豆油、橄榄油等中长链的脂肪酸甘油酯（但形成纳米乳较短链油困难些）。单一的油相有时不能满足纳米乳制剂对油相的要求，因为每一种油有一个特定需要的 HLB 值，即 $RHLB$（Required Hydrophile Lipophobic Balance），需要进行不同油相的混合。通常情况下碳氢链越短，有机相穿入界面膜也就会越深，纳米乳就会越稳定。

2. 乳化剂

纳米乳制备中的乳化剂一般用量为 $25\%\sim30\%$，有的甚至更多。纳米乳中乳化剂的种类及用量会直接影响纳米乳能否形成、毒性大小、稳定性等。用量过少乳化能力较低，纳米乳形成的区域较小，性质不稳定。用量过多则直接影响药物的释放。乳化剂在纳米乳中的主要作用是降低界面张力、形成乳化膜防止液滴聚结、使液滴带电、增加乳剂黏度、对难溶性药物起到增溶效果等。常用乳化剂有天然乳化剂和合成乳化剂，具体参见第四章第四节中"乳化剂"。

3. 助乳化剂

纳米乳制备中的助乳化剂，可以增强界面膜的柔顺性和牢固性，协助乳化剂调节 HLB 值，又可以提高乳化剂的溶解性，还能降低水油界面张力从而使纳米乳能够自发形成。助乳化剂还能够扩大纳米乳的形成区域，降低整个体系的黏度。目前应用较多的助乳化剂为药用中链、短链醇或适宜 HLB 值的非离子型表面活性剂，如丙二醇、丙三醇、聚乙二醇类等。

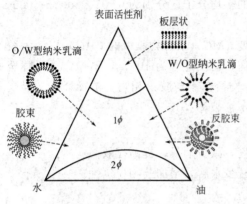

图 15-14　形成纳米乳的伪三元相图

（二）纳米乳的处方筛选

制备纳米乳最重要的是处方组成及组分比例的确定，处方组成及比例不恰当，就不能形成纳米乳。纳米乳在制备前，需要绘制相图来确定处方，通常将乳化剂/助乳化剂作为三角形的一个顶点，水和油作为三角形的另外两个顶点，恒温下用滴定法绘制伪三元相图，见图 15-14。从图中可知，纳米乳的形成区域占伪三元相图中很小的一部分。也可以将乳化剂及其用量固定，水、油、助乳化剂分别为三角形的三个顶点，绘制相图。

（三）纳米乳的制备方法

一般按相图确定了处方后，各组分按比例混合，即可得到纳米乳，且与各成分加入的顺序无关。有时候纳米乳需要借助能量才能够形成，以乳化能量的来源来划分，制备方法可分为高能乳化法和低能乳化法。纳米乳的主要制备方法如下。

1. 高能乳化法

高能乳化法制备纳米乳有剪切搅拌法、高压均质法和乳化超声法三种方法。剪切搅拌法可以控制粒径大小，而且处方组成可以有多种组合；高压均质法在工业生产中应用最为广泛；超声乳化法制备的纳米乳粒径小，但制备样品量少，超声探头的碎屑会对纳米乳产生一定影响。

2. 低能乳化法

低能乳化法是利用系统的理化性质，使乳滴自发的分散，这种方法能够减轻制备过程中药物受到的物理破坏。低能乳化法一般包括相变温度法（Phase Inversion Temperature Method，PIT 法）、相转变法（Phase Inversion Composition，PIC 法）、自乳化法（Spontaneous Emulsification）。

（1）PIT 法　PIT 法利用聚氧乙烯型非离子表面活性剂的 HLB 值在温度的影响下可发生改变而使纳米乳转相。聚氧乙烯型非离子表面活性剂的溶解度随着温度的变化而变化，利用这一特性，将水相和油相一次性混合在一起，当乳化温度高于 PIT 时，聚氧乙烯链脱水，表面活性剂分子疏水性增强，自发曲率变成负值，形成 W/O 型乳剂；当乳化温度等于相变温度时，形成双连续相型纳米乳；温度低于 PIT 时，表面活性剂的单分子层产生很大的正向曲率，形成 O/W 型乳剂，Izquierdo 等应用 PIT 法制备了粒径为 30～130nm 的纳米乳。

（2）PIC 法 也称为倒相合成法、突发相转变法（Castastrophic Phase Inversion），是在恒温的情况下，缓慢连续地把水相加入到油相中，开始时由于油相过剩，形成 W/O 型乳剂，随着水相加入比例的增加，水滴逐渐聚结在一起。在乳剂的相转化点，表面活性剂形成层状结构，此时表面张力最小，有利于形成非常小的分散乳滴；在乳剂相转化点过后，随着水相的进一步增加，开始形成 O/W 型乳剂。

（3）自乳化法（Spontaneous Emulsification） 自乳化法是将油相（油、脂溶性的表面活性剂、可溶于水的有机溶剂）和水相（水、亲水的表面活性剂）混合，形成纳米乳。有学者对药物进入体内后形成的纳米乳制剂进行了深入研究，将药物溶解于适当的载体中，经口服给药后，药物即会在胃肠道内自发地形成 O/W 型纳米乳。已有抗艾滋病药物利托那韦和沙奎那韦自乳化产品上市。乳化过程的自发性主要和油水界面黏度、界面张力、乳剂相变区域、表面活性剂的结构和浓度等因素有关。自乳化方法形成纳米乳有不同的机制（如两相之间溶剂的扩散、界面扰动、表面张力梯度、分散机制、浓缩机制）。不同的体系组成会通过不同的机制生成纳米乳。

低能量的制备方法适合于工业化生产，能产生均一的粒径，有利于在制备过程中保护易分解物质（多肽、蛋白和核酸等），但是表面活性剂用量大，SOR（Surfactant-to-Oil Ratio）＞ 0.5，应考虑表面活性剂的毒性。高能量方法 SOR＜ 0.1。

（四）纳米乳的质量评价

纳米乳的质量评价项目包括乳滴粒径大小及分布、黏度、折射率和 Zeta 电位等。粒径是评价纳米乳的一项重要指标。目前可运用光子相关光谱法确定纳米乳液滴的大小、结构及性能，利用激光粒度分析和电子显微镜法测定粒径大小及分布。

三、纳米乳作为药物载体的应用

1. 作为眼科药物的载体

纳米乳表面具有黏附性，可以延长药物与角膜的接触时间及眼内滞留时间，增加药物的眼部吸收，减少给药次数和药物损失，提高药物生物利用度。同时，纳米乳的中性 pH、低黏度、低折射系数都特别适合眼内环境。

2. 作为抗肿瘤药物的载体

纳米乳作为抗肿瘤药物的载体，可以改变抗肿瘤药物在体内的分布和药动学特性，药物在纳米乳中缓慢释放使药物在循环中的滞留时间延长，利用肿瘤部位的毛细血管通透性增强的特性，纳米乳易于渗透至肿瘤组织中，产生被动靶向性。大量的研究发现，载药纳米乳可以改善抗肿瘤药物的多药耐药性问题。

3. 作为抗感染药物的载体

由于乳滴粒径小，纳米乳可以携载抗感染药物，利用炎症部位细胞通透性强的特点，进入感染部位发挥药效。同时，如果抗感染药物是通过透皮给药的形式，纳米乳易于润湿皮肤、增加角质层脂质双层流动性、破坏角质层水性通道，促进药物透皮吸收。制霉菌素纳米乳，比普通软膏皮肤渗透率高，并且避免了全身吸收以及不良副作用和毒性。

4. 作为疫苗的载体

纳米乳可以作为疫苗佐剂，诱导产生有效的免疫应答，起到免疫作用。纳米乳包载的乙肝表面抗原，可以安全诱导相关细胞免疫，也能适当地控制病毒复制。

5. 作为免疫抑制剂的载体

纳米乳可以提高口服难溶性药物的溶解度,口服后,部分经淋巴管吸收,避免肝脏的首过效应,可提高蛋白质、多肽等生物大分子口服给药的生物利用度。环孢素 A 软胶囊是由药物、油相、乳化剂组成,口服后在体内遇到体液发生自乳化,形成 O/W 型纳米乳。与普通乳剂相比,生物利用度提高到 170%～233%,排斥反应发生率由 54% 降低至 40%。

(厦门大学药学院　王秀敏)

参考文献

[1] Strebhardt K, et al. Paul Ehrlich's magic bullet concept: 100 years of progress. *Nature reviews Cancer*, 2008, 8 (6): 473～480.

[2] Bertrand N, et al. Cancer nanotechnology: the impact of passive and active targeting in the era of modern cancer biology. *Advanced drug delivery reviews*, 2014, 66: 2～25.

[3] Ernsting MJ, et al. Factors controlling the pharmacokinetics, biodistribution and intratumoral penetration of nanoparticles. *Journal of controlled release*, 2013, 172: 782～794.

[4] Ernsting MJ, et al. Preclinical pharmacokinetic, biodistribution, and anti-cancer efficacy studies of a docetaxel-carboxymethylcellulose nanoparticle in mouse models. *Biomaterials*, 2012, 33 (5): 1445～1454.

[5] Gao J, et al. Inhibition of hepatocellular carcinoma growth using immunoliposomes for co-delivery of adriamycin and ribonucleotide reductase M2 siRNA. *Biomaterials*, 2013, 34: 10084～10098.

[6] Ji T, et al. Transformable peptide nanocarriers for expeditious drug release and effective cancer therapy via cancer-associated fibroblast activation. *Angewandte Chemie*, 2015, 55 (3): 1050～1055.

[7] Gupta PK, et al. Quantitative evaluation of targeted drug delivery systems. *International journal of pharmaceutics*, 1989, 56 (3): 217～226.

[8] 邓英杰. 脂质体技术. 北京: 人民卫生出版社, 2007.

[9] Jain SK, et al. Multivesicular liposomes bearing celecoxib-β-cyclodextrin complex for transdermal delivery. *Drug Delivery*, 2015, 14 (6): 327～335.

[10] Mokhtarieh AA, et al. Asymmetric liposome particles with highly efficient encapsulation of siRNA and without non-specific cell penetration suitable for target-specific delivery. *Biochimica et biophysica acta*, 2012, 1818: 1633～1641.

[11] Li J, et al. Calcium phosphate nanoparticles with an asymmetric lipid bilayer coating for siRNA delivery to the tumor. *Journal of controlled release*, 2012, 158: 108～114.

[12] Zhao L, et al. Preparation of liposomes using supercritical carbon dioxide technology: Effects of phospholipids and sterols. *Food Research International*, 2015, 77: 63～72.

[13] Yu Y, et al. The preparation of gypenosides liposomes and its effects on the peritoneal macrophages function in vitro. *International journal of pharmaceutics*, 2014, 460: 248～254.

[14] Liu ZH, et al. Preparation and in vitro evaluation of a multifunctional iron silicate@liposome nanohybrid for pH-sensitive doxorubicin delivery and photoacoustic imaging. *J Nanomater*, 2015, (2): 1～13.

[15] 侯新朴. 药学中的胶体化学. 北京: 化学工业出版社, 2006.

[16] 陈风平, 刘晨光. 纳米乳研究进展. 生物技术通报, 2013, 12: 43～48.

第十六章 生物技术药物制剂

生物技术的突破和发展，正在使人类疾病的预防、诊断和治疗发生革命性的变化，特别是 DNA 重组技术的出现，使多肽和蛋白质类药物大规模应用于临床成为可能。1982年重组胰岛素投放市场，第一个重组蛋白质药物由此诞生，也标志着生物技术向临床应用转化取得成功。在随后的 30 年时间里，生物技术药物产业迅猛增长，目前已有多个生物技术药物名列全球畅销药品榜单。与传统的化学药物相比，生物技术药物具药理活性强、给药剂量低等独特优势，但同时也存在分子量大、稳定性差、难以跨越生物屏障、体内半衰期短等共性问题，使其临床应用受到限制。本章将结合生物技术药物的理化特性对其制剂展开介绍。

第一节 概 述

一、生物技术药物的概念

生物技术（Biotechnology）也称生物工程（Bioengineering），是应用生物体（包括微生物、动物细胞、植物细胞）或其组成部分（细胞器和酶），按照预先的设计生产有价值的产物或进行有益过程的技术。广义上的现代生物技术包括基因工程、细胞工程、发酵工程与酶工程，此外还有生化工程、蛋白质工程、抗体工程等，但其核心是基因工程技术。

1953 年 Watson 和 Crick 提出了脱氧核糖核酸（DNA）的双螺旋结构模型，阐明了DNA 是遗传信息的携带者，从而开辟了现代分子生物学的新纪元。到了 20 世纪后期，生物技术逐渐成为一个独立的新兴技术领域，并对农业、医药、食品等产业的发展产生了极其深远的影响。

虽然生命现象千姿百态，但其本质却有着高度的一致性。今天人们已经清楚地知道，生命活动的物质基础是蛋白质，而蛋白质是由基因编码的。现代生物技术的研究重点就是如何大规模地生产和有效地利用对人类有益的蛋白质和基因。20 世纪 70 年代，科学家发明了DNA 重组技术（DNA recombination technique），在体外利用各种酶将遗传物质重新排列，这使得人类能够根据自己的意愿来操作基因、改造基因，并将新的基因信息转入一种简单的生命体（如大肠杆菌）或另一种机体中，以这些生命体作为"活的工厂"来生产低耗、廉价的生物制品。这一技术为大批量制备具有生物活性的天然蛋白质以及进行基因治疗开辟了一条崭新的途径。

生物技术药物（Biotechnology Drugs）或称生物药物（Biopharmaceutics）是指以细胞及其组成分子为原始材料，利用生物系统、活生物体或者其衍生物生产出来的药物。迄今为止，全球开发并且成功上市的生物技术新药已经超过 250 种，主要应用于肿瘤、糖尿病、生长紊乱、血液病和肝炎等传统药物疗效不佳的疾病治疗。

二、生物技术药物的分类

按照化学本质和化学特性分类，生物技术药物包括化学合成的多肽类药物、重组蛋白质类药物以及核酸类药物。蛋白质与多肽均由氨基酸构成，人们习惯上将含有少于 30 个氨基酸的肽链称为多肽，将含有 30 个以上氨基酸而且具有高级空间构象的肽链称为蛋白质。有的蛋白质还由多条肽链构成，如胰岛素分子中就包含 2 条由二硫键连接起来的肽链。核酸也来源于生物体，其基本构成单位为核苷酸，分子组成、空间结构和理化特性与蛋白质和多肽类药物不同，具有其自身的特点。

1. 化学合成的多肽类药物

利用化学合成的方法可以将氨基酸按照设定的序列连接在一起形成肽链，如果需要，还可以通过进一步折叠获得天然的空间构象。氨基酸数目较少的多肽类药物可以采用这种方法生产，其优势在于能够在较短时间内获得大量的多肽化合物，可提高药物筛选效率；方便对多肽进行结构修饰，从而增加其与受体的亲和力和选择性，增强其对酶降解的耐受力或改善其药代动力学特性。目前已有超过 20 种结构简单的化学合成多肽类药物上市，部分品种见表 16-1。

表 16-1 部分已上市的化学合成多肽类药物

中文药名	英文药名	氨基酸数量	适应证
胸腺五肽	Thymopentin	5	免疫调节
奥曲肽	Octreotide	8（环肽）	肢端肥大症、消化道肿瘤
缩宫素	Oxytocin	9（1→6 环肽）	子宫出血
去氨加压素	DDAVP	9（环肽）	夜间遗尿症、尿崩症、A 型血友病
亮丙瑞林	Leurpolide	9	前列腺癌、子宫内膜异位症
戈舍瑞林	Goserelin	10	前列腺癌、子宫内膜异位症
环孢素	Cyclosporin	11（环肽）	免疫抑制、异体移植的排斥反应
生长抑素	Somatostatin	14（3→14 环肽）	消化道出血、胃炎等

2. 重组蛋白质类药物

分子量大、结构复杂的蛋白质类药物通常利用基因工程或杂交细胞技术生产，可以获得产量大、纯度高的蛋白质产品，解决了从天然生物体直接提取蛋白质的来源和安全性问题，而且利用定点诱变技术可以对天然的蛋白质进行结构改造或生产杂交蛋白。根据不同的生物功能和临床用途，重组蛋白质类药物可以分为细胞因子、激素、酶、治疗性抗体、可溶性受体和疫苗等类别，已经上市的部分产品见表 16-2。

表 16-2 已上市的重组蛋白质类药物的分类、主要生物功能及相关产品

类　别	药物名称	英文名/缩写	生物功能
细胞因子：调节机体的生理功能，参与细胞增殖、分化、凋亡和行使功能	干扰素	INF	干扰病毒复制
	白介素	IL	介导白细胞相互作用，治疗肾细胞癌和血小板减少症
	集落刺激因子	CSF	刺激细胞形成集落，增强免疫功能
	肿瘤坏死因子	TNF	对肿瘤细胞具有毒性和生长抑制作用
	生长因子	GF	对机体细胞具有促进生长作用

类　　别	药物名称	英文名/缩写	生物功能
激素：作为化学信使或信号分子引发专一的生理效应	重组人胰岛素	Insulin	I 型糖尿病患者终身使用的治疗药物
	重组人生长激素	rhGH	治疗矮小症
	重组人促红细胞生成素	rhEPO	治疗贫血
酶：激活或抑制生物反应，治疗酶缺乏或功能障碍相关的疾病	重组组织纤溶酶原激活剂	rt-PA	激活纤溶酶原，水解纤维蛋白，溶解血栓
	脱氧核糖核酸酶	DNase	治疗囊性纤维化，改善肺功能
	重组水蛭素	Hirudin	肝素诱发血小板减少症和血栓
治疗性抗体：中和抗原的毒性作用，治疗某些抗原导致的疾病	英夫利西单抗	Infliximab	治疗类风湿性关节炎
	曲妥珠单抗	Trastuzumab	治疗 HER2 高表达乳腺癌
	贝伐单抗	Bevacizumab	抑制肿瘤血管生成
可溶性受体：竞争细胞表面受体，阻断信号传导	益赛普	Etanercept	肿瘤坏死因子拮抗剂，治疗顽固性类风湿关节炎
疫苗：刺激免疫系统产生保护性抗体	乙型肝炎疫苗	HBV	预防乙型肝炎

3. 核酸类药物

核酸是生物体内的遗传物质，包括脱氧核糖核酸（DNA）和核糖核酸（RNA）两大类。分子量大的核酸（如全序列 DNA）可从细菌或细胞中抽提，分子量小的核酸（如 RNA 片段和寡核苷酸等）则采用人工合成的方法制备。

由于核酸类药物的体内递送存在极大的困难，因此目前应用此类药物进行基因治疗多处于研究阶段，已经上市的个别核酸类药物产品主要集中于局部给药。如美国 FDA 于 1998 年批准了一种名为 Fomivirsen 的反义寡核苷酸药物，之后于 2004 年又批准了一种名为 Pegaptanib 的聚乙二醇化寡核苷酸药物，二者均通过玻璃体内注射给药，分别用于治疗巨细胞病毒视网膜炎和新生血管型年龄相关黄斑退行性变。

三、生物技术药物的结构

1. 蛋白质与多肽类药物的结构

蛋白质与多肽的基本结构单元是氨基酸。组成蛋白质和多肽的常见氨基酸有 20 种，都是 L 构型的 α-氨基酸，其中含有 8 种非极性（疏水性）氨基酸、7 种极性（亲水性）氨基酸、2 种酸性氨基酸（天冬氨酸和谷氨酸）和 3 种碱性氨基酸（组氨酸、精氨酸和赖氨酸）。氨基酸按照一定的顺序通过肽键连接形成肽链。

蛋白质的结构分为四级：一级结构是指多肽链中氨基酸的组成与排列顺序，由共价键维持；二级结构为多肽链的折叠方式，包括 α-螺旋与 β-折叠结构等；三级结构是指包括主链和侧链在内的完整多肽链的空间排列组合方式；四级结构则是指两个以上具有特定三级结构的肽链（亚基）通过非共价键连接形成的空间排列组合方式。蛋白质的一级结构为初级结构，二、三、四级结构统称为高级结构，初级结构是形成高级结构的物质基础，而蛋白质只有在空间立体结构保持特定构象（Conformation）时才具有生物活性，因此其生物功能是由特定构象所决定的属性（图 16-1）。

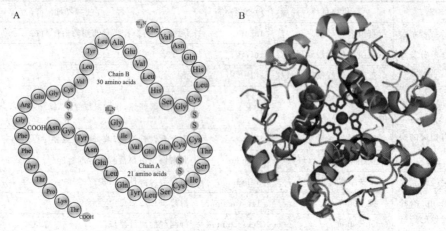

图 16-1　胰岛素的一级结构（A）及其六聚体的高级结构（B）

稳定蛋白质构象的作用力有氢键、离子键、配位键、疏水作用、范德华力与二硫键，除二硫键外其余作用力均为非共价键，这说明维持蛋白质构象的作用力较弱。环境因素能够对维持蛋白质构象的作用力产生不容忽视的影响，进而改变蛋白质的高级结构。在不同的环境下，同样一级结构的蛋白质可以具有不同的高级结构。这就要求人们在设计蛋白药物传递系统时必须慎重选择处方组成和制备工艺，以免破坏蛋白质的高级结构，导致药物失去生物活性。

2. 核酸类药物的结构

核酸的基本结构单元为核苷酸。根据所构成的核苷酸不同，核酸分为 DNA 和 RNA 两大类（图 16-2）。DNA 由脱氧核糖核苷酸构成，通过碱基配对形成双螺旋结构，主要存在于细胞核中，可在细胞内编码具有生物学功能的蛋白质。基因治疗的最初设想是将正常基因导入相关细胞以提供/纠正某种细胞功能，但人体编码蛋白的基因平均长度为 27kb，远远大过现有基因递送系统的承载能力，因此现在提到的治疗基因均为经设计优化后的基因片段（平均长度为 2.5kb）。

RNA 是由核糖核苷酸构成的单链，主要存在于细胞质中，具有细胞内调节功能。这种短链核酸分子极大扩展了基因治疗的应用范围，同时由于其不需要进入细胞核，仅在胞浆内就可以发挥生物功能达到治疗效果，近年来引起了人们的广泛重视。RNA 类分子包括长链反义 RNA 和小干扰 RNA 等。

四、生物技术药物的理化性质

（一）蛋白质与多肽类药物的理化性质

蛋白质和多肽分子中同时含有游离的羧基和氨基，属于两性电解质。由于多数氨基酸的 α-碳原子具有手性结构，因此蛋白质和多肽分子具有旋光性。含有芳香环结构氨基酸（色氨酸和苯丙氨酸）的蛋白质和多肽在 280nm 波长处具有紫外吸收。蛋白质的分子量较大，在水中表现出亲水胶体的性质，并自发折叠形成亲水基团向外、疏水区域在内的球状空间结构。

蛋白质和多肽的稳定性对于此类药物的制剂开发、生产和贮存等极为重要。影响蛋白质不稳定的因素很多，共价键与非共价键的破坏与生成，均可导致蛋白质类药物的不稳定。图 16-3 描述了蛋白质药物分解与变性的一般机制。

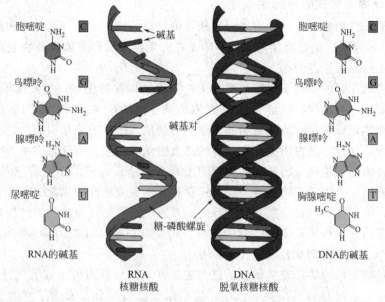

图 16-2　RNA 与 DNA 的结构示意图

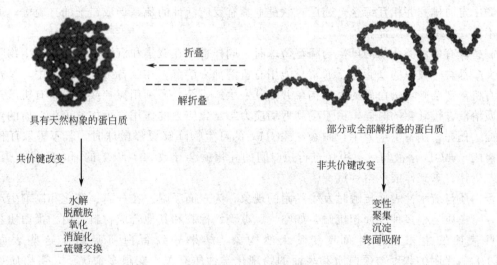

图 16-3　蛋白质药物分解与变性的一般机制

1. 共价键因素导致的不稳定

　　由于共价键发生改变而引起蛋白质和多肽不稳定的化学反应包括水解、脱酰胺、氧化和消旋化，此外还有蛋白质特有的反应，即二硫键的断裂与交换，有时上述几种反应可同时进行。蛋白质和多肽在酸、碱、酶的催化下可发生肽键的水解，含有酰胺基的氨基酸（天冬酰胺和谷氨酰胺）则易发生脱酰胺作用，根据程度不同可产生多肽片段或氨基酸残基；在氧化剂存在的条件下，蛋白质和多肽分子中的某些氨基酸侧链（如—SH 和—SCH_3 等）很容易被氧化，结果使蛋白质和多肽失活；在碱性环境中，某些氨基酸的 α-碳原子易发生基团重排，出现消旋化；加热可引起二硫键（—S—S—）断裂，并进一步发生错配，导致蛋白质的构象改变。蛋白质和多肽的化学降解与温度、pH、离子强度和氧化剂的存在等因素密切相关，当然也与蛋白质和多肽自身的结构与性质有关。

2. 非共价键因素导致的不稳定

维持蛋白质天然构象的非共价键力受到破坏可导致其发生变性，这是一种蛋白质特有的现象。聚集（Aggregation）、沉淀与表面吸附是在开发蛋白质和多肽类药物制剂过程中经常遇到而且非常不容易解决的问题。

在某些物理或化学的条件下，蛋白质分子的一级结构保持完整，但高级结构受到破坏，分子由蜷缩的球状伸展成线状（解折叠），暴露出分子内的疏水区域。不同蛋白质分子间的疏水区域相互作用形成寡聚物或多聚物的现象称为聚集。严重的聚集引起生物活性的损失和理化性能的改变，这就是蛋白质的变性。变性的蛋白质溶解能力降低，在水溶液中会形成沉淀析出，因此可以通过检查蛋白质溶液的澄明度判断其是否稳定。伴随着空间构象的改变，变性的蛋白质通常完全失去生物活性，而且还存在产生免疫原性的风险。变性分为可逆的和不可逆的过程，可逆的变性在除去导致变性的因素后能够恢复蛋白质的天然构象，而不可逆的变性则导致蛋白质的构象发生永久性的改变。诱发蛋白质变性的因素包括温度、pH、化学试剂（如盐类、有机溶剂和表面活性剂）等。

蛋白质类药物对两相界面非常敏感，过多地暴露于两相界面可引起其变性或吸附损失。剧烈振摇蛋白质溶液可导致其聚集和沉淀，这是由于蛋白质分子发生了空气氧化、界面变性、容器表面吸附或受到机械应力所致。在机械应力的作用下，蛋白质分子发生解折叠，在剪切场中定向排列并相互缔合。随后，肽链上具有反应活性的巯基形成错配的二硫键，最终生成不可逆的聚集或沉淀。

制备载有蛋白类药物的可生物降解微球时，同样也存在聚集和沉淀的问题。可生物降解材料大多都具有较强的亲脂性，通常只能用有机溶剂来溶解。在制备微球的过程中，暴露于这些有机溶剂会破坏蛋白质的天然构象并使其发生解折叠。当利用搅拌或超声将有机溶剂与蛋白质溶液进行乳化的时候，由于受到剪切应力与空化应力的作用，更加速了蛋白质的聚集和沉淀。例如，制备重组人生长激素（rhGH）的可生物降解缓释微球时，若不采取任何稳定化措施，rhGH 溶液与二氯甲烷进行短时间的乳化就会导致 50% 以上的 rhGH 发生聚集，形成二聚体、寡聚体或不溶性沉淀。

蛋白质与疏水性表面接触时发生黏附的现象称为表面吸附。在分离、纯化和制剂生产过程中，蛋白质与很多种表面相接触，如空气、玻璃、橡胶和其他合成材料，由于蛋白质容易与这些表面发生相互作用而改变其天然构象，结果导致蛋白质吸附于这些表面上（图 16-4）。吸附的程度与蛋白质和表面的物理化学性质有关，在很多情况下，蛋白质更容易吸附于粗糙和疏水性强的表面。

（二）核酸类药物的理化性质

无论是 DNA 或是 RNA，基因药物均具有聚核苷酸的螺旋结构，其物理化学性质呈现以下共性特征：分子量大、带有大量负电荷、水溶性强、体内不稳定、易酶解等。正常情况下，相对于小分子化学药物，DNA 与 RNA 的空间体积很大，难以被细胞摄取。只有当核酸类药物与带有正电荷的载体（经过改造去除致病性的病毒、聚合物或脂质体）结合，其分子的体积被显著压缩后，才具有了穿透细胞膜进入到细胞内的可能。

在核酸类药物递送过程中，还面临着许多物理、化学以及生物学屏障。例如，当携带核酸类药物的载体进入机体后，在其到达靶细胞之前的稳定性如何，是否能够避免被体内的酶降解，到达靶细胞后是否能够被有效地摄取，摄取后能否成功地从细胞的内涵体中逃逸出来，以及是否能重新释放至胞浆，甚至进入细胞核等。这些过程都与核酸类药物及其递药系

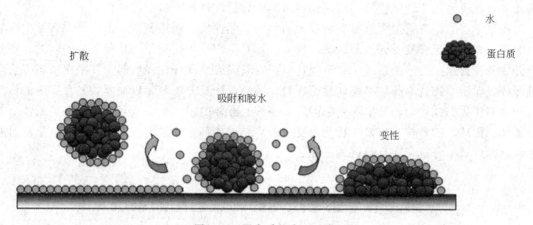

图 16-4　蛋白质的表面吸附

统的理化性质密切相关。

五、生物技术药物与制剂设计相关的特性

虽然近年来生物技术药物的发展为许多顽固疾病的治疗带来了新的希望，而且大量获得生物技术药物也已经不成问题，但其自身的一些性质却为药物传递系统的设计提出了挑战。与小分子化学药品相比，多肽、蛋白质和核酸类生物技术药物具有以下特征。

（1）药理活性强，给药剂量小，药物本身毒副作用低　生物技术药物大多为内源性物质，如临床上常用的干扰素、白细胞介素、胰岛素、生长激素等，人体可以自行产生，而且在体内也有明确的代谢途径；这类药物的临床使用剂量通常很小，但药理活性却很强；一般情况下此类药物的安全性很好，副作用较少，很少有过敏反应发生，但不正确的使用也会导致严重的问题。

（2）物理和化学稳定性差　生物技术药物在室温条件下和液体环境中不稳定，需冷冻干燥后低温保存；在酸性和碱性环境中很容易被破坏，在体内酶存在的条件下极易发生水解失活；像蛋白质和核酸这一类生物大分子，其结构中具有特定的活性位点，依赖严格的空间构象来实现其生物功能，一旦空间结构遭到破坏，就会失去其药理活性作用。同时，生物技术药物的稳定性差也为其制剂的灭菌带来了困难，过滤除菌是此类药物最适宜的灭菌方式。

（3）分子体积大，亲水性强，难以透过生物膜　生物技术药物分子量大，还经常以多聚体形式存在（这可能与其结构的稳定性有关），加上具有很强的亲水性，因此很难透过包括胃肠道黏膜在内的各种上皮细胞层，故非注射途径给药或局部应用吸收很少。此类药物口服给药一般无法达到所需的血药浓度，临床应用通常只有经注射途径给药，这对于长期用药的患者来讲是很不方便的，甚至非常痛苦。

（4）体内半衰期短，需频繁给药　生物技术药物的体内生物半衰期一般很短，如白介素-6、乳铁蛋白、肿瘤坏死因子、超氧化物歧化酶和神经趋化因子的半衰期均不超过20min。因此这类药物注射给药后从血中消除很快，在体内的作用时间很短，没有充分发挥其应有的药理作用。

（5）检验难度大　生物技术药物在组织中的浓度极低，加上内源性物质的干扰，因此体内样本的检测难度很大。由于很多因素会影响到生物技术药物的功效，而且大分子细微的结构变化很难进行定量地检测，因此在测定此类药物的含量时，可以利用其具有特殊生理功能的性质，在进行理化性状检验的同时还要对其生物活性进行评价，即效价测定。

药剂学家的任务就是要针对生物技术药物的上述性质，运用制剂手段，研究开发出性能可靠而且容易被患者接受的给药系统。例如，针对生物技术药物给药途径单一的问题，要积极开发非注射途径的给药系统，实现通过口服、黏膜或皮肤等途径给药，并采用适当方法促进吸收；对于生物技术药物半衰期短的问题，需要设计长效制剂，以便延长其在体内的作用时间；对于生物技术药物稳定性差的问题，要筛选有效的稳定剂，或者利用适宜的载体（如脂质体、微球、纳米粒等）来防止药物受到破坏。这些都是非常有意义的工作，也是新时期药物治疗领域十分迫切而且艰巨的任务。

第二节　生物技术药物注射给药系统

一、普通注射给药系统

虽然近二十年来蛋白质和多肽类药物的数量在以加速度的方式增长，但是目前临床上应用此类药物仍以注射途径给药为主。常见的剂型大体上可以分为 2 类：一类是普通的注射剂，包括液体型（包括溶液和混悬液）注射剂和注射用冷冻干燥制剂；另一类是缓控释型注射给药系统，包括长效微球制剂和植入剂。

在制备蛋白质和多肽类药物的普通注射剂时，是选择液体型注射剂还是注射用冷冻干燥制剂，主要取决于蛋白质和多肽类药物在溶液中的稳定性。某些蛋白质和多肽类药物的溶液在添加适当稳定剂并低温保存时可放置数月或两年以上；而其他一些蛋白质（特别是经过纯化的蛋白质）在溶液中的活性只能保持几个小时或几天。

表 16-3　蛋白药物液体型注射剂的处方举例

主药名称	主药含量	pH 调节剂	稳定剂	防腐剂
粒细胞-集落刺激因子	300μg/mL	醋酸钠 10mM	0.004% 聚山梨酯 80,甘露醇 50mg	
促红细胞生成素	200~10000IU/瓶	枸橼酸钠 5.8mg 枸橼酸 0.06mg	HSA 2.5mg,NaCl 5.8mg	
干扰素 α-n3	500 万 U/mL	Na_2HPO_4 1.74mg KH_2PO_4 0.2mg	NaCl 8mg,KCl 0.2mg, HSA 1mg	苯酚
干扰素 γ-1b	100μg/0.5mL	枸橼酸钠 0.36mg	聚山梨酯 20 0.5mg, 甘露醇 20mg	
胰岛素	40IU/mL	Na_2HPO_4		
OKT3 单抗	0.015~0.24mg/5mL	Na_2HPO_4 2.3mg NaH_2PO_4 0.55mg	HAS 1mg, 甘氨酸 20mg	
乙肝疫苗/Al(OH)$_3$	20μg HBS-Ag/mL	Na_2HPO_4 KH_2PO_4	NaCl 9mg	硫柳汞

1. 液体型注射剂

蛋白质和多肽类药物的注射剂可用于静脉注射、肌肉注射或静脉输注等途径给药，处方要求也与一般注射剂基本相同。在设计蛋白多肽药物的液体型注射剂时，一般要考虑加入缓冲剂和稳定剂，有时还可加入防腐剂等。表 16-3 列举了一些临床应用的蛋白药物的液体型注射剂处方。

蛋白质在与其所处的生理环境相近的溶液中最稳定。一旦环境条件发生改变，蛋白质的稳定性就会受到影响。在配制蛋白药物溶液时，采用适当的缓冲体系以提高蛋白质在溶液中的稳定性是十分必要的。常用的缓冲体系包括枸橼酸盐缓冲对和磷酸盐缓冲对等。例如，促红细胞生成素采用枸橼酸盐作为缓冲剂，而干扰素 α-n3 和人生长激素在磷酸盐缓冲液比较稳定。控制溶液的 pH 也要考虑到蛋白质药物溶解度的要求。组织型纤溶酶原激活剂在最稳定的 pH 条件下，溶解度不足以产生治疗效果，因此加入带正电荷的精氨酸以增加蛋白质在所需 pH 范围内的溶解度。

在蛋白质和多肽类药物的液体型注射剂中，常用的稳定剂包括盐类、表面活性剂类、糖类、氨基酸和人血清白蛋白（HAS）等。

无机盐对蛋白质的稳定性和溶解度的影响比较复杂。有些无机盐离子使蛋白质的溶解度下降，但同时能够提高其高级结构的稳定性；而另一些离子却相反，使蛋白质溶解度增加的同时却降低其高级结构的稳定性。在多肽和蛋白药物的液体型注射剂中，常用的盐类有 NaCl 和 KCl 等。

蛋白药物对表面活性剂非常敏感。含长链脂肪酸的表面活性剂或离子型表面活性剂（如十二烷基硫酸钠等），甚至长链的脂肪酸类化合物（如月桂酸等）均可引起蛋白质变性。但少量的非离子型的表面活性剂（主要是聚山梨酯类）具有防止蛋白质聚集的作用。

糖类与多元醇等可增加蛋白药物在水中的稳定性，这可能与糖类促进蛋白质的优先水化有关。常用的糖类稳定剂包括蔗糖、葡萄糖、海藻糖和麦芽糖；而常用的多元醇有甘油、甘露醇、山梨醇、PEG 和肌醇等。

血清蛋白可以稳定蛋白药物，其中人血清白蛋白可用于人体，在一些市售的生物技术药物制剂中已被用作稳定剂，用量为 0.1%～0.2%。人血清白蛋白易被疏水性表面吸附，可减少蛋白质药物的损失；可部分降低产品中痕量蛋白质酶的破坏；可保护蛋白质的构象；也可作为冻干保护剂。但人血清白蛋白对蛋白质和多肽类药物分析方面的干扰，以及对产品纯度的影响应予以注意。人血清白蛋白可稳定干扰素类、白介素-2、促红细胞生成素、尿激酶、单抗制剂、组织纤溶酶原激活剂、肿瘤坏死因子和乙肝疫苗等。

一些氨基酸如甘氨酸、精氨酸、天冬氨酸和谷氨胺酰等，可以增加蛋白药物在给定 pH 条件下的溶解度，并可提高其稳定性，用量一般为 0.5%～5%。其中甘氨酸比较常用。氨基酸除了可降低表面吸附和保护蛋白质的构象之外，还可防止蛋白药物的热变性与聚集。氨基酸可稳定干扰素、促红细胞生成素、尿激酶和门冬酰胺酶等蛋白药物。

2. 注射用冷冻干燥制剂

在制备蛋白质和多肽类药物的注射用冷冻干燥制剂时，一般要考虑加入填充剂、缓冲剂和稳定剂等。由于单剂量的蛋白质和多肽类药物剂量通常都很小，因此为了冻干成型需要加入适量的填充剂。常用的填充剂包括糖类与多元醇，如甘露醇、山梨醇、蔗糖、葡萄糖、乳糖、海藻糖和右旋糖酐等，但以甘露醇最为常用。糖类和多元醇等还具有冻干保护剂的作用。在冷冻干燥过程中，随着周围的水被除去蛋白质容易发生变性，而糖类和多元醇等多羟基化合物可代替水分子与蛋白质结合，满足蛋白质分子表面极性基团形成氢键的需求，这对蛋白质药物的稳定是十分有利的。此外，也可将一些稳定剂（如盐类和氨基酸类）直接用作填充剂。防腐剂和等张调节剂等可加入至稀释液中，在临用时用于溶解冻干制剂，以减少这些辅料与药物的接触时间。表 16-4 举例了一些临床应用的蛋白质和多肽类药物的注射用冷冻干燥制剂处方。

表 16-4　蛋白药物注射用冷冻干燥制剂处方举例

主药名称	主药含量	pH 调节剂	填充剂/稳定剂
粒细胞巨噬细胞-集落刺激因子	250μg/瓶	氨丁三醇 1.2mg	甘露醇 40mg,蔗糖 10mg
重组人生长激素	5mg/瓶	Na_2HPO_4 1.13mg	甘露醇 25mg,甘氨酸 5mg
干扰素 α-2b	5mg/瓶	Na_2HPO_4 9mg NaH_2PO_4 2.25mg	NaCl 43mg,聚山梨酯 80 1mg
组织型纤溶酶原激活剂	20mg/瓶	H_3PO_4 0.2g	L-精氨酸 0.7g,聚山梨酯 80<1.6mg

上述蛋白药物注射用冷冻干燥制剂在临用时加灭菌注射用水或专门的稀释液溶解,如重组人生长激素冻干制剂另配有 2.5mL 的稀释液(装于 5mL 安瓿中),其中含 0.3% 防腐剂(甲酚)和 1.7% 等张调节剂(甘油),pH 为 7.5。溶解后一般也要求在 2~8℃下保存,不能冷冻或振摇,并按要求在规定时间内使用,有的还需要避光。

3. 注射剂的制备工艺

蛋白质和多肽类药物注射剂的制备工艺与一般注射剂基本相同,主要包括配液、过滤、灌封或灌装后冻干。在整个制备流程中,要特别注意使蛋白质变性的各种影响因素,如温度、pH、盐类、振动或机械搅拌、超声波分散和表面吸附等。

在配制或过滤蛋白质和多肽类药物的溶液时,要特别注意吸附问题。目前膜过滤是制备无菌的蛋白质和多肽类药物溶液的基本方法,但在过滤时蛋白质和多肽类药物发生吸附或失活的现象比较常见。而且过滤可以改变蛋白质的高级结构,其中以聚酰胺和聚砜滤膜最为显著。蛋白质和多肽类药物还可以吸附于容器或输液装置等表面,在药物浓度较低时损失非常明显。吸附作用的程度与溶液的 pH、离子强度以及吸附表面与多肽蛋白药物的疏水性和荷电性等因素有关。吸附作用增加了蛋白质和多肽类药物聚集或变性的风险。

对多数蛋白质和多肽类药物而言,冷冻干燥型注射剂比液体型注射剂具有更长的有效期。虽然冷冻干燥除去水分的方式比较温和,但对某些药物来讲该过程也可加速其失活。在冷冻干燥过程中,随着温度下降,水分开始形成结晶,溶质不断浓缩(如盐浓度可高达3mol/L),蛋白分子相互靠近,发生聚集的可能性大大增加;温度继续下降时,溶质也将析出结晶,有可能会破坏蛋白质的高级结构;另外,缓冲盐形成结晶后,残余溶液的 pH 会发生变化,也将对蛋白质的稳定性带来影响。

在制备蛋白质和多肽类药物的冷冻干燥型注射剂时,应注意一些工艺参数对药物的稳定性和产品外观的影响,如预冻温度和时间、最低与最高干燥温度、干燥时间和真空度等,并应该通过预实验了解药物发生降解的温度,以及冻干制剂出现塌陷的温度等。在预冻过程中,当温度下降到一定程度时,因部分水分冻结固化,物料变得很黏稠,此时的温度称为玻璃化温度(T_g)。大多数蛋白质和多肽类药物的 T_g 介于 −40℃ 至 −60℃ 之间,在此温度下化学反应基本中止,因此预冻时一般应尽快将温度降至 T_g 以下。冻干制剂的含水量也是一个重要参数,水分过多会影响药物的稳定性或引起制剂的塌陷;而干燥过度可能使蛋白质和多肽类药物的极性基团暴露(一般认为蛋白质分子被单层水分子包裹时最稳定),使得冻干制剂在加水复溶时出现混浊。因此,冻干制剂最终产品的含水量控制在 3% 左右比较适宜,可获得外观形态规整而且疏松的饼状物,加水后可迅速溶解形成澄明的溶液。

二、新型注射给药系统

从蛋白质和多肽类药物自身的理化性质考虑，它们比较适于制成供皮下或肌肉注射给药的剂型，因为这样可以解决非注射途径给药吸收差和生物利用度低的问题。由于此类药物的生物半衰期很短，一般不超过数小时，临床应用时需要每周甚至每天多次注射给药，给患者带来了很大的痛苦和负担。将蛋白质和多肽类药物制成缓释或控释的长效注射剂，可减少注射给药的次数以及由此引发的副反应，进而提高患者的顺应性。具有长效作用的多肽蛋白注射给药系统包括聚乙二醇化的药物、可生物降解的微球注射剂、注射用植入剂、可注射的凝胶给药系统和输注泵给药系统等。

另外，用于基因治疗的核酸类药物通常也需要通过注射途径给药，但即便如此，它们自身也无法被吸收，必须借助特殊的药物载体将其递送至细胞内。因此，我们将基因治疗药物也列入新型注射给药系统。

（一）聚乙二醇化的生物技术药物

从 20 世纪 70 年代开始，有研究者开始采用合成或天然的大分子来修饰蛋白质和多肽类药物，希望达到改善免疫原性、增强体内稳定性、延长半衰期等目的。迄今为止，最成功的蛋白质和多肽类药物修饰方法是在其分子表面共价结合上聚乙二醇（PEG），也称为 PEG 化（Pegylation），如图 16-5。通过 PEG 化，能够明显地改变蛋白质与多肽药物的一些理化性质，有效地实现对此类药物体内过程的调节。

常规的 PEG 是由氧乙烯单体聚合而成的直链型高分子，无毒性，而且具有良好的生物相容性和血液相容性，是被美国 FDA 批准的极少数可供注射途径使用的合成聚合物之一。PEG 分子因聚合度不同而具有不同的分子量，也可以形成分枝状的结构。PEG 分子中存在大量的乙氧基，能够与水形成氢键，因此 PEG 具有良好的水溶性；分子末端剩余的羟基可通过适当方式活化，然后再与各类蛋白质和多肽分子共价结合。

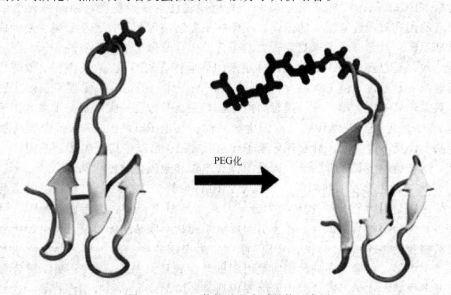

图 16-5　PEG 修饰的蛋白质结构示意图

PEG 共价连接到蛋白质和多肽分子的非活性基团上后，作为一道屏障遮挡住了蛋白质分子表面的抗原决定簇，使蛋白质不被当做异源性物质识别，避免了抗体的产生与附着，同时也减少了药物的酶解，使其不会在肾脏代谢中很快被消除。另外，PEG 也会将其优良的水溶性赋予修饰后的药物分子，改变了后者在体内的溶解和分配行为。基于上述作用，PEG 修饰可改善蛋白质和多肽在体内的药物动力学特征，特别是延长药物在体内的循环时间；增加药物的溶解度和稳定性；降低或消除免疫原性和毒副作用；增加药物的治疗指数，并扩大其临床应用等。

研究表明，PEG 的长度、分子量大小、结构（直链或分支状结构）、连接方式与连接部位都可能影响最终产物的体内药动学行为、药效学和稳定性等。一般情况下，PEG 的分子量越大，经 PEG 化修饰的药物分子体积变得越大，导致其躲避肾小球过滤的能力增强，从而使肾消除延缓。但 PEG 的分子量越大，可能对蛋白质和多肽分子上的活性位点掩蔽得越完全，对药物分子结构的影响也越大，因而可能影响其生物活性。事实上延长作用时间和保持生物活性是一对矛盾，重要的是找出一个适当的平衡点。

现在已有 40 多种 PEG 化的蛋白质与多肽类药物用于治疗临床上的各种疾病，而且这方面的研究与开发仍在进行当中（表 16-5）。PEG 化的蛋白质与多肽类药物大多用于注射给药，但也有一些研究是为了提高此类药物通过非注射途径给药时的吸收。

表 16-5　部分已上市的聚乙二醇修饰的蛋白质和多肽类药物

药物名称	商品名	适应证与用途	研发企业
腺苷脱氨酶	ADAGEN™	免疫缺陷性疾病	Enzon
天冬酰胺酶	ONCASPAR™	白血病、黑色素瘤	Enzon/Rhone PoulencRorer
粒细胞集落刺激因子	Neulasta™/Pegfilgrastim	化疗患者噬中性白细胞缺少症	Amgen
干扰素 α-2b	PEG-INTRON®	丙肝	Schering Plough
生长抑素	Somavert/Pegvisomant	肢端肥大症	Pharmacia
干扰素 α-2a	PEGASYS®	丙肝	Roche

干扰素（IFN）的体内半衰期为 6.8h，只能通过注射途径给药，因此每天至少注射一次，对患者的用药顺应性有较大的影响。IFN 的主要适应证如慢性乙型肝炎、慢性丙型肝炎都需要长期用药，这部分患者承受着较大的痛苦。现在临床上变通为每隔一天注射一次，或每周注射三次，是以药效损失为代价增加用药的顺应性。PEG 化 α-2b INF 上市解决了两个方面的问题：一是通过长链 PEG 的修饰延缓了 IFN 在体内的消除，实现了长效注射剂的效果，每周只需用药一次，即可在一周时间内保持有效血药浓度，大大提高了患者用药的顺应性；二是 PEG 化后 IFN 仍然保持原有的生物活性。其他 PEG 化的多肽蛋白类药物还包括腺苷脱氨酶、L-天冬酰胺酶、肿瘤坏死因子、白介素-2、血红蛋白、集落刺激因子、促红细胞生成素、巨核细胞生长发育因子、尿激酶、水蛭素和超氧化物歧化酶等。

PEG 修饰方法也存在一些局限性。首先是 PEG 修饰后大多数蛋白质和多肽类药物的生物活性降低。这是因为 PEG 为长链的大分子，在与蛋白质和多肽类药物结合时，可能破坏蛋白质和多肽类药物的活性位点，甚至引起蛋白质药物空间结构的改变，也会影响到蛋白质和多肽类药物与受体的结合。其次，PEG 修饰后蛋白质和多肽类药物的分子量变大，在体内的扩散速率下降，可能会影响药物向靶组织的转运速度。另外，某些 PEG 结合物在生理条件下可能不稳定，化学反应过程中可能要用到某些试剂或生成某些副产物等，这些问题都需要继续深入地研究。

（二）可生物降解的长效微球注射剂

可注射给药的微球（Microspheres）制剂为粒径介于 $1 \sim 250 \mu m$ 之间的球形聚合物粒

子，理想情况下粒径应小于 $125\mu m$，是由药物溶解或分散在聚合物材料中所形成的具有固体骨架结构的基质型微小球状实体。以可生物降解聚合物为骨架材料，将多肽或蛋白质类药物制成供皮下或肌肉注射的微球制剂，使药物随着聚合物的降解缓慢地释放，是实现通过单次给药达到持久治疗效果（1 至 3 个月）的可行途径。由于无需频繁给药，长效的微球注射剂极大地改善了患者的顺应性。国外于 1986 年就有此类产品上市，如由武田-Abbot 公司开发的醋酸亮丙瑞林可生物降解微球注射剂 Lupron Depot®，利用聚合物骨架的降解和亮丙瑞林与 PLGA 之间的静电相互作用可以获得持续 3 个月的平缓释药（图 16-6）。表 16-6 列出了包括可生物降解微球或植入剂在内的几种已上市的长效多肽和蛋白类药物。

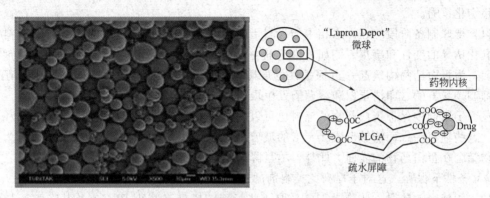

图 16-6 醋酸亮丙瑞林长效注射微球的外观形态（左）与结构（右）

表 16-6 已上市的多肽和蛋白质类药物的可生物降解微球和植入制剂

药品名称	商品名	公司	剂型	骨架材料	适应症
重组人生长激素	Nutropin Depot®	Genentech-Alkermes	缓释微球	PLGA	生长激素缺乏症
醋酸亮丙瑞林	Lupron Depot®	武田-Abbot	缓释微球（3 个月）	PLA	前列腺癌，子宫内膜异位症
曲普瑞林	Decapeptyl®	Debiopharma	缓释微球	PLGA	前列腺癌
醋酸高舍瑞林	Zoladex®	Astra Zeneca	植入剂	PLGA	前列腺癌，子宫内膜异位症
醋酸奥曲肽	Sandostatin LAR® depot	Novartis Pharma	缓释微球	PLGA	抑制生长激素，抗癌

1. 制备长效微球注射剂的材料与方法

用于制备长效微球注射剂的可生物降解聚合物主要是在植入机体一段时间后能够被逐渐分解或破坏的高分子材料，因此不需要再次动手术取出。此类材料可分为天然聚合物与人工合成聚合物两类。前者包括动植物或者人体内天然存在的大分子，如淀粉、明胶、葡聚糖、白蛋白、脱乙酰壳多糖、海藻酸钠、透明质酸钠等；后者主要包括聚酯类、聚酸酐类、聚氨基酸类、聚酰胺类、聚氰基丙烯酸酯类等。其中，聚酯类材料中的聚乳酸 [Poly (lactic acid)，PLA] 和乳酸-羟基乙酸共聚物 [Poly (lactic-*co*-glycolic acid)，PLGA] 应用最为广泛。二者通过酯键水解，最终可转化为水和二氧化碳，其降解速度主要取决于聚合单元的比例、聚合物的分子量、环境的温度和 pH 以及微粒的孔隙率等因素。

利用可生物降解聚合物制备多肽或蛋白质类药物长效微球的方法有复乳法、相分离法、喷雾干燥法和超临界流体法等，其中以复乳法最为常见，详细内容见第十二章微球的有关章节。采用不同的方法制备出来的微球在性质上会有一定的差异，但是无论选择哪种方法都应该使制得的微球尽量符合以下要求：①制备过程不影响多肽和蛋白药物的稳定性；②具有最佳的载药量和较高的收率；③粒径适宜而且均匀，并有良好的批间重现性；④突释效应不明显，而且释药速率可以调节；⑤流动性良好，不易聚集。

2. 长效微球注射剂中生物技术药物的稳定化

与传统制剂相比，在长效微球注射剂中蛋白质和多肽类药物的稳定性问题更加复杂，将受到以下因素的影响：①在形成微球的过程中，药物将受到多种外界应力的作用；②药物溶液分散在疏水性的可生物降解材料中，会产生巨大的两相界面；③可生物降解制剂一般能够在体内持续释药两周以上，药物较长时间处于生理环境之中；④可生物降解材料分解后产生的游离单体会改变药物所处的微环境。因此，在设计此类药物制剂时，需要有针对性地采取一些稳定化策略。

(1) 微球制备阶段 在内水相中加入与蛋白药物竞争有机溶剂/水两相界面的辅料能够抑制乳化诱导的变性和聚集。例如，稳定剂牛血清白蛋白能够优先吸附在水和有机溶剂的两相界面，为蛋白药物构筑起一道保护性的屏障，因此能够防止破伤风毒素在乳化过程中灭活，抑制碳酸酐酶、卵清蛋白和溶菌酶发生聚集。

在冻干制剂中保护蛋白药物的辅料也可以在微球中用作蛋白药物的稳定剂，如糖和多元醇等。这些辅料一方面能够形成无定形的玻璃态物质，另一方面在固体状态下可以作为水的替代物结合在蛋白药物的表面。此外，尽量降低制剂中残留的有机溶剂和水分，并将它们放置在4℃条件下保存，这对于提高此类制剂的长期稳定性同样重要。

(2) 微球释放阶段 此阶段需要采取一些特殊的措施来减小 PLGA 及其降解产物对蛋白药物稳定性的影响。在微粒处方中加入少量难溶性的碱性无机盐作为抗酸剂，如 $ZnCO_3$、$MgCO_3$、$Mg(OH)_2$ 和 $CaCO_3$ 等，能够有效地抑制酸诱导的蛋白质分解。例如，目前已上市的重组人生长激素（rhGH）缓释微球中含有 3% $ZnCO_3$，它不仅能够通过降低 rhGH 的溶解度来改善药物的释放动力学，而且还是促使具有生物活性的 rhGH 从微球中全部释放出来的重要因素。一般情况下，使用抗酸剂的方法能够显著地提高蛋白药物的稳定性，但如果加入的无机盐碱性过强〔如 $Ca(OH)_2$〕，则容易引发二硫键交换反应，导致蛋白药物发生共价的聚集。

3. 疫苗的微球注射剂

疫苗微球注射剂是蛋白质微球制剂的一个特例。传统的疫苗一般需要多次接种才能完成，而且相隔时间很长，因此辍种率极高。科学家们希望研究出单次接种即可以产生多次接种效果的疫苗。作为解决方案之一，以可生物降解微球作为疫苗的载体，使其在长达数月的时间内缓慢释放，有望实现通过单次给药完成全程免疫。WHO 领导的研究小组提交的破伤风类毒素微球注射剂的研究结果证实了这种新型疫苗的可行性。该长效制剂由两种微球组成：一种粒径小，含量高，PLGA 中乳酸与羟基乙酸的比例为 50∶50；一种粒径大，含量低，PLGA 中两种单体的比例为 75∶25；注射后分两次释药，一次是开始时的突释，另一次是在注射后 3~11 周释药；接种该微球剂后小鼠体内可产生比溶液剂更高的抗体水平。

（三）可生物降解的长效植入剂

植入剂（Implant）是由药物与赋形剂经熔融压制或模制而成的一种供腔道或皮下植入用的无菌控释制剂。与长效注射微球相比，植入剂的优势在于制备方法更简单，控释效果更佳。早期的植入剂由非生物降解材料制成（如硅橡胶），体积也较大，需要通过手术埋植，药物释放完全后再通过手术取出。

可注射给药的植入剂外形呈细小棒状（能够放置于注射器的针头内），常用的制备材料与长效注射微球相同，主要为可生物降解的人工合成聚合物，如 PLA 或 PLGA。植入剂的制备方法是将药物与载体材料混合，在高于聚合物熔点 10℃ 左右熔融，使药物均匀地分散在聚合物基质中，然后利用热熔挤出装置制成条状并切割成一定的长度，冷却固化后形成直径在 1mm 左右的小细棒。灭菌后的植入剂采用特制的一次性注射器（针头较粗）进行皮下或肌肉注射给药，药物随聚合物骨架的降解而释放。注射型植入剂使用方便，突释效应低，而且可以持续地平缓释放药物数月以上；但其缺点在于注射部位容易产生硬结，有时皮下注射后植入剂可能滑落出来等。已上市的代表性植入剂品种是 Astra Zeneca 公司生产的 Zoladex，每支注射剂含 3.6mg 或 10.8mg 的高舍瑞林（图 16-7）。

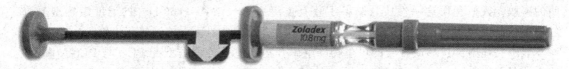

图 16-7　可注射给药的高舍瑞林植入剂 Zoladex

（四）输注泵给药系统

对于需要长期、精确给药的蛋白质与多肽药物，采用电脑控制的输注泵给药系统也是一个较好的选择。胰岛素的输注泵给药系统就是一个典型的例子。

胰岛素泵能模拟正常胰腺胰岛素的分泌模式，持续 24h 向患者体内输入微量的胰岛素，符合患者的生理特点，这部分称为基础输注剂量；除此之外，在进餐前需要提供较大剂量的胰岛素，以降低餐后高血糖，这部分称为餐前剂量。通过设置胰岛素泵可同时完成基础输注剂量和餐前剂量这两部分的给药任务，使患者的血糖控制在比较理想的水平上，而且不需要多次注射。此类装置对血糖难以控制的糖尿病患者效果尤其突出。

目前临床上应用的胰岛素泵种类较多，多数具有记忆与警报功能。尽管胰岛素泵有各种各样的品牌和型号，但基本组成是比较一致的，一般都包括以下四个部分：输入泵、剂量调节装置、胰岛素贮存器和输注导管（含针头）。

由于胰岛素需要以非常精确的剂量给药，故胰岛素泵上的剂量调节装置是非常关键的。剂量调节装置分为全自动与半自动两种。所谓全自动是指基础剂量与餐前剂量都先设置好，这要求患者必须严格地定时定量进餐，对于绝大多数患者这是比较难以实现的，而胰岛素泵目前尚不能根据患者的血糖水平自动调节给药剂量，故现在全自动的给药方式用得很少。半自动是指先将基础剂量设置好，保证在不同时间段自动输入基础剂量，而餐前剂量可根据具体时间与进餐量等进行临时设置，这对大多数患者是比较方便的（图 16-8）。

从长远的观点看，胰岛素泵会向全自动给药的方向发展，此种给药泵会装有血糖的感应元件，微型电脑可以根据患者的血糖水平自动调节给药剂量，实现真正的智能给药化。当然，电脑控制的输注泵目前还存在价格贵、使用不方便、

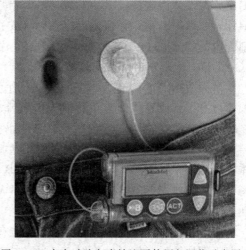

图 16-8　半自动胰岛素输注泵使用与调节示意图

输注部位局部不适等问题。

（五）可注射的凝胶给药系统

可注射植入的凝胶给药系统诞生于 20 世纪 90 年代。这是一类能够以液体状态给药，并在注射部位形成凝胶的新颖剂型。这种凝胶的共性特征在于贮存条件下为黏稠液体，生理条件下能够转变为半固体或固体状态的药物贮库，进而达到延缓药物释放的效果。构建这一类给药系统依赖于聚合物的特殊性能，根据凝胶的形成机理主要可以分为 2 类：温度敏感型凝胶和聚合物沉淀系统，包括多种处方组成。

非离子表面活性剂泊洛沙姆 407（Poloxamer 407，商品名 Pluronic F127）的水溶液具有受热反向胶凝的性质，即冷藏温度下是自由流动的液体，当加热至室温或体温时可形成澄明的凝胶。人们利用这一性质，制备了载有重组人生长激素（rhGH）的温度敏感型凝胶。经皮下或肌肉注射后，该制剂在大鼠体内能够以接近零级的速率持续释药 1 周。

能够在注射部位形成凝胶的可生物降解聚合物还包括各种类型的 PEG 与 PLGA 嵌段共聚物，如美国 MacroMed 公司研发的产品商品名为 ReGel®，是一种 PLGA-PEG-PLGA 的三嵌段共聚物。利用这一类聚合物制成的凝胶不仅具有更好的缓释效果，而且还可以对难溶性的多肽药物（如环孢素 A）起到增溶作用。例如，给大鼠皮下注射载有胰岛素-Zn 复合物的 PEG-PLGA 嵌段共聚物溶液，可将血浆胰岛素水平控制在正常范围内达 2 周以上。

有人将不溶于水的可生物降解聚合物（如 PLA 或 PLGA）溶解在能够与水相互混溶的有机溶剂中，利用聚合物沉淀的原理设计出另外一种可以注射植入的给药系统。该给药系统注射到体内以后，有机溶剂向周围的体液中扩散，同时体液也会扩散到聚合物基质中，聚合物与水接触发生沉淀，形成药物贮库。这里所使用的有机溶剂要具有较高的生物相容性，一般为 N-甲基-2-吡咯烷酮和二甲基亚砜，尽管如此，这种给药系统对注射部位的刺激性和全身毒性还有待于通过长期试验进行验证。

（六）基因递送系统

基因治疗（Gene Therapy）是依靠人源或外源的遗传物质来纠正人类基因结构或功能上的错乱，阻止病变的发展，杀灭病变的细胞，或抑制外源病原体遗传物质的复制，从而实现对疾病的治疗。

自从 20 世纪 70 年代基因第一次作为药物用于治疗人类疾病以来，随着人类基因组计划的实施以及基因递药技术的发展，基因治疗正在逐步展现出其特有的优势和发展前景。基因治疗若要取得成功，必须将治疗基因（或其他具有治疗作用的核酸类物质）有效地传递入靶细胞内的特定部位（如胞浆、细胞核）并实现准确表达。因此，有效的基因递送系统（Gene Delivery System）是实现基因治疗的关键环节。

基因治疗的途径包括体外途径和体内途径，体外途径即在体外将含外源基因的载体导入人体自身细胞或异体细胞，经细胞扩增后，再输回到人体，这种方式被称为体外（Ex Vivo）途径，主要通过物理作用将 DNA、RNA 分子导入组织或细胞，包括电脉冲导入和粒子轰击导入等。体内途径即将外源基因装配于适宜的传递系统中，直接输入人体，这种模式被称为体内（In Vivo）途径。这种途径丰富了基因药物的给药方式，扩大了治疗范围，但递送效率受到多种体内外影响因素的限制。两种基因治疗途径各有利弊，需要按不同的疾病和不同性质的治疗基因来进行选择。

由于通过体外途径进行基因治疗的损伤性较大，适用范围窄，病人顺应性差，目前大多采用不同特性的载体通过体内途径进行基因药物递送以达到治疗目的。

用于基因治疗的 DNA/RNA 为超螺旋结构或开环结构，空间体积很大，一般难以主动或有效地进入靶细胞。如果与适当的载体结合，核酸分子的体积可以变为原来的 1% 以下，这个过程称为压缩（Condensation）。通过压缩可形成具有高级有序结构的载体/DNA 复合物，有利于核酸分子对靶细胞的渗透，从而提高转染的效率。

一种理想的基因传递系统应具备以下重要的性质。

① 载药性能　能携载足够数量的目的基因或多种基因，以及提高表达效率的添加剂等，对携载基因的结构和大小等没有太大的选择性。

② 安全性　对机体没有毒性、致病性或免疫原性，具有生物降解性或良好的生物相容性。

③ 缓释作用　控制基因的释放，延长基因的表达时间，改善基因治疗的效果。

④ 稳定性　载体系统本身应稳定，而且要保护其携载的基因免受核酸酶等的破坏。

⑤ 靶向性能　可有效地将目的基因输送至靶细胞内。

⑥ 逃逸性能　可促进目的基因从内吞小泡释放进入胞浆。

⑦ 入核性能　可促进目的基因转运入核（Nuclear translocation）。

⑧ 可调控　可调控基因输入后在体内的表达，如果表达失控将造成非常严重的后果。

基因递送载体包括病毒载体与非病毒载体两类。

1. 病毒载体

病毒载体是野生型病毒经改造除去致病性后得到的基因递送系统，其主要特点是转染效率相对较高，但安全性较差。

病毒一般由核酸和蛋白质外壳构成，如图 16-9（A）所示。病毒基因组可分为编码区与非编码区，编码区基因可表达病毒的结构蛋白和非结构蛋白；编码区基因又分为必须基因和非必须基因，必须基因负责病毒感染性能的复制；非编码区包含病毒复制与包装所必需的顺式作用元件。

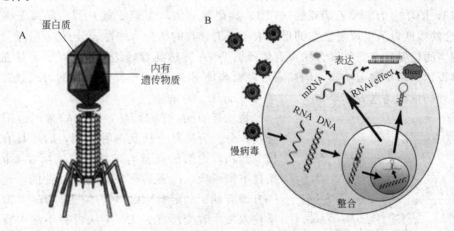

图 16-9　病毒载体结构（A）与病毒载体转染过程（B）

制备病毒基因递送系统的一般方法是删除病毒的某些必须基因，同时用外源基因（目的基因）代替病毒的非必须基因（非编码区不变），这样一方面病毒成为复制缺陷型病毒，另一方面也为外源基因留出了空间。制备病毒基因递送系统的另一个方法是将重组载体质粒（外源基因、顺式作用元件和质粒骨架）在辅助系统（反式作用元件）的作用下包装到病毒外壳中，因此不含任何病毒基因，但在包装时需要辅助病毒参与，容易造成产品污染。

目前可选择的病毒载体包括逆转录病毒、腺病毒、腺相关病毒、疱疹病毒和甲病毒等。逆转录病毒基因组编码在一条单链 RNA 上，病毒进入细胞通过逆转录作用，病毒 RNA 即转变为双链 DNA 分子，DNA 进入细胞核并整合在细胞染色体中再进行蛋白质的表达［如图 16-9（B）所示］。腺相关病毒则为 DNA 病毒载体，可直接通过在宿主细胞内的自身繁殖表达蛋白质。

病毒载体在转染细胞及表达效率方面表现出了巨大优势，但是病毒载体无法转染非分裂细胞，会引发体内强烈的免疫反应及产生较大毒性，同时病毒滴度（即病毒的毒力/毒价）问题也限制了病毒载体的适用范围。

2. 非病毒载体

非病毒载体是指一类荷正电并且能够与荷负电的 DNA 或其他核酸分子通过静电相互作用形成复合体系的分子或微粒（如天然或人工合成的高分子聚合物、阳离子脂质体等）。与病毒载体相比，非病毒载体的巨大优势在于，载体组成及大小可进行精确设计与控制，从而达到调节基因递送系统的粒径与刚性的目的，还可通过表面修饰实现体内长循环及靶向递送，降低机体的免疫反应，增加转染的特异性。但非病毒载体通常带有过量正电荷，易于与人体血浆中带负电荷的蛋白发生吸附反应，因此会产生一定的毒性，同时易激活补体系统被免疫细胞快速清除失去药效。

载体与核酸分子形成复合物的过程与载体的解离状态、电荷密度、空间结构以及两者的电荷比等因素密切相关，也受两者的加入顺序、浓度与混合速度以及溶剂的离子强度等制备方法的影响。目前对于基因递送系统的研究大都集中在以下几个方面：①非病毒载体的组成材料；②对于复合物分子量/粒径的控制；③增强细胞膜/核膜的穿透性；④表面修饰以实现靶向递送；⑤特定激活条件下的表达等方面。

随着基因递药技术的发展，非病毒载体主要可分为以下 2 类。

（1）功能性复合物载体　这一类载体主要为富含氨基的阳离子聚合物，如聚酰胺-胺（PAMAM，图 16-10）、聚乙烯亚胺（PEI）和聚氨基酸（聚赖氨酸）等。阳离子聚合物与DNA 结合的程度以及生成复合物的形状取决于聚合物的结构（线性或分支）、分子量以及荷电基团的空间位置等。此类聚合物可有效压缩 DNA 并达到较好的稳定性，也容易在其表面进行修饰以达到多重递送功能，例如通过表面修饰 PEG 达到长循环的目的，或修饰靶向头基提高病灶部位的递送效率等。

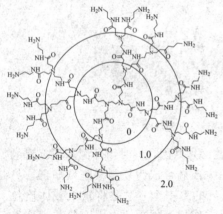

图 16-10　阳离子聚合物聚酰胺-胺
（PAMAM）结构示意图

聚乙烯亚胺（PEI）是一种比较常用的阳离子聚合物，分为直链与分枝状两种类型，后者具有高度分枝的结构，内部的氨基与末端的氨基可在不同的 pH 条件下离子化，因而具有较强的缓冲性能。这种结构一方面有利于稳定 DNA；另一方面，PEI 在酸性条件下构象发生改变可促进 DNA 从内吞小泡中释放（即质子海绵效应）。

目前，无机分子通过结构设计及表面修饰也逐步应用于基因递送领域，如 Fe_3O_4、介孔硅、金纳米粒等。此类无机纳米粒具有稳定性高、对于巨噬细胞的攻击不敏感以及易于精确设计和控制等优点，若结合纳米粒自身的一些理化性质，在肿瘤靶向治疗和临床成像诊断方面具有明显的优势。

(2) 核壳结构的纳米粒 阳离子脂质体是这一类载体的典型代表（图 16-11）。阳离子脂质体一般由带正电荷的脂质分子与中性脂质分子按一定的摩尔比构成。其中，带正电荷的脂质大多是双链季铵盐型的两性分子，如磷脂酰乙醇胺（PE）和二油酰基磷脂酰乙醇胺（DOPE）等，其主要作用就是提供正电荷，增加与 DNA 的缩合，一般化学稳定性较好，可以生物降解，但均有一定的细胞毒性。用于制备阳离子脂质体的中性脂质材料包括胆固醇（Chol）、磷脂酰胆碱（PC）和二油酰基磷脂酰胆碱（DOPC）等，其中以 DOPC 应用最多。中性脂质材料的作用是稳定双层分子膜、降低阳离子脂质材料的毒性以及促进脂质体对细胞的渗透。目前已有若干阳离子脂质体实现了商品化，如 Lipofectin 和 Lipofectamine。

除了普通的阳离子脂质体之外，人们也在积极研发一些新型的核壳结构基因递送系统。例如，先利用荷正电的多肽鱼精蛋白压缩核酸分子，然后再进行脂质包裹和表面修饰，可以形成类似病毒结构的纳米粒。该方法能够大大提高复合物的体内外稳定性，还可以实现与化学药物双重载药并同时递送。

基因治疗是一种从根源上修正或解决疾病问题的治疗手段，相关研究引起了科学家们极大的兴趣及高度重视。针对基因递送特有的生物屏障，科研工作者们应用不同的物理化学或生物学手段开发了很多具有不同功能的基因药物载体。由于生物体内环境的复杂性，虽然很多载体系统在细胞水平的实验中取得了较好

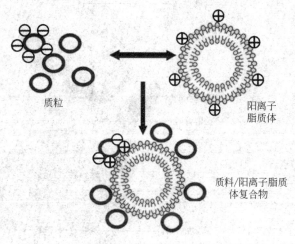

质粒

阳离子脂质体

质料/阳离子脂质体复合物

图 16-11　阳离子脂质体/DNA 复合物形成示意图

的效果，但体内应用效果仍不尽人意。另外，关于基因递药的安全性及涉及的社会伦理问题也在此类技术的发展过程中逐步受到重视。因此，在基因药物递送领域，潜力与挑战始终并存。

第三节　生物技术药物非注射给药系统

根据不同的给药途径，生物技术药物的非注射给药系统可以大体上分为经皮给药制剂、黏膜给药制剂和口服给药制剂三大类。

一、生物技术药物的经皮给药制剂

经皮给药与其他给药途径相比具有血药浓度平缓、可避免胃肠道酶解和肝脏首过效应、改善病人的顺应性以及随时可中断给药等优点，而且皮肤不像黏膜那样含有较多的蛋白水解酶，有利于保持蛋白质和多肽类药物的稳定，因此是一种方便而且安全的给药方式。

对于蛋白质和多肽类药物来说，分子尺寸和亲水性这两个方面的因素使其难以透过致密的皮肤屏障。在传统制剂中加入渗透促进剂，或利用微乳和传递体等剂型有助于改善小分子化学药物的经皮吸收，但这些方法对大分子药物的吸收促进效果并不理想，必须借助一些物理的手段提高此类药物的经皮渗透性，如微针簇、无针注射、离子导入、超声导入、电致孔

等技术。接下来具体介绍 2 种已经成功实现商品化的蛋白质和多肽类药物经皮给药技术，其他相关技术请见本书第十四章，此次不再赘述。

1. 微针簇

由高度约 $150\mu m$ 左右的针尖密集排列而成，能够刺穿皮肤的角质层而不触及神经，不会引起疼痛感。大分子药物可以涂在微针表面，或填充在空心微针中，利用微针破坏皮肤的角质层屏障，能够有效地帮助药物进入体内。现已有商品名为 Macroflux 的微针簇产品上市（图 16-12），能够使人生长激素的透皮速率提高 100 万倍。

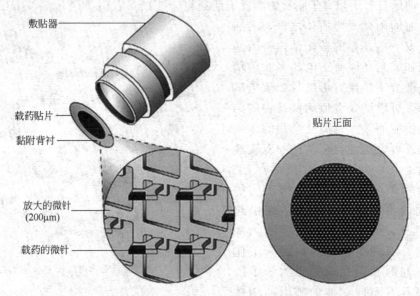

图 16-12　Macroflux 微针簇贴剂结构示意图

2. 无针注射技术

利用高压气体喷射，使液滴或微粒瞬时加速至足够的速度，并将药物递送至皮下或黏膜部位。所用的给药装置又称无针注射器（Needleless Injector），给药时疼痛感轻微，使用方便而且无交叉感染，特别适合于有恐针感的患者长期自我给药。1993 年美国 FDA 批准一种无针注射器 Biojector-2000 用于疫苗和其他注射液的给药，2000 年进行了第一个 HIV 疫苗的人体临床试验。目前已有采用无针注射器进行胰岛素溶液单剂量和多剂量给药的产品上市。美国的 Bio-Rad Laboratories 公司生产了一种用于粉末无针注射的给药装置（Helios™ gun system）。关于粉末无针注射用于接种疫苗的研究较多，包括乙肝疫苗和流感疫苗等，前者已有产品问世。

有一些蛋白质与多肽类药物可用于局部给药，如表皮生长因子已有外用凝胶剂和喷雾剂上市，可促进伤口的愈合与修复。另外，近来科学家提出了经皮免疫的概念。如 Iomai 公司的研究人员在 I 期临床研究中，将由大肠杆菌衍生而来的热不稳定肠毒素以小剂量经皮给药，获得的免疫效果证实了经皮免疫的可行性。

二、生物技术药物的黏膜给药制剂

黏膜给药主要包括口腔、鼻腔、眼部、肺部、直肠和阴道等部位，特别是生物技术药物的鼻腔和肺部给药已展现出很好的应用前景。

1. 鼻腔给药制剂

蛋白质与多肽类药物经鼻腔给药存在一些有利条件，包括：①鼻腔中丰富的毛细血管和毛细淋巴管、鼻腔中大量的纤毛、相对较高的黏膜通透性和相对较低的酶活性；②药物经鼻黏膜吸收可以避开肝脏的首过效应；③特别重要的是很容易使药物到达吸收部位，这一点较肺部给药优越。

蛋白质与多肽类药物经鼻腔给药到目前为止是非注射给药途径中最成功的，已有相当数量的蛋白质与多肽类药物的鼻腔给药系统上市，如鲑降钙素、缩宫素、去氨加压素、布舍瑞林、那法瑞林等。1995 年美国 FDA 批准了鲑降钙素鼻腔喷雾剂的上市。干扰素的鼻腔给药在国内已批准生产。还有很多蛋白质与多肽类药物的鼻腔给药系统正处于不同的研究阶段。

蛋白质与多肽类药物鼻腔给药存在的问题包括局部刺激性、对鼻黏膜造成损伤、大分子药物吸收较少或吸收不规则等，长期用药的安全性还有待评价。胰岛素鼻腔给药会诱导在鼻腔黏膜形成抗体 IgA，而 IgA 会使胰岛素灭活。鼻腔中的酶对蛋白质与多肽类药物的分解作用也不容忽视。因此一些蛋白质与多肽类药物的鼻腔给药比较适合于作为注射给药的替换治疗手段。

鼻腔给药的剂型主要是滴鼻剂和鼻腔喷雾剂。选择适宜的剂型可避免或减少长期用药对鼻黏膜造成损害，并有利于药物在鼻腔内均匀铺展，与鼻黏膜产生最大面积的接触。有人在研究去氨加压素鼻腔给药时发现，滴鼻给药后，大多数药物沉积在鼻腔后部，经喉消除并被吞咽；而采用鼻腔喷雾给药时，多数药物分布在鼻腔前部，仅有少量药物被吞咽，药物在鼻黏膜表面的滞留时间明显延长，导致喷雾给药的生物利用度比滴鼻给药高 2～3 倍。

提高蛋白质与多肽类药物鼻腔给药生物利用度的方法包括应用吸收促进剂和酶抑制剂，或者制成微球、纳米粒、脂质体、凝胶剂等以延长药物局部滞留时间并增加吸收。

近年对鼻腔疫苗的研究正引起人们的关注。很多感染起始于鼻腔，鼻黏膜部位的免疫系统被激活后可使其他黏膜（如胃肠、阴道等）产生抗体，而鼻腔的淋巴组织对形成体液和细胞免疫也发挥着十分重要的作用。正在研究的蛋白类疫苗包括麻疹、流感和副流感疫苗等，有很多已进入Ⅱ、Ⅲ期临床，其中瑞士血清研究所开发的鼻流感疫苗已于 2001 年在欧洲上市。

2. 肺部给药制剂

对于蛋白质与多肽类药物来说，肺部给药具有以下几方面的优势：①肺部有巨大的吸收面积和十分丰富的毛细血管，从肺泡表面到毛细血管的转运距离极短，利于药物吸收；②肺部的酶活性较胃肠道低，没有胃肠道那么苛刻的酸性环境，可避开肝脏的首过效应，因此对于那些在胃肠道中不稳定的药物来说肺部是一个很好的给药途径；③能获得较高的肺部药物浓度，治疗肺部疾病比全身给药效果更为理想。例如，利用气雾剂可将重组人去氧核糖核酸酶直接递送到囊性纤维化患者的肺部。

肺部应用蛋白质与多肽类药物的剂型主要分为干粉吸入剂和液体气雾剂两大类，二者均依赖于特殊的给药装置。目前，已有数种胰岛素肺部给药装置进入了临床研究和应用阶段，如供干粉吸入剂使用的 Exubera 装置和供液体气雾剂使用的 AER_x 装置等。两种给药系统具有各自的优点：液体处方的制备工艺相对比较简单，并且可以避免环境湿度对干粉的分散性产生影响；干粉中的胰岛素在室温条件下具有更好的稳定性，并且不易被微生物污染。

Exubera 装置使用的干粉采用单剂量泡罩包装，处方中含胰岛素与用作稳定剂的甘露醇，能够在 Exubera 的手柄中分散形成粉末，然后通过患者缓慢的深呼吸将其吸入到肺内

［图 16-13（a）］。该制剂的相对生物利用度约为 5％～6％，比皮下注射胰岛素起效迅速，而且作用时间延长至 5～10h，能够很好地控制糖尿病患者的餐后高血糖。

AER$_x$ 装置由一个微处理器控制，在吸气的作用下能够将雾化的胰岛素溶液送达肺部，并通过产生具有适宜空气动力学直径的粒子，使药物在肺内均匀地分布，而且微处理器可以减少因患者操作不当导致的剂量波动［图 16-13（b）］。健康受试者体内研究结果表明，应用 AER$_x$ 系统给药后，7～20min 即可达到血药浓度的峰值。该系统的药理生物利用度约为 12.7％，个体间差异约 20％，与皮下注射胰岛素相当。

AeroDose 也是一种胰岛素溶液肺部给药装置［图 16-13（c）］，可产生平均粒径为 3.2μm 的粒子。与皮下注射胰岛素相比，AeroDose 在健康受试者体内的生物利用度约为 10％，二者达峰时间相近。

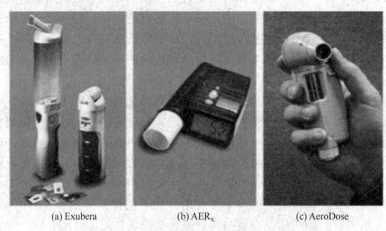

(a) Exubera　　　　　(b) AER$_x$　　　　　(c) AeroDose

图 16-13　胰岛素肺部给药装置

虽然近年来肺部给药取得了可喜的进展，但对促进药物经肺泡屏障吸收的探索仍在继续。目前的研究策略主要包括改善吸入粒子的表面形态和溶解度，或在处方中加入吸收促进剂。例如，Technosphere 是一种含有胰岛素和二酮哌嗪衍生物作为吸收促进剂的干粉制剂，经冷冻干燥后生成粒径 2～4μm 粒子。用干粉吸入器给药后，这些粒子在肺泡表面的中性 pH 环境中溶解，快速释放出胰岛素。该制剂在健康受试者和糖尿病患者体内的达峰时间介于静脉和皮下给药之间。与皮下注射相比，该制剂在给药后 3h 内的生物利用度和生物效价分别为 25.8％和 19％。尽管 Technosphere 系统的初步结果令人鼓舞，但长期使用吸收促进剂的安全性还需要通过严格的临床评价。

3. 口腔给药制剂

口腔黏膜由多层上皮细胞构成，生物大分子药物不太容易透过。但面颊部血管丰富，药物吸收后直接进入全身循环，可避免肝脏的首过效应。而且口腔中几乎不存在任何蛋白酶，因此对蛋白质与多肽类药物的破坏作用较小。经口腔黏膜给药的另外一个优点是可以随时终止用药，但药物在黏膜表面的滞留时间也会因受到唾液分泌和舌扰动的影响而大大缩短。

蛋白质和多肽类药物经口腔途径给药实现全身吸收通常可从两个方面着手：利用生物黏附制剂延长药物与口腔黏膜的接触时间；或应用吸收促进剂提高药物的黏膜透过性。例如，载有转化生长因子 β-3（TGF-β3）的壳聚糖凝胶能够使 TGF-β3 的黏膜透过性增大 6～7 倍。壳聚糖不仅增加了表层上皮组织中的药物含量，而且还能够促进 TGF-β3 渗入深层的皮下组织。用于口腔给药的剂型还有喷雾剂、气雾剂、膜剂和黏附片等。

4. 直肠给药制剂

一般情况下，蛋白质与多肽类药物经直肠给药吸收比较少，如胰岛素在直肠黏膜的吸收率低于鼻腔，但高于口腔黏膜和舌下给药。直肠中环境比较温和，pH 接近中性，而且酶的活性很低；在直肠中吸收的药物也可直接进入全身循环，避免肝脏的首过效应。不足之处是长期直肠用药的顺应性差。

直肠给药的剂型以栓剂为主，制剂中通常需要加入吸收促进剂，以提高大分子药物的生物利用度。常用的吸收促进剂包括各种表面活性剂、胆酸盐及其衍生物、水杨酸盐及其衍生物、烯胺衍生物和不饱和脂肪酸等。例如，胰岛素经直肠给药的生物利用度小于 1%，加入烯胺衍生物后可使其相对吸收量到达 25% 以上。

5. 眼部给药制剂

通过眼部给药实现全身吸收主要有两条途径：①结膜囊内给药后，绝大多数药物从鼻泪管消除并经鼻黏膜吸收；②少量药物经结膜吸收进入全身循环。相对而言，第一条吸收途径容易达到较高的生物利用度。但是，在泪液的不断冲刷下，药物很快经鼻腔和咽喉进入胃肠道，大大缩短了药物与吸收部位的接触时间，导致生物利用度降低。

增加滴眼剂的黏度是延长药物在眼部滞留时间的常用手段。制剂黏度增大，药物在结膜囊内的滞留时间延长，吸收更充分，但同时也要考虑到制剂的舒适度问题。眼部应用脂质体对蛋白质和多肽类药物的全身吸收也具有一定的促进作用。例如，含有胰岛素的脂质体能够使家兔的血糖浓度降低 65%~70%，而且其降血糖作用可持续 5h 以上。

除了用于全身给药外，有些多肽和蛋白药物也被用于治疗眼表疾患。例如，重组人表皮生长因子（rhEGF）是一种含有 53 个氨基酸残基和 3 对二硫键的单链多肽，具有增殖和分化表皮组织的作用。目前国内已有 rhEGF 的滴眼剂获准进入临床，用于治疗各种原因引起的角膜上皮缺损。

三、生物技术药物的口服给药制剂

口服给药通常是患者最容易接受的给药方式，但蛋白质与多肽类药物口服给药存在很多困难，主要表现为以下几个方面：①蛋白质与多肽类药物分子量大，亲水性强，而且常以多聚体形式存在，不易透过胃肠道黏膜；②胃肠道中存在多种蛋白酶和肽酶，可将蛋白多肽类药物降解为二肽、三肽或氨基酸；③胃肠道内的酸碱环境促使蛋白多肽类药物水解；④即使有一部分药物被吸收，它们还将在肝脏的首过效应作用下发生代谢。因此多数情况下蛋白质与多肽类药物很少经胃肠道吸收。

蛋白质和多肽类药物的口服生物利用度低主要与其分子量和溶解特性有关。当药物的分子量小于 500~700 Da 时，生物利用度基本与分子量无关。一旦药物的分子量超出这一范围，生物利用度就会随着分子量的增大急剧下降。药物的溶解特性是决定吸收速率和吸收程度最为重要的因素。具有一定亲脂性的药物能够渗入上皮细胞，并以被动扩散的方式通过细胞内途径吸收。不具有最低限度亲脂性的药物无法透过紧密排列的上皮细胞层。一般情况下，像多肽或蛋白质这样的大分子不可能通过细胞间途径吸收，这种吸收方式仅限于分子量小于 100~200 Da 的药物。因此，蛋白质和多肽类药物相对较大的分子尺寸和高度的亲水性构成了其口服吸收的主要障碍。

影响蛋白质和多肽类药物口服吸收的另一个因素是其易被胃酸和胃肠道内的消化酶降解。与缺乏亲脂性相比，蛋白药物在胃肠道内发生降解并非是导致其生物利用度低的最主要原因，而且这一问题在某种程度上可利用各种酶抑制剂以及包衣或包埋技术解决。

1. 应用吸收促进剂

利用吸收促进剂可以提高生物膜的通透性，使药物易于透过胃肠道黏膜上皮细胞层，进入血液循环而发挥全身作用，其机理一般可以分为以下几种类型：

(1) 吸收促进剂与上皮细胞膜的脂质或蛋白质相互作用，造成细胞膜的扰动。这一类吸收促进剂包括胆酸及其衍生物、表面活性剂、中链脂肪酸、水杨酸和酰基肉毒碱。

(2) 降低细胞膜中非蛋白硫醇类物质（如谷胱甘肽）的含量，增加上皮细胞膜的无序性，如马来酸二乙酯和水杨酸。

(3) 与钙离子形成络合物，使细胞内的钙离子耗竭，打开细胞间的紧密连接，如 EDTA。

脂肪酸及其单甘油酯或蔗糖酯具有较好的吸收促进作用。分别用月桂酸、棕榈酸和硬脂酸等饱和脂肪酸与甘氨胆酸钠制成的胰岛素乳剂经口服给药后，在家兔体内具有显著的降血糖效果。另外，以癸酸钠作为吸收促进剂开发出来的口服胰岛素制剂和口服胰高血糖素样肽 (GLP-1) 制剂已进入临床评价，而且相同促进吸收原理的寡核苷酸制剂也已在猪体内和初步的临床试验中取得了成功，但癸酸钠的安全性最终还要通过长期的临床试验来检验。

闭锁小带毒素 (Zonulaoccludens toxin，ZOT) 是一种由细菌分泌的蛋白质，能够通过破坏细胞间的紧密连接来增加肠道上皮的通透性，但不会影响整个肠道的功能和完整性。ZOT 蛋白对细胞间通路的调节作用限于空肠和回肠，因为这一段肠道有 ZOT 蛋白的受体，而在结肠没有这种受体。此外，ZOT 蛋白的吸收促进作用还具有安全、可逆、呈时间和剂量依赖性的特点。ZOT 蛋白能够使胰岛素在家兔体内的吸收增加 10 倍以上。糖尿病动物口服 5～30IU 胰岛素后未出现血糖下降，但若给以含有 ZOT 的处方，即使低剂量的胰岛素也会引起血糖的急剧下降。ZOT 蛋白可使胰岛素的口服生物利用度达到 8%～16%，是一种具有良好应用前景的吸收促进剂。

近年来研究较多的生物黏附性聚合物如壳聚糖、卡波姆以及二者的衍生物等作为肠道吸收促进剂可以改善大分子药物的口服吸收。壳聚糖所带的正电荷基团可与细胞膜蛋白上带负电荷的基团相互作用，可逆地打开细胞间的紧密连接，从而增加细胞旁路转运。这一类聚合物的生物黏附性和安全性使其应用前景广阔。

2. 应用酶抑制剂

蛋白质和多肽类药物在胃液中首先被胃蛋白酶分解成较短的肽链，进入肠道后将进一步被胰蛋白酶、糜蛋白酶、弹性蛋白酶、羧肽酶等多种消化酶分解成氨基酸或由 2～6 个氨基酸组成的小分子肽。对抗酶解的措施包括在制剂中加入蛋白酶抑制剂和研制抗酶解的前体药物等。酶抑制剂的种类繁多，它们的抑酶活性呈现显著差异，而且各种酶抑制剂在不同的肠道部位对蛋白多肽类药物具有不同的保护作用。

将酶抑制剂与生物黏附性材料合用可起到更好的抑酶效果。生物黏附性材料与胃肠道黏膜紧密接触，使制剂中释放出来的蛋白质和多肽类药物直接被消化道上皮吸收，减少了它们在腔道内被蛋白酶降解的机会。这也有利于酶抑制剂在释药部位起效，更好地发挥它们的抑酶作用。有人将酶抑制剂共价连接到壳聚糖上，制备了一种新型的生物黏附性聚合物。该聚合物在体外具有良好的抑酶作用和理想的黏膜黏附性质。

另外一种促进蛋白多肽类药物吸收的方法，是通过调节肠道内容物的 pH 来降低蛋白酶的活性。例如，卡波姆是一种常见的药用辅料，它可以增加消化液的酸度，有效地降低蛋白酶的活性。研究表明，各种规格的卡波姆都能够抑制胰岛素发生酶解。还有研究者将鲑鱼降钙素（sCT）和枸橼酸制成肠溶胶囊，在比格犬体内研究肠道 pH 改变对 sCT 吸收的影响。结果发现，处方中加入枸橼酸导致肠道 pH 降低，而且 sCT 的血浆峰浓度与肠道 pH 降低的程度有关。增加处方中枸橼酸的含量，可提高 sCT 的血浆浓度和口服生物利用度。这主要是由于，降低肠道的 pH 使胰蛋白酶的活性受到抑制，导致 sCT 的吸收增加。通过处方设计使蛋白药物和调节 pH 的辅料在肠道末端释放，能够起到更好的抑酶效果。该方法适用于在肠道内发生广泛酶解而且无明显首过效应的蛋白多肽类药物。

如果单独使用酶抑制剂的效果不好，还可以将其与吸收促进剂合用，二者会产生协同作用，有利于进一步提高蛋白多肽类药物的口服生物利用度。例如，胆酸钠与抑肽酶合用，能够使口服胰岛素的吸收量增加 10%。

3. 利用结构修饰促进吸收

对蛋白质和多肽类药物进行共价或非共价的结构修饰是一条前景光明的提高其口服生物利用度的途径。共价修饰策略是在蛋白多肽类药物分子中引入能够改善其疏水性的功能基团，同时又不对其生物活性产生影响。在理想的情况下，新增加的基团应通过不稳定的共价键与蛋白多肽类药物相连，并在吸收后迅速与之解离，以确保蛋白多肽类药物发挥正常的治疗作用。尽管这种理想的状态很难实现，但是 NOBEX 公司将一低分子量的两亲性聚合物与重组人胰岛素 B 链 29 位上的赖氨酸相连，开发出了一种己基-胰岛素单复合物（图 16-14），并且已通过临床试验证实其对 I、II 型糖尿病均有效。该胰岛素复合物的肠溶胶囊口服给药后，其生物利用度可达到 8%。目前人们正在积极地探索利用更多的功能基团来改善蛋白多肽类药物的口服吸收。

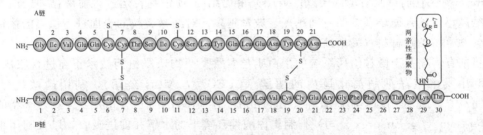

图 16-14 己基-胰岛素单复合物结构示意图

由 Emisphere Technologies 公司开发的将蛋白多肽类药物与小分子（200～400Da）有机载体通过非共价键连接的方法在口服蛋白多肽类药物方面获得了令人瞩目的成功。该方法目前用于递送胰岛素、肝素和降钙素，其安全性和有效性已在临床试验中得到了验证。载体分子（如 N-[8-(2-羟基苯甲酰)氨基辛酸]钠，SNAC）具有一定的疏水性，能够与蛋白多肽类药物可逆地结合，而且一经吸收后很容易与之分离。大量的数据证实，该方法不影响药物活性、不损伤上皮黏膜，而且不产生新的有毒物质。蛋白多肽类药物与载体结合会发生可逆的构象转变，暴露出疏水性残基，并使分子的柔性增加，这两种作用的结果使得蛋白多肽类药物能够以被动扩散的方式通过细胞内途径吸收（图 16-15）。采用对蛋白进行非共价修饰的方法来提高其生物利用度，成功地将蛋白质口服给药由一个概念带入了产品开发阶段。

虽然从应用辅料和结构修饰角度可以提高蛋白质与多肽类药物的生物利用度，借助某些药物载体同样也可以起到保护此类药物免受酶解和增加其黏膜透过性的效果，但目前真正应用于临床的口服蛋白多肽类药物并不多。环孢素 A 微乳（Microemulsion）是一种比较成功的口服多肽制剂，这与药物自身的理化性质密不可分。环孢素 A 的分子量相对较小（含有

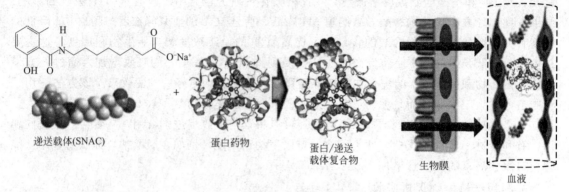

图 16-15 小分子有机载体（*N*-[8-(2-羟基苯甲酰)氨基辛酸] 钠，SNAC）
与蛋白药物形成非共价复合物并透过生物膜吸收示意图

11 个氨基酸的环肽）并具有较强的疏水性和较低的溶解度，对肠道上皮的透过性优于其他生物大分子。微乳一方面可以增加药物在消化液中的溶解度及其对肠道上皮细胞的透过性，另一方面微乳中的表面活性剂和脂肪酸可对阻碍吸收的药物外排起到抑制作用，因而能够达到比较高的口服生物利用度。此外，胸腺肽的肠溶片和肠溶胶囊剂在国内已获得批准投入生产。

另外一种口服给药的策略是将蛋白多肽类药物包埋在纳米尺度的微粒中，使其作为一个整体被吸收入血然后释放出药物。这类给药系统包括纳米粒（Nanoparticle）和脂质体（Liposome）等。它们口服后被派氏（Peyer's）淋巴结的 M 细胞转运进入血液循环，纳米微粒的粒径越小，进入循环系统的时间越短，数量越多。对纳米微粒的表面进行适当的修饰，如包裹各种生物黏附材料（壳聚糖、卡波姆等），可以进一步改善其吸收效果。

目前有多项基于微粒给药系统的蛋白质与多肽类药物口服给药技术正在进行临床评价，包括利用蛋白结晶抑制消化道内的酶解（CLEC®，Altus 公司），利用磷酸钙纳米粒（BioOral™，BioSante）、脂质微乳（Macrulin™，ProvalisPLC 公司）或含有聚合物的脂质体（Orasome™，Endorex 公司）抑制胃内酸性环境下的水解并促进吸收，以及利用维生素 B_{12} 修饰的纳米粒保护药物并促进主动吸收（Orasome™，Endorex）等。

第四节　生物技术药物制剂的质量评价

一、生物技术药物的质量控制

蛋白质和多肽类药物的质量研究可以参照一般化学药物的研究思路，质量控制的内容主要包括性状、鉴别和检查等。针对蛋白质和多肽类药物的结构特点，理化性质测定除常规项目外，还需要关注等电点、比旋度、在缓冲液中的溶解性等参数。在检查项下，需要有针对性地增加特殊的检查项目，如氨基酸比值、肽图分析和相关肽类杂质含量测定等，特别是要重视蛋白质和多肽类药物的生物活性检查（效价测定）。

对于一般的注射液和注射用冻干粉针，由于蛋白质和多肽类药物具有不稳定易被降解的特点，质量控制应重点关注有关物质检查。蛋白质和多肽类药物新剂型的质量控制需针对不同的剂型建立特定的分析方法，如注射用长效微球的质量控制应重点关注含量测定、释放度、制备过程中使用的溶剂、微球形态及粒径分布、载药量和包封率等项目。注射用长效微球的含量测定不像常规制剂那样简单，需要较为复杂的样品前处理过程，再进行药物的分析检测。注射用微球的体外释放度评价是其质量研究的关键项目。由于该剂型属于缓释制剂，体外释放实验需要较长的时间，可以调整释放条件，采用加速释放的方法进行评价。例如，有研究者在较高的温度条件下实现了多肽药物微球的加速释放，特别是在50℃条件下能够在30h内预测37℃时30d的释放度水平，而且二者相关性良好。

二、生物技术药物的稳定性评价

保持蛋白质和多肽的空间构象和生物活性依赖于各种弱的共价键和非共价作用力，它们对于温度、氧化、光照、离子强度和机械剪切等环境因素都特别敏感，因此要对此类药物的稳定性进行严格控制。没有哪一种单一的稳定性试验或参数能够完全描述蛋白质和多肽类药物的稳定性特征，必须对产品的一致性、纯度、分子特征和效价等多方面的变化情况加以综合评价。应采用恰当的分析方法对活性成分的性质如分子大小、电荷量、疏水性等进行全面鉴定，并准确检测在贮存过程中由于脱酰胺、氧化、降解或聚集等所造成的分子变化。

由于蛋白质是一种结构十分复杂的大分子物质，可能同时存在多种降解途径，其降解过程往往不符合Arrhenius动力学方程，因此通过加速降解试验来预测蛋白质药物的有效期并不十分可靠。必须在真实条件和真实时间（Real-condition and real-time）条件下进行长期稳定性考察，才能确定其有效期限。

（复旦大学药学院　魏　刚）

参考文献

[1] Gary Walsh. Biopharmaceutical benchmarks. 2010. *Nat. Biotechnol*. 2010，28，307~310.

[2] Rodney J. Y. Ho，Milo Gibaldi. Hoboken，Biotechnology and biopharmaceuticals: Transforming proteins and genes into drugs. 2nd Edition，New Jersey: Wiley-Blackwell，2013.

[3] 汤仲明. 生物技术药物——概论与实用手册. 北京：化学工业出版社，2007.

[4] Samir Mitragotri，Paul A. Burke，Robert Langer. Overcoming the challenges in administering biopharmaceuticals: formulation and delivery strategies. *Nat Rev Drug Discov*. 2014，13（9）：655~672.

[5] Guo X，Huang L. Recent advances in nonviral vectors for gene delivery. *Accounts Chem Res*. 2012，45（7）：971~979.

[6] Naldini L. Gene therapy returns to centre stage. *Nature*. 2015，526（7573）：351~360.

[7] Mauro G. Gene therapy. Italy：Springer-Verlag Italia，2010.

第十七章 药物制剂的稳定性

药物制剂的稳定性（Stability）是指其保持物理、化学、生物学和微生物学特性的能力，是评价药物制剂质量的重要指标之一。本章主要针对药物制剂的化学稳定性，详细介绍药物制剂的主要化学降解途径和化学动力学基础，深入讨论影响药物制剂稳定性的因素、稳定化的措施、固体药物制剂稳定性因素、稳定性试验方法以及如何对药品的有效期进行预测，为药物制剂的稳定性研究奠定理论基础。

第一节 概　　述

一、研究药物制剂稳定性的意义及内容

有效性、安全性和稳定性是对药物制剂的基本要求，而稳定性又是保证药物有效性和安全性的基础。制剂的稳定性是指其保持物理、化学、生物学和微生物学特性的能力。稳定性是评价药物制剂质量的重要指标之一，药物制剂稳定性的研究也可以用来预测和确定药物制剂的有效期，这在制剂产品开发中是十分重要的。

药物制剂的稳定性包括五个方面：物理稳定性、化学稳定性、微生物学稳定性、药效学稳定性、毒理学稳定性。其中，药效学稳定性和毒理学稳定性是最重要的，然而目前还缺少对这两种稳定性做出定量评价的方法，且这两种稳定性与化学、物理和微生物学稳定性密切相关，因此，人们往往从物理、化学和微生物学稳定性三个方面评价和研究药物制剂的稳定性。

研究药物制剂稳定性的任务，就是探讨影响药物制剂稳定性的因素与提高制剂稳定化的措施，研究药物制剂稳定性的试验方法，制定药品的有效期，保证药品的质量，为新药申报提供稳定性依据。

二、药物制剂的主要化学降解途径

化学稳定性是指药物由于水解（Hydrolysis）、氧化（Oxidation）等化学降解反应，使药物含量（或效价）、色泽产生变化。药物的化学降解途径取决于药物的化学结构，水解和氧化是药物降解的两个主要途径，某些药物也有可能发生异构化、聚合、脱羧等反应，有时一种药物还可能同时发生两种或两种以上的降解反应。

1. 水解

水解是药物降解的主要途径，酯类（包括内酯）、酰胺类（包括内酰胺）、苷类等药物易发生水解。

（1）酯类药物的水解　含有酯键药物的水溶液，在 H^+、OH^- 或广义酸碱的催化下水解反应速度增加。特别在碱性溶液中，由于酯分子中氧的负电性比碳大，故酰基被极化，亲核性试剂 OH^- 易于进攻酰基上的碳原子，而使酰氧键断裂，生成醇和酸，酸与 OH^- 反应，使反应进行完全。

盐酸普鲁卡因的水解可作为这类药物的代表，因其结构中含有酯键，易发生水解反应，生成对氨基苯甲酸与二乙胺基乙醇而失去麻醉活性。这类药物还有盐酸丁卡因、盐酸可卡因、溴丙胺太林、硫酸阿托品、氢溴酸后马托品等，均应该注意由于水解而造成的稳定性问题。

$$H_2N- \!\!\!\!\bigcirc\!\!\!\! -COOCH_2CH_2N(C_2H_5)_2 \cdot HCl$$

盐酸普鲁卡因 $| H_2O$

$$H_2N-\!\!\!\!\bigcirc\!\!\!\!-COOH + HOCH_2CH_2N(C_2H_5)_2 + HCl$$

羧酸酯（$R'COOR$）的水解程度与 R 基的结构关系很大，R 基越大或羰基碳上的烷基或其他基团占据的空间越大，则阻碍 H^+ 或 OH^- 对酯进攻的作用越大，故该酯类药物越不易被水解，如盐酸丙氧普鲁卡因比盐酸普鲁卡因稳定。酯类水解后往往会使溶液的 pH 下降，可作为某些酯类药物灭菌时发生水解的评价指标。

内酯与酯一样，在碱性条件下易水解开环。硝酸毛果芸香碱、华法林钠均有内酯结构，可以发生水解而不稳定。

（2）酰胺（包括内酰胺）类药物的水解　酰胺类药物水解以后生成酸与胺。属于这类的药物有氯霉素、青霉素类、头孢菌素类、巴比妥类等。

① 氯霉素　氯霉素比青霉素稳定，但其水溶液仍易水解。在 pH 7 以下时，主要发生酰胺水解，生成氨基物和二氯乙酸。

$$O_2N-\!\!\!\!\bigcirc\!\!\!\!-\overset{H\;\;NHCOCHCl_2}{\underset{OH\;\;H}{\overset{|\quad\;\;|}{C-C}}}-CH_2OH$$

氯霉素 $| H_2O$

$$O_2N-\!\!\!\!\bigcirc\!\!\!\!-\overset{H\;\;NH_2}{\underset{OH\;\;H}{\overset{|\quad\;\;|}{C-C}}}-CH_2OH + CHCl_2COOH$$

在 pH 为 2～7 时，pH 对氯霉素水解速度影响不大，在 pH 为 6 时最稳定，在 pH 为 2 以下或 8 以上时，水解加速，而且在 pH 大于 8 时，还有脱氯的水解作用。氯霉素水溶液 120℃加热，氨基物可能进一步发生分解生成对硝基苯甲醇。氯霉素除水解反应外，其水溶液也能发生光解。在 pH 为 5.4 时，暴露于日光下时，出现黄色沉淀，可能是由于氯霉素的降解产物进一步发生氧化、还原和缩合反应产生的。

② 青霉素和头孢菌素类　青霉素类药物的分子中存在着不稳定的 β-内酰胺环，在 H^+ 或 OH^- 影响下，很易裂环失效。如氨苄青霉素在酸性或碱性溶液中，水解产物为 α-氨苄青霉酰胺酸。

头孢菌素类药物由于分子中同样含有不稳定的 β-内酰胺环结构，易于水解。如头孢唑啉在酸或碱性溶液中，易水解失效。

③ 巴比妥类　也属于酰胺类药物，在碱性溶液中容易水解。巴比妥类的钠盐水溶液灌封于安瓿瓶中（未充 CO_2）灭菌或室温贮藏时间较长，就会发生分解，pH 较高时，分解速

度显著增加。

有些酰胺类药物，如利多卡因，邻近酰胺基有较大的基团，由于空间效应，故不易水解。

(3) 其他药物的水解 阿糖胞苷在酸性溶液中，脱氨水解为阿糖脲苷。在碱性溶液中，嘧啶环破裂，水解速率加快。在 pH 为 6.9 时阿糖胞苷的水溶液最稳定，经稳定性预测 $t_{0.9}$ 约为 11 个月左右，因此常制成注射粉针剂使用。另外，如维生素 B、地西泮、碘苷、苯丁酸氮芥、克林霉素及顺铂等药物的降解，主要也是因为发生水解反应。

2. 氧化

氧化也是药物变质最常见的反应之一，通常是由空气中的氧气引起的自由基链式反应，一般情况下，这种反应是一个比较缓慢的自氧化过程。药物的氧化作用与化学结构有关，例如许多含有酚羟基、烯醇、芳胺、吡唑酮、噻嗪等结构的药物较易被氧化。药物被氧化后，不仅效价损失，而且可能产生颜色或沉淀。即使有些药物被氧化极少量，亦会色泽变深或产生不良气味，严重影响药品的质量，甚至成为废品。氧化过程一般都比较复杂，有时一个药物同时存在氧化、光化降解、水解等过程。

(1) 酚类药物 分子结构中具有酚羟基的药物，如肾上腺素、左旋多巴、吗啡、去水吗啡、水杨酸钠等极易被氧化，氧化后的药物发生变色或产生沉淀，酚类药物的氧化是由于酚羟基变成醌等结构，因而呈现黄→棕→黑等色。

例如，水杨酸的氧化过程为：

(2) 烯醇类药物 维生素 C 是这类药物的代表，因为维生素 C 分子中含有烯醇基，所以极易被氧化，而且氧化过程较为复杂。在有氧条件下，先氧化成去氢抗坏血酸，然后水解为 2，3-二酮古洛糖酸，该化合物进一步氧化为草酸与 L-丁糖酸。

在无氧条件下，维生素 C 发生脱水作用和水解作用生成呋喃甲醛和二氧化碳，由于 H^+ 的催化作用，在酸性介质中脱水作用比在碱性介质中快。

(3) 其他类药物 芳胺类（如磺胺嘧啶钠）、吡唑酮类（如氨基比林、安乃近）、噻嗪类（如盐酸氯丙嗪、盐酸异丙嗪）等，这些药物都易被氧化，其中有些药物氧化过程极为复杂，常生成有色物质。此外，含有碳碳双键的药物如维生素 A 或 D 也易发生氧化，且该氧化过程典型的游离基链式反应。

因此，易氧化药物要特别注意光、氧、金属离子对他们的影响，以保证产品质量。

3. 光解

光解（Photodegradation）是指化合物在光的作用下所发生的有关降解反应，许多药物对光不稳定，如硝苯吡啶类、喹诺酮类等药物都会发生光解。应注意的是，某些药物光降解会产生光毒性，例如呋塞米、喹诺酮类、氯噻酮等。

4. 其他反应

(1) 异构化 异构化（Isomerization）一般分为光学异构化（Optical Isomerization）和几何异构化（Geometric Isomerization）两种。通常药物异构化后，生理活性降低甚至消失。

① 光学异构化 光学异构化分为外消旋化（Racemization）和差向异构化（Epimerization）。左旋肾上腺素具有生理活性，其水溶液在 pH 4 左右时，产生外消旋化作用，活性下降到只有原来的 50%，因此，应结合全面质量要求如药物含量、色泽等选择适宜的 pH 来提高药物的稳定性。

差向异构化指具有多个不对称碳原子上的基团发生异构化的现象。四环素在 pH 为 2～6 的酸性条件下，4 位上碳原子出现差向异构形成 4-差向四环素，治疗活性比四环素低。麦角新碱也能差向异构化生成活性较低的麦角袂春宁。

② 几何异构化 有些有机药物的反式几何异构体与顺式几何异构体的生理活性存在差别，如维生素 A 的活性结构是全反式结构，在维生素复方制剂中，维生素 A 除了氧化外还可能发生异构化，在 2，6 位形成顺式异构化，生理活性也因此而下降。

(2) 聚合 聚合（Polymerization）是两个或多个分子结合在一起形成复杂分子的过程。例如氨苄青霉素浓水溶液在贮存过程中发生聚合反应，一个分子的 β-内酰胺环裂开，与另一个分子反应形成二聚物，此过程可继续下去形成高聚物，据报道这类聚合物能诱发患者对氨苄青霉素产生过敏反应。塞替派在水溶液中易聚合失效，以聚乙二醇 400 为溶剂制成注射液，可使本品在一定时间内稳定而避免聚合。胰岛素在偏碱性条件下也会发生聚合现象，使含量下降。

(3) 脱羧 脱羧（Decarboxylation）是指在光、热、酸、碱等条件下，一些含有羧基化合物失去羧基放出 CO_2 的反应。例如对氨基水杨酸钠在光、热、水存在的条件下易脱羧，生成间氨基酚，并可进一步氧化变色而失效。普鲁卡因水解产物对氨基苯甲酸也可慢慢脱羧生成苯胺，苯胺在光线影响下氧化生成有色物质，这就是盐酸普鲁卡因注射液变黄的原因。

(4) 脱水 一些化合物会因发生脱水（Dehydration）反应而不稳定，如糖类中的葡萄糖和乳糖可发生脱水反应生成 5-羟甲基糠醛。红霉素很容易在酸催化下发生脱水反应。前列腺素 E1 和前列腺素 E2 发生脱水反应后继续进行异构化反应。

(5) 与其他药物或辅料的作用 制剂中两种药物之间发生化学反应或药物与辅料之间发生作用也是影响药物稳定性的一个因素。近年来，临床上由辅料引起的不良反应事件越来越多，如吐温 80 引发中药注射剂过敏性事件以及塑化剂邻苯二甲酸酯类污染药品事件等，所以辅料对药品安全性的影响也越来越被药品监管部门所重视。

三、药物制剂稳定性研究的化学动力学基础

1. 概述

自从 1952 年 Edward 研究的阿司匹林水解反应和 Higuchi 研究的普鲁卡因胺的水解反应与 pH 有关的文章发表以来，应用化学动力学的原理来评价药物的稳定性的理论得到了广泛应用。此处将与药物制剂稳定性有关的化学动力学内容，简要地加以介绍。

2. 反应级数与反应物浓度对反应速率的影响

研究药物降解的化学反应速率，首先遇到的问题是药物浓度对反应速率的影响，根据质量作用定律，药物的降解速率与浓度的关系为：

$$-\frac{dC}{dt} = kC^n \tag{17-1}$$

式中，dC/dt 为降解速率；k 为反应速率常数；C 为反应物的浓度；n 为反应级数。

k 和 n 为式（17-1）的两个动力学参数，反应速率常数 k 表示在反应中，反应物浓度为 1mol/L 时的反应速度。k 值与反应物的浓度无关，而与温度、溶剂、反应物的性质有关。化学反应不同，反应速率常数不同；同一化学反应，温度不同，反应速度常数也不同。反应速率常数反映在给定温度、溶剂等条件下化学反应的难易程度。k 值越大，其反应速率就越快。而反应级数 n 是用来阐明反应物浓度与反应速率之间的关系。当 $n=0$ 时为零级反应；$n=1$ 为一级反应；$n=2$ 为二级反应，以此类推。在药物制剂的各类降解反应中，尽管有些药物的降解反应机制十分复杂，但多数药物及其制剂的降解可按零级、一级、伪一级反应处理。

(1) 零级反应 反应速率与反应物浓度无关，而受其他因素的影响，如反应物的溶解度或某些光化反应中光的照度等影响，零级反应（Zero Order Reactions）的微分速率方程为：

$$-\frac{dC}{dt} = k_0 \tag{17-2}$$

积分式为：
$$C = C_0 - k_0 t \tag{17-3}$$

式中，C_0 为 $t=0$ 时反应物浓度；C 为 t 时反应物的浓度；k_0 为零级速率常数，单位为 mol/(L·s)。C 与 t 呈线性关系，直线的斜率为 $-k_0$，截距为 C_0。复方磺胺液体制剂的颜色消退符合零级反应动力学。

(2) 一级反应 反应速率与反应物浓度成正比，一级反应（First Order Reactions）的微分速率方程为：

$$-\frac{dC}{dt} = kC \tag{17-4}$$

积分式为：
$$\lg C = -kt/2.303 + \lg C_0 \tag{17-5}$$

式中，k 为一级速率常数，其量纲为 T^{-1}，单位为 s^{-1}（或 min^{-1}、h^{-1}、d^{-1} 等）。$\lg C$ 与 t 作图呈直线，直线的斜率为 $-k/2.303$，截距为 $\lg C_0$。

通常将反应物消耗一半所需的时间为半衰期，记作 $t_{1/2}$。

$$t_{1/2} = \frac{0.693}{k} \tag{17-6}$$

如果以化学稳定性为考察指标，根据药物降解反应动力学可以计算出药品的有效期。药品的有效期（$t_{0.9}$）是指药品在规定容器或包装中并在标签指定的贮存条件下，药品的主药

含量不得低于药品标示量的 90% 所对应的时间。

$$t_{0.9} = \frac{0.1054}{k} \tag{17-7}$$

从式（17-6）和式（17-7）中可以看出，一级反应的有效期和半衰期与制剂中药物的初浓度无关，而与速率常数 k 值成反比，即 k 值越大，$t_{1/2}$ 和 $t_{0.9}$ 越小，制剂的稳定性越差。

（3）其他反应　如果反应速率与两种反应物浓度的乘积成正比的反应，称为二级反应。若其中一种反应物的浓度大大超过另一种反应物，或保持其中一种反应物浓度恒定不变的情况下，则此反应表现出一级反应的特征，故称为伪一级反应。例如在酸或碱的催化下，酯的水解可用伪一级反应处理。

3. 温度对反应速率的影响

温度是影响降解反应速率的最主要因素之一，温度升高时，绝大多数化学反应速率增大。温度对反应速率的定量影响关系可以用 Arrhenius 公式表示：

$$k = Ae^{-E/RT} \tag{17-8}$$

式中，k 是反应速度常数；A 为频率因子；E 为活化能；R 为气体常数；T 为热力学温度。

式（17-8）取对数形式为：

$$\lg k = \frac{-E}{2.303RT} + \lg A \ \text{或}\ \lg \frac{k_2}{k_1} = \frac{-E}{2.303R}\left(\frac{1}{T_2} - \frac{1}{T_1}\right) \tag{17-9}$$

温度升高，导致反应的活化分子数明显增加，从而反应速率加快；对不同的反应，温度升高，活化能越大的反应，其反应速率增加越多。该式是经典恒温法的理论依据，可以预测药物的稳定性，具体方法参见本章第四节。

第二节　影响药物制剂降解的因素及稳定化方法

影响药物制剂降解的因素包括处方因素和外界因素，处方因素主要包括 pH、广义酸碱、溶剂、离子强度、表面活性剂、基质或赋形剂等；外界因素即环境因素，包括温度、光线、空气、金属离子、湿度与水分、包装材料等。这些因素对于制剂处方的设计、剂型的选择、产品生产工艺条件和包装设计都是十分重要的。

一、处方因素和稳定化方法

1. pH 的影响

许多酯类、酰胺类药物常受 H^+ 或 OH^- 催化水解，这种催化作用也叫专属酸碱催化（Specific Acid-base Catalysis）或特殊酸碱催化，此类药物的水解速率，主要由 pH 决定。药物制剂的 pH 不仅影响药物的水解，还影响药物的氧化。可通过实验获得药物最稳定的 pH，在生产中控制药物制剂的 pH 在最稳定 pH 附近，以提高药物制剂的稳定性。

pH 对速率常数 k 的影响可用下式表示：

$$k = k_0 + k_{H^+}[H^+] + k_{OH^-}[OH^-] \tag{17-10}$$

式中，k_0 表示参与反应的水分子的催化速率常数；k_{H^+} 和 k_{OH^-} 分别表示 H^+ 和 OH^- 的催化速率常数。

在 pH 很低时主要是酸催化，则式（17-10）可表示为：

$$\lg k = \lg k_{H^+} - pH \tag{17-11}$$

以 $\lg k$ 对 pH 作图得一直线，斜率为 -1。

在 pH 较高时主要是碱催化，则：

$$\lg k = \lg k_{OH^-} + \lg K_w + pH \tag{17-12}$$

式中，K_w 为水的离子积，即 $K_w = [H^+][OH^-]$

以 $\lg k$ 对 pH 作图得一直线，斜率为 $+1$，在此范围内主要由 OH^- 催化。这样，根据上述动力学方程可以得到反应速率常数与 pH 关系的图形。这样的图形叫 pH-速率图。在 pH-速率曲线图最低点对应的横坐标，即为最稳定 pH，以 pH_m 表示。

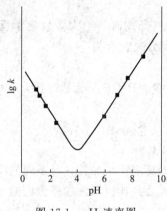

图 17-1　pH-速率图

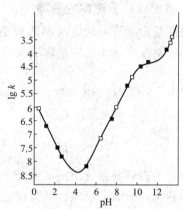

图 17-2　37℃普鲁卡因 pH-速率图

pH-速率图有各种形状，一种是 V 型图，如图 17-1 所示。药物水解的典型 V 型图是不多见的。硫酸阿托品、青霉素 G 在一定 pH 范围内的 pH-速率图与 V 型相似。硫酸阿托品水溶液最稳定 pH 为 3.7，因其 k_{OH^-} 比 k_{H^+} 大，故 pH_m 出现在酸性一侧，本品 0.05%、pH=6.54 的水溶液120℃、30min 分解 3.4%，而在 pH=7.3 磷酸缓冲液120℃同样时间则分解达 51.8%。《中国药典》2020 年版规定硫酸阿托品注射液的 pH 为 3.5～5.5，实际生产中控制在 4.0～4.5。青霉素 G 的 k_{H^+} 与 k_{OH^-} 值相似，其 pH_m 值为 6.5。

某些药物的 pH-速率图呈 S 型，如乙酰水杨酸水解 pH-速率图，盐酸普鲁卡因 pH-速率图有一部分呈 S 型（见图 17-2）。这是因为 pH 不同，普鲁卡因以不同的形式（即质子型和游离碱型）存在，pH 2.5 以下主要为质子型普鲁卡因的专属酸催化，而在 pH 为 5.5～8.5时，是质子型的碱催化。曲线 S 型部分是由普鲁卡因去质子后形成游离碱的结果，在 pH 12以上是游离碱的专属碱催化。

确定最稳定的 pH 是溶液型制剂的处方设计中首先要解决的问题。pH_m 可以通过式（17-13）计算：

$$pH_m = \frac{1}{2}pK_w - \frac{1}{2}\lg \frac{k_{OH^-}}{k_{H^+}} \tag{17-13}$$

式（17-13）中数据一般是通过实验获得，方法如下：保持处方中其他成分不变，配制一系列不同 pH 的溶液，在较高温度下（恒温，例如 60℃）下进行加速试验。求出各种 pH溶液的速率常数（k），然后以 $\lg k$ 对 pH 作图，就可求出最稳定的 pH。在较高恒温下所得到的 pH_m 一般可适用于室温，不致产生很大误差。例如三磷酸腺苷注射液最稳定的 pH 为9，就是用这种方法确定的。

处方设计中 pH 调节应兼顾三个方面问题：一是要有利于制剂的稳定性；二是要不影响药物溶解性能；三是要注意到药效及用药安全性，特别是注射剂与眼用制剂 pH 过高或过低均会对血管、肌肉或眼部黏膜产生刺激性，应综合进行考虑。一些药物最稳定的 pH 见表17-1。

表 17-1　一些药物的最稳定 pH

药　物	最稳定 pH	药　物	最稳定 pH
盐酸丁卡因	3.8	苯氧乙基青霉素	6
盐酸可卡因	3.5～4.0	毛果芸香碱	5.12
溴甲胺太林	3.38	氯氮䓬	2.0～3.5
溴化钠胺太林	3.3	克林霉素(氯洁霉素)	4.0
三磷腺苷	9.0	地西泮	5.0
羟苯甲酯	4.0	氢氯噻嗪	2.5
羟苯乙酯	4.0～5.0	维生素 B₁	2.0
羟苯丙酯	4.0～5.0	吗啡	4.0
乙酰水杨酸	2.5	维生素 C	6.0～6.5
头孢噻吩钠	3.0～8.0	对乙酰氨基酚(扑热息痛)	5.0～7.0
甲氧苯青霉素	6.5～7.0		

2. 广义酸碱催化

按照 Bronsted-Lowry 酸碱理论，给出质子的物质叫广义的酸，接受质子的物质叫广义的碱。有些药物也可被广义的酸碱催化水解，这种催化作用叫广义的酸碱催化或一般酸碱催化。

在配制液体制剂时，常用缓冲盐来调节溶液的 pH，缓冲盐可使溶液的 pH 保持恒定，但有时也对溶液中药物的降解反应有催化作用。常用的缓冲盐如醋酸盐、磷酸盐、枸橼酸盐、硼酸盐对溶液中药物的降解均有催化作用。例如磷酸盐可催化青霉素 G 钾盐、苯氧乙基青霉素降解；醋酸盐、枸橼酸盐可催化氯霉素分解。

为了观察缓冲剂对药物的催化作用，可增加缓冲剂的浓度，但应保持盐与酸的比例不变（即 pH 恒定），配制一系列不同浓度的缓冲溶液，然后观察药物在这一系列缓冲溶液中的分解情况。如果分解速率随缓冲剂浓度的增加而增加，则可确定该缓冲剂对药物有广义酸碱催化作用。为了减少这种催化作用的影响，在实际生产处方中，缓冲剂应用尽可能低的浓度或选用没有催化作用的缓冲系统。

3. 溶剂的影响

溶剂对药物稳定的影响比较复杂。对于在水中因易水解而不稳定的药物，可采用加入适量的非水溶剂，如乙醇、丙二醇、甘油等延缓药物的水解，以提高药物制剂的稳定性。例如，牛黄胆酸钠在人工胃液中的半衰期（$t_{1/2}$）为 15.37 天，在 25% 乙醇溶液中的 $t_{1/2}$ 为 60.57 天。

下述方程可以说明非水溶剂对易水解药物的稳定化作用：

$$\lg k = \lg k_\infty - \frac{KZ_A Z_B}{\varepsilon} \tag{17-14}$$

式中，k 为速率常数；ε 为介电常数；k_∞ 为溶剂 ε 趋向 ∞ 时的速率常数。此式表示溶剂介电常数对药物稳定性的影响，适用于离子与带电荷药物之间的反应。式中 Z_A、Z_B 为溶液中离子或药物分别所带的电荷，对于给定系统，一定温度下，K 是常数，因此以 $\lg k$ 对 $1/c$ 作图得到一条直线。如果药物离子与进攻离子的电荷相同，如 OH^- 催化水解苯巴比妥阴离子，则 $\lg k$ 对 $1/\varepsilon$ 作图所得直线的斜率将为负值，在处方中采用介电常数低的溶剂将降低药物的水解速率。故苯巴比妥钠注射液可用介电常数低的溶剂来提高稳定性，如 60% 丙二醇溶液，$25℃$ 时的 $t_{0.9}$ 可达 1 年左右。但是如果药物离子与进攻离子的电荷相反，如专属碱对带正电荷的药物催化，若采取介电常数低的溶剂，就不能达到稳定药物制剂的目的，因为此时直线斜率为正值，应采用介电常数高的溶剂来提高药物制剂的稳定性。

4. 离子强度的影响

在制剂处方中，经常加入电解质调节渗透压，或加入盐类抗氧剂来保护易氧化药物，或加入缓冲剂调节 pH 等。因此，还需考虑到离子强度对药物稳定性的影响，这种影响可用式 (17-15) 表示。

$$\lg k = \lg k_0 + 1.02 Z_A Z_B \sqrt{\mu} \tag{17-15}$$

式中，k 为是降解速率常数；k_0 为溶液无限稀（$\mu = 0$）时的速率常数；μ 为离子强度；Z_A、Z_B 为溶液中药物分别所带的电荷。以 $\lg k$ 对 $\sqrt{\mu}$ 作图可得到一条直线，其斜率为 $1.02 Z_A Z_B$，外推到 $\mu = 0$，可求得 k_0（见图 17-3）。

根据上述方程，对于相同电荷离子间的反应，溶液离子强度增大，则反应速率增大；相反电荷离子间的反应，溶液离子强度增大，反应速率降低；若药物是中性分子，溶液离子强度增大，对反应速率没有影响。如洛美沙星盐酸水溶液的光降解，随离子强度的增加降解速率也增加，在水溶液中氯离子对其光降解有极大的影响并生成高产率的氯代衍生物，溶液的介电常数增加，其光降解速率也增加。

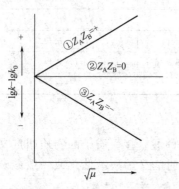

图 17-3　离子强度对反应速率的影响

5. 表面活性剂的影响

加入表面活性剂可使一些容易水解的药物稳定性提高，如苯佐卡因分子结构中含有酯键，易受碱催化水解，$30℃$ 时，苯佐卡因在水溶液中半衰期为 $64min$，在 5% 十二烷基硫酸钠溶液中，半衰期增加到 $1150min$。这是因为高于临界胶束浓度的表面活性剂在溶液中形成胶束，包裹在苯佐卡因周围，形成一层所谓"屏障"，阻碍 OH^- 对胶束中心苯佐卡因酯键的进攻，因而提高了苯佐卡因的稳定性。但要注意，表面活性剂有时反而使某些药物降解速率加快，如聚山梨酯 80 使维生素 D_3 稳定性下降。因而需通过试验来选用正确的表面活性剂。

6. 处方中基质或赋形剂的影响

处方中的基质及赋形剂均称为辅料，对处方的稳定性也会产生影响，影响机制主要包括：①起表面催化作用；②改变了液层中的 pH；③直接与药物产生作用。例如聚乙二醇基质，可以促进氢化可的松的水解而使有效期明显缩短，当其作为乙酰水杨酸栓剂基质时，也可使乙酰水杨酸分解，产生水杨酸和乙酰聚乙二醇；维生素 U 片采用糖粉和淀粉为赋形剂，则产品变色，若应用磷酸氢钙，再辅以其他措施，产品质量则有所提高；一些片剂的润滑剂对乙酰水杨酸的稳定性有一定影响，硬脂酸钙、硬脂酸镁可能与乙酰水杨酸反应形成相应的乙酰水杨酸钙及乙酰水杨酸镁，提高了系统的 pH，使乙酰水杨酸溶解度增加，分解速率加快，因此生产乙酰水杨酸片时不应使用硬脂酸镁这类润滑剂，而需用影响较小的滑石粉或硬脂酸等。

二、非处方因素和稳定化方法

除了制剂的处方因素外，非处方因素（外界因素）与制剂的稳定性也有密切的关系，外界因素包括温度、光线、空气（氧）、金属离子、湿度和水分、包装材料等，这些因素对制定药品的生产工艺条件和包装设计都是十分重要的。其中温度对各种降解途径（如水解、氧化等）均有影响，光线、空气（氧）、金属离子对易氧化药物影响较大，湿度、水分主要影响固体药物的稳定性，包装材料是各种产品均应考虑的问题。

1. 温度的影响

温度是外界环境中影响制剂稳定性的重要因素之一，对水解、氧化等反应影响较大，而对光解反应影响较小。一般来说，温度升高药物的降解速率增加。

根据 Van't Hoff 规则，温度每升高10℃，反应速率约增加2～4倍。对不同反应，速度增大的倍数可能不同，这是一个经验规律，可以粗略估计温度对反应速率的影响。而 Arrhenius 指数定律 ［见本章式（17-8）］ 定量地描述了温度与反应速率之间的关系，它是药物制剂稳定性预测的主要理论依据。

药物制剂在制备过程中，往往需要加热溶解、灭菌等操作，此时应考虑温度对药物稳定性的影响，制定合理的工艺条件。对易水解或易氧化的药物要注意控制温度，尤其是对注射液，在保证完全灭菌的前提下，适当降低灭菌的温度或缩短时间，避免不必要的长时间高温，以防止药物过快地水解或氧化；对热敏感的药物如某些生物制品、抗生素等，要根据药物性质，合理地设计处方，生产中可采取特殊工艺，如无菌操作、冷冻干燥、低温贮存等，以确保制剂质量。

2. 光线的影响

光和热一样，可提供产生降解反应所需的活化能。药物的光反应通常是吸收太阳光中的蓝紫光、紫光和紫外光而引起的。其中波长小于420nm的紫外光影响最大，这是由于波长越短，能量越大，因此紫外线更易激发化学反应。

光能激发许多药物的氧化反应，并使反应加快。药物的光解主要与药物的化学结构有关，酚类如苯酚、吗啡、肾上腺素、可待因、水杨酸等，还有分子中含双键的药物如维生素 A、D、B_{12} 等都能在光线的作用下发生氧化反应。光敏感药物还有氯丙嗪、异丙嗪、核黄素、氢化可的松、强的松、叶酸、辅酶 Q、硝苯地平等。

光解反应较热反应复杂，光的强度、波长，灌装容器的组成、种类、形状、与光线的距离等均对光解反应速率有影响，对于因光线而易氧化变质的药物在生产和贮存过程中，都应尽量避免光线的照射，宜采用棕色玻璃瓶包装或容器内衬垫黑纸，另外还应注意避光贮存。

3. 空气（氧）的影响

大气中的氧是引起药物制剂氧化的主要因素，特别是对一些易氧化的药物，氧气会加速药物的氧化降解。大多数药物的氧化是自动氧化反应，有些仅需痕量的氧就能引起反应。氧在水中有一定的溶解度，在平衡状态下，0℃为10.19mL/L，25℃为5.75mL/L，50℃为3.85mL/L；在药物制剂的溶液内部和容器空间都存在着一定量的氧，这足以使药物发生氧化。因此，为了减小药物的氧化降解，目前生产上常采用惰性气体（如 N_2 或 CO_2）驱除氧以及加抗氧剂来消耗氧的方法。向水中通氮气至饱和时，水中残氧量为0.36mL/L；通入二氧化碳至饱和时，残氧量为0.05mL/L。通惰性气体能除去容器空间和药液中的绝大部分氧，但是选择气体应视药物的性质而定，二氧化碳溶于水中呈酸性，可使 pH 降低，并可使某些药物如钙盐，产生 $CaCO_3$ 沉淀，这时以选用氮气为好。

为了防止易氧化药物的自动氧化，在制剂中必须加入抗氧剂。一些抗氧剂本身为强还原剂，它首先被氧化而保护主药免遭氧化，在此过程中抗氧剂逐渐被消耗（如亚硫酸盐类）。一些抗氧剂是链反应的阻化剂，能与游离基结合，中断链反应的进行，在此过程中抗氧剂本身不被消耗。

根据抗氧剂的溶解性，将抗氧剂分为水溶性抗氧剂和油溶性抗氧剂。水溶性抗氧剂主要用于水溶性药物的抗氧化，油溶性抗氧剂主要用于油溶性药物的抗氧化，另外还有一些药物能显著增强抗氧剂的效果，称为协同剂，如酒石酸、枸橼酸、磷酸等。亚硫酸氢钠和焦亚硫酸钠具有强的还原性，水溶液呈酸性，主要用于弱酸性药物的抗氧剂；硫代硫酸钠主要用于碱性药液中，如磺胺类注射液。维生素 E 亦称为生育酚，属于酚类化合物，是人们最早发现维生素之一，是一种有效的强抗氧剂，一般使用维生素 E 和维生素 C 复配，或维生素 E 和茶多酚复配再加入柠檬酸增效剂，具有良好的协同抗氧化作用，可用作动植物油及脂溶性药物的抗氧剂。

近年来，氨基酸类抗氧剂也在使用，如半胱氨酸、蛋氨酸等，此类抗氧剂的毒性小，本身也不易变色，但价格稍贵。

使用抗氧剂时，还应注意抗氧剂与主药是否发生相互作用。早有报道亚硫酸氢盐可以与对羟基苯甲醇衍生物发生反应；肾上腺素与亚硫酸氢钠在水溶液中可形成无光学与生理活性的磺酸盐化合物。还应注意甘露醇、酚类、醛类、酮类物质可降低亚硫酸盐类的活性。

4. 金属离子的影响

制剂中微量金属离子主要来自原辅料、溶剂、容器以及操作过程中使用的工具等。微量的金属离子尤其是二价以上的金属离子，如铜、铁、铂、锰等，对制剂中药物的自氧化反应有显著的催化作用，如 0.0002mol/L 的铜能使维生素 C 氧化速率增大 10000 倍。

为了避免金属离子的影响，除应选择纯度较高的原辅料，尽量不使用金属器具外，常在药液中加入螯合剂，如依地酸盐、枸橼酸、酒石酸、磷酸、二巯乙基甘氨酸等，螯合剂可与溶液中的金属离子生成稳定的水溶性络合物，避免金属离子的催化作用，有时螯合剂与亚硫酸盐类抗氧剂联合应用，效果更佳。

5. 湿度与水分的影响

空气中湿度与物料中含水量对固体药物制剂的稳定性有重要影响。许多反应没有水分存在就不会进行，对于化学稳定性差的固体制剂，由于湿度和水分影响，在固体表面吸附了一层液膜，药物在液膜中发生降解反应，如维生素 C 片、乙酰水杨酸片、维生素 B_{12}、青霉素盐类粉针、硫酸亚铁等。

一般固体药物受水分影响的降解速率与相对湿度成正比，相对湿度越大，反应越快。所以在药物制剂的生产和贮存过程中应多考虑湿度和水分的影响，采用适当的包装材料来降低湿度和水分，以提高制剂的稳定性。

6. 包装材料的影响

包装材料是影响药物稳定性的重要因素，也是影响药品的安全性以及病人对药品的接受性等的重要因素。药物贮藏过程中，主要受热、光、水汽及空气（氧）的影响，包装设计就是要排除这些因素的干扰，同时也要考虑包装材料与药物制剂的相互作用。故在给产品选择包装材料时，必须以试验结果和实践经验为依据，经过"装样试验"，确定合适的包装材料。

三、药物制剂稳定化的其他方法

除了上述从处方因素和非处方因素着手提高药物制剂稳定化的方法外，对于化学稳定性差的药物进行药物设计时，还可以采用下列方法来提高制剂的稳定性。

1. 改进剂型或生产工艺

在水溶液中不稳定的药物，可制成固体制剂、微囊或包合物来增加药物的稳定性；对于一些遇湿遇热不稳定的药物，可以采用直接压片或包衣工艺。

(1) 制成固体制剂 凡是被证明在水溶液中不稳定的药物，一般可制成固体制剂。供口服药物可以制成片剂、胶囊剂、颗粒剂、干糖浆等；供注射用药物则可做成注射用无菌粉末，如青霉素类的无菌注射粉针，稳定性提高；也可将药物制成膜剂，如将硝酸甘油做成片剂时易发生内迁移现象，药物含量的均匀性降低，国内一些单位将其制成膜剂，增加了稳定性。

(2) 制成微囊或包合物 某些药物制成微囊可增加药物的稳定性。如易氧化的 β-胡萝卜素、γ-亚麻酸甲酯、盐酸异丙嗪、维生素 C、硫酸亚铁等药物；见光易分解的维 A 酸等药物；吸潮易降解的阿司匹林等药物，制成微囊或包合物后，可防止氧化和水解，其稳定性得到提高。

(3) 采用直接压片或包衣工艺 一些对湿热不稳定的药物，可以采用干法制粒或直接压片。包衣是解决片剂稳定性的常规方法之一，如氯丙嗪、盐酸异丙嗪、对氨基水杨酸钠等，均可做成包衣片。个别对光、热、水很敏感的药物如酒石麦角胺，一些药厂采用联合式干压包衣机制成包衣片，起到良好效果。

2. 制成稳定的衍生物

(1) 制成难溶盐 一般在混悬液中药物的水解只与药物在溶液中的浓度有关，而与固体状态无关，此时可以将药物制成难溶性盐或难溶性脂类衍生物，可增加其稳定性。水溶性越低，稳定性越好。例如青霉素 G 钾盐，可以制成溶解度小的普鲁卡因青霉素（水中溶解度为 1∶250），稳定性明显提高。青霉素 G 还可以与 N,N-双苄乙二胺生成苄星青霉素 G（长效西林），其溶解度进一步减小（1∶6000），故稳定性更佳，可以口服，作用时间由 5 小时延长到 4 周。

(2) 制成复合物 酯链在 OH^- 作用下水解，若此时加入咖啡因，可增加药物的稳定性，如苯佐卡因在咖啡因的存在下，形成复合物，使其水解速率大大降低，而且随着咖啡因浓度的增加，稳定性显著提高。

(3) 制成前体药物 利用化学方法制备的前体药物，可使药物水解反应速率降低。氨苄西林是碱性药物，稳定性极差，如果与酮反应生成缩酮氨苄西林（海他西林），药物的稳定性得到显著提高。

第三节 固体药物制剂的稳定性

前述影响药物制剂稳定性的因素及稳定化方法，一般也适用于固体制剂，但由于固体制剂多属于多相非均匀系统，其稳定性具有一定的特殊性。

一、固体制剂稳定性的一般特点

1. 固体药物与固体剂型稳定性的一般特点

对固体药物及其固体制剂稳定性的研究不多，原因在于：①固体药物一般分解较慢，需要较长时间和精确的分析方法；②固体状态的药物分子相对固定，不像溶液那样可以自由移动和完全混合，因此具有系统的不均匀性，含量等分析结果很难重现；③一些易氧化的药物的氧化作用往往限于固体表面，而将内部分子保护起来，以致表里变化不一；④固体剂型又是多相系统，常包括气相（空气和水汽）、液相（吸附的水分）和固相，实验中，这些相的组成和状态常发生变化，特别是在水分的存在下对稳定性影响很大，对实验造成了很大的困难。因此，研究固体药物及其固体制剂的稳定性是一件十分复杂的工作。

2. 固体药物之间的相互作用

固体剂型中组分之间的相互作用导致组分的分解。例如由于非那西丁的某些毒副作用，故逐渐用对乙酰氨基酚（扑热息痛）代替非那西丁用于生产复方乙酰水杨酸片剂（APC），现在发现乙酰水杨酸与对乙酰氨基酚之间有乙酰转移反应（图 17-4），也可能使对乙酰氨基酚直接水解。在处方设计与生产中这些问题应予以充分注意。

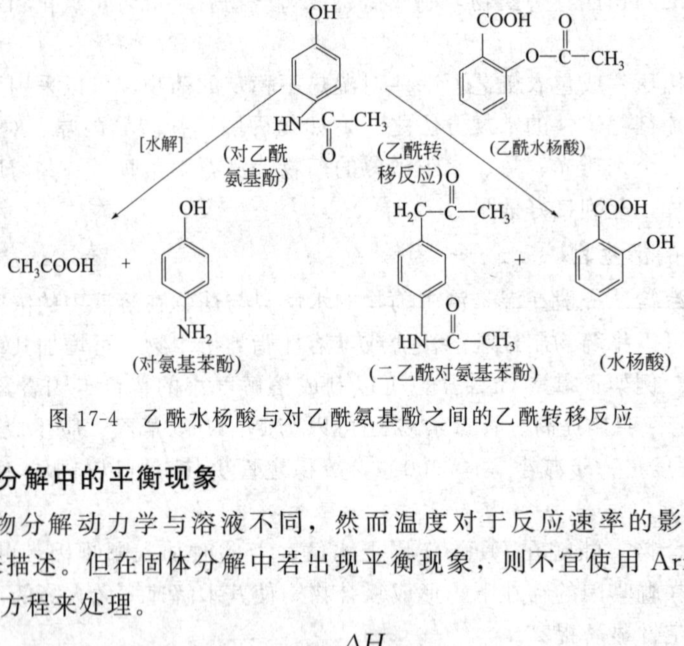

图 17-4　乙酰水杨酸与对乙酰氨基酚之间的乙酰转移反应

3. 固体药物分解中的平衡现象

虽然固体药物分解动力学与溶液不同，然而温度对于反应速率的影响，一般仍可用 Arrhenius 方程来描述。但在固体分解中若出现平衡现象，则不宜使用 Arrhenius 公式，而要用 Van't Hoff 方程来处理。

Van't Hoff 方程：

$$\ln K = -\frac{\Delta H}{RT} + a \tag{17-16}$$

式中，ΔH 为反应热；a 为常数。以平衡常数的对数 $\ln K$ 对 $1/T$ 作图，得一直线。将直接外推到室温，也可求出室温时的平衡常数及平衡浓度，就能估计药物在室温时的分解限度。在此类问题中，如果最后固体分解达到平衡，速率常数对预测稳定性没有什么重要意义。

二、影响固体制剂稳定的因素及稳定化方法

1. 固体药物晶型的变化

晶型是指物质在结晶时受各种因素影响，造成分子内和分子间键合方式发生改变。实质

上是指物质的分子或原子在晶格空间排列不同而形成。不同晶型的药物，其理化性质如溶解度、熔点、密度、蒸气压、光学和电学性质发生改变，稳定性也有差异，从而影响药物的稳定性、生物利用度及疗效，该种现象在口服固体制剂方面表现得尤为明显。但晶态与晶型是不同的，结晶的外部形态称为晶态、晶癖或结晶习性；结晶内部结构类别称晶型。

如果一个化合物具有多晶型，其中只有一种晶型是稳定的，其他的晶型都不太稳定，称亚稳型或不稳定型，最终都会转变成稳定型。亚稳型是药物存在的一种高能量状态，通常熔点低、溶解度大、溶出速率亦大。因此，药物的晶型往往可以决定其吸收速率、临床药效和制剂稳定型。一些药物如利福平、氨苄西林钠、维生素 B_1 等的稳定性与晶型有很大关系。如利福平有无定型、晶型 A 和晶型 B 三种晶型，无定型稳定性差，而晶型 A 和晶型 B 在同样条件下有较好的稳定性；氨苄西林钠有 A、B 和 C 三种晶型，C 型稳定性较好，A 型与 B 型次之。

另外，在制剂的制备及贮存过程中，如粉碎、加热、冷却、湿法制粒都可能导致晶型发生变化。因此在设计制剂时，要对晶型做必要的研究，弄清该物有几种晶型，何种晶型稳定，何种晶型有效。目前鉴别晶型主要是针对不同的晶型具有不同的理化特性及光谱学特征来进行的。

具体研究晶型的方法有差热分析、差示扫描量热法、X-射线单晶结构分析、X-射线粉末衍射、红外光谱、核磁共振谱、热显微镜和溶出速率法等，上述所提及的药物晶型确定方法多数仅能反映药物不同晶型某一方面的物理性质。因此，不同测试手段的综合运用，可达到对药物晶型的全面认识。近年来出现的红外光谱与热显微镜法，以及差示扫描量热法与热台显微镜法联用方法即是该思路的一种体现。

2. 固体药物制剂的吸湿

固体制剂经常发生的吸湿现象，是指药物或制剂从周围环境中吸收水分直至平衡的过程，吸湿不但引起固体制剂的物理变化，而且常常是引发化学变化的前提条件。具有水溶性的药物粉末在相对较低湿度环境时一般吸湿量较少，但相对湿度提高到某一值时，吸湿量急剧增加，此时的相对湿度称为临界相对湿度（CRH）。CRH 越小越易吸湿，反之，则不易吸湿。

因此，在选择固体制剂处方时，对强吸湿性药物一般应选择低吸湿性的辅料与之配伍，另外在包含强吸湿性原料的混合过程，应注意操作环境的相对湿度、原料的混合顺序及缩短混合时间。为了考察固体药物制剂在包装条件下的吸湿性能，应进行湿度加速试验。

3. 固体药物之间的相互作用

固体药物剂型中，药物与辅料之间的相互作用也影响制剂外在和内在质量，对于固体药物制剂而言，可供选择的辅料种类很多，常用的有稀释剂、崩解剂、助流剂、黏合剂等。每种辅料都具有各自的物理化学特点，选择适宜的辅料与药物配伍，对于制剂的加工成型、外观、有效性及安全性等具有重要意义。

药物与药物、药物与辅料配伍后应注意药物的溶解性、稳定性问题。对于一些难溶性药物的固体制剂，选择辅料最好能够有利于药物的溶解和吸收；对于毒副作用较大，治疗窗较窄的药物，处方配伍不当、溶解过快同样会出现严重问题；对于一些稳定性差的药物，微量水分的存在或与不适宜的辅料配伍时，也可能发生固-固相互作用或者促进药物降解的进行。对于可能出现上述问题的药物，应避免应用具有催化作用的辅料或具有吸湿作用的辅料。同样，对于易发生光化或氧化作用的药物，应选择具有避光、抗氧或抗湿作用的辅料。

第四节　药物制剂稳定性试验方法

一、稳定性试验的目的和基本要求

稳定性试验的目的是考察原料药或药物制剂在温度、湿度、光线的影响下随时间变化的规律，为药品的生产、包装、贮存、运输条件提供科学依据，同时通过试验确定药品的有效期。

稳定性试验的基本要求有以下几个方面。

(1) 稳定性试验包括影响因素试验、加速试验与长期试验。影响因素试验用 1 批原料药或 1 批制剂进行；如果试验结果不明确，应加试 2 个批次样品。生物制品应直接使用 3 个批次。加速试验与长期试验用 3 批供试品进行。

(2) 原料药供试品应是一定规模生产的，供试品量相当于制剂稳定性试验所要求的批量，原料合成工艺路线、方法、步骤应与大生产一致。药物制剂供试品应是放大试验的产品，其处方与工艺应与大生产一致。每批放大试验的规模，至少是中试规模。大体积包装的制剂如静脉输液等，每批放大规模的数量至少应为各项试验所需总量的 10 倍。特殊品种、特殊剂型所需数量，根据情况另定。

(3) 供试品的质量标准应与临床前研究及临床试验和规模生产所使用的供试品质量标准一致。

(4) 加速试验与长期试验所用供试品的包装应与上市产品一致。

(5) 研究药物稳定性，要采用专属性强、准确、精密、灵敏的药物分析方法与有关物质（含降解产物及其他变化所生成的产物）的检查方法，并对方法进行验证，以保证药物稳定性试验结果的可靠性，在稳定性试验中，应重视降解产物的检查。

(6) 若放大试验比规模生产的数量小，申报者应承诺在获得批准后，从放大试验转入规模生产时，对最初通过生产验证的 3 批规模生产的产品仍需进行加速试验与长期稳定性试验。

(7) 对包装在有通透性容器内的药物制剂应当考虑药物的湿敏感性或可能的溶剂损失。

(8) 制剂质量的"显著变化"通常定义为：①含量与初始值相差 5%；或采用生物或免疫法测定时效价不符合规定。②降解产物超过标准限度要求。③外观、物理常数、功能试验（如颜色、相分离、再分散性、黏结、硬度、每揿剂量）等不符合标准要求。④pH 不符合规定。⑤12 个制剂单位的溶出度不符合标准的规定。

《中国药典》2020 年版四部指导原则"9001 原料药物与制剂稳定性试验指导原则"分两部分，第一部分为原料药，第二部分为药物制剂。原料药与制剂均需进行影响因素试验、加速试验和长期试验。

二、药物稳定性试验指导原则规定的试验内容

（一）原料药

1. 影响因素试验

此项试验是在比加速试验更激烈的条件下进行。其目的是探讨药物的固有稳定性，了解影响其稳定性的因素及可能的降解途径与降解产物，为制剂生产工艺、包装、贮存条件和建

立降解产物分析方法提供科学依据。将供试品置适宜的开口容器中（如称量瓶或培养皿），分散放置，厚度不超过 3mm（疏松原料药可略厚）。当试验结果发现降解产物有明显变化，应考虑其潜在的危害性，必要时应对降解产物进行定性或定量分析。

（1）高温试验 供试品开口置适宜的恒温设备中，设置温度一般高于加速试验温度 10℃以上，考察时间点应基于原料药本身的稳定性及影响因素试验条件下稳定性的变化趋势设置。通常可设定为 0 天、5 天、10 天、30 天等取样，按稳定性重点考察项目进行检测。若供试品质量有明显变化，则适当降低温度试验。

（2）高湿度试验 供试品开口置恒湿密闭容器中，在 25℃分别于相对湿度 90%±5%条件下放置 10 天，于第 5 天和第 10 天取样，按稳定性重点考察项目要求检测，同时准确称量试验前后供试品的质量，以考察供试品的吸湿潮解性能。若吸湿增重 5%以上，则在相对湿度 75%±5%条件下，同法进行试验；若吸湿增重 5%以下，其他考察项目符合要求，则不再进行此项试验。恒湿条件可在密闭容器如干燥器下部放置饱和盐溶液，根据不同相对湿度的要求，可以选择 NaCl 饱和溶液（相对湿度 75%±1%，15.5～60℃），KNO_3 饱和溶液（相对湿度 92.5%，25℃）。

（3）强光照射试验 供试品开口放在光照箱或其他适宜的光照装置内，可选择输出相似于 D65/ID65 发射标准的光源，或同时暴露于冷白荧光灯和近紫外灯下，在照度为 4500lx±500lx 的条件下，且光源总照度应不低于 $1.2×10^6$ lux·hr、近紫外灯能量不低于 200W·hr/m^2，于适宜时间取样，按稳定性重点考察项目进行检测，特别要注意供试品的外观变化。

关于光照装置，建议采用定型设备"可调光照箱"，也可用光橱，在箱中安装日光灯数支使达到规定照度。箱中供试品台高度可以调节，箱上方安装抽风机以排除可能产生的热量，箱上配有照度计，可随时监测箱内照度，光照箱应不受自然光的干扰，并保持照度恒定，同时应防止尘埃进入光照箱内。

此外，根据药物的性质必要时可设计实验，探讨 pH、氧及其他条件对药物稳定性的影响，并研究分解产物的分析方法。创新药物应对分解产物的性质进行必要的分析。

2. 加速试验

此项试验是在加速条件下进行，其目的是通过加速药物的化学或物理变化，探讨药物的稳定性，为制剂设计、包装、运输、贮存提供必要的资料。供试品要求 3 批，按市售包装，在温度（40±2）℃，相对湿度 75%±5%的条件下放置 6 个月。所用设备应能控制温度±2℃，相对湿度±5%，并能对真实温度与湿度进行监测。在至少包括初始和末次等的 3 个时间点（如 0、3、6 月）取样，按稳定性重点考察项目检测。如在（25±2）℃、相对湿度 60%±5%条件下进行长期试验，当加速试验 6 个月中任何时间点的质量发生了显著变化，则应进行中间条件试验。中间条件为（30±2）℃、相对湿度 65%±5%，建议考察时间为 12 个月，应包括所有的稳定性重点考察项目，检测至少包括初始和末次等的 4 个时间点（如 0、6、9、12 月）。

对温度特别敏感的药物，预计只能在冰箱中（4～8℃）保存，此类药物的加速试验，可在温度（25±2）℃，相对湿度 60%±10%的条件下进行，时间为 6 个月。对拟冷冻贮藏的药物，应对一批样品在（5±3）℃或（25±2）℃条件下放置适当的时间进行试验，以了解短期偏离标签贮藏条件（如运输或搬运时）对药物的影响。

3. 长期试验

长期试验是在接近药物的实际贮存条件下进行，其目的是为制订药物的有效期提供依据。供试品 3 批，市售包装，在温度（25±2）℃，相对湿度 60%±10% 的条件下放置 12 个月，或在温度（30±2）℃，相对湿度 65%±5% 的条件下放置 12 个月。这是从我国南方与北方气候的差异考虑的，至于上述两种条件选择哪一种由研究者确定。每 3 个月取样一次，分别于 0 个月、3 个月、6 个月、9 个月、12 个月取样按稳定性重点考察项目进行检测。12 个月以后，仍需继续考察，分别于 18 个月、24 个月、36 个月取样进行检测。将结果与 0 个月比较，以确定药物的有效期。由于实验数据的分散性，一般应按 95% 可信限进行统计分析，得出合理的有效期。如 3 批统计分析结果差别较小，则取其平均值为有效期，若差别较大则取其最短的为有效期。如果数据表明测定结果变化很小，说明药物是很稳定的，则不作统计分析。

对温度特别敏感的药物，长期试验可在温度（5±3）℃的条件下放置 12 个月，按上述时间要求进行检测，12 个月以后，仍需按规定继续考察，制订在低温贮存条件下的有效期。

对拟冷冻贮藏的药物，长期试验可在温度（−20±5）℃的条件下至少放置 12 个月进行考察。

长期试验采用的温度为（25±2）℃、相对湿度为 60%±10%，或温度（30±2）℃、相对湿度 65%±5%，是根据国际气候带制定的，中国总体来属于亚热带，部分地区属湿热带，故长期试验采用温度为（25±2）℃，相对湿度 60%±10%，或温度（30±2）℃，相对湿度 65%±5%，与美、日、欧国际协调委员会（ICH）采用的条件基本是一致的。

原料药进行加速试验与长期试验所用包装应采用模拟小桶，但所用材料与封装条件应与大桶一致。

（二）药物制剂

药物制剂稳定性研究，首先应查阅原料药稳定性有关资料，特别了解温度、湿度、光线对原料的稳定性影响，并在处方筛选与工艺设计的过程中，根据主药与辅料的性质，参考原料药的试验方法，进行影响因素试验、加速试验和长期试验。

1. 影响因素试验

药物制剂进行此项试验的目的是考察制剂处方的合理性与生产工艺及包装条件。供试品用 1 批进行，将供试品如片剂、胶囊剂、注射剂（注射用无菌粉末如为西林瓶装，不能打开瓶盖，以保持密封的完整性），除去外包装，并根据试验目的和产品特性考虑是否除去内包装，置适宜的开口容器中进行高温试验、高湿度试验与强光照射试验，试验条件、方法、取样时间与原料药相同。

2. 加速试验

此项试验是在加速条件下进行，其目的是通过加速药物制剂的化学或物理变化，探讨药物制剂的稳定性，为处方设计、工艺改进、质量研究、包装改进、运输、贮存提供必要的资料。供试品要求 3 批，按市售包装，在温度（40±2）℃、相对湿度 75%±5% 的条件下放置 6 个月。所用设备应能控制温度 ±2℃，并能对真实温度与湿度进行监测。在至少包括初始和末次等的 3 个时间点（如 0、3、6 月）取样，按稳定性重点考察项目监测。如在（25±2）℃、相对湿度 60%±5%，条件下进行长期试验，当加速试验 6 个月中任何时间点的质量发生了显著变化，则应进行中间条件试验。中间条件为（30±2）℃、相对湿度 65%±5%，建议的考察时间为 12 个月，应包括所有的稳定性重点考察项目，检测至少包括初始和末次等的 4 个时间点（如 0、6、9、12 月）。溶液剂、混悬剂、乳剂、注射剂等含有水性介质的制剂可不要求相对湿度。实验所用设备与原料药物相同。

对温度特别敏感的药物制剂，预计只能在冰箱 [(5±3)℃] 内保存使用，此类药物制剂的加速试验，可在温度（25±2)℃、相对湿度 60%±10% 的条件下进行，时间为 6 个月。对拟冷冻贮藏的制剂，应对一批样品在（5±3)℃ 或（25±2)℃ 条件下放置适当的时间进行试验，以了解短期偏离标签贮藏条件（如运输或搬运时）对制剂的影响。

乳剂、混悬剂、软膏剂、乳膏剂、糊剂、凝胶剂、眼膏剂、栓剂、气雾剂、泡腾片及泡腾颗粒宜直接采用温度（30±2)℃、相对湿度 65%±5% 的条件进行试验，其他要求与上述相同。

对于包装在半透性容器中的药物制剂，例如低密度聚乙烯制备的输液袋、塑料安瓿、眼用制剂容器等，则应在温度（40±2)℃，相对湿度 25%±5% 的条件（可用 $CH_3COOK \cdot 1.5H_2O$ 饱和溶液）进行试验。

3. 长期试验

长期试验是在接近药品的实际贮存条件下进行，其目的是为制订药品的有效期提供依据。供试品 3 批，市售包装，在温度（25±2)℃、相对湿度 60%±10% 的条件下放置 12 个月，或在温度（30±2)℃、相对湿度 65%±5% 的条件下放置 12 个月，这是从我国南方与北方气候的差异考虑的，至于上述两种条件选择哪一种由研究者确定。每 3 个月取样一次，分别于 0 个月、3 个月、6 个月、9 个月、12 个月取样，按稳定性重点考察项目进行检测。12 个月以后，仍需继续考察，分别于 18 个月、24 个月、36 个月取样进行检测。将结果与 0 个月比较以确定药品的有效期。由于实测数据的分散性，一般应按 95% 可信限进行统计分析，得出合理的有效期。如 3 批统计分析结果差别较小，取其平均值为有效期限。若差别较大，则取其最短的为有效期。数据表明很稳定的药品，不作统计分析。

对温度特别敏感的药品，长期试验可在温度 5℃±3℃ 的条件下放置 12 个月，按上述时间要求进行检测，12 个月以后，仍需按规定继续考察，制定在低温贮存条件下的有效期。对拟冷冻贮藏的制剂，长期试验可在温度（-20±5)℃ 的条件下至少放置 12 个月，货架期应根据长期试验放置条件下实际时间的数据而定。

对于包装在半透性容器中的药物制剂，则应在温度（25±2)℃、相对湿度 40%±5%，或（30±2)℃、相对湿度 35%±5% 的条件进行试验，至于上述两种条件选择哪一种由研究者确定。

对于所有制剂，应充分考虑运输路线、交通工具、距离、时间、条件（温度、湿度、振动情况等）、产品包装（外包装、内包装等）、产品放置和温度监控情况（监控器的数量、位置等）等对产品质量的影响。

此外，有些药物制剂还应考察临用时配制和使用过程中的稳定性。例如，应对配制或稀释后使用、在特殊环境（如高原低压、海洋高盐雾等环境）使用的制剂开展相应的稳定性研究，同时还应对药物的配伍稳定性进行研究，为说明书/标签上的配制、贮藏条件和配制或稀释后的使用期限提供依据。

三、药物制剂稳定性研究的其他方法

1. 经典恒温法

经典恒温法的理论依据是前述 Arrhenius 指数定律 $k = Ae^{-E/RT}$，其对数形式见式（17-9）。

根据 Arrhenius 方程的对数形式，以 $\lg k$ 对 $1/T$ 作图得到一条直线，此图称 Arrhenius

图，直线斜率为$-E/(2.303R)$，由此可计算出活化能E，若将直线外推至室温，就可求出室温时的速率常数（$k_{25℃}$）。由$k_{25℃}$可求出分解10%所需的时间（即$t_{0.9}$）或室温贮藏若干时间以后残余的药物的浓度。

实验设计时，除了确定含量测定方法外，还要进行预试验，以便对该药的稳定性有一个基本的了解，然后设计实验温度与取样时间。根据实验温度与取样时间，将样品放入各种不同温度的恒温水浴中，定时取样测定其浓度（或含量），求出各温度下不同时间药物的浓度变化。以药物浓度对时间作图，以判断反应级数。若以$\lg C$对t作图得到一条直线，则为一级反应。再由直线斜率求出各温度下的速率常数，然后按前述方法求出活化能和$t_{0.9}$。

要想得到预期的结果，除了精心设计实验外，很重要的问题是对实验数据进行正确的处理。化学动力学参数（如反应级数、k、E、$t_{1/2}$）的计算，有图解法和统计学方法，后一种方法比较准确、合理，故近年来在稳定性的研究中广泛应用。

下面介绍线性回归法。例如某药物制剂，在$40℃$、$50℃$、$60℃$、$70℃$四个温度下进行加速试验，测得各个时间的浓度确定为一级反应，用线性回归法求出各温度的速率常数，结果见表17-2。

表 17-2 动力学数据表

$t/℃$	$1/T×10^3$	$k×10^5/\mathrm{h}^{-1}$	$\lg k$
40	3.192	2.66	-4.575
50	3.094	7.94	-4.100
60	3.001	22.38	-3.650
70	2.913	56.50	-3.248

将上述数据（$\lg k$对$1/T$）进行一元线性回归，得回归方程：

$$\lg k = -4765.98/T + 10.64$$

$$E = -(-4765.98)×2.303×8.319 = 91309.77(\mathrm{J/mol}) = 91.31(\mathrm{kJ/mol})$$

2. 简便法

鉴于经典恒温法实验及数据处理工作量大、费时等缺点，出现了一些简化的方法。其理论仍是基于化学动力学原理和Arrhenius指数定律。如减少加速试验温度数的方法（温度系数法），或减少取样次数的方法（初均速法），或简化数据处理的方法（活化能估算法）等，尽管简便法的准确性可能有不同程度的降低，但其预测结果仍有一定的参考价值。

(1) 温度系数法（Q_{10}法） 温度系数法即依据Van't Hoff规则建立的一种测定物质稳定性的简便方法。设Q_{10}为温度增加$10℃$相邻的两温度的反应速率常数的比值，其表示式为：

$$Q_{10} = k_{(T+10)}/k_T \tag{17-17}$$

若以$t_{0.9}^1$、$t_{0.9}^2$分别表示在温度T_1和T_2时降解10%所需的时间，k_{T_1}与k_{T_2}分别表示在温度T_1和T_2时速率常数，则有

$$k_{T_2}/k_{T_1} = t_{0.9}^1/t_{0.9}^2 \tag{17-18}$$

$$\frac{t_{0.9}^1}{t_{0.9}^2} = Q_{10}^{0.1×(T_2-T_1)} \tag{17-19}$$

其具体方法为：先通过两个相差$10℃$的温度进行加速试验，求出两个温度下的速率常数，算出Q_{10}，进而算出室温下的$t_{0.9}$。由于该方法的受试温度点较少，所以其准确性相对

较差，然而其准确性比活化能估算法要高。

例题：测得克拉霉素溶液（pH = 3.5）在 50℃、60℃的一级降解速率常数分别为 $6.301×10^{-5}\ min^{-1}$、$1.531×10^{-4}\ min^{-1}$，用 Q_{10} 法计算室温（25℃）下的有效期。

按已知条件可以计算出克拉霉素溶液的 Q_{10} 及 50℃下的有效期：

$$Q_{10} = k_{(T+10)}/k_T = 2.4298,\ t_{0.9}^2 = 1666.4min = 27.7h$$

根据式（17-19）可以计算出室温下的有效期：

$$t_{0.9}^1 = t_{0.9}^2 × Q_{10}^{0.1×(T_2-T_1)} = 27.7 × 2.4298^{2.5} = 255.596h = 10.65d$$

(2) 初均速法　初均速是指反应开始阶段的平均速率，即反应开始阶段单位时间内药物含量的变化。设在某温度 T 进行反应，药物的原始含量为 C_0，时间 t 后的含量为 C，则反应的初均速度 V_0 为：

$$V_0 = \frac{C_0 - C}{t} \tag{17-20}$$

若在不同温度 T_1、T_2…T_i（一般 $i = 8～9$）做 i 次实验，得各初均速分别为 V_{01}、V_{02}……V_{0i} 以 $\ln V_0$ 对 $1/T$ 作图，得到一条直线，其方程为：

$$\ln V_0 = \ln A - \frac{E}{RT} \tag{17-21}$$

此式与 Arrhenius 方程相似，只是以 V_0 代替 k。从直线外推至室温的 V_0，进而可求有效期。许多药物的降解是复杂反应，尤其是自动催化氧化反应、光化反应或链反应，由于后期的反应机理更为复杂，不同时间内和不同温度下的反应机理可能不同，因而反应级数也不同。而初均速法的特点是：只需测定反应初期药物的含量变化，这样可避免反应后期副反应的干扰。

本方法由于每一温度下只采取一个样品点，易产生实验误差，通过增加测定的温度数，可以抵消此实验误差。为了排除副反应的干扰，应采用初瞬时速率，即在 C-t 曲线上在 $t→0$ 时求出曲线的斜率 $\left(-\frac{dC}{dt}\right)$，这样每个温度均需测定几个时间点的样品浓度，实验次数大为增加。为了减少实验次数，只要保证试验过程与结果的准确性，用初均速代替初瞬时速率是可行的。

(3) 活化能估算法　根据 Arrhenius 指数定律可推导出：

$$\lg \frac{K_1}{K_2} = \frac{E}{2.303R} \cdot \frac{T_2 - T_1}{T_2 T_1} \tag{17-22}$$

由于反应速率常数 K 与有效期 τ 成反比，式（17-22）可写成

$$\lg \frac{\tau_1}{\tau_2} = \frac{E}{2.303R} \cdot \frac{T_2 - T_1}{T_2 T_1} \tag{17-23}$$

根据大多数药物降解反应活化能在 41.86～83.72kJ/mol 之间，由式（17-23）可估算出在某一温度下，样品需加速试验多长时间，若其含量不低于标示量 90% 时，即能确定室温下药物有效期在设定的时间之内。

例如采用加速温度为 45℃ $[T_2 = (45+273.2)\ K]$，要求室温 $[T_1 = (25+273.2)\ K]$ 下药物的有效期 $\tau_1 = 24$ 个月，若活化能为 83.72kJ/mol，代入式（17-23）求得 τ_2 为 2.9 个月。活化能为 41.86kJ/mol，则 τ_2 为 8.3 个月。其他加速温度和时间可依法计算，结果如表 17-3 所示。

表 17-3 预测有效期 2 年所需加速试验的温度与时间

加速温度/℃	最长时间	最短时间
37	14.7个月	6.5个月
45	8.3个月	2.9个月
60	4.1个月	3周
85	6周	2.5日

从表 17-3 中的数据可以看出，如果在 45℃加速实验 2.9 个月，制剂含量在标示量 90％以上，则此制剂在室温 25℃时有效期可能为 2 年。若在同样温度下加速实验 8.3 个月，含量还在标示量 90％以上，则此制剂室温有效期一定可达 2 年。

恒温法中除上方法外，还有多元线性模型法、单点法、列线图解法（算图法）等。采用恒温法进行加速试验应注意以下几点：①选择适宜的实验温度；②确定合理的取样时间间隔，以能较明显地测出含量或与之有关的某一物理性质的变化为准；③恒温法适用于反应速率随温度升高而增大的反应，且活化能在 40～120kJ/mol 者最适宜；④由于光化反应、链反应或自动催化反应与由热引起的降解反应的机理不同，故本方法不适用；⑤被测体系不应发生相变化，含蛋白质的制品在高温会变性，即高温与室温的物态不同，就不能外推；⑥不适宜由微生物引起的药物降解反应。

（辽宁大学药学院　陈立江）

参考文献

[1]　方亮.药剂学.第 8 版.北京：人民卫生出版社，2016.

[2]　平其能.药剂学.第 4 版.北京：人民卫生出版社，2013.

[3]　崔福德.药剂学.第 2 版.北京：中国医药科技出版社，2011.

[4]　国家药典委员会.中华人民共和国药典（四部）.2020 年版.北京：化学工业出版社，2020.

[5]　李向荣.药剂学.杭州：浙江大学出版社，2010.

[6]　龙晓英，房志仲.药剂学.北京：科学出版社，2009.

[7]　潘卫三.工业药剂学.第 2 版.北京：高等教育出版社，2013.

[8]　苏德森，王思玲.物理药剂学.北京：化学工业出版社，2004.

[9]　张强，武凤兰.药剂学.北京：北京大学医学出版社，2005.

[10]　张兆旺.中药药剂学.北京：中国医药科技出版社，2003.

[11]　杨锐，孙会敏.药用辅料对药品安全性的影响.药物分析杂志，2012.

[12]　Kim Huynh-Ba. Handbook of Stability Testing in Parmaceutical Development：Regulations，Methodologies，and Best Practices. *Springer Science Business Media LLC*，2009.

第十八章　药品的包装

作为药品的一部分，药品包装伴随药品生产、流通及使用的全过程，其本身的质量、安全性、使用性能以及药品包装与药物之间的相容性对药品质量有着十分重要的影响。《中国药典》2015 版首次将《药包材通用要求指导原则》和《药用玻璃材料和容器指导原则》以通则的形式收录其中，食品药品监管总局 2015 年第 164 号公告发布了 YBB 00032005—2015《钠钙玻璃输液瓶》等 130 项直接接触药品的包装材料和容器的国家标准，这都突显了药品包装对保证药品安全、有效、稳定、经济和顺应性的重要作用。本章在系统介绍药品包装的定义、分类及要求的基础上，重点介绍了常用玻璃、塑料、金属和复合膜药包材的特点、种类及性质和应用；同时在概述我国药包材标准的基础上，重点介绍了药品包装材料与药物相容性试验指导的原则及相关要求。

第一节　概　　述

一、药品包装的概念及重要性

1. 包装的定义

我国国家标准（GB/T4122.1—2008）中将包装定义为："包装是为在流通过程中保护产品，方便储运，促进销售，按一定技术方法而采用的容器、材料及辅助物等的总体名称。也指为了达到上述目的而采用容器、材料和辅助物的过程中施加一定技术方法等的操作活动。"在这里，包装有两重含义：一是指盛装产品的容器及其他包装用品，即"包装物"；二是指把产品盛装或包扎的活动。

2. 药品包装的定义

参照上述包装的定义并根据药品是特殊商品的特点，可以将药品包装定义为：为了在药品的储存、运输、销售和使用的整个过程中保护药品安全、有效、稳定，方便储运，指导病人合理用药，提高病人用药的顺应性和便利性及促进销售，按一定技术方法而采用的容器、材料及辅助物等的总体名称，也包括为了达到上述目的而采用容器、材料和辅助物的过程中施加一定技术方法等的操作活动。广义上的药品包装可以分为两个方面：一是指包装药品所用的物料、容器及辅助物；二是指包装药品时的操作过程，包括药品包装的设计及方法。本章所介绍的药品包装侧重于药物制剂包装的物料、容器及辅助物。

3. 药品包装的重要性

药品包装作为药品不可分割的一部分，伴随药品生产、流通及使用的全过程；尤其是药物制剂，一些剂型本身就是依附包装而存在的（如胶囊剂、气雾剂、水针剂等）。随着科学技术的发展及新型包装材料的不断开发和应用，药品包装已不再是单纯地作为盛装药品的附属工序和辅助项目，而是已经成为方便临床使用的重要形式。如已出现了单剂量包装、疗程包装、按给药途径要求的一次性使用的包装，以及为提高药物疗效、降低毒副作用而设计的一些特殊剂型的包装。

合适的药品（药物制剂）包装作为药物的载体，对保证药品在运输、贮藏过程中的质量，保障公众用药安全具有十分重要的作用；但由于药品的特殊性，药品包装经常面临很多问题。药品包装如果和药品存在相容性问题，有可能影响药品的有效性或安全性，还可能会影响药品的含量测定。如由于药品包装材料、容器组成配方、所选择原辅料及生产工艺不同，有的组分可能被所接触的药品溶出、或与药品互相作用、或被药品长期浸泡腐蚀脱片而直接影响药品质量。而且，有些对药品质量及人体的影响具有隐患性（即通过对药品质量及人体的常规检验不能及时发现问题）。例如安瓿、输液瓶（袋），如果不是针对不同药品采用不同配方和生产工艺，常常会有组分被溶出及玻璃脱片现象，一般在常规药检时不能发现。有报道某公司的预灌封注射器包装采用未涂膜胶塞造成硫化剂释放而引起不良反应。同时药品的包装还面临着防掺假、防伪；防儿童误用、方便老年人服用并能保护隐私等多方面的要求。

目前，中国药品包装行业约有 2000 家企业，能生产 6 大类 30 余个品种的药品包装材料，已基本能满足国内制药工业的需求，年销售额已占全医药行业销售额的 15% 左右。但与国外发达国家相比，我国药包材生产企业自主创新能力弱、标准化体系缺失、中低端产品低水平重复、产品质量不稳定等问题还存在，包装对医药经济发展的贡献率相比发达国家还是较低。同时我国制药企业对包装、包材与药品质量关系普遍认识不清，对药品包装、包材与药品相互影响的研究不够重视，一些落后包装形式、包装技术在我国制药企业中仍被采用。因此，药品包装应引起药品研究、生产、经营、使用和管理者的高度重视和关注。

二、药品包装的基本功能

药品离不开包装，是因为包装具有多种功能。

1. 适当的保护功能

包装的保护功能是最基本，也是最重要的功能，特别对药品这个特殊的商品尤显重要。药品包装应能保护药品，使之不受损害与损失。总的说，药品包装应对以下几种主要的危害起保护作用。

（1）环境危害　环境条件，如温度、湿度、气体（包括氧气和二氧化碳）、光线、颗粒污染、微生物、昆虫、动物（尤其是啮齿类动物）及其人（人为的偷窃及掺假）等，它们均可能损害包装，危害药品的安全、有效和稳定。适宜的药品包装应能保护药品在贮藏、使用过程中不受环境的影响，达到保证药品数量完整和质量安全的目的。

（2）机械危害　即药品在运输、装卸、贮存过程中，因操作不慎或不当，使药品受到冲击、挤压、振动、跌落而受到物理危害。因此，应根据不同产品的形态、特征、运输环境、销售环境等因素，以最适当的材料、设计合理的包装容器和技术，赋予包装充分的机械保护功能，保护内装产品的安全，减少损耗。

（3）对人的损害　要注意药品对与其接触的人的损害，特别是儿童。要采用特殊包装，防止药品对周围环境及人和生物的伤害。

2. 方便功能

药品的方便功能对于提高药品的生产效率，保证人民群众日益增长的用药需求和提高广大患者的顺应性都发挥着重要作用。药品包装的方便功能应体现在以下几方面。

（1）方便生产 药品包装要适应药品生产企业机械化、自动化的需要，尽可能地提高劳动生产率。

（2）方便储运 将药品按一定的数量、形状、尺寸规格进行包装，同时在药品的外包装上有明显的储运标志，便于药品运输和储存。

（3）方便使用与指导病人合理用药 方便使用性能主要指患者在开启、使用、保管药品时应感到方便。药品包装应便于开启和取出内装物，同时便于再封闭而不易破裂。此外，药品包装上必须按照规定印有或者贴有标签并附有说明书，向患者提供药品信息，说明使用的注意事项及使用方法，起到指导患者合理用药的作用。

3. 销售功能

设计新颖、造型美观、色彩鲜艳的现代药品包装可以在患者心中留下美好的印象，在一定程度上有扩大和促进药品销售的作用。

4. 环保功能

药品包装要有利于环保，有利于节省资源和降低能量消耗，尽量减少对环境的污染，尽可能选择绿色包装材料，注意药品包装材料处理和回收的方式。

5. 经济功能

经济功能主要指要经济合理地使用包装材料，尽量降低药品包装的费用，以减轻患者的负担。

三、药品包装的分类

药品包装主要分为以下几种类型。

（1）按包装材料分类 可分为塑料类、金属类、玻璃类、陶瓷类、橡胶类和其他类（如纸、干燥剂）等，也可以由两种或两种以上的材料复合或组合而成（如复合膜、铝塑组合盖等）等，详见本章第二节药用包装材料。

（2）按用途和形制分类 可分为输液瓶（袋、膜及配件）、安瓿、药用（注射剂、口服或者外用剂型）瓶（管、盖）、药用胶塞、药用预灌封注射器、药用滴眼（鼻、耳）剂瓶、药用硬片（膜）、药用铝箔、药用软膏管（盒）、药用喷（气）雾剂泵（阀门、罐、筒）、药用干燥剂等。

（3）按包装层次分类 或即按药品包装作用分类，药品的包装可分为内包装与外包装。内包装系指直接与药品接触的包装（如安瓿、注射剂瓶、片剂或胶囊剂泡罩包装铝箔等），在 GB/T4122.1—2008 中被定义为初包装。内包装应能保证药品在生产、运输、贮藏及使用过程中的质量，并便于医疗使用。药品内包装的材料、容器（药包材）的更改，应根据所选用药包材的材质，做稳定性试验，考察药包材与药品的相容性。本章主要介绍内包装材料。

外包装系指内包装以外的包装，按由里向外分为中包装和大包装。外包装主要是用于美化药品外观，展示、提供药品信息，仓储和销售目的的附属材料。外包装应根据药品的特性选用不易破损、防潮、防冻、防虫鼠的包装，以保证药品在运输、贮藏、使用过程中的质量；其有时还应根据内包装的包装形式和材料特性选择合适的包装材料和包装技术来显著延长药品有效期。

（4）按剂量分类 可分为单剂量包装与多剂量包装，其分别指对药品按照用途和给药方法进行分剂量和多次给药剂量的包装。单剂量包装如注射剂的玻璃安瓿包装，多剂量包装如普通口服制剂的塑料或玻璃瓶包装。

（5）按包装技术分类　如防潮包装、防水包装、防霉包装、防盗包装、防伪包装、儿童安全包装、真空包装、无菌包装、泡罩包装、施药包装等。

四、药品包装的要求

药品包装是构成药品的重要组成部分，是实现药品价值和使用价值的手段，与人们的生活密切相关。包装系统一方面为药品提供保护，以满足其预期的安全有效性用途；另一方面还应与药品具有良好的相容性，即不能引入可引发安全性风险的浸出物，或引入浸出物的水平符合安全性要求。作为药品包装，紧密结合临床用药需要，根据病人用药特点，以药物的性质为基础，选择适宜的包装材料及包装技术，合理设计。

1. 法律

在 2019 年颁布的《药品管理法》对直接接触药品的包装材料和容器、药品包装、药品标签和说明书三方面的监督管理作了规定。修订后的《药品管理法》删除了直接接触药品的包装材料和容器由药品监督管理部门在审批药品时一并审批。具体条款如下：

第四十六条　直接接触药品的包装材料和容器，应当符合药用要求，符合保障人体健康、安全的标准。对不合格的直接接触药品的包装材料和容器，由药品监督管理部门责令停止使用。

第四十八条　药品包装应当适合药品质量的要求，方便储存、运输和医疗使用。发运中药材应当有包装。在每件包装上，应当注明品名、产地、日期、供货单位，并附有质量合格的标志。

第四十九条　药品包装应当按照规定印有或者贴有标签并附有说明书。标签或者说明书应当注明药品的通用名称、成分、规格、上市许可持有人及其地址、生产企业及其地址、批准文号、产品批号、生产日期、有效期、适应证或者功能主治、用法、用量、禁忌、不良反应和注意事项。标签、说明书中的文字应当清晰，生产日期、有效期等事项应当显著标注，容易辨识。麻醉药品、精神药品、医疗用毒性药品、放射性药品、外用药和非处方药的标签、说明书，应当印有规定的标志。

另外，《药品管理法》第四十九条规定"直接接触药品的包装材料和容器未经批准的"按劣药论处；第七十六条规定"对生产者专门用于生产假药、劣药的原辅材料、包装材料、生产设备，予以没收"；第八十六条规定"药品标识不符合本法第五十四条规定的，除依法应当按照假药、劣药论处的外，责令改正，给予警告；情节严重的，撤销该药品的批准证明文件"。

《药品管理法》第一百二十五条规定：使用未经审评的直接接触药品的包装材料或者容器生产药品，或者销售该类药品，使用未经核准的标签、说明书。没收违法生产、销售的药品和违法所得以及包装材料、容器，责令停产停业整顿，并处五十万元以上五百万元以下的罚款；情节严重的，吊销药品批准证明文件、药品生产许可证、药品经营许可证，对法定代表人、主要负责人、直接负责的主管人员和其他责任人员处二万元以上二十万元以下的罚款，十年直至终身禁止从事药品生产经营活动。

2. 法规

2004 年局令第 13 号《直接接触药品的包装材料和容器管理办法》中明确规定输液瓶

（袋、膜及配件）；安瓿；药用（注射剂、口服或者外用剂型）瓶（管、盖）；药用胶塞；药用预灌封注射器；药用滴眼（鼻、耳）剂瓶（管）；药用硬片（膜）；药用铝箔；药用软膏管（盒）；药用喷（气）雾剂泵（阀门、罐、筒）；药用干燥剂；要实施注册管理。

3. 药典

《中国药典》2020 版中通则 9621《药包材通用要求指导原则》（下简称《药包材指导原则》）规定药品应使用有质量保证的药包材，药包材在所包装药物的有效期内应保证质量稳定，多剂量包装的药包材应保证药品在使用期间质量稳定。不得使用不能确保药品质量和国家公布淘汰的药包材，以及可能存在安全隐患的药包材。

第二节　药用包装材料

包装材料是指用于制造包装容器和构成产品包装的材料的总称（GB/T4122.1—2008）。药品包装材料就是指用于制造药品包装容器和构成药品包装的材料的总称，是药品包装的物质基础，是药品包装各项功能的承担物。《药包材指导原则》定义药包材即直接与药品接触的包装材料和容器，系指药品生产企业生产的药品和医疗机构配制的制剂所使用的直接与药品接触的包装材料和容器。作为药品的一部分，药包材本身的质量、安全性、使用性能以及药包材与药物之间的相容性对药品质量有着十分重要的影响。药品包装首先要考虑的就是选择药品的包装材料。

《中国药典》2015 版首次将《药包材指导原则》以通则的形式收录其中，这进一步肯定了药包材作为药品组成部分的重要地位。药包材应具有良好的安全性、适应性、稳定性、功能性、保护性和便利性，在药品的包装、贮藏、运输和使用过程中起到保护药品质量、安全、有效、实现给药目的（如气雾剂）的作用。

《药包材指导原则》规定药包材在生产和应用中应符合下列要求：药包材的原料应经过物理、化学性能和生物安全评估，应具有一定的机械强度、化学性质稳定、对人体无生物学意义上的毒害。药包材的生产条件应与所包装制剂的生产条件相适应；药包材生产环境和工艺流程应按照所要求的空气洁净度级别进行合理布局，生产不洗即用药包材，从产品成型及以后各工序其洁净度要求应与所包装的药品生产洁净度相同。根据不同的生产工艺及用途，药包材的微生物限度或无菌应符合要求；注射剂用药包材的热原或细菌内毒素、无菌等应符合所包装制剂的要求；眼用制剂用药包材的无菌等应符合所包装制剂的要求。

药品包装材料常用的有玻璃、塑料、金属、纸、陶瓷、橡胶、空心胶囊、干燥剂及复合材料等。本节主要介绍药品内包装常用的玻璃、塑料、金属及复合材料。空心胶囊及橡胶参见本书相关的章节。

一、玻璃药包材

玻璃是经高温熔融、冷却而得到的非晶态透明固体。药用玻璃亦即玻璃药包材，是玻璃制品的一个重要组成部分，其性能及质量要求都优于普通的玻璃制品，是药品包装的主要材料。

1. 玻璃药包材的特点

① 化学稳定性高，耐蚀性，与药物相容性较好，吸附小；

② 保护性能优良，易于密封，不透气，不透湿，有一定强度，能起到保护药品的作用；

③ 表面光滑易于清洗，无毒无异味，安全卫生；

④ 具有良好的耐热性和高熔点，便于消毒；

⑤ 易于造型，品种规格多样；透明性好，美观；对产品商品化的适应性强；

⑥ 价廉易得，可回收再生。

其作为包装材料的主要缺点是：易破碎；有一定耐热性，但不耐温度急剧变化；使用前需清洗、干燥，劳动强度大，不利于药厂 GMP 的实施；与水、碱性物质长期接触或刷洗、加热灭菌，会使其内壁表面发毛或透明度降低，并且能使玻璃水解，释放出的物质直接影响药物的稳定性、pH 和透明度；相对密度大、质重，不便携带；熔制玻璃时能耗大。

2. 玻璃药包材的种类及性质

在药用玻璃的类型上，国际标准 ISO 12775—1997 规定药用玻璃主要有三类：3.3 硼硅玻璃、国际中性玻璃钢和钠钙玻璃。

我国国家药包材标准 YBB 00342003—2015 药用玻璃成分分类及理化参数和《中国药典》2020 年版中通则 9622《药用玻璃材料和容器指导原则》（以下简称《玻璃材料指导原则》）根据线热膨胀系数和三氧化二硼含量的不同，结合玻璃性能要求将药用玻璃分为高硼硅玻璃、中硼硅玻璃、低硼硅玻璃和钠钙玻璃四类。我国各类玻璃的成分和性能要求见表 18-1。

表 18-1 药用玻璃按成分分类

化学组成及性能		玻璃类型			
		高硼硅玻璃	中硼硅玻璃	低硼硅玻璃	钠钙玻璃
B_2O_3（%，g/g）		≥12	≥8	≥5	< 5
SiO_2（%，g/g）		约 81	约 75	约 71	约 70
Na_2O+K_2O（%，g/g）		约 4	4～8	约 11.5	12～16
$MgO+CaO+BaO+SrO$（%，g/g）		—	约 5	约 5.5	约 12
Al_2O_3（%，g/g）		2～3	2～7	3～6	0～3.5
平均热膨胀系数：×$10^{-6}K^{-1}$（20～300℃）		3.2～3.4	3.5～6.1	6.2～7.5	7.6～9.0
121℃颗粒耐水性		1 级	1 级	1 级	2 级
98℃颗粒耐水性		HGB 1 级	HGB 1 级	HGB 1 级或 HGB 2 级	HGB 2 级或 HGB 3 级
内表面耐水性		HC 1 级	HC 1 级	HC 1 级或 HCB 级	HC 2 级或 HC 3 级
耐酸性能	重量法	1 级	1 级	1 级	1 级或 2 级
	原子吸收分光光度法	100μg/dm²	100μg/dm²	—	—
耐碱性能		2 级	2 级	2 级	2 级

各种玻璃的化学组成并不恒定，是在一定范围内波动，因此同类型玻璃化学组成允许有变化，不同的玻璃厂家生产的玻璃化学组成也稍有不同。

玻璃中的 B_2O_3 是提高热稳定性和化学稳定性的主要成分，其含量提高能降低玻璃的热膨胀系数和改善玻璃的成型性能；并能降低玻璃的结晶能力，提高玻璃的折射率，使玻璃具有良好的光泽。但 B_2O_3 的含量也并非越高越好，有实验证实玻璃中的 B_2O_3＞13% 时，玻璃的耐酸性可能下降。玻璃中的 Al_2O_3 可增加玻璃的弹性、硬度、光泽性和化学稳定性；Na_2O 和 K_2O 可降低玻璃的黏度，加快玻璃的熔制速度，但同时也降低了玻璃的化学稳定性、热稳定性和机械强度；CaO 在玻璃中可起到稳定剂的作用；BaO 吸收射线的能力很强，常用在辐射玻璃的制造，也具有助熔剂和澄清剂的作用。

热膨胀系数是玻璃的主要性能之一，是决定玻璃热稳定性即玻璃能承受温度剧变能力的主要因素，而且热膨胀系数主要由玻璃的化学成分决定。

玻璃的化学稳定性主要表现在以下几个方面。

(1) 水对玻璃的侵蚀　在抵抗水对玻璃的侵蚀时，硼硅玻璃对水的稳定性明显高于钠钙玻璃。药用玻璃材料按颗粒耐水性的不同分为Ⅰ类玻璃和Ⅲ类玻璃。Ⅰ类玻璃即为硼硅类玻璃，具有高的耐水性；Ⅲ类玻璃即为钠钙类玻璃，具有中等耐水性。Ⅲ类玻璃制成容器的内表面经过中性化处理后，可达到高的内表面耐水性，称为Ⅱ类玻璃容器；但要注意此类玻璃制成的输液瓶仅限于一次使用，如反复使用，在洗瓶及灌装消毒过程中极薄的富硅层会遭到破坏而导致性能下降。

(2) 酸对玻璃的侵蚀　硅酸盐玻璃对一般酸性介质（氢氟酸和磷酸除外）具有较好的抗侵蚀能力。由于酸一般是通过酸性溶液中的水的作用侵蚀玻璃，所以浓酸对玻璃的侵蚀能力低于稀酸。

(3) 碱对玻璃的侵蚀　硅酸盐玻璃的耐碱性能远不如其耐酸性能和耐水性能。碱溶液有能力将玻璃完全溶解。

3. 玻璃容器及玻璃药包材的应用

玻璃制造容器按制造方法可分为模制瓶和管制瓶。模制瓶是以各种不同形状的玻璃模具成型制造的产品，广泛用于食品、日用化工产品及药品的包装。模制玻璃容器瓶特点是价格低廉、强度高。管制瓶是用已拉制成型的各类玻璃管二次加工成型制造的产品，专门用于医药品的包装。管制玻璃容器的特点是质量轻、器壁薄而均匀、外观透明度好，但价格较高且易破碎。

模制瓶的主要品种有大容量注射液包装用的输液瓶、小容量注射剂包装用的模制注射剂瓶（或称西林瓶）和口服制剂包装用的药瓶；管制瓶的主要品种有小容量注射剂包装用的安瓿、管制注射剂瓶（或称西林瓶）、预灌封注射器玻璃针管、笔式注射器玻璃套筒（或称卡氏瓶），口服制剂包装用的管制口服液体瓶、药瓶等。不同成型生产工艺对玻璃容器质量的影响不同，管制瓶热加工部位内表面的化学耐受性低于未受热的部位，同一种玻璃管加工成型后的产品质量可能不同。

《玻璃材料指导原则》规定：药用玻璃容器应清洁透明，以利于检查药液的可见异物、杂质以及变质情况，一般药物应选用无色玻璃，当药物有避光要求时，可选择棕色透明玻璃，不宜选择其他颜色的玻璃；应具有较好的热稳定性，保证高温灭菌或冷冻干燥中不破裂；应有足够的机械强度，能耐受热压灭菌时产生的较高压力差，并避免在生产、运输和贮存过程中所造成的破损；应具有良好的临床使用性，如安瓿折断力应符合标准规定；应有一定的化学稳定性，不与药品发生影响药品质量的物质交换，如不发生玻璃脱片、不引起药液的 pH 值变化等。药品生产企业应根据药物的物理、化学性质以及相容性试验研究结果选择适合的药用玻璃容器。对生物制品、偏酸偏碱及对 pH 敏感的注射剂，应选择 121℃颗粒法耐水性为 1 级及内表面耐水性为 HC 1 级的药用玻璃或其他适宜的包装材料。

由于高硼硅玻璃线热膨胀系数小，耐热冲击性能高，故制作低温冻干粉针瓶比较理想。

中硼硅玻璃也称为国际中性玻璃（5.0 中性玻璃），在药包材中用途广泛，国际上注射液一般都采用中性玻璃。低硼硅玻璃是我国特有的药用玻璃产品。由于这种玻璃和国际中性玻璃相比，含硼量较低，线热膨胀系数较大，耐水性略低，故制作安瓿质量不够理想。但我国具有成熟的工艺和丰富的经验，生产成本较低，故生产安瓿以外的药用玻璃产品还是能满足各项技术要求，以补充我国国际中性玻璃尚未形成大规模生产之不足。与硼硅玻璃相比，钠钙玻璃容易熔制和加工、价廉，多用于制造对耐热性、化学稳定性要求不高的玻璃制品。普通的无色玻璃具有透光性，琥珀色（棕色）玻璃瓶配方中含有铁盐，能阻止波长在 470nm 以下的光透过，但要注意如药品中所含成分受铁的催化将发生反应时，则不能采用琥珀色玻璃；蓝色和绿色的玻璃容器能透过很强的紫外光，如包装光敏性药物，则不能避免药品的光学降解。

二、塑料药包材

塑料是可塑性高分子材料的简称。塑料作为一类多性能、多品种的合成材料，是在高分子材料的基础上加上各类助剂、并具有可塑性的材料；其由树脂和化学助剂两种主要成分组成。其和玻璃相比具有质轻、耐腐蚀、力学性能高、便于封口和成本低等特点，因而近年来被广泛用来包装药品。

1. 塑料药包材的特点

① 机械性能好，具有一定的强度、弹性、抗压、抗冲击、抗弯曲、耐摩擦、不易破碎。

② 化学稳定性好，对一般的酸、碱、盐及包装外部环境中的水、氧气、二氧化碳等各种化学介质均有良好的抗耐能力。

③ 具有一定的阻隔性，选择合适的塑料材料，可以阻隔气体、水分等。

④ 质轻，其密度约为金属的 1/5、玻璃的 1/2。

⑤ 具有良好的加工性能，便于成型、热封和复合。

⑥ 光学性能优良，可透明也可不透明，印刷和装饰性能良好。

⑦ 价格便宜，运输成本也较低。

其作为药用包装材料的主要缺点是：耐热性和耐寒性和玻璃相比较差，高温容易变形，低温容易变脆；强度和硬度不如金属材料高；大部分塑料包材容易透气、透湿和透光，处方中的组成中如含有挥发性药品，其可能会通过容器壁而损失；易老化；有些塑料其内部低分子物有可能渗入内装物；可吸收或吸附处方中的成分，如一些防腐剂；缺少适当的灭菌方法；通常所用的塑料助剂有十几类，如增塑剂、热稳定剂、光稳定剂、抗氧剂、润滑剂、着色剂、抗静电剂等，要注意助剂是否有毒性和刺激性；不易再生，容易造成环境污染。

2. 塑料药包材的种类及性质

塑料的分类方法有多种，最常用的是根据受热加工时的性能特点分为热塑性塑料和热固性塑料两大类。前者多属软性材料，后者属刚性成型材料。

热塑性塑料本身多为长链大分子，线型或支链聚合物，加热时可以塑制成型，冷却后固化保持其形状。这种过程能反复进行，即可反复塑制。药品包装上常用的聚乙烯、聚丙烯、聚氯乙烯、聚苯乙烯、聚酯等均属于热塑性塑料。

热固性塑料原来是由较低分子量的物质组成，为线型结构，加热后生成具三维交联的体型结构高分子化合物；其加热时可塑制成一定形状，一旦定型后即成为不熔、不溶最终产品，不能反复塑制。酚醛塑料、脲醛塑料、环氧树脂等均为热固性塑料。

包装常用塑料有以下几中。

(1) 聚乙烯（PE）　聚乙烯是乙烯通过加成反应得到的聚合物的总称，其为外观呈乳白色的蜡状固体，是应用最广泛、用量最大的塑料之一。其有良好的柔韧性；耐低温，在低温时也能保持较好的柔软性；化学稳定性较好，在常温下几乎不和任何物质反应；能耐大多数酸碱的侵蚀（不耐具有氧化性质的酸）；常温下不溶于任何一种溶剂；阻湿性好；热封性好；无味、无毒、价廉。其缺点是具有一定的透湿性；对氧气和二氧化碳的阻透性差，不适宜易氧化药物；对烃类及油类稳定性较差；对于环境应力（化学与机械作用）敏感，耐热老化性差；因其分子无极性，故极性油墨对其附着力较差，导致印刷性能较差。

聚乙烯可按密度和结构的不同，分为高密度聚乙烯（HDPE）、中密度聚乙烯（MDPE）、低密度聚乙烯（LDPE）以及线型低密度聚乙烯（LLDPE）等。HDPE是相对硬和韧的材料、对化学品耐受性强、阻透性好，透明性相对较低；LDPE柔软、透明、热封性能好，但是对气体和气味的阻透性较差；LLDPE韧度、断裂伸长率和阻透性优于LDPE，其厚度比低密度聚乙烯减薄20%，可制成更薄和更柔韧的薄膜，并且热封性很好。

(2) 聚丙烯（PP）　聚丙烯是丙烯的高分子聚合物，外观与聚乙烯相似，但比聚乙烯更轻，是目前塑料中最轻的一种。其有很高的耐化学性；力学性能要优于PE，尤其是具有较好的刚性和抗弯曲性；比PE更透明；防潮能力好，阻气性优于PE，可防止异味通过；耐热性好，能耐沸水煮，可作为需高温消毒灭菌的包装材料；无味、无毒。其缺点是：耐老化性比PE差，常需加入一些抗氧剂；印刷性能不好；耐寒性远不如PE，低温时很脆，不适宜在低温下使用，通过与乙烯共聚可克服；气密性也不良。双向拉伸的聚丙烯薄膜（BOPP）其透明性、阻隔性等均优于未拉伸的聚丙烯薄膜（CPP）。

(3) 聚氯乙烯（PVC）　聚氯乙烯是由氯乙烯单体聚合而成。其可分为软质和硬质两类，软质薄膜多用来制作薄膜、袋等；硬质的可塑制成各种瓶、杯、盘、盒等包装容器。目前大量的PVC片材被用作片剂、胶囊剂的铝塑泡罩包装的泡罩材料。其透明性好，强度高，印刷性优良。其缺点是：虽然PVC无毒，但氯乙烯单体有致肝癌作用，用于药品包装的PVC片材的氯乙烯单体含量不超过 1×10^{-6}；PVC耐热性较差，受热易变形，常需加入稳定剂和增塑剂以降低加工温度和调整PVC的软硬程度，药用PVC片材应注意采用无毒助剂。

(4) 聚偏二氯乙烯（PVDC）　聚偏二氯乙烯是偏二氯乙烯（VDC）与氯乙烯（VC）聚合而成。其透明性好，印刷性、热封性能及耐化学性能优异；最突出的特点是具备极低的透水和透氧性能，是性能极佳的高阻隔性材料。例如国家药包材标准规定：聚氯乙烯固体药用硬片水蒸气透过量不得过 $2.5g/(m^2\cdot24h)$，氧气透过量不得过 $30cm^3/(m^2\cdot24h\cdot0.1\ MPa)$；而以聚氯乙烯（PVC）硬片为基材，复合低密度聚乙烯（LDPE）而制成的复合硬片水蒸气透过量不得过 $2.5g/(m^2\cdot24h)$，氧气透过量不得过 $20cm^3/(m^2\cdot24h\cdot0.1\ MPa)$；而以聚氯乙烯（PVC）树脂、聚偏二氯乙烯（PVDC）为主要原料，制成的复合硬片水蒸气透过量不得过 $0.4g/(m^2\cdot24h)$，氧气透过量不得过 $3.0cm^3/(m^2\cdot24h\cdot0.1\ MPa)$。其缺点是：和PVC相比热稳定性较差；耐老化性差；其残余的偏氯乙烯单体也有毒性，长期接触有致癌和致畸作用，因而用作药品包装材料时应严格控制其质量，用于药品包装的PD-VC片材其偏氯乙烯单体的含量不得超过 3×10^{-6}；由于其价格昂贵，在医药包装中主要与PE、PP等制成复合膜，充分发挥其气密性能好的特性，大大改善包装的防潮、隔氧及密封性能。

(5) 聚酯（PET）　聚酯是一种含有酯键的聚合物，是一类树脂的总称。药品塑料包材中的聚酯通常指聚对苯二甲酸乙二醇酯（PET）。其具有优良的力学性能，其韧性在常用的热塑性塑料中是最大的，薄膜的拉伸强度与铝箔相似，抗冲击强度为一般薄膜的 3～5 倍，耐折性好，但耐撕裂强度差；耐化学性能较好，但不耐浓酸和浓碱；耐热性及耐寒性均较好；有较好的气体（氧气、二氧化碳及水汽）阻隔性，属于中等阻隔材料；透明度高、光泽性好，且对紫外线有较好的遮蔽性；无味无毒，卫生安全性好。其缺点是：在热水中煮沸易降解；不能经受高温蒸汽消毒；易带静电；热封性差。

3. 塑料容器及塑料药包材的应用

塑料能够做成各种规格和形状的塑料瓶和塑料袋，还能与多种包装材料复合制成高性能的复合包装材料。较柔软的包装可以选择低密度聚乙烯。高密度聚乙烯及聚丙烯主要应用于要求具有一定防水性能的硬质容器，其通常对一些易溶解于低密度聚乙烯中的化学品（包括防腐剂）的耐受性强。聚酯是口服液体制剂的玻璃容器的良好替代品。输液用塑料袋使用时可依靠自身张力压迫药液滴出无需形成空气回路，可以避免使用玻璃输液瓶可能造成的二次污染。

药用塑料瓶具有质轻、强度高、不易破损、密封性能好、防潮、卫生，符合药品包装的特殊要求等优点，可不经清洗、烘干直接用于药品包装，是一种优良的药用包装容器，广泛用于口服固体药品（如片剂、胶囊剂、颗粒剂等）和口服液体药品（如糖浆剂等）的包装。固体药用塑料瓶生产时一般加入钛白粉或白色母粒，使瓶为白色不透明，对液体药用或需要透明的场合一般加入茶色或其他颜色母粒，使带上一定颜色以阻挡阳光。由于塑料瓶的密封性和水蒸气渗透性，对油脂性、挥发性药品使用塑料瓶包装可能会出现一些问题，如挥发性药品的逸出，塑料中的组分可能被所接触的药品溶出等。

国家食药总局《药包材生产申请技术审评资料申报要求（试行）》规定：由于低密度聚乙烯容器阻隔性能差，包装药品后易引起药物质量的变化，因此不宜采用低密度聚乙烯容器包装口服和外用液体制剂（开塞露用低密度聚乙烯瓶除外）。由于低密度聚乙烯输液容器耐灭菌性能差，包装药品后不能进行过度灭菌处理，因此终端过度灭菌产品不宜采用低密度聚乙烯输液容器包装。聚氯乙烯包装材料和容器中不得使用邻苯二甲酸酯类增塑剂。根据工信部发布的工产业［2010］122 号文的规定，输液用聚氯乙烯软袋为淘汰产品，腹膜透析液、冲洗液用聚氯乙烯袋暂时可用，但必须进行提取、迁移等相容性的研究。由于聚氯乙烯材料和容器存在药用安全和环境保护方面的风险隐患，该类材料目前只用于口服固体制剂用的硬片生产，如聚氯乙烯硬片、聚氯乙烯/聚乙烯复合硬片、聚氯乙烯/偏二氯乙烯复合硬片等。液体制剂（包括滴眼剂）含聚氯乙烯的产品（除腹膜透析、冲洗液用外）不得使用，已批准的产品再注册时不予批准。除口服固体药用塑料瓶外，包装液体等其他制剂时不宜使用垫片。

三、金属药包材

金属包装材料，主要是将金属压延成薄片，用于商品包装的一种材料，是传统包装材料之一。

1. 金属药包材的特点

① 具有优良的力学性能，其机械强度优于其他包装材料，其容器可薄壁化，不易破损，适合危险品的包装，便于携带、运输和装卸；

② 综合保护性能好，阻气性、防潮性、遮光性（特别是阻隔紫外光）优于其他包装材

料，耐高温、耐温湿度变化、耐虫害，货架期长；

③ 加工成型性能好，金属有良好的延伸性，容易加工成型，且制造工艺成熟，能连续自动化生产；

④ 外表美观，金属表面有特殊的光泽，适应性好，便于将商品装潢得外表华丽、美观，提高商品的销售价值；

⑤ 金属易再生利用，污染小。

其主要缺点是：化学稳定性差，耐腐蚀性能差；金属材料中含有的铅、锌等重金属离子可影响药品质量并危害人体健康；容器较重，能量消耗大；成本较高等。

2. 金属药包材的种类及性质

金属种类很多，而包装用的金属材料主要有钢制和铝制包装材料。

(1) 镀锡薄钢板（马口铁） 镀锡钢板是将低碳薄钢板放在熔融的锡液中热浸或电镀，将其表面镀上锡的保护层。低碳薄钢板（含碳量≤0.25%）具有良好的塑性和延展性，制罐工艺性好，有优良的综合保护性能；但耐蚀性差，易生锈，镀锡后能形成钝化膜可增强抗腐蚀能力。涂酚醛树脂可装酸性制品，涂环氧树脂可装碱性制品。

(2) 铝箔 铝箔是一种具有优良特性的重要包装材料，其由电解铝经压延而成，极富延展性，厚薄均匀，作为包装用铝箔厚度均在 0.2mm 以下。铝箔可单独使用，但更多的是与纸、玻璃纸、塑料薄膜等复合使用。其质轻密度小，仅为钢材的 1/3；经处理的铝箔有很好的延展性，加工性能好；表面镀锡或涂漆可增加其防腐性，铝表面形成的氧化铝薄膜可防止其继续氧化；其为高阻隔性材料，遮光，有较好的水分及气体阻隔性；有漂亮的金属光泽，装潢适应性好；导热性好，易于杀菌消毒；铝箔无毒，表面极为干净、卫生、任何细菌或微生物都不能在其表面生长；耐热耐寒性好。其缺点：易被强酸强碱腐蚀；不可热封，除非经涂层或层合；材质较软，强度较低。为了适应药品包装市场的需要，彩色药用铝箔也得到了应用；主要是将各种颜色的颜料或染料均匀分散到保护剂和黏合层体系中，使药用铝箔的保护层和黏合层呈现不同的颜色。

阻隔复合的铝箔要求针孔数少，且针孔孔径尽可能小。因为铝箔针孔是穿透性缺陷，影响铝箔的阻隔性能，尤其是用于药品包装，很容易使氧气光线穿透而使药品的药效降低。国家标准药用铝箔（YBB 00152002—2015）要求取长 400mm、宽 250mm（当宽小于 250mm 时，取卷幅宽）试样 10 片，逐张置于针孔检查台上，在暗处检查其针孔。不应有密集的、连续性的、周期性的针孔；每一平方米中，不允许有直径大于 0.3mm 的针孔；直径为 0.1~0.3mm 的针孔数不得超过 1 个。GB/T22645—2008 规定了泡罩包装用铝及铝合金箔的要求、试验方法、检验规则及标志、包装、运输、贮存等内容。

因铝箔容易在包装、使用过程中形成针孔而降低其阻隔性能，所以铝箔常与高分子塑料聚合物、纸或其他金属薄板等制成复合材料使用；把铝箔的屏蔽性与纸的强度、塑料的热密封性融为一体，进一步提高了作为包装材料所必需的对水汽、空气、紫外线和细菌等的屏蔽性能，大大拓宽了铝箔的应用市场。实践证明，铝塑复合材料可大大提高包装的阻隔性，提高铝箔的力学强度和机械性能，尤其适合制作复合软包装及包装衬里，广泛应用于食品、医药、化妆品等商品的包装。铝箔在复合前一般要对铝箔进行表面处理，以清除铝箔在加工中残留的油脂等。

3. 金属包装容器及药包材的应用

金属作为药包材使用主要有铝箔、金属软管、喷雾罐等三种形式。其中金属软管是一种优良的包装容器，其基材为铝。它开启方便，可分批取用内容物，易于控制给药剂量，具有良好的重复密闭性能，并对药品有充分的保护作用，未被挤出的内装物被污染机会比其他包装方式少得多。例如具有稠度的糊剂、凝胶、乳膏或软膏，可以方便地装入软管里。金属软管比塑料软管的阻隔性好，但取出部分内容物后金属软管变瘪，外观不如后者；同时金属软管还需加入树脂内壁涂层来增加化学稳定性。

四、复合包装材料药包材

为了进一步增强包装材料对现代包装的适应性，除了对它们进行多方面的改进外，一个重要的方向就是发展多种复合技术，即设法将几种材料复合在一起，使其兼具不同材料的优良性能。

复合包装材料是指"把纸张、塑料薄膜或金属箔等两种或两种以上材料复合在一起适应用途要求的包装材料"（GB/T4122.1—1996）。国家标准药品包装用复合膜通则（YBB 00132002—2015）中提到"复合膜系指各种塑料与纸、金属或其他塑料通过黏合剂组合而形成的膜，其厚度一般不大于0.25mm。复合袋系将复合膜通过热合的方法而制成的袋，按制袋形式可分为三边封袋、中封袋、风琴袋、自立袋、拉链袋等。本标准适用于非注射剂用的药用复合膜、袋。"

1. 复合包装材料药包材的特点

① 综合性能好，具有构成复合薄膜的所有单膜的性能，并具有某些特殊性能。即通过对原材料的选择、各组分分布设计和工艺条件的保证等，使原组分材料优点互补，来满足药品包装所需的各种要求和功能，提高综合保护性。

② 改进包装材料的耐水性、耐油性、耐药品性；

③ 增强对气体、气味、水分、光的阻隔性；

④ 增强对虫、尘、微生物的防护性能；

⑤ 复合薄膜的强度均高于所有基膜强度，故其机械适应性更强，增强刚性和耐冲击性；

⑥ 改善加工适用性，易成型、易热封、尺寸稳定并规格多样；

⑦ 改善耐热、耐寒性能；

⑧ 具有良好的印刷及装饰效果且卫生可靠；

⑨ 适于单剂量包装，方便开启并具有触动标识作用；

⑩ 可通过选择不同复合材料及复合形式，来节省材料，降低能耗和成本。

其主要缺点是其为多种材料制成，回收利用时分离困难，回收再利用性差。

2. 复合包装材料药包材的种类及性质

(1) 种类及性质 按照国家标准药品包装用复合膜通则，药品包装用复合膜按材料组合分类及阻隔性能，如表18-2所示。复合膜的机械性能如表18-3所示。

表18-2 复合膜种类及阻隔性能

种类	材质	典型示例	水蒸气透过量/g/(m²·24h)	氧气透过量/cm³/(m²·24h·0.1 MPa)
I	纸、塑料	纸或PT/黏合层/PE或EVA、CPP	≤15	≤4000
II	塑料	BOPET或BOPP、BOPA/黏合层/PE或EVA、CPP	≤5.5	≤1500

续表

种类	材质	典型示例	水蒸气透过量 /g/(m²·24h)	氧气透过量/cm³ /(m²·24h·0.1 MPa)
Ⅲ	塑料、镀铝膜	BOPET 或 BOPP/黏合层/镀铝 CPP；BOPET 或 BOPP/黏合层/镀铝 BOPET/黏合层/PE 或 EVA、CPP、EMA、EAA、离子型聚合物	≤2.0	≤10
Ⅳ	纸、铝箔、塑料	纸或 PT/黏合层/铝箔/黏合层/PE 或 EVA、CPP、EMA、EAA、离子型聚合物 涂层/铝箔/黏合层/PE 或 CPP、EVA、EMA、EAA、离子型聚合物	≤1.5	≤3.0
Ⅴ	塑料(非单层)、铝箔	BOPET 或 BOPP、BOPA/黏合层/铝箔/黏合层/PE 或 CPP、EVA、EMA、EAA、离子型聚合物	≤0.5	≤0.5

注：1. 玻璃纸简称 PT；双向拉伸聚丙烯简称 BOPP；双向拉伸聚酯简称 BOPET；双向拉伸尼龙简称 BOPA；聚乙烯简称 PE；流延聚丙烯简称 CPP；乙烯与醋酸乙烯酯共聚物简称 EVA；乙烯与丙烯酸共聚物简称 EAA；乙烯与甲基丙烯酸共聚物简称 EMA。

2. 复合时可用干法复合或无溶剂复合，这时黏合层为一般的黏合剂。也可用挤出复合，这时黏合层为 PE 或 EVA、EMA、EAA 等树脂。

表 18-3　复合膜的机械性能

项目	典型示例	指标/N/15mm
内层与次内层剥离强度	Ⅰ、Ⅱ、Ⅲ(双层复合)	≥1.0
	Ⅲ(多层复合)、Ⅳ、Ⅴ类	≥2.5
热合强度	Ⅰ、Ⅱ、Ⅲ(双层复合)	≥7.0
	Ⅲ(多层复合)、Ⅳ、Ⅴ类	≥12

对于聚氯乙烯/聚乙烯/聚偏二氯乙烯固体药用复合硬片和聚氯乙烯/聚偏二氯乙烯固体药用复合硬片其阻隔性能和 PVDC 的涂布量有关见表 18-4。

表 18-4　药用复合硬片不同 PVDC 的涂布量其阻隔性能的要求

PVDC 涂布量/(g/m²)	水蒸气透过量/g/(m²·24h)	氧气透过量/cm³/(m²·24h·0.1 MPa)
40	≤0.8	≤3.0
60	≤0.6	
90	≤0.4	

(2) 组合原则　内层要求安全无毒，无味、化学惰性不与包装物发生作用，具有良好的热封性或黏合性，常用材料有 PE、CPP、EVA 等。外层要求光学性能好、有优良的印刷装潢性，较强的耐热性、耐摩擦、具有较好的强度和刚性，常用的材料有 BOPET、BOPP、纸、PT、BOPA 等。如果要求较高的阻隔性，还可加上高阻隔的中间层或增加层数。中间阻隔层要求能很好地阻止内外气体或液体等渗透，避光性好（透明包装除外），常用材料有铝或镀铝膜、EVOH、PVDC 等。

如果两种复合材料的相容性好，则可以直接复合；如复合材料之间相容性较差，则需要使用适当的黏合剂。塑料与铝箔无相容性，因此必须使用黏合剂。黏合剂的品种常因复合材料的用途不同而不同。

3. 复合包装材料药包材的应用

(1) 药品泡罩包装技术

① 概述　药品泡罩包装技术是指将药品封合在用透明塑料薄片形成的泡罩与底板（用纸板、塑料薄膜或薄片、铝箔或它们的复合材料制成）之间的一种包装方法。药品的泡罩包装又称水泡眼包装，简称 PTP (Press Through Packaging)，是药品单剂量包装的主要形式之一，适用于片剂、胶囊、栓剂、丸剂等固体制剂药品的机械化包装。国内也有使用于膏剂的包装，但该膏剂必须是非有机溶剂型或很弱的有机溶剂型。

② 药品泡罩包装的组成　药品的泡罩包装主要由具有热塑性的塑料薄片和衬底组成，罩壳和底板两者采取热合等方式组合。我国现行通用的成泡基材绝大多数为药用 PVC 硬片，也有少量使用 PVC/PVDC 复合片、PET、PE 和 PP 等材料。要注意 PVC 在阻湿阻气方面性能不够理想。药品泡罩包装的衬底基本都是铝箔（称为药品泡罩包装用铝箔，亦称为 PTP 铝箔）。

③ 泡罩包装技术的特点　药品采用 PTP 包装，质量轻，运输携带方便；包装后的药品被固定在泡罩和衬底之间，在运输和储存中可以得到各种有效的保护，可适用于形状复杂、怕压易碎的药品；由于铝箔阻隔性能好，PVC 亦有一定阻隔性能，同时泡罩包装本身具有的密封性，使其具有较好的阻气性、防潮性、防尘性，对药品有一定的保护作用；适于单剂量包装，药品可以分别得到保护；具备触动标识和防触动性质，不存在开启后重封闭的可能，可以防盗，防掺伪，保护儿童安全；内容物清晰可见，同时铝箔表面可以印上设计新颖独特、容易辨认的图案、商标说明文字等；取药方便；泡罩包装较容易自动化适于工业化大生产等优点。故这种包装形式在医药领域得到广泛的应用。

④ 冷冲压成型泡罩　其是药品包装的较新形式之一，也称机械成型泡罩。塑料和铝箔的复合膜可以在改进的泡罩设备上通过冷机械成型操作实现物理成型。其成型材料主要由基材和封盖材料组成。基材为铝塑复合膜，封盖材料为热封 PTP 铝箔或铝塑复合膜，适用于阻隔性能要求比较高的片剂、胶囊、栓剂、丸剂等药品的包装。其与热成型相比具有灌装填充容易，力学稳定性好；价格相对实惠；成型过程中不必预热，节省能源；能充分延长药品的使用期限等优点。

⑤ 热带铝泡罩包装　热带铝泡罩包装是一种专为增强铝塑泡罩包装的阻隔性能而发展起来的包装形式，其相当于铝塑泡罩包装的一层"保护罩"，可对水蒸气、氧气、光线起到很好的阻隔作用，特别适用于对阻隔性能要求较高的食品、药品、保健品等产品的包装。其密封性优良、外观精美，药品可独立包装，目前已受到国内包装企业和消费者的广泛关注，并被越来越多的包装企业采用。

(2) 条形包装　条形包装也称窄条包装是单剂量包装的另一种形式。其与泡罩包装相似，是由再生纤维素、纸、塑料、铝箔或任何它们的复合物制成的一层或两层膜片制成，药品插入与加热平板或滚筒上的凹槽相对应的泡眼，两个内层可通过加热或压力封合，药品之间存在齿痕，形成的一种单位包装形式。取用药品时，可沿着齿痕撕开条形包装即可。其具有良好的易撕性，方便消费者取用产品；良好的气体、水汽阻隔性，保证内容物较长的保质期；良好的降解性，有利于环保；适用于泡腾剂、胶囊等药品的包装。窄条包装的生产效率通常比泡罩包装低，所占据的容积也更大。其成本与玻璃容器相当，这主要取决于所用材料、生产速率及产品的尺寸。

此外，要注意泡罩和窄条包装的产品水平放置时所起的保护作用很小。因为顶部的重量完全由产品承受。而竖直放置不仅可使包装材料的强度最大，还可消除对产品的直接挤压。

第三节　药包材的质量评价

药包材的质量直接关系到药品的安全、有效和稳定。我国现行的药包材标准是食品药品监管总局 2015 年第 164 号公告发布的 YBB 00032005—2015《钠钙玻璃输液瓶》等 130 项直接接触药品的包装材料和容器国家标准，该标准于 2015 年 12 月 1 日起实施。

《药包材指导原则》规定：药包材标准是为保证所包装药品的质量而制定的技术要求。药包材质量标准分为方法标准和产品标准，药包材的质量标准应建立在经主管部门确认的生产条件、生产工艺以及原材料牌号、来源等基础上，按照所用材料的性质、产品结构特性、所包装药物的要求和临床使用要求制定试验方法和设置技术指标。上述因素如发生变化，均应重新制定药包材质量标准，并确认药包材质量标准的适用性，以确保药包材质量的可控性；制定药包材标准应满足对药品的安全性、适应性、稳定性、功能性、保护性和便利性的要求。不同给药途径的药包材，其规格和质量标准要求亦不相同，应根据实际情况在制剂规格范围内确定药包材的规格，并根据制剂要求、使用方式制定相应的质量控制项目。在制定药包材质量标准时既要考虑药包材自身的安全性，也要考虑药包材的配合性和影响药物的贮藏、运输、质量、安全性和有效性的要求。药包材产品标准的内容主要包括三部分：①物理性能，主要考察影响产品使用的物理参数、机械性能及功能性指标，如橡胶类制品的穿刺力、穿刺落屑，塑料及复合膜类制品的密封性、阻隔性能等，物理性能的检测项目应根据标准的检验规则确定抽样方案，并对检测结果进行判断。②化学性能，考察影响产品性能、质量和使用的化学指标，如溶出物试验、溶剂残留量等。③生物性能，考察项目应根据所包装药物制剂的要求制定，如注射剂类药包材的检验项目包括细胞毒性、急性全身毒性试验和溶血试验等；滴眼剂瓶应考察异常毒性、眼刺激试验等。

为进一步推动我国药包材标准体系建设，提高药包材和药品质量，促进药包材产业发展，保障公众用药安全有效，食品药品监管总局 2015 年对 2002～2006 年颁布的 139 项药包材标准进行了修订完善，对部分标准进行了合并和提高，最终形成 130 项药包材国家标准。新标准在术语规范以及检验方法、检测限度等质量控制方面都有了较大提升。按照药包材的国家标准，我国药包材的质量评价主要包括以下几个方面的内容。

一、药包材的生物学试验方法

1. YBB 00012003—2015 细胞毒性检查法

本法是将一定量的供试品溶液加入细胞培养液中，培养细胞，通过对细胞生长、增殖和抑制影响的观察，评价供试品对体外细胞的潜在毒性作用。试验用细胞推荐使用小鼠成纤维细胞（L-929），采用的方法有相对增殖度法、琼脂扩散法、直接接触法和浸提法。

2. YBB 00022003—2015 热原检查法

本法系将供试品溶液静脉注入家兔体内，在规定时间内，观察家兔体温升高的情况，以判定供试品中所含热原的限度是否符合规定。

3. YBB 00032003—2015 溶血检查法

本试验是通过供试品与血液直接接触，测定红细胞释放的血红蛋白量以检测供试品体外溶血程度的一种方法。血液采集为健康家兔心脏采血 20mL，要求溶血率应小于 5%。

4. YBB 00042003—2015 急性全身毒性检查法

本法系将一定剂量的供试品溶液由静脉注入小鼠体内，在规定时间内观察小鼠有无毒性反应和死亡情况，以判定供试品是否符合规定的一种方法。

5. YBB 00052003—2015 皮肤致敏检查法

本试验系将一定量的供试品溶液与豚鼠皮肤接触，以检测供试品是否具有引起接触性皮肤变态反应的可能性。

6. YBB 00062003—2015 皮内刺激检查法

本试验系将一定量的供试品溶液注入家兔皮内，通过对局部皮肤反应的观察，评价供试品对接触组织的潜在刺激性。

7. YBB 00072003—2015 原发性皮肤刺激检查法

本试验是将材料或材料浸提液与动物皮肤在规定时间内接触，通过动物皮肤的局部反应情况来评价材料对皮肤的原发性刺激作用。动物一般采用家兔。

二、理化性质检查方法

1. 不同包装材料的理化性质的检查

国家药包材标准对不同包装材料的理化性质检查要求见表 18-5。

表 18-5　国家药包材标准对不同包装材料的理化性质检查要求

玻璃	塑料	橡胶	陶瓷
YBB 00092003—2015 水蒸气透过量测定法			
YBB 00142002—2015 药品包装材料与药物相容性试验指导原则			
YBB 00272004—2015 包装材料不溶性微粒测定法			YBB 00402004—2015 药用陶瓷吸水率测定法
YBB 00162003—2015 内应力测定法	YBB 00262004—2015 包装材料红外光谱测定法		YBB 00182005—2015 药用陶瓷容器铅、镉浸出量限度
YBB 00172003—2015 耐内压力测定法	YBB 00242005—2015 环氧乙烷残留量测定法		YBB 00192005—2015 药用陶瓷容器铅、镉浸出量测定方法
YBB 00182003—2015 热冲击和热冲击强度测定法	YBB 00082003—2015 气体透过量测定法	YBB 00302004—2015 挥发性硫化物测定法	
YBB 00192003—2015 垂直轴偏差测定法	YBB 00102003—2015 剥离强度测定法	YBB 00322004—2015 注射剂用胶塞、垫片穿刺力测定法	
YBB 00202003—2015 平均线热膨胀系数测定法	YBB 00112003—2015 拉伸性能测定法	YBB 00332004—2015 注射剂用胶塞、垫片穿刺落屑测定法	
YBB 00212003—2015 线热膨胀系数测定法	YBB 00122003—2015 热合强度测定法	YBB 00262005—2015 橡胶灰分测定法	
YBB 00232003—2015 三氧化二硼测定法	YBB 00132003—2015 密度测定法		

玻璃	塑料	橡胶	陶瓷
YBB 00242003—2015 121℃内表面耐水性测定法和分级	YBB 00142003—2015 氯乙烯单体测定法		
YBB 00252003—2015 玻璃颗粒在121℃耐水性测定法和分级	YBB 00152003—2015 偏二氯乙烯单体测定法		
YBB 00342004—2015 玻璃耐沸腾盐酸浸蚀性测定法	YBB 00282004—2015 乙醛测定法		
YBB 00352004—2015 玻璃耐沸腾混合碱水溶液浸蚀性测定法	YBB 00292004—2015 加热伸缩率测定法		
YBB 00362004—2015 玻璃颗粒在98℃耐水性测定法和分级	YBB 00312004—2015 包装材料溶剂残留量测定法		
YBB 00372004—2015 砷、锑、铅、镉浸出量测定法			
YBB 00382004—2015 抗机械冲击测定法			
YBB 00392004—2015 直线度测定法			
YBB 00172005—2015 药用玻璃铅、镉、砷、锑浸出量限度			

2. YBB 00082003—2015 气体透过量测定法

气体透过量系指在恒定温度和单位压力下，在稳定透过时，单位时间内透过试样单位面积的气体的体积。以标准温度和压力下的体积值表示，单位为：$cm^3/(m^2 \cdot 24h \cdot 0.1 MPa)$。

气体透过系数系指在恒定温度和单位压力下差，在稳定透过时，单位时间内透过试样单位厚度、单位面积的气体的体积。以标准温度和压力下的体积值表示，单位为：$cm^3 \cdot cm/(m^2 \cdot S \cdot Pa)$。测试环境：温度为（23±2）℃，相对湿度为（50±5）%。

（1）压差法　其原理是采用药用薄膜或薄片将低压室和高压室分开，高压室充约0.1MPa的试验气体，低压室的体积已知。试验密封后用真空泵将低压室内的空气抽到接近零值。用测压计测量低压室的压力增量ΔP，可确定试验气体由高压室透过试样到低压室的以时间为函数的气体量，但应排除气体透过速度随时间而变化的初始阶段。

(2) 电量分析法 （本法仅适用于检测氧气透过量）试样将透气室分成两部分。试样的一侧通氧气，另一侧通氮气载气。透过试样的氧气随氮气载气一起进入电量分析检测仪中进行化学反应并产生电压，该电压与单位时间内通过电量分析检测仪的氧气成正比。

3. YBB 00092003—2015 水蒸气透过量测定法

水蒸气透过量系指在规定的温度、相对湿度，一定的水蒸气压差下，试样在一定时间内透过的水蒸气量。

药用薄膜、薄片及药用铝箔水蒸气透过量系指在规定的温度、相对湿度，一定的水蒸气压差和一定厚度的条件下，$1m^2$ 的试样在 24h 内透过的水蒸气量。单位为：$g/(m^2 \cdot 24h)$

液体瓶水蒸气透过量系指在规定的温度、相对湿度环境中，一定时间内瓶中水分损失的百分比。单位为：%。

固体瓶水蒸气透过量系指在规定的温度、相对湿度环境中，每升容量瓶在 24h 内透入的水蒸气量。单位为：$mg/(24h \cdot L)$。

输液用容器水蒸气透过量系指在规定的温度、相对湿度环境中，一定时间内容器中水分损失的百分比。单位为：%。

药用包装材料及容器的水蒸气透过量测定法有四种：杯式法、电解分析法、重量法和红外检测器法。

(1) 杯式法 一般适用于水蒸气透过量不低于 $2g/(m^2 \cdot 24h)$ 的薄膜、薄片。其是将试样固定在特制的透湿杯上，通过测定透湿杯的重量增量来计算药用薄膜、薄片及药用铝箔的水蒸气透过量的分析方法。

(2) 电解分析法 系指水蒸气遇电极电解为氢气和氧气，通过电解电流的数值计算出一定时间内透过单位面积试样的水蒸气透过总量的水蒸气透过量分析法。

(3) 重量法 针对口服、外用液体瓶、固体瓶、输液用容器分别规定了相对应的检测方法。

(4) 红外检测器法（仲裁法） 系指当样品置于测试腔时，样品将测试腔隔为两腔。样品一边为低湿腔，另一边为高湿腔，里面充满水蒸气且温度已知，由于存在一定的湿度差，水蒸气从高湿腔通过样品渗透到低湿腔，由载气传送到红外检测器产生一定量的电信号，当试验达到稳定状态后，通过输出的电信号计算出样品水蒸气透过量的分析方法。

三、药包材与药物的相容性

1.《药包材指导原则》

药包材与药物的相容性研究是选择药包材的基础，药物制剂在选择药包材时必须进行药包材与药物的相容性研究。药包材与药物的相容性试验应考虑剂型的风险水平和药物与药包材相互作用的可能性（见表 18-6），一般应包括以下几部分内容：①药包材对药物质量影响的研究，包括药包材（如印刷物、黏合物、添加剂、残留单体、小分子化合物以及加工和使用过程中产生的分解物等）的提取、迁移研究及提取、迁移研究结果的毒理学评估，药物与药包材之间发生反应的可能性，药物活性成分或功能性辅料被药包材吸附或吸收的情况和内容物的逸出以及外来物的渗透等；②药物对药包材影响的研究，考察经包装药物后药包材完整性、功能性及质量的变化情况，如玻璃容器的脱片、胶塞变形等；③包装制剂后药物的质量变化（药物稳定性），包括加速试验和长期试验中药品质量的变化情况。

表 18-6　药包材风险程度分析

不同用途药包材的风险程度	制剂与药包材发生相互作用的可能性		
	高	中	低
最高	(1)吸入气雾剂及喷雾剂 (2)注射液、冲洗剂	(1)注射用无菌粉末 (2)吸入粉雾剂 (3)植入剂	
高	(1)眼用液体制剂 (2)鼻吸入气雾剂及喷雾剂 (3)软膏剂、乳膏剂、糊剂、凝胶剂及贴膏剂、膜剂		
低	(1)外用液体制剂 (2)外用及舌下给药用气雾剂 (3)栓剂 (4)口服液体制剂	散剂、颗粒剂、丸剂	口服片剂 胶囊剂

2. YBB 00142002—2015 药品包装材料与药物相容性试验指导原则

药品包装材料与药物相容性试验是指为考察药品包装材料与药物之间是否发生迁移或吸附等现象，进而影响药物质量而进行的一种试验。

(1) 相容性试验测试方法的建立　在考察药品包装材料时，应选用三批包装材料制成的容器对拟包装的一批药品进行相容性试验；考察药品时，应选用三批药物用拟上市包装的一批材料或容器包装后进行相容性试验。当进行药品包装材料与药物的相容性试验时，可参照药物及该包装材料或容器的质量标准，建立测试方法。必要时，进行方法学的研究。

(2) 相容性试验的条件

① 光照试验　采用避光或遮光包装材料或容器包装的药品，应进行强光照射试验。将供试品置于装有日光灯的光照箱或其他适宜的光照装置内，照度为 4500lx±500lx 放置 10 天，于第 5 天和第 10 天取样，按相容性重点考察项目，进行检测。

② 加速试验　将供试品置于温度（40±2）℃、相对湿度为 90%±10% 或 20%±5% 的条件下，放置 6 个月，分别于 0、1、2、3、6 个月取出，进行检测。对温度敏感的药物，可在（25±2）℃、相对湿度 60%±10% 条件下，放置 6 个月后，进行检测。对于包装在半透性容器中的药物，例如聚丙烯输液瓶、多层共挤输液袋、塑料安瓿等，则应在温度（40±2）℃、相对湿度为 25%±5% 条件下进行检测。用以预测包装对药物保护的有效性，推测药物的有效期。

③ 长期试验　将供试品置于温度（25±2）℃、相对湿度 60%±10% 的恒温恒湿箱内，放置 12 个月，分别于 0、3、6、9、12 个月取出，进行检测。12 个月以后，仍需按有关规定继续考察，分别于 18、24、36 个月取出，进行检测，以确定包装对药物有效期的影响。对温度敏感的药物，可在（6±2）℃条件下放置。

④ 特别要求　将供试品置于温度（25±2）℃、相对湿度为 20%±5% 或温度（25±2）℃、相对湿度 90%±10% 的条件下，放置 1、2、3、6 个月。本试验主要对象为塑料容器包装的眼药水、注射剂、混悬液等液体制剂及铝塑泡罩包装的固体制剂等，以考察水分是否

会逸出或渗入包装容器。

⑤ 过程要求 在整个试验过程中，药物与药品包装容器应充分接触，并模拟实际使用状况。如考察注射剂、软膏剂、口服溶液剂时，包装容器应倒置、侧放；多剂量包装应进行多次开启。

⑥ 必要时应考察使用过程的相容性。

(3) 包装材料与药物相容性的重点考察项目

① 包装材料重点考察项目 取经过上述试验条件放置后的装有药物的三批包装材料或容器，弃去药物，测试包装材料或容器中是否有药物溶入、添加剂释出及包装材料是否变形、失去光泽等。

a. 玻璃 常用于注射剂、片剂、口服溶液剂等剂型包装。玻璃按材质可分为高硼硅、中硼硅、低硼硅和钠钙玻璃。不同成分的材质其性能有很大差别，应重点考察玻璃中碱性离子的释放对药液 pH 的影响；有害金属元素的释放；不同温度（尤其冷冻干燥时）、不同酸碱度条件下玻璃的脱片；含有着色剂的避光玻璃被某些波长的光线透过，使药物分解；玻璃对药物的吸附以及玻璃容器的针孔、瓶口歪斜等问题。

b. 金属 常用于软膏剂、气雾剂、片剂等的包装。应重点考察药物对金属的腐蚀；金属离子对药物稳定性的影响；金属上保护膜试验前后的完整性等。

c. 塑料 塑料常用于片剂、胶囊剂、注射剂、滴眼剂等剂型的包装。按材质可分为高、低密度聚乙烯、聚丙烯、聚对苯二甲酸乙二醇酯、聚氯乙烯等。应重点考察水蒸气的透过、氧气的渗入；水分、挥发性药物的透出；脂溶性药物、抑菌剂向塑料的转移；塑料对药物的吸附；溶剂与塑料的作用；塑料中添加剂、加工时分解产物对药物的影响；以及微粒，密封性等问题。

d. 橡胶 通常作为容器的塞、垫圈。按材质可分为异戊二烯橡胶、卤代丁基橡胶、硅橡胶。鉴于橡胶配方的复杂性，应重点考察其中各种添加物的溶出对药物的作用。橡胶对药物的吸附以及填充材料在溶液中的脱落。在进行注射剂、口服液体制剂等试验时，应倒置、侧放，使药液能充分与橡胶塞接触。

② 原料药及药物制剂相容性重点考察项目 取经过上述试验条件放置后带包装容器的三批药物，取出药物，按标准附表项目考察药物的相容性，并观察包装容器。

3.《玻璃材料指导原则》

玻璃容器与药物的相容性研究应主要关注玻璃成分中金属离子向药液中的迁移，玻璃容器中有害物质的浸出量不得超过安全值，各种离子的浸出量不得影响药品的质量，如碱金属离子的浸出应不导致药液的 pH 变化；药物对玻璃包装的作用应考察玻璃表面的侵蚀程度，以及药液中玻璃屑和玻璃脱片等，评估玻璃脱片及非肉眼可见和肉眼可见玻璃颗粒可能产生的危险程度，玻璃容器应能承受所包装药物的作用，药品贮藏的过程中玻璃容器的内表面结构不被破坏。

影响玻璃容器内表面耐受性的因素有很多，包括玻璃化学组成、管制瓶成型加工的温度和加工速度、玻璃容器内表面处理的方式（如硫化处理）、贮藏的温度和湿度、终端灭菌条件等；此外药物原料以及配方中的缓冲液（如醋酸盐缓冲液、柠檬酸盐缓冲液、磷酸盐缓冲液等）、有机酸盐（如葡萄糖酸盐、苹果酸盐、琥珀酸盐、酒石酸盐等）、高离子强度的碱金属盐、络合剂乙二胺四乙酸二钠等也会对玻璃容器内表面的耐受性产生不良影响。因此在相容性研究中应综合考察上述因素对玻璃容器内表面耐受性造成的影响。

4. 化学药品注射剂与塑料包装材料相容性研究技术指导原则（试行）

本指导原则主要针对注射剂与塑料包装材料的相容性研究进行阐述，内容包括相容性研究的基本思路、相容性研究的主要内容、相容性试验内容与分析方法，以及试验结果分析与安全性评价等，旨在指导药品研发及生产企业系统、规范地进行药品与包装材料的相容性研究，在药品研发初期对包装材料进行选择，并在整个研发过程中对包装系统适用性进行确认，以有效避免包装材料可能引入的安全性风险，从而选择使用与药品具有良好相容性的包装材料。

（1）相容性研究的基本思路 对药品来说，包装应适用于其预期的临床用途，并应具备如下特性：保护作用、相容性、安全性与功能性。相容性是药品包装必须具备的特性之一；相容性研究则是证明包装材料与药品之间没有发生严重的相互作用，并导致药品有效性和稳定性发生改变，或者产生安全性风险的过程；研究内容应包括包装材料对药品的影响以及药品对包装材料的影响。药品与包装材料的相容性研究，应在药品研发初期或是包装材料的选择时就开始进行，并贯穿于药品研发的整个过程。首先，应对包装组件所用材料以及添加剂等进行分析，然后通过初步的稳定性试验、加速试验和长期稳定性试验考察包装材料对药品稳定性的影响，并通过药物与包装材料的相容性研究考察包装材料中成分迁移进入药品的程度、包装材料对制剂中活性成分与功能性辅料的吸附程度，确认包装材料可以保证药品质量稳定，并与药品相容性良好。上市后，如需变更包装，则应评估该变更对药品质量可能产生的影响，并根据影响程度设计相关的试验进行研究，特别是应进行变更后包装材料与药品的相容性研究，证明这种变更不足以对药品质量以及包装材料功能性产生不可接受的变化，即不会导致安全性风险。

除药品对包装材料产生影响并导致其功能性改变需要更换包材的情况外，相容性研究主要是针对包装材料对药品的影响进行。相容性研究过程主要分为如下六个步骤：

① 确定直接接触药品的包装组件；

② 了解或分析包装组件材料的组成、包装组件与药品的接触方式与接触条件、生产工艺过程；

③ 分别对包装组件所采用的不同包装材料进行提取试验，对可提取物进行初步的风险评估并预测潜在的浸出物；

④ 进行制剂与包装容器系统的相互作用研究，包括迁移试验和吸附试验，获得包装容器系统对主辅料的吸附及在制剂中出现的浸出物信息；

⑤ 对制剂中的浸出物水平进行安全性评估；

⑥ 对药品与所用包装材料的相容性进行总结，得出包装系统是否适用于药品的结论。

（2）相容性研究的主要内容 药品与包装材料相容性研究的内容主要包括三个方面：提取试验、相互作用研究（包括迁移试验和吸附试验）和安全性研究。相容性研究的试验材料可能是塑料材料，或者塑料组件，也可能是塑料包装容器。图 18-1 是采用塑料包装材料的药物制剂的相容性研究的决策树，以此为例介绍药品与包装材料的相容性研究内容。

① 提取试验 提取试验是指采用适宜的溶剂，在较剧烈的条件下，对包装组件材料进行的提取试验研究；目的是通过提取试验，对可提取物（包装材料中溶出的添加物、单体及其降解物等）进行初步的风险评估并明确潜在的目标浸出物，并依据提取试验研究中获得的可提取物种类和水平信息，建立灵敏的、专属的分析方法，以指导后续的浸出物研究（迁移试验）。

② 相互作用研究 相互作用研究包括迁移试验和吸附试验。迁移试验用于考察从包装

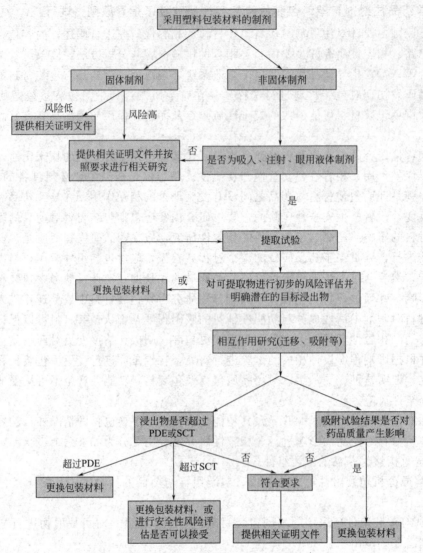

图 18-1 化学药品采用塑料包装材料相容性研究的决策树

材料中迁移并进入制剂中的物质，其有必要在研发阶段进行，并证明所用包装材料在拟定的接触方式及接触条件下，浸出物（包括种类和含量）不会改变制剂的有效性和稳定性，且不至于产生安全性方面的风险。如果包装材料由不同的材料分层组成，则不仅需要评估最内层成分迁移至药品中的可能性，还应考虑中层、外层成分迁移至药品中的可能性；同时还必须要证明在外层的油墨或黏合剂不会迁移入药品中（多层共挤膜外层的油墨或黏合剂因直接附着在外层膜上，且塑料膜属半透性材料，油墨或黏合剂有可能渗透至制剂中，故油墨或黏合剂是否会渗透至制剂中，应一并在迁移试验中进行研究）。

吸附试验则用于考察由于包材吸附可能引发的活性成分或功能性辅料含量的下降。通常吸附试验可通过在制剂的稳定性试验中增加相应的检测指标进行。例如，活性成分、防腐剂、抗氧剂含量等。吸附试验中应注意扣除降解的含量降低部分，以及抗氧剂、防腐剂的常规消耗量。

有些相互作用可在包装适用性研究阶段发现，有些相互作用则在稳定性研究中方可显现。如在稳定性研究中发现药品与包装材料发生相互作用并对药品的质量或安全性产生影响时，则应查找原因并采取相应的措施，如变更包装，或变更贮藏条件等。通过加速和/或长期稳定性试验（注意药品应与包装材料充分接触）增加相应潜在目标浸出物的检测指标，获得药品中含有的浸出物信息及包装材料对药物的吸附数据。

③ 安全性研究　根据提取试验获得的可提取物信息及迁移试验获得的浸出物信息，分析汇总可提取物及浸出物的种类及含量，进行必要的化合物归属或结构鉴定，并根据结构类型归属其安全性风险级别。

（郑州大学药学院　刘　伟）

参考文献

[1]　尹章伟，刘全香，马桃林，等.包装概论.北京：化学工业出版社，2006.
[2]　徐辉等主译.药品包装技术.北京：化学工业出版社，2006.
[3]　张淑秀，杜中勤.最新药包材注册手册.北京：中国医药科技出版社，2008.
[4]　李永安.药品包装实用手册.北京：化学工业出版社，2003.
[5]　孙智慧.药品包装学.北京：中国轻工业出版社，2005.
[6]　刘葵.药物制剂辅料与包装材料.第2版.北京：人民卫生出版社，2013.
[7]　程怡，傅超美.制药辅料与药品包装.北京：人民卫生出版社，2014.
[8]　蒋中鳖.试论国家YBB药用玻璃标准的特点.轻工标准与质量，2007，(4)：31～34.
[9]　邓桂芳.药品塑料瓶包装凸显优势.中国包装工业，2015，(11)：34～38.
[10]　陆刚.漫谈铝箔的包装市场及其发展趋势.塑料包装，2013，23(3)：8～16.
[11]　孙怀远，顾青青，孙波，等.药品泡罩包装技术及工艺分析.机电信息，2015，(8)：16～19，24.
[12]　林武辉，李俊伍，秋涛.热带铝泡罩包装及其优势.印刷技术，2012，(2)：43～44.

中文索引

A

阿拉伯胶　340

B

巴氏硼酸盐缓冲液　140
靶向前体药物　388
靶向性评价　389
靶向制剂　386
包封率　346，399
包合物　332
包衣片　216
包装　457
胞吐　15
胞饮　15
被动转运　15
崩解迟缓　225
崩解剂　149，153
比表面积形状系数 φ　162
闭塞粉碎　169
苄泽　41
变形　244
表观分布容积　22
表面活性剂　38
表面积形状系数 φ_S　162
丙烯酸酯压敏胶　379
病毒载体　425
玻璃容器　284
玻璃药包材　461
薄膜分散法　396
薄膜衣片　216
不沉降直径　66

C

层积制丸法　211
差示扫描量热仪　330
插入型药物-环糊精包合物　335

搽剂　80
长期试验　451
长效微球注射剂　420
长效植入剂　422
长循环脂质体　398
肠溶胶囊　197
肠溶颗粒剂　193
肠溶衣片　216
超临界萃取技术　310
超临界流体技术　396
超临界流体逆向蒸发法　397
超临界溶液快速膨胀法　397
超声波促渗法　377
沉降速度相当径　158
沉降体积比　71
冲击式粉碎机　170
冲洗剂　80
重组蛋白质类药物　410
出液弹性封圈　285
初效过滤器　109
处置　13
触变性流体　249
穿流理论　404
传导干燥　185
纯化水　98
磁性纳米粒子　401
磁性脂质体　395
促进扩散　15
醋酸钙梯度法　398
脆碎度　237

D

大单室脂质体　394
大孔吸附树脂　311
大体积注射剂　95
大体积注射液　125
代谢　13

单纯扩散　15
单室模型　27
单室脂质体　393
胆固醇　393
蛋白质的变性　414
等比表面积相当径　158
等表面积球相当径　158
等体积球相当径　158
等张溶液　126
低共熔点　135
低取代羟丙纤维素　154
低温粉碎　169
滴鼻剂　81
滴耳剂　81
滴丸剂　205
滴眼剂　138
电解质输液　125
电渗析法　99
电致孔法　377
淀粉　149
淀粉浆　151
碟式吸纳器　294
丁基橡胶　129
酊剂　60，316
顶裂　223
定方向径　157
定量室　285
定量吸入气雾剂　283
Stoke's 定律　66
动脉内注射　96
堆密度　163，165
对流干燥　185
多层片　216
多晶型　34
多囊脂质体　393
多室模型　27
多室脂质体　393
多肽类药物　410
多效蒸馏水器　101

E

耳用喷雾剂　81
二次乳化法　396
二级粒子　157
二甲基硅油　254

二甲醚　284
二阶矩　28
二肉豆蔻酰磷脂酰胆碱　392
二肉豆蔻酰磷脂酰乙醇胺　392
二相气雾剂　282
二硬脂酰磷脂酰胆碱　392
二棕榈酰磷脂酰胆碱　392

F

阀杆　285
阀门系统　285
凡士林　253
反（逆）渗透　102
反渗透法　102
反相蒸发法　396
反絮凝　67
反絮凝剂　69
Noyes-Whitney 方程　149
方剂　1
芳香剂　53
芳香水剂　59
防腐　84
防腐剂　51
房室模型　27
仿制药一致性评价　11
仿制药质量和疗效一致性评价　11
非病毒载体　426
非插入型药物-环糊精包合物　336
非结合水分　184
非经胃肠道给药剂型　3
非牛顿流体　247
分布　13
分离技术　311
pH-分配假说　19
分散片　216
分散相　65
粉末吸入装置　293
粉末直接压片法　221
粉碎　168
粉体　156
粉体的空隙率　164
粉体的密度　162
粉体的填充性　165
粉体的吸湿性　165
粉体学　156

粉雾剂　280
蜂蜡　255
氟利昂　283
氟氯烷烃　283
辐射干燥　185
辐射灭菌法　90
辅料　149
复合包装材料药包材　468
赋形剂　149

光敏脂质体　394
硅酮压敏胶　379
滚压法　182
滚压粉碎机　172
锅包衣法　228
国际药典　10
国家食品药品监督管理总局（CFDA）　5
过滤　103
过滤器　104

G

干淀粉　153
干法粉碎　169
干法制粒　182，221
干法制粒压片　221
干粉吸入剂　290，293
干燥　182
甘露醇　151
甘油剂　61
甘油明胶　276
肝肠循环　18
肝清除率　25
肝首过效应　18
肝首过作用　18
肝提取率　25
高分子胶束　402
高分子溶液剂　55，61
高湿度试验　451
高速搅拌制粒　179
高温试验　450
高效包衣锅　228
高效过滤器　109
膏药　321
隔室模型　27
工业药剂学　2
骨架型缓（控）释制剂　354
固体分散体　324
固体分散型　4
固体脂质纳米粒　378，400
固体脂质纳米球　400
固体制剂　146
关节内注射　96
灌肠剂　82
灌注速率　23
光解　439

H

海藻酸盐　340
含量不均匀　226
含量均匀度　226
含漱剂　82
含药输液　126
合并　76
合剂　80
核酸类药物　410
核糖核酸　411
呼吸道给药剂型　3
糊化　151
糊剂　272
糊精　150
花斑　227
滑膜腔内注射　96
滑石粉　155
化学气体灭菌法　91
环糊精　333
缓（控）释颗粒剂　193
缓释胶囊　196
缓释片　216
缓释制剂　348
磺丁基-β-环糊精　334
混合　174
混合粉碎　169
混悬剂　65
混悬型气雾剂　282，286
混悬型注射剂　95
混悬性颗粒剂　193

J

机械法　78
肌内注射　95，96
基因递送系统　424

基因治疗 424

基于药物体内处置的生物药剂学分类系统 16

基质 253

吉斐缓冲液 140

几何学粒子径 157

挤出滚圆法 211

挤压过筛制粒 178

脊椎腔注射 96

剂型 1

加速试验 451

甲基-β-环糊精 334

甲基纤维素 152，340

假塑性流体 248

煎膏剂 317

煎煮法 307

剪切速率 246

剪切稀化 248

剪切应力 244

剪切增稠 249

减压干燥 186

减压干燥器 186

交联聚维酮 154

交联羧甲基纤维素钠 154

胶浆剂 53

胶囊剂 146，196

胶囊型给药装置 294

胶体磨 172

胶体输液 126

矫味剂 53，149

接触角 θ 167

结构修饰 433

结合剂 151

结合水分 184

结晶压片法 221

介电加热干燥 185

介质过滤 103

界面缩聚法 344

金属容器 284

金属药包材 466

进液弹性封圈 285

浸出制剂 304

浸膏剂 317

浸入管 285

浸渍法 304

经表皮途径 374

经附属器途径 374

经皮给药系统 371

经皮治疗系统 371

经胃肠道给药剂型 3

晶型 448

鲸蜡 255

静脉注射 95，96

酒剂 315

咀嚼片 216

聚合 439

聚合物骨架型 TDDS 373

聚合物胶束 402

聚乳酸-羟基乙酸共聚物 341

聚氧乙烯（40）单硬脂酸酯 205，276

聚乙二醇 153

聚乙二醇化 419

聚乙烯醇 270

聚异丁烯压敏胶 379

聚酯类 341

绝对生物利用度 28

K

卡波姆 265

开路粉碎 169

抗黏剂 155

颗粒剂 146，193

壳聚糖 340

可溶性颗粒剂 193

可注射的凝胶给药系统 424

客分子 332

空隙率 165

控释胶囊 196

控释片 216

控释制剂 348

口崩片 216

口含片 216

口腔贴片 216

快黏力 384

L

累积分布 159

冷冻干燥法 396

冷冻干燥机 187

冷灌法 287

冷却-匀化法 401

冷压法　277
离析　175
离心-流化制丸法　211
离心转动制粒　182
离子导入法　377
离子交换法　100
DLVO 理论　67
立体稳定脂质体　398
粒度分布　159
粒密度　163
粒子　156
粒子大小　157
粒子的比表面积　162
粒子形态　160
连续相　65
两相交替加入法　77
裂片　223
邻苯二甲酸醋酸纤维素　232，233
邻苯二甲酸聚乙烯醇酯　232
邻苯二甲酸羟丙基甲基纤维素　232
临界胶束浓度　41
临界聚集浓度　403
临界相对湿度　166
磷酸氢钙　151
磷脂　392
磷脂酸　392
磷脂酰胆碱　392
磷脂酰肌醇　392
磷脂酰丝氨酸　392
磷脂酰乙醇胺　392
零级反应　440
零级速度过程　27
零阶矩　28
流变学　244
流出速度　165
流动性　164
流化包衣法　229
流化床包衣法　344
流化床干燥器　186
流化床制粒　180
流浸膏剂　316
流能磨　171
硫酸铵梯度法　397
硫酸钙　151
滤饼过滤　103

M

埋管包衣锅　228
卖泽　41
酶抑制剂　432
美国药典-国家处方集　10
免疫脂质体　398
灭菌　84
灭菌注射用水　98
pH 敏感脂质体　394
明胶　340
膜动转运　15
膜剂　269
膜孔转运　15
膜控型缓（控）释制剂　356

N

纳米结构脂质载体　378
纳米粒　399
纳米乳　404
耐压容器　284
囊材　339
囊心　339
内聚力　384
内孔　285
黏冲　224
黏附力　384
黏附性　168
黏合剂　149，151
黏膜给药剂型　3
黏膜给药制剂　428
黏弹性　246
黏性　246
黏着性　168
尿道栓　274
凝胶剂　264
牛顿流体　247

O

欧洲药典　10

P

排泄　13
抛射剂　283
泡囊型给药装置　294

泡腾崩解剂 154

泡腾剂 53

泡腾片 216

泡腾性颗粒剂 193

配位数 165

喷雾干燥法 326，343，396

喷雾干燥器 187

喷雾干燥制粒 181

喷雾剂 280，289

喷雾冷凝法 344

喷雾制丸法 211

喷雾装置 289

膨胀室 285

皮肤给药剂型 3

皮内注射 95

皮下注射 95，96

片重差异超限 225

片剂 147，215

频率分布 159

平衡溶解度 32

平衡水分 184

平均驻留时间 MRT 28

泊洛沙姆 41，205

破裂 76

普通包衣锅 228

普通压制片 216

普通脂质体 394

Q

七氟丙烷 283

气体分散型 3

气雾剂 280，281

气压式蒸馏水器 101

前体药物 377

前体药物结肠靶向给药系统 388

潜溶 36

潜溶剂 36

腔道给药剂型 3

强光照射试验 451

羟丙甲纤维素 152，341

羟丙纤维素 152

切应变 244

亲水亲油平衡值 43

亲水性基质 255

氢氟烷烃 283

氢化植物油 156

清除率 28

球磨机 170

球相当径 158

球形度 162

屈服力 248

R

染菌度概率 86

热敏脂质体 394

热熔法 277

热熔挤出法 326

热原 96

人工生物膜 391

人体生物利用度和生物等效性试验 368

日本药局方 10

溶出超限 226

溶出速率 19

溶胶剂 63

溶解度 16，32

溶液剂 55

溶液型气雾剂 282，286

溶液型注射剂 95

熔合法 256

熔融-匀化法 401

蠕变 246

乳膏剂 258

乳膏剂基质 258

乳化剂 73

乳剂 71

乳剂型气雾剂 282，286

乳剂型注射液 95

乳糖 150

入胞 15

软膏剂 252

软胶囊剂 196

润滑剂 149，155

润湿剂 69，151

润湿性 167

S

三相气雾剂 282

三轴径 157

散剂 146，189

沙氏磷酸盐缓冲液 140

筛分 172

筛分法 172

筛分径 158

舌下片 216

射线灭菌法 89

X-射线衍射 330

渗漏率 399

渗漉法 305

渗透泵型缓（控）释制剂 358

渗透性 15

生物半衰期 27

生物等效性 28

生物工程 409

生物技术 409

生物技术药物 409

生物利用度 28，368

生物药剂学 2，13

生物药剂学分类系统 15

生物药物 409

生物转化 24

声封系统 200

湿法粉碎 169

湿法制粒 178

湿法制粒压片 217

输液 95，125

输注泵给药系统 423

栓剂 273

双磷脂酰甘油 392

双室模型 27

水溶性基质 255

水性凝胶基质 265

水蒸气蒸馏法 309

水中乳化剂法 77

司盘 40

四氟乙烷 283

松比容 165

松片 224

塑料容器 284

塑料药包材 464

塑性变形 246

塑性流体 248

酸碱催化 441

羧甲淀粉钠 153

羧甲基纤维素钠 152，340

T

胎盘屏障 24

弹性 246

弹性变形 246

弹性模量 245

碳氢化合物 284

汤剂 314

糖浆 152

糖浆剂 57

糖衣片 216

特性溶解度 32

pH 梯度法 397

体积比表面积 162

体积形状系数 φ_V 162

体内外相关性评价 369

甜味剂 53

填充剂 149

填充率 165

调剂学 1

贴膏剂 267

统计矩原理 28

投影径 157

投影面积圆相当径 158

突释效应 347

涂剂 81

涂膜剂 81

吐温 41

推动钮 285

吞噬 15

脱水 439

脱羧 439

脱氧核糖核酸 411

W

外周室 27

丸剂 318

微波干燥器 187

微波灭菌法 90

微粉硅胶 156

微晶蜡 254

微晶纤维素 150

微粒分散型 4

微囊 338

微球 338

微丸　210

微针　377

微针簇　428

胃空速率　17

胃排空　17

无定形固体分散体　324

无菌保证水平　85

无菌操作　84

无菌操作法　84，92

无菌检查法　93

无菌制剂　85

无针注射技术　428

物理化学靶向制剂　388

物理灭菌法　87

物理药剂学　2

X

吸入粉雾剂　293

吸入制剂　280

吸收　13

吸收促进剂　432

吸收剂　149

吸收性基质　255

稀释剂　149

洗耳剂　81

洗剂　80

细胞间质途径　374

细胞旁路通道转运　14

细胞通道转运　14

细胞途径　374

纤维醋法酯　203

相对生物利用度　28

相容性研究　477

箱式干燥器　185

相变温度　395

相变温度法　406

相分离法　341

相体积分数　75

相转变法　406

消除　13

消毒　84

小单室脂质体　394

小分子溶液剂　55

小体积注射剂　95

心内注射　96

新生皂法　77

形状系数　161

形状指数　161

休止角　164

修饰脂质体　395

醑剂　60

絮凝　67

絮凝度　71

絮凝剂　69

穴位注射　96

血脑屏障　24

血药浓度-时间曲线下的面积　28

循环粉碎　169

Y

压灌法　287

压力型定量吸入气雾剂　285

压敏胶　379

压片法　182

压缩度　165

压制包衣法　230

亚高效过滤器　109

研合法　256

眼膏剂　273

眼膜剂　273

眼用半固体制剂　272

眼用凝胶剂　273

眼用乳膏剂　273

眼用制剂　137

羊毛脂　254

阳离子脂质体　395

药典　9

药剂学　1

药品生产质量管理规范　10，106

药物传递系统　348

药物-蛋白结合　23

药物动力学　2，26

药物剂型　1

药物排泄　25

药物制剂　1

药物制剂的稳定性　436

药用辅料　4

药用高分子材料学　2

药质体　401

液体分散型　3

液状石蜡 254

一级反应 440

一级粒子 157

一级速度过程 27

一阶矩 28

乙基纤维素 153,340

乙酸纤维素酞酸酯 340

乙烯-醋酸乙烯共聚物 270

异构化 439

易化扩散 15

阴道栓 274

阴道用片 217

阴离子脂质体 395

引液槽 285

饮用水 98

隐形脂质体 398

印斑 227

英国药典 10

营养输液 125

影响因素试验 450

应变 244

应变速率 246

应力 244

应力缓和 246

应力松弛 246

硬度 237

硬胶囊剂 196

硬脂酸镁 155

油脂性基质 253

油中乳化剂法 77

预胶化淀粉 150

原位凝胶剂 264

圆形度 162

Z

载体媒介转运 15

载药量 346,399

增溶 36

增溶剂 36

胀性流体 249

蔗糖 150

真密度 162

震凝性流体 249

蒸馏法 101

直肠栓 273

直接压片法 221

植入片 217

制粒 177

置换价 278

《中华人民共和国药典》 9

中效过滤器 109

中性脂质体 395

中央室 27

中药制剂 298

重量比表面积 162

主动转运 15

主分子 332

助流剂 155

助溶剂 36

助悬剂 69

贮库型 TDDS 373

贮库型给药装置 295

注射给药剂型 3

注射剂 93

注射用冷冻干燥制剂 417

注射用水 98

注射用无菌粉末 95,132

注射用油 112

转相 76

转运 13

锥入度仪 251

准纳器 294

着色剂 54,149

紫外线灭菌法 89

自乳化法 406

自由粉碎 169

自由水分 184

英文索引

A

Absolute Bioavailability　28

Absorbents　149

Absorption　13

Absorption Bases　255

Acacia Gum　340

Active Transport　15

Acupoint Injection　96

Adhesion　168

Adhesives　149，151

Aerosil　156

Aerosols　280，281

Alternate Addition Method　77

Amorphous Solid Dispersion，ASD　324

Angle of Repose，θ　164

Anionic Liposomes　395

Antiadherent　155

Antisepsis　84

Apparent Volume of Distribution，V　22

Area Under Curve，AUC　28

Aromatic Waters　59

Artifical Biological Membrane　391

Aseptic Processing　84

Aseptic Technique　84，92

B

Ball Mill　170

Bases　253

Beeswax　255

Binders　151

Bioavailability，BA　28，368

Bioengineering　409

Bioequivalency，BE　28

Biological Half Life　27

Biopharmaceutics　2，13，409

Biopharmaceutics Classification System，BCS　15

Biopharmaceutics Drug Disposition Classification System，BDDCS　16

Biotechnology　409

Biotechnology Drugs　409

Biotransformation　24

Blood-Brain Barrier，BBB　24

Bound Water　184

Breakage　237

Brij　41

British Pharmacopoeia，BP　10

Buccal Tablets　216

Bulk Density，ρ_b　163

Burst Effect　347

Butyl Rubber　129

C

Cake Filtration　103

Calcium Hydrogen Phosphate　151

Calcium Sulfate　151

CAP　232，233

Capsules　146，196

Carbomer　265

Carboxymethylcellulose Sodium，CMC-Na　152，340

Cardiolipin　392

Carrier-mediated Transport　15

Cationic Liposomes　395

Cellacefate，CAP　203

Cellulose Acetate Phthalate，CAP　340

Chemical Sterilization　91

Chewable Tablets　216

Chitosan　340

Chlorofluorocarbons，CFCs　283

Cholesterol，CH　393

Clearance，CL　28

Clysters　82

Coalescence 76

Coated Tablets 216

Coating Materials 339

Cohesion 168

Cold Compression Method 277

Cold Homogenization 401

Colloid Infusions 126

Colloid Mill 172

Coloring Agents 149

Colours 54

Compartment Model 27

Complex Coacervation 342

Compressed Tablets 216

Compressibility 165

Cone Penetrometer 251

Contact Angle 167

Continuous Phase 65

Controlled-release Capsules 197

Controlled-release Preparations 348

Controlled-release Tablets 216

Conventional Liposomes 394

Coordination Number 165

Core Materials 339

Cosolvency 36

Cosolvents 36

Cracking or Breaking 76

Creams 258

Creep 246

Critical Aggregation Concentration, CAC 403

Critical Micelle Concentration, CMC 41

Critical Relative Humidity, CRH 166

Croscarmellose Sodium, CCNa 154

Crospovidone, PVPP 154

Crushing 168

Cumulative Size Distribution 159

Cyclodextrin, CD 333

D

Decarboxylation 439

Decoction 307, 314

Deflocculating Agents 69

Deflocculation 67

Deformation 244

Degree of Circularity 162

Degree of Sphericility 162

Dehydration 439

Density 162

Dextrin 150

Differential Scanning Calorimetry, DSC 330

Dilatant Fluid 249

Diluents 149

Dimethicone 254

Dimethyl Ether, DME 284

Dimyristoyl Phosphatidyl Choline, DMPC 392

Dipalmitoyl Phosphatidyl Choline, DPPC 392

Direct Compression Method 221

Disinfection 84

Disintegrants 149, 153

Dispensing Pharmaceutics 1

Disperse Phase 65

Dispersible Tablets 216

Displacement Value, DV 278

Disposition 13

Dissolution Rate 19

Distearoyl Phosphatidyl Choline, DSPC 392

Distillation Method 101

Distribution 13

DMPE 392

DNA 411

Dosage Form 1

Double Emulsification Method 396

DPIs 290

Drinking Water 98

Drug-containing Infusions 126

Drug Delivery System, DDS 348

Drug Loading 346

Drug-Protein Binding 23

Drug Targeting Delivery System, DTDS 386

Dry Granulation 182, 221

Drying 182

Dry Powder Inhalations, DPIs 293

Dry Stach 153

E

Ear Drops 81

Effervescent Agents 53

Effervescent Disintegrants 154

Effervescent Tablets 216

Elastic Deformation 246

Elasticity 246

Elasticity Modulus 245

Electrodialysis Method，EM 99

Electrolyte Infusions 125

Electuary 317

Elimination 13

Emulsifier in Oil Method 77

Emulsifier in Water Method 77

Emulsifying Agents 73

Emulsion Bases 258

Emulsions 71

Encapsulation Efficiency，*EE* 399

Endocytosis 15

Enteric Capsules 197

Enteric Coated Tablets 216

Enterohepatic Cycle 18

Entrapment Efficiency 346

Equilibrium Solubility 32

Equilibrium Water 184

Equivalent Diameter 158

Equivalent Specific Surface Diameter 158

Equivalent Surface Diameter 158

Equivalent Volume Diameter 158

Ethyl Cellulose，EC 153，340

European Pharmacopoeia，Ph. Eur 10

Eutectic Point 135

EVA 270

Evaluation of Targeting 389

Excipients 149

Excretion 13，25

Exocytosis 15

Extraction Ratio，ER 25

Extracts 317

Eye Drops 138

F

Facilitated Diffusion 15

Fillers 149

Film Coated Tablets 216

Filters 104

Filtration 103

First Order Processes 27

First Order Reactions 440

Flavoring Agents 149

Flavours 53

Flocculating Agents 69

Flocculation 67

Flowability 164

Flow Velocity 165

Fluid-energy Mills 171

Fluid Extracts 316

Fluidized Bed Coating 344

Fragrant Agents 53

Free Water 184

Freeze Drying Method 396

Freon 283

Frequency Size Distribution 159

Fusion Method 256，277

G

Gargles 82

Gastric Emptying 17

Gastric Emptying Rate 17

Gelatin 340

Gelatin Glycerin 276

Gelatinization 151

Gels 264

Gene Delivery System 424

Gene Therapy 424

Geometric Diameter 157

Gifford's Buffer Solutions 140

Glidants 155

Glyceritums 61

GMP 10

Good Manufacturing Practice，GMP 106

Granulation 177

Granule Density，ρ_g 163

Granules 146，193

Guest Molecular 332

Guttate Pills 205

H

Hard Capsules 196

Hardness 237

Hepatic Clearance，CLH 25

Heywood Diameter 158

HFA-227 283

HFA-134a 283

High Efficiency Particulate Air（HEPA）Filter 109

Host Molecular 332

Hot-melt Extrusion 326

HP-β-CD 334

HPMCP 232

Hydrofluoroalkane，HFA 283

Hydrogel 265

Hydrogenated Vegetable Oil 156

Hydrophile-Lipophile Balance，*HLB* 43

Hydrophilic Bases 255

Hydrotropy Agents 36

Hydroxypropyl Cellulose，HPC 152

Hydroxypropyl Methylcellulose，Hydroxypropyl Methyl Phthalate，HPMC 152

I

Immunoliposomes 398

Impact Mill 170

Implant Tablets 217

Inclusion Compounds 332

Incorporation Method 256

Industrial Pharmacy 2

Infusions 95，125

Inhalations 280

Injectable Emulsion 95

Injectable Powder 95

Injectable Solution 95

Injectable Suspension 95

Injections 93

In-liquid Drying 343

In Situ Gels 264

Intercellular Route 374

Interface Polycondensation 344

International Pharmacopoeia，Ph Int 10

Intra arterial Injection 96

Intraarticular Injection 96

Intracardiac Injection 96

Intracutaneous Injection，ic 95，96

Intramuscular Injection，im 95，96

Intraspinal Injection 96

Intrasynovial Injection 96

Intravenous Injection，iv 95，96

Intrinsic Solubility 32

Ion-exchange Method 100

Isomerization 439

Isotonic Solution 126

J

Japanese Pharmacopoeia，JP 10

L

Lactose 150

Lanolin，Wool Fat 254

Large Unilamellar Vesicles，LUV 394

Large Volume Injections 95，125

Leaching Preparation 304

Liniments 80

Liquid Paraffin 254

Liver First Pass Effect 18

Loading Efficiency，*LE* 399

Long Circulating Liposomes 398

Lotions 80

Lower Effect Particulate Air Filter 109

Low Molecular Solution 55

Low-substituted Hydroxypropyl Cellulose，L-HPC 154

Lubricants 149，155

M

Maceration 304

Macromolecular Micelles 402

Macroporous Absorption Resin 311

Magnesium Stearate 155

Magnetic Liposomes 395

Magnetic Nanoparticles 401

Mannitol 151

Matrix-diffusion Type TDDS 373

M-β-CD 334

Mean Residence Time 28

Mechanical Method 78

Medicinal Liquor 315

Medium Effect Particulate Air Filter 109

Medium Filtration 103

Melt Homogenization 401

Membrane Mobile Transport 15

Membrane Pore Transport 15

Metabolism 13

Metered Dose Inhalers，MDIs 283

Methyl Cellulose，MC 152，340

Microcapsules 338

Microcrystalline Cellulose，MCC 150

Microcrystalline Wax 254

Micromeritics 156

Microspheres 338

Microwave Sterilization 90

Mixing 174

Mixtures 80

Modified Liposomes 395

Moistening Agents 151

Moisture Absorption 165

Mucilage 53

Multicompartment Model 27

Multi-effect Distillatory 101

Multilamellar Vesicles，MLV 393

Multilayer Tablets 216

Multivesicular Liposomes，MVL 393

Myrij 41

N

Nanoemulsion 404

Nanoparticles 399

Nasal Drops 81

Nascent Soap Method 77

Neutral Liposomes 395

Newtonian Fluid 247

NLC 378

Nonbound Water 184

Non-Newtonian Fluid 247

No Sedimentation Diameter，NSD 66

Nutrition Infusions 125

O

Oil for Injection 112

Ointments 252

Oleaginous Bases 253

Ophthalmic Preparations 137

Orally Disintegrating Tablets 216

P

Packability 165

Packing Fraction 165

Paints 81

Palitzsch's Buffer Solutions 140

Paracellular Pathway 14

Paraffin 254

Particles 156

Particle Size 157

Particle Size Distribution 159

Passive Transport 15

Pastes 272

Pellets 210

Pellicles 269

Percolation 305

Percolation Theory 404

Perfusion Rate 23

Permeability 16

Petrolatum，Vaselin 253

Phagocytosis 15

Pharmaceutics 1

Pharmacokinetics 2，26

Pharmacopoeia 9

Pharmacosomes 401

Phase Inversion 76

Phase Inversion Composition，PIC 法 406

Phase Inversion Temperature Method，PIT 法 406

Phase Separation 341

Phase Transition Temperature，T_c 395

Phase Volume Fraction 75

Phosphatides 392

Phosphatidic Acid，PA 392

Phosphatidyl Choline，PC 392

Phosphatidyl Ethanolamine，PE 392

Phosphatidyl Inositol，PI 392

Phosphatidyl Serine，PS 392

Phospholipids 392

Photodegradation 439

Photosensitive Liposomes 394

pH-Partition Hypothesis 19

pH Sensitive Liposomes 394

Physical and Chemical Targeting Preparation 388

Physical Pharmacy 2

Physical Sterilization 87

Pills 318

Pinocytosis 15

Placental Barrier 24

Plasters 267，321

Plastic Deformation　246

Plastic Fluid　248

Poloxamer　41，205

Polyacrylic PSA　379

Polyester　341

Polyethylene Glycol，PEG　153

Polyisobutylene PSA　379

Polylactide-co-Glycolic Acid，PLGA　341

Polymeric Micelles　402

Polymerization　439

Polymer Science in Pharmaceutics　2

Polymer Solution　55

Polymorphs　34

Polyoxyl 40 Stearate，S-40　205，276

Porosity，ε　164

Povidone，PVP　203

Powder　156

Powder Aerosols　280

Powders　146，189

Powder X-ray Diffraction，PXRD　330

Power Aerosols for Inhalation　293

Pregelatinized Starch　150

Preparations　1

Prescription　1

Preservatives　51

Pressure Sensitive Adhesive，PSA　379

Pressurized Metered-dose Inhalers，pMDIs　285

Primary Particles　157

Probability of Nonsterility　86

Pro-drug　377

Prodrug Oral Colon Specific Drug Delivery System，
　POCSDDS　388

Projected Diameter　157

Propellants　283

Pseudoplastic Fluid　248

Pure Water　98

PVA　270

PVAP　232

Pyrogen　96

R

Radiation Sterilization　90

Rapid Expansion of Supercritical Solution　397

Ray Sterilization　89

Rectal Suppositories　273

Relative Bioavailability　28

Required Hydrophile Lipophobic Balance，*RHLB*　405

Reservoir Type TDDS　373

Reverse Osmosis　102

Reverse Osmotic Method　102

Reverse-Phase Evaporation Vesicle，REV　396

Rheology　244

Rheopectic Fluid　249

RNA　411

Roller Compaction Method　182

Roller Mill　172

S

SBE-β-CD　334

Secondary Particle　157

Segregation　175

Settling Velocity Diameter　158

Shape Factor　161

Shape Index　161

Shear Rate　246

Shear Strain　244

Shear Stress　244

Shear Thickening　249

Shear Thinning　248

Sieving　172

Sieving Diameter　158

Silicone PSA　379

Simple Coacervation　342

Simple Diffusion　15

Single Compartment Model　27

Size Classification　172

SLN　378

Slugging Method　182

Small Unilamellar Vesicles，SUV　394

Small Volume Injections　95

Sodium Alginate　340

Sodium Carboxymethyl Starch，CMS-Na　153

Soft Capsules　196

Solid Dispersion　324

Solid Lipid Nanoparticles，Solid Lipid Nanospheres，
　SLN　400

Solid Preparations　146

Sols　63

Solubility 16，32

Solubilization 36

Solubilizers 36

Solutions 55

Solvent-nonsolvent Method 343

Soniseal Sealing System 200

Sorensen's Phosphate Buffer Solutions 140

Span 40

Specific Acid-base Catalysis 441

Specific Surface Area 162

Specific Surface Volume Factor 162

Specific Volume 165

Spermaceti 255

Spirits 60

Spontaneous Emulsification 406

Spray Congealing 344

Spray Drying 326，343

Spray Drying Method 396

Sprays 280，289

Stability 436

Starch 149

Starch Paste 151

Statistical Moment Theory 28

Stealth Liposomes 398

Sterically Stabilized Liposomes 398

Sterile Powder for Injection 132

Sterile Preparation 85

Sterile Water for Injection 98

Sterility 84

Sterility Assurance Level，SAL 85

Sterilization 84

Strain 244

Strain Rate 246

Stress 244

Stress Relaxation 246

Subcutaneous Injection，sc 95，96

Sub-high Efficiency Particulate Air（SHEPA）Filter 109

Sublingual Tablets 216

Sucrose 150

Suger Coated Tablets 216

Supercritical Fluid Extraction，SFE 310

Supercritical Fluid Technology 396

Supercritical Reverse Phase Evaporation Process，

SCRPE 397

Suppositories 273

Surface Shape Factor 162

Surfactants 38

Suspending Agents 69

Suspensions 65

Sustained-release Capsules 196

Sustained-release Preparations 348

Sustained-release Tablets 216

Sweetening Agents 53

Syrup 152

Syrups 57

T

Tablets 147，215

Talc Powder 155

Temperature-Sensitive Liposomes 394

Test for Sterility 93

The United States Pharmacopeia and The National Formulary，USP-NF 10

Thin Film Dispersion Method 396

Thixotric Fluid 249

Tinctures 60，316

Trancellular Route 374

Transcellular Pathway 14

Transdermal Drug Delivery System，TDDS 371

Transdermal Therapeutic System，TTS 371

Transport 13

Troches 216

True Density，ρ_t 162

Tween 41

Two Compartment Model 27

U

Ultraviolet Sterilization 89

Unilamellar Vesicles 393

Urethral Suppositories 274

V

Vaginal Suppositories 274

Vaginal Tablets 217

Vapor Compression Still 101

Vapor Distillation 309

Vehicle 149

Viscoelasticity 246

Viscosity 246

Volume Shape Factor 162

W

Water for Injection 98

Water-Soluble Bases 255

Wet Granulation 178

Wetting 167

Wetting Agents 69

Y

Yield Strength 248

Z

Zero Order Processes 27

Zero Order Reactions 440